Dr. Dirk Evers
Allenmoosstr. 142 B
CH-8050 Zürich

Wolfgang Beiglböck
Senta Feselmayer
Elisabeth Honemann (Hrsg.)

Handbuch der klinisch-psychologischen Behandlung

SpringerWienNewYork

Dr. Wolfgang Beiglböck
Dr. Senta Feselmayer
Dr. Elisabeth Honemann
Berufsverband Österreichischer Psychologinnen und Psychologen,
Wien, Österreich

Das Werk ist urheberrechtlich geschützt.
Die dadurch begründeten Rechte, insbesondere die der Übersetzung, des Nachdruckes, der Entnahme von Abbildungen, der Funksendung, der Wiedergabe auf photomechanischem oder ähnlichem Wege und der Speicherung in Datenverarbeitungsanlagen, bleiben, auch bei nur auszugsweiser Verwertung, vorbehalten.

© 2000 Springer-Verlag/Wien
Printed in Austria

Die Wiedergabe von Gebrauchsnamen, Handelsnamen, Warenbezeichnungen usw. in diesem Buch berechtigt auch ohne besondere Kennzeichnung nicht zu der Annahme, daß solche Namen im Sinne der Warenzeichen- und Markenschutz-Gesetzgebung als frei zu betrachten wären und daher von jedermann benutzt werden dürften. Produkthaftung: Für Angaben über Dosierungsanweisungen und Applikationsformen kann vom Verlag keine Gewähr übernommen werden. Derartige Angaben müssen vom jeweiligen Anwender im Einzelfall anhand anderer Literaturstellen auf ihre Richigkeit überprüft werden.

Satz: Composition & Design Services, Minsk, Belarus
Druck: Manz, A-1050 Wien
Bindearbeiten: Fa. Papyrus, A-1100 Wien

Umschlagentwurf: Karin Kutsam

Gedruckt auf säurefreiem, chlorfrei gebleichtem Papier – TCF

SPIN: 10701721

Mit 33 Abbildungen

Die Deutsche Bibliothek – CIP-Einheitsaufnahme
Ein Titeldatensatz für diese Publikation ist bei der Deutschen Bibliothek erhältlich

ISBN 3-211-83246-7 Springer-Verlag Wien New York

Vorwort

Im Jahre 1990 wurden in Österreich das Psychologengesetz und das Psychotherapiegesetz verabschiedet. In weiterer Folge entstand eine Reihe anderer gesetzlicher Regelungen – wie z.B. im Rahmen des Krankenanstaltengesetzes, des Waffengesetzes und des Suchtmittelgesetzes – die psychologische Leistungen in verschiedenen Bereichen etablierten. Gleichzeitig setzte ein Prozess ein, der eine Differenzierung der Tätigkeit von klinischen Psychologen und Psychotherapeuten notwendig machte und früher als in anderen Ländern zu einer Auseinanderapetzung mit den psychologischen Grundlagen therapeutischen Handelns führte.

Psychologische Behandlung – diese Definition entspricht dem österreichischen Psychologengesetz – geht von der Gesamtheit der wissenschaftlichen psychologischen Theorien und Modelle aus und basiert auf einer ausführlichen diagnostischen Abklärung. Sie umfasst verschiedene psychologische Interventionsformen und Behandlungstechniken, wobei dem integrativen Einsatz verschiedener psychotherapeutischer Ansätze besondere Bedeutung zukommt.

In diesem Zusammenhang zeigt sich immer wieder, wie wichtig es ist, den Begriff der klinisch-psychologischen Behandlung und die Anwendungsbereiche klinischer Psychologen sowohl im Kreis der Psychologen als auch in der Öffentlichkeit zu umreißen und zu definieren. Die Abgrenzung von Psychotherapie im Sinne des österreichischen Psychotherapiegesetzes und klinisch-psychologischer Behandlung ist wichtig für die Qualität psychologischer Arbeit und für die Reflexion des eigenen psychologischen Handelns.

Auch aus diesem Grund wurde im Sommer 1995 vom Berufsverband österreichischer Psychologinnen und Psychologen ein Leistungskatalog der klinisch-psychologischen Behandlung erstellt. Unter Mitarbeit vieler praktisch tätiger Kolleginnen und Kollegen wurden – bezogen auf die jeweilige ICD-9 Diagnose – für die verschiedenen Störungsbilder bewährte und neue Methoden und Techniken klinisch-psychologischer Behandlung mit Literaturangaben zusammengestellt. Dieser Leistungskatalog war als Provisorium gedacht, hat aber wegen seines Praxisbezuges großen Anklang gefunden, und wir wurden immer wieder auf eine Erweiterung beziehungsweise eine Ergänzung angesprochen.

Das vorliegende Handbuch soll nun eine solche Erweiterung darstellen, wobei vor allem die praktische Anwendung psychologischer Behandlungsmethoden und die Umsetzung von wissenschaftlichen psychologischen Theorien und Modellen in die alltägliche Praxis der psychologischen Arbeit in den Vordergrund gestellt wird.

Die Zielgruppe dieses Handbuchs sind also praktisch tätige Kollegen, die sich einen schnellen Überblick über klinisch-psychologische Diagnostik und Behandlung bei den verschiedenen Störungsbildern verschaffen wollen. Um den Handbuch-Charakter zu bewahren, wurde daher auf eine ausführliche Beschreibung des Störungsbildes verzichtet und der Schwerpunkt auf Diagnostik und Therapie gelegt.

Die Autoren sind Psychologinnen und Psychologen, die über langjährige Berufserfahrung verfügen.

Der engen Verbindung zwischen Theorie und Praxis, zwischen Forschung und praktischer Tätigkeit wurde dadurch Rechnung getragen, dass drei Inhaber von Lehrstühlen für klinische Psychologie unserer Einladung Folge geleistet haben, theoretische Grundlagen und neue Entwicklungen der klinisch-psychologischen Behandlung darzustellen.

Der Aufbau des vorliegenden Handbuches orientiert sich an der ICD-10, wobei Querverweise zum DSM-IV aber auch zur – in Österreich für Verrechnungszwecke noch gültigen – ICD-9 Codierung gegeben werden.

Aus ökonomischen Gründen (allein die Beschreibung der einzelnen Störungsbilder im ICD-10 umfasst schon knapp 350 Taschenbuchseiten) war es notwendig, gewisse Kürzungen vorzunehmen.

Besonderes Augenmerk wurde den psychischen Faktoren bei somatischen Erkrankungen (ICD-10 F54) geschenkt, auf deren Bedeutung auch Kryspin-Exner in ihren einleitenden Betrachtungen eingeht. Einer allgemeiner Darstellung des Störungsbildes folgen Beispiele aus verschiedenen medizinischen Bereichen.

Angststörungen werden exemplarisch am Beispiel der Generalisierten Angststörung – einem weniger häufig beschriebenen Störungsbild – und am Beispiel der Agoraphobie mit Panikstörung (F40.01) dargestellt.

Ausgeklammert wurden neben den Persönlichkeitsstörungen auch psychische Störungen im Kindes- und Jugendalter. Ein zweiter Band des Handbuches, der sich mit diesem Bereich befassen soll, befindet sich in Planung.

Um ein schnelles Orientieren und ein rasches Nachschlagen zu ermöglichen – und auch um die Tradition des Leistungskatalogs fortzusetzen – wurden statt eines Sachverzeichnisses die Informationen, die in den einzelnen Beiträgen geboten werden, im Katalog in tabellarischer Form dargestellt.

Wir hoffen mit diesem Handbuch der klinisch-psychologischen Behandlung die Vielfalt und Möglichkeiten klinisch-psychologischer Tätigkeit aufzeigen zu können.

An dieser Stelle wollen wir uns auch bei Frau Mag. Glantschnig, der Büroleiterin des Berufsverbandes österreichischer Psychologinnen und Psychologen, für ihre wertvolle Koordinationstätigkeit bedanken.

Die Herausgeber

Aus Gründen der besseren Lesbarkeit implizieren die in diesem Buch verwendeten Begriffe „Psychologe" oder „Patient" immer auch die weibliche Form.

Inhaltsverzeichnis

Autorenverzeichnis	IX
Allgemeiner Teil	1
Baumann U., Perrez M.: Grundlagen der klinisch-psychologischen Behandlung	3
Kryspin-Exner I.: Neue Entwicklungen und Trends der Klinischen Psychologie	17
Spezifischer Teil – Klinisch-psychologische Behandlung bei den Störungsbildern der ICD-10	33
<F0> Organische, einschließlich symptomatischer psychischer Störungen	35
Gatterer G., Jenny M.: <F00-F02> Organische, einschließlich symptomatischer psychischer Störungen unter besonderer Berücksichtigung des höheren Lebensalters (Demenz)	35
Wurzer W.: <F07> Persönlichkeits- und Verhaltensstörung aufgrund einer Erkrankung, Schädigung oder Funktionsstörung des Gehirns	53
<F1> Psychische und Verhaltensstörungen durch psychotrope Substanzen	79
Beiglböck W., Feselmayer S.: <F10> Störungen durch Alkohol	79
Schoberberger R.: <F17> Störungen durch Tabak	101
<F2> Schizophrenie, schizotypische und wahnhafte Störungen	121
Pipam W.: <F20> Schizophrenie	121
<F3> Affektive Störungen	147
Butschek C.: <F3> Affektive Störungen unter besonderer Berücksichtigung der depressiven Störungen	147
<F4> Neurotische, Belastungs- und Somatoforme Störungen	169

Marx R.: <F40> und <F41> Angststörungen – eine Einführung 169

Marx R.: <F40.01> Agoraphobie mit Panikstörung 175

Marx R.: <F41.0> Andere Angststörungen 203

Marx R.: <F41.1> Generalisierte Angststörung 203

Demal U.: <F42> Zwangsstörungen 215

Marx R.: <F43.1> Posttraumatische Belastungsstörung 235

<F45> Somatoforme Störungen 251

Hiller W., Rief W.: <F45> Klinisch-psychologische Diagnostik
und Behandlung bei somatoformen Störungen 251

Greimel E. R.: <F45> Klinisch-psychologische Diagnostik
und Behandlung von chronischen Unterbauchbeschwerden 269

<F5> Verhaltensauffälligkeiten mit körperlichen Störungen und Faktoren   281

Vogelbach-Woerner V.: <F50> Ess-Störungen 281

Scharfenstein A.: <F51> Nichtorganische Schlafstörungen 301

<F54> Psychische Faktoren oder Verhaltenseinflüsse bei
andernorts klassifizierten Erkrankungen 317

Leplow B.: <F54> Psychosomatische Erkrankungen 317

Budde H.-G.: <F54> Psychische Faktoren oder Verhaltenseinflüsse
bei andernorts klassifizierten Erkrankungen – in der Cardiologie 329

Kopp M., Schweigkofler H., Holzner B.: <F54> Psychologische
Faktoren oder Verhaltensfaktoren bei andernorts klassifizierten
Erkrankungen – in der Onkologie 345

Stangier U.: <F54> Psychische Faktoren oder Verhaltenseinflüsse bei
andernorts klassifizierten Erkrankungen – in der Dermatologie 359

Redtenbacher H.: <F54> Psychologische Faktoren oder
Verhaltensfaktoren bei anderorts klassifizierten Erkrankungen –
in der Neurologie am Beispiel Schmerz 375

Greimel K. V.: <F54>Psychologische oder Verhaltenseinseinflüsse
bei andernorts klassifizierten Erkrankungen – in der HNO-Heilkunde
am Beispiel Tinnitus 393

Petermann F.: <F54> Psychische Faktoren oder Verhaltenseinflüsse
bei andernorts klassifizierten Erkrankungen – in der Pulmologie
am Beispiel Asthma 405

<F6> Persönlichkeits- und Verhaltensstörungen 417

Werdenich W., Padlesak S.: <F63> Abnorme Gewohnheiten
und Störungen der Impulskontrolle 417

Raviola C.: <F64> Störungen der Geschlechtsidentität (Transsexualismus) 433

Honemann E.: Katalog klinisch-psychologischer Interventionen 441

Autorenverzeichnis

Univ. Prof. Dr. Urs Baumann, Institut für Psychologie der Universität Salzburg, Hellbrunnerstr. 34, A-5020 Salzburg

Dr. Wolfgang Beiglböck, Anton-Proksch-Institut, Stiftung Genesungsheim Kalksburg, Mackgasse 7-9, A-1230 Wien

Dipl. Psych. Dr. Hans-Günter Budde, Klinik Bad Münster am Stein-Ebernburg der LVA Rheinland-Pfalz – Fachklinik für Herz- und Kreislaufkrankheiten, Kurhausstraße 2, D-55583 Bad Münster am Stein-Ebernburg

Dr. Christine Butschek, Psychologische Praxis, Köllnerhofgasse 1, A-1010 Wien

Mag. Ulrike Demal, Universitätsklinik für Psychiatrie der Universität Wien, Währinger Gürtel 18-20, A-1090 Wien

Dr. Senta Feselmayer, Anton-Proksch-Institut, Stiftung Genesungsheim Kalksburg, Mackgasse 7-9, A-1230 Wien

Dr. Gerald Gatterer, Geriatriezentrum am Wienerwald, Jagdschloßgasse 59, A-1130 Wien

Dr. Elfriede R. Greimel, Geburtshilflich-gynäkologische Universitätsklinik, Auenbruggerplatz 14, A-8036 Graz

Dr. Karoline Verena Greimel, Landeskliniken Salzburg, Müllner Hauptstraße 48, A-5020 Salzburg

Univ. Doz. Dr. Wolfgang Hiller, Medizinisch-Psychosomatische Klinik Roseneck, Am Roseneck 6, D-83209 Prien am Chiemsee

DI Dr. Bernhard Holzner, Psychoonkologische Ambulanz der Universitätsklinik für Psychiatrie Innsbruck, Anichstraße 35, A-6020 Innsbruck

Dr. Elisabeth Honemann, Psychologische Praxis, Martinstraße 15, A-3400 Klosterneuburg

Dr. Michaela Jenny, Landeskrankenhaus Rankweil, Valdunastraße 16, A-6830 Rankweil

Dr. Martin Kopp, Psychoonkologische Ambulanz der Universitätsklinik für Psychiatrie Innsbruck, Anichstraße 35, A-6020 Innsbruck

Univ. Prof. Dr. Ilse Kryspin-Exner, Institut für Psychologie der Universität Wien, Universitätsstraße 7, A-1010 Wien

PD Dr. B. Leplow, Institut für Psychologie der Universität Kiel, Olshausenstr. 62, D-24098 Kiel

Dr. Rudolf Marx, Anton-Proksch-Institut, Stiftung Genesungsheim Kalksburg, Mackgasse 7-9, A-1230 Wien

Dr. Sonja Padlesak, Psychiatrisches Krankenhaus Ybbs a/d Donau, Persenbeugerstraße 1-3, A-3370 Ybbs a/d Donau

Univ. Prof. Dr. Meinrad Perrez, Psychologisches Institut der Universität Fribourg, Rue de Faucigny 2, CH-1700 Fribourg

Univ. Prof. Dr. Franz Petermann, Zentrum für Rehabilitationsforschung der Universität Bremen, Grazer Straße 6, D-28359 Bremen

Dr. Wolfgang Pipam, Zentrum für Seelische Gesundheit, Landeskrankenhaus Klagenfurt, St. Veiter Straße 46, A-9026 Klagenfurt

Mag. Dr. Christina Raviola, Institut für Klinische Sexualpsychologie und Verhaltenstherapie, Obere Bahngasse 4-8/3/14, A-1030 Wien

Mag. Herbert Redtenbacher, Institut für Biofeedback und Gesundheitspsychologie – Donaustadt, Wagramer Str. 102, A-1220 Wien

Univ. Doz. Dr. Winfried Rief, Medizinisch-Psychosomatische Klinik Roseneck, Am Roseneck 6, D-83209 Prien am Chiemsee

Dipl.-Psych. Dr. Annelie Scharfenstein, Psychotherapeutische Praxis, Wilhelm-Mangels-Str. 18, D-56410 Montabaur

Univ. Prof. Dr. Rudolf Schoberberger, Institut für Sozialmedizin der Universität Wien, Alser Straße 21, A-1080 Wien

Dr. Hansjörg Schweigkofler, Psychoonkologische Ambulanz der Universitätsklinik für Psychiatrie Innsbruck, Anichstraße 35, A-6020 Innsbruck

Dr. Ulrich Stangier, Psychologischen Institut der J.W.Goethe-Universität Frankfurt, Robert-Mayer-Str. 1, Postfach 11 19 32, Fach 120, D-60054 Frankfurt

Dr. Verena Vogelbach-Woerner, Freie Praxis für Therapie und Supervision, Im Krötenbad 39, D-63571 Gelnhausen

Dr. Wolfgang Werdenich, Leiter der Justizanstalt Favoriten, Hardtmuthgasse 42, A-1100 Wien

Dr. Walter Wurzer, Neurotraumatologisches Rehabilitationszentrum Wien/Meidling, Köglergasse 2a, A-1120 Wien

Allgemeiner Teil

Grundlagen der klinisch-psychologischen Behandlung

Urs Baumann und Meinrad Perrez

Einleitung

Die Wissenschaft Psychologie hat unterschiedlichste Behandlungsmethoden entwickelt, die charakterisiert sind durch den Einsatz *psychologischer Mittel*, d.h. Methoden, die im Erleben und Verhalten ihren Ansatzpunkt haben. Innerhalb der Psychologie unterscheiden wir heute vielfach in Anlehnung an die drei großen Anwendungsbereiche die arbeits- und organisationspsychologischen, die pädagogisch-psychologischen und die klinisch-psychologischen Interventionsmethoden (vgl. Amelang, Zielinski 1997), die sich teilweise überlappen. Je nach Auflösungsgrad lassen sich weitere Interventionsfelder definieren mit den dazugehörigen Interventionsmethoden, so neuropsychologische Intervention, psychologische Intervention im forensischen Bereich usw. Das breiteste und nicht so leicht überschaubare Spektrum von Interventionsmethoden stellt der Bereich der *klinisch-psychologischen Behandlungsmethoden* dar. Im Folgenden soll dieser Bereich vertieft werden (s. Perez, Baumann 1998a,b); in diesem Beitrag verwenden wir die Begriffe Intervention und Behandlung synonym (teilweise wird in der Literatur der Begriff Behandlung auch als Synonym für Therapie verwendet).

Die Klinische Psychologie (Baumann, Perrez 1998a; Baumann 1999) als zentrales Anwendungsgebiet der Psychologie, wird heute nach Baumann und Perrez (1998b, S.4) wie folgt umschrieben: „Klinische Psychologie ist diejenige Teildisziplin der Psychologie, die sich mit psychischen Störungen und den psychischen Aspekten somatischer Störungen/Krankheiten befasst. Dazu gehören u.a. die Themen Ätiologie/Bedingungsanalyse, Klassifikation, Diagnostik, Epidemiologie, Intervention (Prävention, Psychotherapie, Rehabilitation, Gesundheitsversorgung, Evaluation)." Daraus geht hervor, dass sich die klinisch-psychologische Behandlung nicht nur auf psychische Störungen, sondern auch auf somatische Erkrankungen erstreckt.

Klinisch-psychologische Behandlung und ihre Bestimmungsstücke

Die klinisch-psychologischen Behandlungsmethoden sind eine Teilmenge der psychologischen Interventionsmethoden. Sie lassen sich durch sechs Merkmale charakterisieren: 1. die Wahl der Mittel, 2. die spezifischen Behandlungsfunktionen, 3. die Zielorientierung, 4. die theoretische Fundierung, 5. die empirische Evaluation und 6. die Professionalität des Handelns.

1. Wahl der Mittel: Das erste Kriterium besteht in der spezifischen Wahl der Mittel bzw. der Methoden (Mahoney 1991; Grawe 1998). Typische psychologische Mittel sind z.B. das Gespräch, die Übung oder die zwischenmenschliche Beziehung als Beeinflussungsfaktor. Sie haben ihren *Ansatzpunkt* stets *im Erleben und Verhalten* und vollziehen sich in der sozialen Interaktion zwischen Helfenden und Hilfe Suchenden. Das wesentliche Charakteristikum ist also nicht die Veränderung *psychischer* Merkmale und Prozesse, auch nicht die *Ursache* der Störung, sondern die Einflussnahme mit psychologischen *Mitteln*. Diese kann daher auch auf die Veränderung somatischer Zustände ausgerichtet sein. Selbst genetisch oder durch zerebrale Faktoren zu erklärende Verhaltensphänomene sind mitunter psychologischer Beeinflussung zugänglich, wie z.B. psychologische Trainings mit geistig Behinderten oder mit überaktiven Kindern zeigen.

2. Behandlungsfunktionen: Als wichtigste Behandlungsfunktionen der Klinischen Psychologie gelten heute die Gesundheitsförderung und Prävention, die Therapie- (u.a. Psychotherapie) und die Rehabilitation. Die *gesundheitsfördernde Funktion* ist von der präventiven nicht klar abzugrenzen; sie dient der umfassenden gesundheitlichen Entfaltung, d.h. der Förderung der psychischen, körperlichen und sozialen Gesundheit (Schmidt, Schwenkmezger 1992; Schwarzer 1997). *Präventive* Strategien (Perrez 1998a) dienen dagegen der Verhinderung von Störungen und sollten die Inzidenzrate senken, d.h. das Neuauftreten von Störungen. Teilweise (z.B. in Österreich) ist die Funktion der Gesundheitsförderung und der Prävention mit einem eigenen Berufsbild, dem des Gesundheitspsychologen, verknüpft. Die *Therapiefunktion (u.a. Psychotherapie)* der klinisch-psychologischen Behandlung zielt auf die Therapie von Störungen ab (z.B. Bergin, Garfield 1994; Grawe, Donati, Bernauer 1994) und vermindert damit die Prävalenzrate. Der Begriff «*Psychotherapie*» wird z.T. für diese Funktion verwendet; er deckt aber nur einen Teil dieser Funktion ab (s. unten), da auch die Behandlung gestörter psychischer Grundfunktionen – wie z.B. ein Gedächtnistraining nach einem neurochirurgischen Eingriff – zu dieser Funktion zählt. Ziel der *Rehabilitation* (Zuber, Weis, Koch 1998) in einem umfassenden Sinn ist, nachdem eine Störung/Krankheit aufgetreten ist oder eine Behinderung vorliegt, die dauerhafte Wiedereingliederung von Personen in die Arbeit, das Sozialfeld und die Gesellschaft. Dadurch sollen die Langzeitfolgen einer Störung oder Krankheit verhindert oder – bei chronischen, unheilbaren Störungen – vermindert bzw. minimiert werden. Rehabilitative Maßnahmen vermögen ebenfalls die Prävalenzrate zu senken. Darüber hinaus hat die Rehabilitation auch die Funktion der Verhinderung von Rückfällen und beinhaltet in diesem Sinne auch präventive Aspekte.

3. Zielorientierung: In der Methode sind die *Ziele* explizit umschrieben, für die sie anzuwenden ist. Damit bildet sie die Grundlage für strukturierbare und zielorientierte Interventionsprozesse. Die psychologischen Mittel – das erste Bestimmungsstück klinisch-psychologischer Interventionsmethoden – müssen in ihrer Beziehung zu den Zielen klar umschrieben sein (Ambühl, Strauß 1999).

4. Theoretische Fundierung: Wissenschaftlich begründete klinisch-psychologische Behandlungsmethoden haben einen *theoretischen Bezug* zum rationalen Korpus der Psychologie und den einschlägigen Nachbarwissenschaften (vgl. Baumann 1996; Perrez 1998b). Unter dem rationalen Korpus einer wissenschaftlichen Disziplin verstehen wir jene Theorien, Hypothesen, empirischen Forschungsmethoden und empirischen Befunde, die zu einer gegebenen Zeit von der einschlägigen „scientific community" akzeptiert respektive diskutiert werden. Welcher Art die logische Beziehung von technologischem Wissen zu Grundlagenwissen sein kann, wird weiter unten erörtert. Dieses Kriterium unterscheidet klinisch-psychologische Interventionsmethoden von zahlreichen anderen Methoden (z.T. Ansätze der Psychotherapie), die ebenfalls für die gleichen Funktionen eingesetzt werden, deren Fundierung indes auf alltagspsychologischen bzw. unwissenschaftlichen Konzepten und auf privater Erfahrung beruht.

5. Evaluation; empirische Überprüfung: Klinisch-psychologische Interventionsmethoden benötigen bezüglich zweier Punkte der empirischen Überprüfung: Theorien gelten nur dann als gesichert, wenn sie empirisch überprüft worden sind. In diesem Sinne benötigen klinisch-psychologische Behandlungsmethoden empirisch überprüfte Theorien, die ihre Wirksamkeit erklären. Behandlungsmethoden sind nur dann ethisch und wissenschaftlich vertretbar, wenn deren Wirksamkeit empirisch überprüft worden ist. Letztlich sind sogar Behandlungsmethoden legitimiert, wenn die theoretische Fundierung unzureichend, aber die Wirksamkeitsüberprüfung zureichend ist (vgl. symptomatische Behandlung). In der Interventionsforschung werden verschiedene Evaluationskriterien diskutiert; einige wesentliche Kriterien sind weiter unten angeführt.

6. Professionelles Handeln: Die klinisch-psychologisch initiierten, begleiteten und evaluierten Veränderungsprozesse werden durch psychologische *Experten* in einem professionellen Rahmen realisiert (vgl. dazu Strotzka 1975). D.h. die oben umschriebenen Tätigkeitsfunktionen werden durch Personen mit spezifischer Kompetenz ausgeführt, die sie in Ausbildung, Weiterbildung und Fortbildung erlangt haben. Die Tätigkeit wird berufsmäßig ausgeübt, wozu auch die offizielle Legitimation durch Berufstitel, Zulassungen etc. gehört (Baumann 1998a).

Klinisch-psychologische Behandlung auf unterschiedlichem Komplexitätsniveau

Klinisch-psychologische Behandlung kann auf verschiedene *Komplexitätsebenen* bezogen sein. Wir unterscheiden folgende drei Komplexitätsgrade, auf denen Störungen lokalisiert und klinisch-psychologisch behandelt werden können (Baumann, Perrez 1998a):

1. Ebene der psychischen Funktionen (bzw. der gestörten Funktionen) einer Person: Psychische Funktionen wie Motorik, Wahrnehmung, Gedächtnis, Lernen, Denken, Emotion, Motivation, Sprache etc. (s. vor allem Allgemeine Psychologie; Spada 1998); psychobiologische Funktionen wie Schlaf, Essen etc. (gestörte Funktionen wie z.B. Ess-Störungen, Lernstörungen).

2. Ebene der Funktionsmuster (bzw. Störungen von Funktionsmustern): Diese sind bei den psychischen Störungen in der Regel durch Diagnosebegriffe gem. ICD-10 (Internationale Klassifikation psychischer Störungen; Dilling, Mombour, Schmidt 1993) und DSM-IV (Diagnostisches und statistisches Manual psychischer Störungen; American Psychiatric Association 1996) repräsentiert; bei somatischen Krankheiten werden dazu Syndrome und Diagnosen benutzt.

3. Ebene der interpersonellen Systeme (Dyade, Familie, Schule, Betrieb usw.) (bzw. Störungen von interpersonellen Systemen): Wesentlich ist, dass sich klinisch-psychologische Behandlung nicht nur an Einzelpersonen (Funktionen, Funktionsmuster) richtet, sondern auch komplexere Einheiten, die sogar über Paare und Familie hinausgehen, behandeln kann.

Systematisierung der klinisch-psychologischen Behandlung

Zu den Funktionen und dem Komplexitätsgrad kann als weiterer Aspekt die Dimension „psychisch/somatisch" hinzukommen. Letztere Unterscheidung weist auf unterschiedliche Arbeitsfelder hin, in denen einerseits mehr psychische Störungen, andererseits mehr somatische Krankheiten/Störungen im Vordergrund stehen. Die auf unterschiedlichen Datenebenen fokussierten Störungs- respektive Krankheitstypen implizieren aber keine dualistische Interpretation der psycho-somatischen Einheit; vielmehr sind sie mit einem biopsychosozialen Modell vereinbar, das bei

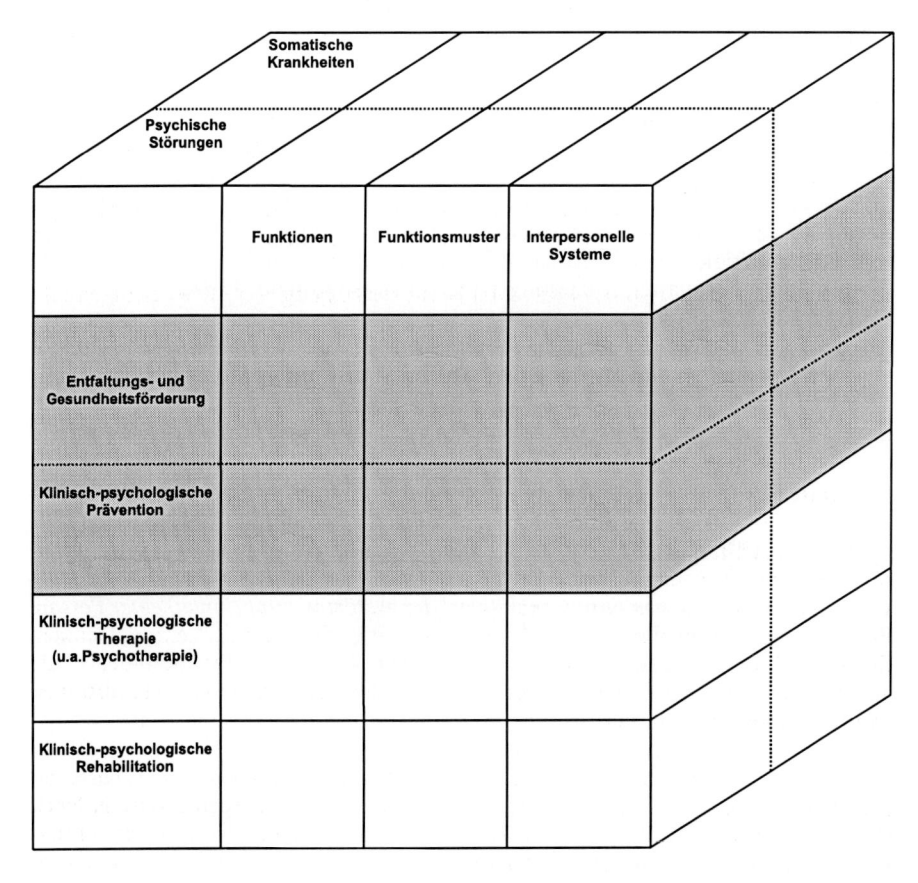

Abb. 1. Systematik der klinisch-psychologischen Intervention/Behandlung (aus Perrez, Baumann 1998a, S. 316; grau schaffiert: Bereich Gesundheitspsycholigie)

somatischen wie psychischen Störungen stets ein Zusammenspiel somatischer, psychischer wie sozialer Faktoren postuliert (Engel 1977). Kombiniert man die Dimensionen Behandlungsfunktionen und Komplexitätsgrad mit der Dimension psychisch/somatisch, so kommt man zu dem in Abb. 1 dargestellten klinisch-psychologischen Behandlungswürfel.

Die Abbildung zeigt, dass der Begriff der klinisch-psychologischen Intervention bzw. Behandlung weit über den Psychotherapiebegriff hinausgeht (Humphreys 1996).

Fachwissenschaftlich wurde und wird Psychotherapie als Spezialfall der *klinisch-psychologischen Behandlung* gesehen. Der traditionelle Psychotherapiebegriff bezeichnet eine Teilmenge der klinisch-psychologischen Behandlungsmethoden, nämlich jene Methoden, die auf die Therapie gestörter Funktionsmuster (Syndrome) und gestörter interpersoneller Systeme bei psychischen Störungen bezogen sind (Freedheim 1992). Psychotherapeutische Methoden, sofern sie sich auf psychologische Theorien beziehen, stellen daher auch eine klinisch-psychologische Behandlungsform dar (Baumann 1995 1996).

Wissenschaftliche Fundierung klinisch-psychologischer Behandlung

Für die Gesundheitsversorgung sind nur dann Interventionsmethoden zu akzeptieren, wenn sie wissenschaftlich fundiert sind (Perrez 1983,1998b). Die Frage nach der wissenschaftlichen Fundierung ist nicht kategorial (Ja/Nein), sondern komparativ zu beantworten, da Behandlungsmethoden mehr oder weniger gut wissenschaftlich begründet sein können. Folgende Kriterien sind für klinisch-psychologische Behandlungsmethoden von Bedeutung (Perrez 1998b):

– Nachweise ihrer Wirksamkeit, unter Berücksichtigung von Nebeneffekten und Kosten (s. unten)
– Methode darf nicht auf Voraussetzungen beruhen, die mit wissenschaftlichen Erkenntnissen, insbesondere der Psychologie, aber auch anderer Wissenschaften (z.B. Psychiatrie, Innere Medizin) unvereinbar sind
– Vernetzung der Handlungsregeln mit bewährten psychologischen Gesetzen
– Ethische Legitimation der Therapieziele, für die eine Methode Erfolg verspricht
– Ethische Vertretbarkeit der Methode selber

Die Beurteilung der Wissenschaftlichkeit ist nicht beliebig und unlösbar. Wissenschaftliches Wissen unterscheidet sich in wichtigen Kriterien vom Alltagswissen, vom privaten Wissen und von subjektiven Meinungen (Perrez 1991). Die rationale Begründung wissenschaftlichen Wissens geht über die private Erfahrung hinaus. Die Aufnahme von Aussagen in den rationalen Corpus einer Disziplin hängt u.a. von der Validierung durch intersubjektive, nach den Spielregeln wissenschaftlicher Methodologie gewonnener Erfahrung ab. Was von einer „scientific community" in einem gegebenen Zeitabschnitt als Bestandteil des rationalen Corpus anerkannt wird, hängt nicht nur von soziologischen Phänomenen, sondern auch von den tatsächlich erzielten, allerdings stets revidierbaren Erkenntnisfortschritten ab. Nach der Entdeckung des bedingten Reflexes denkt man z.B. über gewisse psychologische Fragen anders als vorher. Die wissenschaftliche Fundierung von Technologien ist also der Dynamik des Erkenntnisfortschrittes unterworfen. Die Beurteilung der Wissenschaftlichkeit im Hinblick auf die Anerkennung in der Gesundheitsversorgung bedarf daher eines komplexen Beurteilungsprozesses, der u.a. von Personen durchzuführen ist, die unabhängig sind von der zu beurteilenden Interventionsmethode. Dies ist z.B. durch das österreichische Psychotherapiegsetz nicht gewährleistet, da die Vertreter der Therapieschulen über eigene und konkurrierende Angebote wesentlich mitentscheiden (Kierein, Pritz, Sonneck 1991).

Klinisch-psychologische Behandlung als Theorie oder als Rahmenverständnis?

Bezüglich der klinisch-psychologischen Intervention ist die Frage von Bedeutung, ob es eine allgemeine Behandlungstheorie gäbe, die – insbesondere für den Psychotherapiebereich („Psychotherapieschulen") – die unterschiedlichen Aspekte übergeordnet zusammenfasst (Norcross 1995; Garfield, Bergin 1994). Auf der Ebene der Wissenschaft finden wir diese Thematik unter den Stichworten Integration, Eklektizismus, gemeinsame Faktoren, allgemeine Psychotherapie oder neuestens unter dem Begriff der psychologischen Therapie.

Verschiedentlich wurde versucht, unterschiedliche Ansätze theoretisch zu verbinden (z.B. Psychoanalyse und Verhaltenstherapie), was als *Integration* bezeichnet wurde (Arkovitz 1992; Märtens, Petzold 1995).

Beim *Eklektizismus* haben wir eine technologische Position, bei der wirksame Elemente – unbesehen von ihrer theoretischen Kompatibilität – herausgegriffen und kombiniert werden (Norcross 1995). Auch hier ist ein schulenübergreifendes Konzept ersichtlich, doch fehlt der Theoriebezug, da die Verschmelzung technologisch und nicht theoretisch erfolgt.

Neben Integration und Eklektizismus sind als weiterer schulenübergreifender Ansatz das Konzept der *gemeinsamen, methodenübergreifenden Faktoren* zu nennen, die in der Psychotherapieforschung häufig als übergeordnetes Konzept diskutiert worden sind. Zum einen verbindet sich mit diesem Konzept der abwertende Unterton, dass unspezifische Faktoren letztlich nur die Placebowirkung repräsentieren (Baumann 1986). Zum andern wurden die gemeinsamen Faktoren für mangelnde differentielle Befunde verantwortlich gemacht. In neuerer Zeit werden unter den gemeinsamen Faktoren wesentliche Dimensionen verstanden, mittels deren Psychotherapie diskutiert und weiterentwickelt werden kann. Vorhandene Methoden können in einem derartigen Ansatz dargestellt und beurteilt werden, ohne dass Unterschiede in Vorgehen und Wirkung verwischt werden. So hat Weinberger (1995) folgende gemeinsamen Faktoren zur Diskussion gestellt: therapeutische Beziehung (Arbeitsbündnis, Übertragung); Erfolgserwartung; Konfrontation mit dem Problem; kognitive Kontrolle über das Problem; Erfolgs-, Misserfolgsattribution durch den Patienten/in als wesentliches Element für Compliance, Abbruch, Rückfall, Erfolg.

Einen vergleichbaren Ansatz hat Grawe (1995) mit dem Konzept der *allgemeinen Psychotherapie* vertreten. Er postulierte folgende Aspekte als zentrale Momente der Psychotherapie, die in unterschiedlichem Ausmaß in den verschiedenen Therapierichtungen realisiert werden: Ressourcenaktivierung, Problemaktualisierung, aktive Hilfe zur Problembewältigung, motivationale Klärung. In seinem weiterführenden Ansatz zur psychologischen Therapie (Grawe 1998) werden drei wesentliche Wirkkomponenten der Psychotherapie postuliert: Ressourcenaktivierung, Destabilisierung von Störungsattraktoren, Inkonsistenzreduktion durch Veränderung motivationaler Schemata.

Es stellt sich die Frage, ob eine übergreifende Theorie (Metatheorie) der klinisch-psychologischen Intervention möglich ist. Mit diesem Thema haben sich unterschiedliche Autoren befasst:

Die Frage, inwieweit das psychotherapeutische Handeln direkt aus Grundlagentheorien ableitbar sei, wurde im Zusammenhang mit der Verhaltenstherapie intensiv diskutiert (Westmeyer, Hoffmann 1977). In den frühen Zeiten der Psychologie wurde die Praxis als angewandte Psychologie, d.h. als direkte Anwendung psychologischer Theorien verstanden. Die wissenschaftstheoretische Diskussion hat gezeigt, dass diese Annahme nicht ohne weiteres haltbar ist; die These, die verhaltenstherapeutischen Techniken seien direkt und ohne Zusatzannahmen aus den Lerngesetzen abgeleitet, ist nicht haltbar (zur komplexen Beziehung zwischen nomologischem und technologischem Wissen s. Patry, Perrez 1982).

Kaminski (1970) hat bereits sehr früh darauf hingewiesen, dass das praktische psychologische Handeln nur als komplexer Handlungsprozess verstanden werden kann, in dem unterschiedlichste Speicher aktiviert werden und Äquivalenzrelationen hergestellt werden müssen. Drei Speicher sind bedeutsam für das klinische Handeln: wissenschaftliche Theorien und Befunde; Befunde aus der Berufserfahrung; Befunde aus der Alltagserfahrung. Der Praktiker kann im Regelfall nie auf eine einzige Theorie zurückgreifen, da er vielfach eine Vielzahl an Elementen hat, die den Handlungsrahmen determinieren.

Westmeyer (1978), Herrmann (1979) und andere haben – in Anlehnung an Bunge – die Unterscheidung zwischen Grundlagenwissenschaft und Technologie als wissenschaftstheoretisch wesentliche Unterscheidung gebracht (Perrez 1998b). Wissenschaftliche Theorien sollten u.a. kühn, originell, neuartig und riskant sein, während technologische Theorien dagegen sich u.a. durch Zuverlässigkeit, Bewährung, Risikoarmut auszeichnen. Kosten/Nutzen, Effektivität sind technologisch zentrale Werte; wissenschaftliche Theorien streben nach Wahrheit (wahr/falsch), Effektivität ist kein Begriff in diesem Sektor. Auch technologische Theorien haben die Aufgabe, die Frage nach dem *Warum* der Wirksamkeit einer Intervention zu stellen; es werden aber keine technologischen Metatheorien der Handlung postuliert. Die Begründung von Interventionen kann – wie die Medizin mit symptomatischen Therapien zeigt – nach dem Nachweis der Effektivität folgen; Therapien sind daher häufig von ihrer Effektivität her legitimiert. Handeln in der Praxis benötigt unterschiedliche technologische Regeln, die es zu kombinieren gilt.

Für klinisch-psychologische Interventionen – dies gilt auch für Psychotherapie oder sogar einzelne Psychotherapieschulen – können wir daher trotz der Vielzahl an wissenschaftlichen Befunden bis jetzt nicht mit einer einheitlichen und umfassenden Theorie im Sinne einer Grundlagentheorie rechnen, die das klinische Handeln in unterschiedlichen Konstellationen beinhaltet und empirisch absichert. Dies gilt nicht nur für die klinisch-psychologische Behandlung und auch die Psychotherapie, sondern auch für unterschiedlichste Anwendungsgebiete der Psychologie, ebenso aber auch für andere Bereiche wie z.B. Medizin, Biologie. Für die verschiedenen Psychopharmaka haben wir z.B. keinen allgemeinen übergeordneten theoretischen Rahmen, ebenso nicht für andere Medikamentenklassen. Im beruflichen Handeln sind die Mediziner genötigt, die Medikamente aufgrund eines komplexen Fachwissens zu koordinieren und zu kombinieren, wobei die Medikamente meistens allein und nicht in Kombination mit anderen Medikamenten überprüft und damit legitimiert worden sind. Für die Intervention in der Klinischen Psychologie haben wir heute eine Vielzahl an technologischen Regeln, die man – wie auch die Psychopharmaka – unterschiedlich gruppieren kann.

Klinisch-psychologische Intervention stellt daher keine neue Therapieschule dar, ist auch keine allgemeine Therapietheorie, sondern ein fachpolitischer Identitätsbegriff für Technologien, die sich auf das Gesamt der empirischen Psychologie stützen. Auch andere Interventionsbegriffe wie Gestalttheorie, Psychoanalyse etc. repräsentieren letztlich keine Therapietheorien, sondern stellen einen Orientierungsrahmen für bestimmte technologische Akzentuierungen dar, die jeweils ein bestimmtes Segment aller möglichen Technologien abdecken. Im Gegensatz zu einzelnen Psychotherapieschulen basiert aber die klinisch-psychologische Behandlung auf der gesamten Breite der empirischen Psychologie, was im Sinne der Qualitätssicherung wesentlich ist, da dadurch alle möglichen Interventionsformen miteinbezogen werden. Einzelne Psychotherapieschulen blenden vielfach wesentliche Behandlungsmöglichkeiten aus, sodass damit keine optimale Versorgung gewährleistet ist.

Evaluation

Kriterien

Ein zentrales Element wissenschaftlich fundierter Behandlung ist die Evaluation.

Folgende Kriterien haben sich als besonders wichtig erwiesen (Tabelle 1; siehe Baumann, Reinecker-Hecht 1998):

1. Effektivität/ Wirksamkeit (efficacy): Die Wirksamkeit einer Interventionsmethode kann nur bezüglich definierter Ziele und im Hinblick auf einen Vergleichsmaßstab (z.B. Kontrollgruppe) beurteilt werden; die Wirksamkeit stellt daher das Ausmaß an Veränderung im Hinblick auf einen Zielzustand dar, die auf die Intervention zurückgeführt wird. Unter der Wirkung wird vielfach die Veränderung zwischen Ausgangs- und Endpunkt verstanden, ohne dass ein Normmaßstab herangezogen wird. Nach Baumann (1998b) beinhaltet das Konstrukt „Wirksamkeit" verschiedene Freiheitsgrade, die im konkreten Fall zu präzisieren sind, da es *die* Wirksam-

Tabelle 1. Evaluationskriterien (aus Baumann, Reincker-Hecht 1998, S. 350)

1. *Effektivität/ Wirksamkeit (efficacy):*
   Beurteilung der Wirksamkeit bezüglich definierter Ziele und bezüglich Vergleichsmaßstab
   Statistische Signifikanz der Veränderung
   Statistische Signifikanz (Bedeutsamkeit) der Veränderung
   Prozentsatz an gebesserten Patienten
   Breite der Veränderung (Wirkumsspektrum)
   Veränderungsmuster
   Dauerhaftigkeit der Veränderung (Katamnese)
   Ausmaß an negativen Effekten

2. *Effizienz (cost-effectiveness, cost-benefit):*
   Beurteilung des zur Zielerreichung benötigten Aufwandes (Kosten-Effektivitäts-Analyse; Kosten-Nutzen-Analysen)

3. *Patientinnen-Zufriedenheit (Consumer-Satisfaction)*

4. *Praxisbewährung (effectiveness):*
   Beurteilung der Wirksamkeit unter Praxisbedingungen (im deutschsprachigen Raum z.T. missverständlich mit Effizienz (s. oben) umschrieben).

5. *Ethische Angemessenheit*

keit nicht gibt. Für die Erfassung der Wirkung steht eine große Zahl an Verfahren zur Verfügung (z.B. Ogles, Lambert, Masters 1996), die teilweise störungsunabhängig, teilweise störungsspezifisch sind. Zu berücksichtigen sind bei der Wirkerfassung auch die unterschiedlichen Auflösungsgrade (Funktionen, Funktionsmuster; interpersonelle Systeme). Die Wirksamkeitsbeurteilung erfordert die Beurteilung von Veränderungen, was nach unterschiedlichen formalen Kriterien erfolgen kann (Kazdin, Wilson 1978):

– Statistische Signifikanz der Veränderung
– Klinische Signifikanz (Bedeutsamkeit) der Veränderung (Kazdin 1994)
– Prozentsatz an gebesserten Patienten
– Breite der Veränderung (Wirkungsspektrum)
– Veränderungsmuster
– Dauerhaftigkeit der Veränderung
– Ausmaß an negativen Effekten (Bents, Frank, Rey 1996)

2. Effizienz (cost-effectiveness, cost-benefit): Der Begriff Effizienz wird z.T. auch für das Kriterium der Praxisbewährung (s. unten) verwendet. Während die Effektivität den Zielabstand beinhaltet, bezieht sich die Effzienz auf den zur Zielerreichung benötigten Aufwand (Bühringer, Hahlweg 1986; Neumer, Margraf 1996). Die Effizienzfrage beinhaltet Kostenüberlegungen:
a. Können nur zur Behandlung (Kosten), nicht aber zum Nutzen monetäre (Geld) Aussagen gemacht werden, so haben wir eine *Kosten-Effektivitäts-Analyse;* es wird geprüft, mit welchen Kosten das Erreichen von Therapiezielen verbunden ist (was kostet die Wirksamkeit/ Effektivität).
b. Bei *Kosten-Nutzen-Analysen* sind Behandlung (Kosten) und Gewinn (Nutzen), der durch das Erreichen eines Therapiezieles erzielt wird, monetär darstellbar. Beispiele für Effizienzüberlegungen finden sich bei Neumer und Margraf (1996) sowie Gabbard, Lazar, Hornberger und Spiegel (1997).

3. Patienten-Zufriedenheit: Klinisch-psychologische Interventionen können nur dann erfolgreich sein, wenn sich die Patienten dem therapeutischen Setting unterziehen und an die vereinbarten Regeln halten (in und außerhalb der Therapie) (vgl. Compliance). Wesentlich für die Zusammenarbeit ist die Bewertung der Therapie durch die Patienten als Konsumenten (Pekarik 1993), sodass u.a. die Patienten-Zufriedenheit (Consumer-Satisfaction; Hollon 1996; Leimkühler, Müller 1996) zur Interventions-Bewertung hinzu genommen werden muss.

4. Praxisbewährung: In neuerer Zeit wurde die Wirksamkeit, überprüft in kontrollierten Studien (vgl. Phasen I-III), von der Wirksamkeitsbeurteilung unter Praxisbedingungen (Phase IV; Phasenmodell der medikamentösen Prüfung s. Baumann, Reinecker-Hecht 1998) abgegrenzt. Seligman (1995) hat unter dem Stichwort *effectiveness* die Praxisbewährung als zusätzliche Form der Wirksamkeitsüberprüfung für die Psychotherapieforschung gefordert (vgl. dazu die Diskussion bei Vandenbos 1996). Praxisbewährung – im deutschsprachigen Raum z.T. missverständlich mit Effizienz (s. oben) umschrieben – ist ein wesentliches Evaluationskriterium. Praxisbewährung kann aber nicht nur – wie beim Consumer Report Survey – in Form von Meinungsforschungsumfragen mit z.T. geringen Rücklaufquoten überprüft werden (Seligman 1995). Vielmehr sind umfassende Praxisstudien, die methodisch befriedigend sind, zu fordern.

5. Ethische Angemessenheit: Interventionen haben nicht nur effektiv und effizient zu sein, sondern sie müssen auch unter ethischer Perspektive bewertet werden (Corey, Schneider- Corey, Callanan 1993; s. oben). Insbesondere stellt sich die Frage, ob die angewandten Mittel mit den Zielen kompatibel sind (Ziel-Mittel-Diskrepanz; „Der Zweck heiligt nicht immer die Mittel").

Zusammenfassung der Forschungsergebnisse

Metaanalysen

Zur Befundintegration wurden früher narrative Sammelreferate durchgeführt. Durch die Datenbanken ist die Beliebigkeit der Literaturagglutination gesunken, da die Literatur systematisch ausgeschöpft werden kann. Dazu kamen statistische Verfahren der Ergebnisaufbereitung hinzu, so dass eine neue Methode der Literaturaufbereitung zur Verfügung stand, die *Metaanalyse* (engl. Meta-analysis) genannt wird (Begriff von Glass: Smith, Glass, Miller 1980; Lipsey, Wilson 1993). In Metaanalysen wird die vorhandene Literatur systematisch unter Nutzung statistischer Verfahren ausgewertet. Während sich Primär- (Originalauswertung) und Sekundäranalysen (erweiterte Auswertung der Daten der Primäranalyse) auf eine einzige Studie beziehen, integrieren Metananalysen die Befunde mehrerer Studien (Fricke, Treinies 1985). Metaanalysen können unterschiedlich erfolgen und stellen keine einheitliche Methode dar (s. Lipsey, Wilson 1993; Rosenthal 1995). Zentraler Indikator für die einzelnen Studien sind die Effektstärken, die unterschiedlich berechnet werden können. Die Methode der Metaanalyse hat zu heftigen Kontroversen zwischen Befürwortern und Kritikern der Metaanalysen geführt (zur Kritik s. Lösel 1987). Diese Kritikpunkte sind zwar wichtig, doch stellen sie keine grundsätzlichen Argumente gegen Metaanalysen dar. Wie die Auseinandersetzung um die Ergebnisse der Metaanalysen von Grawe et al. (1994) zeigen, sind Metaanalysen – wie jede empirische Studie – auf unterschiedlichen Ebenen kritisierbar. Die Auseinandersetzungen werden aber besonders heftig, wenn Metaanalysen die Basis für gesundheitspolitische Maßnahmen darstellen. Es ist unstrittig, dass Metaanalysen zur Evaluation klinisch-psychologischer Interventionen einen wichtigen Beitrag leisten. Sie bringen primär Deskriptionen, können aber auch Unterschiede in der Wirksamkeit unterschiedlicher Therapieformen nachweisen. Die Bewertung der Unterschiede ist aber – wie bei allen statistischen Entscheidungsfragen – von Konventionen abhängig (Alpha-Risiko etc.) und muss neben der statistischen Signifikanz auch die klinische Bedeutsamkeit mit einschließen.

Normative Verfahren: Kriterienkataloge

Zur Bewertung von Therapieverfahren hat die American Psychological Association APA (Task Force APA 1993) einen Kriterienkatalog zur Überprüfung erstellt, inwieweit *Therapieverfahren empirisch validiert* sind (empirically validated treatments). Dabei wird unterschieden zwischen „Therapieverfahren mit gut belegter Wirksamkeit" und „wahrscheinlich wirksame Therapieverfahren". Es handelt sich dabei um ein normatives Vorgehen, indem explizite Regeln zur Beurteilung von Interventionen formuliert werden. Erforderlich sind für das Prädikat „gut belegte Wirksamkeit" mindestens zwei fundierte Gruppenuntersuchungen aus unterschiedlichen Forschergruppen oder eine große Anzahl von experimentellen Einzelfallstudien; in beiden Varianten müssen die Studien bestimmten methodischen Gütekriterien genügen. Wesentlich ist auch, dass die untersuchten Therapien auf *Behandlungsmanualen* basieren. Die Expertengruppe zur Bewertung von Therapieverfahren ist sich der Willkürlichkeit der Kriterien bewusst, begründet aber die Formulierung von Kriterien auf der Basis von Expertenwissen und stellte eine Liste von klinisch-psychologischen Interventionsverfahren auf, die den aufgestellten Kriterien genügen. In der Zwischenzeit sind diverse Publikationen erschienen, in denen die Thematik der empirisch validierten Verfahren diskutiert wird und auch inhaltliche Überblicksreferate vorgelegt werden (welche Verfahren gelten als validiert) (Dobson, Craig 1998; Lonigan, Elbert, Johnson 1998; Kazdin 1996a,b; Weisz, Hawley 1998).

Schlussbemerkungen

Klinisch-psychologische Behandlung fundiert auf der Breite der wissenschaftlichen Psychologie (Grawe 1998). Dadurch ist eine maximale Ausschöpfung des Wissens und der Behandlungsvarianten grundsätzlich möglich, sofern gewährleistet ist, dass zwischen psychologischer Forschung und Praxis eine kontinuierliche Zusammenarbeit besteht. Im Gegensatz zu verschiedenen Psychotherapieschulen ist durch die Breite der Behandlungsmöglichkeiten und die wissenschaftliche Verankerung der klinisch-psychologischen Behandlung eine wichtige Voraussetzung zur Qualitätssicherung geschaffen (Haug, Stieglitz 1995; Laireiter, Vogel 1998; Richter 1994). Daher ist es wünschenswert, dass Rahmenbedingungen geschaffen werden, die diese Breite an Kompetenz der klinisch-psychologischen Behandlung optimal in die Gesundheitsversorgung einfließen lassen.

Literatur

Ambühl, H., Strauß, B. (Hrsg.) (1999) Therapieziele. Huber, Bern
Amelang, M., Zielinksi, W. (1997) Psychologische Diagnostik und Intervention, 2. Aufl. Springer, Berlin Heidelberg New York Tokyo
American Psychiatric Association (1996) Diagnostisches und statistisches Manual psychischer Störungen – DSM-IV (Deutsche Bearbeitung und Einleitung: Saß, H., Wittchen, H.U., Zaudig, M.) Hogrefe, Göttingen
Arkowitz, H. (1992) Integrative theories of therapy. In: Freedheim D.K. (ed.) History of psychotherapy. Am Psychol Ass, Washington, pp. 261–303
Baumann, U. (1986) Zum Placebo-Konzept in der Psychotherapie. In: Hippius, H., Überla, K., Laakmann, G., Hasford, J. (Hrsg.) Das Placebo-Problem. Fischer, Stuttgart, S. 97–105
Baumann, U. (1995) Bericht zur Lage der deutschsprachigen Psychologie 1994 – Fakten und Perspektiven. Psychol Rundschau 46: 3–17
Baumann, U. (1996) Wissenschaftliche Psychotherapie auf der Basis der Wissenschaftlichen Psychologie. Rep Psychol 21: 686–689
Baumann, U. (1998a) Gesundheitsversorgung. In: Baumann, U., Perrez, M. (Hrsg.) Lehrbuch Klinische Psychologie – Psychotherapie, 2. Aufl., Kap.19. Huber, Bern, S. 320–345
Baumann, U. (1998b) Wie objektiv ist die Wirksamkeit der Psychotherapie. In: Mundt, Ch., Linden, M., Barnett, W. (Hrsg.) Psychotherapie in der Psychiatrie. Springer, Berlin Heidelberg New York Tokyo, S. 15–26

Baumann, U. (1999) Clinical Psychology in German-speaking Countries. World Psychol (in press)
Baumann, U., Perrez, M. (Hrsg.) (1998a) Lehrbuch Klinische Psychologie – Psychotherapie, 2. Aufl. Huber, Bern
Baumann, U., Perrez, M. (1998b) Grundbegriffe – Einleitung. In: Baumann, U., Perrez, M. (Hrsg.) Lehrbuch Klinische Psychologie – Psychotherapie, 2. Aufl., Kap.1. Huber, Bern, S. 3–17
Baumann, U., Reinecker-Hecht, Ch. (1998) Methodik der klinisch-psychologischen Interventionsforschung. In: Baumann, U., Perrez, M. (Hrsg.) Lehrbuch Klinische Psychologie – Psychotherapie, 2. Aufl., Kap. 20. Huber, Bern, S. 346–365
Bents, H., Frank, R., Rey, E.R. (Hrsg.) (1996) Erfolg und Misserfolg in der Psychotherapie. Roderer, Regensburg
Bergin, A.E., Garfield, S.L. (eds.) (1994) Handbook of psychotherapy and behavior change, 4th. edn. Wiley, New York
Bühringer, G., Hahlweg, K. (1986) Kosten-Nutzen Aspekte psychologischer Behandlung. Psychol Rundschau, 37: 1–19
Corey, G., Schneider-Corey, M., Callanan, P. (1993) Issues and ethics in the helping professions. Brooks/Cole Publ, Pacific Grove
Dilling, H., Mombour, W., Schmidt, M.H. (1993) Internationale Klassifikation psychischer Störungen. ICD-10 Kapitel V (F). Klinisch-diagnostische Leitlinien, 2. Auflage. Huber, Bern
Dobson, K.S., Craig, K.D. (eds.) (1998) Empirically supported therapies. Sage, London
Engel, G.L. (1977) The need for a new medical model: a challenge for biomedicine. Science 196: 129–136
Freedheim, D.K. (ed.) (1992) History of psychotherapy. Am Psychol Ass, Washington
Fricke, R., Treinies, G. (1985) Einführung in die Metaanalyse. Huber, Bern
Gabbhard, G.O., Lazar, S.G., Hornberger, J., Spiegel, D. (1997) The economic impact of psychotherapy: a review. Am J Psychiatriy 154: 147–157
Garfield, S.L., Bergin, A.E. (1994) Introduction and historical overview. In: Bergin, A.E., Garfield, S.L. (eds.) Handbook of psychotherapy and behavior change, 4th. edn. Wiley, New York, pp. 3–18
Grawe, K. (1995) Grundriß einer Allgemeinen Psychotherapie. Psychotherapie 40: 130–145
Grawe, K. (1998) Psychologische Therapie. Huber, Bern
Grawe, K., Donati, R., Bernauer, F. (1994) Psychotherapie im Wandel – Von der Konfession zur Profession. Hogrefe, Göttingen
Haug, H.J., Stieglitz, R.D. (Hrsg.) (1995) Qualitätssicherung in der Psychiatrie. Enke, Stuttgart
Herrmann, Th. (1979) Psychologie als Problem. Klett, Stuttgart
Hollon, S. (1996) The efficacy and effectiveness of psychotherapy relative to medications. Am Psychol 51: 1025–1030
Humphreys, K. (1996) Clinical psychologists as psychotherapists. Am Psychol 51: 190–197
Kaminski, G. (1970) Verhaltenstheorie und Verhaltensmodifikation. Klett, Stuttgart
Kazdin, A.E. (1994) Methodology, design amd evaluation in psychotherapy research. In: Garfield, S.L. (eds.) Handbook of psychotherapy and behavior change, 4th. edn. Bergin A.E, Wiley, New York, pp. 19-71
Kazdin, A.E. (ed.) (1996a) Validated treatments (special series). Clin Psychol 3 (3)
Kazdin, A.E. (ed.) (1996b) Evaluation in clinical practice (special series). Clin Psychol 3 (2)
Kazdin, A.E., Wilson, G.T. (1978) Evaluation of behavior therapy. Ballinger Publ., Cambridge
Kierein, M., Pritz, A., Sonneck, G. (1991) Psychologen-Gesetz, Psychotherapie-Gesetz (Kurzkommentar). Orac, Wien
Laireiter, A.R., Vogel H. (Hrsg.) (1998) Qualitätssicherung. dgvt-Verlag, Tübingen
Leimkühler, A.M., Müller, U. (1996) Patientenzufriedenheit – Artefakt oder soziale Tatsache. Nervenarzt 67: 765–773
Lipsey, M., Wilson, D.B. (1993) The efficacy of psychological, educational, and behavioral treatment. Comfirmation from meta-analysis. Am Psychol 48: 1181–1209

Lonigan, Ch.J., Elbert, J.C., Johnson, S.B. (1998) Empirically supported psychosocial interventions for children: on overview. J Clin Child Psychol 27: 138-145
Lösel, F. (1987) Methodik und Problematik von Meta-Analysen – mit Beispielen der Psychotherapieforschung. Gruppendynamik 18: 323-343
Mahoney, M. H. (Ed.) (1991). Human change processes. Basic Books, New York
Märtens, M., Petzold, H. (1995) Perspektiven der Psychotherapieforschung und Ansätze für integrative Orientierungen (Psychotherapy research and integrative orientations). Integrative Therapie 1: 3-7
Neumer, S., Margraf J. (1996) Kosten-Effektivitäts- und Kosten-Nutzen-Analyse. In: Margraf J. (Hrsg.) Lehrbuch der Verhaltenstherapie Band 1. Springer, Berlin Heidelberg New York Tokyo, S. 543-551
Norcross, J.C. (1995) Psychotherapie-Integration in den USA. Überblick über eine Metamorphose. Integ Ther 1: 45-62
Ogles, B.M., Lambert, M.J., Masters, K.S. (1996) Assessing outcome in clinical practice. Allyn and Bacon, Boston
Patry, J.-L., Perrez, M. (1982) Entstehungs-, Erklärungs- und Anwendungszusammenhang technologischer Regeln. In: Patry J.-L. (Hrsg.) Feldforschung. Huber, Bern, S. 389-412
Pekarik, G. (1993) Beyond effectiveness: uses of consumer-oriented criteria in defining treatment success. In: Giles Th.R. (ed.) Handbook of effective psychotherapy. Plenum, New York, pp. 409-436
Perrez, M. (1983) Wissenschaftstheoretische Probleme der Klinischen Psychologie: Psychotherapeutische Methoden – zum Stand ihrer metatheoretischen Diskussion. In: Minsel, W.-R., Scheller, R. (Hrsg.) Forschungskon Klin Psychol Kösel, München, S. 148-163
Perrez, M. (1991) The difference between everyday knowledge, ideology, and scientific knowledge. N Ideas Psychol 2: 227-231
Perrez, M. (1998a) Prävention und Gesundheitsförderung. In: Baumann, U., Perrez, M. (Hrsg.) Lehrbuch Klinische Psychologie – Psychotherapie, 2. Aufl., Kap. 21. Huber, Bern, S. 366-391
Perrez, M. (1998b) Wissenschafstheoretische Grundlagen der klinisch-psychologischen Intervention. In: Baumann, U., Perrez, M. (Hrsg.) Lehrbuch Klinische Psychologie – Psychotherapie, 2. Aufl., Kap. 4. Huber, Bern, S. 46-62
Perrez, M., Baumann, U. (1998a) Systematik der klinisch-psychologischen Intervention. In: Baumann, U., Perrez, M (Hrsg.) Lehrbuch Klinische Psychologie – Psychotherapie, 2. Aufl., Kap. 18. Huber, Bern, S. 309-318
Perrez, M., Baumann, U. (1998b) Psychotherapie: Systematik. In: Baumann, U., Perrez, M. (Hrsg.) Lehrbuch Klinische Psychologie – Psychotherapie, 2. Aufl., Kap. 22. Huber, Bern, S. 392-413
Richter, R. (Hrsg.) (1994) Qualitätssicherung in der Psychotherapie (Themenschwerpunkt). Z Klin Psychol 23 (4)
Rosenthal, R. (1995) Writing meta-analytic reviews. Psychol Bullet 118: 183-192
Schmidt, L., Schwenkmezger, P. (1992) Zur Gesundheitspsychologie (Editorial). Z Klin Psychol 21: 1-3
Schwarzer, R. (Hrsg.) (1997) Gesundheitspsychologie, 2.Aufl. Hogrefe, Göttingen
Seligman, M.E.P. (1995) The effectiveness of psychotherapy. Am Psychologist 50: 965-974
Smith, M.L., Glass, G V., Miller, T.I. (1980) The benefits of psychotherapy. John Hopkins University Press, Baltimore
Spada, H. (Hrsg.) (1998) Lehrbuch Allgemeine Psychologie, 2. Aufl. Huber, Bern
Strotzka, H. (Hrsg.) (1975) Psychologie: Grundlagen, Verfahren, Indikationen. Urban & Schwarzenberg, München
Task Force APA (1993) Task Force on promotion and dissemination of psychological procedures. Washington: American Psychological Association (übersetzt in Auszügen: Hahlweg, K. (1995). Zur Förderung und Verbreitung psychologischer Verfahren. Ein APA-Bericht (ed.) Z Klin Psychol 24: 275-284

Vandenbos, G.R. (ed.) (1996) Outcome assessment of psychotherapy (special section). Am Psychol 51 (10)
Weinberger, J. (1995) Common factos aren't so common: the common factors dilemma. Clin Psychol 2: 45–69
Weisz, J.R., Hawley, K.M. (1998) Finding, evaluating, refining, and applying empirically supported treatments for children and adolescents. J Clin Child Psychol 27: 206–216
Westmeyer, H. (1978) Wissenschaftstheoretische Grundlagen Klinischer Psychologie. In: Baumann, U., Berbalk, H., Seidenstücker, G. (Hrsg.) Klinische Psychologie – Trends in Forschung und Praxis, Band 1. Huber, Bern, S. 108–132
Westmeyer, H., Hoffmann, N. (Hrsg.) (1977) Verhaltenstherapie. Grundlegende Texte. Hoffmann, Campe, Hamburg
Zuber, J., Weis, J, Koch, U. (1998). Psychologische Aspekte der Rehabilitation. In: Baumann, U., Perrez, M. (Hrsg.) Lehrbuch Klinische Psychologie – Psychotherapie, 2. Aufl., Kap. 23. Huber, Bern, S. 485–506

Neue Entwicklungen und Trends der Klinischen Psychologie

Ilse Kryspin-Exner

Klinische Psychologie ist diejenige Teildisziplin der Psychologie, die sich mit psychischen Störungen und den psychischen Aspekten somatischer Störungen/ Krankheiten befasst (Baumann, Perrez 1998). Bastine (1998) weist zudem noch auf die Bedeutung psychischer Krisen hin, die in Zusammenhang mit extremen Lebensumständen stehen.

In den aktuellen Lehrbüchern werden die Gegenstandsbereiche der Klinischen Psychologie folgendermaßen umschrieben: Ätiologie, Klassifikation, Diagnostik, Epidemiologie und die verschiedenen Interventionsformen. Evaluation, Kosten-Nutzen-Analysen und Qualitätssicherung sind Themen, denen zunehmend breiterer Raum gewidmet wird. Je nach Schwerpunktsetzung – mit allen Schwierigkeiten einer genauen Abgrenzung – werden alle diese Fachbereiche unter „klinisch" abgehandelt, wenn kurative Aspekte im Vordergrund stehen, und unter dem Etikett „Gesundheit", wenn es sich um präventive Ansätze und Gesundheitsförderung handelt. Auf letztgenannte „Positionierungen" soll im Folgenden nur kurz eingegangen werden, dazu existiert bereits eine Fülle von Literatur. Jeder „Kliniker" wird für sich feststellen, dass eine Klinische Psychologie ohne Prävention und Rückfallprophylaxe nicht zielführend sein wird, ebenso wie jeder Gesundheitspsychologe erst aus einer genauen Kenntnis von Krankheitsbildern, den Theorien ihrer Verursachung und daraus abgeleiteten Behandlungsstrategien effiziente Hinweise auf Vorbeugungsmaßnahmen und Verhinderung von Risikofaktoren ableiten wird können.

Welche Entwicklungen und Trends lassen sich aus diesen kurzen Einleitungsstatements ableiten?

Die (Wieder-)Entdeckung der psychischen Aspekte körperlicher Störungen und Erkrankungen

Seit es den Fachbereich „Klinische Psychologie" gibt, lassen sich aus den Definitionen, Anwendungsbereichen und Arbeitsgebieten – polarisiert dargestellt – die beiden wichtigsten Akzentuierungen einerseits als Verständnis Klinischer Psychologie somatischer Störungen und andererseits als Teilgebiet der Psychologie, das sich mit der Entstehung, der Diagnostik und der Therapie psychischer Störungen befasst, umschreiben.

Im deutschen Sprachraum wurde zu Beginn der 50er Jahre eine Klinische Psychologie vertreten, die sich mit körperlichen Erkrankungen befasste, und die einschlägigen deutschsprachigen Lehrbücher dieser Zeit setzten sich vorwiegend damit auseinander (z.B. Helpach, Stern, siehe dazu Baumann, Perrez 1998; Schraml 1969). Die „clinical psychology" im angloamerikanischen Raum (oft synonym als „abnormal psychology" bezeichnet) grenzte das Fachgebiet bereits in der ersten Hälfte unseres Jahrhunderts auf psychische Störungen ein. Diese sind auch vorwiegend Inhalt der einschlägigen aus dem Amerikanischen übersetzten Lehrbücher (z.B. Comer 1995; Davison, Neale 1996). Aber auch in den neuesten deutschsprachigen Lehrbüchern zur Klinischen Psychologie wird auf die inzwischen zahlreichen psychologischen Erkenntnisse zu somatischen, vor allem chronischen Erkrankungen (s.u.) nicht ausführlicher eingegangen (Bastine 1992 1998; Baumann, Perrez 1998).

Einem biopsychosozialen Ansatz folgend – wobei man sich manchmal des Eindrucks einer „Zauberformel" für eine multidimensionale Herangehensweise an psychische Phänomene nicht entziehen kann – hat die Konzentration auf vorwiegend psychische Störungen in der Klinischen Psychologie dazu geführt, dass sich andere Bezeichnungen und Trends entwickelt haben, die somatische Erkrankungen in den Mittelpunkt stellten. Sind Psychosomatik, Verhaltensmedizin, Rehabilitationspsychologie, (Klinische) Neuropsychologie bis hin zu Public Health oder gar Gesundheitspsychologie ganz einfach der Klinischen Psychologie zuzuordnen? Abgesehen davon, dass alle soeben aufgezählten Begriffe auf ein hohes Maß an Interdisziplinarität hinweisen, haben die einzelnen Bereiche unterschiedlich starke Abgrenzungsbestrebungen und teilweise auch bereits eigene Ausbildungscurricula, die sich kaum mehr unter dem „Dach" der Klinischen Psychologie zusammenfassen lassen (wollen).

Dies soll kurz an zwei Beispielen demonstriert werden.

Neuropsychologie

Gerade in Wien erscheint es interessant, sich mit dem Begriff „Neuropsychologie" auseinander zu setzen. Seit den Zeiten Hubert Rohrachers gibt es ein „Neuropsychologisches Labor". Neuropsychologie ist Lehr- und Prüfungsfach. Inhaltlich sind die in Lehre und Forschung in dieser Hinsicht bearbeiteten Gebiete wohl besser der „Biologischen Psychologie" zuzuordnen, weil sich definitionsgemäß die Neuropsychologie auf jenen wissenschaftlichen Bereich eingrenzt, der sich mit den zentralnervösen Grundlagen der psychologischen Phänomene und des Verhaltens beschäftigt (Preilowski 1997).

Das zurzeit international wachsende Interesse für Neuropsychologie ist zweifelsohne auf die methodische Entwicklung im Bereich der Neuroradiologie bzw. deren Verfahren zurückzuführen, die es erlauben, die neuronale Aktivität beim Ablauf psychischer Funktionen abzubilden. Innerhalb der Psychologie begründet Mohr 1998 im Editorial zum Themenheft Neuropsychologie der Psychologischen Rundschau die zunehmende Bedeutung dieses Bereichs mit Effekten neuropsychologischer Befunde auf Theorienbildung: „Immer häufiger bilden spezifische Leistungsmuster einzelner Patienten oder Patientengruppen den Ausgangspunkt für Fragestellungen und Forschungsprogramme innerhalb der Allgemeinen Psychologie... Die spezifischen Bedingungen, unter denen Informationsverarbeitung bei Patienten mit neuronalen Schädigungen ablaufen, sind im Rahmen allgemeinpsychologischer Untersuchungen häufig schwer simulierbar, und die teilweise bizarren Phänomene liegen außerhalb der theoretischen Rahmenvorstellungen, die auf der Basis der Beobachtung gesunden Verhaltens entstehen" (S. 121).

Klinische Neuropsychologie beschäftigt sich mit den Störungen psychischer Funktionen nach Schädigung des Zentralnervensystems. Zihl, Mai und Münzel (1998) diskutieren anhand von klinischen Beispielen das fruchtbare Wechselspiel zwischen neurowissenschaftlicher Grundlagenforschung und wissenschaftlich orientierter klinischer Anwendung. Auch hier wird eher eine Nähe zur Allgemeinen als zur Klinischen Psychologie hergestellt. Angesichts des Ausbildungscurriculums für Neuropsychologie in Deutschland[1] und diesbezüglicher Bestrebungen in Österreich erscheint demnach ein Berufszweig „Neuropsychologie" außerhalb der Klinischen Psychologie wahrscheinlicher als eine Integration.

Das soll keinesfalls als ein Argument gegen eine gediegene berufliche Weiterbildung verstanden werden, es stellt sich nur die Frage, inwieweit durch eine frühzeitige Spezialisierung die viel strapazierte „ganzheitliche" Sichtweise oder wenigstens doch die Herstellung von Querverbindungen bzw. das Abwägen verschiedener Erklärungsansätze verloren gehen. Diesbezügliche Überlegungen zu Schwerpunktsetzungen innerhalb des Studiums bzw. der postgradualen Ausbildung sind zweifelsohne sehr aktuelle berufspolitische Fragen, die nicht so sehr die wissenschaftliche Konzentration auf ein Fachgebiet, sondern vielmehr die praktische Ausbildung und Tätigkeit betreffen. Kann es sich ein/e Psychologe/in unter den gegebenen Berufsaussichten zutrauen, ausschließlich in einem eng umgrenzten Bereich Qualifikationen zu erwerben, um darauf die spätere Existenz zu begründen? Oder wird er/sie gerade deshalb größere Chancen am Arbeitsmarkt haben?

Rehabilitationspsychologie

Heft 3/1998 der Zeitschrift für Gesundheitspsychologie setzt sich als Themenheft mit „Medizinischer Rehabilitation" auseinander. Im Editorial zu diesem Heft schreibt Petermann als Einleitungssatz: „Die medizinische Rehabilitation möchte Funktionseinschränkungen und Beeinträchtigungen aufgrund chronischer Krankheitsfolgen minimieren." Im Weiteren wird dann besonders auf die Ökonomie von Rehabilitationsmaßnahmen hingewiesen und darauf, wie wichtig in diesem Zusammenhang die Erkenntnisse der Gesundheitspsychologie vor allem hinsichtlich Compliance, der Therapeut-Patient-Beziehung, der subjektiven Erwartungen über Behandlungserfolg und Motivation bzw. Patientenzufriedenheit seien. Die dargestellten Maßnahmen zur Gesundheitsbildung und Patientenschulung haben – so schreibt der Autor – eine langfristige Lebensstiländerung zum Ziel. All das ist zweifelsohne bedeutsam, der Fachbereich „Klinische Psychologie" findet allerdings keinerlei Erwähnung. Demnach wurde die Rehabilitationspsychologie, nicht zuletzt durch die Wahl des Publikationsorgans, der „Gesundheitspsychologie" zugeordnet, selbst wenn es sich um tertiäre Prävention handelt, also den Versuch, die bestmögliche Lebensqualität bei chronischer Erkrankung zu erreichen. Oder sieht Petermann die „Rehabilitationspsychologie" als eigenständigen Bereich? Er ist nämlich auch Herausgeber ei-

---

[1] Zeitschrift für Neuropsychologie Heft 1/98, „Wichtige Mitteilung des Vorstandes zur Weiterbildung der Gemeinsamen Kommission Klinische Neuropsychologie (GKKN) sowie Herrmann, M., Hermstein, B. und Ausschuss „Organisation Weiterbildung, Curriculum, Akkreditierung" der GNP: Ausbildungssituation und Fortbildungsbedarf in Klinischer Neuropsychologie (1997). Zeitschrift für Neuropsychologie 1: 32–43

nes Buches über „Verhaltensmedizin in der Rehabilitation" (1995), was wiederum zu den eingangs dieses Kapitels erwähnten Begriffsüberschneidungen führt.

Durch diese Überlegungen angeregt haben wir die Artikel der Zeitschrift „Gesundheitspsychologie" seit Bestehen ab 1983 und analog dazu die Zeitschrift „Health Psychology" der American Psychological Association (APA) über denselben Zeitraum dahingehend durchleuchtet, wie viele Publikationen sich mit „klinischen" Fragestellungen zu manifest Erkrankten auseinander setzen und welcher Anteil Artikel betrifft, die sich mit primordialer und primärer Prävention befasst. Demnach kommen wir in der Zeitschrift für Gesundheitspsychologie auf zwei Drittel der veröffentlichten Manuskripte mit eindeutig präventionspsychologischen Fragestellungen, ein Drittel der Beiträge beschäftigt sich mit klinischen Schwerpunkten; bei der Zeitschrift „Health Psychology" ist dieses Verhältnis ähnlich (208 Veröffentlichungen eher gesundheitspsychologisch orientiert 121 klinisch); dieses Verhältnis ist über alle Jahre hinweg annähernd gleich geblieben. Mehr über Entscheidungskriterien zu erfahren, wann eingereichte Manuskripte Publikationsorganen der Klinischen bzw. der Gesundheitspsychologie zugeordnet werden, wäre demnach sehr interessant.

Dies gibt Anlass darüber nachzudenken, ob nicht analog des „shifts" vom Kranken- zum Gesundheitssystem mit allen assoziierten Begriffen in Gesellschaft und Politik tatsächlich die Bezeichnung Gesundheitspsychologie attraktiver ist als Klinische Psychologie. „Klinisch" wird umgangssprachlich mit „stationär, steril, kalt, sauber, ohne Atmosphäre" bzw. fachlich mit der Medizin assoziiert, der Begriff „Gesundheit" ist positiv besetzt und gibt sich das Image, hinsichtlich der Zuordnung zu Fakultäten oder übergeordneten Wissenschaftszweigen (noch) weitgehend frei von „Konkurrenz" zu sein. Wie diese Entwicklung weitergeht, ob sich „Gesundheitswissenschaften" oder andere integrierende Fachbereiche etablieren werden, wird die Zukunft zeigen. Und wenn ein jüngst erschienenes einschlägiges amerikanisches Handbuch „Clinical Handbook of Health Psychology" (Camic, Knight 1998) heißt, fragt sich insgesamt, ob ein Separieren dieser beiden Bereiche, wie es die österreichische Gesetzeslage vorsieht bzw. von manchen Seiten noch gefördert wird, sinnvoll ist.

Damit die weiteren Ausführungen nicht allzu polemisch werden, sollen einige Begründungen folgen, warum in der Klinischen Psychologie den psychischen Aspekten somatischer Störungen vermehrt Beachtung geschenkt werden sollte:

1. Die Verschiebung der vorherrschenden Krankheits- und Todesursachen in unserem Jahrhundert wird als „Panoramawechsel des Krankheitsspektrums" beschrieben: Die Häufigkeit von Erkrankungen hat sich drastisch von Infektionskrankheiten in Richtung chronisch-degenerativer Erkrankungen verschoben, die sich einerseits auf den Lebensstil (Risikofaktorenkonzept), andererseits auf das Steigen des Lebensalters der Menschen mit der Gefahr der Multimorbidität zurückführen lassen[2]. Eine erst jüngst veröffentlichte Statistik gibt an, dass 70 % der gesamten Gesundheitsausgaben auf chronisch kranke Patienten entfallen[3].

---

[2] Einschlägige Literatur dazu findet sich in den Hand- bzw. Lehrbüchern zu Gesundheitswissenschaften bzw. Gesundheitspsychologie wie etwa Hurrelmann, Laaser 1993 oder Schwarzer 1997; siehe auch Basler, Florin 1985; Geue 1990; Maes, Brezinka 1991.

[3] APA-Meldung anlässlich des Symposiums „Zukunft des Gesundheitswesen" im Oktober 1998, z.B. Salzburger Nachrichten vom 22.10.1998.

Zur Erhöhung oder Erhaltung der Selbständigkeit sowie einer bestmöglichen Lebensqualität der Betroffenen bietet die Klinische Psychologie eine Reihe von theoretisch gut begründeten Ansätzen aus Emotions-, Kognitions-, Motivations-, Sozial- und Neuropsychologie an, woraus sich ein breites Betätigungsfeld für einschlägig ausgebildete Psychologen ergibt.

2. Wissenschaftlich sehr spannend sind die aktuellen Befunde der vielfältigen Ursache-Wirkungs-Verkettungen von Verhalten und Erleben über Zentralnerven-, Hormon- und Immunsystem. Emotionale Prozesse können in die Immuntätigkeit eingreifen, d.h. immunologische Reaktionen können durch Lernprozesse modifiziert, also unterdrückt bzw. verbessert werden (neueste Literatur zur Psychoneuroimmunologie siehe Hennig 1998 sowie Kirschbaum, Hellhammer 1999).
Interessant sind in diesem Zusammenhang einige – wenngleich noch wenige – Befunde, wonach gezielte psychologische Interventionen zumindest vorübergehend Änderungen der Krankheitsaktivität bewirken, was auch an medizinischen Parametern ersichtlich ist. So konnte beispielsweise gezeigt werden, dass Schmerzbewältigungstraining bei Rheumapatienten zu einer Stabilisierung der Rheumafaktoren führt (Bradley et al. 1985) und umgekehrt, dass es zu Einbußen der Immunabwehr bei Angehörigen kommt, die durch Langzeitpflege geriatrischer Patienten belastet sind; auch dies lässt sich anhand entsprechender immunologischer Faktoren erfassen (Schulz, O'Brien, Bookwala, Fleissner 1995).

3. In diesem Zusammenhang gewinnt eine differenziertere Betrachtung von Krankheitsprozessen an Bedeutung: Wenn auch biologisch-medizinische und psychologische Determinanten eine unauflösliche Einheit bilden, können für Entstehung, Aufrechterhaltung und Bewältigung von Krankheiten doch unterschiedliche Einflüsse ausschlaggebend sein:

   – Traumatisierende Erlebnisse oder kritische Lebensereignisse können die Entwicklung von Störungen in Gang setzen oder verlangsamen (d.h. Gesundheit und Krankheit weisen biographische Aspekte auf).
   – Umgebungs- oder soziale Bedingungen werden für die Persistenz von Krankheitsprozessen verantwortlich gemacht.
   – Situations- und Persönlichkeitsfaktoren haben Bedeutung für den Umgang mit Behinderungen und Beeinträchtigungen.
   – Individuelle Modelle und Zeitströmungen beeinflussen die Ausformung bestimmter Krankheitsbilder (z.B. das derzeit viel diskutierte Syndrom chronischer Müdigkeit). Neue Erkenntnisse über bestimmte Krankheitsbilder bzw. den Wandel oder veränderte Ausformungen von Störungen finden in den letzten Revisionen der Klassifikationssysteme DSM-IV oder ICD-10 Berücksichtigung. Dieser Entwicklung wird auch in Neuauflagen von Lehrbüchern zur Klinischen Psychologie durch Aufnahme einschlägiger Kapitel (z.B. Posttraumatische Belastungsstörungen oder Somatoforme Störungen) entsprochen (Reinecker 1998; in diesem Lehrbuch findet sich auch ein Kapitel über „Psychologische Aspekte chronischer Krankheiten").

4. Ohne einander auszuschließen lassen sich dabei grob zwei Richtungen beschreiben, nämlich jene, die psychische Ursachen körperlicher Störungen fo-

kussiert, und jene, die sich auf psychische Reaktionen bei körperlichen Erkrankungen konzentriert. Was die entsprechenden Interventionen betrifft, ergibt sich daraus eine vorwiegend erklärungsorientierte bzw. eine eher bewältigungsorientierte Herangehensweise (Grawe 1998), die eine unterschiedliche Zielorientierung und verschiedenes Vorgehen implizieren. Bei der Behandlung von chronisch-degenerativen Erkrankungen ist wohl eine bewältigungsorientierte Vorgehensweise zielführend.

Befund – Befinden/Subjektive Krankheits- und Gesundheitsmodelle

Im anglosächsischen Sprachraum wird zwischen „disease" (somatischer Aspekt) und „illness" (subjektive Komponente) unterschieden, und diese Unterscheidung charakterisiert „Krankheitsverhalten". Letztgenannter Begriff findet sich seit kurzem auch in der deutschsprachigen Literatur, ausführlich diskutiert in einem 1998 erschienenen Buch von Myrtek „Gesunde Kranke – kranke Gesunde". Der Begriff „Krankheitsverhalten" bezieht sich nicht nur auf den psychopathologischen Bereich, sondern generell auf alle Krankheitszustände und fasst damit die Art und Weise zusammen, in der Individuen Symptome unterschiedlich wahrnehmen, bewerten und darauf reagieren. „Abnormes Krankheitsverhalten" fällt in den psychopathologischen Bereich, hingegen wird eine Diskrepanz zwischen subjektivem Befinden bzw. Verhalten und somatischem Befund als „unangemessenes Krankheitsverhalten" bezeichnet.

Unangemessenes Krankheitsverhalten kann zur Inanspruchnahme des Gesundheitssystems wegen körperlicher Beschwerden ohne oder ohne nennenswertem organischen Befund führen (Krankheitsbekräftigung), unangemessenes Krankheitsverhalten kann sich aber auch dadurch äußern, dass medizinische Diagnostik und Therapie trotz Bestehens behandlungsbedürftiger organischer Befunde nicht angenommen werden (Krankheitsverleugnung).

Mit zunehmender Chronizität einer Erkrankung wird das Krankheitsverhalten immer bedeutsamer, weil auch der Zusammenhang zwischen Befund und Befinden schwindet. Chronische Beschwerden werden mehr und mehr von psychosozialen Belastungen, Depressivität, Krankheitsüberzeugungen und dem Krankheitsverhalten beeinflusst. Empirische Befunde sprechen dafür, dass beim Übergang von einer akuten zu einer chronischen Erkrankung Lernprozesse beteiligt sind und die Krankenrolle mit fortschreitender Zeit internalisiert und fixiert wird. Als Ursachen kommen dabei sowohl individuelle Faktoren zum Tragen (z.B. Interozeption, Symptombewertung, Einstellungen, emotionale Labilität usw.), ebenso spielen gesellschaftliche Faktoren eine Rolle (z.B. zunehmende Medizinalisierung trivialer Symptome, überzogene Erwartungen hinsichtlich der Behandelbarkeit von Krankheiten, Glaube an komplementäre Heilsversprechungen u.a.).

Die angeführten Faktoren sind für das Verständnis von Befindlichkeit einer Patientin/eines Patienten von enormer Wichtigkeit. Deshalb haben die subjektiven Theorien zu Krankheit und Gesundheit in den letzten Jahren in der Psychologie große Beachtung gefunden (Bengel, Belz-Merk 1997; Fillipp, Aymanns 1997). Das Einbeziehen dieser subjektiven Annahmen – die gleichermaßen Krankheitsursachen, Konsequenzen von Erkrankungen und Vorstellungen zu therapeutischem Vorgehen betreffen – wird das Verständnis zwischen dem Therapeuten und dem Patienten fördern und stellt damit einen wichtigen Faktor zur Erhöhung der Compliance dar. Zudem ermöglicht die Diskrepanz zwischen Befund und Befinden einen differenzierteren Zugang zu Patienten: Aus guten somatischen Befunden bei schlechtem Befinden sind jene Patienten besser zu identifizieren, bei denen das Angebot einer gezielten psychologischen Unterstützung sinnvoll erscheint. Eine genaue Analyse „gesunder Kranker" (trotz schlechter medizinischer Werte wird die Befindlichkeit gut eingeschätzt) gibt Hinweise auf mögliche protektive Faktoren bzw. günstige Bewältigungsstrategien (Kryspin-Exner 1999).

Da es sich, wie erwähnt, nicht unbedingt um Störungen im psychopathologischen Bereich handelt (etwa somatoforme Störungen), ergeben sich Fragen der Klassifikation, Indikation zur Behandlung sowie Finanzierung möglicher Interventionen. Dies zeigt, wie wichtig es bei der Überprüfung der Effizienz von Behandlungsstrategien ist, Kosten für die Inanspruchnahme aufwendiger diagnostischer Verfahren, für „doctor-shopping" sowie für verordnete, aber nicht eingenommene Medikamente bzw. nicht zielführende Behandlungen einzubeziehen.

Qualitätssicherung, Evaluation und Kosten-Nutzen-Analysen

Maßnahmen zur Sicherung und Verbesserung der Qualität der Versorgung und Behandlung von Menschen mit körperlichen und/oder psychischen Erkrankungen werden gerade in letzter Zeit vermehrt in den Mittelpunkt von Reformstrategien im Gesundheitswesen gestellt. Dieser Trend wird sich in Hinkunft, vor allem auch aus Gründen der Knappheit finanzieller Mittel, des größeren Konkurrenzdrucks durch private Anbieter und eines immer mündiger werdenden Patienten, noch verstärken. Für psychologische Leistungen ist hierbei einerseits das Erstellen von Standards und Kriterien für das Anfordern solcher Leistungen und deren Überprüfung hinsichtlich des Begriffs „Qualität", andererseits jedoch auch die Entwicklung von psychologischen/psychotherapeutischen Strukturen und Systemen, die eine solche erst ermöglichen, nötig.

Aus der Definition von Qualität können für den Bereich der Klinischen Psychologie zwei zentrale Qualitätsbegriffe in Abhängigkeit von den spezifischen Kunden der Leistung abgeleitet werden: Qualität ist aus einer fachlich leistungsbezogenen Sicht (Psychologe, Krankenkasse, Krankenhaus etc.) oder aus der Sicht des Patienten/Klienten zu beurteilen. Erstere bezieht sich darauf, inwieweit diese Dienstleistung fachlich richtig erbracht wurde (Ausbildung, Fachkompetenz, Fortbildung; insofern kommt zur Wahrung der Qualität in der psychologischen Versorgung der Bevölkerung den Ausbildungs- und Fortbildungsinstitutionen eine wesentliche Verantwortung zu). Qualität aus der Sicht des Patienten wird durch seine subjektive Wahrnehmung bestimmt (s.o.). Dabei werden individuelle Qualitätskriterien, abhängig vom spezifischen Anspruchs- und Erwartungsniveau, festgelegt.

Ziel der Qualitätssicherung ist es, Unzulänglichkeiten in der Versorgung und deren Ursachen zu erkennen, geeignete Maßnahmen zu deren Abhilfe zu bestimmen und sie auch durchzuführen. Qualitätssicherung ist der Prozess des Beschreibens von Zielen oder einer Aufgabe, das Festlegen von Kriterien und Standards und die Evaluation des Erreichens dieser Standards.

Für die Qualitätssicherung im klinisch-psychologischen Bereich führt Gatterer 1998 in seinem Artikel in der Zeitschrift Psychologie in Österreich (dem auch obige Ausführungen entnommen sind) an vorderster Stelle gesetzliche und berufsrechtliche Aspekte und Standards an, wie sie durch das Psychologengesetz geregelt sind. Hier kommt sowohl den entsprechenden Ministerien, aber auch Interessensvertretungen, den Universitäten sowie Ausbildungs- und Fortbildungsvereinigungen eine wesentliche Bedeutung bei der Erstellung von Kriterien und Standards zu. In weiterer Folge wäre eine Qualitätsdefinition von klinisch-psychologischer Versorgung im extramuralen und intramuralen Bereich anzustreben. Als die Basis der Qualitätssicherung im Bereich der Psychologie wäre der einzelne Praktiker anzusiedeln, weil die besten Standards und Richtlinien nichts nützen, wenn sie in der Praxis nicht umgesetzt werden oder nicht umsetzbar sind.

Bei einem derart hoch komplexen Anspruch, wie ihn Qualitätssicherung stellt, ist die Umsetzung und Integration in die alltägliche Praxis schwierig und je nach Anforderung – Diagnostik, Psychologische Behandlung, Psychotherapie – unterschiedlich. Aus diesem Grund soll an dieser Stelle auf die entsprechende, in Österreich leicht zugängliche Literatur verwiesen werden (Gatterer 1998, Kubinger 1997, Laireiter 1997).

Ist ein Beurteilungsmaßstab erstellt, d.h. sind Zielkriterien, Indikatoren sowie Durchführungsschritte formuliert und standespolitisch akzeptiert, besteht der nächste Schritt in einer genauen Dokumentation, die Grundlage der Evaluation ist.

Kriterien der Evaluation sind Effektivität, Effizienz (Kosten/Nutzen, Kosten/Wirkung), Zufriedenheit der Patientinnen/Patienten, Praxisbewährung und ethische Angemessenheit. Für die Evaluation im Gesundheitsbereich sind zudem allgemeinere Parameter zu den Bereichen Arbeit, Wohnen und soziale Funktionsfähigkeit von Bedeutung; in neuerer Zeit wird das Konstrukt der „Lebensqualität" für Evaluationsstudien als wichtig hervorgehoben (Baumann 1998).

Neben der Evaluation von therapeutischen Ergebnissen ist auch die Erfassung der Struktur- und Prozessqualität wichtig. Unter Strukturqualität werden im Gesundheitssystem die im Zeitablauf relativ konstanten Charakteristika des Leistungserbringers selbst, die ihm zur Verfügung stehenden Mittel und Ressourcen und die physische und organisatorische Umgebung, in der er arbeitet, verstanden. Dazu zählen die menschlichen, technischen und finanziellen Voraussetzungen wie Art und Anzahl des Personals, dessen Ausbildung und Qualifikation, materielle und organisatorische Elemente sowie Bedingungen des Versorgungssystems insgesamt. Prozessqualität umfasst alle Maßnahmen, die im Laufe einer Intervention (Aufnahme, Diagnostik, Behandlung, Nachbetreuung usw.) unter Berücksichtigung der jeweils spezifischen Situation und individuellen Krankheitsmerkmale des Patienten ergriffen oder nicht ergriffen worden sind; in Hinblick auf Kosten-Nutzen-Analysen bedeutet dies, bei der Entscheidung über zusätzliche therapeutische Maßnahmen im Verlauf der Therapie eines Patienten neben dem Ergebnis auch den zusätzlichen Kostenaufwand zu berücksichtigen.

Ohne Überprüfung der Kosten-Nutzen-Relation wird das Kostenargument sowohl von Gegnern als auch von Befürwortern psychologischer Diagnostik und Behandlung gleichermaßen angeführt: Von Gegnern wird eine verstärkte Anwendung von psychologischen Interventionen mit einer Kostenexplosion im Gesundheitsbereich gleichgesetzt und die Wirksamkeit in Frage gestellt. Die andere Seite argumentiert mit der These, die häufigere Anwendung psychologischer Maßnahmen würde zu einer erheblichen Kosteneinsparung im Gesundheitsbereich führen, weil die weit verbreiteten psychischen und psychisch bedingten somatischen Beschwerden besser behandelt und teure bzw. unnütze Fehlbehandlungen vermieden werden können.

Informationen über Kosten, Effektivität und Nutzen helfen unter anderem, Entscheidungen über die Einleitung von Behandlungen, ihre Dauer, über eventuell anschließende Therapien sowie über die Auswahl zwischen konkurrierenden Verfahren zu treffen. Gesamtgesellschaftlich sind Kosten-Nutzen-Fragen wesentliche Hilfen bei Entscheidungen über die Verteilung von Ressourcen (Neumer, Margraf 1996).

In dem Artikel „Kosten-Nutzen Aspekte psychologischer Behandlung" diskutieren Bühringer und Hahlweg (1986) – veranschaulicht durch Beispiele – mögliche Beurteilungsverfahren, die über eindimensionale Effektivitäts- oder Kostenberechnungen hinausgehen und sowohl den Aufwand als auch das erzielte Ergebnis berücksichtigen (Kosten-Effektivitäts- sowie Kosten-Nutzen-Berechnungen). Eine solche Differenzierung hat nicht nur Vorteile für Entscheidungsvorgänge in der Gesundheitsversorgung, es ist auch ein Instrument für die Forschung, da die Einbeziehung der Kostenaspekte zusätzliche Hinweise auf Ansatzpunkte für therapeutische Verbesserungen liefert. Auch zwischen komplexen Alternativen wie z.B. dem Ausbau der Prävention einerseits oder dem Ausbau der Therapieangebote andererseits kann dadurch rationeller entschieden werden.

Die Kosten sollen dabei möglichst genau der Behandlung eines Patienten zugeordnet werden. Bei stationären Einrichtungen erweisen sich dabei einheitliche Tagessätze zu ungenau, weshalb zunehmend verschiedene Tagessätze je nach Aufwand berechnet werden. In der ambulanten Behandlung bietet sich als Kompromiss die Umlegung aller Betriebskosten auf die Therapiestunden an, sodass die Kosten pro Patient je nach Stundenzahl berechnet werden können.

Als Berechnungsgrundlage des Nutzens ist es notwendig, den „Wert" von Therapieergebnissen in der gleichen Einheit wie die Kosten auszudrücken. Dazu gibt es zwei Ansätze:

- *Positiver Nutzen:* Hier werden im Vergleich zur Ausgangslage vor Therapiebeginn die zusätzlichen finanziellen Vorteile ermittelt, z.B. für Patienten, Bezugspersonen und gesellschaftliche Instanzen (etwa mehr Gehalt und Steuereinnahmen).
- *Nutzen durch Kosteneinsparungen (dies ist für psychologische Interventionen die üblichere Vorgangsweise):* Hier werden die eingesparten Kosten im Vergleich zur Ausgangslage vor Therapiebeginn ermittelt; auch hier sind Kosteneinsparungen für den Patienten, seine Bezugspersonen und für soziale Institutionen einzubeziehen.

Anhand von Berechnungsformeln wird daraus der finanzielle Vorteil bzw. die finanzielle Einsparung berechnet (Ausgaben der Krankenkasse, Reduzierung zukünftiger Krankheitstage, eingespartes Krankengeld u.ä.).

Bühringer und Hahlweg schneiden zudem auch die Problematik des subjektiven Nutzens an, der schwer monetär auf gesellschaftlicher Ebene zu quantifizieren ist, und schlagen als Lösung vor, das Kriterium des Nutzens nur zwischen Therapiealternativen für eine Krankheit zu verwenden und nicht für die Entscheidung über die Bezahlung einer Krankheit im Vergleich zu anderen Krankheiten. Für den Vergleich von therapeutischen Programmen wird am häufigsten ein Quotient von Gesamtkosten und der Anzahl erfolgreich behandelter Patienten gebildet. Eine andere Möglichkeit, die zum gleichen Ergebnis führt, besteht darin, die Kosten für die durchschnittliche Behandlung eines Patienten zu berechnen.

Kosten-Effektivitäts-Berechnungen mittels Quotienten aus Durchschnittswerten genügen, wenn therapeutische Programme verglichen werden sollen (summative Evaluation). Schwierigkeiten ergeben sich dann, wenn zwischen Alternativen mit unterschiedlichen Kosten und Effektivität, aber bei ähnlichem oder gleichem Quotienten entschieden werden soll; zur Entscheidungsbildung können Kostenobergrenzen bzw. Effektivitätsuntergrenzen formuliert werden. Soll ein Programm oder eine Klinik analysiert und verbessert werden, reicht dies nicht aus: Kosten und

Effektivität müssen einzelnen Patienten oder Patientengruppen sowie einzelnen Maßnahmen zugeordnet werden; dazu sind spezifische Berechnungsarten vorgesehen.

Warum wird in einem Artikel zu aktuellen Entwicklungen und Trends in der Klinischen Psychologie, in dem der Praxisbezug und konkrete Vorgangsweisen im Vordergrund stehen sollen, der Frage nach Effektivität, Evaluation sowie Kosten bzw. Nutzen so breiter Raum gewidmet?

1. Obwohl die Durchführung qualitätssichernder Maßnahmen vom Gesetzgeber bzw. den gesetzlichen Krankenversicherungen gefordert wird, existieren keine verbindlichen Kriterien für die Qualitätskontrolle. Sie befinden sich bestenfalls in der Phase der Entwicklung bzw. Bewertung, wobei sich der Trend abzeichnet, zwischen Wirksamkeit und klinischer Brauchbarkeit psychologischer Behandlungsmethoden zu unterscheiden: „Wirksamkeit (efficacy) bezieht sich dabei auf die Effektivität von Psychotherapie[4], ermittelt in randomisierten klinischen Studien mit hoher interner Validität, die üblicherweise an Universitäten oder Forschungseinrichtungen durchgeführt werden. Klinische Brauchbarkeit (effectiveness) hingegen bezieht sich auf die Effektivität von Psychotherapie in der täglichen klinischen Praxis, z.B. bei niedergelassenen Psychotherapeuten oder in Kliniken. Die Brauchbarkeit kann in Feldstudien ermittelt werden, wobei hier die externe Validität der Ergebnisse Priorität hat" (Schulz, Hoyer, Hahlweg 1998, zitiert nach Köthke, Rückert, Sinram 1999, S. 35/36).

Für aussagekräftige Studien zu Qualitätssicherung, Wirkfaktoren und Kosten-Nutzen-Relation sind Erhebungen in der alltäglichen Praxis – und zwar möglichst breit und umfassend angelegt – Voraussetzung. Daher besteht die Hoffnung, dass die Überzeugung der Notwendigkeit und Akzeptanz derartiger Untersuchungen von möglichst vielen einschlägig tätigen Personen auch die Bereitschaft erhöht, auf die entsprechenden Variablen zu achten bzw. diese zu erheben: Denn nur wenn auf der Basis einheitlicher Definitionen von Erfolgs- und Besserungskriterien mit vergleichbaren Beurteilungsverfahren möglichst im gesamten entsprechenden Versorgungsfeld derartige Untersuchungen durchgeführt werden, haben die Ergebnisse Aussagekraft und erhöhen damit die Chance der Umsetzung von innovativen Ideen im Sozial(versicherungs)system.

2. Weiters steht die dargestellte Problematik direkt mit ethischen Prinzipien in der Psychologie in Zusammenhang (Reiter-Theil 1996). Die Beziehung des Psychologen zu seinen Klienten/Patienten ist in besonderer Weise von der Notwendigkeit eines Vertrauensverhältnisses geprägt, und die Psychologische Behandlung verlangt eine besondere Sorgfaltspflicht (Kryspin-Exner, Schuch 1996). Kosten-Nutzen-Analysen an sich, aber auch Berichterstattungsforderungen können die Beziehung zwischen Therapeut und Patienten stören oder mit der Verschwiegenheitsverpflichtung nicht in Einklang zu bringen sein. Dies ist auch manchmal Anlass, über die Therapeuten – um bei den Patienten die Anonymität zu wahren – Auskünfte von den Betreffenden direkt zu erfragen (d.h. Therapeuten werden gebeten, Unterlagen mit der Bitte um Information an ihre Patienten weiterzugeben, die diese dann wiederum anonym an die

---

[4] Die Ausführungen beziehen sich auf „Psychotherapie", weil sie der in Deutschland geltenden gesetzlichen Regelung entsprechen und der entsprechenden Literatur entnommen wurden (siehe Punkt 5).

entsprechenden Projektleiter oder Forschungsstellen senden sollen). Über Berichtsmodus, Vorgangsweise von Evaluation Psychologischer Behandlung, Beurteilung der Leistungspflicht und den diesbezüglichen Umgang mit Patientendaten und -informationen gibt es zurzeit relativ wenige juridisch abgesicherte Hinweise (Hutterer-Krisch 1996), was einerseits tatsächlich zur Verunsicherung vieler Psychologen beiträgt, aber auch als Argument verwendet wird, sich erst gar nicht in diesbezügliche Untersuchungen einzubinden.

3. Wie im gesamten Gesundheitssektor kommt es auch im Bereich der Psychologie immer häufiger zu Anzeigen bzw. Beschwerden über Behandlungsfehler, die sowohl strafrechtlich als auch zivilrechtlich relevant werden können. Dazu gilt es, „Sorgfaltspflichten" für den Therapeuten zu formulieren, die nicht in Behandlungsregeln bestehen und grundsätzlich keine bestimmte Technik vorschreiben, sondern sich darauf beschränken, Mindestanforderungen an die Durchführbarkeit einer Therapie zu stellen (Wolfslast 1985, zitiert nach Hutterer-Krisch 1996). Es wäre jedoch auch notwendig, diese Sorgfaltspflichten hinsichtlich jener Kriterien festzuhalten, die für die oben diskutierten Evaluationsstudien notwendig sind. Vorläufig fällt dies unter laufende Selbstreflexion als ethische Verpflichtung jedes einzelnen Psychologen. Mit der Einrichtung von Ethikkommissionen in den entsprechenden Gremien bzw. von Beschwerde- und Schiedsstellen soll ein diesbezügliches Forum auf institutionalisierter Ebene geschaffen werden.

4. Schließlich sollen Maßnahmen der Qualitätssicherung dazu führen, dass für Patienten klar erkennbare Kriterien für die Güte einer Behandlung und die Qualifikation der Behandler bereitgestellt werden. Für die Leistungserbringer haben sie den Vorteil, sich anhand ihres ausweisbaren Qualitätsstandards gegen Anbieter aus der Psychoszene abgrenzen zu können (Köthke et al. 1999).

Psychomarkt

Eng mit Qualitätskriterien und den bereits diskutierten subjektiven Theorien verbunden ist das vielfältige psychologische und pseudopsychologische Angebot zu Lebenshilfe, Lebensorientierung und Persönlichkeitsentwicklung außerhalb der fachlichen Psychologie und des Gesundheitswesens zu sehen, mit dem sich die Klinische Psychologie jedoch ständig konfrontiert sieht. Ausgehend vom „Psychoboom" der 70er und 80er Jahre hat sich ein sog. „Psychomarkt" entwickelt, der in einer Mischung aus Elementen westlicher Psychotherapie mit östlicher Religiosität sowie Esoterik bzw. Elementen des New Age, des anbrechenden „Wassermann-Zeitalters", eine kaum mehr überschaubare Vielzahl an Heilverfahren anpreist.

Einen aktuellen Überblick dazu bietet ein Buch von Köthke et al. (1999) „Psychotherapie? Psychoszene auf dem Prüfstand" sowie eine Studie über „Spirituelle Erfahrung und Gesundheit", durchgeführt von der Abteilung Klinische Diagnostik/Intervention und Klinische Psychologie der Friedrich-Schiller-Universität in Jena und dem Institut für Grenzgebiete der Psychologie in Freiburg, in die auch eine Enquete-Kommission im Auftrag des Deutschen Bundestags vom 9. Mai 1996 über „Sogenannte Sekten und Psychogruppen" eingebunden war (Deutscher Bundestag 1998).

Grundlage der Arbeit dieser Enquete war nicht, einzelne Gruppen zu überprüfen, sondern die Motivlagen und Wahrnehmungsmuster des Psychomarkt-Klientels zu erfassen und daraus Schlüsse auf die Bedürfnisse jener Menschen zu ziehen, die sich von solchen Gemeinschaften und Angeboten angesprochen fühlen. Die Studie umfasste 219 Nutzer unkonventioneller Heil- und Lebenshilfemethoden aus ganz Deutschland sowie 233 Anbieter dieser Verfahren aus dem Freiburger und Frankfurter Raum. Über Presseaufrufe wurde auf die Möglichkeit hingewiesen, dass sich Alternativ-Nutzer mit den Forschern in Verbindung setzen können, d.h. es handelt sich um eine aus eigenem Interesse der Anrufenden vorausgewählte Stichprobe. Die Studie hatte explorativen Charakter und erfolgte mittels halbstandardisierter Telefoninterviews.

Was die angewandten Methoden betrifft, lässt sich das Repertoire der angegebenen Verfahren in sieben Hauptbereiche einteilen: Körpermethoden, Psychotechniken, esoterische Heilverfahren, Psychotherapieverfahren, kreative Methoden, esoterische Deuteverfahren und außersinnliche Wahrnehmung.

Die größte Bedeutung haben Körpermethoden und Psychotechniken (z.B. Trance, Meditation, Imagination), die von drei Vierteln der Anbieter eingesetzt werden. Es folgen esoterische Heilmethoden (Reiki, Bachblüten-, Edelstein-Therapie). Kreative Methoden (wie Tanzen, Malen, Musizieren) und unkonventionelle Deute- und Okkultpraktiken (Astrologie, Pendeln, Kartenlegen, Tarot) sind etwas weniger vertreten. Mit außersinnlichen Wahrnehmungen (z.B. Telepathie, Hellsehen, Channeling) zu arbeiten, geben etwa 20% an. Psychotherapieverfahren (z.B. Gestalttherapie, Gesprächstherapie, Psychodrama) werden von ungefähr der Hälfte der Befragten (51%) angewandt.

Über zwei Drittel jener Personen, die angeben, alternative Lebenshilfen in Anspruch zu nehmen, sind weiblichen Geschlechts, das Durchschnittsalter liegt bei 45 Jahren (mit einem Streubereich von 16–84). Das Bildungsniveau ist überdurchschnittlich hoch (Abitur: 55,5%).

Auf die Frage nach der persönlichen Kompetenz des Anbieters gaben die Nutzer für die Alternativ-Behandler im Durchschnitt 1,1 an, während die häufig davor konsultierten Psychotherapeuten durchschnittlich mit 2,3 bewertet wurden (Möglichkeiten der Bewertung 1 = sehr gut bis 6 = sehr schlecht).

Als Motive für die Inanspruchnahme alternativer Methoden werden als häufigste Ursache Enttäuschung bezüglich schulmedizinischer/konventioneller Behandlung genannt, ein weiteres Motivbündel ist der eher unspezifische Wunsch nach Veränderung, Beziehungsklärung und „Bewusstseinserweiterung"; dafür wird konventionellen Methoden wenig Kompetenz zugesprochen bzw. wird von diesen auch nicht erwartet. Als unmittelbare Anlässe, sich in derartige Behandlungen zu begeben, werden psychische Probleme (28%), funktionelle oder psychosomatische Beschwerden (je 22%) sowie soziale Probleme (14%) genannt. Weitere Motive bestehen, wie bereits erwähnt, im Wunsch nach Veränderung der eigenen Person und Selbsterfahrung (14%) bzw. der Suche nach Sinn und Bewusstseinserweiterung (13%) – Mehrfachnennungen waren möglich.

Kurz noch einige Angaben über die Anbieter: Ihren eigenen Angaben entsprechend verfügt die Hälfte über einen Fachhochschul- oder Universitätsabschluss, ein Drittel hat einen Humandienstleistungsberuf erlernt; der formelle und informelle Gesundheitssektor überlappen sich. Auch bei den Anbietern überwiegt der Frauenanteil mit 67%, der Altersdurchschnitt liegt bei 43 Jahren. Die Anbieter arbeiten mit einem Konglomerat aus durchschnittlich 8–9 Methoden, die aus den verschiedenen, weiter oben angeführten Bereichen stammen. Von größter Bedeutung ist die spirituelle Leitidee der Anbieter von Alternativmethoden: Sie sind überzeugt von der Existenz einer höheren Wirklichkeit, die das gewöhnliche Bewusstsein übersteigt, und sie sind weiters überzeugt von der Möglichkeit, dass diese mit Hilfe bestimmter Methoden erfahren werden kann.

Was hat das mit Klinischer Psychologie zu tun? Klinische Psychologie sollte sich vermehrt den Motivations- und Bedürfnisstrukturen der Inanspruchnahme von Behandlungsverfahren widmen. Die subjektiven Theorien zu Krankheit und Gesundheit betreffen Vorstellungen über mögliche Krankheitsursachen, die Konsequenzen von Krankheit und die Behandlung. Derartige kausale Attributionen sind ausschlaggebend, dass eine Therapie begonnen wird, welche Art der Intervention gewählt wird, aber auch dafür, bei einer bestimmten Behandlung zu bleiben. Dies gilt gleichermaßen für anerkannte psychologische Interventionen wie auch für den alternativen Bereich. Das würde bedeuten, dass in der Indikationsdiagnostik der „Annahme des Betroffenen über die Kurabilität und mögliche Methoden" vermehrt Beachtung geschenkt werden sollte. Auch eine Evaluation des Behandlungsgeschehens wird erst unter Einbeziehung dieses Aspekts sinnvoll sein – wenn man bedenkt, dass die Hälfte der Personen, die alternative Methoden in Anspruch nehmen, in Psychotherapie war oder noch in psychotherapeutischer Behandlung steht, so lässt dies die Wirkfaktorenforschung in neuem Licht sehen.

Schließlich regen die Autoren der oben dargestellten Studie an, diese Bedürfnisse nach „Lebensbewältigung" in Lehre, Forschung und Praxis zu integrieren und auf die existentiellen Fragen und Probleme, die viele Klienten bewegen, in der professionellen Behandlung mehr einzugehen; das stellt neue Anforderungen an Lehrinhalte und Didaktik.

Psychologische Behandlung

Gesetzgeber ziehen eindeutige Grenzen: Seit 1991 ist die Kompetenz zur Behandlung für Psychologen in Österreich im Psychologengesetz geregelt, hingegen darf sich als Psychotherapeut nur bezeichnen bzw. diese Tätigkeit ausüben, wer durch die entsprechende Ausbildung eine diesbezügliche rechtliche Anerkennung erhalten hat (Österreichisches Psychotherapiegesetz, Kierein, Pritz, Sonneck 1991). In anderen Ländern stellt sich die Situation ganz anders dar: Durch die gemeinsame Sprache ist für Österreich die Regelung in Deutschland am bedeutsamsten, wo mit 1.1.1999 das Psychotherapeutengesetz in Kraft getreten ist, das die Berufe des Psychologischen Psychotherapeuten und des Kinder- und Jugendpsychotherapeuten bundeseinheitlich regelt (Gesetzestext siehe z.B. Köthke et al. 1999).

Da das vorliegende Buch „Klinisch-psychologische Behandlung" im Titel trägt, erübrigt es sich an dieser Stelle, detaillierter auf diese Thematik einzugehen, es soll daher im Folgenden nur kurz auf einige diesbezügliche „Trends" hingewiesen werden (siehe dazu auch Kryspin-Exner 1998).

Wie oben erwähnt regelt das Psychotherapiegesetz in Deutschland den Beruf des Psychologischen Psychotherapeuten, auch das viel beachtete 1998 von Grawe herausgebrachte Buch trägt den Titel „Psychologische Therapie". Dahinter steht die Auffassung, jene Mittel, Wege und Methoden als Behandlungsstrategien einzusetzen, die vorwiegend in psychologischen Erkenntnissen ihre Wurzeln haben (Fiedler 1997). Damit ist bereits ein wesentliches Kennzeichen Psychologischer Behandlung angesprochen, nämlich ihre Basis in der empirischen Grundlagenforschung, insbesondere jener der Psychologie und ihrer Nachbardisziplinen. Es erscheint daher sinnvoll, sich im Rahmen der Behandlung klinisch-psychologischer

Störungen von Erkenntnissen der Allgemeinen Psychologie leiten zu lassen, d.h. Störungen unter dem Aspekt der beeinträchtigten Funktionen des Menschen zu betrachten (Baumann, Perez 1998). Lernen, Gedächtnis, Denkprozesse, motorische Funktionen, Emotionen und Motivation sind Kerngebiete der Psychologie, und damit sind Probleme in diesen Bereichen zweifellos auch Gegenstand psychologischer Interventions- und Behandlungsmethoden.

Neben vielen anderen Argumenten, die für die „Psychologische Therapie" sprechen, soll ein Kriterium besonders hervorgehoben werden, nämlich die Ressourcenorientierung in der aktuellen Klinischen Psychologie. Bei der Problemanalyse werden dabei die (noch vorhandenen oder aufzubauenden) intakten Bereiche oder sogar Stärken des Patienten ebenso erfasst wie seine Störungen. Das bedeutet, dass gleichermaßen eine Pathodiagnostik wie eine Salutodiagnostik durchgeführt wird. Inhaltlich betrifft dies die Aktivierung von Bewältigungsfähigkeiten und des sozialen Rückhalts ebenso wie etwa – wenn gegeben – die Betonung des Vorteils einer Berufsausbildung oder -ausübung, das Herausarbeiten bestimmter persönlicher Stärken oder spezieller Fähigkeiten, etwa im Leistungs- (intellektuell, sportlich, handwerklich, im Haushalt usw.) oder emotionellen Bereich (Wohlfühlen, an Dingen Freude haben, sich Lust verschaffen können, therapeutisch gefördert mit Hilfe sog. euthymer Verfahren). Auch Hobbys oder Interessen kommen als mögliche Ressourcen in Betracht. Dieses Vorgehen lässt auch auf eine Erhöhung der Motivation hoffen, da die Erschließung der individuellen und interpersonellen intakten Bereiche und Beziehungen, die Akzentuierung von Stützen oder stabilisierenden Faktoren zu einer Änderung der Perspektiven führen kann. Zu erkennen, dass Kompetenzen vorhanden sind und die Schwierigkeiten nur Ausschnitte des Lebensspektrums betreffen, sollte das Vertrauen in die eigenen Fähigkeiten und Problemlösefertigkeiten stärken. Da für eine erfolgreiche Behandlung wichtige potentielle Ressourcen mit den Problemen des Patienten zusammenhängen oder von diesen überdeckt sein können, sind sie häufig zunächst nicht fassbar oder werden vom Klienten nicht als solche erkannt. Insofern ist eine kombinierte Problem- und Ressourcenanalyse sinnvoll.

Die am gleichen Tag in Österreich in Kraft getretenen beiden Gesetze – das Psychologengesetz und das Psychotherapiegesetz – haben innerhalb des Berufsstands der Psychologen bei einigen zu völlig neuen Identitätsbildungen geführt, aber vor allem bei den (meist jungen) Psychologie-Absolventen zu massiven Störungen des Berufsbilds, zu Aggressionen bis Resignation geführt. So bleibt zu hoffen, dass mit den genannten und mit weiteren Kriterien, die in diesem Handbuch zu finden sind, das Vertrauen in die „Psychologische Behandlung" gestärkt, ein diesbezüglich neues Selbstbewusstsein angeregt und damit ein größeres Potential entwickelt wird, um in die gesetzlichen Regelungen neue Impulse einzubringen.

Abschließend soll nicht unerwähnt bleiben, dass die Auswahl „Neuer Entwicklungen und Trends der Klinischen Psychologie" letztendlich – über die Bezugnahme auf neueste Literatur hinaus – eine sehr subjektive ist. Da jedoch gerade auch dieser Aspekt als ein aktueller in der Klinischen Psychologie angesprochen wurde, bleibt zu hoffen, dass sich möglichst viele Leser damit identifizieren können.

Literatur

Basler, H.-D., Florin, I. (Hrsg.) (1985) Klinische Psychologie und körperliche Krankheit. Kohlhammer, Stuttgart

Bastine, R.H.E. (1998) Klinische Psychologie, Band 1. Grundlagen der Allgemeinen Klinischen Psychologie. 3. überarbeitete und erweiterte Auflage. Kohlhammer, Stuttgart
Bastine, R.H.E. (Hrsg.) (1992) Klinische Psychologie, Band 2. Klinische Psychodiagnostik, Prävention, Gesundheitspsychologie, Psychotherapie, Psychosoziale Intervention. Kohlhammer, Stuttgart
Baumann, U., Perrez, M. (Hrsg.) (1998) Lehrbuch Klinische Psychologie – Psychotherapie, 2. vollständig überarbeitete Auflage. Huber, Bern
Baumann, U. (1998) Gesundheitsversorgung. In: Baumann U., Perrez M. (Hrsg.) Lehrbuch Klinische Psychologie – Psychotherapie 2. vollständig überarbeitete Auflage. Huber, Bern
Bengel, J., Belz-Merk, M. (1997) Subjektive Gesundheitsvorstellungen. In: Schwarzer, R. (Hrsg.) Gesundheitspsychologie. Ein Lehrbuch, 2. überarbeitete und erweiterte Auflage. Hogrefe, Göttingen
Bradley, L.A., Turner, R.A., Young, L.D., Agudelo, C.A., Anderson, K.O., McDaniel, L.K. (1985) Effects of cognitive-behavioral therapy on pain behavior of rheumatoid arthritis (FA) patients: preliminary outcomes. Scand J Behav Ther 14: 51–64
Bühringer, G., Hahlweg, K. (1986) Kosten-Nutzen Aspekte psychologischer Behandlung. Psychol Rundschau 37: 1–19
Camic, P.M., Knight, S.J. (Eds.) (1998) Clinical handbook of health psychology: a practical guide to effective interventions. Hogrefe & Huber, Seattle
Comer, R.J. (1995) Klinische Psychologie. Spektrum. Springer, Berlin Heidelberg New York Tokyo
Davison, G.C., Neale, J.M. (1996) Klinische Psychologie 4. vollständig überarbeitete und aktualisierte Auflage. Beltz, Weinheim
Deutscher Bundestag, Referat Öffentlichkeitsarbeit (1998) Endbericht der Enquete-Kommission „Sogenannte Sekten und Psychogruppen": Neue religiöse und ideologische Gemeinschaften und Psychogruppen in der Bundesrepublik Deutschland. Deutscher Bundestag, Referat Öffentlichkeitsarbeit, Bonn
Fiedler, P. (1997) Therapieplanung in der modernen Verhaltenstherapie. Verhaltensther Verhaltensmed 1: 7–39
Filipp, S.H., Aymanns, P. (1997) Subjektive Krankheitstheorien. In: Schwarzer, R. (Hrsg.) Gesundheitspsychologie. Ein Lehrbuch, 2. überarbeitete und erweiterte Auflage. Hogrefe, Göttingen
Gatterer, G. (1998) Qualitätssicherung in der klinisch-psychologischen Diagnostik, Behandlung und Therapie. Psychol Österr 3: 75–81
Geue, B. (1990) Therapieziel: Gesundheit. Springer, Berlin Heidelberg New York Tokyo
Grawe, K. (1998) Psychologische Therapie. Hogrefe, Göttingen
Hennig, J. (1998) Psychoneuroimmunologie. Verhaltens- und Befindenseinflüsse auf das Immunsystem bei Gesundheit und Krankheit, Gesundheitspsychologie, Band 9. Hogrefe, Göttingen
Herrmann, M., Hermstein, B. und Ausschuss „Organisation Weiterbildung, Curriculum, Akkreditierung" der GNP (1997) Ausbildungssituation und Fortbildungsbedarf in Klinischer Neuropsychologie. Z Neuropsychol 1: 32–43
Hurrelmann, K., Laaser, U. (Hrsg.) (1993) Gesundheitswissenschaften: Handbuch für Lehre, Forschung und Praxis. Beltz, Weinheim
Hutterer-Krisch, R. (Hrsg.) (1996) Fragen der Ethik in der Psychotherapie. Springer, Wien New York
Kierein, M., Pritz, A., Sonneck, G. (1991) Psychologen-Gesetz, Psychotherapie-Gesetz: Kurzkommentar. Orac, Wien
Kirschbaum, C., Hellhammer, D. (Hrsg.) (1999) Psychoendokrinologie und Psychoimmunologie, Enzyklopädie der Psychologie, Serie „Biologische Psychologie", Band 3. Hogrefe, Göttingen
Köthke, W., Rückert, H.-W., Sinram, J. (1999) Psychotherapie? – Psychoszene auf dem Prüfstand. Hogrefe, Göttingen
Kryspin-Exner, I., Schuch, B. (1996) Ethische Prinzipien in der Psychologie. In: Hutterer-Krisch, R. (Hrsg.) Fragen der Ethik in der Psychotherapie. Springer, Wien New York

Kryspin-Exner, I. (1998) Psychologische Interventionen: Psychologische Beratung, Psychologische Behandlung und Psychotherapie. In: Kryspin-Exner I., Lueger-Schuster B., Weber G. (Hrsg.) Klinische Psychologie und Gesundheitspsychologie. Postgraduale Aus- und Weiterbildung. WUV, Wien

Kryspin-Exner, I. (1999) Von Leib und Seele zu body, soul ?! R(h)apsodien über die Klinische Psychologie. WUV, Wien

Kubinger, K.D. (1997) Richtlinien zur Qualitätssicherung von psychologischen Gutachten. Psychol Österr 17: 1

Laireiter, A.R. (1997) Qualitätssicherung von Psychotherapie: Struktur-, Prozess- und Ergebnisqualität in der ambulanten Praxis. Psychotherapie Forum 5: 203–218

Maes, S., Brezinka, V. (1991) Gesundheitspsychologie und vorbeugende Medizin. Psychomed 3: 6–11

Mohr, G. (1998) (ed.) Psychologische Rundschau 49: 121

Myrtek, M. (1998) Gesunde Kranke – kranke Gesunde: Psychophysiologie des Krankheitsverhaltens. Huber, Bern

Neumer, S., Margraf, J. (1996) Kosten-Effektivitäts- und Kosten-Nutzen-Analyse. In: Margraf J. (Hrsg.) Lehrbuch der Verhaltenstherapie, Band 1: Grundlagen, Diagnostik, Verfahren, Rahmenbedingungen. Springer, Berlin Heidelberg New York Tokyo

Petermann, F. (Hrsg.) (1995) Verhaltensmedizin in der Rehabilitation. Ansätze in der medizinischen Rehabilitation. Hogrefe, Göttingen

Petermann, F. (1998) (ed.) Medizinische Rehabilitation. Z Gesundheitspsychol 6: 99–100

Preilowski, B. (1997) Entwicklung der Neuropsychologie in Deutschland aus psychologischer Sicht. Z Neuropsychol 8: 23–28

Reinecker, H. (Hrsg.) (1998) Lehrbuch der Klinischen Psychologie. Modelle psychischer Störungen, 3., überarbeitete und erweiterte Auflage. Hogrefe, Göttingen

Reiter-Theil, St. (1996) Ethische Probleme in der Klinischen Psychologie. In: Ehlers, A., Hahlweg K. (Hrsg.) Grundlagen der Klinischen Psychologie. Klinische Psychologie 1. Enzyklopädie der Psychologie. Hogrefe, Göttingen, S. 937–953

Schraml, W.J. (1969) Abriss der Klinischen Psychologie. Kohlhammer, Stuttgart

Schulz, R., O'Brien, A.T., Bookwala, J., Fleissner, K. (1995) Psychiatric and physical morbidity effects of dementia caregiving: prevalence, correlates, and causes. Gerontologist 35: 771–791

Schwarzer, R. (Hrsg.) (1997) Gesundheitspsychologie. Ein Lehrbuch, 2. überarbeitete und erweiterte Auflage. Hogrefe, Göttingen

Zihl, J., Mai, N., Münzel, K. (1998) Die Wechselwirkung von Grundlagenforschung und klinischer Anwendung in der Neuropsychologie. Psychol Rundschau 49: 144–152

Spezifischer Teil – Klinisch-psychologische Behandlung bei den Störungsbildern der ICD-10

<F0> Organische, einschließlich symptomatischer psychischer Störungen

<F00-F02> Organische, einschließlich symptomatischer psychischer Störungen unter besonderer Berücksichtigung des höheren Lebensalters (Demenz)

Gerald Gatterer und Michaela Jenny

Allgemeine Darstellung

Historische Entwicklung des Störungsbildes

Der Zusammenhang zwischen körperlichen Krankheiten und Geisteskrankheiten wird seit den Anfängen der Medizingeschichte in der Literatur erwähnt. Bis zum 19.Jahrhundert – solange die medizinische Wissenschaft durch religiöse Wertvorstellungen bestimmt war – wurden die Entstehungsbedingungen geistiger Störungen auf mystischer und metaphysischer Ebene diskutiert. Die wissenschaftliche Erforschung des Gehirns begann, als sich die Medizin zunehmend naturwissenschaftlich orientierte.

In der ersten Hälfte des 19.Jahrhunderts gelang mit der Entdeckung der Progressiven Paralyse als eigenständiges Krankheitsbild erstmals der Beweis, dass eine Geisteskrankheit körperlich begründet sein kann (Ackerknecht 1985). In der zweiten Hälfte des 19.Jahrhunderts entdeckten Alois Alzheimer, Arnold Pick und George Huntington die nach ihnen benannten degenerativen Demenzformen. Sergej Korsakoff beschrieb das Krankheitsbild mit dem Leitsymptom einer schweren Gedächtnisstörung, das durch chronischen Alkoholimus verursacht wird. Die Psychiatrie begann, sich immer stärker somatisch zu orientieren (Ackerknecht 1985). Man ging davon aus, dass fast alle Geisteskrankheiten auf angeborene oder erworbene krankhafte Veränderungen des Gehirns zurückzuführen sind.

Das heutige Verständnis organisch bedingter psychischer Störungen und ihrer Unterformen geht auf die Psychiatrie des beginnenden 20.Jahrhunderts zurück (Fischer 1996). Karl Bonhoefer beschreibt erstmals die unterschiedlichen Erscheinungsbilder von akuten und chronischen organisch bedingten Geistesstörungen (Bonhoefer 1908). Erwin Kraepelin weist darauf hin, dass eine angemessene Diagnose nur möglich ist, wenn die zugrundeliegende körperliche Krankheit erkannt wird. Er definiert ätiologisch unterschiedliche Formen organischer Geistesstörungen (Kraepelin 1910). Eugen Bleuler studiert die Folgen der chronischen diffusen Hirnschädigung und führt für diese den Begriff des „psychoorganischen Syndroms" ein (Bleuler 1916). Alle psychischen Krankheiten, bei denen eine organische Ursache festgestellt oder aufgrund ihres Erscheinungsbildes angenommen wurde (also auch die endogenen Psychosen), werden unter dem Begriff der „Organischen Psychosen" subsummiert.

In den folgenden Jahrzehnten befasst sich die Forschung mit den Entstehungs- und Verlaufsbedingungen der verschiedenen organisch bedingten Störungsbilder. Aufgrund der steigenden Lebenserwartung nimmt die Häufigkeit und damit auch das Interesse an organischen psychischen Störungen zu, die bevorzugt im höheren Lebensalter auftreten. Die Demenz wird zwar noch überwiegend als irreversibler progredienter Hirnabbauprozess aufgefasst, vereinzelt wird aber schon darauf hingewiesen, dass es auch reversible Demenzformen gibt (z.B.Weitbrecht 1962). Man entdeckt, dass an der Entstehung akuter organischer Psychosen nicht nur organische Krankheiten und Alkoholismus, sondern auch medikamentöse Therapien, Arzneimittel-Missbrauch und seelische Notlagen ursächlich beteiligt sein können (z.B.Willi 1966). M.Bleuler weist darauf hin, dass ein rein ätiologisch bezogenes Krankheitsverständnis verhängnisvolle Folgen für den Patienten haben kann: „Weil die leicht Kranken an derselben Hirnkrankheit litten, die in den Endstadien zur Demenz, d.h.Verblödung, führte, kam es zu dem unglücklichen Sprachgebrauch, auch nicht demente, nicht blödsinnige Kranke als dement und verblödet zu bezeichnen" (Bleuler 1979, S.213).

Spezifische Darstellung

Beschreibung des Störungsbildes nach ICD-10

Entsprechend ICD-10 (Dilling et al. 1991) beinhaltet diese Störungsgruppe die Demenz bei Alzheimer'scher Erkrankung, die vaskuläre Demenz, Demenzen bei andernorts klassifizierten Erkrankungen sowie nicht näher bezeichnete Demenzen (F00 – F03). Weiters das organische amnestische Syndrom (F04), das Delir – nicht durch Alkohol bedingt – (F05) sowie andere psychische Störungen oder Persönlichkeits- und Verhaltensauffälligkeiten aufgrund einer Erkrankung, Schädigung oder Funktionsstörung des Gehirns (F06, F07). Diese Gruppe stellt neben depressiven Erkrankungen anteilsmäßig die wichtigste Störung im höheren Lebensalter dar, wobei vor allem dementielle Erkrankungen im Vordergrund stehen. Im folgenden Abschnitt werden die wichtigsten Störungsbilder kurz dargestellt. Zur genaueren Information wird auf die entsprechende Fachliteratur (Dilling et al. 1991; Zapotoczky, Fischhof 1996) verwiesen.

Demenz vom Alzheimertyp

Unter einer Demenz versteht man eine Störung, bei der als Folge einer gewöhnlich fortschreitenden oder chronischen Erkrankung des Gehirns viele höhere kortikale Funktionen (Gedächtnis, Denken, Orientierung,...) beeinträchtigt sind. Die kognitiven Beeinträchtigungen sind meist von einer Verschlechterung der emotionalen Kontrolle, des Sozialverhaltens oder der Motivation begleitet. Das Auftreten dementieller Erkrankungen ist alterskorreliert und betrifft zwischen 0.7% (60–64-jährigen) und 38.6% (über 90-jährigen) der älteren Menschen (Fischer 1996).

Eine Demenz vom Alzheimertyp, die entsprechend Autopsiestudien mehr als 2/3 aller Fälle darstellt, ist weiters durch einen schleichenden Beginn und eine progrediente, langsame Verschlechterung, sowie den Ausschluss aller sonstigen Erkrankungen, die eine ähnliche Symptomatik verursachen können (z.B. Hypothyreose, Vitamin-B-12-Mangel), charakterisiert.

Die vaskuläre Demenz

Die vaskuläre Demenz (einschließlich der Multiinfarkt-Demenz) unterscheidet sich von der Demenz bei Alzheimer'scher Erkrankung primär durch den plötzlichen Beginn, die schrittweise Verschlechterung und das frühzeitige Auftreten neurologischer Herdzeichen und Symptome. Die kognitive Beeinträchtigung ist meist ungleichmäßig. Zur Differentialdiagnose werden sehr häufig die Ischämieskala nach Hachinski (1987) bzw. CCT und MRT herangezogen. Sie stellt neben der Demenz vom Alzheimertyp mit ca. 20% die zweitgrößte Störungsgruppe dar. Gemischte Formen (Vaskuläre Demenz plus Alzheimer) treten unter 10% auf, wobei die Angaben hierzu stark differieren (vgl. Fischer 1996).

Demenz bei andernorts klassifizierten Erkrankungen

Sonstige Demenzen stellen entsprechend der Häufigkeit ihres Auftretens nur eine untergeordnete Rolle dar, wobei vor allem in letzter Zeit die Creutzfeld-Jakobsche Erkrankung, infolge ihrer Übertragbarkeit, wieder mehr diskutiert wird.

Delir

Als Delir bezeichnet man eine gewöhnlich recht plötzlich auftretende und vorübergehende Störung intellektueller Funktionen und der Aufmerksamkeit. Diese Störungen treten bei älteren Menschen relativ häufig auf und werden etwa bei 30–50% der über 70-jährigen Patienten während eines stationären Aufenthaltes beobachtet. Gesamt wird ihr Anteil auf insgesamt 10% geschätzt.

Andere psychische Störungen sowie Persönlichkeits- und Verhaltensstörungen

Hierunter fallen etwa die organische Halluzinose, die wahnhafte Störung und affektive Störungen, aber auch organische Persönlichkeitsstörungen und organische Psychosyndrome. Sie erschweren gerade infolge ihrer starken Auswirkungen auf das Verhalten der Patienten die Rehabilitation oder eine adäquate Behandlung.

Klinisch-psychologische Diagnostik organischer psychischer Störungen

Grundüberlegungen zur psychologischen Diagnostik

Die Psychometrie im Rahmen der Gerontopsychologie verfolgt im Wesentlichen folgende Ziele (mod. Gatterer 1997):

– Eine Beschreibung von Alterungsprozessen hinsichtlich der kognitiven Leistungsfähigkeit, der Befindlichkeit, der Selbständigkeit und der Selbstverantwortung.

– Eine Abgrenzung von normalen und pathologischen Alterungsprozessen (Demenzdiagnostik).
– Die Differentialdiagnostik verschiedener Krankheitsbilder (Demenz/Depression; Differentialdiagnostik verschiedener Demenzformen).
– Grundlage für die Durchführung und Ermöglichung von Aussagen über die Effizienz von Therapiemaßnahmen (Training, medikamentöse Therapie).

Der Einsatz psychometrischer Verfahren sollte dabei in jedem Fall theoriengeleitet und an der Grundlagenforschung orientiert sein. Grundsätzlich ist dabei von einem zweifaktoriellen Modell der psychischen Leistungen im höheren Lebensalter (Oswald und Fleischmann 1995) auszugehen.

Speed (flüssige) Leistungen gelten dabei als z.T. genetisch bedingte, inhaltsübergreifende Grundfunktionen, die eine flexible Informationsverarbeitung ermöglichen. Sie sind stark tempoorientiert und unterliegen einem stärkeren alterskorrelierten Abbau. Testverfahren zu diesem Bereich stellen etwa der Zahlen-Verbindungs-Test aus dem NAI oder der Alters-Konzentrations-Test dar.

Power (kristallisierte) Leistungen stellen bildungs- und milieuabhängige intellektuelle Funktionen dar. Sie sind in wesentlich geringerem Ausmaß einem Altersabbau unterworfen und bis ins höhere Lebensalter durch Training steigerbar.

Ähnliche Ergebnisse finden sich auch im Bereich der Gedächtnisleistungen. Hier wird ein primär mechanisches *Primärgedächtnis*, welches eine automatische kurzfristige Speicherung von Informationen über einige Sekunden ermöglicht, einem dynamischen *Sekundärgedächtnis* gegenübergestellt. Letzteres beinhaltet ein aktives Memorieren, Verknüpfen und inneres Wiederholen und ist stärker von einem Altersabbau betroffen. Als dritte Komponente wird der *Tempo/Aufmerksamkeitsbereich* angesehen. Er stellt eigentlich keine echte Behaltensleistung dar, ist jedoch zur Aufnahme und Verarbeitung von Information wesentlich.

Dieses zweidimensionale Modell kognitiver Alterung wird parallel zu biologischen Abbauprozessen angenommen, wobei zwischen normal alternden Personen und solchen mit einer Demenz primär quantitative jedoch in leistungspsychologischer Hinsicht keine qualitativen Unterschiede bestehen.

Als Probleme der Psychometrie in der Geriatrie können folgende Faktoren angesehen werden:

– Unreflektierte Übertragung und Normierung von Testverfahren, die für jüngere Menschen entwickelt wurden, auf den älteren Menschen.
– Zu lange Durchführungszeit, sodass Ermüdungserscheinungen die tatsächliche kognitive Leistungsfähigkeit überdecken.
– Mangelnde Anpassung der Verfahren an die spezifischen Bedürfnisse des Alterspatienten hinsichtlich Sehfähigkeit, Motorik, Belastbarkeit und dgl.
– Primäre Bewertung der Arbeitsgeschwindigkeit als Maß für die zerebrale Leistungsfähigkeit.
– Vernachlässigung der teilweise stark reduzierten Leistungsfähigkeit dementer Patienten, sodass nur besonders rüstige und leistungsfähige Probanden untersucht werden können.
– Fehlen von Verfahren, die den gesamten Leistungsbereich (gute Leistungsfähigkeit bis schwere Demenz) gut abbilden können.
– Starke Abhängigkeit der Verfahren von sonstigen körperlichen Erkrankungen.
– Fehlende Normierung für den höheren Altersbereich.

– Veränderung der Messbereiche einzelner Verfahren, sodass im höheren Lebensalter oft andere kognitive Funktionen erfasst werden als bei jüngeren Menschen.

Insofern lassen sich die Anforderungen an psychometrische Tests in der Geriatrie folgendermaßen zusammenfassen: Diese Verfahren sollten möglichst objektiv, reliabel und valide sein, in Parallelformen vorliegen und rasch und einfach durchführbar sein. Infolge adäquater Normierung sollen Aussagen über bestimmte zerebrale Funktionen, das Befinden oder die Vorhersage und Erklärung eines Verhaltens möglich sein.

Darstellung wichtiger Testverfahren

Verfahren zur Abschätzung des kognitiven Potentials und der Selbständigkeit

In diese Gruppe fallen:

Fremdbeurteilungs-und Ratingskalen zur Demenzdiagnostik, als einfachste und rascheste, aber auch am wenigsten psychometrischen Kriterien entsprechende Testverfahren. Infolge ihrer Praktikabilität sind sie jedoch vor allem im klinischen Alltag sehr beliebt. Sie ermöglichen ein rasches Screening anhand vorgegebener Kriterien. Die wichtigsten Verfahren sind in den **Reisbergskalen** (Ihl und Fröhlich 1991) zusammengefasst. Die Beurteilung erfolgt nach einem klinischen Interview und dauert etwa 10–15 Minuten.

Fremdbeurteilungsskalen für verschiede Verhaltensweisen und Alltagsaktivitäten. Diese erfassen sowohl kognitive, als auch nicht kognitive Variablen (z.B. Depression) und sind dadurch für die globale Beschreibung des Patientenverhaltens sehr geeignet.Ein häufig verwendetes Verfahren dieser Gruppe ist die Sandoz Clinical Assessment Geriatric Scale (Shader et al. 1974). Eine wichtige Untergruppe stellen Skalen zur Erfassung von *Aktivitäten des täglichen Lebens* (Anziehen/Waschen) und *instrumenteller Aktivitäten des täglichen Lebens* (Handlungen höheren Kompexitätsniveaus z.B. Telefonieren) dar. Sie beschreiben die für die selbständige Lebensführung notwendige Grundfunktionen direkt, ohne Umweg über ein Konstrukt und sind deshalb vor allem für die Wirksamkeit von Maßnahmen besonders sensitiv. Die bekanntesten Skalen sind die *ADL-Skala nach Katz* (1983), der *Barthel-Index* (Mahoney und Barthel 1965) und die *Nurses Observation Scale for Geriatric Patients* (NOSGER; Spiegel, Brunner et al. 1991).

Screeningverfahren zur Verdachtsabklärung dementieller Erkrankungen (Demenztests) sind kurze einfache Testverfahren, die eine Abgrenzung von pathologischen Abbauprozessen und deren Graduierung ermöglichen. Sie sind hinsichtlich psychometrischer Testkriterien weitgehend objektiv, reliabel und valide. Die Sensitivität bei Frühstadien einer Demenz ist jedoch nicht bei allen Verfahren in ausreichendem Maß gegeben. Das bekannteste Verfahren ist die *Mini Mental State Examination* (MMSE; Folstein et al. 1975). Obwohl dieses Verfahren häufig kritisiert wird, stellt es jedoch noch immer international die Grundlage für eine Demenzdiagnostik dar. Weitere Verfahren sind der *Kurztest für Allgemeine Intelligenz* (KAI; Lehrl, Gallwitz, Blaha, Fischer 1991), *der Kurztest für cerebrale Insuffizienz* (c.I.-Test; Lehrl und Fischer 1985) sowie die *Selbstbeurteilungsskala für leichte Formen der cerebralen Insuffizienz* (c.I.-Skala, Weidenhammer und Fischer 1987).

Interviewverfahren zur Diagnose und Differentialdiagnose von organischen Psychosyndromen bestehen meist aus einer an Diagnosekriterien (ICD-10, DSM-IV) orientierten Fragensammlung, die durch einige Testitems sowie differentialdiagnostische Merkmale ergänzt wird. Das Verfahren, das diesen Bereich derzeit am besten abdeckt, ist das *SIDAM*-Strukturiertes Interview für die Diagnose der Demenz vom Alzheimertyp, der Multi-Infarkt-Demenz und Demenzen anderer Ätiologie nach DSM-III-R, DSM-IV und ICD-10 (Zaudig und Hiller 1995). Das SIDAM folgt in seinem Aufbau der psychiatrischen Demenzdiagnostik und beinhaltet neben anderen Aufgaben die MMSE, den Hachinski-Score (Hachinski et al. 1975) zur Differentialdiagnostik, sowie Informationen der Angehörigen. Zur Durchführung werden etwa 45 Minuten (oft auch länger) benötigt.

Kognitive psychometrische Tests und Testbatterien (inklusive neuropsychologischer Tests) sind bereits höherwertige Verfahren, die an Normpopulationen geeicht Aussagen über verschiedenste Einzelfunktionen ermöglichen. Infolge ihrer Komplexität sind sie jedoch bei stärker dementen Personen nur mehr begrenzt einsetzbar. Ihr Einsatzgebiet erstreckt sich insofern primär auf die Frühdiagnostik, sowie wissenschaftliche Untersuchungen über Altersveränderungen. Die bekanntesten Verfahren sind hier die *Alzheimer's Disease Assessment Scale* (ADAS; Dt. Ihl, Weyer 1994), *das Nürnberger-Alters-Inventar* (NAI; Oswald, Fleischmann 1995) und der *Kurztest zur Erfassung von Gedächtnis-und Aufmerksamkeitsstörungen* (SKT; Erzigkeit 1989). Alle diese Tests beinhalten verschiedenste Subtests, wobei sie jedoch beim NAI getrennt durchgeführt und auch ausgewertet werden können. Weitere, jedoch spezifischere Verfahren sind der *Alters-Konzentrations-Test* (A-K-T; Gatterer 1990), der *Aachener Aphasie Test* (AAT; Huber et al. 1983) und der *Berliner Amnesietest* (BAT; Metzler 1992).

Computerunterstützte Demenzdiagnostik ist derzeit primär für weniger stark demente Probanden geeignet. Ein Verfahren zur Frühdiagnostik stellt etwa der *Crook-Test* (Crook et al. 1992) dar, jedoch sind auch sonstige Verfahren, soweit sie für diesen Altersbereich normiert sind, bedingt einsetzbar.

Skalen zur Erfassung der Befindlichkeit

Hierzu zählen:
Fremdbeurteilungsskalen zur Erfassungs von Depressionen. Diese sind in ihrer Praktikabilität sehr unterschiedlich zu beurteilen. Probleme ergeben sich primär durch die im Alter gehäuft auftretenden somatischen Beschwerden, die etwa eine Depression überdecken können, sowie die nicht immer testpsychologischen Ansprüchen entsprechenden Gütekriterien. Die am häufigsten verwendete Skala ist die *Hamilton Depression Scale* (HAMD, Hamilton 1960).

Selbstbeurteilungskalen zur Depressionsdiagnostik sind vor allem bei stärker abgebauten Personen nicht mehr durchführbar. Insofern erstreckt sich ihr Anwendungsbereich in erster Linie auf nicht beeinträchtigte Probanden. Die bekannteste

Skala ist die *Geriatrische Depressions Skala* (GDS; Yesavage et al. 1983). Geeignet erscheint weiters das *Beck Depressions Inventar* (Dt. Hautzinger et al. 1994).

Fremdbeurteilungsverfahren zur Erfassung weiterer psychischer Störungen. Diese sind nur in geringem Ausmaß vorhanden und hinsichtlich ihrer Validität sehr umstritten. Ein relativ neues Verfahren stellt das *Neuropsychiatrische Inventar* (Cummings 1997) dar, welches die Bereiche Wahn, Halluzinationen, Agitiertheit/ Aggression, Depression, Angst, Euphorie, Aphathie, Enthemmtheit, Reizbarkeit/ Labilität und abweichendes motorisches Verhalten sowohl hinsichtlich des Vorkommens als auch der Häufigkeit und des Schweregrades klassifiziert.

Psychologische Behandlungskonzepte organischer psychischer Störungen

In der klinisch-psychologischen Behandlung von organischen psychischen Störungen werden in Abhängigkeit vom Lebensalter des Betroffenen (Jugend- und Erwachsenenalter, höheres Lebensalter) neuropsychologische oder gerontopsychologische Behandlungskonzepte und Interventionen angewendet. Die Durchführung dieser Interventionen gehört in den Aufgabenbereich neuropsychologisch oder gerontopsychologisch spezialisierter klinischer PsychologInnen.

Das Kriterium „Lebensalter" bezieht sich weniger auf das kalendarische Alter, sondern in erster Linie auf organische und kognitive Veränderungen, also auf das – individuell sehr unterschiedlich verlaufende – biologische Alter. Das betrifft vor allem das mit dem Alter zunehmende Auftreten von Komorbiditätsfaktoren wie Multimorbidität, Mobilitätseinschränkungen und die altersbedingt enge Verflochtenheit der körperlichen und geistigen Gesundheit, die in der Behandlung zu berücksichtigen sind (Bergener 1991). Die häufigsten organischen psychischen Störungen des höheren Lebensalters – dementielle Erkrankungen, leichte kognitive Störungen und das Delir (ohne Substanzmissbrauch) – stehen in Zusammenhang mit altersbedingten organischen und kognitiven Veränderungen. Diese multifaktoriellen Entstehungsbedingungen erfordern ein spezifisches ganzheitliches Behandlungskonzept (Füsgen 1990).

Neuropsychologische Rehabilitation

Unter dem Überbegriff der „Neuropsychologischen Rehabilitation" beschriebene Behandlungskonzepte und Trainingsprogramme (z.B. von Cramon und Zihl 1988; Schweitzer 1989; Prosiegel 1991; Wurzer 1992; Kaschel 1994; Gauggel et al. 1998) werden bei organischen psychischen Störungen nach Schädelhirntraumen, Schlaganfällen und anderen erworbenen Hirnschädigungen angewendet. Sie sind primär für die Behandlung jüngerer Personen konzipiert und zielen unter anderem auf die berufliche Reintegration ab. Die Programme erfordern die aktive Mitarbeit des Patienten und sind daher ungeeignet bei schweren Sprach- und Sprechstörungen, schweren organisch bedingten Persönlichkeitsstörungen, dementiellen Erkrankungen, Bewusstseinsstörungen sowie schweren medizinischen Begleiterkrankungen (Prosiegel 1991; Gauggel 1998).

Neuropsychologische Rehabilitationsprogramme können grundsätzlich auch bei „biologisch jungen„, d.h. prämorbid körperlich und geistig sehr leistungsfähigen älteren Menschen mit organischen psychischen Störungen dieser Ätiologien angewendet werden. Sie müssen allerdings in ihrem Anspruchsniveau an altersbedingte kognitive Funktionsveränderungen angepasst werden. Als überindividuelle Altersgrenze dürfte sich am ehesten die von Neugarten u.Neugarten (1989) empfohlene Unterscheidung in junge Alte bis ca.75 Jahre und alte Alte über 75 Jahre eignen. Bei letzterer Gruppe werden aufgrund altersassoziierter Komorbidität und altersbedingt abnehmender organischer und kognitiver Regenerationsfähigkeit generell gerontopsychologische Rehabilitationskonzepte angemessen sein.

Auf die besonderen Aspekte neuropsychologischer Rehabilitation wird im Folgenden nicht eingegangen, da sie in einem eigenen Kapitel beschrieben werden.

Gerontopsychologische Behandlungskonzepte und Interventionen

Die häufigsten organischen psychischen Störungen des höheren Lebensalters sind dementielle Erkrankungen (F00-F03), das Delir (F05), die vorübergehende leichte kognitive Störung (F06.7) und Zustandsbilder mit leichter kognitiver Störung im Vorfeld dementieller Abbauprozesse (F07.8).

Bei diesen Störungsbildern sowie generell bei organischen psychischen Störungen im hohen Lebensalter ist ein milieutherapeutisches Behandlungskonzept anzuwenden (Olbrich 1990; Füsgen 1991; Rasehorn u.Rasehorn 1991; Wettstein 1991; Hirsch 1992; Wächtler et al. 1994):

Das Konzept besteht darin, dass einerseits das räumliche Umfeld und das Verhalten der Betreuungspersonen den hirnorganisch bedingten Funktionsstörungen angepasst werden und andererseits die Krankheitssymptome durch spezifische Therapien behandelt werden. Die Voraussetzung für die Erstellung eines individuellen Behandlungskonzeptes ist eine differenzierte medizinische, neuropsychologische und funktionelle Diagnostik. Bestandteile der Milieutherapie sind eine übersichtliche Gestaltung des räumlichen Umfeldes, die zeitliche Strukturierung des Tagesablaufes, der empathische und supportive Umgang mit dem Betroffenen durch alle betreuenden Personen, multifunktionale Aktivierung, Förderung intakter Funktionen, Kompensation irreversibler Defizite sowie die gezielte Behandlung von kognitiven, emotionalen und Verhaltensstörungen. Die Funktion des milieutherapeutischen Behandlungskonzeptes besteht darin, dass eine Über- oder Unterforderung des Patienten und daraus resultierende reaktive Symptome bzw. Symptomverschlechterungen vermieden werden.

Die Voraussetzung für die milieutherapeutische Behandlung ist, dass alle involvierten Berufsgruppen eng zusammenarbeiten. Es wäre z.B.sinnlos, wenn problemorientierte Gespräche darauf abzielen, den Patienten zu einer selbständigen Alltagsbewältigung zu motivieren, während Pflegepersonen dem Patienten jede Alltagsanforderung abnehmen. Sehr wichtig ist auch eine genaue Analyse reaktiver emotionaler und Verhaltensreaktionen, wenn es um die Frage einer psychopharmakologischen Therapie geht. Sie entstehen häufig als Reaktion auf überfordernde Umweltbedingungen (Wettstein 1991), sodass primär eine nichtmedikamentöse Therapie versucht werden sollte (Dal-Bianco 1998).

Psychologische Intervention im Umfeld durch Beratung, Schulung und Supervision von professionellen Helfern und pflegenden Angehörigen sind ein grundlegender Bestandteil des milieutherapeutischen Behandlungskonzeptes. Die Gestaltung eines therapeutischen Milieus und die Aufrechterhaltung erzielter Therapieerfolge ist nur möglich, wenn die beschriebenen milieutherapeutische Maßnahmen durch die unmittelbaren Bezugspersonen im alltäglichen Kontakt kontinuierlich vermittelt werden (vgl.Kryspin-Exner 1996).

Das überindividuelle Ziel der Behandlung ist die Rehabilitation: „die Reduzierung des Grades der Behinderung sowie eine Zunahme der Selbständigkeit und Lebensqualität" (Prosiegel 1991, S.15). Negative Altersklischees und daraus resultierende ungünstige Behandlungsbedingungen sind häufige erschwerende Faktoren in der psychosozial-reintegrierenden Behandlung Älterer. Solche altersspezifischen Bedingungen sind bei der Anwendung psychologischer Interventionen zu berücksichtigen (siehe Rönnecke 1993; Rönnecke 1996; Gatterer 1996; Gatterer, Rosenberger-Spitzy 1996; Jenny 1996).

Der Ablauf der Behandlung und das individuelle Behandlungsziel sind bei reversiblen und irreversiblen Störungsbildern unterschiedlich:

Bei der vorübergehenden leichten kognitive Störung, Delir (ohne Demenz) und bei behandelbaren Demenzformen wird die Wiederherstellung oder Verbesserung des prämorbiden Funktionsniveaus angestrebt. Allgemeine milieutherapeutische Maßnahmen werden den mit dem Abklingen des Störungsbildes zunehmenden Ressourcen des Patienten angepasst, indem die Alltagsbewältigung schrittweise in die Eigenverantwortung des Patienten übergeht. Solange die Hirnleistungsstörungen schwer ausgeprägt sind bzw.generell bei Bewusstseinsstörungen, werden supportive und reorientierende psychologische Interventionen angewendet (Gaus u.Köhle 1996). Wenn sich das Störungsbild zurückbildet und die kognitiven Störungen leicht ausgeprägt sind, werden dem Patienten durch kognitive Trainingsverfahren, problemorientierte Gespräche und psychotherapeutische Behandlung Fertigkeiten vermittelt, die ihn in der selbständigen Lebensbewältigung unterstützen (häufig unter Einbeziehung externer Hilfsmaßnahmen zur Kompensation chronischer Behinderungen).

Bei den irreversibel-progredienten Demenzen und Zustandsbildern mit leichten kognitiven Störungen im Vorfeld dieser Erkrankungen ist das Ziel der Milieutherapie, Fähigkeitsverluste zu verzögern, die Alltagskompetenz des Betroffenen möglichst lange zu erhalten und ihm eine möglichst hohe Lebensqualität zu gewährleisten. Die Behandlung besteht darin, erhaltene Funktionen zu trainieren und entstehende Defizite zu kompensieren, indem die menschliche Umwelt und das Verhalten der Betreuer schrittweise dem fortschreitenden Fähigkeitsverlust angepasst werden (Wettstein 1991). Die psychologischen Interventionen werden dem abnehmenden kognitiven Leistungsniveau angepasst. Solange der Patient dazu in der Lage ist, sich bewusst mit seinen Problemen auseinander zu setzen, werden kognitive Trainings- und Aktivierungsprogramme, problemorientierte Gespräche und psychotherapeutische Verfahren angewendet, die die aktive und bewusste Mitarbeit des Patienten erfordern. Mit dem Fortschreiten des Krankheitsprozesses verlagert sich das Schwergewicht psychologischer Interventionen auf kognitive und psychotherapeutische Verfahren, die auch ohne die bewusste Mitarbeit des Patienten durchgeführt werden können, wie z.B. ein Realitätsorientierungstraining oder verhaltenstherapeutisch-lerntheoretische Verhaltensmodifikationen.

Spezifische psychologische Interventionen

Interventionen bei kognitiven Störungen

Neuropsychologische Trainingsprogramme bestehen im Üben betroffener kognitiver Funktionen. Solche Verfahren sind z.B. das Gehirnjogging nach Lehrl u.Fischer

(1986), das Hirnleistungstraining von Rigling (1988), die „Übungen für Vergessliche" von Kasten (1995) und computergesteuerte Programme (siehe Softwarekatalog des KURATORIUM ZNS 1997). Die Trainingsprogramme eignen sich für alle reversiblen Störungsbilder mit leichten bis mittelschweren kognitiven Störungen sowie im Anfangsstadium irreversibel-progredienter Demenzen (leichte kognitive Störung F07.8). Das Training sollte sich allerdings nie auf das Üben von Funktionen beschränken, sondern immer auch die Vermittlung von alltagsrelevanten Kompensationsstrategien beinhalten (siehe Oswald, Rödel 1994). Kontraindiziert sind sie bei irreversiblen Demenzen und Bewusstseinsstörungen.

Neuropsychologisch orientierte kognitive Aktivierungsprogramme bestehen in der Förderung alltagsrelevanter psychischer Funktionen und komplexer Intelligenzleistungen sowie in Übungen für den Alltagstransfer. Eine verbreitete Methode ist das spielerisch aufgebaute Gedächtnistraining nach Stengel, das sich für leichte kognitive Störungen jeder Ätiologie eignet (Stengel 1982, 1989; Brauer et al. 1995). Das Gedächtnistraining von Ermini-Fünfschilling ist für Personen mit beginnender und leichter Demenz vom Alzheimertyp und vaskulärer Demenz konzipiert. Die Wirksamkeit dieses Behandlungskonzeptes ist – im Gegensatz zu den meisten anderen kognitiven Trainingsprogrammen für diese Patientengruppe – wissenschaftlich belegt (Ermini-Fünfschilling 1992; Ermini-Fünfschilling u.Meier 1995; Meier et al. 1996).

Das Realitäts-Orientierungs-Training ROT ist ein verhaltenstherapeutisch orientiertes Verfahren zur Reorientierung und psychosozialen Förderung bei fortgeschrittener Demenz. Es besteht aus der Gestaltung einer orientierungsfördernden Umgebung, Orientierungshinweisen im zwischenmenschlichen Kontakt und der Durchführung von multifunktional aktivierenden Gruppen (siehe Haag u.Noll 1992; Gatterer et al. 1995; Holden u.Woods 1995; Jenny 1996). Das ROT wird bei fortgeschrittener Demenz mit Orientierungsstörungen angewendet. Wie zahlreiche Studien zeigen, können mit diesem Verfahren kurz- bis mittelfristige Behandlungseffekte erzielt werden, für eine Aufrechterhaltung der Effekte ist jedoch eine dauerhafte Durchführung des ROT erforderlich (Helgenberger 1995; Gatterer 1996). Ein kaum erwähnter, aber sehr wichtiger Anwendungsbereich des ROT ist das Delir ohne Demenz (wobei direkte Realitätshinweise und Gruppensetting nur in luziden Intervallen sinnvoll sind).

Die Selbst-Erhaltungs-Therapie SET nach Romero und Eder (1992) ist ein neuropsychologisch orientiertes Verfahren, mit dem die möglichst lange Erhaltung der personalen Identität bei Personen mit Demenz vom Alzheimer-Typ angestrebt wird. Die Maßnahmen bestehen im Üben von biographischem und anderem selbstbezogenen Wissen, um dadurch das Selbstwissen zu erhalten und kommenden Störungen entgegenzuwirken. SET kann bei leichter bis mittelschwerer Demenz vom Alzheimer-Typ angewendet werden.

Interventionen bei emotionalen Problemen und Verhaltensstörungen

Problemorientierte Gespräche haben eine stützende, beratende und bewältigungsfördernde Funktion. Thematische Schwerpunkte und Zielsetzungen sind die Therapiemotivation, Verbesserung der Compliance, Erarbeitung von Coping-Strategien für die Bewältigung chronischer Beeinträchtigungen, Akzeptanz notwendiger externer kompensatorischer Hilfen sowie die Vorbereitung auf die Entlassung nach stationärer Behandlung (vgl. Gatterer 1996). Problemorientierte Gespräche setzen ein gewisses Maß an kognitiver Lernfähigkeit und verbalem Verständnis voraus und sind daher bei Bewusstseinsstörungen und fortgeschrittener Demenz kontraindiziert.

Psychotherapeutische Methoden und Verfahren werden für die Behandlung von emotionalen und Verhaltensstörungen eingesetzt, die reaktiv während des Krankheitsgeschehens entstehen, oder die – wie es beispielsweise unbewältigte Verlusterlebnisse sein können – als krankheitsdisponierender und -erhaltender „Riskofaktor" im Vorfeld der Erkrankung bestanden.

Bei leichten kognitiven Störungen jeder Ätiologie, leichten reversiblen Demenzen und nach dem Abklingen eines Delirs (ohne Demenz) ist eine psychotherapeutische Behandlung indiziert, die aus der bewussten Auseinandersetzung des Patienten mit seinen Problemen besteht. Sie kann in Einzel- oder Gruppenform durchgeführt werden. Aus methodischer Sicht eignen sich eher kognitiv umstrukturierende und verhaltenstherapeutische Ansätze, da Hirnleistungsstörungen ein limitierender Faktor für Methoden sind, die auf der bewussten Auseinandersetzung mit innerseelischen Abläufen beruhen. Als supportive Maßnahme bei diesen Störungsbildern sowie bei leichter irreversibler Demenz hat sich die Durchführung eines Entspannungstrainings bewährt. Geeignete Verfahren sind ein modifiziertes Autogenes Training (siehe Hirsch 1994) und die Progressive Relaxation. Alle psychotherapeutischen Verfahren sind inhaltlich und im Setting sowohl an krankheitsspezifische als auch an altersspezifische Bedürfnisse und Entwicklungsziele anzupassen (siehe Hirsch 1990; Hirsch 1994; Radebold u. Hirsch 1994).

Während eines Delirs und bei fortgeschrittener Demenz sind solche psychotherapeutischen Interventionen kontraindiziert, da der Patient aufgrund seiner hirnorganischen Beeinträchtigungen noch nicht oder nicht mehr in der Lage ist, sich selbst an die Umwelt anzupassen. Bei einem Delir ist eine einfühlsame therapeutische Grundhaltung supportiv wirksam (Gaus u. Köhle 1996), während andere Interventionen nur nach Abklingen des Delirs angebracht sind. Bei fortgeschrittener Demenz (sowie generell bei chronischen hirnorganischen Beeinträchtigungen) hat sich die Anwendung lerntheoretisch-verhaltenstherapeutischer Techniken bewährt (Kryspin-Exner 1996). Durch Techniken wie Verstärkung, Shaping, Chaining, instrumentelles Lernen und Löschen wird erwünschtes Verhalten auf- und unerwünschtes Verhalten (Verhaltensstörungen) abgebaut. Der Vorteil des verhaltenstherapeutischen Ansatzes besteht auch darin, dass lerntheoretische Elemente nach entsprechender Einschulung auch von nicht-professionellen Personen angewendet werden können (siehe Millner et al. 1986; Haag u. Bayen 1989, 1990; Hautzinger 1994; Korinthenberg 1994; Kryspin-Exner 1996; Wenz u. Gallasch 1996).

Die Validation von Naomi Feil ist eine spezielle Kommunikationsmethode für den Umgang mit verwirrten alten Menschen. Sie besteht aus besonderen Gesprächs- und Verhaltenstechniken im täglichen Kontakt und in Gruppen-Settings. „Validierendes Verhalten" geht auf die verbalen Äußerungen und Verhaltensreaktionen des Verwirrten ein, die rational betrachtet situationsunangemessen oder unverständlich scheinen, indem aus diesen auf zugrundeliegende Bedürfnisse und Konflikte geschlossen wird. Validationstechniken haben das Ziel, dem verwirrten Patienten Respekt, Verständnis und emotionale Geborgenheit zu vermitteln (siehe Feil 1989, 1992; Holden u. Woods 1995; Scharb 1996; Jones 1997).

Zusammenfassung

Klinisch-psychologische Diagnostik und Behandlung stellen wesentliche Aspekte der Rehabilitation von Personen mit organischen psychischen Störungen dar. Zusammen mit medizinischen Maßnahmen kann dadurch eine ganzheitliche Sichtweise des Betroffenen ermöglicht und im Sinne einer interdisziplinären Kooperation ein übergreifendes Behandlungskonzept erstellt werden. Dies erscheint im psychogeriatrischen Bereich generell, insbesondere auch bei dementiell erkrankten Personen besonders wichtig, da derzeit sowohl Diagnostik als auch Therapie nur bei Kooperation verschiedenster Fachdisziplinen befriedigende Ergebnisse liefern.

Klinisch-psychologische Behandlung erscheint aus unserer Sicht nur nach einer entsprechenden psychologischen Diagnostik, die sowohl die Defizite als auch Ressourcen des Betroffenen erfassen soll, zielführend. Die Vernachlässigung des diagnostischen Bereiches führt meist zu einem kochbuchartigen Vorgehen, welches die Individualität der Person nicht mehr berücksichtigt. Gerade in Zeiten von Qualitätskontrolle und Kundenorientierung (Gatterer, Rosenberger-Spitzy 1998; Gatterer 1998) kann jedoch auch die Psychologie diesen Bereich nicht mehr negieren.

Falldarstellung

Frau M., eine gepflegte und rüstige 76-jährige Frau, kommt in Begleitung ihrer Tochter in die Gedächtnis-Ambulanz. Frau M. lebt seit dem Tod ihres Mannes vor acht Jahren alleine und führt ihren Haushalt selbständig. Seit ungefähr zwei Jahren leidet Frau M. unter einer zunehmenden Vergesslichkeit. Sie verwechselt die Namen und Geburtstage ihrer Enkelkinder, hat Probleme beim Einkaufen und Kochen und vergisst immer wieder darauf, Erlagscheine pünktlich einzuzahlen. Sie geht viel seltener aus als früher, weil sie befürchtet, dass sie Bekannten begegnen könnte und sich nicht an deren Namen erinnern könnte.

Die Tochter erzählt, dass sie schon öfters versucht hat, Frau M. zu helfen, indem sie ihr z.B. vorgekochte Mahlzeiten vorbeigebracht hat oder ihr die Wohnung aufräumen wollte. Derartige Hilfsangebote wurden von Frau M. immer vehement abgelehnt. Sie sei zwar vergesslich, aber deswegen noch lange nicht wie ein Kind zu behandeln, und sie verbitte sich ungebetene Einmischungen in ihre Privatsphäre.

Die Selbst- und Fremdanamnese, die medizinische Abklärung und neuropsychologische Untersuchung ergibt den Verdacht auf eine leichte Demenz vom Alzheimer-Typ. Das gemeinsame Gespräch mit Frau M. und ihrer Schwiegertochter zeigt, dass sich beide sehr schätzen, dass aber zugleich eine gespannte Atmosphäre zwischen ihnen besteht. Frau M. ist eine sehr resolute Frau, die großen Wert auf ihre Selbständigkeit legt. Sie versucht, ihre Vergesslichkeit und Angst dadurch zu bewältigen, dass sie Situationen vermeidet, in denen sie mit ihren Defiziten konfrontiert wird (Stadium 4 der GDS). Ihre Tochter ist sehr verunsichert über die Veränderungen, die sie bei ihrer Mutter beobachtet. Sie möchte Frau M. gerne helfen, weiß aber nicht genau, wie sie das tun soll. Daher „überschüttet" sie Frau M. mit Unterstützung und vermittelt ihr dadurch das Gefühl, nicht mehr als erwachsene, selbstbestimmende Person wahrgenommen zu werden. Darauf reagiert Frau M. mit einer ablehnenden Haltung gegenüber allen Hilfsangeboten, was wiederum die Tochter in ihrer Meinung bestärkt, dass Frau M. nicht mehr in der Lage ist, ihre eigene Situation zu verstehen.

Der Wunsch von Frau M. und ihrer Tochter ist, dass Frau M. so lange wie möglich in ihrer eigenen Wohnung bleiben kann und erst dann in ein Alters- oder Pflegeheim übersiedelt, wenn alle anderen Möglichkeiten ausgeschöpft sind (da die Tochter berufstätig ist, sind ihre eigenen Betreuungsressourcen limitiert). Auch aus fachlicher Sicht ist dieser Wunsch empfehlenswert, da Frau M. noch über viel Alltagskompetenz verfügt und sich in ihrer vertrauten Umgebung selbständig zurechtfindet.

Das Behandlungskonzept orientiert sich daher an der möglichst langen Erhaltung der selbständigen Lebensführung. Die psychologischen Interventionen betreffen die Gestaltung eines räumlichen und mitmenschlichen Milieus, das Frau M.s Defizite kompensiert und sie zugleich in ihren erhaltenen Ressourcen fördert. Nach einer Aufklärung über alle verfügbaren Hilfsangebote (z.B. Essen auf Rädern, Hauskrankenpflege, Pflegegeld etc.) werden Frau M. und ihrer Tochter folgende Interventionen angeboten: eine medikamentöse Behandlung der Gedächtnisstörungen durch ein Nootropikum; die Teilnahme an einer kognitiven Aktivierungsgruppe zur psychosozialen und kognitiven Aktivierung; ein gemeinsames Gespräch zur Erarbeitung von unterstützenden Maßnahmen, die für Frau M. und für ihre Tochter akzeptabel sind; Beratungsgespräche für die Gestaltung milieutherapeutischer Maßnahmen; die Teilnahme der Tochter an einer Angehörigengruppe zur Auseinandersetzung mit der Krankheit ihrer Mutter.

Die Teilnahme an einer kognitiven Aktivierungsgruppe lehnt Frau M. mit der Begründung ab, dass sie nie besonders an Gruppenveranstaltungen interessiert gewesen sei. Mit allen anderen Interventionsangeboten sind Frau M. und ihre Tochter einverstanden. In den Beratungsgesprächen wird vereinbart, dass die Tochter die finanziellen Angelegenheiten ihrer Mutter übernimmt, „Essen auf Rädern" organisiert und sich um eine Haushaltshilfe umschaut, die zwei- oder dreimal in der Woche kommt. Sie wird keine „überfallsartigen" Kontrollbesuche mehr machen, sondern sich wie früher telefonisch vorankündigen. Frau M. wird sich wie bisher selbst um ihre Wäsche kümmern, das täglich Benötigte selbst einkaufen und größere Einkäufe mit ihrer Tochter gemeinsam erledigen. Zur geistigen Anregung („kognitiven Aktivierung„) möchte sich Frau M. gerne bestimmte Fernsehsendungen anschauen; das hat sie in den letzten Monaten nicht mehr getan, weil sie die Sendetermine vergessen hat und die Fernbedienung immer wieder verlegt; ihre Tochter wird mit ihr gemeinsam einen übersichtlichen Zeitplan erstellen und die Fernbedienung mit einer Schnur am Fernseher befestigen, damit sie nicht mehr verloren geht. An einem übersichtlichen Platz in der Wohnung wird ein großer Plan aufgehängt, in dem Frau M. oder ihre Tochter wichtige Termine wie Arztbesuche oder Verabredungen eintragen.

Literatur

Ackerknecht, E.H. (1985) Kurze Geschichte der Psychiatrie. 3. Auflage. Enke, Stuttgart

Bleuler, E. (1916) Lehrbuch der Psychiatrie. 1. Auflage. Springer, Berlin Heidelberg New York

Bleuler, E. (1979) Lehrbuch der Psychiatrie. Vierzehnte Auflage, neubearbeitet von Manfred Bleuler. Springer, Berlin Heidelberg New York

Brauer, H., Müller, E., Michelfelder, H. (1995) Leitfaden Gedächtnistraining. Memo Verlag Hedwig Ladner, Stuttgart

Bergener, M. (1991) Gerontopsychiatrische Versorgung. In: Oswald, W.D., Herrmann, W.M., Kanowsky, S., Lehr, U.M. Thomae, H. (Hrsg.) Gerontologie. Kohlhammer, Stuttgart, S. 197–207

Cramon, D., Zihl, J. (1988) Neuropsychologische Rehabilitation. Springer, Berlin Heidelberg New York Tokyo
Crook, T.H., Youngjohn, J.R., Larrabee, G.J. (1992) Multiple equivalent test forms in a computerized, everyday memory battery. Arch Clin Neuropsychol 7: 221–232
Cummings, J.L. (1997) The Neuropsychiatric inventory: assessing psychopathology in dementia patients. Neurology 48: 10–16
Dal-Bianco, P. (1998) Morbus Alzheimer. Österreichische Ärztezeitung 4: 33–38
Dilling H., Mombour W., Schmidt M.H. (Hrsg.) (1991) Internationale Klassifikation psychischer Störungen – ICD-10. Hans Huber, Bern
Ermini-Fünfschilling, D. (1992) Die therapeutischen Möglichkeiten eines Gedächtnistrainings in den Anfangsstadien einer senilen Demenz. in Alzheimer-Gesellschaft München (Hrsg.) Der demenzkranke ältere Mensch zu Hause und im Heim. Alzheimer-Gesellschaft, München, S. 29–35
Ermini-Fünfschilling, D., Meier, D. (1995) Gedächtnistraining: Wichtiger Bestandteil der Milieutherapie bei seniler Demenz. Zeitschrift für Gerontologie und Geriatrie 28: 190–195
Erzigkeit, H. (1989) Kurztest zur Erfassung von Gedächtnis- und Aufmerksamkeitsstörungen. Beltz, Weinheim
Feil, N. (1989) „Validation: an empathic approach to the care of dementia". Clin Gerontol 8:3
Feil, N. (1992) Validation. Ein neuer Weg zum Verständnis alter Menschen. Wiener Verlag, Himberg
Fischer P. (1998) Die organisch bedingten Psychosen. In: Zapotoczky, H.G., Fischhof, P.K. (Hrsg.) Handbuch der Gerontopsychiatrie. Springer, Wien New York, S. 156 – 201
Folstein, M.F., Folstein, S.E., McHugh, P.R. (1975) Mini-mental state. A practical method for grading the cognitive state of patients for the clinician. J Psychiatry Res 12: 189–198
Füsgen, I. (Hrsg.)(1990) Ganzheitliche Betreuung des geriatrischen Patienten. Interdisziplinäre Aspekte der Geriatrie. MMV, München, S. 8–14
Füsgen, I. (1991) Demenz. Praktischer Umgang mit Hirnleistungsstörungen. MMV, München
Gatterer, G. (1986) Verhaltensmedizinische Interventionsstrategien bei Pflegeheimpatienten mit Demenzerscheinungen multipler Genese. WMW, München 19/20, S. 518–521
Gatterer, G. (1990) Alters-Konzentrations-Test (AKT). Hogrefe, Göttingen
Gatterer, G. (1996) Aspekte der Rehabilitation. In: Zapotoczky, H.G., Fischhof, P.K. (Hrsg.) Handbuch der Gerontopsychiatrie. Springer, Wien New York, S. 480–513
Gatterer, G. (1997) Psychodiagnostische Verfahren. In: Weis, S., Weber, G. (Hrsg.) Handbuch Morbus Alzheimer. Beltz, Weinheim S. 645–687
Gatterer, G. (1998) Qualitätssicherung in der klinisch psychologischen Diagnostik, Behandlung und Therapie. Psychologie in Österreich 3: 75-81
Gatterer, G., Wunderl, B., Ullrich, B., Sandor-Imre, B., Simanyi, M., Wokurek, C., Fischer, P., Danielczyk, W. (1995) Realitätsorientierungstraining mit Patienten bei Alzheimer'scher Demenz. In: Günther, V., Meise, U., Kalousek, M.E., Hinterhuber, H. (Hrsg.) Dementielle Syndrome. VIP, Insbruck, S. 99–106
Gatterer, G., Rosenberger-Spitzy, A. (1996) Nicht-pharmakologische und rehabilitative Aspekte unter stationären Bedingungen. WMW, München 21, 22, S. 559–565
Gatterer, G., Rosenberger-Spitzy, A. (1998) Changing of structures in geriatric hospitals. From globality to individuality. In: Pelikan, J.M., Krajic, K., Lobnig, H. (eds.) Feasibility, effectiveness, quality and sustainability of Health Promoting Hospital projects. Proceedings of the 5th Int. Conf. on Health Promoting Hospitals. G. Conrad, Vienna, S. 257–259
Gauggel, S., Konrad, K., Wietasch, A.K. (1998) Neuropsychologische Rehabilitation. Beltz Psychologie Verlags Union, Weinheim
Gaus, E., Köhle, K. (1996) Körperlich begründbare psychische Störungen. In: Adler, R.H., Herrmann, J.M., Köhle, K., W.Schonecke, O., von Uexküll, Th., Wesiack, W. (Hrsg.) Psychosomatische Medizin. Urban und Schwarzenberg, München, S. 1185–1193

Haag, G., Bayen, U. (1989) Verhaltensmedizin in der Gerontologie. In: Wahl, R., Hautzinger, M. (Hrsg.) Verhaltensmedizin. Konzepte, Anwendungsgebiete, Perspektiven. Deutscher Ärzte-Verlag, Köln, S. 206–215

Haag, G., Bayen, U.J. (1990) Verhaltenstherapie mit Älteren. In: Hirsch, R.D. (Hrsg.) Psychotherapie im Alter. Huber, Bern, S. 55–72

Haag, G., Noll, P. (1992) Das Realitätsorientierungstraining – eine spezifische Intervention bei Verwirrtheit. Verhaltenstherapie 2: 222–230

Hachinski, V.C., Iliff, L.D., Zilkha, E., DuBoulay, G.H., McAllister, V.L., Marshall, J., Ross-Russel, R.W., Symon, L. (1975) Cerebral blood flow in dementia. Arch Neurol 32: 632–637

Hamilton, M. (1960) Hamilton depression scale. A rating scale for depression. J Neurol Neurosurg Psychiatry 23: 56–62

Hautzinger, M. (1994) Behandlungskonzepte der Verhaltenstherapie und der Verhaltensmedizin. In: Hirsch, R.D. (Hrsg.) Psychotherapie im Alter. Huber, Bern, S. 63–71

Hautzinger M, Bailer M, Worall H, Kaller F (1994) Beck-Depressions-Inventar (BDI). Huber, Bern

Helgenberger, F. (1995) Psychologische Ansätze in der Behandlung kognitiver Störungen. In: Zaudig M. (Hrsg.) Demenz und „leichte kognitive Beeinträchtigung" im Alter. Huber, Bern S. 183–199

Hirsch, R.D. (Hrsg.) (1990) Aspekte der Psychotherapie im Alter. Psychotherapie im Alter. Huber, Bern

Hirsch, R.D. (Hrsg.) (1990) Psychotherapie im Alter. Huber, Bern

Hirsch, R.D. (Hrsg.) (1994) Psychotherapie bei Demenzen. Steinkopff, Darmstadt

Hirsch, R.D. (1994) Entspannungsverfahren. In: Radebold, H., Hirsch, R.D. (Hrsg.) Altern und Psychotherapie. Huber, Bern, S. 93–103

Holden, U., Woods, R.T. (1995) Positive approaches to dementia care. Pearson Professional Limited, New York

Huber, W. Poeck, K. Weniger, D., Willmes, K. (1983) Aachener Aphasie Test (AAT). Hogrefe, Göttingen

Ihl, R., Fröhlich, L. (1991) Die Reisberg Skalen (GDS, BCRS, FAST) (dt.) Beltz Weinheim

Ihl, R., Weyer, G. (1993) Alzheimer's Disease Assessment Scale (ADAS). Deutschsprachige Bearbeitung. Beltz, Weinheim

Jenny, M. (1996) Psychische Veränderungen im Alter. Mythos-Realität-Psychologische Interventionen.WUV, Wien

Jones, G.M.M. (1997) A review of Feil's validation method for community with and caring for dementia sufferers. Curr Opin Psychiatry 10: 326–332

Kaschel, R. (1994) Neuropsychologische Rehabilitation von Gedächtnisleistungen. Psychologie Verlags Union, Weinheim

Kasten, E. (1995) Lesen, Merken und Erinnern. Borgmann, Dortmund

Katz S., Assessing selfmaintenance (1983) Activities of daily living, mobility, and instrumental activities of daily living. J Am Geriatr Soc, pp. 721–727

Kraepelin, E. (1910) Psychiatrie. Ein Lehrbuch. 8.Auflage Band II: Klinische Psychiatrie. J.A.Barth-Verlag, Leibzig

Kryspin-Exner, I. (1996) Psychotherapie. In: Zapotoczky, H.G., Fischhof, P.K. (Hrsg.) Handbuch der Gerontopsychiatrie. Springer, Wien New York, S. 454–470

KURATORIUM ZNS für Unfallverletzte mit Schäden des Zentralen Nervensystems (1992) Softwarekatalog, Bonn

Lehrl, S., Fischer, P. (1986) Gehirn-Jogging: selber denken macht fit. 4.überarb.Auflage. Vless, Ebersberg

Lehrl, S., Fischer, B. (1989) Kurztest für cerebrale Insuffizienz (c.I.-Test) Vless, Ebersberg

Lehrl, S., Gallwitz, A., Blaha, L., Fischer, B. (1991) Geistige Leistungsfähigkeit. Theorie und Messung der biologischen Intelligenz mit dem Kurztest KAI. Vless, Ebersberg

Lehrl, M., Fischer, B. (1995) Selber denken macht fit. Grundlagen und Anleitung zum Gehirntraining. Vless, Ebersberg

M., Willi, J., Bühler, H.R. (Hrsg.) Akute psychische Begleiterscheinungen körperlicher Krankheiten. Thieme Verlag, Stuttgart, S. 27–158

Wurzer, W. (1992) Das posttraumatische organische Psychosyndrom. WUV, Wien

Yesavage, J.A., Brink, T.L., Rose, T.L., Lum, O., Huang, V., Adey, M., V. Leirer, O. (1983) Development and validation of a geriatric depression screening scale: a preliminary report. J Psychiatry Res 17: 37–37

Zapotoczky H.G., Fischhof P.K. (Hrsg.)(1996) Handbuch der Gerontopsychiatrie. Springer, Wien New York

Zaudig, M., Hiller, W. (1995) Strukturiertes Interview für die Diagnose der Demenz vom Alzheimer-Typ, der Multiinfarkt- (oder vaskulären) Demenz und Demenzen anderer Ätiologie nach DSM-III-R, DSM-IV und ICD-10. Huber, Bern

<F07> Persönlichkeits- und Verhaltensstörung aufgrund einer Erkrankung, Schädigung oder Funktionsstörung des Gehirns

Walter Wurzer

Allgemeine Darstellung

Historische Entwicklung des Störbildes

Eine adäquate Betreuung zerebral Behinderter setzt erst mit Beginn des 20. Jahrhunderts ein, als für diese Patienten erstmals eigene Heime geschaffen wurden. In Österreich entstanden nach Aufnahme des Begriffs „Rehabilitation" in die neunte ASVG-Novelle des Sozialversicherungsgesetzes 1962 erste spezialisierte Einrichtungen zur Behandlung von Menschen mit Schädigung des Zentralnervensystems. In Deutschland wurden gegen Ende der siebziger Jahre erstmals eigene Lehrstühle für Rehabilitationspsychologie gegründet (Barolin, Oder 1986; Scherzer 1991). Die Anfänge eines kognitiven Trainings reichen bis zum Beginn dieses Jahrhunderts zurück, wobei in der Regel die geistigen Funktionen in ähnlicher Art wie motorische Funktionen trainiert werden (Gauggel 1997).

Allgemeine Überlegungen zur psychologischen Diagnostik und zur Differentialdiagnose

Die Neuropsychologie beschäftigt sich sowohl mit normalen als auch mit pathologischen Beziehungen zwischen gehirnanatomischen Grundlagen, kognitiven Leistungen und Verhalten des Probanden. Gegenstand sind einerseits die so genannten höheren Hirnleistungen bei der Informationsaufnahme (Input) sowie andererseits die Informationsverarbeitung bis hin zum Output, worunter im Allgemeinen das Verhalten des Individuums verstanden wird. Die Forschungsmethoden entstammen der klassischen Psychologie, aber auch medizinischen Gebieten, wie der Neurologie, der Neuroanatomie und der Neurophysiologie (Sturm, Hartje 1989). Entscheidende Impulse zur Weiterentwicklung der Neuropsychologie lieferten funktionell-bildgebende Verfahren wie die Magnetresonanztomographie und die Positronen-Emissions-Tomographie, die Einsichten in neuronale Grundlagen psychischer Vorgänge erlauben (Oder et al. 1996).

Als Werkzeug dienen der Neuropsychologie einerseits *standardisierte Testmethoden*, aber auch die fachkundige Verarbeitung von Informationen aus der Anamnese, der gezielten *Exploration* (auch unter Einbeziehung von Angehörigen, Bekannten und Arbeitskollegen) sowie der *Verhaltensbeobachtung*. Neuropsychologische Testverfahren liefern mit der Beschreibung von Art und Ausmaß psychoorganischer Störungen die unverzichtbare Grundlage und die Voraussetzungen für neuropsychologische Interventionen und ermöglichen darüber hinaus auch fundierte Aussagen über die Prognose festgestellter Ausfälle und Veränderungen (Lezak 1995; Wurzer 1992).

Zerebrale Schädigungen und ihre Folgen können rehabilitationsrelevant aus *drei unterschiedlichen Blickrichtungen* betrachtet werden (Barolin, Oder 1986; Matthesius, Jochheim, Barolin, Heinz 1995; Prosiegel 1991). Man unterscheidet die Art und das Ausmaß einer *Schädigung (Impairment)*, den Einfluss der Defizite auf Fähigkeiten und Verhalten des Betroffenen (*Disability*; funktionale Defizite und *Alltagsbeeinträchtigungen*) sowie *soziale Handicaps*, worunter negative Auswirkungen von Beeinträchtigungen und Funktionsausfällen auf das Alltagsleben des Betroffenen verstanden werden.

1. Art und Ausmaß der Schädigung (Impairment): Oft liegen nach Erkrankungen oder Verletzungen des Gehirns multiple Defizite vor, welche üblicherweise durch neuropsychologische Testbatterien evaluiert werden. Hier ist anzumerken, dass vor allem funktionelle Verbesserungen, welche im Alltagsleben sehr wohl (auch vom Probanden) festzustellen sind, bisweilen mit standardisierten psychologischen Testmethoden allein nicht hinreichend exakt erfasst werden können. In neuropsychologischen Beurteilungen müssen stets auch die Informationen aus dem Alltagsleben sowie insbesondere auch aus der Verhaltensbeobachtung in der Untersuchungssituation Berücksichtigung finden.

2. Funktionale Defizite (Fähigkeitsstörungen; Disability): Hier wird beurteilt, wie Fertigkeiten und Verhalten durch Defizite beeinträchtigt sind. Funktionale Defizite werden im Rehabilitationsbereich mit einfachen Beurteilungsskalen eingeschätzt, welche die Aktivitäten des täglichen Lebens („activities of daily living„; ADL) besonders berücksichtigen. Am ältesten und am meisten verbreitet ist hier der *Barthel-Index* (BI; Mahoney, Barthel 1965; Wade, Collin 1988). Da der BI jedoch keine kognitiven Funktionen erfasst, wurden in den letzten Jahren mehrfach Veränderungen und Erweiterungen des Barthel-Index publiziert (Prosiegl et al. 1996). Wir möchten auf die vor kurzem veröffentlichte *Marburger Kompetenz Skala* (MKS; Gauggel, Schultze, Seseke, Schoof-Tams 1997) hinweisen, die mit einer Fremd- sowie eine Selbsteinschätzung 30 Fähigkeitsbereiche und Alltagsanforderungen erfasst und eine umfassende Evaluation zulässt (Gauggel, Konrad, Wietasch 1998).

3. Soziales Handicap: Soziale Handicaps sind Benachteiligungen von Versehrten aufgrund ihrer Defizite und Fähigkeitsstörungen, die auf den Alltags-, Freizeit- und beruflichen Bereich des Betroffenen negative Auswirkungen haben. Nach der WHO werden sechs Bereiche von Handicaps unterschieden: Orientierung, Mobilität, psychische Unabhängigkeit, ökonomische Eigenständigkeit, Beschäftigung und soziale Integration (Matthesius, Jochheim, Barolin, Heinz 1995). Das Community Integration Questionnaire (CIQ; Willer, Rosenthal Kreutzer, Gordon et al. 1993) ist ein Verfahren zur Evaluierung von Handicaps.

Hinweise und Richtlinien für psychologische Interventionen

Psychologische Behandlung zerebralgeschädigter Patienten ist ein komplexer und mehrdimensionaler Prozess. Ziel ist neben der medizinischen Wiederherstellung der Aufbau der sozialen und beruflichen Lebensordnung. Im Anschluss an ein schweres Schädel-Hirn-Trauma tritt typischerweise ein Verwirrtheitszustand (*traumatische Psychose*) auf, welcher bleibend amnesiert wird. Nach Abklingen dieses Tage bis Wochen dauernden Zustandes kommt es in der Regel zum Wiedererlangen geistiger Ordnung und zum Eintreten von Bewusstseinsklarheit. Zu diesem Zeitpunkt, also im Anschluss an den posttraumatischen Verwirrtheitszustand, sollte idealerweise die psychologische Behandlung einsetzen, beginnend mit einer exakten neuropsychologischen Abklärung vorliegender Defizite. Da in diesem Frühstadium eine umfassende Diagnostik häufig noch nicht möglich ist, werden oft einfache Beurteilungsskalen eingesetzt (Oder et al. 1988).

Die zu diesem Zeitpunkt vorliegenden Ausfälle korrelieren mit dem Schweregrad und der Lokalisation der Hirngewebsschädigung. Auf einer jahrzehntelangen Tradition basierend (Bleuler 1916, zuletzt 1979) wird im deutschen Sprachraum die Gesamtheit aller psychoorganischen kognitiven Defizite und Verhaltensstörungen unter dem Begriff *Psychoorganisches Syndrom (POS)* zusammengefasst. In den letzten Jahren zeigt sich zunehmend eine Ablehnung dieses Globalbegriffs (Gauggel, Konrad, Wietasch 1998; Hunger, Leplow, Klein 1987; Lamberti 1993; Poeck 1989). Wir halten diesen Begriff jedoch durchaus für praxisbewährt. Besonders hinsichtlich der Abgrenzung zu psychogenen (psychoreaktiven, funktionellen) Ausfällen ist er wichtig, da hier ausschließlich organisch bedingte kognitive Störungen und Verhaltensänderungen subsumiert werden. Er findet sich (teilweise; ohne kognitive Ausfälle) in der ICD-10 in der Kategorie F07 (Persönlichkeits- oder Verhaltensstörungen, welche auf Erkrankungen, Schädigungen oder Funktionsstörungen des Gehirns zurückzuführen sind). Wir weisen jedoch mit Nachdruck darauf hin, dass bei der Diagnose eines OPS (Organisches Psychosyndrom, häufig gebrauchtes Synonym für Psychoorganisches Syndrom) zu beachten ist, dass es sich hierbei nur um einen Oberbegriff für ganz unterschiedliche psychoorganisch bedingte Störbilder handelt. Der allgemeinen Diagnose muss in jedem Fall eine qualitative und quantitative Beschreibung der individuellen Ausfälle folgen. Ohne diese zusätzliche, detaillierte und exakte diagnostische Beschreibung ist die allgemeine Diagnose „OPS" tatsächlich sowohl in der Behandlung als auch in der Diagnostik entbehrlich.

In der Behandlung Hirngeschädigter zeigt sich typischerweise in den ersten Wochen bis Monaten eine Störungsremission, die im Idealfall bis zur restitutio ad integrum fortschreiten kann. Nach dem Ende der Spontanremission (d.h. typischerweise nach einigen Monaten bis zu maximal einem halben Jahr) erweisen sich nach schwereren Traumen (Posttraumatische Amnesie > zwei Wochen) Ausfälle häufig nur mit einem aufwendigen Behandlungsprogramm als weiter rückbildungsfähig. In der Regel ist davon auszugehen, dass nach etwa ein bis zwei Jahren (altersabhängig, bei jungen Patienten beobachten wir immer wieder über mehrere Jahre hindurch eine weitere Besserung) ein Zustand erreicht wird, von welchem angenommen werden muss, dass er sich nicht mehr wesentlich ändert (Zebenholzer, Oder 1998). Während der neuropsychologische Behandlungsschwerpunkt anfänglich in einem Funktionstraining besteht (kognitive Funktionstherapie, Hirnleistungstraining, kognitives Training), wo mit unterschiedlichen Methoden (Paper-Pencil-Methoden, computerunterstütztes Neurotraining etc.) gearbeitet wird, kommt es in der Folge zu einer Verlagerung der Behandlung und es werden dann

Kompensationshilfen und Kompensationsstrategien erarbeitet. Ziel ist in dieser Phase die optimale Kompensation körperlicher und psychischer Defekte zur möglichst selbständigen Bewältigung des Alltagslebens mit Erreichung der bestmöglichen Lebensqualität.

Zu den Grundsätzen jeder klinisch-psychologischen Behandlung zählt, dass sie *diagnosegeleitet* ist, also stets auf einer neuropsychologischen Diagnostik fußt. Eine Behandlung ohne vorangehende exakte psychodiagnostische Abklärung ist aus klinisch-psychologischer Sicht bei psychologischen Interventionen im Zusammenhang mit krankheitswertigen psychischen Störbildern grundsätzlich abzulehnen (Wurzer 1996). Jede neuropsychologische Behandlung erfolgt individuell und baut prinzipiell auf den erhaltenen psychischen Fähigkeiten auf.

Psychoorganische Störungen nach einer Verletzung oder Erkrankung des zentralen Nervensystems beeinträchtigen die Lebensqualität Betroffener (und Angehöriger!) wesentlich stärker als üblicherweise angenommen wird. Aus der klinischen Praxis ist bekannt, dass therapeutische Maßnahmen umso wirkungsvoller sind, je früher, gezielter und unmittelbarer sie einsetzen (Wurzer, Scherzer 1990). Die neuropsychologische Untersuchung vor Beginn der Behandlung muss die aktuellen psychoorganischen Ausfälle sowohl im Leistungs- als auch im Persönlichkeitsbereich erfassen. Ätiologisch sind organisch bedingte Wesensänderungen von vorbestehenden Persönlichkeitseigenheiten oft nur schwer zu trennen (Katzlberger, Oder 1998; Spatt et al. 1997). Bisweilen ist auch nur eine qualitative und keine quantitative Unterscheidung möglich. Obwohl ein ausgeprägter, mit dem Ereignis zeitlich zusammenfallender biographischer Knick für das Vorliegen einer organischen Wesensänderung spricht, sollte man auch bei Vorliegen eines eindeutigen diesbezüglichen Bruches in der Lebensentwicklung auf die Erhebung einer detaillierten Außenanamnese mit Vergleich des prä- und posttraumatischen Verhaltens des Betroffenen nicht verzichten (Scherzer, Wurzer 1994).

Die psychologische Untersuchung wird einerseits neuropsychologische Defizite quantitativ und qualitativ evaluieren, andererseits auch Auswirkungen dieser Beeinträchtigungen auf die Funktionen, Fertigkeiten und das Verhalten des Probanden beschreiben. Die Untersuchung liefert solchermaßen eine genaue Indikation für die jeweilige psychologische Intervention (Scherzer, Wurzer 1991; Zihl 1988). Neuropsychologische Behandlung erfordert stets die *aktive Mitwirkung des Betroffenen*. Der Motivation des Patienten kommt daher eine ganz besondere Bedeutung zu. Seine Mitarbeit ist jedoch durch Antriebsstörungen, häufig auch durch eine verminderte Krankheitseinsicht herabgesetzt.

Unzureichende Krankheitseinsicht und in der Folge unzureichende Mitarbeitsbereitschaft und Motivation stellen nicht selten einen wesentlichen Störfaktor klinisch-psychologischer Behandlung dar. Das Unvermögen, vorhandene Beeinträchtigungen wahrzunehmen, wird *Anosognosie* genannt, die nicht adäquate Bewertung von Krankheitsfolgen im Sinne einer Bagatellisierungstendenz bezeichnet man als *Anosodiaphorie*. Anosognosie wird vor allem bei Vorliegen von Persönlichkeits- und Verhaltensauffälligkeiten beobachtet. Das organisch bedingte unzureichende Störungsbewusstsein ist von psychoreaktiven Verarbeitungsschwierigkeiten im Sinne einer Krankheitsverleugnung zu unterscheiden. Bei letzterer hat eine Therapie zur Besserung des Störungsbewusstseins (Awareness-Training) eine bessere Prognose als bei mangelndem Störungsbewusstsein aufgrund von Läsionen spezifischer, meist frontaler Hirnareale (Prigatano 1986; Prigatano, Schacter 1991).

Diagnostisch zeigt sich mangelndes Störungsbewusstsein häufig in unterschiedlichen Einschätzungen von Fähigkeiten und Verhalten durch Psychologen,

Ärzte, Angehörige und den Betroffenen (Spatt et al. 1997; Katzlberger, Oder 1998). Neuropsychologische Instrumente zur Einschätzung von Störungsbewusstsein und Krankheitseinsicht stellen die schon erwähnte *Marburger Kompetenz Skala* (MKS; Gauggel, Schultze, Seseke, Schoof-Tams 1997) und die *Skalen zur Beurteilung von Handlungs-, Planungs- und Problemlösestörungen* dar (HPP; Gauggel, Deckersbach, Rolko 1998). Hier wird verminderte Krankheitseinsicht als Diskrepanz zwischen Selbst- und Fremdbeurteilung anhand zweier separater Fragebögen erfasst (Gauggel, Konrad, Wietasch 1998). Auch der Gießen-Test (Beckmann et al. 1990) scheint diesbezüglich geeignet (Oder et al. 1992).

Psychoreaktive Schwierigkeiten bei der Verarbeitung der Erkrankungs- oder Verletzungsfolgen erschweren in der Praxis die psychologische Behandlung und sind eine typische Indikation für eine begleitende Biofeedback-Behandlung. Sie sind bei Patienten mit leichtem Trauma erfahrungsgemäß häufiger anzutreffen als bei solchen mit erheblichen psychoorganischen Defiziten (Brix-Brugger 1998). Der Einsatz eines Biofeedbacktrainings, mit welchem oft gelernte Hilflosigkeit durchbrochen werden kann und welches mitunter erst eine weitere neuropsychologische Behandlung ermöglicht, wird in diesem Artikel später behandelt.

In der klinischen Praxis hat sich gezeigt, dass neuropsychologische Interventionen sehr komplex aufgebaut sind. Im Wesentlichen kann man *sechs Phasen der Intervention* unterscheiden, die sich in der Folge jedoch durchdringen und überlappen:

1. Diagnostische Abklärung: Diese muss breit angelegt sein und sowohl den kognitiven Bereich als auch den Bereich der Persönlichkeit und des Verhaltens umfassen. Hinsichtlich der Genese festgestellter Auffälligkeiten ist zwischen organisch bedingten Beeinträchtigungen und Veränderungen, welche mit hoher Wahrscheinlichkeit keine organische Grundlage besitzen (so genannte funktionelle, psychogene, psychoreaktive Störungen), zu unterscheiden.

2. Information des Probanden: Für eine erfolgreiche Behandlung ist die aktive Mitarbeit des Probanden – wenn er dazu in der Lage ist – unbedingt erforderlich. Voraussetzung ist diesbezüglich ein ausreichendes Störungswissen. Daher sollte vor Beginn jeder neuropsychologischen Behandlung die Aufklärung über die Art der vorliegenden Hirnschädigung und über Zusammenhänge zwischen Hirnschädigung und festgestellten funktionellen Ausfällen stehen. Informationen über die geplanten Behandlungsmaßnahmen sind zu vermitteln. Eine solche Aufklärung über und Auseinandersetzung des Probanden mit seinen Störungen führt in der Regel zu einer besseren Compliance (Befolgen von Anforderungen und Verhaltensvorschriften) und verhilft dem Betroffenen, selbst angemessene Bewältigungsstrategien bei der psychoreaktiven Verarbeitung seiner Verletzungs- beziehungsweise Erkrankungsfolgen zu finden. Die schon erwähnte Anosognosie (verminderte Krankheitseinsicht) kann durch spezifische Interventionstechniken im Sinne einer erhöhten Realitätsanpassung verbessert werden (Prosiegl 1988). Auch Angehörige sollten um die Behinderungen genau Bescheid wissen und schon möglichst früh zur Behandlung beigezogen werden. Bisweilen wird auch eine psychologische Führung und intensivere Betreuung Angehöriger erforderlich sein (König et al. 1986).

3. Behandlungsplan und Zielsetzung: Neben den testmäßig erfassten psychischen Beeinträchtigungen des Probanden erweisen sich bei der Behandlung dessen *Bildung, intellektuelle Leistungsfähigkeit* (kann vom Fachpsychologen klinisch geschätzt werden; eine spezielle diesbezügliche Testuntersuchung ist meist entbehrlich), *soziale Schicht, aktuelle psychosoziale Situation* (Familie, Freundeskreis, berufliche Situation, Freizeitverhalten) sowie *vorbestehende Persönlichkeitseigenarten* als besonders bedeutsam. Aus diesen Gegebenheiten resultieren bei jedem Patienten unterschiedliche Kompensationsmöglichkeiten der Beeinträchtigungen, welche im *Behandlungsplan* und bei der Formulierung des *Behandlungszieles* Berücksichtigung finden müssen (Wurzer 1992).

Bei der Zielsetzung unterscheidet man einerseits Fernziele („Was wollen wir letztlich erreichen?") und Etappenziele („Was nehmen wir uns als Erstes vor?"), andererseits globale Ziele („Ich bin für alles zu langsam, ich muss schneller werden!") und konkrete Ziele (das Erreichen eines Leistungsniveaus bei einer bestimmten Trainingsaufgabe). Therapieziele müssen realistisch und dürfen niemals unerreichbar sein. Hirngeschädigte Patienten setzen sich häufig unrealistische Ziele, einerseits aufgrund einer vorliegenden organisch bedingten partiellen Kritikstörung, andererseits sind unrealistische Zielsetzungen psychodynamisch als Wunschvorstellungen zu erklären, bisweilen auch als Ausdruck von Verdrängung des Schweregrades der Unfallfolgen. Wenn unrealistische Zielsetzungen seitens des Probanden vorliegen, sollte man bei der Korrektur behutsam vorgehen und diese Vorstellungen in Gesprächen vorsichtig zu korrigieren versuchen. Oft ist es sinnvoll, sich auf konkrete, kurzfristig erreichbare Etappenziele zu einigen und das Formulieren von Fernzielen auf einen späteren Zeitpunkt zu verschieben.

Therapieziele sind im Laufe der Behandlung dem jeweiligen Therapiefortschritt dynamisch anzupassen (*Therapiezieladaptierung*). Bei der Behandlung sollen die Anforderungen an den Probanden jedenfalls in systematisch gewählten Intervallen solchermaßen steigen, dass jeweils ein Mittelweg zwischen Über- und Unterforderung gefunden wird. Der Proband muss in der psychologischen Behandlung immer maximal gefordert werden, ohne jedoch jemals überfordert zu sein. Dieser abgestimmte Mittelweg ist in der Praxis oft eine schmale Gratwanderung (Wurzer 1996).

4. Funktionstraining: In der ersten Phase dieser Wochen bis Monate dauernden Behandlung wird üblicherweise ein intensives, *täglich stattfindendes Funktionstraining* durchgeführt. Es handelt sich hierbei um Üben von beeinträchtigten kognitiven Funktionen, üblicherweise als Hirnleistungstraining, als Neurotraining, als kognitives Training oder als kognitive Funktionstherapie bezeichnet. Das Neurotraining sollte in jedem Fall möglichst rasch im Anschluss an die Schädigung oder Erkrankung stattfinden. Es ist bekannt, dass Jahre nach dem Erwerb psychoorganischer Ausfälle mit einem Hirnleistungstraining keine maßgebliche Verbesserung mehr erzielt werden kann, da zu diesem Zeitpunkt bereits irreversible neuropsychologische Defektzustände vorliegen. In dieser späteren Phase geht es um das Finden und Vermitteln geeigneter Kompensationsstrategien.

Neurotraining erfolgt in Österreich üblicherweise nach der primären medizinischen Versorgung stationär in einer spezialisierten Einrichtung. Typischerweise sind Patienten mit erheblichen psychoorganischen Ausfällen anfangs nur kurze Zeit (höchstens eine Viertelstunde) belastbar. Eine längere Behandlungsdauer ist zu diesem Zeitpunkt wegen hochgradiger Ermüdbarkeit der Probanden nicht angezeigt. Hinsichtlich Dauer und Frequenz eines (ambulanten oder stationären) klinisch-psychologischen Neurotrainings ist festzuhalten, dass dies mindestens *drei-, besser fünfmal pro Woche* stattfinden sollte, mit einer täglichen *Dauer von etwa dreißig Minuten* (maximal einer Stunde). Eine längere Behandlungsdauer ist meist nicht sinnvoll, da sich in der Regel dadurch keine entscheidende Wirkungssteigerung mehr erzielen lässt. Jedenfalls ist eine Behandlungsfrequenz von weniger als drei neuropsychologischen Behandlungen pro Woche abzulehnen. Das kognitive Funktionstraining ist (in Abhängigkeit vom vorliegenden Schweregrad der Ausfälle) über einige Monate indiziert. Danach ist meist ein Zustand erreicht, der gegenüber dieser Behandlung relativ therapieresistent ist. Unter Umständen ist eine Wiederholungsbehandlung zu einem späteren Zeitpunkt (nach etwa sechs bis zwölf Monaten) zu erwägen.

5. *Kompensationstraining:* Im Anschluss an die Phase des Neurotrainings, zeitlich übereinstimmend auch mit dem Ende der Spontanremission nach Hirnschädigungen, sind mit dem Betroffenen Kompensationsstrategien und -hilfen zu erarbeiten. Dieses Kompensationstraining erfordert vom Patienten allerdings ein Mindestmaß an funktionierenden psychischen Funktionen. Je umfassender Probanden von außen geholfen wird, umso weniger sind sie erfahrungsgemäß (auch auf Grund von Regression) zum Einsatz eigener Kompensationsstrategien bereit. Kompensationsstrategien sind in einer stationären Einrichtung oder im Rahmen einer ambulanten Behandlung oft nur anzubahnen. Das eigentliche Üben und Einsetzen der Strategien findet erst zu einem späteren Zeitpunkt im Alltag statt. Hier wäre oft – nach Abschluss der stationären Behandlung – eine alltagsrelevante neuropsychologische Behandlung in ambulanter Form (freie Praxis oder im Rahmen einer Tagesklinik) erforderlich.

6. *Soziales Kompetenztraining und Reintegration:* Durch die in den letzten Jahrzehnten ständig verbesserten und erweiterten medizinischen Maßnahmen überleben heutzutage immer mehr Menschen auch nach schwersten Erkrankungen bzw. Verletzungen des Gehirns. Deshalb ist eine völlige Wiederherstellung viel seltener als früher zu erreichen und es finden sich immer häufiger schwere Defektzustände (Oder et al. 1988). Der Anstieg der Zahl Schwerstversehrter hängt unmittelbar mit der Zunahme der Überlebensrate zusammen. Daraus resultieren psychosoziale Probleme, welche insbesondere den Familienverband extrem belasten und letztlich zu einem allgemeinen Problem des Gesundheitswesens werden (Spatt et al. 1997; Schalén et al. 1994; Zebenholzer, Oder 1998). Durch diese Entwicklung kommen einerseits Kompensationsstrategien mit möglichst effizientem Einsatz verbliebener psychischer Ressourcen, andererseits dem Umgang des Versehrten mit seinen persistierenden Behinderungen eine ganz besondere Bedeutung zu. Bei schwerversehrten Patienten ist eine systematische und über einen langen Zeitraum hindurch geförderte und überwachte Anpassung an chronische Folgen einer Hirnschädigung wichtig (*Tageskliniken, Langzeitbetreuung*). Patienten müssten auch nach Abschluss der Rehabilitationsbehandlung bei ihrer Rückkehr in Gesellschaft, Familie und Beruf hinreichend unterstützt werden, anderenfalls wird der Nutzen solcher Maßnahmen häufig zunichte gemacht (Fries 1996; Katzlberger, Oder 1998).
Patienten mit einer Hirnschädigung sind zu ermutigen, trotz ihrer Ausfälle und Beeinträchtigungen im Alltag wieder Aufgaben und Verantwortung zu übernehmen und gelernte Strategien zur Alltagsbewältigung auch entsprechend anzuwenden. Beim sozialen Kompetenztraining geht es bei diesen Patienten um das Umsetzen von in der Behandlung erlernten Fähigkeiten und Strategien in das Alltags- und Berufsleben. Soziales Kompetenztraining ist Teil der psychologischen *Nachbetreuung*, einer Behandlungsphase, die in der Praxis leider nur unzureichend angeboten wird.

Gerade für Patienten mit Hirnschädigung spielt die tägliche *Rückmeldung* (*Feedback*) erzielter Fortschritte nach jeder psychologischen Behandlung eine besondere Rolle. Erst dieses Feedback ermöglicht es ihnen, objektive Fortschritte zu erkennen, diese realistisch einzuschätzen und zu beurteilen. Bei psychologischen Trainings- und Behandlungsmethoden hat es sich stets bewährt, spezielle *Diagramme* einzusetzen, die auch gleichzeitig als *Behandlungsprotokolle* dienen. In diese Diagramme werden Art und Ausmaß von Fortschritten täglich eingetragen (bei übenden kognitiven Therapien etwa die Leistungsmenge und die Leistungsgüte, die Zeit für die Erbringung einer Leistung mit Anzahl der unterlaufenen Fehler etc.). Solche Diagramme müssen von Beginn an ein (realistisches) *Therapieziel* aufweisen (im Idealfall den so genannten Normbereich) und sind als tägliche Rückmeldung sowohl für den Versehrten als auch für den Therapeuten aus einer zeitgemäßen Behandlung nicht mehr wegzudenken. Für Patienten mit verminderter Kritikfähigkeit und unzureichender Krankheitseinsicht, aber auch bei Vorliegen eines reduzierten Eigenantriebs zeigen sie eine motivationssteigernde und Kritik fördernde Wirkung. Eine objektive Rückmeldung hilft dem Betroffenen auch beim ökonomischen Einsatz seiner ihm verbliebenen Ressourcen (Wurzer 1995). Auf jeden Fall müssen diese Behandlungsdiagramme mit dem Patienten ausführlich besprochen werden. Solche Gespräche stellen einen unentbehrlichen Bestandteil jeder Therapie dar.

Wenn der Proband bei computerunterstützten Behandlungsverfahren am Trainingsende auf dem Bildschirm eine automatisiert erstellte Rückmeldung erhält, so muss diese Rückmeldung mit ihm besprochen werden. Das gibt dem Therapeuten die Möglichkeit, das vorhandene Störungsbewusstsein des Patienten ständig zu beurteilen. Gleichzeitig können Patienten mit verminderter Einsichtsfähigkeit solchermaßen objektiv von ihren Defiziten überzeugt werden (*Realitätstestung*). Rückmeldungen durch den Computer werden eher angenommen und akzeptiert als Überzeugungsversuche des Therapeuten. Für den Therapeuten ist es erfahrungsgemäß nicht leicht, hier eine angemessene und optimale, teils unterstützende, teils konfrontative Haltung einzunehmen. Der Behandelte muss unbedingt das Ziel seiner Übungsbemühungen erfassen und durch begleitende Gespräche zusätzlich motiviert werden. Die jeweilige psychologische Behandlung muss so gestaltet werden, dass Erfolgserlebnisse stets möglich sind. Tritt nach einiger Zeit kein Fortschritt ein, muss die Behandlung so umgestellt werden, dass der Patient zu seinem „Erfolgserlebnis" kommen kann. Diese individuelle Anpassung des Therapieprogramms an die Möglichkeiten des Patienten bestimmt ganz wesentlich das Gelingen jedes Trainings.

Bei jeder psychologischen Behandlung treten üblicherweise *Störfaktoren* („intervenierende Variable") auf. Hierbei kann es sich einerseits um externe, andererseits um interne Störfaktoren handeln. *Interne Störfaktoren* ergeben sich durch die spezifische Art und Lokalisation, aber auch durch das Ausmaß der Hirnschädigung. Des Weiteren können sich organisch bedingte Veränderungen im Persönlichkeitsbereich, aber auch unfallfremde psychische Gegebenheiten, wie vorbestehende Persönlichkeitsdisposition, Intelligenz und Alter störend auswirken (Scherzer, Wurzer 1988; Wurzer, Scherzer, Simon 1992). Bei den *externen Störfaktoren* können wir Störungen im Behandlungsbereich (Hospitalisierungseffekte), im Bereich der Familie (Überbehütung, Ablehnung) und im gesellschaftlichen Bereich (Vorurteile und negative gesellschaftliche Einstellungen gegenüber Behinderten, Probleme bei der Wiederaufnahme einer beruflichen Tätigkeit) unterscheiden (Barolin, Oder 1986; Oder et al. 1998; Wurzer, Scherzer 1988).

Spezifische Darstellung

Beschreibung des Störbildes nach ICD-10 mit Querverweisen zur ICD-9 und zur DSM-IV

In der Kategorie F07 der ICD-10[1] [ICD-9: 310.1; DSM-IV: Psychische Störungen aufgrund eines medizinischen Krankheitsfaktors] werden *Persönlichkeits- und Verhaltensstörungen aufgrund einer Krankheit, Schädigung oder Funktionsstörung des Gehirns* zusammengefasst. Es handelt sich hierbei um unterschiedliche psychiatrische und neuropsychiatrische Syndrome, die in nachweisbarem zeitlichen Zusammenhang mit einer Hirnschädigung oder -funktionsstörung stehen. Bei einer organischen Persönlichkeitsstörung nimmt die Fähigkeit ab, Bedürfnisse aufzuschieben und zu kontrollieren, es kann zu emotionaler Labilität mit Euphorie, Reizbarkeit oder Apathie, inhaltlichen (Misstrauen, paranoide oder überwertige Ideen) und formalen (Begriffsunschärfe, Umständlichkeit) Denkstörungen sowie zu einem veränderten Sexualverhalten kommen (Müssigbrodt et al. 1996). Kognitive Fähigkeiten, so wird in der ICD-10 ausgeführt, „können überwiegend oder ausschließlich dann gestört sein, wenn es darum geht, eigene Handlungen zu planen und ihre wahrscheinlichen persönlichen und sozialen Konsequenzen vorauszusehen, wie beim so genannten Frontalhirnsyndrom. Diese Syndromatik kommt jedoch nicht nur bei Frontalhirnschädigungen, sondern auch bei Schädigungen anderer umschriebener Hirnregionen vor" (Dilling et al. 1994).

In der Kategorie F07 werden drei Unterteilungen in vierstellige Unterkategorien vorgenommen. Hierbei handelt es sich um

F07.0: *Organische Persönlichkeitsstörung* (Frontalhirnsyndrom mit anhaltenden Veränderungen gegenüber dem prämorbiden Verhalten, besonders die Äußerung von Affekten, Bedürfnissen, Impulsen und das Sexualverhalten betreffend, auch mit Beeinträchtigung kognitiver Fähigkeiten)

F07.1: *Postenzephalitisches Syndrom* (mit reversiblen Verhaltensänderungen und neurologischen Symptomen nach einer Enzephalitis)

F07.2: *Organisches Psychosyndrom nach Schädelhirntrauma* (Folgen eines Schädelhirntraumas mit Bewusstlosigkeit, gekennzeichnet durch kognitive Ausfälle, vegetative Symptomatik, verminderte Belastbarkeit und Persönlichkeitsveränderungen)

Für die neuropsychologische Praxis ist diese Unterteilung wenig brauchbar, insbesondere die Subkategorie F07.2, das Organische Psychosyndrom nach Schädelhirntrauma. Der in der ICD-10 gebrauchte Begriff des organischen Psychosyndroms hat mit dem von Bleuler (1916) geprägten Begriff, worunter dieser den exogenen Reaktionstypus verstand, wenig zu tun und wird in der ICD-10 auch widersprüchlich beschrieben: Einerseits scheint er als Oberbegriff bestimmter Persönlichkeits- und Verhaltensstörungen auf, andererseits werden bei der näheren Beschreibung der Subkategorie ausnahmslos kognitive Beeinträchtigungen als kennzeichnend angeführt.

---

[1] International Classification of Diseases der World Health Organisation, 10. Revision, Genf 1993, kurz ICD-10 genannt. Dieser Diagnosenschlüssel wurde von Experten aus mehr als 60 Ländern zusammengestellt und ist für alle in der WHO organisierten Länder verbindlich.

Auch mit zahlreichen *anderen Kategorien der ICD-10* ergeben sich bedeutsame und für die tägliche Praxis irreführende Überschneidungen:

- Organische Persönlichkeitsstörung ICD-10 F07 [ICD-9: 310.1; DSM-IV: Psychische Störungen aufgrund eines medizinischen Krankheitsfaktors]: Wie oben angeführt.
- Organische affektive Störung ICD-10 F06.3 [ICD-9: 293.83; DSM-IV: Affektive Störungen auf Grund eines medizinischen Krankheitsfaktors]: Affektive Veränderungen mit entsprechender Veränderung der Aktivitätslage.
- Organische Angststörung ICD-10 F06.4 [ICD-9: 293.89; DSM-IV: Angststörung auf Grund eines medizinischen Krankheitsfaktors]: Merkmale einer generalisierten Angststörung.
- Anpassungsstörungen ICD-10 F43.9 [ICD-9: 309.9; DSM-IV: Anpassungsstörungen]: Entwicklung von klinisch bedeutsamen emotionalen oder verhaltensmäßigen Symptomen als Reaktion auf einen oder mehrere identifizierbare psychosoziale Belastungsfaktoren, die sich innerhalb von drei Monaten nach Beginn der Belastung entwickeln. Ursache kann eine entscheidende Lebensveränderung, ein belastendes Erlebnis oder eine schwere körperliche Krankheit sein.
- Posttraumatische Belastungsstörung ICD-10 F43.1 [ICD-9: 309.81; DSM-IV: Posttraumatische Belastungsstörung, zur Gruppe der Angststörungen gehörend]: Direkte oder innerhalb von sechs Monaten einsetzende Reaktionen auf ein außergewöhnliches, extrem belastendes Ereignis.
- Andauernde Persönlichkeitsänderung nach Extrembelastung ICD-10, F 62.0: Persönlichkeits- und Verhaltensstörung nach extremer anhaltender Belastung (z.B. Konzentrationslager, Folter, Naturkatastrophen) oder nach schwerer psychischer Krankheit. Mitunter besteht zunächst eine posttraumatische Belastungsschwäche, die dann in diese chronische und oft irreversible Form der Persönlichkeitsveränderung übergehen kann. Geprägt von feindlicher oder misstrauischer Haltung gegenüber der Welt, sozialem Rückzug, ständiger Anspannung; muss mindestens über zwei Jahre hindurch bestehen.
- Organisches amnestisches Syndrom, nicht alkohol- oder substanzbedingt ICD-10 F04 [ICD-9: 294.0; DSM-IV: Amnestische Störung auf Grund eines medizinischen Krankheitsfaktors]: Probleme vor allem im Bereich des Kurzzeitgedächtnisses, des Zeitgefühls (Zeitgitterstörung), bisweilen bis zur zeitlichen und örtlichen Desorientiertheit reichend.
- Leichte kognitive Störung: ICD-10 F06.7 [ICD-9: 294.9; DSM-IV: Andere kognitive Störungen]: Gedächtnis-, Konzentrationsstörungen, Lernschwierigkeiten und erhöhte Ermüdbarkeit leichteren Grades, welche auf die direkte Wirkung eines medizinischen Krankheitsfaktors zurückgehen.
- Demenz bei sonstigen klassifizierten Krankheiten: ICD-10 F02.8 [ICD-9: 294.1; DSM-IV: Demenz auf Grund eines Schädelhirntraumas].

Klinisch-psychologische Diagnostik

Zur Abgrenzung psychoorganischer Ausfälle und Veränderungen nach einer Hirnschädigung ist eine breit angelegte analysierende Untersuchung mit Einsatz unterschiedlicher Testverfahren erforderlich. Globale Verfahren (Screeningmethoden) können den hier gestellten Anforderungen nicht gerecht werden. Üblicherweise

Tabelle 1. Bereiche der neuropsychologischen Diagnostik (die nach frontalen Hirnverletzungen häufig betroffenen Bereiche sind kursiv hervorgehoben)

I. Leistungsbereich *(noopsyche)*

Gedächtnis	Denken
Kurzzeitgedächtnis	Gedankengang und –ablauf, schlußfolgerndes Denken
Einspeicherung neuer Inhalte	Umstellbarkeit des Denkens, mentale Flexibilität
Reproduktionsfähigkeit	Auffassung, Wahrnehmung, Intelligenz
Mittel- und längerfristiges Merken	Raumwahrnehmung, visuelle Exploration
Altgedächtnis	Erkennen (Agnosien)
Lernfähigkeit	*Assoziationsfähigkeit, Abstraktionsfähigkeit*
Abrufbarkeitsstörungen	*Problemlöseverhalten, planendes Handeln*
Metagedächtnis	Handlungsablauf, *Apraxie*
	Kritikfähigkeit

Sensomotorik	Konzentration, belastbarkeit
Reaktionsgeschwindigkeit	Aufmerksamkeit (Aktiviertheit, selektive-, geteilte u. Daueraufmerksamkeit)
Sensomotorische Umstellbarkeit	Konzentrationsfähigkeit, Irritierbarkeit, Störbarkeit
Sensomotorische Koordination	Leistungsschwankungen, -labilität
Einstellung der Sensomotorik	Kompensationsfähigkeit
	Belastbarkeit (Ermüdbarkeit)

II. Persönlichkeitsbereich *(thymopsyche)*

Antrieb	Emotionalität	Wesensart
Antriebsminderung	*Affizierbarkeit*	*Unzureichende Verhaltenskontrolle*
Antriebssteigerung	*Affektlabilität bis*	Allgemeine Wesensveränderung
Steuerbarkeit des Antriebs	*Affektinkontinenz*	Zuspitzung vorbestehender Verhaltensmerkmale
	Vegetative Labilisierung	Nivellierung (Entdifferenzierung) der Persönlichkeit

kommen sowohl standardisierte Tests als auch apparative Untersuchungsverfahren (insbesondere zur Überprüfung der Sensomotorik) zum Einsatz, deren Resultate aber erst im Lichte der Verhaltensbeobachtung sowie unter Einbeziehung der Informationen aus Anamnese und Exploration interpretierbar werden. Einerseits wird der Leistungsbereich, andererseits der Persönlichkeitsbereich untersucht. Einen Überblick über die zu prüfenden Bereiche gibt die folgende Tabelle. Die hier üblicherweise in der klinischen Praxis zum Einsatz kommenden Testverfahren können im Rahmen dieses Beitrags nicht beschrieben werden. Diesbezüglich wird auf die entsprechende Literatur verwiesen (CRamon 1988; Gauggel 1997; Helscher 1997; Poeck 1989; Prosiegl 1991; Wurzer 1992; Wurzer, Scherzer 1993).

Für jede psychologische Behandlung ist eine exakte differentialdiagnostische Abklärung der Genese (organisch bedingte Störung versus psychogene Minderleistung) verifizierter Beeinträchtigungen erforderlich, welche die Auswahl der psychologischen Behandlungsmethode mitbestimmt. Erkrankungen oder Verletzungen des ZNS stellen typischerweise eine Zäsur im Leben des Betroffenen dar und führen meist zu psychoreaktiven Schwierigkeiten bei der Verarbeitung. Im Rahmen der psychischen Auseinandersetzung mit persistierenden psychischen Störungen kommt es mitunter auch zu psychogenen Fehlentwicklungen, welche

Mahoney, F.I., Barthel, D.W. (1965) Functional evaluation. The Barthel index. Md. State Med J 14: 61–65
Meier, D., Ermini-Fünfschilling, D., Monsch, A.U., Stähelin, H.B. (1996) Kognitives Kompetenztraining mit Patienten im Anfangsstadium einer Demenz. Z Gerontopsychol 9: 207–217
Metzler, P., Voshage, J., Rösler, P. (1992) Berliner Amnesietest (BAT). Hogrefe, Göttingen
Miltner, W., Birbaumer, N., Gerber, W.D. (1986) Verhaltensmedizin. Springer, Berlin Heidelberg New York Tokyo
Neugarten, B.L., Neugarten, D.A. (1989) Policy isues in an aging society. In: Storandt, M., VandenBos, G.R. (eds.) The adult years: continuity and change. American Psychological Association, Washington, DC, pp.143–167
Olbrich, O. (1990) Psychotherapie in der Gerontopsychiatrischen Tagesklinik des Bezirkskrankenhauses Erlangen. In: Hirsch, R.D. (Hrsg.) Psychotherapie im Alter. Huber, Bern, S. 124–135
Oswald, W.D., Fleischmann, U.M. (1995) Nürnberger-Alters-Inventar (NAI). 3. überarbeitete und ergänzte Auflage. Hogrefe, Göttingen
Oswald, W.D., Rödel, G.(Hrsg.) (1995) Das SIMA Projekt Gedächtnistraining. Hoegrefe, Göttingen
Prosiegel, M. (1991) Neuropsychologische Störungen und ihre Rehabilitation. Pflaum Verlag, München
Radebold, H., Hirsch, R.D. (Hrsg.) (1994) Altern und Psychotherapie. Huber, Bern
Rasehorn, H., Rasehorn, E. (1991) Ich weiß nicht, was soll es bedeuten. Für ein anderes Verständnis von Verwirrtheit im Alter. Vincentz, Hannover
Rigling, P. (1988) Hirnleistungstraining. Übungen zur Verbesserung der Konzentrationsfähigkeit. Verlag Modernes Lernen, Dortmund
Romero, B., Eder, G. (1992) Selbst-Erhaltungs-Therapie (SET): Konzept einer neuropsychologischen Therapie bei Alzheimer-Kranken. Z Gerontopsychol Psychiatrie 5: 267–282
Rönnecke, B. (1993) Psychologische Aspekte der Rehabilitation. Verhaltensmod Verhaltensmed 14: 310–324
Rönnecke, B. (1990) Psychologische Aspekte der geriatrischen Rehabilitation – Implikationen für die Psychotherapie. In: Hirsch, R.D. (Hrsg.) Psychotherapie im Alter. Huber, Bern, S. 103–113
Scharb, B. (1996) Validation. In: Zapotoczky, H.G., Fischhof, P.K. (Hrsg.) Handbuch der Gerontopsychiatrie. Springer, Wien New York, S. 471–479
Schweitzer, V. (1989) Neurotraining. Springer, Berlin Heidelberg New York Tokyo
Shader, R.I., Harmatz, J.S., Salzman C. (1974) A new scale for clinical assessment in geriatric populations: Sandoz Clinical Assessment-Geriatric (SCAG). J Am Geriatr Soc 22: 107–113
Spiegel, R., Brunner, C., Ermini-Fünfschilling, D. et al. (1991) A new behavioral assessment scale for geriatric out- and in-patients: The NOSGER (Nurse's Observation Scale for Geriatric Patients). J Am Geriatr Soc 39: 339–347
Stengel, F. (1982) Heitere Gedächtnisspiele. Klett Verlag, Stuttgart
Stengel, F. (1989) Gedächtnis spielend trainieren. Klett Verlag, Stuttgart
Wenz, C., Gallasch, M. (1996) Verhaltenstherapeutische Anwendungsfelder in der Neuropsychologie. Verhaltensmod Verhaltensmed 17: 269–294
Wächtler, C., Jürgensen, G., Madey, A., Mittelstein, H., Peters, H. (1994) Entwicklung eines therapeutischen Milieus für Demenzkranke. In: Hirsch, R.D. (Hrsg.) Psychotherapie bei Demenzen. Steinkopff, Darmstadt, S. 149–158
Weidenhammer, W., Fischer, B. (1987) Selbstbeurteilungsskala für leichte Formen der cerebralen Insuffizienz (c.I.-Skala). Vless, Ebersberg
Weitbrecht, H.J. (1962) Zur Frage der Demenz. In: Kranz, H. (Hrsg.) Psychopathologie heute. Thieme Verlag, Stuttgart, S. 221–233
Wettstein, A. (1991) Senile Demenz. Ursache-Diagnose-Therapie-Volkswirtschaftliche Konsequenzen. Huber, Bern
Willi, J. (1966) Delir, Dämmerzustand und Verwirrtheit bei körperlich Kranken. In: Bleuler,

sich auf Leistungen und Verhalten des Betroffenen in ähnlicher Weise auswirken können wie die primären, organisch bedingten Beeinträchtigungen.

Spezifische Interventionstechniken (Planung und Ablauf der klinisch-psychologischen Behandlung)

Nach *diagnostischer Abklärung* werden dem Betroffenen und seinen Angehörigen *Informationen* über die festgestellten Störungen, über den geplanten Therapieverlauf und – in geeigneter Form – über prognostische Vorstellungen gegeben. Ein ausreichendes *Störungswissen* des Probanden ist die Voraussetzung für ein realistisches Problembewusstsein. In Gesprächen mit dem Probanden zeigt sich, wie weit Erwartungen und Anspruchsniveau in Bezug auf die Behandlung bereits frühzeitig vorsichtig korrigiert werden müssen. In weiterer Folge werden mit dem Probanden gemeinsam kurz- und längerfristige, realistische und erreichbare Behandlungsziele erarbeitet. Die spezielle Vorgangsweise wurde bereits in diesem Beitrag behandelt. Nachdem Therapieziele gemeinsam mit dem Patienten fixiert und von diesem auch akzeptiert wurden, beginnt in der Regel ein Funktionstraining, welches typischerweise Wochen bis Monate dauert.

Psychoreaktive Verarbeitungsschwierigkeiten können bereits frühzeitig psychologische Interventionstechniken, die auch in das Repertoire verschiedener psychotherapeutischer Richtungen übernommen wurden, erfordern. Bei Vorliegen einer erheblichen psychogenen Überlagerung einer geringfügigen organischen Symptomatik ist der Einsatz von Entspannungstechniken, verbunden mit einem Aufarbeiten psychischer Probleme durch wiederholte Gespräche, wesentlich zielführender als der Einsatz eines ausschließlich an testmäßig verifizierten Störbildern orientierten Neurotrainings.

Computergestützte Behandlung

In den letzten Jahren hat sich das Programmangebot für *computergestützte Therapie* stark verbessert. Eine umfassende Übersicht und detaillierte Beschreibung computergestützter neuropsychologischer Therapieprogramme findet sich im *Softwarekatalog „Computer helfen heilen"* des Kuratorium ZNS[2]. Die computergestützte Therapie stellt eine wertvolle Ergänzung und Bereicherung der psychologischen Behandlung dar, wenn sie nach genauer Indikation kontrolliert und durchdacht zum Einsatz kommt (Wurzer 1995). Zu warnen ist jedoch vor einer Vorgabe von Computerprogrammen ohne Beisein des Therapeuten. Dies ist aus Kosten- und Personalgründen zwar leider häufig zu beobachten, ist nach unserer Erfahrung jedoch nicht sinnvoll und daher abzulehnen.

Die *therapiebegleitende Gesprächsführung* ist ein wesentlicher Bestandteil jedes Neurotrainings. Sie erleichtert gerade Patienten mit einer Hirnschädigung und häufig vorliegenden Beurteilungs- und Kritikschwächen, ihre Leistungen realitätsentsprechend einzuschätzen. Gespräche mit dem Therapeuten führen zu einer ständigen Anpassung des Störungsbewusstseins und der Krankheitseinsicht und sind

---

[2] Kuratorium ZNS für Unfallverletzte mit Schäden des zentralen Nervensystems e.V., Humboldstraße 30, 53115 Bonn.

auch bei antriebsverminderten Patienten unverzichtbar. Das kognitive Training am Computer führt zur Verbesserung des Störungsbewusstseins, da die „objektive" ständige Rückmeldung durch den PC bezüglich erbrachter Leistungen in der Regel leichter angenommen wird als die Leistungsbeurteilung durch den Therapeuten.

Der Erfolg des Neurotrainings kann durch *motivationsfördernde Maßnahmen* beträchtlich gesteigert werden. Vor allem bei Vorliegen erheblicher psychoorganischer Ausfälle hat sich ein *Training zunächst in spielerischer Form* ohne strenge Leistungsorientierung bewährt. Im Rahmen spielerischer Entfaltung können psychische Ressourcen des Patienten im kognitiven Bereich genutzt und auch persönlichkeitsadäquate Bewältigungsstrategien entwickelt werden.

Gedächtnistraining

Die Behandlungsmethode hängt im Einzelnen von der Genese (Traumen mit typischerweise temporaler Hirnschädigung, Hypoxie, Vergiftung, Erkrankung etc.) und der Art der jeweils vorliegenden Störung ab. Oft haben Patienten die Strategien zum Behalten komplexer Inhalte verloren. Hier ist einfaches Einüben von Gedächtnisinhalten, wie früher häufig praktiziert (etwa „Geschichten-Nacherzählen,") keinesfalls zielführend. Dem Probanden muss zunächst wieder die Fähigkeit vermittelt werden, *Wesentliches von Unwesentlichem zu unterscheiden*. In dieser Therapiephase muss er lernen, Informationen zu *strukturieren*. Das Lernmaterial ist in kleine Abschnitte zu unterteilen und soll eine innere Struktur erkennen lassen. Wird dieser erste Schritt unterlassen und mit dem Betroffenen „Auswendiglernen" geübt, so kommt es zu Überforderung des Probanden und in der Folge mitunter zu einer Verschlechterung seiner Leistungen. Erst wenn das Strukturieren beherrscht wird, kann in einer zweiten Phase mit systematischem Lernen durch häufiges Wiederholen von Inhalten begonnen werden. In jedem Fall sind eine Überforderung des Probanden sowie zu starke Störreize zu vermeiden. Auch ein hoher Zeitdruck erweist sich bei hirngeschädigten Patienten als nicht förderlich. Der Faktor Zeitdruck sollte höchstens in der Stabilisierungsphase, wenn sich Ausfälle weitgehend rückgebildet haben, therapeutisch eingesetzt werden.

Das Gedächtnistraining ist meist langwieriger und zeitintensiver als die Behandlung anderer psychischer Funktionsstörungen (Wurzer 1992), darüber hinaus ist die Erfolgsrate geringer als beispielsweise beim Reaktionstraining. Verglichen mit anderen kognitiven Ausfällen erweisen sich Gedächtnisstörungen häufig als sehr therapieresistent und bisweilen sind nur begrenzte und wenig generalisierbare Zugewinne zu erwarten. Bei persistierenden Gedächtnisstörungen (Defekten) setzt man so genannte externe Hilfsmittel ein, auf die später eingegangen wird.

An *apparativen Verfahren* hat sich in der Behandlung von Gedächtnisstörungen das Training mit der *Arbeitsleistungsserie* (ALS von Schuhfried) bewährt. Im Bereich der *computerunterstützten neuropsychologischen Behandlung* kommen Programme des *Rehacom* Trainings (Schuhfried) zum Einsatz, mit speziellen Programmen für das verbale, das figurale, das topologische, das physiognomische und das Wortgedächtnis. Hier sind auch sehr praxisbezogene Trainingsvarianten (wie der „Einkauf,") vorhanden. Auch das Therapieprogramm *Suvalino* hat sich bewährt, ein Programmpaket, welches in der Rehabilitationsklinik Bellikon[3] von Caprez

---

[3] SUVA Rehabilitationsklinik, CH-5454 Bellikon.

(1992) zur neuropsychologischen Behandlung von Hirnverletzten entwickelt wurde. Es beinhaltet Trainingsmöglichkeiten der visuellen Wahrnehmung (verlangsamte Wahrnehmung, Neglect, Gesichtsfeldeinschränkung), des Problemlösens, des Textverständnisses, des Gedächtnisses, einer speziellen Aufmerksamkeitskomponente (Alertness) sowie der Daueraufmerksamkeit. Beliebt sind auch die *Computertrainingsprogramme von* Reha-Service *Rigling* bei Wahrnehmungsstörungen, Konzentrationsstörungen, Problemen im Handlungsablauf und Verlangsamung der Informationsverarbeitung. Bei der Software *Cogpack* von Marker[4] handelt es sich um ein Paket von 56 Test- und Übungsprogrammen mit jeweils mehreren Varianten zum Training von Visuomotorik, Auffassung, Reaktion, Vigilanz, Merkfähigkeit, sprachlichen, intellektuellen und berufsnahen Fähigkeiten. Cogpack liegt in mehreren Versionen vor (Basisversion, Klientenversion, Profiversion) und kann, nach Einüben mit dem Psychologen, Patienten mit ausreichendem Störungsbewusstsein in der Klientenversion nach Abschluss einer stationären Behandlung auch nach Hause zum Weiterüben mitgegeben werden.

In der Behandlung von Gedächtnisstörungen kommen häufig auch audiovisuelle Hilfsmittel zum Einsatz: optische und akustische Gedächtnisübungen mit non-verbalem Material, Paper-Pencil-Übungen und Labyrinthaufgaben. Erwähnt werden sollen die Übungen nach *Schweizer* (1989), wie die *Gärtnerei* (Gedächtnisübung mit Mosaikstücken, Bildern, Wortkarten, einem Text und einem Protokollblatt, mit der Aufgabe, sich räumliche Anordnungen zu merken, Übungen für visuelles Merken und für räumlich-begriffsgebundenes Vorstellungsvermögen) und das *Hausmosaik* (mit Kartonkärtchen und strukturierten Holzplättchen sind verschiedene Muster nach einer Vorlage zu legen).

An *motivationsfördernden Trainingsspielen* wird häufig *Memory* als visuelles Gedächtnistraining eingesetzt, sowie die *Geschichten auf Fotokarten* (Schubi 1986) mit der Aufgabe, die Karten nach logischer Reihenfolge einer dargestellten Geschichte zu ordnen, wobei das Unterscheiden wesentlicher von unwesentlichen Details sowie das Erkennen von Zusammenhängen und logischen Reihenfolgen gefördert werden.

Reaktionstraining

Im Rehabilitationszentrum Wien/Meidling[5] setzen wir seit 1968 bei Störungen des Reaktionsverhaltens das von Hofer (1973) entwickelte *Reaktionstraining am Wiener Determinationsgerät* (WDG) ein. Bei dieser Behandlungsform wird das WDG, welches man üblicherweise zur diagnostischen Prüfung des Reaktionsverhaltens heranzieht, als therapeutisches Instrument eingesetzt. Das Reaktionstraining ist nicht nur bei Reaktionszeitverlängerung und sensomotorischer Umstellstörung indiziert, sondern ebenso bei Belastungsschwäche, Konzentrationsstörungen und zur Anregung der Eigenaktivität bei Antriebsstörungen (Hofer, Scherzer 1981, 1982). Störungen im Bereiche der Sensomotorik haben, verglichen mit anderen kognitiven Störungen, in der Regel die beste Prognose.

In einer Studie konnte nachgewiesen werden, dass dem Verlauf des Reaktionstrainings auch prognostische Bedeutung für die zu erwartende Arbeitsfähigkeit nach

---

[4] Marker Software, D-68526 Ladenburg, Im Steg 9.
[5] Rehabilitationszentrum Wien/Meidling der Allgemeinen Unfallversicherungsanstalt (AUVA), A-1120 Wien, Köglergasse 2A.

Abschluss der Behandlung zukommt. So erlangten 72% der Patienten, die im Reaktionstraining innerhalb von vier Wochen eine Normalisierung ihrer sensomotorischen Leistungen erzielten, zum Zeitpunkt der Entlassung aus dem Rehabilitationszentrum wieder ihre Arbeitsfähigkeit (Wurzer 1992).

In der Praxis der Behandlung ist das WDG als Einzelgeräteversion einer integrierten Version (beide von Schuhfried) unbedingt vorzuziehen, da die neuen Geräteformen eine patientengerechte, flexible, auf die spezifische Störung des Patienten leicht einstellbare Gerätesteuerung nicht mehr ermöglichen. Diese ist jedoch bei der Therapie von Patienten mit psychoorganischer sensomotorischer Umstellstörung unverzichtbar. Die zurzeit im „Testsystem" verwirklichten, integrierten und nicht bedienerfreundlichen Lösungsansätze bedeuten für den Patienten und den Psychologen gegenüber früheren Einzelgeräteversionen mit nicht-automatisierter Vorgabe und Steuerung leider einen argen Rückschritt. Diesbezüglich ist von Schuhfried jedoch eine Implementierung eines Trainingsprogramms in das Rehacom geplant.

Training von Auffassung, Aufmerksamkeit und Konzentration

Eine Standardmethode unter den apparativen Verfahren in der Behandlung von Konzentrationsstörungen ist der Einsatz der *Arbeitsleistungsserie* (ALS von Schuhfried, als Weiterentwicklung des Kraepelinschen Arbeitsversuchs) sowie das *Cognitrone* (Wiener Konzentrationsgerät, Schuhfried). Für das Cognitrone wurden von uns drei Auffassungstrainingsprogramme zur Behandlung von Auffassungsstörungen entwickelt (Auffassungstrainingsprogramme 1, 2 und 3 [ATP 1, 2 und 3]; Wurzer, Scherzer 1981, 1982). Der Indikationsbereich für das Auffassungstraining ist sehr weit gesteckt, da neben Auffassung, Konzentration und Aufmerksamkeit auch noch *Reaktionsgeschwindigkeit, Umstellbarkeit, Gestalterfassung, Motivation* und *Belastbarkeit* des Patienten mitbeansprucht werden. Daneben kommen die schon erwähnten Computerprogramme *Rehacom* (Geteilte Aufmerksamkeit, Aufmerksamkeit und Konzentration), *Suvalino, Rigling* und *Cogpack* zum Einsatz. Die Therapiesoftware *THINKable* (Ruff et al. 1994) von IBM hat sich hingegen als nicht ideal erwiesen. Hierbei handelt es sich um ein Kognitionstraining, welches neben Sprachausgabe auch einen berührungssensitiven Bildschirm verwendet. Therapieschwerpunkte bei THINKable sind Störungen der Aufmerksamkeit, der optische Wahrnehmung, der Diskriminationsfähigkeit und des räumlich-visuellen und sequentiellen Gedächtnisses. Bei diesem Programm ist die Benutzerführung weniger anwenderfreundlich als bei anderen Therapieprogrammen, und Patienten mit motorischen Störungen (insbesondere bei Vorliegen einer Ataxie) haben bei der Bedienung des Sensorbildschirmes des Öfteren Schwierigkeiten.

In der täglichen Praxis bewähren sich nach wie vor *Paper-Pencil-Übungen*, welche mit computerunterstützten Verfahren hinsichtlich ihrer Effizienz durchaus vergleichbar sind. Zu erwähnen ist hier das Trainingsmaterial von Rigling (1990) für unterschiedlichste Störungsbereiche: *Bilder*, die verglichen werden sollen, *Anagramme* (Buchstabenversetzrätsel) zur Förderung der Umstellfähigkeit und Flexibilität im Denken, *Buchstabenmix*, wobei die Buchstaben eines Wortes vertauscht wurden und deren Reihenfolge zum Erlangen eines sinnvollen Wortes wieder umgestellt werden muss, *Buchstabensalat*, eine große Menge von Buchstaben, aus welchen bestimmte Wörter herausgesucht werden sollen. Daneben gibt es eine

Reihe weiterer Übungsarten, welche für Erwachsene entwickelt wurden, die in ihrer Art Rätsel- und Denksportaufgaben darstellen.

Auch die insbesondere bei antriebsgestörten Patienten beliebten motivationsfördernden Trainingsspiele sollen hier angeführt werden: *Vier gewinnt*, ein Strategiespiel mit geringen motorischen Anforderungen und Beanspruchung von Konzentrationsfähigkeit und räumlichem Vorstellungsvermögen. *Sogo*, ein dreidimensionales *Vier Gewinnt*, welches sehr einfach selbst herzustellen ist, mit komplexeren Anforderungen an die Konzentration, Raumvorstellung und Feinmotorik, mit hohem Motivationscharakter auch bei schwerer Behinderten. *Reversi*, ein komplexes Strategiespiel mit höheren Anforderungen an die kognitiven Funktionen. *Solitaire*, ein Brettspiel mit vielen Variationen und Steigerungsmöglichkeiten. *Mastermind* (auch in Paper-Pencil Form), ein relativ schwieriges Spiel, das Vorstellungsvermögen, gute Konzentrationsfähigkeit und Flexibilität im Denken voraussetzt. *Go* und *Tangram*, Lege- und Geduldspiele zur Förderung von Vorstellungsvermögen und Phantasie. *Schau genau* und *Simile*, Bildlegeaufgaben zur Übung der Unterscheidung kleiner Unterschiede an sehr ähnlichen Bildern. *Colorama* mit der Anforderung, Dinge nach bestimmten Merkmalen (Farben und Formen) zu unterscheiden und zu ordnen. *Scrabble* fördert und erweitert den Wortschatz, verbale Fähigkeiten, die Phantasie und stellt Anforderung an Flexibilität im Denken (Wurzer 1996).

Training bei Störungen der visuellen Exploration

Bei Gesichtsfeldausfällen, visuellem Neglect, Raumwahrnehmungsstörungen, Raumorientierungsstörungen und Störungen der Aufmerksamkeit kommt es zu Beeinträchtigungen der visuellen Exploration. Die Therapie bei visuellen Explorationsstörungen besteht in einer Erweiterung des Suchfeldes mit Training sakkadischer Blickbewegungen. Es wird versucht, das Gesichtsfeld im beeinträchtigten Halbfeld mit multimodaler Stimulation und einer Anregung zur aktiven Exploration der betroffenen Seite zu erweitern. Hierzu gibt es Paper-Pencil-Vorlagen (Therapiematerial nach Münssinger, Kerkhoff 1995), Suchvorlagen (Mindestvorlagengröße sollte A3 sein), weiters Vorlagen zum Training ökonomischer visueller Suchstrategien, die mittels Diaprojektor an die Wand projiziert werden (Kerkhoff 1988), computerunterstützte Trainingsprogramme (Fließbandaufgaben, Sakkadentraining; Rehacom; Marker) und das visuelle Explorationstraining am TV-Monitor des elektronisch gesteuerten Lese- und Explorations-Gerätes (Elex-Gerät; Prosiegel 1991).

Problemlösetraining

Nach frontalen Hirnverletzungen finden sich bei den Betroffenen häufig Störungen im Bereich des Problemlösens, des Umsetzens von geeigneten Problemlösestrategien und des planenden Handelns. Hier wird üblicherweise ein Problemlösetraining angeboten, häufig auch in kleinen Gruppen (drei bis höchstens fünf Patienten). Mit dem Patienten wird ein allgemeines Problemlöseschema erarbeitet, wobei Visualisierungshilfen (etwa Flip-Charts) eingesetzt werden. Den Probanden werden allgemeine und konkrete Schritte für die Erstellung von Strategien zur Problemlösung vermittelt: a) Definition des Problems, b) Definition des angestrebten Ziels, c) Erarbeitung von Lösungsmöglichkeiten, d) Bewertung und Entscheidung für eine bestimmte Lösungsstrategie, e) Planung und Umsetzung der gewählten Lösungsstrategie, f) Rückblick und Bewertung (Ben-Yishay, Gold 1990; Kaiser, Hahlweg 1996).

Verhaltens- und Gesprächstherapie

Patienten mit psychoorganischen Ausfällen haben meist Schwierigkeiten bei der emotionalen Krankheitsbewältigung. Neuropsychologische Behandlung darf sich daher nicht nur auf die Besserung gestörter psychischer Funktionen beschränken, sondern muss stets mit einer psychologischen Betreuung und Führung des Betroffenen einhergehen. Konflikte und Schwierigkeiten, die sich aus unzureichender psychischer Verarbeitung gegebener psychischer Störungen, veränderter sozialer Gegebenheiten und einer eventuell völlig geänderten Lebenssituation ergeben, müssen besprochen und aufgearbeitet werden. Eventuelle neurotische Fehlentwicklungen müssen möglichst frühzeitig erkannt werden. Hier kommen verhaltenstherapeutische Techniken zum Einsatz, wie die *systematische Dekonditionierung* zum Verlernen von Angstreaktionen (Wolpe 1981), eine Desensibilisierungstherapie mit dem Ziel der Entkoppelung von Angstauslösereizen und Angstreaktionen. Auch Methoden *kognitiver Umstrukturierung* (Problemlöseverfahren) sind zielführend.

Patienten können allerdings aufgrund des Schweregrades ihrer Beeinträchtigungen fallweise nur begrenzt von solchen Maßnahmen profitieren. Auch ist stets die Einbindung der Angehörigen zu erwägen, da diese häufig ein ganzes Leben lang quasi eine Therapeutenrolle übernehmen müssen, wobei ihnen einerseits bestimmte Verhaltensmaßnahmen den Betroffenen gegenüber vermittelt werden können, andererseits muss auch ihnen eine psychologische Unterstützung zuteil werden (Wurzer, Scherzer 1991).

Nach frontalen Hirnverletzungen kommt es häufig zu ungebremstem, impulsivem und aggressivem Verhalten, ohne dass sich die Betroffenen dessen bewusst sind (Oder et al. 1992; Spatt et al. 1997). Angehörige hirngeschädigter Patienten entwickeln oft eine resignative, depressiv-ängstliche Symptomatik (Zebenholzer, Oder 1998). Sie müssen die Möglichkeit bekommen, über ihre Alltagsprobleme mit dem Versehrten zu berichten und über die eigene psychische Belastung zu sprechen. Bei Vorliegen irreversibler Defektzustände, wenn deutlich wird, dass sie sich unter Umständen weitgehend allein um den Versehrten kümmern müssen, bedürfen sie besonderer psychologischer Hilfestellung.

Entspannungstherapie, Biofeedback

Unterstützend werden in der Therapie hirngeschädigter Patienten im klinischen Bereich drei Standardformen eines Entspannungstrainings angewandt: Das Autogene Training nach Schultz, die Progressive Muskelentspannung nach Jackobson sowie Biofeedback-Therapien.

Das *Autogene Training* (Schultz 1966), eine Methode der Entspannung auf autosuggestivem Weg, kommt vor allem bei Patienten mit geringen psychoorganischen Ausfällen zum Einsatz, wenn sie in der Lage sind, das Training nach Anleitung durch den Psychologen auch weitgehend selbst durchzuführen. Bei Vorliegen erheblicher psychischer Behinderungen hat sich diese Behandlungsform, welche Merk- und Konzentrationsfähigkeiten erfordert, als weniger geeignet erwiesen.

Die *Progressive Relaxation* (Jackobson 1970) ist ein Verfahren der konditionierten Muskelentspannung. In Verbindung mit einer *systematischen Desensibilisierung* (Wolpe 1976 und 1981) wird es bei der Behandlung von Ängsten eingesetzt. Sie stellt geringere Anforderungen an den Probanden als das autogene Training und ist auch bei Patienten mit erheblichen psychoorganischen Ausfällen anwendbar.

Neben den beschriebenen trainierenden Verfahren, gesprächs- und lerntheoretisch orientierten klinisch-psychologischen Behandlungsmethoden kommen in der Neurorehabilitation zunehmend auch *Biofeedback*-Techniken zur Anwendung (Oder et al. 1985; Oder, Barolin 1986). Ihr Einsatz erfolgt gemeinsam mit Gesprächen als begleitende Maßnahme bei Vorliegen von psychoreaktiven Störungen, Ängsten und mangelhaftem Selbstvertrauen im Sinne einer Unterstützung anderer psychologischer Behandlungsmethoden (Brix 1998).

Beim *Biofeedback-Training* werden biologische Körperfunktionen apparativ gemessen, in exterozeptiv wahrnehmbare Signale umgesetzt und an die Sinnesorgane rückgemeldet. Diese äußere Rückmeldung physiologischer Kennwerte soll dem Patienten ermöglichen, die rückgemeldete Funktion nach einiger Übung willkürlich beeinflussen zu können. In letzter Zeit kommen vor allem computerunterstützte Systeme zum Einsatz, welche hinsichtlich der Modalitäten und Auswertung erweiterte Möglichkeiten bieten. Üblicherweise werden Rückmeldungen des *Hautleitwertes* (Aktivierungsgrad der palmaren Schweissdrüsen; SCL, GSR), des *Blutvolumenpulses* (Pulsfrequenz, -höhe und -kurve), der *Hauttemperatur* (periphere Durchblutung), der *Atemexkursion* (Atemfrequenz, -tiefe und -kurve) sowie der *Muskel-Potentiale* (Muskelspannung) eingesetzt. Begleitende Betreuung, Erklärung und abschließende Aufarbeitung der Befindlichkeit sind im Gespräch nach jeder Sitzung obligatorisch. Die Lernleistung des Patienten soll durch besseres Stressmanagement und Entwicklung von Körperbewusstsein aufgebaut und verbessert werden. Der Grundgedanke, der vermittelt wird, ist nicht „was kann ich nicht mehr" sondern „was ich noch alles kann". Die im Biofeedback erlernte entspannte, ausgeglichene und aufnahmebereite Grundhaltung soll die Akzeptanz von persistierenden Behinderungen bessern helfen (Brix 1998).

Während Autogenes Training und Progressive Muskelentspannung sehr zeitaufwendig sind, können mit dem Biofeedback-Training oft rascher Entspannungserfolge erzielt werden (Oder et al. 1985). Bisweilen ist auch die Kombination mehrerer Entspannungsmethoden sinnvoll (z.B. Progressive Muskelentspannung mit gleichzeitigem Biofeedback), um eine Entspannung des Patienten schneller zu erreichen.

Kompensationstraining

Nach Ende der – in Abhängigkeit vom Schweregrad der Schädigung üblicherweise etwa bis sechs Monate andauernden – Spontanremission und der ersten Phase der Behandlung durch ein Funktionstraining werden gemeinsam mit dem Betroffenen *Kompensationsstrategien* erarbeitet. Auch hierfür ist ein Mindestmaß an verbliebenen psychischen Fähigkeiten nötig. Patienten mit vorbestehend hohen „psychischen Ressourcen" können durch spezielle Strategien (geschicktes, d. h. ökonomisches und rationelles Anwenden ihrer verbliebenen Möglichkeiten) ihre Defizite typischerweise weit besser kompensieren als jene Betroffenen, bei welchen schon vor dem Ereignis niedrige psychische Ressourcen vorhanden waren.

Im Rahmen des Kompensationstrainings werden Ersatzstrategien bzw. Möglichkeiten zur optimalen Nutzung von erhalten gebliebenen Restfunktionen erarbeitet. Darüber hinaus wird durch den Einsatz so genannter externer Hilfen eine gewisse Anpassung der Umwelt an die Behinderungen des Patienten angestrebt.

Verbesserte medizinische Maßnahmen und Möglichkeiten haben dazu geführt, dass heutzutage immer mehr Menschen mit schwersten Hirnschäden überleben. Durch diese Entwicklung kommen Kompensationsstrategien zum möglichst effizienten Einsatz verbliebener psychischer Ressourcen und dem Umgang des Versehrten mit externen Hilfen eine besondere Bedeutung zu, da auch nach professionell durchgeführter neuropsychologischer Behandlung bei schweren Hirnschädigungen Reststörungen persistieren, die zeitlebens akzeptiert werden müssen. Hierbei ist eine ganzheitliche Betrachtungsweise, d.h. die Berücksichtigung vor allem auch des psychosozialen Hintergrundes des Patienten von großer Bedeutung.

Bei Vorliegen von Defektzuständen stehen *psychosoziale Maßnahmen* oft im Vordergrund (Oder et al. 1984; Schalén et al. 1994), verbunden mit Adaptierungen der Umgebung des Versehrten an seine Behinderung. Beim Einsatz externer Hilfen ist zu beachten, dass deren Akzeptanz umso höher ist, je geringer der Zeit- und Energieaufwand beim Anwenden solcher externer Hilfen ist (Burke et al. 1994). Es müssen individuell unterschiedliche Methoden und Hilfen erprobt werden, bis letztlich die effizienteste Methode gefunden ist. Oft müssen Versehrte durch ihre Angehörigen (Freunde, Familie) zeitlebens zum Gebrauch von Hilfsmitteln ermuntert werden; so etwa bei Vorliegen gravierender Gedächtnisstörungen oder persistierender unzureichender Krankheitseinsicht.

Bei erheblichen Defektzuständen können Kompensationsstrategien und -hilfen nur noch von der Umwelt und den Angehörigen des Patienten angewandt werden. Betroffene und Angehörige, die zunächst immer eine völlige Wiederherstellung gestörter Funktionen anstreben, müssen ihre Erwartungen und Ansprüche anpassen und reduzieren (Ben-Yishay, Gold 1990). In diesem Stadium sind sie durch psychologische Hilfestellung in Form von Gesprächen und Bausteinen aus psychotherapeutischen Techniken zu unterstützen.

Indikation/Kontraindikation

Neuropsychologische Behandlung ist bei vorliegenden psychoorganischen Veränderungen prinzipiell stets zum frühest möglichen Zeitpunkt indiziert, ist jedoch erst dann sinnvoll, wenn beim Betroffenen wieder weitgehend geistige Ordnung besteht und Bewusstseinsklarheit eingetreten ist. In der akuten Phase, welche durch Desorientiertheit gekennzeichnet ist und allgemein als traumatische Psychose bezeichnet wird, haben – abgesehen von Maßnahmen zur Verbesserung der Orientierung – gezielte, übende neuropsychologische Verfahren meistens keinen maßgeblichen spezifischen und bleibenden Effekt. Auch Jahre nach dem Ereignis, wenn also ein so genanntes Defektsyndrom bzw. eine Demenz eingetreten ist, sind übende Verfahren nicht mehr indiziert. Darauf wird im klinischen Alltag insbesondere von den die Patienten zur Behandlung zuweisenden Stellen häufig unzureichend geachtet. In einer späten Phase kann jedoch ein Kompensationstraining sinnvoll sein, wo dem Patienten der bestmögliche Einsatz seiner verbliebenen psychischen Ressourcen vermittelt wird. Weiters hat sich gezeigt, dass bei Vorliegen schwerer Anosognosie (fehlender Krankheitseinsicht) oder persistierender Anosodiaphorie (nicht adäquater Bewertung der Krankheitsfolgen im Sinne einer Bagatellisierungstendenz) nur selten maßgebliche Erfolge in der psychologischen Behandlung erreicht werden können. Das Vorliegen psychoseähnlicher Erkrankungen sowie das Auftreten psychotischer Zustände, welche bisweilen nach temporalen und frontalen Läsionen beobachtet werden, erfordert zunächst meist eine *medikamentöse Behandlung* mit hochpotenten Neuroleptika, wobei beim Einsatz solcher Medikamente bei Patienten eventuelle (insbesondere extrapyramidale und sedierende) Nebenwirkungen besonders zu beachten sind. Bei organisch bedingten depressiven Zuständen, die bisweilen nach frontalen und temporalen Schädigungen beobachtet werden, empfiehlt sich meist der Einsatz von Antidepressiva. Reaktiv depressive Zustände sind oft Folge zunehmender Krankheitseinsicht und bei Besserung der Beeinträchtigungen kann häufig auch ohne Medikation das spontane Abklingen der Depressivität erwartet werden. Gravierende aggressive und impulsive Persönlichkeitsveränderungen nach frontobasalen Hirnschädigungen machen eine neuropsychologische Behandlung unmöglich und müssen zunächst medikamentös beeinflusst werden.

Integration von klinisch-psychologischer Behandlung und medizinischen oder anderen Verfahren

Klinisch-psychologische Behandlung von Patienten mit Hirnschädigung ist immer ganzheitlich als wesentlicher Teil einer interdisziplinären Intervention zu sehen. Die Ausschöpfung des Gesundheits- bzw. des Rehabilitationspotentials ist nur in Zusammenarbeit mit anderen Berufsgruppen des Gesundheitswesens erreichbar, die Behandlung von Hirnschädigungen erfordert auf Grund der hier typischerweise vorliegenden sehr komplexen Störbilder stets interdisziplinäre Teamarbeit (Wurzer 1996) mit dem ärztlichen Diagnostiker (meist dem Neurologen) sowie anderen Therapeuten (Physiotherapeuten, Logopäden und Ergotherapeuten).

Auch sind kognitive Fähigkeiten und das Verhalten des Probanden häufig durch medizinisch notwendige Medikation beeinträchtigt, und es ist schon aus diesem Grund eine enge Zusammenarbeit des klinischen Neuropsychologen mit dem Neurologen erforderlich. In *Teamarbeit* abgesprochene, multidisziplinäre, *ganzheitliche Therapieansätze* (Beanspruchung motorischer Funktionen auch in der psychologischen Behandlung, gezielte Berücksichtigung kognitiver Ausfälle in der physiotherapeutischen Behandlung etc.) erweisen sich als ungleich effizienter als rein fachspezifische Behandlungsmethoden.

Empirische Studien

Hinsichtlich der Effektivität psychologischer Behandlungsprogramme gibt es derzeit keine wirklich befriedigenden Studien. Einerseits ist der therapiespezifische Anteil einer Funktionsbesserung niemals klar von der Spontanremission zu trennen, andererseits ist oft die Auswahl der geeignetsten Therapie für den Erfolg einer neuropsychologischen Behandlung entscheidend. Bei der Beurteilung der Effizienz eines Behandlungsprogramms sind zudem der genaue Zeitpunkt des Beginns der Therapie sowie zahlreiche Störfaktoren (siehe oben: interne und externe Störfaktoren) zu berücksichtigen. Bestimmte medizinische Parameter haben sich auch unter Zuhilfenahme moderner nuklearmedizinischer Techniken im Sinne funktionell-bildgebender Verfahren (Pet, Spect) besonders nach schweren Schädelhirntraumen in der Neurorehabilitation als prognostisch bedeutsam erwiesen (Oder et al. 1991; Oder et al. 1993; Oder et al. 1996).

Neben dem *Störungsausmaß* und der *Lokalisation der Hirnschädigung* kommt der individuellen *psychoreaktiven Verarbeitung* einer Verletzung oder Erkrankung besondere Bedeutung zu. Es ist bekannt, dass auch die jeweils vorliegende spezifische Situation zum Zeitpunkt des Ereignisses eine beträchtliche Bedeutung hat, welche meist unterschätzt wird. So werden Schädigungen vom Betroffenen leichter verkraftet, wenn die psychosoziale und berufliche Situation zum Unfallzeitpunkt gefestigt und weitgehend spannungsfrei ist als wenn er sich gerade in einer Krisensituation befindet. In ungünstigem letzterem Falle sind die Rehabilitationsvoraussetzungen schlecht und die Versehrten weisen häufig vom ersten Augenblick an eine völlig unzureichende Anstrengungsbereitschaft bei jeglicher Behandlung auf.

In einer Studie an 213 Patienten des Rehabilitationszentrums Wien/Meidling konnten wir nachweisen, dass hinsichtlich des *Lebensalters* das 25. Lebensjahr einen Wendepunkt in der Prognose der Remissionstendenz nach Schädelhirnverletzungen darstellt: unter 25 Jahren war die festgestellte Prognose insbesondere hinsichtlich sensomotorischer Ausfälle ($p < 0,003$ Prozent) und Denkstörungen ($p < 0,006$ Prozent) hochsignifikant besser als über dem 25. Lebensjahr (Wurzer, Scherzer 1992).

Auch zeigte sich in einer weiteren Untersuchung, in der der *Rückbildungsverlauf der Störungen* bei hundert Patienten im Rehabilitationszentrum Wien/Meidling im Zeitraum sechs Monate bis 24 Monate nach dem Trauma untersucht wurde (Zeitraum 1982 bis 1984; Wurzer 1992), dass selbst bei intensivem, fachgerechtem Einsatz psychologischer Intervention psychoorganische Störungen nur innerhalb eines bestimmten Bereiches rückbildungsfähig sind. In einer sechsstufigen Quantifizierungsskala psychoorganischer Ausfälle, wie sie in Meidling verwendet wird, war eine Remission jeweils nur maximal über zwei Stufen erzielbar, wobei sich jedoch die Struktur der Ausfälle unterschiedlich änderte. Während sich posttraumatisch bedingte Persönlichkeitsveränderungen im Bereich Antrieb und Emotionalität bei 61 Prozent der Probanden nur geringfügig besserten, zeigte sich im Leistungsbereich teilweise eine eindrucksvolle Genesung, und zwar am stärksten bei der Sensomotorik, wo eine durchschnittliche Besserung über drei Stufen der sechsstufigen Quantifizierungsskala möglich war.

Am stärksten erwies sich das Ausmaß psychoorganischer Ausfälle nach einer Hirnverletzung von der *Dauer der posttraumatischen Amnesie* (PTA) abhängig. In einer diesbezüglichen Studie an 595 Patienten des Rehabilitationszentrums Wien/Meidling wurde bei einer PTA unter einer Woche – welche 21 Prozent der untersuchten Patienten aufwiesen – in 92 Prozent Arbeitsfähigkeit wieder erreicht. Bei einer PTA zwischen zwei und sieben Wochen (56 Prozent der untersuchten Patienten) wurden 78 Prozent wieder arbeitsfähig (davon 36 Prozent nur mit erheblicher Beeinträchtigung), bei einer PTA von mehr als sieben Wochen (23 Prozent der Stichprobe) gelang eine berufliche Wiedereingliederung hingegen nur mehr in 37 Prozent (davon zwei Drittel mit erheblicher Beeinträchtigung). Allgemein gilt, dass die berufliche Wiedereingliederungsrate mit zunehmender Zeit nach dem Ereignis deutlich abnimmt. Dikmen et al. (1994) konnten in einer Stichprobe von 366 Schädelhirnverletzten nachweisen, dass die Chance eines beruflichen Wiedereinstiegs in den ersten sechs Monaten nach einem Trauma signifikant besser ist als danach.

Berufliche Wiedereingliederung ist eine maßgebliche Zielvariable in der Rehabilitation Hirnverletzter. Mair et al. (1998) evaluierten mit semistrukturierten Interviews und einer standardisierten neurologischen Untersuchung an einer Stichprobe von 60 Patienten des Rehabilitationszentrums Meidling, bei denen am Ende der stationären Behandlung eine *berufliche Wiedereingliederung* auf Grund psychologischer Befunde zumindest möglich schien, das Ausmaß der beruflichen Reintegration im Langzeitverlauf. Krankheitseinsicht und Akzeptanz der Behinderungsfolgen waren bei den Versehrten durchwegs reduziert und der aktive Gebrauch von Kompensationshilfen erfolgte sehr selten. 60% der Patienten standen in einem bezahlten Arbeitsverhältnis (22% unverändert, 18% zurückgestuft und 20% an einem geschützten Arbeitsplatz). Oder et al. (1998) konnten anhand diesen selektionierten, potentiell beruflich reintegrierbaren Patientengruppe schwer Schädelhirnverletzter prognostische Faktoren identifizieren: in der multivariaten Analyse zeigten sich mangelnde familiäre Ressourcen und persistierende neurologische Defizite als unabhängige prognostische Faktoren für eine fehlende berufliche Reintegration.

Zusammenfassung

Folgen von Verletzungen beziehungsweise Erkrankungen des Gehirns werden aus unterschiedlichen Blickrichtungen (Impairment, Disability, Soziales Handicap) betrachtet. Unterschiedliche psychologische Interventionen werden besprochen: diagnostische Abklärung, spezifische Information des Betroffenen unter Berücksichtigung des Störungsbewusstseins, Behandlungsplan und Zielsetzung, Funktions- und Kompensationstraining, Reintegrationsphase.

Die Bedeutung des Feedback in der psychologischen Behandlung wird unterstrichen, auf Störfaktoren wird hingewiesen. Unter Berücksichtigung der modernen computerunterstützten Behandlung wird auf das Training kognitiver Funktionen näher eingegangen, auch unterstützende Behandlungsmethoden wie Entspannungstherapie und Biofeedback werden berücksichtigt. Die besondere Vernetzung mit anderen Gesundheitsberufen wird hervorgehoben, die Problematik der Effektivitätsüberprüfung psychologischer Behandlungsprogramme wird erwähnt. Langzeitergebnisse der Behandlung Schädelhirnverletzter werden anhand des Krankengutes des Rehabilitationszentrums Meidling dargestellt. Alter, Dauer der posttraumatischen Amnesie, aber auch das familiäre Umfeld wurden als wesentliche prognostische Prädiktoren identifiziert.

Literatur

Barolin G.S., Oder W. (1986) Bausteine zu einer neurologischen Rehabilitations-Systematik („Neuro-Rehabilitation") unter besonderer Berücksichtigung der Schlaganfall-Rehabilitation. Rehabilitation 1986. In: Barolin G.S., Oder W., (Hrsg.) Enke, Stuttgart, S. 1–76
Beckmann D., Brähler E., Richter H.E. (1990) Gießen-Test (GT). Huber, Bern
Ben-Yishay Y., Gold J. (1990) Therapeutic milieu approach to neuropsychological rehabilitation. In: Wood R.L. (eds.) Neurobehavioral sequelae of traumatic brain injury. Kluwer Academic Publisher, Boston, pp. 271–295
Bleuler E. (1916, zuletzt 1979) Lehrbuch der Psychiatrie. Springer, Berlin Heidelberg New York Tokyo
Brix-Brugger E. (1998) Ein Weg aus der „gelernten Hilflosigkeit". Wiener Klinische Wochenschrift Magazin. Springer, Wien New York 10a: 24–27
Burke J.M., Danick J.A., Bemis B., Durgin C.J. (1994) A process approach to memory book training for neurological patients. Brain Injury 8: 71–78

Caprez G (1992) Sinn und Unsinn des Computereinsatzes in der neuropsychologischen Rehabilitation. In: Roth V.M. (Hrsg.) Computer in der Sprachtherapie. Günther Narr Verlag, Tübingen, S. 17–25

Cramon D. von (1988) Neuropsychologische Rehabilitation: Grundlagen – Diagnostik – Behandlungsverfahren. Springer, Berlin Heidelberg New York Tokyo

Dikmen S.S., Temkin N.R., Machamer J.E., Holubkov A.L., Fraser R.T., Winn H.R. (1994) Employment following traumatic head injuries. Arch Neurol 51: 177–186

Dilling H., Mombour W., Schmidt M.H., Schulte-Markwort E. (1994) ICD-10, Internationale Klassifikation psychischer Störungen. ICD-10 Kapitel V (F), Forschungskriterien. Huber, Bern

Fries W. (1996) Ambulante und teilstationäre Rehabilitation von Hirnverletzten. Zuckerschwerdt, München

Gauggel S. (1997) Die Hirnverletztenlazarette und die Anfänge der Neurorehabilitation. In: Gauggel S., Kerkhoff G. (Hrsg.) Fallbuch der Klinischen Neuropsychologie. Hogrefe, Göttingen, S. 15–24

Gauggel S., Deckersbach T., Rolko C. (1998) Entwicklung und erste Evaluation einer Skala zur Beurteilung von Handlungs-, Planungs- und Problemlösestörungen. Z Neuropsychol 9: 3–17

Gauggel S., Konrad K., Wietasch A.K. (1998) Neuropsychologische Rehabilitation. Ein Kompetenz- und Kompensationsprogramm. Beltz, Weinheim

Gauggel S., Schultze U., Seseke G., Schoof-Tams K. (1997) Die Marburger Kompetenz Skala (MKS). Z Neuropsychol 8: 95

Helscher R.J. (1997) Klinische Neuropsychologie. Verlag der Provinz, Wien-Weitra

Hofer E. (1973) Psychologische Untersuchung des organischen Psychosyndroms und Einsatzmöglichkeiten psychologischer Methoden bei der Behandlung. In: Mifka P. (1976) Post-traumatic psychiatric disturbances. Handbook of clinical neurology In: Vinken P.J., Bruyn G.W. (eds.) Vol 24/II. North Holland Publishing Company, Amsterdam, pp. 544–557

Hofer E., Scherzer E. (1981) Reaction training for brain-injured persons and their working capability. Proceedings of the Third European Regional Conference of Rehabilitation International, Vienna. AUVA, Wien, pp. 51–52

Hofer E., Scherzer E. (1982) Psychologische Behandlung in der Rehabilitation Hirnverletzter. Schlußber des 3. alpenländisch-adriatischen Symposiums, Arbeitskreis Rovinij, S. 29–31

Hunger J., Leplow P., Klein J. (1987) Zur Struktur des hirnorganischen Psychosyndroms. Nervenarzt 58: 603–609

Jacobson E. (1970) Modern treatment of tense patients. Thomas, Springfield

Kaiser A., Hahlweg K. (1996) Kommunikations- und Problemlösetraining. In: Margraf J. (Hrsg.) Lehrbuch der Verhaltenstherapie, Band 1: Grundlagen, Diagnostik, Verfahren, Rahmenbedingungen. Springer, Berlin, Heidelberg New York Tokyo, S. 371–385

Katzlberger F., Oder W. (1998) Psychosoziale Folgen schwerer Schädel-Hirnverletzungen – ein Vergleich von Patienten- und Angehörigeninterviews. Neuropsychiatrie (Innsbruck). Abstraktband der 25. Wissenschaftlichen Tagung der ÖGNP, S. 47

Kerkhoff G. (1988) Visuelle Raumwahrnehmung und Raumoperationen. In: Cramon D., Zihl J. (Hrsg.) Neuropsychologische Rehabilitation: Grundlagen, Diagnostik, Behandlungsverfahren. Springer, Berlin, Heidelberg New York Tokyo, S. 197–214

König P., Fend I., Künz A. (1986) Antidepressivabehandlung und Schädelhirntrauma. In: Scherzer. E (Hrsg.) Neurorehabilitation in Österreich. Schlussber d Jahrestagung d Österr Ges f Neuro Rehabilitation, S. 169–179

Lamberti G. (1993) Persönlichkeitsveränderung nach Hirnschädigung: Zum Stand der gegenwärtigen Diskussion. Z Neuropsychol 4: 92–103

Lezak M.D. (1995) Neuropsychological assessment. Oxford University Press, New York

Mahoney F.I., Barthel D.W. (1965) Functional evaluation: The Barthel Index. Maryland State Med J 14: 61–65

Mair G., Spatt J., Oder W. (1998) Neurologische Behinderung nach schwerem SHT im Langzeitverlauf. Neuropsychiatrie (Innsbruck). Abstraktband der 25. Wissenschaftlichen Tagung der ÖGNP, S. 52
Münssinger U., Kerkhoff G. (1995) Therapiematerial zur Behandlung visueller Explorationsstörungen bei homonymen Gesichtsfeldausfällen und visuellem Neglect. EKN – Materialien für die Rehabilitation 9. Borgmann, Dortmund
Müssigbrodt H., Kleinschmidt S., Schürmann A., Freyberger H.J., Dilling H. (1996) Psychische Störungen in der Praxis. Leitfaden zur Diagnostik und Therapie in der Primärversorgung nach dem Kapitel V (F) der ICD-10, Huber, Bern
Oder W., Barolin G.S. (1986) Nicht-medikamentöse Entspannungsverfahren in der Schmerztherapie. In: Schmerztherapie – eine interdisziplinäre Aufgabe. In: Bergmann H. (Hrsg.) Springer, Berlin Heidelberg New York Tokyo, S. 149–158
Oder W., Binder H., Goldenberg G., Hufgard J., Deecke L. (1988) Zur Verlaufsprognose und – dokumentation von schweren Schädelhirnverletzungen. W Klin Wochenschr 100: 675–680
Oder W., Goldenberg G., Deecke L. (1991) Prognostische Faktoren für die Rehabilitation nach schweren Schädelhirnverletzungen. Fortschr Neurol Psychiatry 59: 376–386
Oder W., Goldenberg G., Spatt J., Podreka I., Binder H., Deecke L. (1992) Behavioural and psychosocial sequelae of severe closed head injury and regional cerebral blood flow: a Spect study. J Neurol Neurosurg Psychiatry 55: 457–480
Oder W., Hodkewitsch E., Barolin G.S. (1984) Der nachgehende Rehabilitationsdienst. Rehabilitation 1984. In: Barolin G.S., Koppi St. (Hrsg.) Enke, Stuttgart, S. 19–24
Oder W., Podreka I., Spatt J., Goldenberg G. (1996) Cerebral function following catastrophic brain injury: Relevance of single photon emission computerized tomography and positron emission tomography. Catastrophic brain injury. In: Levin H.S., Benton A.L., Muizelaar J.P., Eisenberg H.M. (eds.) Oxford University Press, New York, pp. 51–76
Oder W., Scheiderbauer E., Barolin G.S. (1985) Vergleichende Untersuchungen des Immediaterfolges von zweierlei Biofeedback–Methoden. Kopfschmerz 1984/85. In: Barolin G.S., Schmid H., Kascha S. (Hrsg.) Enke, Stuttgart, S. 126–139
Oder W., Spatt J., Mair G. (1998) Zur Prognose der Arbeitsfähigkeit nach schwerem SHT. Eine katamnestische Studie. Neuropsychiatrie (Innsbruck). Abstraktband der 25. Wissenschaftlichen Tagung der ÖGNP, S. 56
Oder W., Spatt J., Prayer L., Podreka I., Goldenberg G., Binder H., Deecke L. (1993) Zur Wertigkeit von MRT und HMPAO-SPECT beim schweren SHT mit normalem CCT. Spektrum der Neurorehabilitation. In: Wild vK. (Hrsg.) Zuckschwerdt, München Berlin Wien New York, S. 27–30
Poeck K. (Hrsg.) (1989) Das sogenannte psychoorganische Syndrom und die verschiedenen Formen der Demenz aus neurologischer Sicht. Klinische Neuropsychologie. Thieme, Stuttgart New York, S. 330–339
Poeck K. (1989) Klinische Neuropsychologie, Thieme
Prigatano G.P. (1986) Neuropsychological rehabilitation after brain injury. John Hopkins University Press, Baltimore
Prigatano G.P., Schacter D.L. (1991) Awareness of deficit after brain injury. Oxford University Press, New York
Prosiegel M. (1991) Neuropsychologische Störungen und ihre Rehabilitation: Hirnläsionen – Syndrome – Diagnostik – Therapie. Pflaum, München
Prosigl M. (1988) Psychopathologische Symptome und Syndrome bei erworbenen Hirnschädigungen. In: Cramon D., Zihl (Hrsg.) Neuropsychologische Rehabilitation: Grundlagen, Diagnostik, Behandlungsverfahren. Springer, Berlin Heidelberg New York Tokyo, S. 57–82
Prosigl M., Böttger S., Schenk T., König N., Marolf M., Vaney C., Garner C., Yassourdis A. (1996) Der erweiterte Barthel-Index – eine neue Skala zur Erfassung von Fähigkeitsstörungen bei neurologischen Patienten. Neurologie und Rehabilitation 1: 7–13

Schalén W., Hansson L., Nordström G., Nordström C.H. (1994) Psychosocial outcome 5–8 years after severe traumatic brain lesions and the impact of rehabilitation services. Brain Injury 8: 49–64

Scherzer E. (1991) Bedeutung der Neuropsychologie in der Rehabilitation von Schädigungen des Zentralnervensystems. In: Scherzer E. (Hrsg.) Neuropsychologie und Neurorehabilitation. Schlussbericht der Jahrestagung der Österr Ges f Neuro Rehabilitation, S. 17–26

Scherzer E., Wurzer W. (1988) Interne Störfaktoren bei der Rehabilitation Schädelhirnverletzter. Schlußbericht des 5. Alpenländisch-adriatischen Symposiums, Rehabilitationszentrum Weißer Hof, Hausdruckerei der Allgemeine Unfallversicherungsanstalt, Wien, S. 156–158

Scherzer E., Wurzer W. (1991) Neuropsychiatrische Rehabilitation von Schädelhirntraumen. In: Scherzer E. (Hrsg.) Neuropsychologie und Neurorehabilitation. Schlußber d Jahrestagung 1988 der Österr Ges f Neuro-Rehab am 1. und 2.12.1988, Pensionsversicherungsanstalt d Ang, Wien, S. 29–39

Scherzer E., Wurzer W. (1994) Wesensänderung nach Hirntrauma. In: Suchenwirth R.M.A., Ritter G. (Hrsg.) Begutachtung der hirnorganischen Wesensänderung. Gustav Fischer, Stuttgart Jena New York, S. 48–61

Schubi (1986) Geschichten auf Fotokarten. Schulen und Bilden. Vertrieb Schweiz: Schubiger, Winterthur. Vertrieb Deutschland: Huesman und Benz, Singen

Schultz J.H. (1966) Das autogene Training. Thieme, Stuttgart

Schweizer V. (1989) Neurotraining. Therapeutische Arbeit mit hirngeschädigten Erwachsenen im kognitiven Bereich. Springer, Berlin Heidelberg New York Tokyo

Spatt J., Zebenholzer K., Oder W. (1997) Psychosocial long-term outcome of severe head injury as perceived by patients, relatives, and professionals. Acta Neurol Scand 95: 173–179

Sturm W., Hartje W. (1989) Methoden der Neuropsychologie. In: Poeck K. (Hrsg.) Klinische Neuropsychologie. Thieme, Stuttgart New York, S. 8–36

Wade D.T., Collin C. (1988) The Barthel ADL index: a standard measure of physical disability. Int Dis Stud 11: 89–92

Willer B., Rosenthal M., Kreutzer J.S., Gordon W.A. et al. (1993) Assessment of community integration following rehabilitation for traumatic brain injury. J Head Trauma Rehab 8: 75–87

Wolpe J. (1976) Behavior therapie and its malcontents. J Behav Ther Exp Psychiatry 7: 1–5

Wolpe J. (1981) Praxis der Verhaltenstherapie. Huber, Bern

Wurzer W. (1992) Das posttraumatische organische Psychosyndrom. Universitätsverlag, Wien

Wurzer W. (1995) Neuropsychologisches Training nach Schädel-Hirn-Traumen." Schlussbericht des 8. alpenländisch-adriatischen Symposiums (22.6.–25.6.1994), Luzern, Schweiz. AUVA, Wien, S. 165–170

Wurzer W. (1996) Die klinisch-psychologische Behandlung in der Rehabilitation, PiÖ, 3/1996

Wurzer W., Scherzer E. (1981) Auffassungstraining in der Rehabilitation Hirnverletzter. Psychologie in Österreich 3. Literas, Wien, S. 15–19

Wurzer W., Scherzer E. (1982) Das Auffassungstraining als Beispiel einer psychologischen Behandlungsmethode. Arbeitskreis Rovinij/Jugoslawien für internationale Zusammenarbeit in der Rehabilitation, Schlussbericht des 3. alpenländisch-adriatischen Symposiums. AUVA, Wien, S. 32–34

Wurzer W., Scherzer E. (1988) Externe Störfaktoren bei der Rehabilitation Schädelhirnverletzter. Schlußbericht des 5. Alpenländisch-adriatischen Symposium, Rehabilitationszentrum Weißer Hof, Hausdruckerei der Allgemeinen Unfallversicherungsanstalt, Wien, S. 158–161

Wurzer W., Scherzer E. (1990) Diagnosis and treatment of psychic disturbances after brain injury, vol. 39, Neurologija, [Suppl] 2: 51, Zagreb

Wurzer W., Scherzer E. (1991) Sozialpsychologische Aspekte der Rehabilitation. In: Scherzer E (Hrsg.) Neuropsychologie und Neurorehabilitation. AUVA, Wien, S. 131–137

Wurzer W., Scherzer E. (1992) Der Einfluss des Lebensalters auf die neuropsychologische Rehabilitation. Schlußbericht der 7. alpenländisch-adriatisches Symposium, Garmisch-Partenkirchen/Murnau, 11.–14. September 1991. AUVA, Wien

Wurzer W., Scherzer E. (1993) Unfallbedingte hirnorganische psychische Störungen in Rehabilitation und Begutachtung. Hefte zu Der Unfallchirurg (6. Deutsch-Österr.-Schweizerische Unfalltagung in Wien, 21.–25.5.1991) 230: 596–600

Wurzer W., Scherzer E., Simon R. (1992) Der Einfluss des Lebensalters auf die neuropsychologische Rehabilitation. Schlussbericht der 7. alpenländisch-adriatisches Symposium, Garmisch-Partenkirchen/Murnau, 11.–14. September 1991. AUVA, Wien, S. 244–248

Zebenholzer K., Oder W. (1998) Neurologische und psychosoziale Folgen 4 und 8 Jahre nach schwerer Schädelhirnverletzung: eine katamnestische Studie. Wiener Klin Wochenschrift 110: 253–261

Zihl J. (1988) Methodische Voraussetzungen der neuropsychologischen Rehabilitation. In: Cramon D. von, Zihl J. (Hrsg.) Neuropsychologische Rehabilitation: Grundlagen – Diagnostik – Behandlungsverfahren. Springer, Berlin Heidelberg New York Tokyo

\<F1\> Psychische und Verhaltensstörungen durch psychotrope Substanzen

\<F10\> Störungen durch Alkohol

Wolfgang Beiglböck und Senta Feselmayer

> *Mach dich nicht selber hilflos durch Trinken in der Kneipe, damit sich die Worte deiner Rede nicht wiederholen und aus deinem Mund herausquellen, ohne dass du weißt, dass du sie geäußert hast. Du fällst hin, brichst dir die Knochen, und keiner deiner Saufkumpane gibt dir die Hand um dir zu helfen. Sie werden aufstehen und sagen: „Raus mit dem Trunkenbold."*
>
> (Altägyptischer Papyrus, ca. 1500 v.Chr.)
>
> *....und dass der Wein erfreue des Menschen Herz.*
>
> (Psalm 104,15. Altes Testament)

Allgemeine Darstellung

Historische Entwicklung des Störungsbildes

Alkohol ist mit Sicherheit eine der ältesten psychotropen Substanzen, die der Mensch über den Genuss hinausgehend verwendet, um „sein Herz zu erfreuen". Da zur Zeit des Alten Testamentes das Herz als Sitz der Seele galt, ist das obige Zitat wohl einer der ältesten Belege über den bewussten Einsatz von Alkohol als psychisch wirksame Substanz. Die mit Alkohol verbundenen Nebenwirkungen und Risiken wurden der Menschheit allerdings auch ziemlich schnell bewusst und im obigen altägyptischen Text können wir wohl eine der menschheitsgeschichtlich frühesten Aufklärungsbroschüren erkennen. Nebenbei ist zu beachten, dass sich die Präventionsbemühungen – trotz gegenteiliger psychologischer Forschungsergebnisse – offenbar nur sehr langsam von der „schwarzen Pädagogik" verabschieden. Die beiden Zitate zeigen allerdings auch das Spannungsfeld auf, in dem sich die Diskussion um die Verwendung von Alkohol seit mehr als 3500 Jahren bewegt.

Die westliche Medizin betrachtete die Alkoholabhängigkeit schon sehr früh als behandlungswürdige Erkrankung (Ficinus 1498). Die Psychologie der Alkoholabhängigkeit bzw. psychologische Fragestellungen betreffend Alkohol und Alkoholabhängigkeit fallen zeitlich mit der Begründung der Psychologie als Wissenschaft eng zusammen (z.B. Exner 1875; Münsterberg 1892; Cron, Kraepelin 1897). Die ersten wissenschaftlichen Kongresse zu diesen Themenbereich fanden in der zweiten Hälfte des 19. Jahrhunderts statt. Von psychologischer und therapeutischer Seite wurde jedoch damals die Alkoholabhängigkeit recht eindimensional als so genannte „abulische Erkrankung" (Joire 1908) gesehen. Es wurde davon ausgegangen, dass der Alkoholabhängige lediglich an seinem „Willen" erkrankt sei. Als Methode der Wahl galt in der Behandlung die Schaffung von „Hemmungszentren". Dies erfolgte mit der damals gerade aufkommenden Hypnose. Doch bereits 1914 beschrieb Ertel, dass „nur mit der Erkenntnis der ursächlichen Umstände....die Symptome zum Schweigen (zu bringen sind) und....eine symptomatische Kur nie dauernden Erfolg haben wird." Im Laufe der letzten Jahrzehnte besteht wissenschaftlicher Konsens darüber, dass es sich bei der Entstehung der Alkoholabhängigkeit um eine multifaktorielle Ätiologie handelt. Daraus resultiert ein multifaktorielles Behandlungskonzept.

Allgemeine Überlegungen zur psychologischen Diagnostik und zur Differentialdiagnose

Als die drei Einflussgrößen in diesem multifaktoriellen Prozess gelten biologische Faktoren, soziale und Umweltfaktoren sowie psychologische Faktoren.

Zunächst einige kurze Anmerkungen zu den *biologischen Faktoren:* Familienstudien konnten wiederholt eine erhöhte Alkoholismusprävalenz bei Verwandten ersten Grades von Alkoholkranken feststellen (vgl. Sher 1993). In den letzten 20 Jahren konnten eine Reihe von Adoptionsstudien in Europa und den USA konsistente Belege für einen genetischen Faktor in der Ätiologie des Alkoholismus vor allem bei Söhnen von alkoholkranken Männern liefern (vgl. Goodwin 1988). Allerdings differieren diese Studien sehr stark in der Beurteilung des genetischen Anteils und der Anlage-Umwelt-Interaktion. Cloninger (1981) und Mitarbeiter gehen davon aus, dass bei verschiedenen Typen von Alkoholkranken der genetische Anteil verschieden stark ausgeprägt ist. Typ I findet sich sowohl bei männlichen als auch weiblichen adoptierten Kindern von Alkoholkranken und ist mit einer milderen Verlaufsform assoziiert. Typ II ist durch schweren Alkoholmissbrauch, Kriminalität und einer extensiven Behandlungsgeschichte des biologischen Vaters männlicher Adoptierter und durch eine nur geringe Modulation durch die Umwelt gekennzeichnet. Bisher vorliegende Erkenntnisse gehen allerdings davon aus, dass der Alkoholismus nicht direkt mittels eines „Alkoholismusgens" vererbt wird, sondern dass vor allem bei Söhnen von alkoholkranken Vätern eine gewisse Vulnerabilität für diese Erkrankung vorliegt. So konnten Schuckit und seine Mitarbeiter (1992) zeigen, dass noch nicht erkrankte Söhne von alkoholkranken Vätern einerseits erhöhte Stressreaktionen zeigen, andererseits Alkohol eine deutliche stressreduzierendere Wirkung hat als bei Söhnen von nicht alkoholkranken Vätern.

Im Zusammenhang mit der Besprechung biologischer Faktoren darf auf die hirnorganischen Auswirkungen des Alkohols nicht vergessen werden. Die ICD-10 subsummiert unter F10 nicht nur das unmittelbare Abhängigkeitssyndrom, sondern auch:

- das mit der psychotropen Substanz verbundene Entzugssyndrom (F1x.3),

– das Entzugssyndrom mit Delir (F1x.4),
– psychotische Störungen in Zusammenhang mit dem Substanzkonsum (F1x.5),
– amnestische Störungen inklusive Korsakow-Syndrom. (F10.6).

Diese Zustandsbilder können hier nur kurz erwähnt werden, dürfen aber bei Diagnostik und Behandlung nicht unberücksichtigt bleiben. Im Regelfall werden Entzugserscheinungen medikamentös behandelt, wobei ein intensives Entspannungstraining unter Berücksichtigung hypnotherapeutischer Techniken das Abklingen der Entzugserscheinungen beschleunigen kann (Hauk et al. 1989). Diagnostik und Behandlung amnestischer Syndrome werden ausführlich in den Beiträgen von Gatterer/Jenny bzw. Wurzer beschrieben und sollen daher an dieser Stelle nicht wiederholt ausgeführt werden. An dieser Stelle soll jedoch dezidert darauf hingewiesen werden, dass es sich bei alkoholbedingten hirnorganischen Leistungsminderungen um einen reversiblen Zustand handelt. Ein Großteil der darunter leidenden Personen profitiert von einem entsprechenden Trainingsprogramm (Feselmayer et al. 1983).

Als beeinflussende *soziale Faktoren* werden einerseits seit langem sekundäre Umweltbedingungen wie das Leben in einer alkoholpermissiven Gesellschaft, finanzielle Situation, Arbeitslosigkeit, soziales Netz u.v.m. angenommen (vgl. Jahoda 1933, Feselmayer et al. 1988). Eine wichtige Rolle spielt auch das unmittelbare Umfeld, wie z.B. die Familie. Gregory Bateson (1981) hat im Rahmen der Systemtheorie diese Überlegungen erstmals formuliert:

Er geht davon aus, dass der Alkoholkranke im Rahmen seiner Abhängigkeitsentwicklung in einen symmetrischen, d.h. sich hochschaukelnden Kampf mit dem Alkohol und mit seiner Umwelt gerät. Der Abhängige hat nicht nur mit der abhängig machenden Substanz zu kämpfen, sondern befindet sich meist auch in einem auf den ersten Blick eher irrationalen Rivalitätszustand mit dem Partner oder der Partnerin. Der Alkohol erhält in der Paarbeziehung einen wichtigen Stellenwert, in der vielen Fällen läuft die Kommunikation in Partnerschaften, in denen ein Partner abhängig ist, nur mehr über den Alkohol. Der eine Partner versucht den anderen zu bewegen abstinent zu sein, was jedoch kaum gelingt. Dadurch eskaliert der Konflikt. Im Zuge dieses Konfliktes fahren die Partner im Laufe der Jahre mit immer schwereren Geschützen auf. Der nicht abhängige Teil wird sich immer schwerere Drohungen einfallen lassen, auf die der andere, um diesen Konflikt nicht zu verlieren, mit noch mehr Abhängigkeit antwortet. Die Systemtheorie spricht dann von einer symmetrischen Eskalation eines Konfliktes.

Was bedeutet aber nun dieser systemische Ansatz im Umgang mit Alkohol in unserer Gesellschaft? In unserer abendländischen Kultur besteht bezüglich unserer normalen Trinkgewohnheiten eine starke Tendenz zur Symmetrie, d.h. unabhängig von einer Abhängigkeitsentwicklung neigen wir dazu, wenn wir Alkohol trinken, stets mit den anderen mitzuhalten und so symmetrisch zu reagieren. Man denke z.B. an Stammtischrunden oder an die Peer-Gruppe, wo das Mithalten, ein Geeicht-Sein, den Initiationsritus für das Erwachsenwerden darstellt.

Die Ergebnisse der Forschungen zur so genannten „Suchtfamilie" lassen einige Kriterien annehmen, die in Familien von Suchtkranken weiter verbreitet sind, wobei darauf hinzuweisen ist, dass es auch einen großen Prozentsatz von „Suchtfamilien" gibt, die keine dysfunktionalen Muster aufweisen (Beiglböck et al. 1993). Im Allgemeinen wird von starren Außengrenzen bei diffusen Innengrenzen ausgegangen, die zu einer Isolierung dieser Familien führen, andererseits dem Jugendlichen die Ablösung massiv erschweren. Abhängig vom Geschlecht des Suchtkranken sind diese Familien entweder von Konfliktvermeidung (Männer) oder einer erhöhten Konfliktbereitschaft (Frauen) gekennzeichnet.

Bezüglich der dritten Einflussgröße bei der multifaktoriellen Ätiologie des Alkoholismus, der *psychologischen Bedingungen,* soll an dieser Stelle nur kurz darauf hingewiesen werden, dass die Suche nach der so genannten Suchtpersönlichkeit ergebnislos verlaufen ist. Genau umschriebene Persönlichkeitseigenschaften von Substanzabhängigen konnten nicht gefunden werden (vgl. Feselmayer et al. 1991). Hier darf es diagnostisch zu keiner Verwechslung mit der „abhängigen Persönlichkeitsstörung" (F60.7) kommen, die in keinem direkten Zusammenhang mit dem Abhängigkeitssyndrom steht, wenngleich sie natürlich, so wie andere Persönlichkeitsstörungen, als komorbides Geschehen auftreten kann. Die weiteren psychologischen Bedingungen einer Substanzabhängigkeit sollen im spezifischen Teil dieses Beitrages hinsichtlich Diagnostik und Behandlung dargestellt werden.

Hinsichtlich der Differentialdiagnostik muss an dieser Stelle neben der Typologie nach Cloninger noch auf zwei medizinische differentialdiagnostische Systeme hingewiesen werden, die auch im Zusammenhang mit einer einzuleitenden psychologischen Behandlung von Wichtigkeit sind.

Jellinek entwickelte 1960 eine Einteilung in 5 Typen von Alkoholkranken, die zwar hauptsächlich phänomenologisch erstellt wurde (die Untersuchungsstichprobe genügt kaum herkömmlichen wissenschaftlichen Standards), die sich allerdings aufgrund ihrer medizinischen Brauchbarkeit bisher durchgesetzt hat. Wesentlich ist dabei die Unterscheidung zwischen „Rauschtrinker" und „Spiegeltrinker,". Der „Rauschtrinker" (Gamma – Typ) hat zwar Kontrollverluste, ist jedoch fähig zur Abstinenz. Dadurch kommt es erst sehr spät zum Auftreten von Entzugserscheinungen oder körperlichen Folgeerkrankungen, soziale Beeinträchtigungen z.B. durch Kriminalität oder Führerscheinentzug treten jedoch schneller auf. Die Vorstufe zu diesem Verlauf wäre der „Konflikttrinker" (Alpha – Typ). Der „Spiegeltrinker" (Delta – Typ) hingegen hat kaum Kontrollverluste, ist allerdings nicht in der Lage abstinent zu sein. Es handelt sich dabei um einen sozial unauffälligen Konsum, der oft über Jahrzehnte betrieben wird. Bei diesem Trinkverlauf sind jedoch bereits frühzeitig Entzugserscheinungen oder teilweise lebensbedrohliche Komplikationen im Entzug, wie etwa ein Delir oder epileptische Anfälle, zu erwarten. Auch körperliche Folgeerkrankungen treten verhältnismäßig rasch auf. Die Vorstufe dazu wäre der „Gelegenheitstrinker" (Beta – Typ). Nicht unerwähnt bleiben darf in diesem Zusammenhang der so genannte „Quartalstrinker" (Epsilon – Typ). Dabei handelt es sich um einen Verlauf mit oft monatelanger Abstinenz mit phasenhaft auftretenden massiven Kontrollverlusten. Dieser Trinktyp findet sich überwiegend in Verbindung mit zykloiden Störungsbildern.

Eine wissenschaftlich weitaus besser abgesicherte Typologie ist jene von Lesch und Walter (1989):

Typ I: Patienten mit einer Alkoholstoffwechselstörung (ca. 20%)
Typ II: Patienten, die Alkohol als Angst- und Konfliktlöser einsetzen (ca. 25%)
Typ III: Patienten, die Alkohol als Antidepressivum einsetzen (ca. 30%)
Typ IV: Patienten, die vor ihrem 14. Lebensjahr eine nachhaltiges Schädelhirntrauma erlitten haben (ca. 25%)

Im Gegensatz zu Jellinek erfasst diese Typologie auch die Funktionen des Alkohols, denen eine offensichtlich therapeutische Relevanz – sowohl in psychologischer als auch pharmakologischer Hinsicht – zukommt. So wird eine Wirksamkeit so genannter Anticravingsubstanzen (Campral®, Revia®) hauptsächlich bei Typ I gegeben sein.

Hinweise und Richtlinien für psychologische Interventionen

Aus den bisher beschriebenen multifaktoriellen Entstehungsbedingungen der Substanzabhängigkeit ergibt sich im Regelfall auch ein multiprofessionelles Behandlungsmodell, wobei vor allem der medizinischen Behandlung und der sozialtherapeutischen Betreuung im weitesten Sinn eine wesentliche Bedeutung zukommt. (siehe Wetterling et al. 1997). Daher muss am Beginn einer psychologischen Behandlung stets eine Abklärung der Notwendigkeit der Beiziehung anderer Professionen stehen. Insbesondere sollte abgeklärt werden, inwieweit eine medizinische, eventuell sogar stationäre Behandlung indiziert ist. Der oben beschriebenen medizinischen Differentialdiagnose kommt aus diesem Grund eine wesentliche Bedeutung zu und sollte von in diesem Bereich arbeitenden Psychologen vorgenommen werden können.

Gemäß dem österreichischen Psychologengesetz ist Klinische Psychologie die Anwendung psychologischer Theorien- in diesem Fall zur Diagnose und Behandlung von Suchterkrankungen. Daher muss auch die Diagnostik dementsprechend theoriengeleitet erfolgen. Die psychologische Diagnostik im Bereich der Suchterkrankung umfasst – nach der Differentialdiagnose Abhängigkeit/Missbrauch – einerseits die Abklärung der „Grundstörung" (Angst, Depression, verminderter Selbstwert, MDK u.v.m.) und andererseits die Diagnostik suchtspezifischer Anteile, z.B. das Erheben psychologischer Faktoren bei der Entstehung einer Suchterkrankung und das Erfassen neuropsychologischer Folgen der Erkrankung (hirnorganische Beeinträchtigungen).

Psychologische Behandlung ist demgemäß die Anwendung dieser psychologischen Theorien zur Behandlung von Leidenszuständen. Sie ist schulenübergreifend und setzt direkt am Störungsbild an. Im Bereich der Suchterkrankung befasst sie sich, einerseits mit der Behandlung der Grundstörung, andererseits mit der Behandlung suchtspezifischer Störungsbereiche. Die psychologischen Behandlungsmöglichkeiten der verschiedenen Grundstörungen werden in diesem Buch an anderer Stelle für die verschiedenen Störungsbilder ausführlich beschrieben. In weiterer Folge befassen wir uns daher nur mit den suchtspezifischen Anteilen an diesem Krankheitsbild.

Spezifische Darstellung

Beschreibung des Störungsbildes nach ICD-10 mit Querverweisen zur ICD-9 und zu DSM-IV

Die ICD-10 fasst unter F10 bis F19 ein breites Spektrum von Störungen zusammen, deren Schweregrad von einer Intoxikation und schädlichem Gebrauch bis zu psychotischen Zustandsbilder und zur Demenz reicht. Damit wurde von dem Prinzip abgegangen, die mit dem Missbrauch einer psychotropen Substanz einhergehenden Störungsbilder verschiedenen Abschnitten zuzuordnen, wie es sich noch im ICD-9 und teilweise auch im DSM-IV darstellt. Die zweite Stelle gibt die missbrauchte Substanz, die dritte und vierte Stelle die psychopathologischen Syndrome, von der akuten Intoxikation bis hin zum Restzustand an. Das wesentlichste Störungsbild in diesem Zusammenhang ist das „Abhängigkeitssyndrom" (F1x.2). Eine sichere Diagnose „Abhängigkeit" (F1x.2, nach ICD-9 303 oder 304.x je nach konsumierter Substanz) soll nur gestellt wenn, falls während der letzten 12 Monate drei oder mehr der folgenden Kriterien gleichzeitig vorhanden waren:

- Ein starker Wunsch oder eine Art Zwang, psychotrope Substanzen zu konsumieren.
- Eine verminderte Kontrollfähigkeit bezüglich des Beginns, der Beendigung und der Menge des Konsums (Kontrollverlust).
- Ein körperliches Entzugssyndrom bei Beendigung oder Reduktion des Konsums, nachgewiesen durch die substanzspezifischen Entzugssymptome oder die Aufnahme der gleichen oder einer nahe verwandten Substanz, um Entzugssymptome zu vermeiden oder zu mildern. Die typischen Entzugssymptome bei Alkohol sind neben vielen anderen: innere Unruhe, Angst, übermäßiges Schwitzen, Tremor v.a. der Hände, Ein- und Durchschlafstörungen bis hin zum Delir und epileptischen Anfällen.
- Nachweis einer Toleranz d.h. eine deutliche Steigerung der Dosis, die bei Konsumenten ohne Toleranzentwicklung zu schweren Beeinträchtigungen oder sogar zum Tode führen würden
- Fortschreitende Vernachlässigung anderer Vergnügen oder Interessen zugunsten des Substanzkonsums, erhöhter Zeitaufwand, um die Substanz zu beschaffen, zu konsumieren oder sich von der Folge der Einnahme zu erholen.
- Anhaltender Substanzkonsum trotz Nachweises eindeutig schädlicher Konsequenzen z.B. Leberschädigung, Beeinträchtigung kognitiver Funktionen etc...

Die Kriterien des DSM-IV zur Diagnose einer „Substanzabhängigkeit" entsprechen im Wesentlichen jenen des „Abhängigkeitssyndroms" des ICD-10.

Klinisch-psychologische Diagnostik

Bei der klinisch-psychologischen Diagnostik im Bereich der Abängigkeitserkrankungen ist prinzipiell zwischen vier Bereichen der Diagnostik zu unterscheiden:

1. Diagnostik der Suchterkrankung durch „Screeningverfahren" (z.B.: AUDIT, MALT, TAI).
2. Diagnostik der Entstehungsbedingungen (z.B.: TAI, FFT, Alexithymiefragebogen, Sensation Seeking Scale).
3. Diagnostik der hirnorganischen Folgerkrankungen (hirndiffuses organisches Psychosyndrom, Korsakow-Psychose).
4. Diagnostik der Grunderkrankung (Angst-, Depressions-, Persönlichkeitsfragebögen, etc.).

Die letzten beiden Bereiche werden, wie bereits oben erwähnt, beim jeweiligen Störungsbild dargestellt.

Screeningverfahren: Das Hauptproblem bei der Identifizierung von Alkoholproblemen mittels dieser Verfahren besteht in der hohen Augenscheinvalidität. Es kann nicht davon ausgegangen werden, dass Patienten, die ihren Alkoholismus nicht zugeben wollen (sei es aus mangelnder Krankheitseinsicht oder aufgrund von Verbergungs- und Verleugnungstendenzen) „entdeckt" werden können. Die am häufigsten verwendeten Verfahren bzw. jene mit einer guten Validität auf das Außenkriterium Alkoholismus sind der Münchner-Alkoholismus-Test (MALT, Feuerlein et al. 1979) und der Alcohol Use Disorders Identification Test (AUDIT, Babor et al. 1992).

Der MALT besteht aus 2 Teilen, einem Fremdbeurteilungsteil (blutchemische Parameter, Entzugserscheinungen, Folgeerkrankungen etc.) für den Arzt/Psychologen und einem Selbstbeurteilungsteil. Die Fremdbeurteilung unterscheidet dieses Verfahren auch von den anderen Screeningverfahren. Insgesamt stellt der MALT auch eine brauchbare Anamneseleitlinie dar.

Der AUDIT ist eine Screeningverfahren im engeren Sinn und kein Verfahren zur Erhebung der Diagnose „Alkoholabhängigkeit". Er besteht nur aus 10 Fragen (siehe Anhang) und erhebt hauptsächlich die persönlichen Trinkgewohnheiten. Das Ziel dieses Verfahrens ist nicht die Diagnostik von Alkoholabhängigkeit, sondern die Identifizierung problematischen Trinkverhaltens in der Bevölkerung und eignet sich Personen dazu anzuregen ihre Trinkgewohnheiten zu reflektieren.

Diagnostik der Entstehungsbedingungen: Zur Diagnostik der Entstehungsbedingungen sind vorher einige theoretische Überlegungen notwendig, bevor auf die diagnostischen Verfahren im Einzelnen eingegangen werden kann. In diesem Zusammenhang können nicht alle Entstehungsbedingungen angeführt werden, sondern nur jene psychologischen Theorien, deren Relevanz gegeben scheint.

Modell-Lernen

Im Bereich der Entwicklung einer Suchterkrankung kommt v.a. dem Lernen von Erwartungshaltungen eine große Bedeutung zu. Smith (1994) konnte zeigen, dass die Erwartung des Kindes an die verstärkende, positive Wirkung des Alkohols einen hohen Zusammenhang mit einem späteren problematischen Trinken aufweist. Diese Erwartungshaltungen werden vornehmlich in der Familie erlernt. Dies ist nicht nur für die Prävention von entscheidender Bedeutung, sondern auch für die Behandlung. Entsprechende Untersuchungen haben ergeben, dass Alkoholkranke mit hohen positiven Erwartungen an die Wirkung von Alkohol – gemessen am Ende ihrer Therapie – wesentlich rückfallgefährdeter sind als Patienten mit weniger positiv ausgeprägten Alkoholerwartungen.

Attributionstheorie

Bezüglich einer angenommen Dimension „Kontrollüberzeugung" lassen sich Personen danach unterscheiden, inwieweit sie Ereignisse ihres Lebens als durch ihr eigenes Verhalten determiniert oder als von äußeren Bedingungen bestimmt erleben. Diese aus frühen Erfahrungen in Rahmen des sozialen Lernens entstandenen Kontrollüberzeugungen lassen sich als generalisierte Erwartungshaltungen auffassen. Die Attributionstheorie geht davon aus, dass Alkoholkranke dazu neigen, ihren Alkoholkonsum eher external zu attribuieren. (vgl. Krampen et al. 1978) Das heißt, dass sie die Ursachen für ihr Trinken externen, von ihnen nicht kontrollierbaren Faktoren zuschreiben.

Systemtheorie

Siehe Seite 80f, „Allgemeine Überlegungen zur psychologischen Diagnostik und zur Differentialdiagnose."

Alexithymiekonzept

Unter Alexithymie wird im Wesentlichen ein Defizit in der emotionalen Ausdrucks- und Differenzierungsfähigkeit verstanden. Alexithyme Patienten haben Schwierigkeiten Gefühle zu erkennen, zu differenzieren und auszudrücken. Alexithyme Suchtkranke haben große Schwierigkeiten einen emotionalen Bezug zu konfliktauslösenden und belastenden Situationen herzustellen (vgl. auch Burian 1984). Nur ca. 25% aller Suchtpatienten haben bei entsprechenden Untersuchungen Werte im nichtalexithymen Bereich (Havilland et al. 1988).

Sensation Seeking

Unter Sensation Seeking versteht Zuckerman (1964) das Bedürfnis nach starken emotionalen Reizen, d.h. die Suche nach Nervenkitzel und Angst-/Lusterfahrungen. Dieses Persönlichkeitsmerkmal definiert sich zum einen durch das Verlangen nach neuen ungewöhnlichen und vielfältigen Sensationen, zum anderen durch die Bereitschaft physische und soziale Gefahren aufzusuchen und einzugehen. Eine Reihe angloamerikanischer Studien belegen den engen Zusammenhang zwischen Sensation Seeking und problematischem Suchtverhalten, das sich bereits bei einem Auftreten dieser Persönlichkeitseigenschaft in früher Jugend vorhersagen lässt (Zuckerman 1987, Cloninger et al. 1988), wobei biologische Korrelate angenommen werden (Nida Notes 1995).

Welche diagnostischen Maßnahmen sind nun in Rahmen dieser theoretischen Konzepte angebracht?

Modell-Lernen   Standardisierte Verfahren in Entwicklung,
                Fragebogen zum Funktionalen Trinken
                (Belitz-Weihmann et al. 1997).

Da es sich um verhältnismäßig neue Erkenntnisse handelt, wurden bisher noch keine entsprechenden standardisierten Verfahren bis zur Praxistauglichkeit entwickelt. Es gibt einige Vorstudien für einen entsprechenden Fragebogen zur Erhebung der Erwartungshaltungen, den wir für den deutschsprachigen Raum adaptieren wollen. Für die Behandlung hat sich allerdings der Fragebogen zum funktionalen Trinken von Beltz-Weinmann und Metzler (1997) bewährt. Er gibt Aufschluss, welche sozialen und intrapsychischen Funktionen der Alkohol übernommen hat, und liefert daher indirekt Informationen über die dahinterliegenden Erwartungshaltungen. Weitere indikationsspezifische Bereiche werden auch mit dem Trierer Alkoholismusinventar abgedeckt. (Funke et al. 1987)

Attribution   Allg. vs. suchtspezifische Attributionsstile,
                   ARS (Worell et al. 1981, Beiglböck et al. 1987).

Es ist nicht sinnvoll, bei Abhängigen die allgemeinen Attributionsstile im Sinne einer Persönlichkeitseigenschaft zu erheben, sondern die suchtspezifischen Attributionsstile. So finden sich z.B. bei Abhängigen durchaus auch Personen, die intern attribuieren, aber in Bezug auf Alkohol nur externe Trinkauslöser wahrnehmen können. Daher müssen suchtspezifische Fragebögen zur Anwendung kommen, die im deutschsprachigen Raum bisher kaum entwickelt wurden.(vgl. Alcohol Responsibility Scale nach Worell, Tumilty 1985).

Systemtheorie   Verhaltensbeobachtung des Systems
                  FAST – Familienstrukturtest (Gehring 1994).

Das wesentlichste Verfahren in der Diagnostik systemischer Faktoren ist die direkte Verhaltensbeobachtung der Familie. Dabei muss bei Suchtfamilien auf folgende diagnostische Merkmale geachtet werden:

– Starre Außengrenzen
– Diffuse Innengrenzen
– Keine Generationengrenzen
– Indexpatient als Umleiter – Aufrechterhaltung der Homöostase
– Ablösung schwer möglich
– Starre Familienregeln und Rollenstereotypien werden als Konfliktmuster von der Herkunftsfamilie in die Partnerschaft übernommen

Der FAST ist eine Figurentechnik für die Darstellung emotionaler Bindung und hierarchischen Strukturen in einer Familie. (Figuren auf Schachbrett, Nähe und Distanz, meiste Macht, Wunsch und Ideal).
Insgesamt ist es wichtig festzuhalten, dass es auch Familien mit Suchtkranken gibt, die keinerlei pathologische Auffälligkeiten aufweisen (Beiglböck, Feselmayer 1990).

Alexithymie   Toronto Alexithymia Scale (Taylor et al. 1985, Greger 1992)
                  Verhaltensbeobachtung in einem standardisierten Setting
                  (Greger 1992).

Die Toronto Alexithymia Scale erweist sich auch in der deutschsprachigen Fassung als geeignetes Instrument, alexithyme von nichtalexithymen Patienten zu unterscheiden. Sie umfasst folgende Faktoren: Gefühle identifizieren und von Körpersensationen zu differenzieren, Gefühle beschreiben können, Tagträume, operatives Denken.
Eine andere Methode der Diagnostik der Alexithymie ist die Verhaltensbeobachtung in einem standardisierten Setting. Diese Methode wurde in unserem Institut entwickelt (Greger 1992). In 16 verschiedenen Videosequenzen mit der Darstellung von Menschen in unterschiedlichen emotionalen Zuständen sollten diese Zustände diagnostiziert werden, wobei sich die beiden Gruppen hochsignifikant unterscheiden.

Sensation-Seeking Sensation Seeking Scale, neu adaptierte deutsche Fassung (Gniech et al. 1992).

Bisher liegen für die Erhebung der Persönlichkeitseigenschaft „Sensation Seeking" zwar einige deutsche Übersetzungen der Sensation Seeking Scale nach Zuckerman vor, die allerdings unveröffentlicht geblieben sind. Eine der letzte überarbeiteten deutschen Fassungen stammt von Gniech et al. (1992). Eine weitere Möglichkeit Teilbereiche dieses Persönlichkeitsmerkmales zu erheben besteht mittels der deutschen Fassung des Tridemsional Personality Questionnaire (TPQ) nach Cloninger (1987) (vgl. Dufeu et al. 1995). Aufbauend auf seiner biosozialen Theorie der Persönlichkeit umfasst der TPQ die Dimensionen „Novelty seeking" (in Deutsch „Spontanität" erfasst aber im Wesentlichen „Sensation seeking") „Harm Avoidance" („Risiko-Vermeidung") und „Reward Dependence" („Belohnungsabhängigkeit")

Spezifische Interventionstechniken

Allgemeine Grundhaltung

In der Arbeit mit Abhängigen sind besondere Kommunikationsstrukturen zu beachten: Suchtkranke verführen ihre Umgebung oft zu einem so genannten co-abhängigen Verhalten, vor dem auch langjährig tätige Suchttherapeuten nicht gefeit sind. Darunter versteht man, dass aufgrund mangelhafter Abgrenzung, allerdings mit bester Absicht, dazu beigetragen wird, dass der Suchtkranke sein Verhalten nicht verändern muss. Co-abhängiges Verhalten kann bei allen Personen auftreten, die mit Suchtkranken leben, arbeiten oder sie betreuen. Charakterisiert ist dieses Verhalten einerseits durch ein überfürsorgliches Verhalten und die Illusion von Kontrolle andererseits. Üblicherweise werden empathische, fürsorgliche Verhaltensweisen, wie sie vielen anderen psychischen Erkrankungen gegenüber angebracht sind, auch bei Suchtkranken angewendet: Stundenlanges Besprechen der persönlichen Schwierigkeiten, Aus-dem-Weg-Räumen sozialer oder finanzieller Probleme, die der Patient angeblich nicht mehr von sich selbst aus regeln kann, Ausstellen ärztlicher Atteste mit ausschließlicher Nennung der Grundstörung für den Arbeitgeber u.ä. führen dazu, dass der Suchtkranke noch jemanden gefunden hat, der ihm bei der Lösung seiner suchtbedingten Probleme hilft. Dadurch sieht er aber keinerlei Veranlassung etwas zu verändern, da ein Suchtkranker kaum unter seiner Erkrankung selbst, sondern bestenfalls unter den Folgen seiner Erkrankung leidet – seien sie nun im gesundheitlichen, psychischen oder sozialen Bereich gelegen. Da also dieses überfürsorgliche Verhalten, das ein Suchtkranker sehr gut steuern kann, nichts an der Suchterkrankung ändert, werden nun „andere Seiten aufgezogen" – massive Überwachung ist angesagt. Ein ständiges In-die-Praxis-Bestellen, eine Einstellung auf Antabus® oder Colme® („Aversionstherapie" unter Einsatz der Pharmakologie – bei Alkoholeinnahme verursachen diese Medikamente eine Art allergische Reaktion auf Alkohol, z.B. Übelkeit und Herz-Kreislauf-Sensationen) wird versucht, ist allerdings in diesem Stadium auch nicht erfolgreich. Ein Abbruch der Behandlung ist die Folge.

So konnten Miller et al. (1993) zeigen, dass Patienten umso mehr trinken, je mehr sie der Therapeut mit ihrer Suchterkrankung konfrontiert. Konfrontation alleine ist zu wenig. Konfrontation ist nur dann eine effektive Interventionsstrategie, wenn sie in eine empathische Grundhaltung gegenüber den nicht von der Sucht betroffenen Anteilen der Persönlichkeit eingebettet ist. Die therapeutische Grundhaltung lässt sich also am besten mit der Formel:

Ein JA zur Person
Ein NEIN zur Sucht

umschreiben.

Obwohl kontrolliertes Trinken zu Beginn der 70er Jahre als Behandlungsziel euphorisch betrachtet wurde und „moderate drinking" in den letzten Jahren wieder als Behandlungsziel entdeckt wurde, haben bisherige Langzeitkatamnesen keine befriedigenden Ergebnisse gebracht. Bei Patienten mit einem Abhängigkeitssyndrom nach ICD-10 ist weiterhin als Behandlungsziel die Abstinenz anzustreben und dem Patienten zu vermitteln (vgl. Beiglböck et al. 1994). Bei Patienten, die dem Typ Alpha oder Beta nach Jellinek beziehungsweise dem TypII nach Lesch entsprechen, kann unter ständiger Evaluation des Therapieverlaufes von der absoluten Abstinenzforderung vorsichtig abgegangen werden.

Ein wesentliches Kriterium für das Scheitern der Behandlung einer Suchterkrankung ist der Umstand, dass mit einer Behandlung des Suchtproblems begonnen wird, bevor der Patient dazu ausreichend motiviert ist. Die neuere Literatur geht davon aus, dass jede Bemühung Suchterkrankungen effektiv zu behandeln sinnlos ist, solange die Motivationsfrage außer Acht gelassen wird (Beck 1997). Andererseits kann diese Motivation aber nicht dadurch hergestellt werden, dass der Patient mit z.B. seiner Alkoholabhängigkeit massiv konfrontiert wird. Daher ist das erste Ziel klinisch-psychologischer Intervention eine entsprechende Behandlungsmotivation sicherzustellen.

Motivationsarbeit

„Motivation ist ein Zustand der Bereitschaft und Entschlossenheit etwas zu verändern" (Miller et al. 1991). Um diese Bereitschaft zu erreichen bedarf es eines Zustandes, der in der Kognitionspsychologie als „kognitive Dissonanz" bezeichnet wird (Festinger 1957).

Diese Theorie geht davon aus, dass eine Veränderung des Verhaltens nur dann möglich ist, wenn Gedanken und Meinungen zu einem bestimmten Thema widersprüchlich sind.

Die Kunst der richtigen Konfrontation besteht nun darin, diesen Vorgang als ersten Schritt des Veränderungsprozesses in Gang zu bringen. Viele Patienten landen in einer stationären Suchtbehandlung, bevor kognitive Dissonanz entstanden ist. Eine vorschnelle Überweisung und eine sicherlich auch manchmal erfolgreiche Überrumpelungstaktik sind langfristig nicht zielführend und führen nur zu kurzfristigen Veränderungen. Dies gilt meist für jene Patienten, die kaum nüchtern geworden, bereits wieder die Station verlassen. Die Frustration auf beiden Seiten wird perpetuiert. Wie aber sieht nun eine erfolgreiche „Motivationsarbeit" aus?

Das Modell der Veränderung nach Prochaska und DiClemente

Prochaska et al. (1986) beschreiben ein einfaches Modell zur Motivation zur Veränderung von Suchtverhalten. Der Veränderungsprozess wird dabei in fünf Phasen eingeteilt:

1. Präkontemplation
2. Kontemplation
3. Entscheidungsfindung – Vorbereitung auf die Veränderung des Verhaltens
4. Die aktive Phase – Veränderung
5. Die Aufrechterhaltung der Veränderung
6. Rückfall

Ein Fragebogen zur Abschätzung der Veränderungsbereitschaft nach diesem Modell ist der Socrates-Fragebogen nach Miller (in dt. Übersetzung in Wetterling et al. 1997)

Im Folgenden soll ein exemplarisches Vorgehen in der Behandlung eines Alkoholkranken anhand dieses Modells von Prochaska und DiClemente (1986) unter zusätzlicher Verwendung der Überlegungen von Miller und Rollnick (1991), Mason et al. (1993) und mit eigenen Modifikationen, die sich aus unserer langjährigen Arbeit mit Suchtkranken ergeben haben, vorgestellt werden.

1. Die präkontemplative Phase: In der präkontemplativen Phase zeigen die Patienten die geringste Einsicht in die bestehenden Probleme.

Personen, die sich in dieser Phase befinden, sind sich nicht oder nicht ausreichend bewusst, dass sie ein Problem mit Alkohol haben, während ihr soziales Umfeld dies schon längst erkannt hat. Es handelt sich entweder um Patienten, die sich tatsächlich, z.B. aus mangelnder Information, noch niemals mit einer möglichen Suchterkrankung auseinander gesetzt haben oder die aufgrund eines äußeren Zwanges zur „Behandlung" erscheinen.

Typische Aussagen in dieser Phase sind:
„Machen Sie nicht so einen Druck!"
„Meine Frau übertreibt schon wieder maßlos."

Eine Möglichkeit in dieser Phase aktiv zu werden besteht nun darin, z.B. vorsichtig zu erheben, welche Informationen der Patient zu diesem Themenbereich hat. Den Patienten fehlen oft die nur für uns banalen Basisinformationen, z.B. worin ein gefährlicher Umgang mit Alkohol besteht, oder ab welchen Mengen eine Gesundheitsschädigung eintreten kann. Eine weitere Strategie besteht darin, ebenfalls vorsichtig mögliche Fakten zu sammeln, die kognitive Dissonanz erzeugen können – z.B. Risikofaktoren erheben, Blutbefunde machen lassen etc.. Bevor jedoch tatsächlich an der Erzeugung kognitiver Dissonanz gearbeitet wird, sollte auch überprüft werden, wie ausgeprägt das Gesundheitsbewusstsein des Patienten ist, wobei gleichzeitig auch Informationen über gesundheitsförderliches Verhalten gegeben werden können, z.B. auch mit Broschüren, Informationsschriften etc...

2. Die kontemplative Phase: In der kontemplativen Phase hat sich zwar bereits ein gewisses Problembewusstsein entwickelt und die Person beginnt eine eventuelle Veränderung in Erwägung zu ziehen, sieht aber noch keine Veranlassung konkrete Schritte zu unternehmen.

Erkennbar ist ein Übergang in diese Phase daran, dass der Patient bereit ist über dieses Thema zu sprechen bzw. auch anerkennt, dass er möglicherweise ein gewisses Problem mit dem Trinken haben könnte.

Typische Aussagen sind:

„Mein gegenwärtiger Alkoholkonsum ist schlecht für mich."
„Ich bin besser dran, wenn ich mich ändere."

Erst jetzt ist es angebracht eine Alkoholanamnese zu erheben, ev. auch mit Fragebögen (AUDIT, etc..) Um allerdings nicht in dieser Phase steckenzubleiben, empfehlen sich folgenden Interventionsstrategien:

— Die Risiken eines Beibehaltens des Alkoholkonsums besprechen.
— Bereits bestehende Folgeerscheinungen besprechen.
— Gemeinsam mit dem Patienten erarbeiten, was für, aber unbedingt auch was gegen eine Änderung spricht (Vorteil-Nachteil-Analyse, Beck 1997).
— Den Patienten ein Tagebuch führen lassen, um seinen Alkoholkonsum zu dokumentieren.
— Dem Patienten das Gefühl geben, dass er gute Chancen hat sich zu verändern. (Selbstwirksamkeitsgefühl steigern).

3. Die Entscheidungsfindung – Vorbereiten auf die Veränderung: Erst jetzt ist eine Entscheidung auf Seiten des Patienten möglich.

Wenn nun die Entscheidung getroffen ist, den Alkoholkonsum zu verändern, ist es nunmehr wichtig mehrere Behandlungsalternativen anzubieten. Auch wenn wir nicht überzeugt sind, dass ein ambulanter Entzug erfolgreich sein wird, wäre es kontraproduktiv, diesen nicht zu versuchen, falls der Patient es wünscht. Nur durch das Aufzeigen mehrerer Alternativen bleibt die Entscheidungsfreiheit des Patienten gewahrt und dem vielfach befürchteten Widerstand des Alkoholikers kann entgegen gewirkt werden.

4. Die aktive Phase – Veränderung: In dieser Phase ist der Patient bereit, einem Behandlungsplan zuzustimmen.

Um die Motivation während einer Behandlung aufrecht zu erhalten, sind folgende Punkte bei der Erstellung eines Behandlungsplanes, der sich nach den oben beschriebenen Entstehungsbedingungen und der entsprechenden Funktion des Alkohols im Lebensablauf des Patienten zu orientieren hat, zu beachten:

— Die Zielvorgaben müssen gemeinsam erarbeitet werden.
— Die Ziele müssen klar definiert sein (Abstinenz oder Reduktion bei Missbrauch).
— Die Ziele müssen realistisch und erreichbar sein.
— Der Patient benötigt klare Handlungsanweisungen, wie er vorgehen muss, um seine Ziele zu erreichen.
— Die Verantwortlichkeit für die Erreichung der Ziele liegt beim Patienten und nicht beim Arzt, der Familie oder sonst einer Institution – Betonen der Eigenverantwortlichkeit!
— Dem Patienten ständiges Feedback über seinen physischen und psychischen Gesundheitszustand (Blutbild, Allgemeinzustand, Leberfunktion, kognitive Leistungen, etc.) geben.

5. Die Aufrechterhaltung der Veränderung: In dieser Phase wünscht der Patient eine fortlaufende Unterstützung in seinen Veränderungsbemühungen: Gemeint ist damit der Umstand, dass die Aufrechterhaltung der Abstinenz bei Suchterkrankungen nur mit einer länger dauernden Begleitung des Patienten möglich ist.

„Ich bin hier, weil ich Angst vor einem Rückfall habe!"

Hierbei geht es darum, in zuerst kürzeren, dann längeren Abständen zu überprüfen, ob:

- Die Ziele noch immer die gleichen sind wie zu Beginn der Behandlung.
- Ein „Rückfall" in eine frühere Phase im Sinne dieses Modells erfolgt ist.
- Ob ständige positive Verstärker für das Erreichen der Ziele vorhanden sind (seitens der Umwelt und des Therapeuten).
- Rückfälle drohen und wie diese verhindert werden können, wobei es manchmal hilfreich ist, risikoreiche Situationen herauszuarbeiten und den Umgang damit zu üben.

6. *Rückfall:* Der Rückfall gilt in diesem Modell nicht als „Betriebsunfall", sondern als zu erwartender Bestandteil dieses Drehtürmodells.

Im Regelfall muss bei einem Rückfall der Motivationsprozess von neuem durchlaufen werden. Dies gilt es auch dem Patienten zu vermitteln, da Rückfälle oft mit Schuld und Scham besetzt sind und die Behandlung ausgesetzt wird.

Eine Intervention in dieser Phase muss vor allem darauf ausgelegt sein, die Angst und Panik des Patienten zu unterbinden. Ebenso sollten Schuldzuweisungen, die auch oft der Patient und seine Angehörigen vornehmen, vermieden werden. Vielmehr muss überprüft werden, in welcher Phase sich der Patient befindet, und ein neuer Motivationsprozess muss eingeleitet werden.

Spezifische Interventionen in Abhängigkeit von den individuellen Entstehungsbedingungen

Im Zuge einer klinisch psychologischen Intervention ist also darauf zu achten, im Sinne des Modells von Prochaska und DiClemente, erst in der aktiven Phase – nach einer entsprechenden diagnostischen Abklärung – jene Interventionen zu setzen, die sich an den individuellen Enstehungsbedingungen orientieren, beziehungsweise auch jene Interventionen, die sich zur Behandlung einer eventuell vorhandenen Grundstörung eignen.

Die entsprechenden Behandlungsverfahren stellen sich wie folgt dar:

Modell-Lernen:	Herausarbeiten der individuellen Erwartungshaltungen, Kognitives Umstrukturieren
Attributionstheorien:	Erkennen internaler Auslöser Copingstrategien für den Umgang mit internalen Auslöser entwickeln, Generalisierungen auflösen
Systemtheorie:	Etablieren neuer Systembedingungen (z.B.: Übungsaufgaben)
Alexithymie:	Kognitives Differenzieren von Gefühlen Wahrnehmungs- und Verbalisierungsübungen (Erlebnis-/gefühlsaktivierende Maßnahmen, finden von Ausdrucksmöglichkeiten)

Sensation Seeking: Entwickeln eines neuen Freizeitverhaltens, Stimulus Ersatz für Drogen-„High" suchen.

Modell-Lernen

Bezüglich der positiven Erwartungshaltungen geht es v.a. darum, diese Haltungen mit dem Patienten herauszuarbeiten, so wird z.B. oft erwartet, dass der Alkoholkonsum mit einer hohen sozialen Anerkennung verbunden ist („Wenn ich zu trinken aufhöre, verliere ich meine Freunde"). Mittels kognitiven Umstrukturierens sollen den ausschließlich positiven Erwartungen die Gesamtheit aller tatsächlichen Konsequenzen gegenübergestellt werden. Dabei muss darauf geachtet werden, dass nicht ausschließlich negative Konsequenzen bearbeitet werden (Abschrecken alleine ist nur kurzfristig wirksam). Vielmehr geht es in einem weiteren Schritt darum, Alternativen für die positiven Erwartungen an den Alkohol zu entwickeln. Bezüglich der sozialen Anerkennung heißt das, dass einerseits die Realität der sozialen Ächtung des Alkoholikers erarbeitet wird und andererseits Alternativen entwickelt werden, um diese soziale Anerkennung auf anderen Wegen tatsächlich zu erreichen.

Attributionstheorie

Bei hohen externalen Werten auf suchtspezifischen Attributionsskalen ist es das Ziel einer Behandlung, internale Ursachenzuschreibungen zu erarbeiten. Das Herausarbeiten eigener Anteile steht im Mittelpunkt der psychologischen Arbeit. Unter anderem mit Methoden der kognitiven Umstrukturierung wird versucht, Generalisierungen („Ich trinke nur wegen meiner Frau", „Es ist ohnehin allen egal, was mit mir geschieht") aufzulösen und auch internale Auslöser zu suchen. Dies kann z.B. mittels der so genannten Downward-Arrow-Technik erfolgen. Damit wird versucht, suchtspezifische Grundannahmen herauszuarbeiten (modifiziert nach Beck 1997). Z.B bei der Grundannahme „Ich könnte meinen Job verlieren, wenn ich auf dieser Party nichts trinke" könnte dies so aussehen:

„Auf dieser Feier muss ich einfach etwas trinken"
↓
„Es würde mir keinen Spaß machen nichts zu trinken"
↓
„Die Kollegen würden mich nicht beachten und nicht mit mir reden"
↓
„Sie würden mich nicht mehr mögen"
↓
„Meine Karriere würde darunter leiden"
↓
„Ich würde meinen Job verlieren"

Eine weitere Möglichkeit ist das sogenannte „Gedankentagebuch", in dem als Hausaufgabe für konkrete Situationen die vorausgegangenen automatischen Gedanken, die begleitenden Emotionen und daraus resultierenden Gedankengänge (Welchen Beweis gibt es, dass der automatische Gedanke wahr ist? Was ist das

Schlimmste, das passieren kann? Was ist das Beste, das passieren kann? Was ist das Wahrscheinlichste, das passieren wird? Welchen Ratschlag würde ich meinem besten Freund in dieser Situation geben? etc..) notiert beziehungsweise entwickelt werden sollen.

Dies ist besonders im Sinne einer Rückfallsprophylaxe zu sehen, wobei solche oben beschriebenen situationsbezogenen Gedankengänge in der Vorstellung in Bezug auf befürchtete, zukünftige Situationen durchgespielt werden. Wir konnten in einer unserer Untersuchungen zeigen, dass während einer dementsprechenden Behandlung eine zunehmende Internalisierung der suchtspezifischen Attributionen festzustellen ist (Beiglböck et al. 1987). Kurz vor Ende der stationären Behandlung wurde allerdings wieder zunehmend external attribuiert.

Daher müssen besonders in der ambulanten Nachbehandlung die internen Trinkauslöser zum Schwerpunkt der psychologischen Behandlung werden. Nicht nur in der Nachbehandlung müssen Copingstrategien für den Umgang mit den internalen Auslösern gefunden werden. Diese können je nach individuellem Auslöser von einem Entspannungs- bis zu einem Selbstsicherheitstraining reichen.

Systemtheorie

Ziel der Behandlung ist das Etablieren neuer Systembedingungen, wobei aus oben erwähnten Gründen und aus eigenen Untersuchungen bekannt ist, dass in der Behandlung – je nach pathologischen Auffälligkeiten – auf folgende Behandlungsziele geachtet werden muss. Diese gelten sowohl für die Einzelbehandlung als auch für die Gestaltung der einzelnen Systeme wie Patient-Behandler und andere (Sub)systeme einer Suchtstation, aber auch für die Familie des Patienten (Kaufmann et al. 1983; Beiglböck et al. 1990):

- Klare aber offene Außengrenzen
- Klare Innengrenzen (insbes. Generationengrenzen)
- Ablösung ermöglichen
- Achten auf Symptomübernahme
- Klare Regelstrukturen
- Übernahme von tradierten Konfliktlösungsmuster (überfürsorglich bei abhängigen Männern, symmetrische Eskalation bei abhängigen Frauen)

Alexithymie

In einem ersten Schritt der Behandlung lernen die Patienten, die zunächst nur als irgendeine Art von Unwohlsein oder Euphorie wahrgenommenen Gefühle zu differenzieren. Dies geschieht vorläufig auf kognitiver Ebene, wobei man dem Patienten seiner Tendenz, Emotionen rein technisch zu beschreiben, entgegenkommt, indem man zum Beispiel Wörter, die Gefühle beschreiben, als eine Art „Checklist" sammelt. Er lernt, dass sein Unwohlsein unterschiedlichste Bedeutungen wie Angst, Wut, Trauer, Schmerz etc... haben kann. Erst wenn man dem Geist einen Namen geben kann, kann man ihn bannen und entsprechende Umgangsstrategien entwickeln. Dies kann man z.B. fördern, indem man jede Sitzung mit einem „inneren Wetterbericht" beginnt. In einem nächsten Schritt werden z.B. mittels Trancetechniken Gefühle evoziert und mit den entsprechenden Körpersensationen in Verbindung gebracht. Diese Körpersensationen sollen den kognitiv erlernten Gefühlszuständen zugeordnet werden. Ebenso werden auch nonverbale Ausdrucksformen von Gefühlen (Malen, Musik, ...) erlernt.

Sensation Seeking

Eines der prinzipiellen Problem in der Therapie Suchtkranker ist der Umstand, dass jegliches Freizeitverhalten sich im Substanzkonsum erschöpft hat, beziehungsweise stark damit verknüpft war. Daher ist eines der Hauptziele die Planung neuer Freizeitaktivitäten. Bei Personen mit hohem Sensation Seeking müssen zusätzlich Aktivitäten gefunden werden, die ein ähnliches „High" erzeugen wie die Droge. Dies kann vom Klettern über Bunjee-Jumping bis zum Wildwasserpaddeln reichen und ist individuell zu erarbeiten. Abgesehen vom angenommenen biologischen Substrat sollte jedoch die Wertigkeit und die psychische Funktion dieses Risikoverhaltens bearbeitet werden.

Gruppenprogramm nach Monti

Monti et al. (1989, 1990) haben ein umfassendes Gruppenprogramm zur Behandlung von alkoholabhängigen Personen entwickelt, das versucht alle wesentlichen Forschungsergebnisse in ein klinisch-psychologisches Behandlungsprogramm einzubauen. Vorläufige Evaluationsstudien der Autoren scheinen die Effizienz dieses Programmes zu bestätigen. Es umfasst ca. 25 Gruppensitzungen und soll Copingstrategien und -fertigkeiten auf intra- als auch interpersoneller Ebene trainieren:
Schwerpunkte dieses Trainingsprogrammes sind:

1. *Interpersonelles Kompetenztraining*

   Allgemeines Soziales Kompetenztraining
   – Wie beginne ich ein Gespräch
   – Geben und Nehmen-Können von Feedback
   – Wo kann ich mir Unterstützung holen (soziales Netzwerk)
   – Über Gefühle reden lernen und zuhören können
   – Assertiveness-Training

   Suchtspezifisches Soziales Kompetenztraining
   – Umgehen können mit unberechtigten Vorwürfen bezüglich des Alkoholkonsums
   – Ablehnungstraining

2. *Intrapersonelles Kompetenztraining*

   Allgemeines Kompetenztraining
   – Entspannungstraining
   – Freizeitgestaltung
   – Entwickeln von Problemlösungsstrategien (brain-storming, etc..)
   – Wahrnehmung und Umgang mit Ärger
   – Wahrnehmung und Umgang mit negativen Gedanken

Suchtspezifisches Kompetenztraining
- Umgang mit ständigen Gedanken an den Alkohol (Gedankenstopp)
- Entwickeln von Strategien für den Umgang mit bedrohlichen Rückfallsituationen
- Erkennen lernen, welche Konsequenzen scheinbar unwichtige Entscheidungen auf meine Rückfallgefährdung haben.

Indikation/Kontraindikation
Integration von klinisch-psychologischer Behandlung und medizinischen bzw. anderen Verfahren

Kontraindikationen für oben beschriebene Programme bestehen im Wesentlichen nur aus medizinischer Sicht. Wobei nochmals betont werden soll, dass die oben erwähnten Interventionen abhängig von einer vorhergehenden psychologischen Diagnostik anzuwenden sind. Falls komplette Programme Patienten unreflektiert „übergestülpt" werden, ist von einem entsprechenden Widerstand auszugehen. Da Sucht im Regelfall ein multifaktorielles Geschehen darstellt, ist meist die Einbeziehung anderer Berufsgruppen in Erwägung zu ziehen. Die alleinige Durchführung einer klinisch-psychologischen Behandlung kann daher im Einzelfall eine relative Kontraindikation darstellen.

Auf jeden Fall ist eine stationäre (Vor-)Behandlung in Erwägung zu ziehen:

- Falls ein schweres Entzugssyndrom zu erwarten ist (z.B. bei Deltaverlauf, Anamnese!),
- Entzugsanfälle aus dem epileptischen Formenkreis auftreten können,
- bei Suizidversuchen in der Anamnese (Suchtkranke haben eine hohe Prävalenz von Suiziden!),
- bei schweren körperlichen (Begleit-)Erkrankungen,
- Polytoxikomanie,
- wenn mehrere ambulante Entzugsversuche bereits gescheitert sind.

Zusammenfassung

Da Suchterkrankungen neben Erkrankungen aus dem psychosomatischen Formenkreis diejenigen psychiatrischen Erkrankungen mit der höchsten Prävalenz sind, sollten alle Klinischen Psychologen über die entsprechenden Grundkenntnisse in der Behandlung von Suchterkrankungen verfügen. Die Effizienz ihrer Behandlung kann nur dann gewährleistet sein, wenn neben der Behandlung der – nicht unbedingt immer vorhandenen – Grundstörung auch suchtspezifische Anteile im Behandlungskonzept berücksichtigt werden.

AUDIT – Selbsttest[1]

Ein Standardgetränk ist 1 Seidel oder 1 Dose Bier, 1/8 Wein oder 1 einfacher Schnaps. Zählen Sie bitte die Punkte neben der Antwort, die Sie gewählt haben, zusammen und vergleichen Sie diese mit den angegebenen Auswertungsergebnissen.

1. *Wie oft trinken Sie alkoholhaltige Getränke?*
   - o nie (0)
   - o weniger als 1 Mal im Monat (1)
   - o 2 bis 4 Mal im Monat (2)
   - o 2 bis 3 Mal in der Woche (3)
   - o 4 Mal oder öfter die Woche (4)

2. *Wie viele Standardgetränke konsumieren Sie an einem typischen Tag, an dem Sie trinken?*
   - o 1 oder 2 (0)
   - o 3 oder 4 (1)
   - o 5 oder 6 (2)
   - o 7 oder 8 (3)
   - o 10 oder mehr (4)

3. *Wie oft trinken Sie 6 oder mehr Standardgetränke bei einer derartigen Gelegenheit?*
   - o nie (0)
   - o weniger als 1 Mal pro Monat (1)
   - o monatlich (2)
   - o wöchentlich (3)
   - o täglich oder fast täglich (4)

4. *Wie oft im letzten Jahr haben Sie festgestellt, dass Sie nicht zu trinken aufhören können, wenn Sie einmal angefangen haben?*
   - o nie (0)
   - o weniger als 1 Mal pro Monat (1)
   - o monatlich (2)
   - o wöchentlich (3)
   - o täglich oder fast täglich (4)

5. *Wie oft während des letzten Jahres waren Sie nicht in der Lage, Ihre alltäglichen Anforderungen zu erfüllen, weil Sie getrunken haben?*
   - o nie (0)
   - o weniger als 1 Mal pro Monat (1)
   - o monatlich (2)
   - o wöchentlich (3)
   - o täglich oder fast täglich (4)

6. *Wie oft im letzten Jahr benötigten Sie morgens ein alkoholisches Getränk, um nach einem „alkoholhaltigen" Abend wieder auf die Beine zu kommen?*
   - o nie (0)
   - o weniger als 1 Mal pro Monat (1)
   - o monatlich (2)
   - o wöchentlich (3)
   - o täglich oder fast täglich (4)

---

[1] Hrsg.: Welt-Gesundheits-Organisation (WHO).

7. *Wie oft im letzen Jahr hat es Ihnen Leid getan oder haben Sie sich schuldig gefühlt, als Sie Alkohol getrunken haben?*
   o nie (0)
   o weniger als 1 Mal pro Monat (1)
   o monatlich (2)
   o wöchentlich (3)
   o täglich oder fast täglich (4)

8. *Wie oft im letzten Jahr konnten Sie sich an Ereignisse des Vortages nicht erinnern, weil Sie Alkohol getrunken haben?*
   o nie (0)
   o weniger als 1 Mal pro Monat (1)
   o monatlich (2)
   o wöchentlich (3)
   o täglich oder fast täglich (4)

9. *Sind Sie oder eine andere Person infolge Ihres Trinkens verletzt worden?*
   o nein (0)
   o ja, aber nicht im letzten Jahr (2)
   o ja, während des letzten Jahres (4)

10. *Hat sich ein Verwandter oder Freund, Arzt oder eine andere medizinisch geschulte Person über Ihre Trinkgewohnheiten beunruhigt gezeigt oder Ihnen empfohlen, sich einzuschränken?*
    o nein (0)
    o ja, aber nicht im letzten Jahr (2)
    o ja, während des letzten Jahres (4)

Auswertung:

Mehr als 5 Punkte: Ihr Alkoholkonsum hat ein Ausmaß erreicht, das bereits gesundheitsschädlich sein könnte. Besprechen Sie bitte Ihre Trinkgewohnheiten und die einzelnen Testantworten mit einem Arzt oder Psychologen Ihres Vertrauens.

Mehr als 8 Punkte: Ihr Alkoholkonsum hat bereits ein Ausmaß erreicht, das schädlich für Ihre Gesundheit ist. Sie sind stark gefährdet, alkoholabhängig zu werden, und könnten bereits unter den Folgeerscheinungen von Alkoholmissbrauch leiden. Wenden Sie sich bitte so rasch als möglich an einen Arzt oder einen Psychologen Ihres Vertrauens bzw. an eine der Beratungsstellen.

Literatur

Abderhalden, E. (Hrsg.) (1904) Bibliographie über Alkohol und den Alkoholismus, Urban und Schwarzenberg, Wien
Babor, T., Grant, M. (1991) Project on identification and management of alcohol-related problems. WHO, Genf
Babor, T. et al. (1992) AUDIT – Alcohol Use Disorders Identification Test. WHO/PSA/92.4 WHO, Genf
Bateson, G. (1971) Ökologie des Geistes. Suhrkamp, Frankfurt
Baer, Frankfurt, S. et al. (Hrsg.) (1993) Addictive behaviors across the life span. SAGE, London
Beck, A. T. et al. (1997) Kognitive Therapie der Sucht. PVU, Weinheim
Beiglböck, W., Feselmayer, S. (1987) Suchtspezifische Attributionsstile und deren therapeutische Relevanz. Wr Z f Suchtforschung, 10, 3/4, Wien

Beiglböck, W., Feselmayer, S. (1990) Abhängige und Ihre Familien – Kommunikationsstrukturen Abhängiger in ihren Bezugs- und Herkunftsfamilien. In: DHS (Hrsg.) Abhängigkeit bei Frauen und Männern. Lambertus, Freiburg
Beiglböck, W. et al. (1994) Psychotherapie in der Behandlung Substanzabhängiger. In: Springer, A. et al. (Hrsg.) Suchtkrankheit. Springer, Wien New York
Belitz-Weihmann, E., Metzler, P. (1997) FFT – Fragebogen zum funktionalen Trinken. Swets, Zeitlinger B.V., Swets Test Services, Frankfurt
Burian, W. (1984) Psychotherapie des Alkoholismus. Vandenhoek, Ruprecht, Göttingen
Cloninger, R. et al. (1981) Inheritance of alcohol abuse. Arch Gen Psychiatry 38
Cloninger, R. (1987) Tridimensional personality questionnaire (version 4)
Cloninger, R. (1988) Childhood personality predicts alcohol abuse in young adults. Clin Exp Res 12
Cron, L., Kraepelin, E. (1897) Über die Messung der Auffassungsfähigkeit. Psychol Arbeit 2: 2
Defeu, P. Kuhn, S., Schmidt, L.G. (1995) Prüfung der Gütekriterien einer deutschen Version des „Tridimensional Personality Questionnaire (TPQ)" von Cloninger bei Alkoholabhängigen. Sucht 41: 6
Ertl, H. (1914) Vollständiger Lehrkurs des Hypnotismus. Max Spohr Vlg., Leipzig
Edwards, G., Dare, Ch. (1996) Psychotherapy, psychological treatments and the addictions. Cambridge University Press, Cambridge
Exner, S. (1875) Experimentelle Untersuchung der einfachsten psychischen Prozesse 11: 403
Feselmayer, S., Beiglböck, W. (1991) Von der Suchtpersönlichkeit zum Suchtsystem – neue Erkenntnisse. Wr Zf f Suchtforschung 14: 3/4
Feselmayer, S. et al. (1983) Kritische Untersuchung zum organischen Psychosyndrom. Wr Zf f Suchtforschung 6/4
Festinger, L. (1957) A theory of cognitive dissonance. Row, Peterson, Evenston
Feuerlein, W. et al. (1979) MALT – Münchner Alkoholismustest. Beltz, Weinheim
Ficinus, M. (1498) De vita. Therapia ebrietatis, zit. nach Abderhalden, E. (Hrsg.) (1904) Bibliographie über Alkohol und den Alkoholismus. Urban und Schwarzenberg, Wien
Funke, W. et al. (1987) TAI – Trierer Alkoholismusinventar. Hogrefe, Göttingen
Greger, R. (1992) Emotionsdifferenzierung und ihre Veränderung durch Belastung bei alexithymen Alkoholikern. Dipl.Arb. Univ. Wien
Gehring, T.M. (1994) Familiensystemtest. Hogrefe, Göttingen
Gniech, G. et al. (1992) Essensvorlieben, Sensationssuche und frühkindliche Oralität. Bremer Beiträge zur Psychologie, Universität Bremen
Goodwin, D.W. (1988) Is alcoholism hereditary. Ballantines, New York
Gossop, M. (1996) Cognitive and behavioural treatments for substance misuse. In: Edwards, G., Dare, Ch. (eds.) Psychotherapy, psychological treatments and the addictions. Cambridge University Press, Cambridge
Gottheil, E. et al. (Hrsg.) (1987) Stress and addiction. Brunner & Mazel, New York
Haviland, H. et al. (1988) Validation of the Toronto Alexithymia Scale. Psychother Psychosom 50: 81–87
Hauk, E., Beiglböck, W. (1989) Neue Perspektiven der Alkoholismusforschung – Psychodiagnostik unter Belastung. Wr Z f Suchtforschung 12: 3
Hodgins, D.C. et al. (1997) Getting back on the wagon: reasons and strategies for terminating alcoholic relapses. Psychol Add Behav 11: 174–181
Jahoda, M. et al. (1933) Die Arbeitslosen von Marienthal – Ein soziographischer Versuch über die Wirkungen langandauernder Arbeitslosigkeit. Hirzel, Leipzig
Jellinek, E.M. (1960) The disease concept of alcoholism. College and University Press, New Haven
Joire, P. (1908) Handbuch des Hypnotismus. Louis Marcus Verlagsbuchhandlung, Berlin.
Krampen, G., Nispel, L. (1978) Zur subjektiven Handlungsfreiheit von Alkoholikern. Z Klin Psychol 7. Hogrefe, Göttingen, S. 7

Lesch, O.M. et al. (1989) A new typology in chronic alcoholism and its biological markers. Alcohol Alcoholism 24: 380
Mason, P. et al. (1993) How people change. Health Education Authority of Great Britain
Miller, W. R. et al. (1991) Motivational interviewing – preparing people to change addictive behavior. Guilford Press, New York
Miller, W. R. et al. (1993) Enhancing motivation for change in problem drinking. A controlled comparison of two therapist styles. J Consult Clin Psychol 61: 455–461
Monti, P.M. et al. (1989) Treating alcohol dependence. Guilford Press, New York
Monti, P.M. et al. (1990) Communication skills training, communication skills training with family and cognitive behavioral mood management training for alcoholics. J Stud Alcohol 51: 3
Münsterberg, H. (1892) Beiträge zur experimentellen Psychologie, 4
NIDA (1995) NIDA Notes, 10/4. National Institute on Drug Abuse
Prochaska, J.O., DiClemente, C.C. (1986) Toward a comprehensive model of change. In: Miller, W. R. et al. (eds.) Treating addictive behaviors: processes of change. Plenum Press, New York
Prochaska, J.O. et. al (1988) Measuring processes of change: application to the cessation of smoking. J Clin Psychol 56: 520–528
Schuckit, M.A. (1992) Reaction to alcohol as a predictor of alcoholism. Alcohol Alcoholism 27: 31
Sher, K.J. (1993) Children of alcoholics and the intergenerational transmission of alcoholism. In: Baer, S. et al. (Hrsg.) (1993) Addictive behaviors across the life span. SAGE, London
Smith, G.T. (1994) Psychological expectancy as mediator of vulnerability to alcoholism. Ann NY Acad 708, New York, p. 708
Springer, A. et al. (Hrsg.) (1994) Suchtkrankheit. Springer, Wien New York
Sutton, S. (1996) Can „stages of change" provide guidance in the treatment of addictions. In: Edwards, G., Dare, Ch. (eds.) Psychotherapy, psychological treatments and the addictions. Cambridge University Press, Cambridge
Taylor, R. et al. (1985) Towards the development of a new self report alexithymia scale. Psychoth Psychosom, 44
Wetterling, T., Veltrup, C. (1997) Diagnostik und Therapie von Alkoholproblemen. Springer, Berlin Heidelberg New York Tokyo
Worell, L., Tumilty, T.N. (1981) The measurement of locus of control among alcoholics. In: Lefcourt, H.M. (ed.): Research with the locus of control construct, vol. 1. Acad Press, New York
Zuckerman, M. (1964) Development of a sensation seeking scale. J Cons Psychol 28: 6
Zuckerman, M (1987) Is sensation seeking a predisposing trait for alcoholism. In: Gottheil, E. et al. (eds.) Stress and Addiction. Brunner, Mazel, New York

<F17> Störungen durch Tabak

Rudolf Schoberberger

Allgemeine Darstellung

Historische Entwicklung des Störungsbildes

Als in den 50iger Jahren und spätestens nach dem berühmten „Terry Report" (U.S. Public Health Service 1964) wissenschaftliche Belege für die gesundheitsbeeinträchtigende Wirkung des Tabakrauchens vorlagen, wurde auch damit begonnen verstärkt Versuche zu unternehmen, das Rauchverhalten therapeutischen Interventionen zugänglich zu machen. In den 60iger Jahren tauchten auch die ersten wissenschaftlich fundierten Entwöhnungsprogramme auf, die sich vor allem an der Verhaltensmodifikation und den Konditionierungstechniken orientierten, aber auch sehr viele Aversionstechniken enthielten (Bernstein 1969; Hunt, Bespalec 1974).

In Österreich wurde die erste Raucherberatungsstelle 1973 im Gesundheitsamt der Stadt Wien eingerichtet und von der damaligen Abteilung Sozialmedizin des Hygiene-Instituts der Universität Wien betreut (Kunze, Schoberberger 1980).

Allgemeine Überlegungen zur psychologischen Diagnostik und zur Differentialdiagnose

Mit Fragen der „Raucherdiagnostik" hat man sich vorerst einmal auf einer allgemeinen Ebene beschäftigt. So wurden schon sehr früh genetische Einflüsse nachgewiesen (Shields 1962), Persönlichkeitsfaktoren mit dem Rauchverhalten korreliert (Dunn 1973) und verschiedene Unterschiede bei physiologischen Parametern beschrieben (Brown 1973; Dunn 1973). Mit der Auflage des DSM-III-R (Diagnostic and Statistical Manual of Mental Disorders) wurde dann die Nikotinabhängigkeit als Störung im Sinne einer Abhängigkeit von einer psychoaktiven Substanz klassifiziert (American Psychiatric Association 1987). Das wesentliche Kennzeichen dieser Abhängigkeit liegt daran, dass es dem Raucher nicht gelingt, Kontrolle über die Verwendung der psychoaktiven Substanz zu gewinnen, und dass der Gebrauch auch bei Vorliegen aversiver Konsequenzen aufrechterhalten wird. Wenigstens drei von den beschriebenen neun charakteristischen Symptomen der Abhängigkeit sollen über ein Monat lang oder länger vorhanden sein, um die Diagnose rechtzufertigen.

Hinweise und Richtlinien für psychologische Interventionen

Bereits in den Anfängen der Rauchertherapie in Österreich wurde großer Wert auf eine ausführliche Anamnese jedes Klienten gelegt, um so auf die spezifischen Bedürfnisse des Einzelnen eingehen zu können. Aus dieser jahrelangen Erfahrung, ergänzt mit den neuen Erkenntnissen vor allem im Zusammenhang mit der Nikotinabhängigkeit, wurde ein standardisierter Fragen- und Diagnosekatalog erstellt, der Rauchertherapeuten die Entscheidung für die optimale Therapie erleichtern soll (Schoberberger et al. 1998). Diese Vorgangsweise soll im Folgenden dargestellt werden.

Spezifische Darstellung

Beschreibung des Störungsbildes

Das ICD-9 subsumiert Nikotinabhängigkeit noch nicht unter die Drogen- oder Medikamentenabhängigkeiten, sondern es wird mit einer eigenen Codierung „Nikotinmissbrauch" (305.1) versehen. Das ICD-10 bzw. DSM-IV trifft außer im Zusatzcode für die Substanzklasse keine Unterscheidung mehr zum „Abhängigkeitssyndrom" bei anderen psychotropen Substanzen.

Die Diagnose „Abhängigkeit" (F17.2) soll nur gestellt, falls während der letzten 12 Monate drei oder mehr der folgenden Kriterien gleichzeitig vorhanden waren:

1. Ein starker Wunsch oder eine Art Zwang, psychotrope Substanzen zu konsumieren.
2. Eine verminderte Kontrollfähigkeit bezüglich des Beginns, der Beendigung und der Menge des Konsums (Kontrollverlust).
3. Ein körperliches Entzugssyndrom bei Beendigung oder Reduktion des Konsums, nachgewiesen durch die substanzspezifischen Entzugssymptome oder die Aufnahme der gleichen oder einer nahe verwandten Substanz, um Entzugssymptome zu vermeiden oder zu mildern. Die typischen Entzugssymptome bei Alkohol sind neben vielen anderen: innere Unruhe, Angst, übermäßiges Schwitzen, Tremor v.a. der Hände, Ein- und Durchschlafstörungen bis hin zum Delir und epileptischen Anfällen.
4. Nachweis einer Toleranz d.h. eine deutliche Steigerung der Dosis, die bei Konsumenten ohne Toleranzentwicklung zu schweren Beeinträchtigungen oder sogar zum Tode führen würden.
5. Fortschreitende Vernachlässigung anderer Vergnügen oder Interessen zugunsten des Substanzkonsums, erhöhter Zeitaufwand, um die Substanz zu beschaffen, zu konsumieren oder sich von der Folge der Einnahme zu erholen.
6. Anhaltender Substanzkonsum trotz Nachweises eindeutig schädlicher Konsequenzen z.B. Leberschädigung, Beeinträchtigung kognitiver Funktionen etc...

Klinisch-Psychologische Diagnostik

L-Daten

Die Erfassung allgemeiner Lebensdaten (L-Daten) wird, wie auch bei anderen Störungsbildern, schon erste Hinweise auf die spezielle Situation des Rauchers liefern. So können etwa der Familienstand und die noch im Haushalt lebenden Kinder, eventuell auch die Berufssituation, im Zusammenhang mit sozialen Einflüssen interessant sein. Lebt ein Klient in Partnerschaft und hat Kinder, wird man sich auch um das Rauchverhalten der Angehörigen bzw. deren Einstellungen zum Tabakkonsum erkundigen müssen. Ähnliches gilt auch für Kollegen am Arbeitsplatz. Manchmal wird das Rauchen durch eine besondere berufliche Belastung – was im weitesten Sinne auch Arbeitslosigkeit bedeuten könnte – geradezu gefördert. Ergeben sich bereits hier derartige Hinweise, wird man später bei dem Problembereich „Stress und Stressbewältigung" wieder darauf zurückkommen.

Tabakkonsum – Ausgangssituation

Ein wesentlicher diagnostischer Aspekt stellt natürlich das Rauchverhalten selbst dar. Vorerst wird die Anzahl der durchschnittlich täglich gerauchten Zigaretten erhoben. Gibt ein Klient an, sich in den letzten Tagen aufgrund des bevorstehenden Beratungstermins im Rauchkonsum bereits eingeschränkt zu haben, wird man auf die Stückzahl zurückgreifen, die vor dieser Maßnahme üblich war. Bei manchen Rauchern besteht ein sehr unterschiedliches Rauchverhalten an Arbeitstagen im Vergleich zu arbeitsfreien Tagen. Gegebenenfalls wird man diese Inkongruenz weiter explorieren.

Welche Zigarettenmarke unmittelbar vor dem Entwöhnungsversuch geraucht wurde, kann einerseits einen Hinweis auf die Nikotinabhängigkeit liefern (bei „starken" Zigaretten), andererseits wird es aber vor allem interessant sein, ob der Klient – soferne er nicht sehr bald zu einer Abstinenz kommt – im Therapie-Verlauf die Marken wechselt, um sich so von seiner „Lieblingssorte" zu entwöhnen.

„Spiegelraucher", Tabakkonsumenten, die über den Tag verteilt in etwa gleichen Zeitabständen zur Zigarette greifen, d.h. „regelmäßig rauchen" werden von den „Spitzenrauchern" unterschieden, Personen die oft über mehrere Stunden abstinent sind, dann bei bestimmten Anlässen aber konzentriert bis exzessiv – d.h. „unregelmäßig" – rauchen. Nach einer Erhebung unter Teilnehmern einer österreichweiten Medienkampagne zur Raucherentwöhnung, zählen sich 52,6% der männlichen Raucher zu den „Spiegelrauchern" und 58,3% zu den „Spitzenrauchern„. Somit haben sich 11,1% beiden „Rauchertypen" zugeordnet, da sie offenbar situationsabhängig unterschiedlich reagieren. Bei den weiblichen Tabakkonsumentinnen finden sich mit 64,6% signifikant mehr „Spitzenraucherinnen" als bei den Männern (p = 0,01829). 45,0% bezeichnen sich als regelmäßige Raucherinnen, womit sich also 9,6% beiden Klassifikationen zuordnen (Schoberberger et al. 1997).

In Kombination mit anderen diagnostischen Daten können diese Ergebnisse Rückschlüsse auf den Grad der Nikotinabhängigkeit, auf bestimmte Konditionierungsmuster oder auf Ersatzhandlungen bzw. Bewältigungsstrategien hinweisen. Schließlich wird bei einer etwaigen Nikotinersatztherapie z.B. bei „unregelmäßigen bzw. Spitzen-Rauchern" Bedacht genommen werden müssen, dass die

Nikotinanflutung zu bestimmten Zeiten auch relativ rasch möglich sein sollte. Mit dem Nikotinpflaster wird dies kaum gelingen, mit einem Nikotinnasenspray oder 4mg Nikotinkaugummi viel eher.

Nikotinabhängigkeit

Der aus dem FTQ (Fagerström Tolerance Questionnaire) hervorgegangene Paper-Pencil-Test „Fagerström Test for Nicotine Dependence" (FTND) gibt rasch und mit guter Wahrscheinlichkeit an, in welchem Grad eine Nikotinabhängigkeit anzunehmen ist (Fagerström, Schneider 1989; Heatherton et al. 1991). Der FTND (Abb. 1) kann wahlweise dem Klienten selbst zum Ausfüllen überlassen oder auch in Interviewform erhoben werden. Die sechs Fragen lassen sich entsprechend den vorgegebenen Antwortkategorien schnell beurteilen. Ein leicht zu errechnender Score von 0 bis 10 gibt einen wichtigen Hinweis auf den Grad der Nikotinabhängigkeit. Es hat sich bewährt, Tabakkonsumenten hinsichtlich ihres

Fagerström Test für Nikotinabhängigkeit

Fragen		Bewertung
Wann nach dem Aufstehen rauchen Sie Ihre erste Zigarette?	innerhalb von 5 min	3
	6 – 30 min	2
	31- 60 min	1
	nach 60 min	0
Finden Sie es schwierig, an Orten, wo das Rauchen verboten ist (z.B. Kirche, Bücherei, Kino usw.) das Rauchen zu lassen?	ja	1
	nein	0
Auf welche Zigarette würden Sie nicht verzichten wollen?	die erste am Morgen	1
	andere	0
Wieviele Zigaretten rauchen Sie im allgemeinen pro Tag?	bis 10	0
	11 bis 20	1
	21 bis 30	2
	31 und mehr	3
Rauchen Sie am Morgen im Allgemeinen mehr als am Rest des Tages?	ja	1
	nein	0
Kommt es vor, dass Sie rauchen, wenn Sie krank sind und tagsüber im Bett bleiben müssen?	ja	1
	nein	0

Abb. 1. Fagerström Test for Nicotine Dependence (FTND)

Abhängigkeitsniveaus in drei Gruppen einzuteilen (Schoberberger, Fagerström, Kunze 1995):

Score 0 – 2: Sehr geringe (keine) Nikotinabhängigkeit
Score 3 – 4: Geringe Nikotinabhängigkeit
Score 5 –10: Mittlere bis hohe Abhängigkeit

Umso höher die Einstufung der Nikotinabhängigkeit ausfällt, umso höher wird auch die Dosierung der Nikotinersatztherapie zu empfehlen sein.

Kohlenmonoxid (CO)-Messung

Mit der Überprüfung des Kohlenmonoxidgehalts in der Ausatemluft lassen sich subjektiv erhobene Daten von Raucherklienten objektivieren. Die Messung wird beispielsweise mit einem Smokerlyzer (Bedfont EC50-MICRO Carbon Monoxide Monitor) vorgenommen, der ein Konzentrationsvolumen von 0–500 ppM CO (0–83,3% COHb) zulässt. Nach Angaben von Bedfont Instruments Ltd. erreichen Nichtraucher Werte von 0–10 ppM, „Leichtraucher" Werte von 11–20 ppM, und „Starkraucher" Werte von 21–100 ppM (Groman et al. 1997). Die angezeigten ppM lassen sich durch Knopfdruck in COHb-% transformieren, womit dem Raucher sehr gut vor Augen geführt werden kann, inwiefern er durch die Aufnahme von Kohlenmonoxid den Sauerstofftransport im Blut blockiert und dadurch Organe unterversorgt.

Die erhobenen CO-Werte – soferne ein entsprechendes Messgerät zur Verfügung steht – sollen aber auch mit dem Ergebnis beim FTND in Beziehung gebracht werden. Ist der FTND hoch, der CO-Wert jedoch niedrig oder umgekehrt (FTND nieder, CO-Wert hoch) liegt ein abklärungsbedürftiges inkongruentes Ergebnis vor. Allerdings ist in diesem Zusammenhang zu bedenken, dass CO-Werte großen Tagesschwankungen unterliegen können. Raucher haben in der Regel gegen Tagesende höhere Werte als zu Tagesbeginn. Der CO-Gehalt verflüchtigt relativ rasch und kann nach etwa 17 Stunden Tabakabstinenz Nichtraucher-Werte erreichen.

Teerexpositionswert (TEW)

Der erstmals 1980 publizierte Teer-Expositions-Wert (TEW) (Kunze, Vutuc 1980), dient zur Risikoabschätzung hinsichtlich Entstehung von Lungenkrebs und basiert auf epidemiologischen Daten. Da dieser Wert etwas aufwendiger zu erfassen ist, wurde dafür in Abb. 2 ein Schema zur Berechnung dargestellt. Der TEW kann fakultativ erhoben werden und wird die Motivation vor allem langjähriger Raucher wesentlich unterstützen.

Vor Berechnung des TEW sind einige „Eckpfeiler" des Rauchverhaltens festzuhalten:

– Rauchbeginn mit welchem Alter
– Rauchkonsum in verschiedenen Lebensphasen in Bezug auf Stückzahl und Zigarettenmarken

Berechnung des TEW:

$$TEW = \sum_{i,j=1}^{n}(a_{xi}b_{xj})k_x + \sum_{i,j=1}^{n}(a_{yi}b_{yj})k_y + \sum_{i,j=1}^{n}(a_{zi}b_{zj})k_z$$

Zigarettenmarken (aktuelle sowie frühere) sind nach ihrem Teergehalt in drei Gruppen unterteilt:

Gruppe I: < 15mg Teer (z.B.: Arktis, Benson & Hedges, Camel Filter, Casablanca, Da Capo, Dames, Ernte, Falk, Flirt, HB, Hobby, Kent, Marlboro, Memphis, Milde Sorte, Smart Export, Trend)
Gruppe II: 15 – 24mg Teer (z.B.: Astor, Bravos, Camel filterlos, Gitanes, L&M, Marlboro 10, Nil Filter, Players No. 6, Reyno)
Gruppe III: > 24mg Teer (z.B.: Austria C, Donau, Egypt III, Hellas, Pall Mall filterlos, Parisienne filterlos, Sport filterlos)

a_x, a_y, a_z Zigarettenkonsum pro Tag in den Gruppen I bis III
b_x, b_y, b_z Jahre des Zigarettenkonsums in den Gruppen I bis III
k_x, k_y, k_z Gruppenfaktor.

Hat beispielsweise ein Raucher täglich 30 Stück einer „Gruppe III – Zigarette" über 20 Jahre geraucht, von einer anderen „Gruppe III -Zigarette" 14 Jahre lang zwei Päckchen pro Tag konsumiert, neun Jahre lang zwei Päckchen von einer „Gruppe II – Zigarette" geraucht und ein weiteres Jahr täglich 20 Stück von einer „Gruppe I – Zigarette" konsumiert so kommt er auf einen TEW von 4.220. Die Rechnung sieht also wie folgt aus:

TEW = 30 (Zigaretten) x 3 (Gruppenfaktor) x 20 (Jahre geraucht) = 1.800
               + 40 x 3 x 14 = 1.680
               + 40 x 2 x 9 =   720
               + 20 x 1 x 1 =   20
               Gesamt: 4.220

Das Lungenkrebsrisiko dieses Rauchers wäre daher mehr als siebenmal so hoch wie das eines Nichtrauchers, legt man die aufgrund epidemiologischer Analysen berechneten Risikowerte zugrunde:

TEW-Wert	Risiko	TEW-Wert	Risiko
>500	= 1,6	2001–3000	= 5,8
501–1000	= 2,4	3001–4000	= 6,1
1001–2000	= 4,2	>4001	= 7,4

Nikotin Prä-Abstinenz Syndrom (NPAS)

Die Einstellung des Tabakkonsumenten bezüglich seines Rauchverhaltens ist ein weiteres wichtiges Diagnosekriterium (Kunze 1997). Neben den konsonanten Rauchern, die mit ihrem Rauchverhalten zufrieden sind und im Moment nicht daran denken, innerhalb der nächsten fünf Jahre etwas verändern zu wollen, gibt es die

Rauchverhalten seit Beginn des Tabakkonsums

Stück/Tag (a)	Dauer (Jahre) des Konsums		Zigarettenmarke – Gruppe (k)
	Altersangabe (Beginn – Ende)	Jahre (b)	
1)	_____	_____	_____
2)	_____	_____	_____
3)	_____	_____	_____
4)	_____	_____	_____
5)	_____	_____	_____
6)	_____	_____	_____

$$TEW = (\underline{\ x\ x\ })+(\underline{\ x\ x\ })+(\underline{\ x\ x\ })+(\underline{\ x\ x\ })+(\underline{\ x\ x\ })+(\underline{\ x\ x\ }) = \underline{\ }$$
$$a\ b\ ka\ b\ ka\ b\ ka\ b\ ka\ b\ ka\ b\ k$$

Abb. 2. Berechnungsschema für den Teerexpositionswert (TEW)

Gruppe der dissonanten oder unzufriedenen Raucher. Nach einer repräsentativen österreichischen Erhebung sind 47% der Tabakkonsumenten konsonant und 53% dissonant (Schmeiser-Rieder, Schoberberger, Kunze 1997). Die dissonanten Raucher unterteilen sich in die Gruppe jener, die ihren Tabakkonsum lediglich reduzieren wollen oder auf eine andere Zigarettenmarke zu wechseln gedenken oder auch ihr Rauchverhalten einstellen wollen. Unter der Gruppe der Tabakkonsumenten mit Reduktionswunsch mag es in Zukunft immer häufiger auch solche geben, die zwar ihre Schadstoffbelastung reduzieren wollen, aber nicht gänzlich auf das Nikotin zu verzichten beabsichtigen. Es sind dies Personen, die zumindest vorerst vorhaben, statt zu rauchen auf eine Dauer-Nikotinersatztherapie umzusteigen.

Das NPAS hat natürlich entscheidenden Einfluss auf die Rauchertherapie und gibt Hinweise, inwieweit die Motivationsarbeit noch zu verstärken ist oder ob aufgrund einer bereits bestehenden optimalen Bereitschaft die therapeutische Intervention sofort eingeleitet werden kann.

Körpergröße/Körpergewicht

Das relative Körpergewicht, etwa bestimmt durch den Body-Mass-Index (Körpergewicht in Kilogramm dividiert durch Körpergröße in Meter zum Quadrat), kann bei der Rauchertherapie entscheidende Bedeutung erhalten. Zwar nimmt die Mehrheit der Ex-Raucher an Gewicht zu, aber im Durchschnitt steigt das Gewicht nicht sehr an, und selten resultiert daraus ein Risiko für die Gesundheit (U.S. Department Of Health And Human Service 1986). Liegt allerdings Übergewicht vor oder wird im Laufe der Rauchertherapie der Übergewichtsbereich erreicht, wäre auch dieser Lebensstilfaktor zu kontrollieren. Als Normalgewicht wird ein BMI-Richtwert von <25 angesehen, Werte von 25<30 gelten als mäßiges Übergewicht, ein Wert zwischen 30<40 wird als starkes Übergewicht definiert und bei einem Score von 40 und mehr wird von sehr starkem Übergewicht gesprochen (Bucher, Gutzwiller 1993). Es gibt aber auch Klienten, die bereits bei geringer Gewichtszunahme Motivation zur Weiterführung einer Raucherentwöhnung verlieren. Andere sind aufgrund ihrer Erfolge unter Umständen so angespornt, dass sie nunmehr ein bestehendes Übergewicht auch abbauen möchten. In beiden Fällen wäre es sinnvoll, mit einem Programm zur Verhaltensmodifikation das Körpergewicht zu kontrollieren bzw. – nach Erreichen des bei der Rauchertherapie angepeilten Ziels – zu reduzieren. Die Kombination der Rauchertherapie mit dem Programm „Schlank ohne Diät" (Schoberberger, Kiefer, Kunze 1995) hat sich in diesem Zusammenhang bewährt.

Spezifische psychologische Interventionen

Erfahrungen mit bisherigen Entwöhnungsversuchen

Um die Entwöhnungsbereitschaft abschätzen zu können, wird man auch bisherige Entwöhnungsversuche besprechen. Vielleicht kommen in diesem Zusammenhang frühere Entwöhnungsmotive zutage, die man zu den aktuellen in Beziehung setzen kann.

Entwöhnungsmethoden

Es soll auch exploriert werden, mit welchen Entwöhnungsmethoden bisher Erfahrungen gesammelt wurden, respektive ob überhaupt „Methoden" im engeren Sinn zur Anwendung kamen. Daran ist vielleicht auch der Grad der Intensität ablesbar, mit dem sich ein Raucher früheren Entwöhnungsversuchen gewidmet hat. Waren diese Unternehmungen eher oberflächlicher Natur, kann man den Klienten bereits vorbereiten, dass eine erfolgreiche Verhaltensänderung meist mit einem gewissen Aufwand verbunden ist und Ausdauer erfordert.

Nikotinersatztherapie (NRT) Vorerfahrungen

Viele Raucher konnten in ihrer „Raucherkarriere" bereits verschiedene Erfahrungen mit Entwöhnungsversuchen sammeln. Für eine neuerliche Anstrengung in Richtung Abstinenz wird es nicht unwesentlich sein, wie diese vorangegangenen Aktivitäten verlaufen sind.

Immer wieder wird von Rauchern berichtet, dass diese bereits die Nikotinersatztherapie versucht hätten. Dass dies dann nicht zur gewünschten Änderung im Rauchverhalten geführt hat, stellt sich bei näherer Befragung oft als „falsche" Anwendung heraus. Entweder wurde das Produkt viel zu kurz eingesetzt oder es wurde von ihm eine „Wunderwirkung" erwartet oder es kam aufgrund technisch falschem Einsatz (z.B.: zu schnelles Kauen, Pflaster immer auf gleiche Körperstelle etc.) zu unangenehmen Nebenwirkungen, denen man sich nicht weiter aussetzen wollte. Gerade die Erhebung über Vorerfahrungen mit Nikotinpräparaten kann hier einen Ansatz für klärende Gespräche liefern, die dann dazu beitragen eventuelle Ressentiments aus dem Wege zu räumen.

Entwöhnungserfolg bisher

Schließlich wird man auch wissen wollen, ob frühere Entwöhnungsversuche erfolgreich waren oder nicht. Methoden, die sich – wenn vielleicht auch nur kurzfristig – als zielführend herausgestellt hatten, könnte man bei dem neuerlichen Versuch wieder zum Einsatz bringen. Waren bestimmte Strategien weniger zielführend, wird man sich um Abklärung bemühen, worauf das zurückzuführen sein könnte, und gegebenenfalls diese Methoden nicht mehr empfehlen.

Mögliche Barrieren der Raucherentwöhnung

Motivation zur Raucherentwöhnung

Wird ein ernsthafter Entwöhnungsversuch unternommen, wird es ganz wichtig sein, dass der Klient ein „attraktives Ziel" vor Augen hat, das er erzielen möchte. Allgemein formulierte Motivationen, wie etwa „zur Erhaltung der Gesundheit" oder „aus gesundheitlichen Gründen" sind oft nur aus kognitiven Überlegungen heraus entstanden, stellen jedoch auf der Einstellungsebene kein wirklich unmittelbares attraktives Ziel dar. Sind solche ganz konkreten, auch weniger spektakuläre, dafür aber schneller realisierbare, Ziele noch nicht entwickelt, wird es eine vordringliche Intervention sein, diese gemeinsam mit dem Klienten zu erarbeiten.

Nächtliches schlafraubendes Nikotinverlangen (Nocturnal Sleep Disturbing Nicotine Craving/NSDNC)

Dieses schlafstörende nächtliche Verlangen nach Nikotin wird bei einer geringeren Anzahl von Rauchern beobachtet. Als typisches Beispiel mag jenes eines 44-jährigen Taxilenkers gelten, der seit 26 Jahren zwischen 40 bis 60 Zigaretten mit hohem Nikotin- und Teergehalt raucht. Beim FTND wird ein Maximalwert von 10 und beim TEW ein hoher Score von 2.760 erreicht. Der Klient bezeichnet sich selbst als konsonanten Raucher, der noch nie den Versuch zur Entwöhnung unternommen hatte, wenngleich körperliche Symptome vorhanden sind, die mit großer Wahrscheinlichkeit mit dem Tabakkonsum zusammenhängen. Bei diesem Raucher kommt es vor, dass er zwischen zwei und vier Uhr morgens aufwacht – nachdem er um 23.00 Uhr zu Bett gegangen war – und starkes Rauchverlangen verspürt. Erst nach dem Konsum von ein bis zwei Zigaretten wäre es ihm dann möglich, wieder weiterzuschlafen. Dieses Phänomen tritt nicht regelmäßig auf, ist aber doch ein- bis zweimal pro Monat vorhanden. Es ist zu vermuten, dass dieses nächtliche Rauchverlangen auf eine extrem hohe Nikotinabhängigkeit hinweist (Schmeiser-Rieder et al. 1996).

Liegt NSDNC vor, wird dieser Umstand vor allem bei der Nikotinersatztherapie besonders zu berücksichtigen sein. Für das nächtliche Nikotinverlangen wäre dann eventuell eine schnell wirksame Nikotinersatztherapie – wie etwa der Nikotin-Nasen-Spray – vorzusehen sein. Grundsätzlich wäre aber bei diesem Patienten auch an zugrundeliegende psychische Probleme zu denken, die dann einer spezifischen Therapie zugeführt werden sollten.

Kohlenhydratabhängigkeit

Personen, die sich selbst als kohlenhydratabhängig bezeichnen, verspüren zwischen den Mahlzeiten ein zwanghaftes Verlangen nach kohlenhydrathältigen Speisen, welches sie dazu bringt, sich bis zu einem Drittel ihrer täglichen Nahrung in Form von stark zuckerhaltigen Imbissen zuzuführen (Wurtman 1984). Diese Personen bringen ihr Bedürfnis nach Kohlenhydraten mit einer „besänftigenden, tonisierenden, revitalisierenden" Wirkung auf ihre Stimmung in Zusammenhang. Sollte dafür etwa ein Serotoninmangel (Wurtman et al. 1985) oder ein Dopamindefizit (Noble et al. 1994) verantwortlich sein, wären das Umstände, die auch durch das Rauchen sehr leicht egalisiert werden könnten. Raucher, die also immer wieder dieses intensive Verlangen nach Kohlenhydraten erleben, sind – selbst dann wenn sie dem Kohlenhydratverlangen bisher nicht nachgeben, aber vielleicht in dieser Situation mit dem Rauchen einer Zigarette reagieren – in höchstem Ausmaß gefährdet, ihre Raucherentwöhnung nicht durchzuhalten. Dies ist vor allem dann der Fall, wenn Klienten an Gewicht zunehmen und schon aus ästhetischen Gründen den Tabakkonsum einem Übergewicht vorziehen. Im Vorfeld wären hier schon geeignete Alternativverhaltensweisen, wie etwa sportliche Betätigung oder Entspannungsmethoden zu überlegen, um Bewältigungsstrategien für diese Gelegenheiten anzubieten, in denen sich der Klient seine Stimmung aufhellen möchte.

Zusatzbelastungen/Stress

Jede Zusatzbelastung kann eine Barriere für die Raucherentwöhnung sein. Sollte ein Klient außergewöhnlichem Stress ausgesetzt sein, wäre es ungünstig, in dieser Situation zusätzliche gravierende Lebensstiländerungen einzuleiten, es sei denn, sie würden sich positiv auf die Stress-Situation auswirken. In der Regel wird man sich bemühen, vorerst die Belastungen in den Griff zu bekommen, geeignete Bewältigungsstrategien aufzubauen und dann erst mit der Rauchertherapie beginnen.

Reaktionen bei Belastungen/Stress

Welche Coping-Strategien stehen dem Klienten zur Verfügung und können diese unter Umständen einer Entwöhnung im Wege stehen? Ein Klient, der zur Stressbewältigung immer wieder den Alkoholkonsum forciert, läuft Gefahr, das meist eng an das Trinken gekoppelte Rauchverhalten ebenfalls nicht in den Griff zu bekommen. Gezielt ist auch dann vorzugehen, wenn es sich um „Stressraucher" handelt, die also bisher gelernt haben, ihre Belastungen durch vermehrten Tabakkonsum abzubauen. Stehen bereits günstigere Bewältigungsmechanismen zur Verfügung – wie etwa Entspannung oder Sport – können diese gerade in der doch „stressbeladenen" Zeit der Entwöhnung intensiv genützt werden.

Risikoabschätzung

Zusätzliche Risikofaktoren

Hier geht es vor allem darum, ein eventuell vorliegendes familiäres Risiko ins Kalkül zu ziehen. Aber auch mögliche Vorerkrankungen oder bestehende tabakassoziierte Erkrankungen sollen in den Motivations- und Therapieprozess einbezogen werden.

Medikamente

Um einen potentiellen Einfluss auf das Rauchverhalten abzuschätzen (z.B. Neuroleptika, Antidepressiva) oder zusätzliche Risikokonstellationen in Betracht ziehen zu können (z.B. Antihypertonika, Lipidhemmer, orale Kontrazeptiva), aber auch um ein vollständiges Bild über den Gesundheitszustand des Klienten zu gewinnen, wird man auch bestehende medikamentöse Therapien in die Überlegungen zur Intervention miteinbeziehen.

Interventionstechniken

Im Folgenden werden die wesentlichsten Interventionstechniken dargestellt. Eine ausführlichere Beschreibung der Verfahren findet sich z.B. bei Schmeiser-Rieder, Schoberberger, Kunze 1997; Schoberberger, Fagerström, Kunze 1995; Schoberberger et al. 1993a, 1993b, 1993c.

Nikotin Prä-Abstinenz Syndrom (NPAS)

Vorerst wird es notwendig sein, zwischen konsonantem und dissonantem Raucher zu unterscheiden. Konsonante Raucher, die nicht daran denken, in näherer Zukunft etwas an ihrem Rauchverhalten verändern zu wollen, können durch Information zur Überprüfung ihrer Einstellung motiviert werden. Je spezifischer die Information ausgerichtet ist – etwa unter Bezugnahme auf bereits bestehende oder sich ankündigende tabakassoziierte Risikofaktoren des Betroffenen – desto wirksamer wird sie sein. Aber auch die Erörterung anderer möglicher Motive zur Verhaltensmodifikation, wie beispielsweise Berücksichtigung der Vorbildwirkung auf Kinder, können Tabakkonsumenten zum Nachdenken der eigenen Situation anregen. Nicht selten ändert sich die Meinung der Betroffenen, wenn sie mit fachlich fundierten Argumenten konfrontiert werden. Ein spontaner Entschluss zur Tabakabstinenz oder -reduktion kann durchaus die Folge sein.

Handelt es sich um einen dissonanten Raucher, der ohnehin schon länger mit dem Gedanken spielt, sein Rauchverhalten verändern zu wollen, wäre sofortige Unterstützung anzubieten. Diese wird sich vor allem an den im Rahmen der Diagnostik erhobenen Kriterien zu orientieren haben (Abb. 3).

Nikotinabhängigkeit

Das Testergebnis des FTND (Fagerström Test for Nicotine Dependence) gibt einen guten Hinweis, ob beim Raucher eine Nikotinabhängigkeit vorliegt und in welchem Ausmaß diese anzunehmen ist. Auf jeden Fall ist bei einem Score 3 eine Nikotinersatztherapie (NRT) in Erwägung zu ziehen. Bei einem Punktewert von 0 bis 2 wird die Nikotinabhängigkeit – wenn überhaupt – eine nur sehr untergeordnete Rolle spielen. D. h. es ist nicht zu erwarten, dass bei diesen Klienten bei Absetzen ihres Tabakkonsums körperliche Entzugserscheinungen auftreten. Bei der Rauchertherapie werden somit psychologische Interventionsmaßnahmen im Vordergrund stehen.

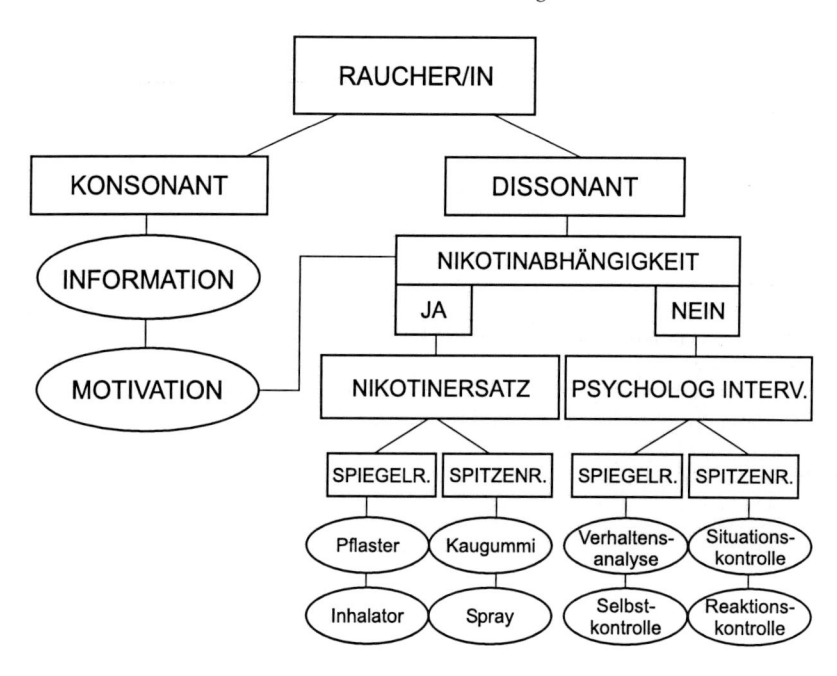

Abb. 3. Therapieempfehlungsschema

Nikotinersatztherapie (Nicotine Replacement Therapy/NRT)

Die Möglichkeiten, die sich zur NRT anbieten, sind der Nikotinkaugummi (NRT-G), das Nikotinpflaster (NRT-P), der Nikotin-Nasenspray (NRT-NS) und der Nikotininhalator (NRT-I). Welche dieser Applikationsformen am geeignetsten ist, hängt zum einen von den persönlichen Präferenzen des Klienten ab und ist zum anderen vom spezifischen Rauchverhalten abzuleiten. Mit Ausnahme des Nikotin-Nasensprays sind die Nikotinersatzprodukte in Österreich rezeptfrei in der Apotheke erhältlich.

NRT-G [Nicotine Replacement Therapy-Gum] (Nikotinersatztherapie-Kaugummi)

Mit dem Kaugummi wird das Nikotin über die Mundschleimhaut aufgenommen. Wenn das Rauchverlangen groß ist, sollte mit dem Kauen des Nikotinkaugummis begonnen werden, wobei die Instruktionen des Apothekers und der Packungsbeilage für das richtige Kauen genau zu befolgen sind. Der Nikotinkaugummi ist in 2 Dosierungen erhältlich: 4 mg für den Beginn einer Rauchertherapie vor allem bei höhergradiger Nikotinabhängigkeit und anschließend der 2 mg Kaugummi bis zum Ende der Entwöhnungsphase. Viele Studien zum Thema Nikotinkaugummi haben eine doppelt so große Erfolgsrate im Vergleich zum Placebo gezeigt (Fagerström 1988; Hughes 1993).

Indikationen: Zum selbständigen Dosieren besonders geeignet, vor allem in Momenten großen Rauchverlangens („craving") gut einsetzbar. Mit dem 4mg Kaugummi werden Nikotin-Plasma-Konzentrationen erreicht, die denen eines Zigarettenrauchers sehr nahe kommen. Diese Nikotinspiegel werden mit allen anderen NRT-Produkten in der Regel nicht erzielt (Tønnesen,1997).

NRT-P [Nicotine Replacement Therapy-Patch] (Nikotinersatztherapie-Pflaster)

Durch das Pflaster gelangt das Nikotin durch die Haut in den Körper und es wird ein konstanter Nikotinspiegel im Blut aufgebaut und aufrechterhalten. Die Pflaster gibt es in verschiedenen Größen und können wahlweise nur tagsüber oder auch zusätzlich in der Nacht getragen werden (16 Stunden- und 24 Stunden-Pflaster). Diese transdermalen Systeme zeigen sehr gute Erfolgsraten nach einem Gebrauch von 6 Wochen (Fagerström, Sachs 1995), der Langzeiterfolg ist leider noch nicht gut dokumentiert (Balfour, Fagerström 1996).
Indikationen: Bei regelmäßigem Rauchverhalten („Spiegelraucher"); auch in Kombination mit anderen NRT-Präparaten.

NRT-NS [Nicotine Replacement Therapy-Nasal- Spray] (Nikotinersatztherapie-Nasenspray)

Der Nasenspray liefert 0.5 mg Nikotin pro Applikation in jedes Nasenloch. Im Gegensatz zu Kaugummi und Pflaster ist der Nasenspray sehr gut zu gebrauchen, wenn ein dringendes Rauchverlangen besteht, weil die Zeit bis zur Nikotinbereitstellung kürzer ist und ein Maximum an Nikotin in weniger als 10 Minuten das Gehirn erreicht. Damit ist der Spray das am schnellsten wirksame Nikotinersatztherapeutikum. Studien zeigten, dass vor allem hochabhängige Raucher von dem Spray profitieren (Prochaska, DiClemente 1993).
Indikationen: Bei eher unregelmäßigem, situationsabhängigem Rauchverhalten („Spitzenraucher") und hohen FTND-Werten.

NRT-I [Nicotine Replacement Therapy-Inhaler] (Nikotinersatztherapie-Inhalator)

Das ist die neueste Form der Nikotinersatztherapie. Der Inhalator hat das Aussehen eines Zigarettenhalters, im Inneren befindet sich eine auswechselbare Nikotineinlage. Wenn der Raucher anzieht und die Luft ansaugt, bekommt er, ähnlich einer Zigarette, eine gewisse, bezogen auf den Tabakkonsum meist etwas geringere, Menge Nikotin. Das spezifische Kennzeichen des Inhalators ist die Nachahmung des Rauchaktes. Der Inhalator ist möglicherweise die beste Methode für nicht so stark nikotinabhängige Raucher, die vor allem die mit dem Rauchen verbundenen Handlungen und Bewegungen vermissen.
Indikationen: Zur Verringerung physischer (Nikotinabhängigkeit) und psychischer (Gewohnheit) Entzugssymptome; durch individuelle Verwendung (lediglich Paffen bis zum intensiven Inhalieren) kann sehr unterschiedlich dosiert werden.

Indikationsstellung für die Art der Nikotinersatztherapie

Ein nikotinabhängiger regelmäßiger Raucher (Spiegelraucher), der versucht, durch wiederholtes Rauchen in relativ gleichen Intervallen seinen Nikotinspiegel aufrechtzuerhalten, wird mit dem Nikotinpflaster (NRT-P) eine adäquate Therapie vorfinden. Üblicherweise wird die Behandlung mit NRT-P für drei Monate empfohlen, wobei im ersten Monat mit der stärksten Dosierung begonnen wird, im zweiten Monat auf die mittlere Stärke zu wechseln wäre und im dritten Monat das schwächste Pflaster zur Anwendung kommen sollte. In der Folge kann versucht werden, gänzlich ohne NRT-P auszukommen, bzw. kann es durch Ausschleichen allmählich zu einem Verzicht des Therapeutikums kommen. Bei geringgradiger Nikotinabhängigkeit könnte mit der mittleren Dosierung begonnen werden und im dritten Monat dann der Wechsel zur schwächsten Dosierung erfolgen.

Für den Spiegelraucher eignet sich aber auch der Nikotininhalator (NRT-I), da durch die oftmalige Benützung – ähnlich wie durch den wiederholten Tabakkonsum – der Nikotinspiegel über den Tag aufrechterhalten werden kann. Raucher, die noch nicht gänzlich auf die Zigarette verzichten können oder nur eine Reduktion ihres Konsums in Aussicht genommen haben, können mit der einen oder anderen Inhalatorfüllung das Rauchen ersetzen, wobei durchaus bei dieser Art des reduzierten Rauchens auch ein Vorteil in der Risikoverminderung zu sehen ist – auch dann wenn es über lange Sicht bestehen bleibt. Eine Kur mit dem Ziel Tabakabstinenz sollte über drei Monate angewendet werden, wobei gerade anfangs bis zu sechs Füllungen am Tag zu empfehlen sind. Auf jeden Fall wäre nach drei Stunden die Füllung im NRT-I zu wechseln, da die Nikotinwirkung dann nicht mehr vorhanden ist. Am Ende der dreimonatigen Periode sollte der Raucher versuchen, mit immer weniger Nikotinfüllungen auszukommen, um schließlich ganz darauf verzichten zu können. Der Nikotininhalator ist auch dann besonders geeignet, wenn neben der Nikotinabhängigkeit auch eine deutliche psychosoziale Komponente angenommen werden kann. Somit wird auch das Ritual des Rauchens unterstützt und der Griff zur Zigarette weniger notwendig. Auch eine Kombination von NRT-P und NRT-I ist durchaus denkbar, wenn der Raucher in manchen Situationen ein verstärktes Rauchverlangen verspürt und aus diesem Grund zusätzlich zum Pflaster den Inhalator einsetzt.

Der nikotinabhängige Spitzenraucher, der ja sein Rauchverhalten in ganz bestimmten Situationen besonders verstärkt, wird ein Nikotinersatzprodukt brauchen, das eine raschere Anflutung des Blutnikotingehalts ermöglicht. Dies ist am ehesten mit dem Nikotinnasenspray (NRT-NS) zu realisieren. Gerade bei diesen Anlässen mit starkem Rauchverlangen ist in jedes der Nasenlöcher ein Sprühstoß zu applizieren. Bis zu fünf derartiger Dosen pro Stunde sind möglich. Nach einer anfänglich intensiveren Dosierung über sechs bis acht Wochen soll für die weiteren vier bis sechs Wochen die Dosierung verringert werden, wobei vor allem pro Verwendung nur mehr in ein Nasenloch zu applizieren wäre.

Für den Spitzenraucher eignet sich auch der Nikotinkaugummi (NRT-G), wenn er berücksichtigt, dass die Wirkung mit einer Verzögerung von etwa zehn bis fünfzehn Minuten eintritt. Gerade der höherdosierte 4mg Kaugummi erzielt nach etwa einer halben Stunde fast ähnliche Blutkonzentrationen wie eine Zigarette. Zehn bis zwölf Kaudepots pro Tag können zur Anwendung kommen, wobei jeder Kaugummi sehr langsam über eine halbe Stunde lang gekaut werden soll. Wird mit dem 4mg Kaugummi begonnen, wäre nach vier bis sechs Wochen ein Umstieg auf den 2mg Kaugummi zu empfehlen. Insgesamt sollte auch diese Form der Ninkotinersatztherapie über drei Monate durchgeführt werden und es am Ende dieser Periode zu einem ausschleichenden Konsum kommen. Eine Kombination von Nikotinpflaster (NRT-P) und Nikotinkaugummi (NRT-G) hat sich bei besonders stark nikotinabhängigen Spitzenrauchern bewährt, die neben ihrer konstanten Anflutung mit Nikotin durch das NRT-P in Spitzensituationen mit dem NRT-G zusätzlich Nikotin zuführen können (Kornitzer et al. 1995).

Grundsätzlich sind jedoch die Nikotinersatzprodukte den individuellen Bedürfnissen anzupassen. So können beispielsweise durchaus auch Spitzenraucher vom Nikotininhalator profitieren oder Spiegelraucher mit dem Nikotinkaugummi gut zurechtkommen. Es ist daher auch in Betracht zu ziehen, eine begonnene Therapie entsprechend zu variieren, wenn sich anfänglich Erfolge nicht im erwarteten Ausmaß einstellen.

Spezifisch psychologische Interventionstechniken

Raucher, die ihren Zigrettenkonsum weniger aufgrund eines „physischen" Verlangens, sondern aufgrund psychologischer Aspekte steuern, werden eine entsprechende Unterstützung im Sinnen psychologischer Intervention erwarten. Wieder wird das Rauchverhalten eine grobe Richtlinie vorgeben, welche Verfahren in Frage kommen.

Spiegelraucher vs. Spitzenraucher

Beim regelmäßigen nicht-nikotinabhängigen Raucher ist anzunehmen, dass er viele seiner Zigaretten aus „Gewohnheit" raucht und eine ganze Reihe von Alltagssituationen für ihn Auslöser zum Tabakkonsum darstellen. Das klassische Konditionierungsparadigma wird daher in der Lerngeschichte eine dominante Rolle gespielt haben. Wichtig wird es nun sein, mittels Verhaltensanalyse jene Auslöser ausfindig zu machen, die das Rauchverlangen produzieren. Dazu eignet sich vor allem das Führen eines Raucherprotokolls, in dem bei jedem Auftreten von Rauchverlangen neben der Uhrzeit auch der Anlass, die möglichen animierenden Sozialkontakte oder die persönliche Verfassung – also jene zu eruierenden Auslöser – festgehalten werden. Dabei ist es nur in zweiter Hinsicht wichtig, ob bei dieser Situation dann tatsächlich geraucht wurde oder ob es gelungen ist, dem Verlangen zu widerstehen. Wurden solche immerwiederkehrenden Rauchanlässe analysiert, kann mit entsprechenden Selbstkontrollmaßnahmen darauf reagiert werden. So könnte sich der Raucher vornehmen, in vorerst nur bestimmten Situationen auf die Zigarette zu verzichten, wobei andere Auslöser noch unberücksichtigt bleiben. Durch das Weiterführen des Raucherprotokolls wäre die Reduktion des Zigarettenkonsums zu überprüfen. Bei Therapieziel Abstinenz sollte nach etwa zwei Monaten nicht mehr geraucht werden. Dieser „Tag X" wäre übrigens bei Beginn der Therapie gemeinsam mit dem Klienten festzulegen.

Nicht-nikotinabhängige Spitzenraucher haben ihr Rauchverhalten zum überwiegenden Teil aufgrund des operanten Konditionierens erworben. Sie erwarten sich im Anschluss an ihren Zigarettenkonsum eine positive Konsequenz, wie etwa eine Stressreduktion. Es wird also darum gehen, zum einen diese Situationen zu kontrollieren – wie zum Beispiel darauf zu achten, dass sich der Klient nicht unnötigerweise Stress-Situationen aussetzt -, zum anderen aber auch sinnvoll sein, entsprechende Reaktionsmuster anzubieten – wie etwa Entspannungsmethoden –, um in den betreffenden Situationen besser und vor allem ohne Zigarette bestehen zu können. Ist die Situations- und Reaktionskontrolle eingeleitet, kann dieser Typ von Klient auch sehr gut mit der „Schluss-Punkt-Methode" zurechtkommen, indem er von einem Tag auf den anderen auf die Zigarette verzichtet und dafür Alternativverhaltensweisen zum Einsatz bringt. Unterstützt wird dieses Verfahren, wenn vor allem für die ersten rauchfreien Tage eine genaue Tagesplanung durchgeführt wird und bereits im Vorfeld Überlegungen angestellt werden, wie in kritischen Situationen zu reagieren wäre.

Organisatorische Rahmenbedingungen

Im Rahmen der ambulanten Rauchertherapie wären innerhalb der ersten sechs Wochen mindestens einmal wöchentlich Kontrolluntersuchungen vorzusehen. Mit etwas größeren Intervallen sollte dann die therapeutische Intervention bis drei Monate nach Therapiebeginn fortgesetzt werden. Erste Erfahrungen liegen aber auch im Zusammenhang mit Rauchertherapie im Rahmen einer stationären Betreuung, etwa in Form eines Kuraufenthaltes, vor. In diesem Fall wird es sinnvoll sein, tägliche – bzw. mehrmals wöchentliche – Kontakte mit dem Klienten zu ermöglichen. Bei jedem Klientenkontakt werden im Rahmen der Verlaufskontrolle entsprechende Aspekte berücksichtigt.

So soll jeweils erhoben werden, ob der/die Klient noch raucht und – wenn ja – wie viele Zigaretten welcher Sorte pro Tag. Sollte sich im Rauchverhalten – auch in Bezug auf „regelmäßiges – unregelmäßiges Rauchen" – etwas gewandelt haben, wird das vor allem deshalb registriert, weil Veränderungen in diesen Bereichen wichtige Indizien für die Motivation zur Raucherentwöhnung darstellen. Ein vorläufig noch rauchender Klient, der sich nicht einmal ansatzweise bemüht, sein Rauchverhalten zu modifizieren, wird wahrscheinlich einer noch fortgesetzten intensiveren Motivationsarbeit bedürfen als ein Raucher, der bereits solche kleinen Erfolge in Richtung eines veränderten Tabakkonsums zuwege gebracht hat.

Bei Durchführung von Kontrolluntersuchungen wird es nicht sinnvoll sein, jedesmal den FTND vorzugeben. Sehr wohl kann aber im Verlauf (etwa Mitte und Ende der Therapie) eine Überprüfung der Belastung durch die Nikotinabhängigkeit angebracht sein, um die Entzugssymptomatik einschätzen zu können. Dabei wird man in den Formulierungen des FTND nicht nur das tatsächliche Verhalten miteinbeziehen, sondern auch das Verlangen nach Nikotin berücksichtigen:

– Wann nach dem Aufstehen besteht Verlangen nach einer Zigarette?
– Ist es noch immer schwierig sich dort aufzuhalten, wo Rauchverbot besteht?
– Ist das Verlangen nach einer „Morgenzigarette" größer als nach anderen Zigaretten im Tagesablauf?
– Wie oft pro Tag tritt Verlangen nach einer Zigarette auf?
– Ist das Verlangen am Morgen allgemein stärker als am Rest des Tages?
– Würde auch bei Bettlägrigkeit dieses Verlangen nach Tabakkonsum auftreten?

Die CO-Messung eignet sich als ideales Evaluationskriterium im Rahmen der Therapie, aber auch zur Verifizierung eines Langzeiterfolges. Bei Ankündigung von CO-Überprüfungen während Einzel- oder auch Gruppenberatungen stellt dies einen zusätzlichen Anreiz dar, abstinent zu bleiben.

Das Körpergewicht sollte mindestens einmal wöchentlich kontrolliert werden. Kommt es während der Raucherentwöhnung zu mehr als zwei bis drei Kilogramm Zunahme, ist anzunehmen, dass auch Veränderungen im Ernährungsverhalten stattgefunden haben. In diesem Fall wäre es sinnvoll, nicht nur die Kontrolle des Körpergewichts gewissenhaft fortzusetzen, sondern auch das Essverhalten zu überwachen und zu analysieren. Dazu eignet sich etwa das Führen eines Ernährungsprotokolls, wie es etwa im Rahmen des „Schlank ohne Diät"-Programms (Schoberberger, Kiefer, Kunze 1995) vorgesehen ist. Bei dieser Art der Buchführung besteht auch die Möglichkeit einer computerunterstützten Variante, wo die Angaben nicht handschriftlich, sondern in Form einer „selbstlernenden" Datenbank festgehalten werden (Schoberberger, Kunze 1996).

Zusammenfassung/Schlussbemerkungen

Viele Raucher sind als „Mischtypen" – psychosoziale Abhängigkeit und Nikotinabhängigkeit – einzustufen. So werden nikotinabhängige Raucher meist auch einer psychologischen Intervention bedürfen. Aber es gibt durchaus auch Raucher, die sich manchmal zu den Spiegelrauchern zählen und zu anderen Zeitpunkten Spitzenraucher sind. Demnach wären dann Therapieempfehlungen zu kombinieren, um für jeden der Klienten die effizienteste Behandlung anbieten zu können.

Wurden etwa zusätzliche Instrumente zur Diagnostik in Betracht gezogen – wie z.B. „Befindlichkeitsfragebogen", „Persönlichkeitsinventar", „Selbstwirksamkeits-Fragebogen" – kann dies die Entscheidung über den Einsatz vor allem psychologischer Interventionsmaßnahmen erleichtern.

Literatur

American Psychiatric Association (APA) (1987) Diagnostic and statistical manual of mental disorders – DSM-III-R, 3. edn. Am Psychiat Ass, Washington DC

Balfour D.J.K., Fagerström K.O. (1996) Pharmacology of nicotine and its therapeutic use in smoking cessation and neurodegenerative disorders. Pharmacol Ther 10: 1–30

Bernstein D.A. (1969) Modification of smoking behavior: an evaluative review. Psychol Bullet 71: 418–440

Brown B.B. (1973) Additional Characteristics of EEG differences between smokers and non-smokers: In: Dunn WL (ed.) Smoking behavior: motives and incentives. Winston and Sons, Washington DC, pp. 67–81

Bucher H., Gutzwiller F. (eds.)(1993) Checkliste Gesundheitsberatung und Prävention. Stuttgart, Thieme

Dunn W.L. (ed.)(1973) Smoking behavior: motives and incentives. Winston and Sons, Washington DC

Fagerström K.O., Schneider N.G. (1989) Measuring nicotine dependence: a review of the Fagerström Tolerance Questionnaire. J Behav Med 12: 159–182

Fagerström K.O. (1988) Efficacy of nicotine chewing gum: a review. In: Pomerlau O, Pomerlau CS. (eds.) Nicotine replacement: a critical evaluation. Alan R Liss, New York, pp. 109–128

Fagerström K.O., Sachs D.P.L. (1995) Medical management of tobacco dependence: a critical review of nicotine skin patches. Curr Pulmonol 16: 223–228

Groman E., Kunze U., Schmeiser-Rieder A., Schoberberger R. (1997) Measurement of exspired carbon monoxide to assess smoking behavior. J Eur Respir Soc 10: 330

Heatherton T.F., Kozlowski L.T., Frecker R.C., Fagerström K.O. (1991) The Fagerström Test for nicotine dependence: a revision of the Fagerström Tolerance Questionnaire. Brit J Addict 86: 1119–1127

Hughes J.R. (1993) Pharmacotherapy for smoking cessation: unvalidated assumptions, anomalies and suggestions for future research. J Consult Clin Psychol 61: 751–760

Hunt W.A., Bespalec D.A. (1974) An evaluation of current methods of modifying smoking behavior. J Clin Psychol 30: 431–438

Kornitzer M., Boutsen M., Dramaix M., Thijs J., Gustavsson G. (1995) Combined use of nicotine patch and gum in smoking cessation: a placebo-controlled clinical trial. Prev Med 24: 41–47

Kunze M. (1997) Harm reduction: the possible role of nicotine replacement. In: Bolliger C.T., Fagerström K.O. (eds.) The tobacco epidemic. Prog Respir Res. Karger, Basel 28: 190–198

Kunze M., Schmeiser-Rieder A., Kunze U., Schoberberger R. (im Druck) Nocturnal sleep disturbing nicotine craving. Monaldi Arch Chest Dis

Kunze M., Wood M. (1984) Guidelines on smoking cessation. UICC Technical Report Series, vol 79

Kunze M., Schoberberger R. (1980) Raucher- und Ernährungsberatungsstelle als Modell gemeindlicher Gesundheitserziehung. Prävention 3: 58–63

Kunze M., Vutuc Ch. (1980) Banbury report 3: a safe cigarette? Cold Spring Harbor Laboratory

Noble E.P., Jeor S.T.St., Ritchie T., Syndulko K., Jeor S.C.St., Fitch R.J., Brunner R.L., Sparkes R.S.(1994) D2 Dopamine receptor gene and cigarette smoking: a reward gene? Med Hypotheses 42: 257–260

Prochaska J., DiClemente C. (1993) Self-change progress, self-efficacy and decisional balance across five stages of smoking cessation. In: Engstrom P (ed.) Advances in cancer control pp. 131–140

Schields J (1962) Monozygotic twins. Oxford University Press, London

Schmeiser-Rieder A., Schoberberger R., Kunze M. (1997) Nikotinabhängigkeit und Rauchverhalten. J Kardiol 4: 98–107

Schmeiser-Rieder A., Schoberberger R., Kunze U., Kunze M. (1996) Nocturnal sleep disturbing nicotine craving. Annual Conference of the Society for Research on Nicotine and Tobacco. Abstractbook, Washington DC, p. 45

Schoberberger R., Exel W., Schmeiser-Rieder A., Kunze U., Kunze M. (1997) Aktion „WEG" – first experiences of a media campaign for smoking cessation. Poster at the 11th Conference of the European Health Psychology Society. Bordeaux

Schoberberger R., Fagerström K.O., Kunze M. (1995) Psychologische und physiologische Abhängigkeit bei Rauchern und deren Einfluss auf die Entwöhnungsmotivation. WMW 145: 70–73

Schoberberger R., Kiefer I., Kunze M. (1995) Das Abnehm-Set nach der Methode „Schlank ohne Diät". Kneipp, Leoben

Schoberberger R., Kunze M. (1996) „Schlank ohne Diät"-Computerprogramm. Eigenverlag, Wien

Schoberberger R., Kunze U., Schmeiser-Rieder A., Groman E., Kunze M. (1998) Wiener Standard zur Diagnostik der Nikotinabhängigkeit: Wiener Standard Raucher-Inventar (WSR). WMW 148: 52–64

Schoberberger R., Rieder A., Kunze M. (1993a) Rauchertherapie – Curriculum für Ärzte. Arbeitsgemeinschaft für Gesundheitserziehung, Wien

Schoberberger R., Rieder A., Kunze M. (1993b) Rauchertherapie – Curriculum für Psychologen. Arbeitsgemeinschaft für Gesundheitserziehung, Wien

Schoberberger R., Rieder A., Kunze M. (1993c) Rauchertherapie – Curriculum für Apotheker. Arbeitsgemeinschaft für Gesundheitserziehung, Wien

Slaby A.E. (1991) Acayatl's curse. In: Cocores J.A. (ed.) The clinical management of nicotine dependence. Springer, Berlin Heidelberg New York Tokyo, pp. 3–7

Tønnesen P. (1997) Nicotine replacement and other drugs in smoking cessation. In: Bolliger C.T., Fagerström K.O. (eds.) The tobacco epidemic. Prog Respir Res 28: 178–189

U.S. Public Health Service (1964) Smoking and health. Report of the Advisory Committee to the Surgeon General of the Public Health Service. Publication No. 1103. Public Health Service, Washington DC

U.S.Department od Health and Human Service (1986) Clinical opportunities for smoking intervention. Public Health Service, National Institutes of Health, NIH Publication No 86–2178

Wurtman J. (1984) The involvement of brain serotonin in excessive carbohydrate snacking by obese carbohydrate cravers. J Am Diet Ass 84: 1004–1007

Wurtman J., Wurtman R., Mark S., Tsay R., Gilbert W., Growdon J. (1985). *d*-Fenfluramine selectively suppresses carbohydrate snacking by obese subjects. Int J Eat Dis 4: 89–99

<F2> Schizophrenie, schizotypische und wahnhafte Störungen

<F20> Schizophrenie

Wolfgang Pipam

Allgemeine Darstellung

Historische Entwicklung des Störungsbildes

Wenngleich die Beschreibung psychotischer Phänomene durch die Jahrhunderte hindurch bis zurück in die Antike reicht, so ist doch das Schizophreniekonzept historisch eng mit den Namen Emil Kraepelin und Eugen Bleuler verbunden.

Als Kraepelin 1896 mit der Konzeptualisierung der, von Bleuler dann 1908 erstmals Schizophrenie genannten, „Dementia praecox" begann, hatte er bereits fertig umschriebene klinische Bilder wie die Katatonie, die Hebephrenie und die „Dementia paranoides" vor Augen. Kraepelin machte auch die Beobachtung, dass die von ihren Erstbeschreibern durchaus als eigenständige Krankheiten beschriebenen Syndrome ineinander übergehen und zudem noch in „eigenartige Schwächezustände" münden konnten. Gleichzeitig vollzog er auch einen Trennungsakt, in dem er die „Dementia praecox" und die Zyklothymien von einander abgrenzte.

Kraepelins Auffassung über den Verlauf und den Ausgang dieser Psychosen war jahrzehntelang einflussreich. Die Zyklothymie bezeichnete er als grundsätzlich gutartige, die Persönlichkeit nicht nachhaltig verändernde Störung, die Dementia praecox beschrieb er aber als einen chronisch verlaufenden und defektuös endenden Krankheitsprozess („Verblödung").

Hinsichtlich der Symptomatik (Verstandesabnahme, Gemütsabstumpfung, Einbußen des Willens, Verlust der Tatkraft sowie paranoid-halluzinatorische Symptomatik) hatte Bleulers Konzept viele Gemeinsamkeiten mit der Vorstellung von Kraepelin. Bezüglich des Verlaufes und Ausganges dieser Störung relativierte er aber die Auffassung von einem unausweichlichen und hoffnungslosen Prozess. Er blieb aber bei der Ansicht, dass es nie zu einer „restitutio ad integrum" komme. Die Bezeichnung „Schizophrenie" wählte er auf Grund seiner Einwände gegen die Betonung auf das frühe Ersterkrankungsalter („praecox") sowie des Verblödungsprozesses („Demenz").

Die Leistung von Kraepelin und Bleuler bestand vor allem darin, dass sie „das gemeinsame in der Fülle scheinbar heterogener Phänomene gesehen haben" (Wienberg 1995, S. 19). Diese Übereinstimmung bestand hinsichtlich:

- Der charakteristischen Symptome,
- der Auffassung, dass es sich um eine Gruppe von Störungen handelt,
- des Dichotomiekonzeptes der endogenen Psychosen (Schizophrenien und manisch depressive Erkrankungen),

- der Auffassung von schizophrenen Psychosen als einer tief greifenden Störung der gesamten Persönlichkeit,
- des fast immer schlechten Verlaufes und Ausganges,
- der Vermutung einer körperlichen Krankheitsursache.

Der Auffassung, dass es sich bei dieser Gruppe von Störungen um somatische, d.h. auf Basis einer Funktionsunfähigkeit des Gehirns beruhenden Erkrankung handle, blieben beide zeitlebens treu.

Psychopathologische Konzeption schizophrener Störungen

Die symptomatologische Ordnung von Kraepelin und Bleuler mit ihrer Gegenüberstellung von Grunderkrankung („Schwächezustände") und vorübergehenden Begleiterscheinungen („wahnhafte Symptomatik") führte vor allem im angloamerikanischen Bereich zu Beginn der 80er Jahre dieses Jahrhunderts zur Positiv-Negativ-Symptom-Dichotomie. Die Aufteilung in Positivsymptome (Denkstörungen, Wahn, Halluzinationen) und negative Symptome (Sprachverarmung, Affektverflachung, Aufmerksamkeitsstörung) wurde in die Neufassung des DSM-IV eingearbeitet (vgl. Klosterkötter 1998).

Zum Verständnis der Neufassung des ICD-10-Kapitel V muss auf die Arbeiten des deutschen Psychopathologen Kurt Schneider zurückgegriffen werden. Schneider betonte, dass gerade die Grundsymptome nicht so gut für eine Diagnosestellung geeignet seien, sondern dass der Erlebnisbericht viel eindeutigere schizophreniecharakteristische Änderungen erkennen lässt und dass diese Erlebnissymptome so unverwechselbar sind, dass ihnen zweckmäßigerweise der erste Platz in der Rangordnung der diagnostischen Validität eingeräumt werden muss (Klosterkötter 1998). Zu den Symptomen ersten Ranges gehören vor allem spezifische akustische Halluzinationen (Stimmen, kommentierende Stimmen, imperative Stimmen, Gedankenlaut-Werden), leibliche Beeinflussungserlebnisse, Gedankeneingebung-Gedankenentzug bzw. -ausbreitung, Willensbeeinflussung. Die Symptome zweiten Ranges umfassen sonstige akustische Halluzinationen, optische und olfaktorische Halluzinationen sowie einfache Beziehungsideen. Liegt auch nur ein einziges Symptom ersten Ranges vor „so heiße er das klinische Bild", wie sich Kurt Schneider ausdrückte „in aller Bescheidenheit Schizophrenie". Der Wert der Schneider'schen symptomatologischen Ordnung liegt weniger in der Ätiologie, sondern im Herausarbeiten einer Rangordnung der Brauchbarkeit bei der Diagnoseerstellung.

In der Psychopathologie ist es nun üblich geworden, von einem Schneider'schen Ansatz zu sprechen, wenn paranoid-halluzinatorische Erlebnisweisen unter dem theoriefreien Gesichtspunkt diagnostischer Brauchbarkeit im Vordergrund stehen. Ein Bleuler'scher Ansatz liegt vor, wenn Grund- bzw. Negativsymptome dominieren und sich damit auch eine neurobiologisch fundierte Bedeutung verbindet. Von einem Kraepelin'schen Ansatz spricht man dann, wenn zum Bleuler'schen Ansatz auch Symptomdauer und Leistungsabfall zur Diagnoseerstellung herangezogen werden. Die Zusammenfassung dieser unterschiedlich betonten psychopathologischen Konzeptionen führt zur dzt. vorherrschenden eklektizistischen Diagnostik wie sie im ICD-10 und auch im DSM-IV geläufig ist.

Grundlegende Richtlinien bei der Behandlung schizophrener Menschen

Aus der alltäglichen Erfahrung heraus ergeben sich grundlegende Richtlinien für die Behandlung schizophrener Menschen. Eine Zusammenfassung derjenigen Punkte, die bei der klinisch-psychologischen Behandlung beachtet werden sollen, wird aus methodischen Gründen abschließend im Kapitel „Grundlagen der Behandlung schizophren erkrankler Menschen" gegeben. Die Liste befasst sich vorwiegend mit den Grundlagen der Therapie, den Therapiezielen, den Therapeutenregeln, mit den Krankheitskonzepten der Betroffenen und der Rolle der Betroffenen.

Spezielle Darstellung

Die Definition schizophrener Störungen in der ICD-10

Vorbemerkungen

Im Vergleich zu ICD-9 wurde die Gruppe der Schizophrenien, schizotypen Zustände und wahnhaften Störungen sehr vergrößert. Neue Kategorien wurden eingeführt. Die Klassifikation der vorübergehenden akuten Psychosen ist sehr viel differenzierter als im ICD-9. Speziell das Zeitkriterium spielt nun bei der Erstellung der Diagnose „Schizophrenie" eine wesentlichere Rolle. Besonders auf das Prodromalstadium, eine Zeitspanne mit unspezifischen Symptomen, die oft monatelang vor dem typischen schizophrenen Symptomen auftreten können, wurde mehr Wert gelegt. Wesentlich erscheint auch noch die Abgrenzung der Schizophrenie von vorübergehenden und akuten psychotischen Störungen; die Diagnose Schizophrenie sollte demnach nur in Bezug auf den zeitlichen Verlauf gestellt werden.

Einteilung inkl. Untergruppen

Tabelle 1. Untergruppen nach ICD-10

F20	*Schizophrenie*	
	F20.0	paranoide Schizophrenie
	F20.1	hebephrene Schizophrenie
	F20.2	katatone Schizophrenie
	F20.3	undifferenzierte Schizophrenie
	F20.4	postschizophrene Depression
	F20.5	schizophrenes Residuum
	F20.6	Schizophrenia simplex
	F20.8	andere Schizophrenie
	F20.9	nicht näher bezeichnete Schizophrenie
	Verlaufsbilder	
	F20.x0	kontinuerlich
	F20.x1	episodisch, mit zunehmendem Residuum
	F20.x2	episodisch, mit stabilem Residuum
	F20.x3	episodisch remittierend
	F20.x4	unvollständige Remission
	F20.x5	vollständige Remission
	F20.x8	andere
	F20.x9	Beobachtungszeitraum weniger als ein Jahr
F21	*Schizotype Störung*	

Tabelle 1. Fortsetzung

F22	\multicolumn{2}{l}{*Anhaltende wahnhaften Störungen*}

F22   *Anhaltende wahnhaften Störungen*
    F22.0   wahnhafte Störung
    F22.8   andere anhaltende wahnhafte Störung
    F22.9   nicht näher bezeichnete
F23   *Vorübergehende akute psychotische Störung*
    F23.0   akute polymorphe psychotische Störung ohne Symptome einer Schizophrenie
    .00   ohne akute Belastung
    .01   mit akuter Belastung
    F23.1   akute polymorphe psychotische Störung mit Symptomen einer Schizophrenie
    .10   ohne akute Belastung
    .11   mit akuter Belastung
    F23.2   akute schizophreniforme psychotische Störung
    .20   ohne akute Belastung
    .21   mit akuter Belastung
    F23.3   andere akute vorwiegend wahnhafte psychotische Störung
    .30   ohne akute Belastung
    .31   mit akuter Belastung
    F23.8   andere akute vorübergehende psychotische Episode
    F23.9   nicht näher bezeichnete akute vorübergehende psychotische Episode
F24   *Induzierte wahnhafte Störung*
F25   *Schizoaffektive Störungen*
    F25.0   schizomanische Störung
    F25.1   schizodepressive Störung
    F25.8   gemischte schizoaffektive Störung
    F25.2   andere
    F25.9   nicht näher bezeichnete
F28   *Andere nicht organische psychotische Störung*
F29   *Nicht näher bezeichnete nicht organische Psychose*

Laut ICD-10 ist die Schizophrenie das häufigste und wichtigste Krankheitsbild dieser Gruppe. Die schizotypische Störung weist die für die Schizophrenie charakteristischen Symptome auf, zeigt aber keine Halluzinationen, Wahn und schwere Verhaltensstörungen. Ein genetischer Zusammenhang wird aber vermutet. Die wahnhaften Störungen dieser Gruppe stehen zumeist in keinem Zusammenhang mit der Schizophrenie, obwohl sie klinisch oft nur schwer zu unterscheiden sind. Es handelt sich hier um eine sehr heterogene Reihe von Störungen. Die schizoaffektiven Störungen werden auch kontroversiell diskutiert, befinden sich aber weiterhin in diesem Abschnitt.

Diagnostische Kriterien für Schizophrenie (ICD-10)

G 1. Während der meisten Zeit innerhalb eines Monats oder länger treten mindestens eines der unter 1. genannten Phänome oder mindestens zwei der unter 2. genannten auf.
1. a. Gedankenlautwerden, Gedankeneingebung, Gedankenentzug oder Gedankenausbreitung.

<F20> Schizophrenie

    b. Kontrollwahn, Beeinflussungswahn, Gefühl des Gemachten, deutlich bezogen auf Körper- oder Gliederbewegungen oder Gedankentätigkeiten oder Empfindungen, Wahnwahrnehmung.
    c. Kommentierende und dialogische Stimmen, Stimmen aus bestimmten Körperteilen.
    d. Anhaltender kulturell unangemessener, bizarrer Wahn (wie der, das Wetter kontrollieren zu können).
2. a. Anhaltende Halluzinationen jeder Sinnesmodalität, täglich während mindestens eines Monats, begleitet von flüchtigen oder undeutlich ausgebildeten Wahngedanken deutliche affektive Beteiligung oder begleitet von langanhaltenden überwertigen Ideen.
    b. Neologismen, Gedankenabreißen oder Einschiebungen in den Gedankenfluss, Zerfahrenheit, Danebenreden.
    c. Katatone Symptome wie Erregung, Negativismus, Mutismus, Stupor.
    d. „Negative" Symptome wie Apathie, Sprachverarmung, verflachte oder inadäquate Affekte, wobei sicher sein muss, dass diese Phänomene weder durch eine Depression noch medikamentös bedingt sind.

G 2 Ausschlusskriterien:
1. Die Diagnose Schizophrenie soll nicht gestellt werden, wenn auch die Kriterien für eine manische oder depressive Episode erfüllt sind, es sei denn die schizophrene Symptomatik wäre der affektiven Störung vorangegangen.
2. Die Phänomene können nicht einer organischen Hirnerkrankung, einer Intoxikation oder einem Abhängigkeits- oder Entzugssyndrom zugeordnet werden.
Bei näherer Betrachtung der zur Diagnosestellung herangezogenen Merkmale zeigt sich unter G1/1., dass es sich beim Gedankenlautwerden, der Gedankeneingebung, dem Gedankenentzug usw. durchwegs um Symptome des ersten Ranges nach K. Schneider handelt. Unter den Punkten G 1/2., lassen sich die

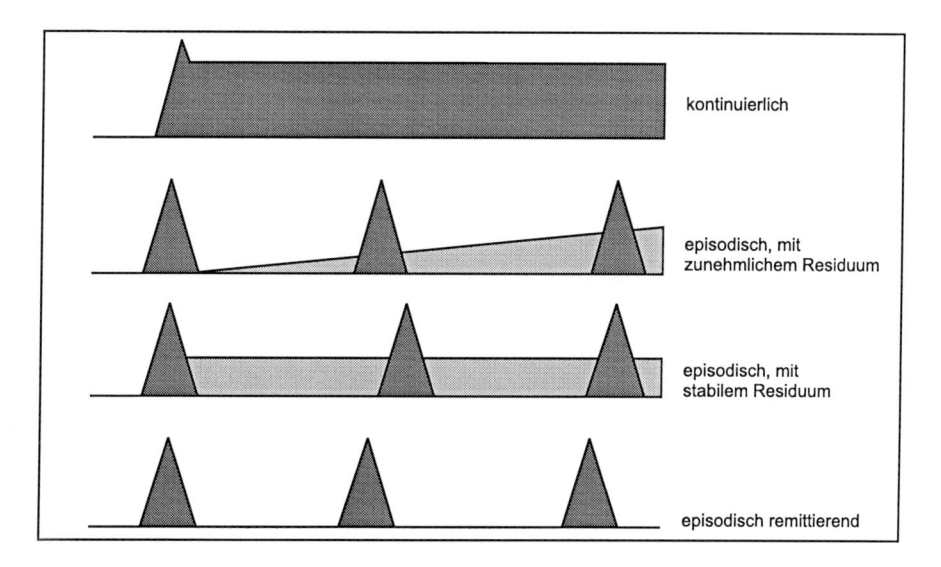

Abb. 1. Verläufe nach ICD-10

formalen Denkstörungen (2 b), die katatonen Symptombildungen (2 c) und auch die Negativsymptome (2 d) in Anlehnung an die angloamerikanische Dichotomie als Symptome zweiten Ranges von Kurt Schneider erkennen.

Neben den Ein- und Ausschlusskriterien wird in der Diagnose mit Hilfe der fünften Stelle der Krankheitsverlauf kodiert, z. B. F20.x0 für kontinuierlich. Die gängigsten Verläufe nach ICD-10 sind in Abb. 1 festgehalten.

Das DSM-IV legt seine Kriterien unter der Nummer 295 fest, es gibt einige nicht sehr wesentliche Abweichungen und einige Verschiebungen in den Unterformen.

Charakteristische Symptome und Verlauf

Das akute Stadium einer Schizophrenie ist gekennzeichnet durch vielfältige Störungen im Denken, in der Wahrnehmung, im Verhalten, im emotionalen Erleben, im Ich-Bewusstsein und der Beziehung zur Umwelt.

Charakteristische Symptome sind vor allem:
- *Inhaltliche Denkstörungen*. Insbesondere Wahnvorstellung wie z. B. Verfolgungswahn (der Betroffene glaubt, dass ihm andere nachspionieren oder ihm Schaden zufügen wollen) und auch Beziehungswahn (Ereignisse, Gegenstände oder Personen erhalten eine besondere ungewöhnliche Bedeutung meist negativer Art wie z. B. befehlende Stimmen aus dem Radio). Die Wahnphänomene sind vielgestaltig, bruchstückhaft oder bizarr.
- *Weitere Wahnphänomene* im Sinne einer Ich-Störung sind die Gedankenausbreitung (d. h., die Überzeugung, dass sich die eigenen Gedanken nach außen ausbreiten, so, dass andere Personen sich wehren können), die Gedankeneingebung (Gedanken, die nicht die eigenen sind, werden eingegeben), Gedankenentzug (Gefühl, die eigenen Gedanken werden entzogen).
- *Formale Denkstörungen*. Diese beziehen sich sowohl auf den formalen Ablauf des Denkens als auch auf die sprachlichen Äußerungen. Häufig besteht eine Lockerung der Assoziation, die Gedanken wechseln von einem Gegenstand zu einem anderen, der damit überhaupt nicht bzw. nur locker zusammenhängt ohne dass der Sprecher es merkt. Aussagen ohne sinnvolle Beziehung können nebeneinander stehen. *Zerfahrenheit*: Bei stark ausgeprägter lockerer Assoziation können die Sprachäußerungen unverständlich werden. *Inhaltliche Sprachverarmung*: Die Sprache kann zwar quantitativ ausreichend sein, aber kaum Informationsgehalt besitzen. Weiters gehören noch Neologismen (Wortneuschöpfungen), Perseverationen (Verweilen bei ein und demselben Denkinhalt) oder der plötzliche Abbruch eines flüssigen Gedankenganges ohne erkennbaren Grund (*Sperrung*) dazu.
- *Wahrnehmungsstörungen*. Hierzu zählen vor allem die verschiedenartigen Halluzinationen. Am häufigsten kommen akustische Halluzinationen wie das Hören von kommentierenden oder befehlenden Stimmen vor. Es können aber andere Sinnesmodalitäten betroffen sein wie bei den taktilen Halluzinationen (kribbelnde, elektrisierende oder brennende Empfindungen) oder auch optische Halluzinationen (visuelle Eindrücke bzw. illusionäre Verkennung). Auch Geschmacks- und Geruchshalluzinationen kommen vor.

- *Affektstörungen.* Der Affekt kann flach oder inadäquat sein. Bei flachem Affekt gibt es fast keine Anzeichen eines emotionalen Ausdrucks mehr, die Stimme klingt monoton, das Gesicht ist unbewegt, die Person kann aber darüber klagen, dass sie nicht mehr mit normaler Gefühlsintensität reagiert bzw. gar keine Gefühle mehr besitzt. Bei inadäquatem Affekt stehen die Gefühlsäußerungen einer Person deutlich im Widerspruch zum Inhalt ihrer Worte.
- *Störungen des Ich-Bewusstseins (Selbstgefühl).* Dieses Gefühl, das einer gesunden Person das Gefühl der Individualität, der Einzigartigkeit und Selbstbestimmung gibt, ist bei Schizophrenen häufig gestört. Dies wird als Verlust der Ich-Grenze beschrieben und zeigt sich oft mit starker Unsicherheit bezüglich der eigenen Identität und der Bedeutung der eigenen Existenz. Oft kommt es zu sogenannten Depersonalitätserlebnissen, die Person findet sich selbst unwirklich, verändert fremd- oder uneinheitlich.
- *Psychomotorische Störungen.* Diese können sich als Erregungszustand oder auch in Form von Haltungsstereotypien bis hin zur völligen Bewegungslosigkeit (katatoner Stupor) zeigen.

Neben den akuten Krankheitsymptomen gibt es auch in der der Krankheit vorausgehenden Prodromalphase eher unspezifische, leichtere psychische Auffälligkeiten wie z.B. das Nachlassen allgemeiner und intellektueller Leistungsfähigkeit, Kontaktstörungen, Interessensverlust und depressive Verstimmung. In Abhängigkeit von der Dauer der Prodromalphase spricht man von einem akuten, subakuten oder schleichenden Krankheitsbeginn.

Wie schon aus dem Verlauf ersichtlich, kann es nach dem Abklingen der produktiven Symptomatik eine Residualphase mit einer Restsymptomatik geben, die durch sogenannte Negativ- bzw. Minussymptome wie sozialer Rückzug, Aufmerksamkeitsstörungen, Antriebsarmut, Vernachlässigung der Alltagserfordernisse und Affektverflachung gekennzeichnet ist.

Epidemiologische Merkmale

Die Lebenszeitprävalenz für Schizophrenie liegt bei ca. 1%, über alle Kulturkreise hinweg. Die Störung ist bei Männern und Frauen gleich hoch, wobei Männer jedoch früher zwischen dem 20. und 25. Lebensjahr, Frauen zwischen dem 25. und 30. Lebensjahr erkranken.

Es liegen Hinweise auf eine familiäre Häufung vor. Untersuchungsergebnisse sprechen für eine Prävalenz mit erhöhtem Anteil bei Personen mit einer Verwandtschaft ersten Grades. Auch aus der Zwillingsforschung ist eine höhere Konkordanzrate bei eineiigen Zwillingen bekannt.

Weiters wird auch die prämorbide Persönlichkeit von schizophren Erkrankten häufig als misstrauisch, introvertiert, zurückhaltend, exzentrisch oder impulsiv beschrieben. Es können auch Persönlichkeitsstörungen bestehen wie z. B. paranoide Persönlichkeitsstörung oder schizoide Persönlichkeitsstörung.

Für den Verlauf und den Prognosewert der Krankheit sind noch die prämorbide Anpassung, soziodemographische Merkmale, die soziale Unterstützung, kritische Lebensereignisse und das Familienklima ausschlaggebend.

Diskussion

Beide großen Diagnosesysteme sowohl ICD-10 als auch DSM-IV, beruhen auf der Tradition der deutschsprachigen Schizophreniekonzeption. Eine wesentliche Bedeutung kommt dem Ansatz von Kurt Schneider zu. Auf Grund der guten Übereinstimmung beider Klassifikationssysteme ist eine Vergleichbarkeit gut möglich, dies erleichtert auch dem praktisch tätigen Diagnostiker die tägliche Arbeit.

Klinisch-psychologische Diagnostik

Die Hauptaufgaben in der Diagnostik stellen sich im Erfassen des Krankheitsverlaufes, der Erfassung schizophreniespezifischer Symptome, der Differentialdiagnostik (z.B. Abgrenzung gegenüber Persönlichkeitsstörungen bzw. Depressionen mit psychotischen Inhalten), dem Herausarbeiten von behandlungsrelevanten Informationen wie z. B. Rückfallzeichen, aber auch in der Anwendung von Leistungstests zur Erfassung aktueller kognitiver Störungen.

Das herkömmliche psychologische Testinventar ist für diese Aufgabenstellung nur wenig geeignet. Der Diagnostiker sieht sich veranlasst, sich mit zum Teil völlig neuen Verfahren auseinander zu setzen. Strukturierte bzw. teilstrukturierte Interviews zur Erfassung des psychopathologischen Status (im Querschnitt bzw. Lebensspanne) sowie störungsspezifische Verfahren (Selbst- bzw. Fremdbeurteilung) bilden den Schwerpunkt des Diagnoseinstrumentariums.

Diagnostische Interviews

Um zu einer Diagnosestellung zu gelangen empfiehlt sich zum einen die Anwendung der *Internationalen Diagnose-Checklisten (IDCL)* bzw. die *ICD-10-Merkmalsliste* sowie das *Strukturierte Klinische Interview für DSM-IV (SKID-I)*. Weiters die *Schedule for Clinical Assessment in Neuropsychiatry (SCAN)* sowie das eher für Forschungszwecke geeignete *Composite International Diagnostik Interview (CIDI)*. Als Voraussetzung für die Anwendung dieser Interviews ist ein Rater-Training vonnöten.

Ein halbstrukturiertes Interview, das sich in der Praxis ebenfalls bewährt, stellt die *Inpatient Multidimensional Psychiatric Scale (IMPS)* dar. Das IMPS untersucht die Psychopathologie im Querschnitt und ist dadurch auch als differentialdiagnostisches Instrument gut einsetzbar. All diese Verfahren sind empirisch gut untersucht und entsprechen den üblichen Testkriterien. Ein Verfahren, das zwar nicht so gut untersucht ist, sich in der Praxis aber sehr bewährt, stellt das *„Kurze Strukturierte Diagnostische Interview"* von Liberman dar. Es ist weniger starr strukturiert, ermöglicht einen umgänglicheren Gesprächsstil und erweist sich vor allem für erfahrenere Psychologen als sehr nützlich.

Störungsspezifische Verfahren

Klinische Fremdbeurteilungsverfahren

Gängig ist hier vor allem die *Brief Psychiatric Rating Scale (BPRS)*, die neben der störungsspezifischen Symptomatik auch noch einen guten Überblick über die Gesamtpsychopathologie liefert. Speziell zur Erfassung der Basissymptome dient die *Bonner Skala für die Beurteilung von Basissymptomen (BSABS)*. Mehr auf die Negativsymptomatik zielen die *SANS (Scale for Assessment of Negative Symptoms)* und die *NSA = Negative Symptom Assessment)* ab. Positive und auch negative Symptome werden von der *PANSS (Positive and Negative Syndrome Scale for Schizophrenia)* erfasst.

Selbstbeurteilungsverfahren

Hier sind vor allem die *FBS (Frankfurter Befindlichkeitsskala)* sowie der *FBF (Frankfurter Beschwerdefragebogen)* von Süllwold zu nennen. Auch Inventarlisten, die für die Behandlung von Bedeutung sind wie z. B. die *Liste der Warnzeichen* von Liberman zur Erkennung von Rezidiven, lassen sich hier anführen. Auch die Anwendung der *Symptomcheck-Listen 90 (SCL 90)* ist hier durchaus sinnvoll. Im erweiterten Bereich stehen auch Verfahren zu neueren Themen wie Bewältigung, Selbstkonzept, Familieninteraktion und auch Lebensqualität zur Auswahl.

Leistungstests

Hier kommen wiederum alle traditionellen psychologischen Leistungstests zur Anwendung, die zur Erfassung kognitiver Störungen bzw. Defizite dienen. Als Beispiel für die Praxis dienen der Aufmerksamkeits-Belastungs-Test (d2) sowie der Zahlenverbindungstest (ZVT) und computergestützte Aufmerksamkeitsbatterien. Leistungstests liefern nicht nur Informationen bei der Erfassung des momentanen kognitiven Zustandes, sondern sie dienen auch zur Evaluation von kognitiven Trainingsmaßnahmen.

Ätiologie

So wie die klassischen psychopathologischen Konzepte die modernen Diagnosesysteme dominieren, hat sich auch über viele Jahre noch der Standpunkt gehalten, dass Schizophrenie eine biologische Ursache habe und zudem vererblich sei. Erst in den 70er Jahren kam es zu einem Paradigmenwechsel, der mit der Auffassung brach, dass schizophrene Psychosen durchwegs einen schlechten Verlauf haben und einen negativen Ausgang nehmen. Verantwortlich dafür waren vor allem die Arbeiten von J. Zubin und L. Ciompi.

Das Stress-Vulnerabilitäts-Modell nach J. Zubin

Das Vulnerabilitäts-Stressmodell besagt, dass schizophrene Psychosen durch das Zusammenwirken einer besonderen Verletzlichkeit („Vulnerabilität") des Individuums und unspezifischen Belastungen, die bei diesem Individuum Stress auslösen, entstehen. Vulnerabilität und Stress interagieren dabei so, dass es bei einer ausgeprägten Verletzlichkeit nur geringfügiger Stressoren bedarf, um eine akute Psychose auszulösen. Ist die Verletzlichkeit gering, führt erst starker Stress zum Ausbruch der Erkrankung.

Verletzlichkeit wird von Zubin als eine „Schwellensenkung gegenüber sozialen Reizen" definiert, sodass Stress durchaus als Folge psychosozialer Belastungen zu sehen ist. Zubin räumt aber auch ein, dass endogene Faktoren als Auslöser psychotischer Episoden nicht auszuschließen sind. Dies bedeutet, dass jeder Mensch psychosefähig ist, wenn er nur den entsprechenden Belastungen ausgesetzt ist.

Das Modell erhält somit eine personale und eine soziale Komponente, nämlich die Persönlichkeit des Einzelnen und sein soziales Umfeld, das häufig die Rolle einer Moderatorvariable einnimmt. Die Wirkung von Stressoren kann durch Kompetenzen des Einzelnen und den Ressourcen des sozialen Netzwerkes gemildert werden. So ist es auch vom Bewältigungsverhalten (Coping) des Betroffenen abhängig, ob es angesichts von Belastungen zu einer psychotischen Krise kommt.

Das Drei-Phasen-Modell der Schizophrenie von L. Ciompi

In seinen empirischen Arbeiten, hier vor allem in den Langzeituntersuchungen, entwickelte Ciompi das Vulnerabilitäts-Stress-Modell von Zubin weiter. Er vertritt einen integrativen Ansatz, der eigentlich als Meta-Theorie zu verstehen ist. Ciompis Modell versucht die Wechselwirkung zwischen biologischen und psychosozialen Faktoren, zwischen angeborenen und erworbenen Faktoren und auch zwischen intrapsychischen und zwischenmenschlich-kommunikativen Prozessen zu erklären. Eine besondere Aufmerksamkeit wird auf kognitive und affektive Prozesse gelegt.

Die Phase 1 umfasst die Zeitspanne bis zum Auftreten der ersten akuten Psychose (*prämorbide Phase*). In diesem Zeitraum entwickelt sich die schizophrene Verletzlichkeit durch ein Wechselspiel von biologischen und psychosozialen Einflüssen und Bedingungen. Das individuelle Ausmaß der Vulnerabilität ist unterschiedlich ausgeprägt. Ungünstige Einflüsse können kumulieren, ebenso gut können ungünstige biologische Bedingungen durch günstige psychosoziale Entwicklungsbedingungen kompensiert werden. Die Verletzlichkeit kann, muss aber nicht zu psychotischen Zuständen führen.

Die Phase 2 ist die der *akuten psychotischen Dekompensation*, in welcher produktive Symptome vorherrschen. Auslöser sind vor allem plötzliche oder auch länger dauernde Belastungen, die von Betroffenen subjektiv als Stress erlebt werden. Im Allgemeinen handelt es sich um belastende zwischenmenschliche Prozesse oder emotional belastende Ereignisse. Als problematisch erweisen sich auch Lebensphasen, die eine Umstellung oder Neuanpassung erfordern.

Die Phase 3 umfasst eine meist länger dauernde Entwicklung nach dem Durchleben einer akuten psychotischen Episode. Der langfristige Verlauf und Ausgang ist vielgestaltig und kaum vorhersehbar. Eine wesentliche Rolle kommt den psychosozialen Entwicklungsbedingungen und -einflüssen zu.

Das Konzept der Basisstörungen

Das Konzept der schizophrenietypischen kognitiven Denkstörungen wird von Süllwold und Huber vertreten. Ihnen zufolge beruhen die psychopathologischen Symptome auf kognitiven Grundstörungen, die experimentalpsychologisch nachweisbar sind. Huber bezeichnet diese Grundstörungen als „substratnahe Basisstörungen", da sie auch auf endogen-neurologische Defekte rückführbar sind. Betroffen davon können alle psychischen Funktionen wie Denken, Sprechen, Wahrnehmen, Fühlen und motorische Abläufe sein. Das Erleben der Betroffenen ist somit quantitativ und qualitativ verändert, sie haben das Gefühl, die Kontrolle über eigene psychische Funktionen zu verlieren (Irritation und Desorganisation).

Beim gegenwärtigen Stand der Forschung ist es aber noch offen, auf welcher Stufe des Informationsverarbeitungsprozesses diese primären Störungen auftreten, da Störungen auf der Stufe der Informationsaufnahme zwangsläufig Folgen auf komplexeren Stufen nach sich ziehen. Nach Brenner ist aber dies kein einseitiger Vorgang sondern Störungen auf höheren Ebenen können auch rückwirkend elementare Funktionen beeinflussen (vgl. Roder 1995).

Zusammenfassung des ätiologischen Wissenstandes

- Bei den Schizophrenien handelt es sich nicht um eine eindeutig abgrenzbare Krankheitseinheit mit spezifischer Ursache, bestimmtem Verlauf und vorhersehbarem Ausgang.
- Schizophrene Psychosen haben überwiegend episodischen Charakter.
- Nicht die Schizophrenie erweist sich im Erleben und Verhalten als überdauernd, sondern die Neigung psychotisch zu reagieren (Vulnerabilität).
- Die Verletzbarkeit für Schizophrenie drückt sich in Störungen der Informationsverarbeitung aus. Die Zuordnung aktueller Wahrnehmungen zu gespeicherten Erfahrungen und Konzepten ist zeitweise beeinträchtigt. Den Betroffenen fällt es dadurch schwer, sich in sozialen Situationen rasch und sicher zu orientieren und adäquat zu verhalten, besonders in neuen Situationen und auch dann, wenn intensive Gefühle eine Rolle spielen.
- Die psychotische Dekompensation ist kein „Alles- oder Nichts-Phänomen" sondern ist als plötzlicher Endpunkt einer Entwicklung zu verstehen, die vom Betroffenen selbst und seiner Umgebung wahrgenommen wird und auch beeinflusst werden kann. Hier haben vor allem spezielle Frühwarnzeichen „Signalfunktion".
- Bei 10–20% der Akut-Erkrankten bleibt es bei einer einmaligen Psychose, die folgenlos ausheilt. Die überwiegende Mehrzahl der Betroffenen erkrankt mehrfach und über Jahre hinweg immer wieder, wobei der langfristige Ausgang überwiegend günstig ist, d. h. den typischen Verlauf der Schizophrenie gibt es nicht.
- Ausschlaggebend für die Prognose ist der psychosoziale Entwicklungsstand bis zum Zeitpunkt der Ersterkrankung. Je gesünder und gefestigter die Persönlichkeit und je unterstützender die soziale Situation ist, desto besser die Prognose.

Klinisch-psychologische Behandlung

So wie versucht wird, die Entstehung von schizophrenen Psychosen multifaktoriell zu erklären, wird auch in der Behandlung eine interdisziplinäre Vorgangsweise zwischen psychiatrischer Pharmakotherapie, psychologischen Behandlungsansätzen und sozio-therapeutischem Vorgehen gewählt. Einen zentralen Stellenwert nimmt nach wie vor die Therapie mit Psychopharmaka ein, es wird vor allem versucht mit der Gabe von Neuroleptika die Akutphasen rasch zum Abklingen zu bringen und mit Depot-Medikationen bzw. niedrigen Erhaltungsdosen positiv auf die Rückfälle einzuwirken. Daneben haben sich in den letzten Jahren viele psychologische Behandlungsansätze etabliert, die nachfolgend inkl. Indikationsstellung, besprochen werden. Es liegt hier in der Natur der Sache, dass sich diese Ansätze überschneiden, die Auswahl erfolgte auf Grund der praktischen Erfahrungen im klinischen Alltag.

Symptomorientierte Ansätze – Kontingenzmanagement

Kontingenzmanagementmethoden wurden in Anlehnung an das operante Konditionierungsverfahren des „token economy-system" entwickelt. Bei diesem Ansatz wurden so genannte „tokens" (das sind Wertmarken oder auch Münzen) für adäquates Verhalten ausgegeben, wobei ein späterer Eintausch in tatsächliche Verstärker wie z.B. Geld oder Privilegien möglich war.

Besonders bei Langzeitpatienten kommt es auf Stationen oft zu typischen Verhaltensmustern wie ständiges Im-Bett-Liegen, Vernachlässigung der Körperhygiene, verzögertes morgendliches Aufstehen, stundenlanges Wippen mit dem Oberkörper usw. Mit dem Stationsteam wird ein Beobachtungszeitraum des problematischen Verhaltens festgelegt. Ein Verstärkerplan wird entwickelt. Die Verhaltensalternativen werden verstärkt, auf das Problemverhalten wird nicht mehr reagiert. Der Psychologe fungiert hier vor allem als Berater des stationären Teams.

Indikation: Bei chronischen Krankheitsverhalten; besonders bei psychiatrischen Langzeitpatienten

Kontraindikation: Keine bekannte Kontraindikation

Wirksamkeit: Ältere Studien bestätigen die praktische Erfahrung, dass solche gezielte Kontingenzmanagement-Methoden der herkömmlichen Milieu-Therapie überlegen sind. Unter der Psychiatriereform kam es aber in den letzten Jahren zu einem drastischen Abbau der Langzeitbetten, die Betreuung erfolgt vermehrt in gemeindenahen Einrichtungen, wo eine Kontingenzkontrolle nicht mehr so gut möglich ist. Weiters erwiesen sich die Besserungen nicht immer als löschungsresistent und auch die Generalisierung auf andere Umweltbedingungen war nur selten möglich.

Das Integrierte Psychologische Therapieprogramm (IPT)

Das integrierte psychologische Therapieprogramm nach Roder u.a. (1995) gilt derzeit als der psychologische Behandlungsansatz in der Therapie der Schizophrenie. Die ersten Arbeiten zum IPT begannen vor 20 Jahren am Zentralinstitut für Seelische Gesundheit in Mannheim, die derzeitige Evaluation und Weiterentwicklung erfolgt an der Psychiatrischen Universitätsklinik in Bern. Das Therapieprogramm basiert auf den Ergebnissen der psychologischen Grundlagenforschung in Verbindung mit Erkenntnissen aus anderen Disziplinen wie Informationsverarbeitung und Systemtheorie. Es ist empirisch gut abgesichert und versucht dem multifaktoriellen Ansatz in der Schizophrenie-Ätiologie durch die Berücksichtigung des Stress-Vulnerabilitäts-Modells und der Basisstörungen gerecht zu werden.

In den sogenannten „Münsterlinger-Therapieseminaren" können sich Psychologen seit rund 10 Jahren mit diesem Behandlungsansatz vertraut machen. Es werden im IPT zwei Ziele vorgegeben: Einerseits soll es den schizophrenen Menschen so gut es geht auf ein Leben außerhalb der Klinik vorbereiten, andererseits soll das gesamte Umfeld so verändert werden, dass es die Verletzbarkeit des schizophrenen Menschen besser toleriert. Begrifflich lehnt man sich hier an Jean Piaget an: Über „Akkommodation" und „Assimilation" soll der schizophrene Mensch und seine Umwelt so aneinander angepasst werden, dass es weder zu einem Auftreten von Plus- noch Minussymptomatik kommt.

Akkomodation

Assimilation

O———————————————O

– Therapie perzeptiver
  und kognitiver Störungen
– Therapie sozialer und
  Problemlöse-Defizite
– individuelle Verhaltenstherapie
– Psychopharmakotherapie

– Angehörigenarbeit und
  Familientherapie
– Einbezug des sozialen
  Netzwerkes

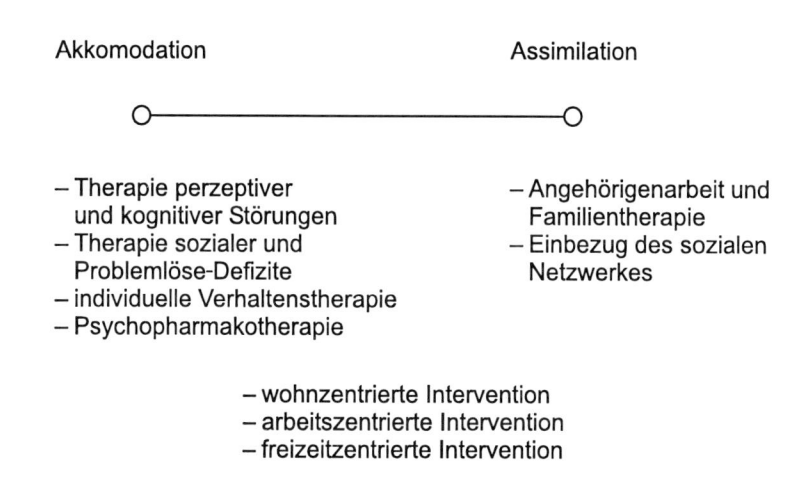

– wohnzentrierte Intervention
– arbeitszentrierte Intervention
– freizeitzentrierte Intervention

Abb. 2. Therapeutische Zugänge zum Spannungsfeld schizophrener Menschen: Akkomodation und Assimilation

Über das psychologische Gruppenprogramm soll der Betroffene eine Therapie seiner speziellen perzeptiven, kognitiven, sozialen und Problemlösedefizite erfahren (Akkommodation). Ergänzend sind dazu Einzelgespräche bzw. Psychopharmaka-Therapie vorgesehen.

Unter dem Gesichtspunkt der „Assimilation" soll das Eingehen der Umwelt auf die Behinderung des Patienten ermöglicht werden. Angehörigengruppen und Ausschöpfung des sozialen Netzwerkes sind dafür vorgesehen. Weitere Unterprogramme sind von Roder (1997) entwickelt worden und betreffen die Bereiche „Wohnen-Arbeit-Freizeit".

Die Durchführung des IPT

Das IPT ist ein Gruppenprogramm, die ideale Gruppengröße liegt zwischen 5–7 Teilnehmern, wie aus Abb. 3 ersichtlich.

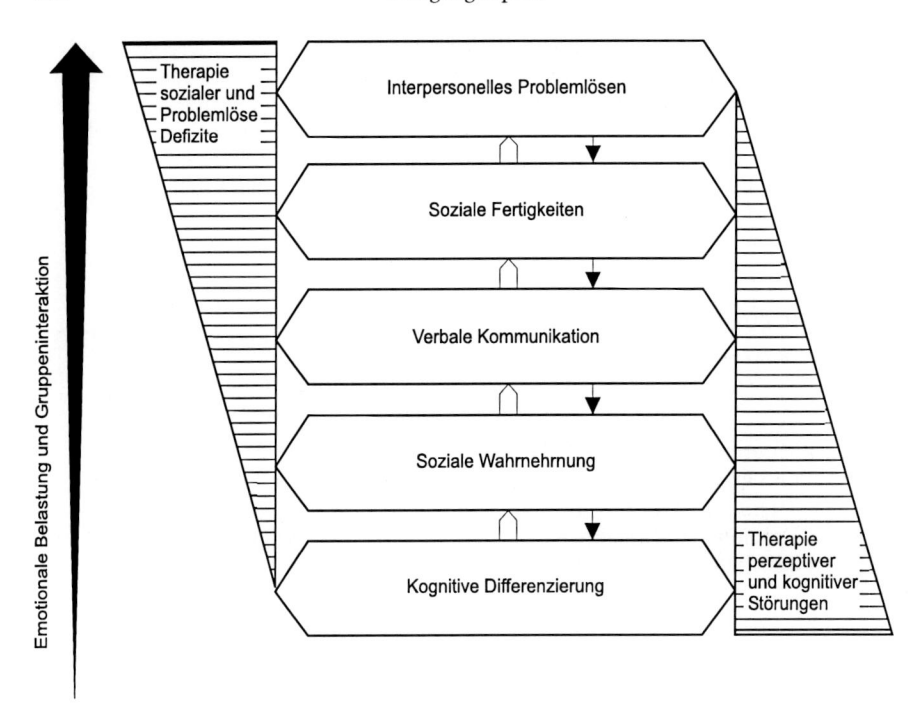

Abb. 3. Schematische Darstellung der fünf psychologischen Gruppentherapieprogramme

Die Teilnehmer durchlaufen ein 5-stufiges Programm mit den Unterprogrammen *kognitive Differenzierung, soziale Wahrnehmung, verbale Kommunikation, soziale Fertigkeiten, interpersonelles Problemlösen*. Zu den Unterprogrammen im Einzelnen:

- *Kognitive Differenzierung:* In einer Kärtchenübung sortieren die Patienten Karten nach bestimmenden Merkmalen wie Farbe oder Form. Im zweiten Schritt üben sich die Patienten anhand einzelner Wörter in der Bildung von Wortdefinitionen, Synonymen, Antonymen und Begriffshierarchien.
- *Soziale Wahrnehmung:* Anhand von Dias sollen relevante Aspekte im Bereich der sozialen Wahrnehmung erkannt und soziale Interaktionen adäquat bewertet werden.
- *Verbale Kommunikation:* Hier üben sich die Patienten sowohl in der Rolle des Zuhörers als auch in der des Sprechers, in dem sie zuerst vorgegebene Sätze wörtlich wiedergeben, in der zweiten Stufe sollen selbstformulierte Sätze sinngemäß wiedergegeben werden und in einer dritten Stufe werden so genannte „W-Fragen" mit Antworten erarbeitet.
- *Soziale Fertigkeiten:* Im Rollenspiel werden soziale Fertigkeiten geübt. Die Übungssituationen werden vorgegeben und sind alltagsnahen Bereichen entnommen wie dem Stationsleben, der Kontaktaufnahme, der Arbeitsuche usw. Besonderes Gewicht wird auf die kognitive Strukturierung der Situation und des therapeutischen Vorgehens gelegt. Es gibt weiters noch eine Unterteilung in „risikoarme bzw. risikoreiche" Situationen. Die angewendeten Techniken bestehen vor allem in der kognitiven Vorbereitung, im Modellernen und in der

Verhaltenseinübung. Weiters kommen Rückmeldung und Verstärkung sowie der Einsatz von Hausübungen zum Tragen.
- *Interpersonelles Problemlösen:* Die Patienten sollen in diesem Abschnitt lernen sich nach dem Problemlöseschema von D'Zurilla, Goldfried zu orientieren. Zunächst werden alltagsrelevante Probleme vorgegeben, danach werden die Patienten ermutigt, eigene Konflikte bzw. Probleme einzubringen.

Zu Beginn des Programmes wird deutlich, dass der Schwerpunkt eindeutig auf der Therapie kognitiver und perzeptiver Störungen liegt. Mit zunehmender Therapiedauer treten vermehrt Sozial- und Problemlösedefizite in den therapeutischen Mittelpunkt. Eine besondere Rolle dabei spielt der angemessene Umgang mit Emotionen und Affekten. Die Übungen beginnen immer mit „sachlichem" Therapiematerial, von dem angenommen wird, dass es für den Pat. keine emotionale Belastung darstellt. Mit zunehmender Therapiedauer werden schrittweise emotional belastende Inhalte eingeführt. Hintergrund ist die Erkenntnis, dass Störungen bei schizophrenen Menschen immer dann vermehrt auftreten, wenn sie emotional belastenden Situationen ausgesetzt sind.

Die Therapiedauer erstreckt sich in Abhängigkeit, ob es sich um postakute schizophrene Patienten, mittelchronisch schizophrene oder auch schwer chronische Patienten handelt, zwischen 3 Monaten bis zu 2 Jahren. Die Sitzungsdauer beträgt zunächst rund 30 Minuten, kann später auf 60 bis 90 Minuten angehoben werden. Die Frequenz beträgt 2–3 mal wöchentlich.

Indikation: Kognitive Therapie: Ausgeprägte kognitive Störungen, Minussymptomatik, Große soziale Ängste, Gering ausgeprägte Therapiemotivation, Lange Hospitalisierungszeit. Therapie sozialer Kompetenz: bei unzureichenden sozialen Fertigkeiten, Bei sich wiederholenden kürzeren Hospitalisationen, Therapiemotivierteren Patienten, eher jüngeren Patienten.

Kontraindikation: Keine akute produktive Symptomatik. Intelligenz sollte im Bereich zwischen 80–110 liegen, da sonst erfahrungsgemäß schnell Unter- bzw. Überforderung auftritt. Keine Patienten mit der Diagnose hirnorganische Erkrankungen, obwohl einzelne Unterprogramme isoliert genommen durchaus für solche Patienten geeignet sind. Patienten, die eine andere Muttersprache als Deutsch haben, tun sich erfahrungsgemäß schwer.

Wirksamkeit: Es gibt schon viele Studien, die die Effizienz des IPT gut belegen.

Voraussetzungen: Eine Einschulung in das Therapieprogramm erweist sich für den Klinischen Psychologen als notwendig. Gefordert sind neben dem Erkennen und Bewerten psychopathologischer Symptome und schizophrenietypischer Verhaltensweisen auch der adäquate Umgang mit schizophrenen Menschen im Gespräch. Weiters sind Erfahrungen in der Gruppenarbeit und Kenntnisse der Gruppendynamik notwendig.

Bewältigungsansätze

Der bekannteste psychologische Bewältigungsansatz der Schizophrenie geht auf Süllwold (1990) zurück. Im Mittelpunkt steht dabei ein mit dem Betroffenen gemeinsam erarbeitetes Krankheitsverständnis, das es ermöglicht, von dem Dogma der Uneinfühlbarkeit und Andersartigkeit psychotischer Individuen Abstand zu nehmen. Ein Dogma, das eine unnatürliche Distanz zu den Betroffenen schuf. Auf der Grundlage des funktionalen Krankheitsverständnisses wird die Aufmerksamkeit auf die Identifikation kritischer Bedingungen, die psychotische Symptome auslösen können, gelenkt. Die Betroffenen sollen Einsicht in die Zusammenhänge zwischen individuell wirksamen Stressoren und situationsabhängiger Symptomschwankung gewinnen. Dadurch soll neben einer Reduzierung der Angst vor Symptomen auch eine vermehrte Selbstkontrolle erreicht werden. Ein weiteres Ziel ist dann eine verbesserte Stressbewältigung. Korrigiert sollen vor allem Schuld- und Insuffizienzgefühle sowie negative Zukunftserwartungen werden.

Indikation:
– Bei Ersterkrankungen zur Erreichung eines Krankheitsverständnisses.
– Zur Verbesserung der Compliance bei anderen Therapiemaßnahmen (z.B. Neuroleptika-Therapie).
– Zur Prävention von depressiven Nachschwankungen in intervallfreien Zeiten und möglichen Suicidtendenzen (Bilanzsuizid).

Kontraindikation: Die Interventionen sind auf Bewältigung ausgerichtet, eine ausschließliche Interpretation der Symptome ist nicht zielführend.

Wirksamkeit: Nach Süllwold lässt sich die Wirksamkeit des Bewältigungsansatzes gut belegen. Im klinischen Alltag hat sich die Bewältigung als sehr sinnvoll erwiesen, eine explizite Evaluation lässt sich aber nicht so einfach durchführen.

Psychoedukative Ansätze

Die Psychoedukation überschneidet sich naturgemäß mit dem Bewältigungsansatz und der Angehörigenarbeit bzw. der Arbeit mit Familien (kognitiv-behaviorale Familientherapie). Tatsächlich erreichen die psychoedukativen Ansätze eine rasch wachsende Bedeutung, dies hängt auch mit den sinkenden Aufenthaltsdauern in psychiatrischen Kliniken zusammen. Die Psychoedukation stellt mit ihren Zielsetzungen ein gutes Bindeglied zwischen intramuraler und extramuraler Betreuung dar. Es lässt sich schon der Trend feststellen, dass in der Klinik nur mehr die Akutbehandlung mit Medikamenten stattfindet und dann die Patienten baldigst entlassen werden. In dieser Zeit bleibt es dem Psychologen überlassen, dem Patienten so viel wie möglich an Information über die Erkrankung und deren Verlauf zu vermitteln.

Die Ziele psychoedukativer Ansätze sind:
– Information des Patienten über die Entstehung, den Verlauf und die Prognose schizophrener Psychosen.
– Information über die psychopathologischen Phänomene.
– Aufklärung über die Behandlungsansätze sowohl Psychopharmaka-Therapie als auch psychologische Methoden betreffend.
– Vermitteln von Fertigkeiten für eine sozial angemessene und unabhängige Lebensführung (vgl. Liberman). Dies beinhaltet:
  1. Das Erkennen der Warnzeichen eines Rückfalls (der Pat. lernt seine persönlichen Warnzeichen erkennen).
  2. Umgehen mit Warnzeichen (das beinhaltet zu lernen, die Warnzeichen von anhaltenden Symptomen zu unterscheiden und spezielle Methoden für den Umgang mit diesen Warnzeichen anzuwenden wie z.B. einen Notfall-Plan zu entwickeln).

3. Umgehen mit anhaltenden Symptomen (Kennenlernen der anhaltenden Symptome, spezielle Methoden für den Umgang mit diesen Symptomen entwickeln).
4. Ablehnen von Alkohol und Drogen (der Pat. soll lernen wie nachteilig sich Alkohol und Drogen auswirken und wie vorteilhaft es ist, diese zu meiden und wie man Alkohol bzw. Drogen ablehnen kann).

Einen weiteren Fertigkeitsbereich stellt der Umgang mit Medikamenten dar: Wichtig ist die Information der Patienten über antipsychotische Medikamente, sie sollen die Fertigkeit erlernen, die Medikamente korrekt einzunehmen und die Wirkung zu bewerten. Weiters sollen die Nebenwirkungen erkannt werden und es sollen Strategien eingeübt werden, wie man mit entsprechenden Fachleuten Kontakt aufnimmt und über die Symptome bzw. Fortschritte spricht.
Indikation: Bei mangelnder Information über die Erkrankung und deren Behandlung, bei mangelnden Fertigkeiten in sozialen Situationen, bei mangelnden Fertigkeiten im Umgang mit Rückfällen.
Kontraindikation: Keine akute floride Symptomatik.
Anmerkung: Für den praktisch tätigen Psychologen ist dieser Ansatz von Vorteil, weil er zwei Zugangswege zum Patienten findet. Zum Ersten die Vermittlung von Informationen, die sowohl einzeln als auch in Gruppen und auch hier mit Angehörigen möglich ist; zum Zweiten können notwendige Fertigkeiten besprochen und konkret anhand elaborierter Handbücher (Liberman 1988) eingeübt werden.

Psychologische Arbeit mit Angehörigen und Familienmitgliedern

Sowohl aus der Literatur als auch aus der Alltagsarbeit ist bekannt, dass Angehörige von schizophrenen Patienten deutlich unter der Krankheit leiden und häufig stressbedingte Symptome zeigen. Auch depressive Verstimmungen auf Grund der chronischen Überforderung (ausgebrannt und hilflos) lassen sich häufig beobachten. Weiters ist bekannt, dass die Reintegration von schizophrenen Menschen in die Familie häufig zu Konflikten führen kann. Grundlage sind so genannte „expressed emotions", ein hoch emotionalisiertes Familienklima, in dem es rasch zu Konflikten kommt. Häufig haben auch die Angehörigen, besonders bei Patienten mit Minussymptomatik, Schwierigkeiten, mit der doch deutlich ausgeprägten Passivität zurecht zu kommen(„bad-mad"-Problematik). Der Rückzug des Patienten wird nicht verstanden, es kommt zur Aufforderung die „Faulheit"aufzugeben. Auf Grund der Verunsicherung in der Familie kommt es zudem häufig zu Kommunikationsstörungen, diese bekannten „double binds" sind eher Folge als Ursache einer schizophrenen Störung. Sie können aber durchaus als Auslöser einer Episode fungieren.

Es soll hier nicht auf die definitorischen Abgrenzungsprobleme zwischen Angehörigenarbeit, Familientherapie und therapeutischer Gruppenarbeit mit Angehörigen eingegangen werden, sondern Bezug darauf genommen werden, wie sich Psychologen hier ihr Arbeitsfeld strukturieren können. Die Zielsetzungen liegen hier in der Informationsvermittlung, in der Rückfallsprävention, vor allem in der Entspannung des hoch emotionalisierten Familienklimas, der Krisenintervention und der Kompetenzerweiterung.

Die Aufgabengebiete stellen sich vor allem in:

- Begleitenden Einzelgesprächen mit Angehörigen (problemorientiert)
- Informationskursen für Angehörige
- Angehörigengruppe (vorwiegend problemorientierte Gesprächsgruppe)
- Familiensitzungen mit Problemlösungs- oder Kommunikationstraining (sowohl mit einer als auch mit mehreren Familien möglich)

Indikationsstellung: Entlastung der Angehörigen, mangelnder Informationsstand der Angehörigen über Entstehung und Verlauf von schizophrenen Erkrankungen, Rezidivprophylaxe.
Kontraindikationen: Keine ausgesprochenen Kontraindikationen bekannt, aber nicht alle Angehörigen lassen sich in Gruppen einbinden.
Anmerkung: Von Klinischen Psychologen wird wiederum ein guter Informationsstand bezüglich schizophrener Störungen erwartet, weiters Erfahrung in Gruppenarbeit und Kenntnisse in Gruppendynamik.

Kognitive Ansätze bei wahnhaften Phänomenen

Wahnphänomene aber auch Halluzinationen stellen bei schizophrenen Patienten ein für die Behandlung schwer wiegendes Problem dar. So können bis zu 50 % aller Patienten an diesen Phänomenen leiden, obwohl sie eine sehr gute neuroleptische Einstellung aufweisen. Das hat für den Patienten einschneidende Folgen wie z. B. schwer wiegende Einbußen im sozialen und beruflichen Leben. Patienten versuchen deshalb zunächst diese Symptomatik zu bewältigen, wobei sich das Bewältigungsverhalten auf verschiedene Ebenen auswirken kann:

- Im Verhalten, Veränderung der Körperposition (z.B. Liegen oder auch Laufen)
- Spezifische Aktivitäten (Musik hören, Fernsehen)
- Interpersonelle Kontakte (Aufnahme, Rückzug)
- Veränderung des physiologischen Aktivierungsniveaus: Reduktion (z.B. Entspannung, Augenschließen) Intensivierung (z.B. körperliche Übungen, laute Musik)
- Veränderung kognitiver Prozesse (Reduzierung von Aufmerksamkeit)
- Debattieren mit bzw. Akzeptieren der Stimmen

Vielfach werden die vom Patienten selbstgewählten Bewältigungsbemühungen als Ausgangspunkt für psychologische Interventionen genutzt. Verbunden werden sie mit Interventionstechniken aus dem Bereich der operanten Techniken wie das selektive Verstärken nicht-wahnhafter Äußerungen des Patienten oder mit bestimmten kognitiven Verfahren wie Gedankenstopp, Selbstinstruktions-Techniken und kognitive Umstrukturierung. Ergänzend dazu werden Selbstkontrollverfahren wie Selbstbeobachtung (Identifizieren von möglichen Auslösern) und Reizkontrolle angewendet.

Operante Interventionen und auch die Technik des Gedankenstopps verändern lediglich die Auftretenshäufigkeit des Wahnsystems und generalisieren nicht über die Situationen hinweg. Der Schwerpunkt dieser Behandlung sollte auf kognitiven Methoden wie nicht-konfrontative Unterstützung des Patienten bei der Überprüfung wahnhaften Urteilsverhalten durch sokratische Fragen und Disputationstechniken liegen.

Bewährt hat sich auch die Technik der Realitätsüberprüfung, so kann der Pat. z.B. angehalten werden bei Beziehungsideen („Jemand spricht negativ über mich") bei dieser Person angemessen nachzufragen und die Wahnideen empirisch auf ihren Gehalt zu überprüfen.

Indikation: Bei therapieresistenter Symptomatik, bei der die bisherigen Standardbehandlungen (inkl. Neuroleptika-Therapie) fehlgeschlagen sind. Bei Patienten, die durch ihre Symptomatik schwer beeinträchtigt sind und bei denen selbst kleine Veränderungen von klinisch großer Bedeutsamkeit sein können.

Kontraindikation: Keine ausgesprochene Kontraindikation bekannt; bei manchen Patienten können aber Halluzinationen nicht notwendigerweise nur negativ erlebte Symptomatik darstellen, diese können sich auch dabei entspannen, sodass sie insgesamt gern weiter halluzinieren würden. Hier kommt es auf die genaue Erfassung der funktionalen Beziehung der Symptomatik an.

Anmerkung: Grundsätzlich stellen Wahn und Halluzinationen eine schwer therapierbare Symptomatik dar, es gibt zudem keine „Patentrezepte". Techniken wie der sokratische Dialog oder auch Disputationstechniken sollen gut gelernt sein, da sie sonst ihre Wirksamkeit verfehlen. Auf jeden Fall ist es wichtig die vom Patienten bereits spontan eingesetzten Bewältigungsbemühungen miteinzubeziehen.

Grundlagen der Behandlung schizophren erkrankter Menschen

- Eine ursächliche Therapie schizophrener Psychosen ist bis heute nicht bekannt.
- Optimale Therapieergebnisse sind nur bei einer flexiblen Kombination von biologischen und psychosozialen Behandlungsverfahren zu erwarten.
- Jede Behandlung hat neben den gewünschten auch mögliche unerwünschte Wirkungen.
- Die Behandlung schizophren Erkrankter ist keine Einzelleistung eines Therapeuten, einer Methode oder eine Institution.
- Die Basis für alle therapeutischen Bemühungen stellt der Dialog zwischen den Betroffenen, den Helfern und den Angehörigen dar (Trialog).

Therapieziele und Bewältigungsaspekte

- Besserung der Symptomatik
- Optimierung der Rückfallprävention
- Stärkung der Selbsthilfe und Bewältigungsfähigkeiten
- Förderung der subjektiven Krankheitsbearbeitung und Identität
- Kompensation primärer Störungen
- Förderung der Fähigkeiten zur Alltagsbewältigung.

Krankheitskonzepte der Betroffenen

- Die meisten Betroffenen sind außerhalb der akuten Phase sehr wohl in der Lage ihre psychotischen Symptome als Zeichen für eine Erkrankung wahrzunehmen.
- Nur etwa jeder zweite Betroffene kennt die zutreffende diagnostische Bezeichnung für seine Erkrankung.

- Ist die Diagnose bekannt, so ist ihre Akzeptanz durchaus hoch.
- Die Kenntnisse über Art und Wirkung der eingenommenen Medikamente sind mangelhaft.
- Die medikamentöse Therapie wird generell überwiegend positiv bewertet; bemängelt wird jedoch die unzureichende Information, insbesondere über die Nebenwirkungen.
- Die Information über die Erkrankung und deren Behandlung ist aus Sicht vieler Patienten nicht ausreichend, es besteht der Wunsch nach mehr und anderen Informationen.

Die Rolle der Betroffenen

- Betroffene sollten um ihre besondere Verletzlichkeit wissen und diese in ein Konzept der Erkrankung einordnen können.
- Betroffene haben ein Anrecht auf klare, eindeutige und verständliche Informationen darüber, von welchen Vorstellungen und Konzepten über Schizophrenie sich psychiatrisch Tätige bei ihrer Arbeit leiten lassen.
- Betroffene sollten Bescheid wissen über den möglichen Zusammenhang zwischen Belastungen jeglicher Art und der Auslösung akuter Psychosen.
- Betroffene sollten die generelle Bedeutung von Frühwarnzeichen kennen.
- Betroffene sollten sich ihrer spontanen Selbsthilfe-Bewältigungsstrategien im Umgang mit der Verletzlichkeit und mit Symptomen bewusst sein.
- Betroffene müssen die Möglichkeiten haben über ihr Leben, insbesondere auch der akuten Psychose unter Mitbetroffenen zu sprechen.
- Betroffene sollten die Chance haben, realistische und positive Zukunftserwartungen für sich zu entwickeln.
- Betroffene haben ein Anrecht auf Aufklärung und Mitentscheidungen in allen Fragen, die ihre Behandlung und Betreuung angeht.

Regeln für Behandler

- Entwickle eine vertrauenswürdige, warme und respektierende therapeutische Beziehung.
- Entwickle zeitbegrenzte Behandlungsschritte.
- Fördere auch kleine Schritte in Richtung des erwünschten Verhaltens.
- Gib genaue Behandlungsanweisungen und dosiere die Erwartungen (jedoch immer positiv).
- Verwende Rollenübungen und Verhaltensproben um die „reale Welt" zu simulieren.
- Übe das erwünschte Verhalten immer wieder mit dem Patienten.
- Gib dem Patienten positive Rückmeldung über Veränderungen, reflektiere in bestimmten Zeitabständen Fortschritte und setze neue oder veränderte Ziele.
- Gib auf Anfragen positive Rückmeldung, unterlasse Zurückweisungen des Patienten.
- Übertrage die Behandlungsübungen in die natürliche Umgebung des Patienten (beziehe Familienmitglieder ein usw.).

Falldarstellung

Der Patient kommt mittels Polizeiarztparere wegen Selbstgefährdung im März des Jahres 1989 erstmalig an die Psychiatrische Abteilung des Landes-Krankenhaus. Er gibt an, dass seine Nachbarin vorige Woche durch die Elektrizitätsleitung Nervengas in seine Wohnung gepumpt habe. Dies mache sie seit Jahren unmerklich in kleinen Dosierungen, wieso könne er nicht sagen. Eigentlich gehe er ihr aus dem Weg, aber es gebe neben ihr auch noch andere Leute, wer, das wisse er auch nicht, die ihn mit Gas bedrohen und ihm auch noch Medikamente verabreichen, damit er das Gas schlechter vertrage. Die Medikamente seien im Essen, wie sie dort hinkommen, wisse er nicht. Er selber nehme keine Drogen oder Medikamente.

Der Patient ist bei der Aufnahme 24 Jahre alt, seine Eltern sind beide 45 Jahre, seine Schwester ist um 6 Jahre jünger als er. Eine Tante hat sich suicidiert, sonst ist an hereditären Belastungen nichts bekannt.

Er selber absolvierte 4 Jahre Volksschule, 4 Jahre Hauptschule, 5 Jahre eine Höhere Technische Lehranstalt, wo er erfolgreich die Matura ablegte, danach absolvierte er 8 Monate den Präsenzdienst, beruflich hat er dann nicht mehr weiter gemacht. Er lebt jetzt von einer Erbschaft, er hat ein Haus mit 2 Mietern geerbt und von dieser Miete bestreitet er seinen Lebensunterhalt.

Bis zu seinem 4. Lebensjahr ist er bei der Großmutter aufgewachsen, zu der er inniges Verhältnis entwickelte, da seine Mutter bald nach der Geburt wieder arbeiten gegangen sei. Er selber verspürt seit knapp 2 Jahren eine Veränderung, er hört Stimmen, hat Bewusstseinsveränderungen, hat auch manchmal das Gefühl kurzfristig im Körper eines anderen Menschen zu sein. Er glaubt, dass viele metaphysische Dinge vor sich gehen.

Angaben der Mutter: Die Schwierigkeiten hätten im Jahre 1983 begonnen, als die Großmutter des Patienten verstarb. Sie habe in den ersten Jahren auf den Sohn geschaut und später dann an Wochenenden. Seit dem Tod hätte sie an ihrem Sohn eine Wesensveränderung bemerkt, er hätte begonnen sie zu kritisieren, ihr Faulheit vorgeworfen und es sei vermehrt zu Konflikten gekommen. An frühen Kindheitsentwicklungen ist erwähnenswert, dass der Patient bis zu dem Zeitpunkt, wo sie die Erziehung in die Hand genommen hätte, also fast bis zum 5. Lebensjahr, nicht gesprochen habe. Sie hätte sich dann mühevoll 1 Jahr lang dem Sohn widmen müssen, sodass er langsam sprechen lernte. Nach dem Tod der Großmutter hätte er den Großteils ihres Vermögens inkl. einem Haus mit 2 Mietern geerbt. Sein Vater fühlt sich durch diese Erbschaft übergangen, sodass es zu Konflikten innerhalb der Familie gekommen sei. Der Vater sei zudem noch zu diesem Zeitpunkt arbeitslos gewesen und hätte zu trinken begonnen.

Nach der Matura 1985 hätte sich der Pat. immer mehr zurückgezogen, das einzig kreative wären künstlerische Arbeiten sowohl im Bereich der Malerei als auch Lyrik gewesen. Im letzten Jahr wäre er einmal zu ihr gekommen und habe die Angst geäußert verrückt zu werden. Er habe seine Körperpflege vernachlässigt, als er einmal völlig verdreckt zur Mutter kam, hätte sie von ihm verlangt, dass er ein Bad nehme, was der Patient mit der Begründung, dass das elterliche Badezimmer eine Gaskammer sei, ablehnte.

Stationärer Behandlungsverlauf: Der Patient. wird vorerst an die geschlossene Abteilung aufgenommen, zuerst mit Dapotum®, später mit Fluanxol® behandelt. Er ist nicht krankheitseinsichtig, hört weiterhin Stimmen, auffällig ist ein ausgeprägter Tremor. In der Folge wird er ruhiger, zieht sich zunehmend zurück, nimmt nur in Begleitung der Mutter Urlaub und wirkt im Kontakt sehr gehemmt. Er erhält die Diagnose Schizophrenie, paranoider Typus.

Patient äußert zwischenzeitlich den Wunsch an der Universität ein Studium aufzunehmen. Nach dem erstmaligen Besuch, 2 Tage nach Vorlesungsbeginn, gibt er an erneut Stimmen zu hören, diesmal seien es Frauenstimmen, er klagt über innere Unruhe, Müdigkeit, Schlafstörungen und ausgeprägtes Zittern. Er zieht sich weiterhin zurück und wird vorwiegend neuroleptisch behandelt, nimmt an den Stationsaktivitäten teil und geht stundenweise in die hauseigene Wäscherei. 15 Monate nach der stationären Aufnahme stirbt der Vater an einem Kehlkopfkarzinom, der Pat. erscheint emotional kaum berührt. Bald darauf wird er auf die Station mit psychologischen Behandlungsschwerpunkt überstellt. Nachfolgend ein kurzer Ausschnitt aus einem der ersten Gespräche zwischen dem behandelnden Psychologen (TH) und dem Patienten (P):

TH: Was haben Sie für eine Diagnose?
P: Ich weiß nicht!
TH: In Ihrer Krankengeschichte steht, dass Sie „Schizophrenie" haben. Wissen Sie was dies bedeutet?
P: Dass man gespalten ist (kurze Pause), es ist eine heilige Krankheit
TH: Wissen Sie, was man gegen diese Krankheit tun kann?
P: Ich kann nichts dagegen tun!
TH: Wenn Sie nichts dagegen tun können, wieso nehmen Sie Medikamente?
P: Weiß nicht!

Aus diesem Erstgespräch wurde klar, dass der Patient weder mit seiner Diagnose noch mit der Erkrankung und deren Verlauf vertraut war. Weiters war er nicht über mögliche Bewältigungsstrategien informiert und hatte ein mystisch-verklärtes persönliches Krankheitskonzept.

Der Patient wurde bei Aufnahme an der psychologisch-orientierten Station auch diagnostisch abgeklärt. Im reduzierten Wechsler Intelligenztest (WIP) erbrachte er eine Leistung, die einem Intelligenzquotient von 130 entspricht. Der Patient wies zudem in den Leistungstests deutliche Aufmerksamkeits- und Konzentrationsstörungen auf und war generell in seinen motorischen Handlungen verlangsamt.

Er wurde in die Unterstufe des Integrierten Psychologischen Therapieprogrammes (IPT) aufgenommen, weniger mit der Zielsetzung ein kognitives Training zu erhalten, sondern wenigstens zweimal die Woche in einer Gruppe mit anderen Patienten zu sitzen und diese Zeit auch auszuhalten. Der Schwerpunkt im IPT lag zweifelsohne auf die Verbesserung der sozialen Kompetenz.

Neben dem psychologischen Gruppenprogramm wurde in Einzelgesprächen versucht mit dem Patienten Bewältigungsmöglichkeiten bezüglich seiner Erkrankung zu finden. In einer Zeittafel und anhand der Krankengeschichte wurden retrospektiv die einzelnen akuten Episoden und deren Hauptsymptome erfasst. So zeigte es sich, dass 21 Monate vor der Erstaufnahme folgende Symptome deutlich vorhanden waren: Keine Konzentration beim Lesen, Stimmen von außen, das Gefühl in den Körper anderer Person zu schlüpfen, Halluzinationen und das Gefühl Gasen ausgeliefert zu sein. In der zweiten Akutphase (Oktober 1989) beim Versuch, das Studium wieder aufzunehmen, traten wiederum Konzentrationsstörungen auf (alles läuft viel zu schnell ab, er könne nichts verstehen), er hört wieder Stimmen und es herrscht vermehrte körperliche Unruhe vor, verbunden mit dem Gefühl beim

Gehen zu schweben. In einer dritten Akutphase im März 1990 berichtet der Patient wieder über herabgesetzte Konzentrationsfähigkeit diesmal beim Reden. Er könne nicht verstehen, was gesagt wird, er hört wieder Stimmen von außen und beklagt auch eine körperliche Unruhe, vor allem ein deutliches Zittern der Hände. Zwischen diesen Episoden war er über Monate symptomfrei.

Mit dem Patienten wurde die Liste der Rückfallszeichen von Liberman durchgearbeitet, wobei ihm klar wurde, dass vor allem Konzentrationsschwierigkeiten, körperliche Unruhezustände, Stimmen-Hören seine persönlichen Rückfallszeichen waren und diese ein mögliches Rezidiv anzeigen könnten. Ein Notfallplan wurde ausgearbeitet, es wurde mit ihm Schritt für Schritt vereinbart, was beim Auftreten dieser Zeichen zu tun sei (Facharzt aufsuchen, Psychiatrische Ambulanz, ambulanter Termin beim behandelnden Psychologen). Gleichzeitig nahm die Mutter und zum Teil auch der Patient an der stationären Angehörigengruppe teil, die turnusmäßig angeboten wurde und vor allem die Gebiete Informationsvermittlung über die Erkrankung und die möglichen Behandlungsansätze zum Inhalt hatte. Einzelgespräche zur Entlastung der Mutter wurden vom zuständigen Psychologen ebenfalls durchgeführt. Im Oktober 1991 (nach 2 1/2-jährigem stationären Aufenthalt) wurde der Patient entlassen. Er zog in sein Haus, wobei er versuchte seinen Alltag mit künstlerischen Aktivitäten zu gestalten (Schreiben, Malen). In dieser Zeit bestanden regelmäßige Kontrollen beim Facharzt bezüglich der Depot-Medikation sowie Kontakte zum behandelnden Psychologen. Es folgte 4 Jahre lang keine akute Episode.

Erst im September 1995 kam der Patient in die psychiatrische Ambulanz und klagte über Spannungsgefühle in der Muskulatur und über Stimmen, die ihn beeinflussen. Er wurde kurzfristig für 3 Wochen aufgenommen und medikamentös neu eingestellt. Mit dem Psychologen wurden die letzten Jahre besprochen, und zur Bewältigung neue Perspektiven erarbeitet. Danach erfolgte die Entlassung.

Ein Jahr später kam der Patient wieder freiwillig zur Aufnahme, klagte über Stimmen, Konzentrationsschwierigkeiten und eigenartige Körpergefühle. Er zeigte sich diesmal eher zurückhaltend, seine Symptomatik besserte sich aber innerhalb der ersten beiden Wochen, sodass der stationärer Aufenthalt auf ein knappes Monat beschränkt war. Seit dieser Aufnahme gibt es weiterhin lose Kontakte zum Psychologen, eine weitere stationäre Behandlung war bisher nicht erforderlich.

Zusammenfassung der vorgenommenen psychologischen Behandlungen:
– Integriertes psychologisches Therapieprogramm mit Schwerpunkt auf Einübung sozialer Kompetenz.
– Bewältigung der Erkrankung; Vermitteln eines realistischen Kranheitsverständnisses, Entkräften der mystischen Vorstellung, Erkennen von Rückfallsymptomen und Erstellen eines Notfallplanes bei Auftreten dieser Symptome.
– Angehörigenarbeit mit dem Schwerpunkt auf Informationsvermittlung.
– Einzelgespräche zur Entlastung der Mutter.

Zusammenfassung und Ausblick

Die Behandlung von Menschen, die an einer schizophrenen Psychose leiden, stellt für den Klinischen Psychologen eine besondere Herausforderung dar. Auf Grund der multifaktoriellen Genese dieser Störung haben sich auch multimodale Behandlungsansätze entwickelt, sodass sich hier der Psychologe in einem Team mit Psychiatern, Pflegern, Sozialarbeitern befindet. Neben dieser angesprochenen Teamfähigkeit sind auf Grund der Heterogenität der Störungen vom Psychologen vielfältige Fertigkeiten gefragt. So ist zum einen ein genauer Kenntnisstand der Psychopathologie notwendig, der Psychologe soll auch die Diagnoseverfahren adäquat handhaben können, er muss Erfahrung in verschiedensten Behandlungstechniken mitbringen bzw. erwerben z.B. kognitive Techniken, Vermittlung von Rollenspielen usw. und er muss auch in der Gruppendynamik bewandert sein.

Weiters ist es notwendig, dass sich der behandelnde Psychologe sowohl mit dem sich weiterentwickelnden Wissensstand als auch der sich ändernden Behandlungsszene (Psychiatriereform) vertraut macht. So fließt auch jetzt schon in der Behandlung psychischer Probleme vermehrt das Konzept der Lebensqualität, wie es bisher aus dem onkologischen Bereich vertraut war, ein. In Zukunft wird sich sicher der Schwerpunkt der Behandlung von der Krankheitsbewältigung bzw. der Rückfallprävention hin zu einer verbesserten Lebensqualität trotz episodisch auftretender Krankheit und deren notwendiger Behandlung, verlegen. Für den behandelnden Psychologen muss es aber nach wie vor das Ziel sein, aus einer breiten Palette von psychologischen Behandlungsansätzen die adäquate Behandlung für den einzelnen Betroffenen zu entwickeln.

Literatur

Aebi, E., Ciompi, L., Hansen, H. (Hrsg.) (1993) Soteria im Gespräch. Psychiatrie-Verlag, Bonn
Andres, K., Merlo, M. C. (1997) Definition und Diagnostik. In: Brenner, H. D. (Hrsg.) Behandlung schizophrener Psychosen. Enke, Stuttgart
Bailer, J.O. A. (1995) Schizophrenie. Reinecker, H. (Hrsg.) Fallbuch der Klinischen Psychologie. Göttingen
Bäuml, J. (1994) Psychosen aus dem schizophrenen Formenkreis: Ein Ratgeber für Patienten und Angehörige. Springer, Berlin Heidelberg New York Tokyo
Böker, W., Brenner, H.D. (Hrsg.) (1986) Bewältigung der Schizophrenie. Huber, Bern
Böker, W., Brenner, H.D. (Hrsg.) (1989) Schizophrenie als systemische Störung. Huber, Bern
Böker, W., Brenner, H.D. (Hrsg.) (1997) Behandlung schizophrener Psychosen. Enke, Stuttgart
Brenner H.D., Böker W. (Hrsg.) (1993) Empirische Schizophrenieforschung. Huber, Bern
Brenner H.D, Böker W. (Hrsg.) (1992) Verlaufsprozesse schizophrener Erkrankungen. Huber, Bern
Buchkremer, G., (Hrsg.) (1989) Therapeutische Arbeit mit Angehörigen schizophrener Patienten. Huber, Bern
Ciompi, L. (1982) Affektlogik. Klett-Cotta, Stuttgart
Diagnostisches und Statistisches Manual Psychischer Störungen (DSM-IV) (1994) Hogrefe, Göttingen
Falloon, I.R.H. et al. (1984) Familycare of Schizophrenia. Guilford Press, New York
Fiedler, P., Niedermeier, T., Mundt, Ch. (1986) Gruppenarbeit mit Angehörigen schizophrener Patienten. Psychologie-Verlags-Union, München
Hahlweg, K., Dürr, H., Müller, V. (1995) Familienbetreuung schizophrener Patienten. Psychologie-Verlags-Union, Weinheim
Halbweg K., Dose M. (1998) Schizophrenie. Fortschritte der Psychotherapie, Band 2. Hogrefe, Göttingern
Internationale Klassifikation psychischer Störungen: ICD-10, Kapitel V (F) (1991). Huber, Bern

Katschnig, H., Freeman, H., Satorius, N. (eds.) (1997) Quality of life in mental disorders. John Wiley and Sons, Chichester
Kiesker, K.P. u.a. (Hrsg.) (1987) Schizophrenien. Reihe Psychiatrie der Gegenwart. Springer, Berlin Heidelberg New York Tokyo
Klosterkötter, J. (1998) Zur Definitorischen Neufassung der schizophrenen Störungen in ICD-10 und DSM-IV. Fortschritte der Neurologie und Psychiatrie 66: 133–143
Liberman, R.B., Giebeler, U., Brenner, H.D. (Hrsg.) (1994) Die Rehabilitation chronisch seelisch Kranker in der Psychiatrie. Huber, Bern
Liberman, R.B. (1988) Therapieprogramm zum Umgang mit Symptomen. Therapeutenhandbuch. Bern: Abteilung für theoretische und evaluative Psychiatrie an der Psychiatrischen Universitätsklinik (deutscher Herausgeber)
Olbrich, R. (Hrsg.) (1990) Therapie der Schizophrenie. Kohlhammer, Stuttgart
Roder, V., Brenner, H.D., Kienzle, N., Hodel, B. (1995) Integriertes psychologisches Therapie-Programm für schizophrene Patienten. 3. Auflage. Psychologie-Verlags-Union, Weinheim
Scharfwetter, Ch. (1990) Schizophrene Menschen, 3. Auflage. Psychologie-Verlags-Union, München
Schneider, K. (1947) Klinische Psychopathologie. Thieme, Stuttgart
Süllwold, L., Huber, G. (1986) Schizophrene Basisstörungen. Springer, Berlin Heidelberg New York Tokyo
Süllwold, L., Herrlich, J. (1990) Psychologische Behandlung schizophren Erkrankter. Kohlhammer, Stuttgart
Wienberg, G. (1998) Schizophrenie zum Thema machen. Psychiatrie-Verlag, Bonn

<F3> Affektive Störungen

<F3> Affektive Störungen unter Berücksichtigung depressiver Störungen

Christine Butschek

Allgemeine Darstellung

Entwicklung des Störungsbildes

Unter dem Stichwort „Melancholie" beschreibt im Jahr 1827 die Allgemeine deutsche Real-Enzyklopädie für die gebildeten Stände (Conversations-Lexikon) F.A. Brockhaus die Depression folgendermaßen: „Melancholie, unterschieden von melancholischem Temperament, eine Seelenkrankheit (psychische Krankheit), welche in die Classe der Gemüthskrankheiten gehört und auf Depression des Gemüths beruht. Sie besteht darin, dass eine traurige Idee sich des Gemüths eines Menschen so ausschließlich bemächtigt, dass ihm allmälig die richtige Ansicht der ganzen übrigen Welt entschwindet und die anderen Vermögen der Seele in ihren Verrichtungen gestört werden." (7. Band, S. 259) Diese 160 Jahre alte Definition ist nahezu eine Vorwegnahme der Modellvorstellungen über die Entstehung von Depression aufgrund einer kognitiven Störung.

Die Depression als Krankheit ist seit der Antike bekannt und beschrieben. Heute wird angenommen, dass für die Entstehung von Depression viele Faktoren in ihrem Zusammenwirken verantwortlich sind. Die biologischen Hypothesen der Medizin wurden erweitert um die psychologischen und sozialen Ursachen, man spricht von einem bio-psycho-sozialen Erklärungsmodell.

Depression ist die wahrscheinlich „ehrenwerteste" psychische Erkrankung. Es ist keine Schande depressiv zu sein, man wird nicht gleich für verrückt gehalten und fast alle Menschen können mit diesem Begriff etwas anfangen. Der Grund dürfte darin liegen, dass depressive Symptome in schwächerer Ausprägung von fast allen Menschen irgendwann erlebt werden.

Die Behandlung von Depressionen erfolgte sehr lange Zeit ausschließlich im medizinischen Rahmen. Die Klinische Psychologie beschäftigt sich mit der Diagnostik und der Behandlung von Depression sowie der wissenschaftlichen Forschung in diesem Bereich zunehmend intensiver seit den Siebzigerjahren dieses Jahrhunderts. Verhaltenstherapie und Kognitive Therapie bilden die Basis klinisch-psychologischen Vorgehens. Interpersonelle Psychotherapie folgte in den Achtzigerjahren in den USA. Die Effizienzforschung zu diesen psychologischen Methoden begann im Zusammenhang mit Studien über die Wirksamkeit von Antidepressiva in der medizinischen Behandlung.

Die bipolaren Störungen, früher als manisch-depressive Erkrankungen bezeichnet, sind durch den Wechsel von Phasen gehobener Stimmung, vermehrtem Antrieb und Aktivität sowie Phasen von depressiver Stimmung und vermindertem Antrieb gekennzeichnet. Bipolare Störungen sind für psychologische Behandlung nur zum Teil zugänglich, der Schwerpunkt liegt hier in der medikamentösen Therapie (akut Neuroleptika und eventuell Benzodiazepine, zur Phasenprophylaxe Lithiumpräparate oder Carbamazepin). Dieses Kapitel beschäftigt sich daher mit der psychologischen Diagnostik und Behandlung von Depressionen.

Allgemeine Überlegungen zur psychologischen Diagnostik und zur Differentialdiagnostik

Psychologische Diagnostik beginnt mit einem Anamnesegespräch (Exploration) und erfasst den Menschen mit seinen Fähigkeiten, Ressourcen und im Fall einer Erkrankung seinen Abweichungen von den Durchschnittswerten der „Gesunden". Im Fall der Depression ist eine umfassende Diagnostik nötig, um intellektuelle Fähigkeiten, Persönlichkeit, Befindlichkeit, Stimmung, Antrieb und Ängste beschreiben zu können. Klinisch-psychologische Diagnostik bildet die Grundlage für die Behandlung. Im Hinblick auf die vielfältigen Symptome der Depression, die auch bei anderen psychischen Störungen auftreten, ist der Diffentialdiagnostik großer Wert beizumessen. Die Verlaufsdiagnostik bietet die Möglichkeit, während der Behandlung durch neuerliche Vorgabe von Tests oder Fragebögen Fortschritte der Patienten zu objektivieren und den Patienten rückzumelden.

Die Abgrenzung der Depression von Persönlichkeitsstörungen, hier vor allem von den selbstunsicheren und ängstlich vermeidenden Persönlichkeitsstörungen sowie den narzisstischen und Borderline-Persönlichkeitsstörungen, ist manchmal schwierig. Weitere differentialdiagnostische Schwerpunkte stellen die Unterscheidung der Depression von Demenz, psychotischen und somatoformen Störungen sowie von der Trauerreaktion dar. Ebenso ist es nötig, organische Erkrankungen sowie Suchterkrankungen zu berücksichtigen (Hoofdakker, Albersnagel, Ormel 1993).

Hinweise und Richtlinien für psychologische Interventionen

Die Interventionstechniken der psychologischen Behandlung leiten sich aus den wissenschaftlichen Modellvorstellungen über die Entstehung von Depression ab. Hier sollen nur die für die Behandlung wichtigsten Modelle angeführt werden. Hautzinger und de Jong-Meyer (1994), Hautzinger, Stark und Treiber (1992) ebenso Albersnagel, Emmelkamp und Hoofdakker (1993) geben eine ausführliche Beschreibung und berücksichtigen auch biologische Konzepte.

Lerntheoretische, verhaltenstherapeutische und kognitive Modelle

Depressionsmodell von Lewinsohn: Verstärkungstheoretisches Erklärungsmodell

Depression wird durch eine geringe Rate verhaltenskontingenter positiver Verstärkung ausgelöst und aufrechterhalten. Die Menge der Verstärkung hängt von der Anzahl der möglichen verstärkenden Ereignisse, der Anzahl der verfügbaren Verstärker und vom Verhaltensrepertoire der Person ab. Depressives Verhalten wird zumindest anfangs von der Umwelt durch Zuwendung verstärkt und aufrechterhalten.

Beispiel: Nach der Auflösung einer Beziehung zieht sich einer der Partner zurück, verliert sukzessive auch seine freundschaftlichen Kontakte, die im Wesentlichen über den anderen Partner gelaufen sind, Schamgefühle, Versagensängste, Grübeln treten auf, die Konzentration in der Arbeit oder beim Studium lässt nach, etc. Der Verstärkerverlust im persönlichen Bereich und im Leistungsbereich nimmt immer weiter zu.

Depressionsmodell von Beck: Kognitionstheoretisches Modell

Grundlage der Depression ist eine kognitive Störung, in deren Folge depressive Symptomatik auftritt. Diese kognitive Störung verzerrt die Realität, sodass depressive Personen die Welt anders wahrnehmen als nicht depressive. Willkürliche Schlussfolgerungen, selektive Abstraktion, Übergeneralisierung, moralisch-absolutistisches Denken, unrealistisch hohe Ansprüche an sich selbst sind Elemente des verzerrten Denkens. Aus dem verzerrten Denken ergeben sich Grundannahmen oder Grundüberzeugungen.

Beck (1994) nimmt an, dass diese Denkstruktur durch negative, stressbesetzte Erfahrungen im Verlauf des Lebens entsteht, wobei den Erlebnissen in der Kindheit große Bedeutung zukommt.

Durch belastende Situationen und durch die Erfahrung, den eigenen überhöhten Ansprüchen nicht gerecht werden zu können, beginnt der Patient, sich, seine Umwelt und die Zukunft negativ zu sehen (Kognitive Triade). Das Grübeln und die Beschäftigung mit irrationalen negativen Gedanken, welche für die Patienten aber plausibel und realistisch erscheinen, beginnen – die Spirale der Depression kommt in Gang.

Beispiel: Die Grundannahme „Wenn ich einen Fehler mache, bedeutet das, dass ich unfähig bin, alle mich verachten, niemand mich liebt" führt sehr leicht und immer wieder zu Angst vor Ablehnung, Versagensgefühlen, Abfall der Leistung durch Überforderung und Rückzug von Sozialkontakten, sowie in weiterer Folge zu Depression.

Interaktionsmodelle

Psychoanalytiker beschrieben das fordernde und abhängige Verhalten von Depressiven als orale Problematik. Depressive dominieren ihre Umgebung manchmal durch ihre „Schwächen", sie bringen ihre Bezugspersonen in eine „double-bind"-Situation, nichts mehr richtig machen zu können. Depressive sind „schwierig" im Umgang mit anderen. Aus der Wechselwirkung zwischen dem Depressiven und seiner Umgebung sind Interaktionsmodelle der Depression entstanden:

Das Modell von Coyne: Depressive Verhaltensmuster sind verflochten mit komplementären Reaktionsmustern der Umgebung. Eine Abwärtsspirale kommt in Gang, wenn z.B. ein Verlusterlebnis (in Beziehung, Beruf oder in den Erwartungen) eintritt, depressive Symptome, wie Gefühle der Wertlosigkeit, Unfähigkeit auftreten und an das soziale Umfeld der Appell nach Kompensation gerichtet wird. Die Bezugspersonen versichern dem Depressiven ihre Wertschätzung und geben ihm Zuwendung. Da diese Äußerungen meist nicht spontan erfolgen oder nicht als spontan empfunden werden, beginnt für den Depressiven das Dilemma, ob der andere ihn „wirklich" wertschätzt, liebt, anerkennt. Die „Lösung" ist es, wiederum Symptome zu zeigen. Mit der Zeit wird die Irritation der Umgebung stärker, da Zuwendung eigentlich nicht hilft und die Symptome aufrecht bleiben. Die Überforderung und der Rückzug von Bezugspersonen beginnt. Echtes, kongruentes Feedback wird immer weniger möglich, wodurch die Depression sich weiter verstärkt.

Hautzinger et al. (1982) verknüpfen das Modell von Coyne mit lerntheoretischen Modellen, betonen auch die meist mangelnden sozialen Fertigkeiten und Verhaltensalternativen, was die intermittierende Verstärkung der depressiven Symptomatik, die als einziges Verhalten immer wieder gezeigt wird, zur Folge hat.

Interpersonelles Modell

Klerman, Weissman, und Rounsaville (1984) erklären die Depression als Folge unvollständig verarbeiteter Verluste, aktueller zwischenmenschlicher Konflikte, Probleme bei Übergängen von sozialen Rollen und interpersonellen Defiziten. Schramm (1996) gibt eine deutschsprachige Einführung in die interpersonelle Psychotherapie.

Therapeutenverhalten

Während des Anamnesegespräches ist vom Psychologen vor allem sorgfältige Beobachtung, einfühlendes Verhalten und Geduld gefordert. Dieses Gespräch bietet die Möglichkeit, die für die psychologische Behandlung notwendige vertrauensvolle Beziehung zwischen Patient und Therapeut aufzubauen. Eine solche Beziehung ist auch für die Diagnostikphase günstig, denn es handelt sich nicht um eine Labor- oder Röntgenuntersuchung, sondern um Testverfahren, die in einer entspannten Atmosphäre genauere Ergebnisse bringen. Es folgt die Besprechung der Testergebnisse und die Überleitung zur Phase der psychologischen Behandlung.

Die Patient-Therapeut-Beziehung als Grundlage für die Behandlung ist ein Prozess, der vermutlich seinen Anfang im ersten telephonischen oder persönlichen Kontakt hat. Er endet mit Abschluss der Behandlung und begleitet alle Phasen der psychologischen Arbeit. Es ist die Aufgabe des Psychologen, dem Patienten zu vermitteln, dass er angekommen ist oder ihn dort abzuholen, wo er sich gerade befindet. In einem Prozess des „pacing and leading" begleitet und führt der Psychologe den Patienten, um Diagnostik und Behandlung durchführen zu können. Das notwendige Erheben von Daten und Details soll so gestaltet werden, dass der Patient sich nicht mittels Checkliste abgefragt erlebt, sondern seine Geschichte erzählt, in welche die entsprechenden Daten vom Psychologen eingefügt werden.

Im Zuge der Anamnese entwickelt sich über den Gesprächsstil, die Haltung und die Reaktionen des Psychologen eine Interaktion zwischen Patient und Therapeut. Aufgrund dieser ersten Eindrücke kann meist entschieden werden, ob die Voraussetzungen für eine Zusammenarbeit gegeben sind. Gleichzeitig damit beginnt die Abklärung der Motivationslage des Patienten für die Mitarbeit an einer Behandlung, die Veränderung bedeutet.

Während des Behandlungsprozesses bietet die Patient-Therapeut-Beziehung auch die Möglichkeit, ungünstige interpersonelle Muster der Patienten sichtbar werden zu lassen und gegebenenfalls zu einem Behandlungsziel zu machen. Denn Verhaltensmuster aus der Herkunftsfamilie, vor allem zu den Themen Kontrolle,

Dominanz und Kritik, welche die interpersonellen und interaktionellen Schwierigkeiten der Patienten bedingen, werden auch im Verhalten gegenüber dem Therapeuten gezeigt.

Neben Geduld und Beobachtungsfähigkeit sind Empathie, fachliche Kompetenz, Interaktionsfähigkeit und Flexibilität des Therapeuten die Voraussetzungen für effiziente psychologische Behandlung.

Spezieller Teil

Beschreibung des Störungsbildes

Depression ist eine Gefühlsstörung, die sich in Niedergeschlagenheit, Verstimmung, Hoffnungslosigkeit und Gedanken der Sinnlosigkeit ausdrückt. Gleichzeitig treten Ängste und Unruhe, Schlafstörungen und sehr häufig auch somatische Beschwerden wie Magen- oder Darmstörungen, Schmerzen, Gewichtsverlust oder Gewichtszunahme auf. Die Beschwerden sind sehr vielfältig und treten in unterschiedlicher Kombination auf, sodass jede Depression ihre eigene charakteristische Gestalt entwickelt.

Tabelle 1. Affektive Störungen – Übertragung der ICD-10-Diagnosen in ICD-9-Diagnosen bzw. DSM-IV-Diagnosen

ICD-10		ICD-9		DSM-IV	
F30	Manische Episode	296.0	Endogene Manie, bisher nur monopolar	296.0	Manische Episode
F31	Bipolare affektive Störung	296.5	Zirkuläre Verlaufsform einer manisch-depressiven Psychose ohne Angabe über das vorliegende Zustandsbild	296.5x	Bipolar I Störung
				296.89	Bipolar II Störung
F32	Depressive Episode	296.1	Endogene Depression, bisher nur monopolar	296.2	Major Depression, einzelne Episode
F33	Rezidivierende depressive Störungen			296.3	Major Depression, rezidivierend
F34	Anhaltende affektive Störungen				
F34.0	Zyklothymia	301.1	Cyclothyme Persönlichkeit	301.13	Zyklothyme Störung
F34.1	Dysthymia	300.4	Neurotische Depression	300.4	Dysthyme Störung

Im Rahmen der internationalen Klassifikation psychischer Störungen ICD-10/ Kapitel V (F) werden die affektiven Störungen wie folgt beschrieben. „Bei diesen Störungen bestehen die Hauptsymptome in einer Veränderung der Stimmung oder der Affektivität, meist zur Depression hin, mit oder ohne begleitende Angst, oder zur gehobenen Stimmung. Dieser Stimmungswechsel wird in der Regel von einem Wechsel des allgemeinen Aktivitätsniveaus begleitet. Die meisten anderen Symptome sind sekundär oder im Zusammenhang mit diesen Veränderungen leicht zu verstehen. Die meisten dieser Störungen tendieren zu wiederholtem Auftreten. Der Beginn der einzelnen Episoden ist oft mit belastenden Ereignissen oder Situationen in Zusammenhang zu bringen (1993, S.131).

Es ist das Anliegen des Klassifikationsschemas eine einfache Identifizierung der häufigen klinischen Störungen zu ermöglichen. Es wird ein syndromaler Standpunkt vertreten, d. h. emotionale, kognitive, motorische, motivationale, physiologische und endokrinologische Komponenten bilden einen Merkmalskomplex. Eine Einteilung nach den Beziehungen zwischen Ätiologie, Symptomatik, zugrundeliegenden biochemischen Prozessen etc. ist beim derzeitigen Stand der Forschung noch nicht möglich. Daher ging man im ICD-10 vom ätiologischen Ansatz des ICD-9 zu einer deskriptiven Beschreibung des Krankheitsbildes über. Da aber neben ICD-10 auch DSM-IV und der Vorgänger des ICD-10, ICD-9 noch in Gebrauch sind, soll mit Hilfe einer Tabelle versucht werden, eine Entsprechung der jeweiligen Diagnosen darzustellen.

Klinisch-psychologische Diagnostik

Exploration

Ein ausführliches Gespräch bildet die Grundlage klinisch-psychologischer Diagnostik und Behandlung. Aus diesem Gespräch ergeben sich die Wahl der diagnostischen Mittel und erste Hinweise zur Hypothesenbildung über die Entstehung und Art der Depression, sowie der eventuellen weiteren Störungen. Die Exploration erfolgt hypothesengeleitet, jedoch ist darauf zu achten, sich nicht von den Hypothesen einengen zu lassen oder zu schnell Einzelergebnisse zu interpretieren, sondern die Person möglichst vollständig mit allen ihren Verhaltensweisen und Ressourcen erfassen.

Diagnostisches Vorgehen

Klinisch-psychologische Diagnostik bei depressiven Störungen erfasst in einem ersten Schritt die intellektuelle Leistungsfähigkeit, Konzentrationsfähigkeit und die Persönlichkeitsmerkmale der Patienten. Dabei werden sowohl Testverfahren in Form von Fragebogen als auch projektive Tests verwendet. Der zweite Schritt führt zur Abklärung der Schwere der Depression, der Befindlichkeitsstörung, der Ängste und der Stressverarbeitung sowie der Suizidalität. In einem dritten Schritt erfolgt die Differentialdiagnose.

Die entsprechenden Testverfahren sind in folgender Tabelle aufgelistet.

Diagnostische Instrumente in der Depressionsbehandlung:
Testdauer: 15–30 Minuten

Hamilton, M.: Hamilton Depressions Skala (HAMD)
Hautzinger, M., Bailer, M.: Allgemeine Depressionsskala (ADS)
Hautzinger, M., Bailer, M., Worall, H., Keller, F.: Beck-Depressions-Inventar (BDI)
Obermair, W., Stoll, K.D., Rickels, K.: Test zur Erfassung der Schwere einer Depression (TSD)
Zerssen, D.v.: Paranoid-Depressivitäts-Skala/Depressivitäts-Skala (PD-S/D-S)
Zung, W.W.K.: Self Rating Depression Scale (SDS)

Testdauer: 60–90 Minuten
Wittchen, H.-U., Wunderlich, U., Gruschwitz, S., Zaudig, M.: Strukturiertes Klinisches Interview für DSM-IV (SKID)

Zur Abklärung von Angst:
Becker, P.: Interaktions-Angstfragebogen (IAF)

Zur Abklärung von Suizidalität:
Skala für Selbstmordgedanken (Anhang in Beck et al.)

Zur Abklärung der Befindlichkeitsstörung:
Zerssen, D.v.: Befindlichkeitsskala (BF-S)

Zur Differentialdiagnose sind neben Tests die Richtlinien der Klassifikationsschemata ICD-10 und DSM-IV sehr hilfreich. Die Zusammenschau von Information und Beobachtung aus der Exploration sowie die Testergebnisse und das Ergebnis der Differentialdiagnose führen zu einer Hauptdiagnose oder zu einer Hauptdiagnose und einer oder einigen Zusatzdiagnosen, die entweder im Schema ICD-10 oder DSM-IV formuliert werden.

Psychologische Interventionen

Phase 1: Information und Motivation

Nicht nur Patienten, die zum ersten Mal an einer Depression leiden, auch viele chronisch depressive Patienten oder bisher nur medizinisch Behandelte wissen wenig über ihre Krankheit, die möglichen Ursachen, den Verlauf, die Heilungschancen und die psychologischen Behandlungsmöglichkeiten. Es hat sich sehr bewährt, ausführlich zu informieren und Literatur zu empfehlen (z.B. Wittchen et al. 1995). Weiters ist es nötig, die Erwartungen der Patienten kennen zu lernen und diese mit den Möglichkeiten von psychologischer Behandlung in Einklang zu bringen. Für den Behandlungserfolg ist es sehr wichtig, dass auch die Angehörigen und Bezugspersonen der Kranken über diese Information verfügen.

Bezugspersonen, die nicht wissen, dass es sich bei der Depression um eine Krankheit handelt und deshalb ihr Gefühl der Hilflosigkeit gegenüber dem Depressiven selten zugeben, sind der Behandlung abträglich. Gute Ratschläge, wie z.B. „Reiss dich doch zusammen", „Lass dich nicht gehen", „Wenn du wieder arbeitest, bzw. endlich etwas Ordentliches arbeitest, wird es schon wieder", verstärken naturgemäß die Gefühle von Wertlosigkeit und Unfähigkeit und wirken belastend auf die Beziehung zwischen Patienten und Bezugspersonen. Ein Teufelskreis ist meist längst in Gang gekommen. Zusätzlich zur Information über Depression ist in bestimmten Fällen ein Angehörigengespräch nötig und hilfreich. Die Einbeziehung von Angehörigen in die Behandlung muss allerdings sehr genau überlegt werden, denn manchmal übernimmt in einem solchen Prozess der Behandler Aufgaben, die der Patient auf diese Weise vermeiden kann. Eine genaue Analyse der Beziehungen zwischen den Depressiven und ihren Angehörigen ist vor einer solchen Entscheidung nötig.

Schwierigkeiten: In der Informationsphase ergeben sich für die Patienten oft durch die krankheitsbedingte Hoffnungslosigkeit und Antriebslosigkeit oder durch bisherige, nicht genügend erfolgreiche Behandlungen Probleme. Information kann Motivation aufbauen, vor allem auch Information über wissenschaftliche Daten, wie zum Beispiel die Ergebnisse der Effizienzforschung.

Phase 2: Arbeitsbündnis

In der Informationsphase wird meist die notwendige aktive Mitarbeit der Patienten in der Behandlung und auch die Rolle des Behandlers angesprochen. In der zweiten Phase geht es darum, zu klären, was im konkreten Fall die Aufgaben des Patienten und des Therapeuten sein werden, und auch die Frage explizit zu stellen, ob sich der Patient vorstellen kann, mit dem Behandler zu arbeiten. Konkrete Ziele – kurzfristige, mittelfristige und langfristige – sind zu vereinbaren und über die Mittel zu ihrer Erreichung zu informieren.

Bedenken und Widerstände der Patienten können oft durch Ausprobieren oder Demonstration konkreter Maßnahmen relativiert oder vermindert werden. Ist das Arbeitsbündnis etabliert, beginnt die Behandlung im engeren Sinn.

Phase 3: Psychologische Behandlung

Die psychologische Behandlung beginnt mit einer Erklärung für die individuelle Erkrankung, welche die aus der Exploration abgeleiteten Hypothesen über die Entstehung und die aufrechterhaltenden Bedingungen der Störung für den Patienten einsichtig machen soll. Hier ist die Kunst des Behandlers gefragt, diese Erklärung anschaulich und gut verständlich – „in der Sprache des Patienten" – zu formulieren. Gemeinsam mit dem Patienten werden Behandlungsziele festgelegt und die Mittel zu ihrer Erreichung besprochen.

Im Folgenden werden psychologische Interventionen der Depressionsbehandlung beschrieben:

Aktivierung

Sehr oft sind im Zuge der depressiven Erkrankung angenehme Aktivitäten in den Hintergrund getreten oder völlig verschwunden. Patienten klagen, dass sie sich zu nichts aufraffen können, da sie nichts mehr freut. Sie verbringen die meiste Zeit inaktiv zu Hause oder im Bett. Die Antwort auf die Frage, ob es nicht vielleicht doch noch irgendetwas gäbe, dass ein bisschen Spaß macht, lautet meistens „Nein" (siehe Depressionsmodell von Lewinsohn).

Aufzeichnungen in Form eines Tages- bzw. Wochenplanes oder in Form eines Tagebuches mit einer Bewertung der Aktivitäten zum Beispiel in einer Skala von 1–5, wie Schulnoten, oder in Form von ++, +, –+, –, – bringen oft erstaunlich schnell eine Verbesserung der Stimmung, weil sie die Zusammenhänge zwischen verschiedenen Aktivitäten und der Stimmung aufzeigen und die pauschale negative Bewertung, dass es nichts Angenehmes in ihrem Leben mehr gäbe, relativiert wird. Die Beurteilung des Lebens als „schwarzes Loch" wird langsam verändert, das Schwarz verwandelt sich in Grauschattierungen mit Farbtupfen. Eine ausführliche Beschreibung dieser Technik gibt Beck et al. 1994.

Zusätzlich bringen diese Aufzeichnungen sehr viel Information über aktuelle oder vergangene Konflikte, sie geben Hinweise auf Grundüberzeugungen und automatische negative Gedanken sowie Denk-, Gefühls- und Verhaltensmuster.

Viele Patienten ergreifen diese Möglichkeit der Reflexion gerne und finden Freude daran, manche entwickeln auch neue Arten der Aufzeichnung oder der Bewertung. Für den Behandler bieten diese Aufzeichnungen auch die Möglichkeit, Anerkennung und Lob zu äußern und dadurch das Selbstwertgefühl wieder aufzubauen.

Wenn erste Erfolge zu verzeichnen sind, kann dem Patienten eine Liste angenehmer Ereignisse (Hautzinger, Stark, Treiber 1992, S. 62) gegeben werden, um Anregungen für weitere verstärkende Aktivitäten zu geben. Eine Alternative zum Fragebogen besteht darin, die Patienten im Gespräch in die Zeiten zu führen, in denen sie sich wohl gefühlt haben. Während einer möglichst anschaulichen Beschreibung dieser Periode ihres Lebens mit allen Details lassen sich Ressourcen und Talente entdecken. Überdies stellt sich meist ein Zustand von Entspannung ein und damit oft eine Stimmungsverbesserung.

Schwierigkeiten: Einige Patienten lehnen Aufzeichnungen ab oder vergessen, sie in die nächste Stunde mitzubringen. Meist ist es sehr lohnend, sich mit diesem Verhalten näher zu beschäftigen. Möglicherweise war die Erklärung des Behandlers über den Zweck der Aufzeichnungen nicht überzeugend genug oder der Patient war überfordert, weil er die Aufgabe möglichst genau und perfektionistisch erfüllen wollte. Oder der Patient fühlt sich mit dieser Aufgabe wieder als hilfloses Kind gegenüber den Eltern bzw. dem Lehrer und leistet Widerstand.

Wenn anhaltender Widerstand gegen Aufzeichnungen jeglicher Art besteht, ist es günstiger, sich eine andere Methode einfallen zu lassen oder den Patienten zu bitten, dazu Ideen zu entwickeln als sich auf einen Machtkampf einzulassen. Man könnte auch den Widerstand gegen Aufzeichnungen als Stärke verstehen – umdeuten (reframing) – und auf diese Weise an die „Kräfte" des „Schwachen" herankommen. Schwierigkeiten zu utilisieren bringt meist Fortschritte in der Behandlung.

Entspannung

Depression kann sich auch in Spannungszuständen, Agitiertheit, Angst und diversen somatischen Beschwerden äußern. In diesem Fall sind sowohl körperliche Entspannung über Bewegung zu empfehlen als auch verschiedene Entspannungsmethoden (Progressive Muskelentspannung, Autogenes Training, Meditation) anzuwenden. Eine ausführliche Darstellung geben Vaitl und Petermann (1993). Übungen gemeinsam mit dem Patienten verkürzen das Lernen, ebenso gibt es durch die Vielfalt der Entspannungsmethoden die Möglichkeit von individueller Anpassung.

Schwierigkeiten: Das notwendige regelmäßige Üben der Entspannung macht oft Probleme, denn alleine zu Hause wird von den Patienten meist nicht die Tiefe der Entspannung erreicht wie beim gemeinsamen Üben in der Stunde. Bei einigen Patienten ist es genau umgekehrt: sie können in Gegenwart einer anderen Person nicht loslassen, sie befürchten, die Kontrolle zu verlieren, sich lächerlich zu machen. Eine Kassette mit der vom Behandler gesprochenen Behandlungsanleitungen kann hier sehr hilfreich sein.

Identifikation und Veränderung von Grundüberzeugungen

Im Laufe der Exploration gibt es meist die ersten Hinweise auf die Grundüberzeugungen der Patienten, weitere Anhaltspunkte liefern eventuelle Aufzeichnungen und Wochenpläne. Eine weitere Möglichkeit, Grundüberzeugungen herauszufinden, stellt eine Liste von Sätzen dar, die mit „Ich muss...", „Ich darf nicht..." oder „Man sollte..." beginnen. Oft ist es auch sehr lohnend, sich die Kindheit und die Bezugspersonen mit ihrem Erziehungsstil schildern zu lassen und nach den Sätzen zu fragen, die noch in Erinnerung sind, die sie heute noch „im Ohr" haben. Hautzinger, Stark und Treiber (1992) geben weitere Anleitungen zum Auffinden von Grundüberzeugungen, ebenso ist der DAS-Fragebogen für Grundüberzeugungen in diesem Buch enthalten (S.110).

Beck et al. (1994, S. 279) führen sechs Grundannahmen an, die zu starker Depression oder Traurigkeit disponieren:

Diese Grundüberzeugungen sind vermutlich aus den Erziehungssätzen der Eltern entstanden und haben sich im Laufe des Lebens verfestigt, da sie ja – in abgeschwächter Form angewendet – durchaus nützlich sind: Jemand, der gut arbeitet, d. h. fehlerfrei, wird geschätzt, gemeinsam mit einem Menschen, den man liebt, fällt vieles im Leben leichter etc. Auffallend ist der Vertragscharakter der Grundüberzeugungen, der nicht nur fordert, sondern auch sehr viel Sicherheit gibt. Eltern haben gesagt: „Wenn du brav (gut in der Schule) bist, wirst du belohnt, bist im Leben erfolgreich und wirst geliebt." Nicht für alle Kinder sind diese Sätze prägend, aber einige internalisieren sie und schließen dann mit sich selbst Verträge bezüglich ihrer Lebensregeln und Grundüberzeugungen ab. Es ist wichtig, diesen Aspekt der Sicherheit bei der Veränderung von depressogenen Grundüberzeugungen zu beachten. Viele Patienten erleben die Veränderung ihrer Grundüberzeugungen als Verlieren des Bodens unter den Füßen, denn die angenehmen Aspekte können am Anfang nur theoretisch erfasst, aber nicht sofort gefühlt werden. Im Zuge einer vorsichtigen Infragestellung der Grundüberzeugungen und Beleuchtung der Konsequenzen kann meist eine Motivation zur Veränderung erreicht werden. Konkrete Aufgabenstellung, zum Beispiel bewusst Fehler zu machen und die Konsequenzen im Verhalten der Bezugspersonen zu beobachten, helfen im Prozess der Behandlung. Rollenspiele mit Rollentausch verdeutlichen zum Beispiel die nicht nur positiven Gefühle, die jemand gegenüber einer sehr perfekten, effizienten Person haben kann.

Die Mittel der Veränderung, wie sokratischer Dialog, Konfrontation mit den Konsequenzen, etc. (Beck et al. 1994; Hautzinger, Stark, Treiber 1992) müssen den Erfordernissen des jeweiligen Falles bzw. den Bedürfnissen der Patienten angepasst werden.

Eine weitere Möglichkeit, Grundannahmen zu verändern, besteht darin, ein Bild oder eine Metapher für die Patienten mit ihren Grundüberzeugungen zu finden und gemeinsam mit den Patienten dieses Bild durch Fragen zu verändern (Lankton 1991; Gilligan 1995).

Beispiel: Die Grundüberzeugung „Ich bin an allem schuld, für alles verantwortlich" wurde von einer Frau, die sich für das Schicksal und die Entwicklung ihrer Familie (Ehemann, drei erwachsene, verheiratete Kinder mit Enkelkindern) die alleinige Verantwortung zuschrieb, mit folgendem Bild geschildert:

Pat.: „Ich sitze in dem VW-Bus, den wir hatten, als die Kinder klein waren und chauffiere sie alle."
Th.: „Wer sitzt neben Ihnen, wo sitzen die anderen?"
Patientin beschreibt die Personen und Positionen.
Th.: „Wer könnte noch chauffieren?"
Pat.: „Alle, außer den Kindern natürlich."
Th.: „Wo ist Ihr Mann?"
Pat.: „Der fährt nicht mit, der fährt lieber Rad."
Th.: „Könnten Sie ihn und das Rad nicht mitnehmen?"

Die Patientin wehrt ab und entscheidet sich für ihren älteren Sohn als Fahrer. Sie überlegt dann, wo sie sich in dem Bus hinsetzen könnte, um sich wohl zu fühlen und wählt einen Platz weiter hinten, nicht neben dem Fahrer.
Die Fragen des Therapeuten richten sich nur auf das Bild der Patientin und auf die möglichen Veränderungen. Auf diese Weise kann von der Patientin die Grundüberzeugung und verschiedene Möglichkeiten der Veränderung in der Vorstellung mit allen begleitenden Gefühlen ausprobiert werden. Der Widerstand von Patienten, der im sokratischen Dialog manchmal auftritt, kann mit dieser Methode umgangen werden. In diesem Beispiel wiederholte die Patientin stereotyp den Satz „Ich sehe alles ein, aber ich kann nichts ändern."
Eine Rückfrage über den Erfolg dieser Intervention ergab, dass sich die Mutter „wie von einem Zwang befreit" fühlte und alle Familienmitglieder davon profitierten. Seither hat sie ihre Familie auch nie mehr chauffiert.

Identifikation von automatischen und negativen Gedanken, Überprüfung und Veränderung

Die Gedanken von depressiven Personen kreisen meist um das eigene Versagen, ihre Wertlosigkeit und Hilflosigkeit. Sie treten als Reaktion auf Schwierigkeiten, Konflikte, Kritik oder Konfrontation mit anderen „erfolgreichen" Personen oder auch bei bestimmten Anforderungen des täglichen Lebens auf. Um diesen inneren Monolog oder Dialog, der immer tiefer in Traurigkeit und Verzweiflung führt, klar bewusst zu machen und auch den Zusammenhang zwischen diesen Gedanken und den nachfolgenden Gefühlen aufzuzeigen, ist es günstig, aus den Wochenprotokollen oder Tagebüchern die auslösenden Situationen herauszugreifen. Ein sehr gutes Schema zur Protokollierung der automatischen negativen Gedanken stellen Hautzinger, Stark und Treiber (1992, S. 98) dar.
Beispiel: Eine 32-jährige Patientin, die älteste von drei Geschwistern, unverheiratet und bisher ohne Partner, schilderte die Wochenenden mit ihrer Familie, den Schwestern und deren Kindern als harmonisch und angenehm, nur sonntagabends ging es ihr immer sehr schlecht und sie entwickelte Selbstmordgedanken. Diese Abstürze in die Depression konnte sie sich nicht erklären. Ihre Gedanken lauteten „Ich werde nie eine Familie haben, nur wenn man eine Familie hat, kann man glücklich sein, mein Leben ist wertlos." Ausgelöst wurden diese Gedanken

durch die Konfrontation mit dem „Familienglück" der Schwestern und dem Vergleich mit den Schwestern, welcher immer zu Ungunsten der Patientin ausging. Die Überprüfung des Realitätsgehalts dieser Gedanken erfolgte durch Fragen wie: Kann man nur innerhalb von Ehe und Familie glücklich sein? Ist man als Single wertlos und zur Depression verurteilt? Solche Fragen und Beispiele für glücklich lebende Singles, unglückliche Ehen etc. brachten gute Ergebnisse und veränderten das Gefühl der Wertlosigkeit.

Der zweite negative Gedanke: „Wenn ich mit 32 noch keinen Freund habe, finde ich auch keinen mehr", wurde auch bezüglich seiner Richtigkeit in Frage gestellt, vor allem durch einige Beispiele aus anderen Lebensgeschichten. Aus diesen beiden negativen Gedanken wurden realistische Sätze, wie: „Es gibt keine ‚richtige' Lebensform". Ein Leben als Single hat auch Vorteile, das Familienleben auch Nachteile. Es gibt viele Möglichkeiten, Freunde zu finden, auf das Alter kommt es da nicht an."

Die negativen Gedanken standen in enger Verbindung zur Grundüberzeugung, dass man ohne Ehe und Familie wertlos sei bzw. dass man nicht von den Familiengrundsätzen abweichen dürfe. Die Auflösung dieser starren Denkmuster führte zu sehr viel Motivation selbst Schritte zu setzen, um mögliche Freunde oder Partner kennen zu lernen. Das absolute Ziel „Ehe und Familie" wurde zugunsten des Ziels, das Leben zu leben und eventuell einen Freund zu finden, relativiert. Die automatischen negativen Gedanken traten nicht mehr auf und die Grundüberzeugung verlor an Bedeutung.

Schwierigkeiten: Viele Patienten können nur sehr schwer einsehen, dass wir uns so fühlen, wie wir denken, bzw. dass Gedanken grundsätzlich veränderbar sind. Sie erleben auch die durch realistischere Sätze reduzierten negativen Gefühle nur als etwas weniger belastend, aber nicht als wirklich erleichternd. Es bedarf der gemeinsamen, wiederholten Arbeit in der Therapiestunde, damit Patienten zu Hause alleine ebenso mit ihren negativen Gedanken verfahren und erkennen, dass Veränderungen am Anfang in sehr kleinen Schritten erfolgen.

Alle Maßnahmen der kognitiven Umstrukturierung führen zu größerer Selbststeuerung der Patienten. Der negative, abwertende innere Monolog wird zu einer realistischen Selbstinstruktion oder einem Dialog des ängstlich-pessimistischen Teiles eines Menschen mit seinem selbstsicher-optimistischen Teil.

Problemlösung – Konfliktlösung

Depressive haben im Laufe ihres Lebens meist keine sehr guten Strategien zur Problemlösung und Konfliktbewältigung im interpersonellen Bereich entwickelt. Sie vermeiden sehr oft Auseinandersetzungen oder führen seit langem anstehende Konfliktgespräche so spät, dass die aufgestauten Gefühle dieses Gespräch blitzschnell in eine aggressive Auseinandersetzung verwandeln, die eine Konfliktlösung unmöglich machen. Dieser Teufelskreis von Vermeidung – aggressiver Auseinandersetzung – Kränkung – weiterer Vermeidung – kann in der Behandlung unterbrochen werden.

Es bedarf eines Vorgehens in drei Schritten:

Analyse der bisherigen Strategien und Muster:
Im Rollenspiel werden aktuelle oder immer wiederkehrende Konflikte dargestellt, die bisherigen Strategien zur Erreichung von Zielen sowie die Gefühle der

Patienten und ihrer Partner analysiert. Meist ergeben sich bestimmte Muster, die immer wieder angewendet werden, auch wenn sie nicht zum gewünschten Erfolg führen.

Die Konflikte können auch im Gespräch analysiert werden, doch zeigte sich, dass Rollenspiel meist einen schnelleren Zugang zu den Gefühlen ermöglicht und die Motivation zur Veränderung verstärkt.

Identifizierung und Konkretisierung von Zielen:
Ziele werden sehr oft vage und global formuliert, wie z.B. „Ich möchte auch respektiert werden." oder negativ „..nicht immer nachgeben müssen." Anhand eines konkreten Beispiels kann entschieden werden, ob z.B. als Ziel angestrebt wird, vom Partner ohne Unterbrechung angehört zu werden oder ein Gespräch über Gefühle zu führen, wechselseitige destruktive Kritik oder Ähnliches zu verändern (Beziehungsebene). Es mag aber auch darum gehen, Vorschläge für die Urlaubs- bzw. Wochenendgestaltung zu machen oder Regeln für das Zusammenleben aufzustellen (Sachebene). Die Konsequenzen der angestrebten Ziele, z.B. mehr Verantwortung zu übernehmen, aktiver zu werden, sind zu überlegen.

Erproben von neuen Verhaltensweisen im Rollenspiel und später in der Realität:
Im Rollenspiel, eventuell mit Video- oder Tonbandaufzeichnung, kann die neue Art zu diskutieren oder ein Ziel anzusteuern erprobt und gelernt werden, bevor sie in der Realität versucht wird.

Schwierigkeiten: Sehr oft dauert es lange, bis das eigene Verhalten in seinen Auswirkungen auf andere wahrgenommen wird. Offener Gefühlsausdruck fällt schwer, die alten Muster, z.B. Beschuldigungen „Du bist immer, nie...etc.", sind schwer zu durchbrechen. Oftmalige Übung, Rollentausch und Feedback über Video- und Tonbandaufzeichnungen oder Feedback von anderen Personen, wenn es sich um Gruppentherapie handelt, sind hilfreich.

Schwäbisch und Siems (1986), Kanfer, Reinecker und Schmelzer (1996), Klerman, sowie Weissman, Rounsaville, (1984), Schramm (1969) beschäftigen sich mit den Themen Konflikt- und Problemlösung sehr ausführlich.

Analyse und Verbesserung der sozialen Kompetenz

Ergeben sich aus der Diagnostik Hinweise auf soziale Ängste, so ist es sehr wichtig, diesen Bereich in der Behandlung zu berücksichtigen. Der Zusammenhang zwischen Vermeidung von sozialen Kontakten, weil Angst besteht, und daraus resultierenden Rückzug oder Isolation ist im Fall von depressiven Störungen sehr häufig zu finden. Eine kurze Zusammenfassung geben Hautzinger, Starck, Treiber (1992). Ausführlich informieren verschiedene Manuale zum Training sozialer Kompetenz, wie z.B. von Pfingsten und Hinsch (1991).

Begleitend zur Depressionsbehandlung bzw. im Anschluss daran, ist die Teilnahme an einer Therapiegruppe günstig. Die Gruppe bietet die Möglichkeit, Feedback über eigenes Verhalten zu erleben und auch neues Verhalten in einer geschützten Atmosphäre auszuprobieren.

In vielen Fällen ist auch Paartherapie angezeigt. Wissenschaftliche Untersuchungen zeigen, dass es einen Zusammenhang zwischen der Art der Interaktion von

Paaren und dem Rückfallsrisiko depressiver Patienten gibt (Fiedler, Backenstraß, Kronmüller, Mundt 1998).

Umgehen mit Suizidpatienten

Depressive haben eine um vieles höhere Suizidrate als nicht depressive Personen, die Schätzung liegt bei 15%. Während der Behandlung ist es grundsätzlich besser, die möglichen Suizidabsichten zu thematisieren als es nicht zu tun. Die Erforschung der Motive kann Ansatzpunkte für frühzeitige Interventionen bringen. Einfühlungsvermögen, Geduld und Mut des Behandlers sind gefordert, um Patienten für das Leben zu motivieren. Beck et al. (1994) gibt einen Überblick über die Behandlungsmöglichkeiten, wobei er sehr deutlich die Schwierigkeiten im Umgang mit suizidalen Patienten beleuchtet.

Indikation – Kontraindikation

Eine Indikation für psychologische Behandlung besteht vor allem bei wiederholten depressiven Episoden, rezidivierenden depressiven Störungen und anhaltenden affektiven Störungen, hier vor allem der Dysthymia. Ein weiterer wichtiger Faktor ist das Nichtansprechen auf medikamentöse Behandlung und ein hoher Angstanteil (de Jong-Mayer, Cloer 1995).

Eine Kontraindikation besteht, wenn die Depression als Folge einer anderen Erkrankung (z.B. körperlicher Erkrankungen, wie Schilddrüsenerkrankungen, Alkoholabhängigkeit oder cerebralen Abbauprozessen) auftritt.

Bipolare Depressionen und unipolare Depressionen mit psychotischen Symptomen sind grundsätzlich Fälle für medikamentöse Behandlung. In den letzten Jahren nehmen allerdings zunehmend mehr Patienten mit den zuletzt genannten Formen der Depression zusätzlich psychologische Hilfe in Anspruch.

Im Prinzip ist jede depressive Erkrankung einer psychologischen Behandlung zugänglich, nur werden die Behandlungsziele unterschiedlich sein. Es geht darum, realistische Behandlungsziele zu setzen und in vielen Fällen die Zusammenarbeit mit Medizinern sicherzustellen.

Beispiel: Das Ziel einer zusätzlichen psychologischen Behandlung bei bipolarer Depression kann zum Beispiel sein, ein besseres Stressmanagement zu ermöglichen und die Beobachtung von Stimmungsveränderungen und deren Auslösern anzuregen, sowie Veränderungen im Umgang mit Bezugspersonen im beruflichen und sozialen Umfeld anzustreben.

Integration von klinisch-psychologischer Behandlung und medizinischen Verfahren

Die Zusammenarbeit von Ärzten und klinischen Psychologen ist im Falle der Depression besonders wichtig. Wissenschaftliche Untersuchungen haben ergeben, dass psychologische Behandlung in Kombination mit medikamentöser Therapie die effizienteste Vorgangsweise in der Behandlung von Depression darstellt (Hautzinger, de Jong-Mayer 1994). Die Wirksamkeit psychologischer Methoden liegt in ihrer Langzeitwirkung, denn sie zielen auf eine Veränderung des Lebensstils, der Denk- und

Gefühlsmuster ab und erhöhen die Fähigkeit, Konflikte zu lösen. Pharmakotherapie kann die körperlichen Beschwerden, die Stimmung und den Antrieb beeinflussen, wird jedoch die Problemlösekapazität der Patienten meist nur wenig verändern. Medikamente sind andererseits aber sehr oft die unbedingt nötige Voraussetzung, dass psychologische Behandlung beginnen kann, weil nur mit ihrer Hilfe die Patienten wieder in einen Zustand versetzt werden, in dem Lernen und Veränderung möglich ist.

Derzeit stehen im Wesentlichen drei große Gruppen von Antidepressiva zur Verfügung: Trizyklische Antidepressiva, Monoaminooxydasehemmer (besser bekannt in der Abkürzung MAO-Hemmer) und die so genannten Antidepressiva der 2. Generation, welche als Serotonin-Wiederaufnahmehemmer (SSRI) bezeichnet werden. In der letzten Zeit gewinnen auch die nebenwirkungsärmeren noradrenergselektiven-serotonergen Antidepressiva (NASSA) als Alternative zu den SSRI an Bedeutung. 1999 wurden auch erstmalig die SNRI (Serotonin Noradrenalin Rezeptor Inhibitoren) vorgestellt, die in ihrem Wirkungsspektrum Tryziklika und SSRI vereinen. Eine sehr gute Beschreibung von psychologischer und medizinischer Behandlung mit genauer Beschreibung der Wirkungsweise von Antidepressiva gibt der Hexal-Ratgeber: Depression-Wege aus der Krankheit, eine Informationsbroschüre für Patienten und Angehörige. Im Laufe der medizinischen Behandlung ist oft eine Veränderung der Medikation durch den Arzt erforderlich, auch hier geht es sozusagen um eine „maßgeschneiderte" Therapie mit Anpassung an die Symptomatik des Patienten und den Behandlungsverlauf.

Empirische Studien

Die Depression betrifft eine große Zahl von Menschen, immer noch ist die Wahrscheinlichkeit, an einer Depression zu erkranken, für Frauen fast doppelt so hoch (20–26% Lebenszeitrisiko) als für Männer (12–16% Lebenszeitrisiko). Aktuell an einer ernsthaften unipolaren Depression leiden 4–7% der Frauen und 2–3% der Männer (Prävalenzschätzungen). Die unipolaren Depressionen stellen den größten Anteil an den affektiven Störungen dar, bipolare Depressionen liegen unter 1% (Hautzinger, de Jong-Mayer 1993).

Wissenschaftlich gesicherte soziale Risiko- und Protektionsfaktoren bei Depressionen sind das Fehlen einer vertrauensvollen persönlichen Beziehung. Getrennte oder geschiedene Personen und solche ohne vertraute Personen erkranken eher. Belastende Lebensereignisse – personenabhängige und personenunabhängige – und Stress erhöhen das Risiko, vor allem wenn diese Ereignisse in kurzem Abstand aufeinander folgen und keine Erholung von den Belastungen möglich ist.

Protektive Faktoren stellen das Vorhandensein einer vertrauensvollen persönlichen Beziehung dar, ebenso die positive Bewertung von menschlichen Beziehungen und des beruflichen Bereichs.

Seit 1973 liegen positive wissenschaftliche Ergebnisse über die psychologische Behandlung von Depressionen vor. Verhaltenstherapie und medikamentöse Therapie sind allen anderen Kontrollbedingungen überlegen, wobei die Kombination von Verhaltenstherapie und Pharmakotherapie die besten Ergebnisse bringt. Untersucht wurden in diesen frühen amerikanischen Studien vorwiegend ambulante, unipolar depressive Patienten, in der Mehrzahl Frauen, es zeigen sich ähnliche Ergebnisse aber auch bei Patienten aus dem deutschen Sprachraum, die teilweise stationär behandelt wurden.

Insgesamt gibt es für 60–80% der depressiven Patienten eine deutliche Besserung. Weitere Untersuchungen zeigen die Effizienz von kognitiver Therapie, die in ihrer Langzeitwirkung der Pharmakotherapie deutlich überlegen ist. 79% Remissionen bei kognitiven Therapien stehen nur 23% bei Pharmakotherapien gegenüber. Innerhalb eines Jahres erfolgen lediglich 16% Rückfälle bei kognitiven Therapien, aber 68% bei Pharmakotherapie. Dieses Ergebnis überrascht nicht, denn psychologische Interventionen zielen auf Veränderungen im Denken, Fühlen und Handeln ab und nur wenn solche Veränderungen erfolgen ergibt sich eine langfristige Wirkung (Grawe, K., Donati, R., Bernauer, F. 1994; Hautzinger, M., de Jong-Meyer, R. 1994).

Ausschnitt aus einem Fallbeispiel

Darstellung des Falles

Frau M., 43 Jahre alt, kommt über den Psychiater zur Behandlung. Sie leidet seit drei Jahren an Depressionen im Anschluss an einen Arbeitsplatzwechsel, der von ihr nach einer aggressiven Auseinandersetzung mit dem Vorgesetzten selbst angestrebt wurde. In den drei Jahren gab es zweimal Phasen von Selbstmordgedanken und auch einen Selbstmordversuch. Die Patientin schildert sich als früher lebenslustig, selbstsicher, 20 Jahre erfolgreich und selbstverwirklicht in ihrem Beruf. Jetzt hat sie Angst, ihr Leben nicht mehr zu schaffen, reagiert sehr empfindlich, kränkt sich bei jeder geringfügigen Auseinandersetzung mit Arbeitskolleginnen, Ehemann oder Tochter und fühlt sich schuldig. Angst, Spannung und Aggression gegen sich („Ich mache alles falsch", „Ich hasse mich") sowie Rückzug von sozialen Kontakten und negative Gedanken charakterisieren das Zustandsbild. Einen Selbstmordversuch würde sie jetzt nicht mehr machen.

Über den drei Jahre zurückliegenden Beginn der Erkrankung kann aus der Anamnese abgeleitet werden, dass unmittelbar nach dem Arbeitsplatzwechsel entweder eine Episode von Major Depression oder eine Anpassungsstörung bestand, die Entscheidung fällt schwer, weil die Länge des symptomfreien Zustandes nicht mehr wirklich zu erheben war. Seit über zwei Jahren besteht eine Depression, welche die Kriterien einer mittelschweren Major Depression erfüllt (ICD-10, F33.1, mit Selbstbeschädigung bzw. DSM-IV, 296.32, mit atypischen Merkmalen).

Im Beck-Depressions-Inventar (BDI) ergibt sich ein Wert von 29, das bedeutet „ausgeprägte Depression". Im Interaktions-Angst-Fragebogen (IAF) sind die Skalen 5 „Selbstbehauptung", 6 „Abwertung und Unterlegenheit" und 8 „Bewährungssituationen" deutlich erhöht.

Medikation: Saroten®, Lexotanil® und Halcion® bei Bedarf.

Anamnese

Frau M. wächst als sechstes Kind von 10 Geschwistern (5 Buben, 5 Mädchen) am Land in sehr bescheidenen Verhältnissen auf. Sie ist die einzige Tochter, die eine Berufsausbildung (Verkäuferin) macht. Sie lernt ihren Mann, der aus derselben Gegend aus einer wohlhabenden Familie stammt, sehr früh kennen, sie heiraten und ziehen nach Wien. Als ihre Tochter zur Welt kommt, ist sie 19 Jahre. Sie arbeitet sehr erfolgreich im Verkauf und bekommt das Angebot, eine Filiale des Unternehmens zu leiten, stellt aber die Karriere zugunsten des Kindes sowie auf Wunsch ihres Mannes zurück und arbeitet halbtags. Ihr Mann ist Facharbeiter. Frau M. ist sehr beliebt bei den Kunden und erfolgreich in ihrem Beruf, es gibt auch keine besonderen Schwierigkeiten in ihrer Familie, die Tochter hat sehr gute Schulerfolge.

Eine Kundenreklamation ist der Anlass für eine Auseinandersetzung, in der Frau M. von ihrem Vorgesetzten beleidigend angegriffen wird („Sind Sie so deppert oder stellen Sie sich nur so?"). Diese Auseinandersetzung eskaliert und Frau M. kündigt in der sicheren Gewissheit, bei ihrem bisherigen beruflichen Erfolg einen äquivalenten Posten zu finden. Diese Erwartungen erfüllen sich nicht, sie findet keine Beschäftigung in ihrer Branche und nimmt schließlich schon sehr enttäuscht und resigniert eine Gemeindestelle an. In dieser Position ist sie Helferin, kann nur wenig selbst bestimmen und muss sehr viele Putzarbeiten machen. Ein großer Gegensatz zu ihrem früheren qualifizierten Posten. Frau M. leidet selbst sehr unter der Arbeitssituation, ihr Mann macht ihr Vorwürfe wegen der „unüberlegten", raschen Kündigung und möchte von ihren Schwierigkeiten am jetzigen Arbeitsplatz nichts mehr hören. In der Familie nehmen Vorwürfe und aggressive Auseinandersetzungen zu, die Schuld wird immer Frau M. gegeben, weil sie sich eben nicht richtig verhält oder verhalten hat. Die Tochter ist zum Teil hilfreich, vermittelt ihr einen Arzt und zeigt auch, dass die Mutter für sie wichtig ist.

Theoretisches Modell für die Entstehung der Störung

Nach der Kündigung tritt eine sehr große Änderung im Leben von Frau M. ein. Fast alle für sie positiven, verstärkenden Erlebnisse im Beruf fallen weg, zusätzlich gibt es in der Familie Vorwürfe und Konflikte (Verstärkerverlust nach Lewinsohn).

Von den Grundannahmen, die zu starker Depression oder Traurigkeit disponieren (Tabelle 2), passten bis auf Punkt 4 wohl alle in hohem Ausmaß immer in ihr Denkschema (Kognitionstheoretisches Modell von Beck).

Im Laufe ihrer Krise, auch bedingt durch ihre Überempfindlichkeit gegenüber Angriffen und Kritik, wurde die Beziehung zu ihrem Ehemann und ihrer Tochter immer konfliktreicher. Frau M. fühlte sich immer weniger geliebt und wertgeschätzt (Interaktionsmodell nach Coyn).

Frau M. hat den Wunsch, ihre Tochter möge ausziehen, wird aber hin- und hergerissen zwischen der Rolle der sorgenden Mutter und einer Mutter mit erwachsener, selbständiger Tochter für die keine Verantwortung mehr besteht. Die 24-jährige Tochter lebt noch zu Hause und will versorgt werden, ist aber beruflich selbständig und studiert gleichzeitig. Die Ablösung von den Eltern ist wohl teilweise vollzogen, räumlich aber nicht (Interpersonelles Modell, Rollenübergang).

Tabelle 2. Depressogene Grundannahmen bei Depressiven (Beck et al. 1994, S. 279)

1. Um glücklich zu sein, muss ich bei allem, was ich unternehme, Erfolg haben.
2. Um glücklich zu sein, muss ich immer von allen Menschen akzeptiert werden.
3. Wenn ich einen Fehler mache, bedeutet das, dass ich unfähig bin.
4. Ich kann ohne dich nicht leben.
5. Wenn jemand anderer Meinung ist als ich, bedeutet das, dass er mich nicht mag.
6. Mein Wert als Mensch hängt davon ab, was andere von mir denken.

Ziele der Behandlung

- Einsicht in die Entstehung der depressiven Erkrankung
- Aufbau positiver, verstärkender Aktivitäten
- Spannungsreduktion
- Veränderung von Grundüberzeugungen
- Veränderung des Kommunikationsstils mit Mann, Tochter und Berufskolleginnen
- Konfliktmanagement
- Rollenübergang durch Verselbständigung der Tochter

Interventionen

Frau M. ist leicht zum Führen eines Tagebuches zu gewinnen und findet zunehmend Freude daran. Aus dem Tagebuch ergeben sich Situationen, die noch etwas Freude machen, aktuelle Konflikte sowie die automatisch auftretenden negativen Gedanken.

Um die sehr häufig auftretenden Spannungszustände zu reduzieren, wird Progressive Muskelentspannung nach Jacobson eingesetzt. Dies bewirkt am Anfang neben den angenehmen Gefühlen auch traurige Gedanken und Tränen, wird aber ebenso wie das Tagebuchschreiben zu einem positiven Fixpunkt im Tagesablauf der Patientin.

Die Themen eventueller Arbeitsplatzwechsel, Ausziehen der Tochter, latente Beziehungskrise, Beziehung zu den Arbeitskolleginnen stehen am Anfang im Vordergrund.

An der Veränderung der Grundüberzeugungen wird gearbeitet, ohne dass hier mehr als grundsätzliche Zustimmung zu einer Veränderung erreichbar wäre. Im Rollenspiel werden neue Lösungen für Konfliktsituationen erarbeitet. Es gibt in allen vorgenannten Themenbereichen sehr schnell kleine Fortschritte. Im BDI ergibt sich ein Summenwert von 20 nach der achten Behandlungsstunde, d.h. zwei Monate nach Beginn der Behandlung (BDI-Wert zu Beginn 29).

Die Idee des Arbeitsplatzwechsels wird zugunsten von Sicherheitsüberlegungen fallen gelassen. Sie versteht jetzt zunehmend besser, dass für ihren Mann Sicherheit besonders wichtig ist, denn er selbst macht die bei den jüngeren Mitarbeitern unbeliebten Nachtdienste, um sich als über 45-jähriger seinen Arbeitsplatz zu sichern. Er ist in der Privatwirtschaft immer wieder mit Rationalisierungen konfrontiert, der Arbeitsplatz von Frau M. ist „wenigstens" sicher. Frau M. gewinnt zunehmend Einsicht, sie lernt, dass ihre Angehörigen auch Ängste haben, dass sich die Kollegen durch sie und ihre hohen Ansprüche bezüglich Genauigkeit bei der Arbeit manchmal angegriffen oder gemaßregelt fühlen und dass sie selbst manchmal auch in Konkurrenz mit anderen tritt. Sie spürt auch wieder ihre früheren Stärken, wie Humor und Schlagfertigkeit, beim Finden von Lösungen für Probleme wird sie zunehmend kreativer und freut sich über ihre kleinen Fortschritte und Erfolge.

Nach der dreizehnten Sitzung, ca. 4 Monate nach Beginn der Behandlung kommt es in den Weihnachtsfeiertagen zu einer neuerlichen Krise mit Selbstmordversuch. Eine Summe von Kränkungen (Verwandte machen taktlose, „witzige" Bemerkungen, z.B. über die berufliche Veränderung: „Naja, jetzt bist du halt eine Putzfrau geworden", „Auch du wirst älter und dicker", Ehemann und Tochter üben Kritik an ihrem Verhalten) löst Gefühle starker Wertlosigkeit und Depression aus. Sie möchte nicht mehr weiterleben und nimmt Schlaftabletten gemeinsam mit Alkohol. Der Selbstmordversuch verläuft glimpflich, ein Klinikaufenthalt ist nicht notwendig. Diese Krise bewirkt erfreulicherweise nach einem kurzen Rückschlag größere Motivation für Änderungen. Das Thema „Umgehen mit Kritik" und die Veränderung von Grundüberzeugungen können jetzt intensiv bearbeitet werden.

Eine medikamentöse Umstellung auf Seroxat® und Xanor® bei Bedarf erfolgt nach der sechzehnten Stunde, vor allem um die durch Saroten® bewirkte Gewichtszunahme zu stoppen – ein weiterer Grund für geringe Selbstachtung.

Die automatischen, negativen Gedanken, „Ich mache alles falsch", „Ich hasse mich", oder „Ich bin für alle Fehler verantwortlich und muss bestraft werden", waren zu diesem Zeitpunkt schon verändert, die Kolleginnen und Bezugspersonen wurden auch als verantwortlich für ihre Handlungen gesehen. Die Gefühle von Selbsthass und Aggression nahmen ab, da Konflikte differenzierter gesehen und auch anders gelöst werden konnten. Auch die Infragestellung der depressogenen Grundannahmen (Tabelle 2) gelang jetzt besser.

Die Überzeugung: „Weil ich eine schlechte Arbeit mache, bin ich nichts und niemand." („Jetzt bin ich nur mehr eine Putzfrau: im Beruf, für meinen Mann und meine Tochter"), quälte sie noch immer und war sehr schwierig zu verändern, da sie in ihrem Beruf neben anderen Tätigkeiten sehr viele Putzarbeiten zu machen hatte. In der achtzehnten Stunde half eine Geschichte der behandelnden Psychologin. Die Geschichte, die von notwendigen, „schlechten" Arbeiten in einer besonderen Situation handelte, endete so, dass die Psychologin die Gummihandschuhe auszog und damit ihre Rolle als Putzfrau für diesen Tag beendete. Der Satz für Frau M. lautete: „Ich denke, auch wenn Sie, Frau M., nach dem Aufwaschen die Gummihandschuhe ausziehen, sind Sie wieder die Alte." Die Geschichte und das Bild des Ausziehens der Gummihandschuhe tat seine Wirkung. Jedes Mal nach dem Aufwaschen erinnerte sich Frau M. an diesen Satz der Psychologin, zog bewusst die Gummihandschuhe aus und war wieder die Alte. Sie fühlte sich als wertvoller Mensch und konnte ihrem Job auch positive Seiten, z.B. größere Sicherheit als in der Privatwirtschaft und weniger Stress, abgewinnen.

Ab diesem Zeitpunkt verbesserte sich die Stimmung dramatisch, die Konflikte mit Mann, Tochter und Kolleginnen konnten selbstsicher und diplomatisch gelöst werden. Der Perfektionismus nahm ab. Die Selbstinstruktion lautete jetzt: „Ich darf Fehler machen", oder „Entweder es wird fertig oder ich bin 10 Minuten zu spät", „Ich darf anderer Meinung sein als andere, bin nicht für alles verantwortlich", „Verstimmungen lösen sich wieder auf", etc. Nach 24 Sitzungen war die Behandlung erfolgreich abgeschlossen. Das Tagebuch wurde noch weiter geführt, die Medikation sollte später abgesetzt werden. Im BDI ergab sich ein Wert von 9, im IAF waren die Skalen 5, 6 und 8 im Normalbereich. Katamnesen nach einem halben Jahr und einem Jahr ergaben anhaltende Beschwerdefreiheit.

Kommentar: Die starke Motivation von Frau M. und die positive therapeutische Beziehung trug wesentlich zum Erfolg der Behandlung bei. Die Veränderung der Grundüberzeugungen und das interpersonelle Konfliktmanagement waren meines Erachtens neben dem Führen des Tagebuches die wesentlichen Elemente der Behandlung.

Zusammenfassung

Psychologisches Vorgehen ist charakterisiert durch das Zusammenspiel von Diagnostik, Behandlung, Verlaufsdiagnostik und Effizienzkontrolle. Der Ansatzpunkt psychologischer Behandlung liegt im Hier und Jetzt, im Fall der Depressionsbehandlung beginnt diese mit dem Aufbau einer tragfähigen therapeutischen Beziehung und setzt kurzfristige entlastende Maßnahmen. Gemeinsam mit dem Patienten werden angenehme, verstärkende Aktivitäten aufgebaut, belastende Strukturen nach Möglichkeit abgebaut. Der Patient lernt absolutistische Grundüberzeugungen, einseitige Wahrnehmungen und Bewertungen zu verändern. Neue Problemlösungen im interpersonellen Bereich werden erarbeitet, soziale Fertigkeiten und Kontakte aufgebaut.

Der Behandlungsprozess wird für die Patienten transparent gemacht: die Patienten erhalten eine Erklärung für die individuelle Erkrankung, die Behandlung erfolgt geplant und strukturiert mit Aufgabenstellungen für die Patienten. Der Erfolg der Maßnahmen wird für die behandelten Personen merkbar und sie lernen die erzielten Veränderungen ihrem eigenen Handeln zuzuschreiben.

Dem Großteil depressiver Personen kann mit medizinischen und psychologischen Methoden geholfen werden. Die Depression – vor 100 Jahren ein trauriges Schicksal – ist heute eine erfolgreich zu behandelnde Krankheit.

Literatur

Albersnagel, F.A., Emmelkamp, P.M.G., Hoofdakker, R.H. (Hrsg.) (1993) Depression. Verlag für Angewandte Psychologie, Göttingen

Beck, A.T., Rush, A.J., Shaw, B.F., Emery, G. (1994) Kognitive Therapie der Depression. Psychologie-Verlags-Union, Weinheim

De Jong-Meyer, R., Cloer, E. (1995) Endogene Depression. In: H. Reinecker (Hrsg.) Fallbuch der Klinischen Psychologie. Hogrefe, Göttingen, S. 77–94

Dilling, H., Mombour, W., Schmidt, M.H. (Hrsg.) (1993) Internationale Klassifikation psychischer Störungen ICD-10 Kapitel V (F), Klinisch-diagnostische Leitlinien. Huber, Bern

Fiedler, P., Backenstraß, M., Kronmüller, K., Mundt, C. (1998) Eheliche Interaktion und das Rückfallrisiko depressiver Patienten – Eine Strukturanalyse ehelicher Beziehungsmuster mittels SASB. Verhaltenstherapie 8: 4–13

Grawe, K., Donati, R., Bernauer, F. (1994) Psychotherapie im Wandel. Von der Konfession zur Profession. Hogrefe, Göttingen

Gilligan, S.G. (1995) Therapeutische Trance: das Prinzip Kooperation in der Ericksonschen Hypnotherapie. Carl-Auer-Systeme, Heidelberg

Hautzinger, M. (1995) Aktuelle depressive Episode. In: Reinecker H. (Hrsg.) Fallbuch der Klinischen Psychologie. Hogrefe, Göttingen, S. 65–75

Hautzinger, M., Linden, M., Hoffmann, N. (1982) Distressed couples with and without a depressed partner: an analysis of their verbal interaction. J Behav Ther Exp Psychiatry 13: 307–314

Hautzinger, M., de Jong-Meyer, R. (1994) Modelle psychischer Störungen: Depressionen. In: Reinecker H. (Hrsg.) Lehrbuch der Klinischen Psychologie. Hogrefe, Göttingen

Hautzinger, M., Stark, W., Treiber, R. (1992) Kognitive Verhaltenstherapie bei Depressionen: Behandlungsanleitungen und Materialien. Psychologie-Verlags-Union, Weinheim

Hoofdakker, R.H. van den, Albersnagel, F.A., Ormel, J. (1993) Begriffsbestimmung, syndromale Klassifikation, differentielle Diagnostik, Kasuistik und Epidemiologie. In: Albersnagel F.A., Emmelkamp P.M.G., van den Hoofdakker R.H. (Hrsg.) Depression. Verlag für Angewandte Psychologie, Göttingen

Kanfer, F.H., Reinecker, H., Schmelzer, D. (1996) Selbstmanagement-Therapie. Springer, Berlin Heidelberg New York Tokyo

Klerman, G.L., Weissman, M.M., Rounsaville, B.J. (1984) Interpersonal psychotherapy of depression. Basic Books, New York

Lankton, C.H., Lankton, S.R. (1991) Geschichten mit Zauberkraft. Die Arbeit mit Metaphern in der Psychotherapie. Pfeiffer, München

Pfingsten, U., Hinsch, R. (1991) Gruppentraining sozialer Kompetenzen. Psychologie-Verlags-Union, Weinheim

Saß, H., Wittchen, H.-U., Zaudig, M. (1996) Diagnostisches und statistisches Manual psychischer Störungen DSM-IV. Hogrefe, Göttingen

Schramm, E. (Hrsg.) (1996). Interpersonelle Psychotherapie. Schattauer, Stuttgart

Schwäbisch, L., Siems, M. (1986) Anleitung zum sozialen Lernen für Paare, Gruppen und Erzieher. Kommunikations- und Verhaltenstraining. Rowohlt, Reinbeck/Hamburg

Vaitl, D., Petermann, F. (Hrsg.) (1993) Handbuch der Entspannungsverfahren. Band 1: Grundlagen und Methoden. Psychologie-Verlags-Union, Weinheim

<F4> Neurotische, Belastungs- und Somatoforme Störungen

<F40> und <F41> Angststörungen – eine Einführung

Rudolf Marx

Allgemeines

Angst ist eine notwendige Emotion. Nur diejenigen Lebewesen, die ein perfektioniertes Angstsystem aufwiesen, haben in der Evolution überlebt. Charakteristisch für diese biologisch sinnvolle Angst ist, dass sich im Falle einer Gefahr blitzschnell ein Wahrnehmungs- und Reaktionsmuster entwickelt, welches alle anderen Handlungsimpulse sofort außer Kraft setzt und automatisch diejenigen Reaktionsmuster aktiviert, die geeignet sind, der Gefahr zu entkommen und sich in Sicherheit zu bringen. Bei Angriff eines gefährlichen Gegners gibt es zwei hilfreiche lebensrettende Reaktionen: Flucht oder Kampf. Cannon (1953) beschrieb das körperliche Angstmuster als „Kampf-Flucht-Reaktion" und der Stressforscher Selye (1957) nannte sie „Bereitstellreaktion", die einsetzt, um den Organismus prompt für eine Höchstleistung fit zu machen, d.h. Atmung und Herztätigkeit zu beschleunigen und die Durchblutung in den Muskeln zu steigern. Dies ist mit einer Reduktion der Durchblutung im Gehirn verbunden, wo sie weniger gebraucht wird. Die Reaktion muss mit zwingender Notwendigkeit erfolgen und konkurrenzlos sein, d.h. geistige Prozesse wie z.B. Nachdenken und unter verschiedenen Handlungsoptionen auszuwählen würde die Reaktionszeit auf Kosten der Überlebenschance empfindlich drosseln. Reale Gefahr plus „Kampf-Flucht-Reaktion" bilden also das Furchtmuster, das als Aversions-Abwehrsystem einen relativ automatischen Prozess darstellt. Je größer die erlebte Gefahr ist, desto heftiger und unbeeinflussbarer läuft die Reaktion darauf ab.

Dieses Reaktionsmuster hat sich im Laufe von vier Millionen Jahre Evolutionsgeschichte des Menschen entwickelt. Die Gefahren, denen der Mensch ausgesetzt war, forderten fast ausschließlich körperlichen Einsatz.

Die Fähigkeit zu denken und demzufolge auch Gefahren in unserer Vorstellung ohne reales Substrat konstruieren zu können, brachte es mit sich, dass die prompte Angstreaktion nun auch ohne das Vorliegen einer tatsächlichen Gefahr als irrationale Angst auftreten konnte.

Das Reaktionsmuster dieses Fehl-Alarms weist die gleichen Charakteristika auf, wie die biologisch sinnvolle Angstreaktion: es setzt die anderen Handlungsimpulse sofort außer Kraft, die Atmung und Herztätigkeit werden beschleunigt und die Durchblutung in den Muskeln gesteigert, was mit einer Reduktion der

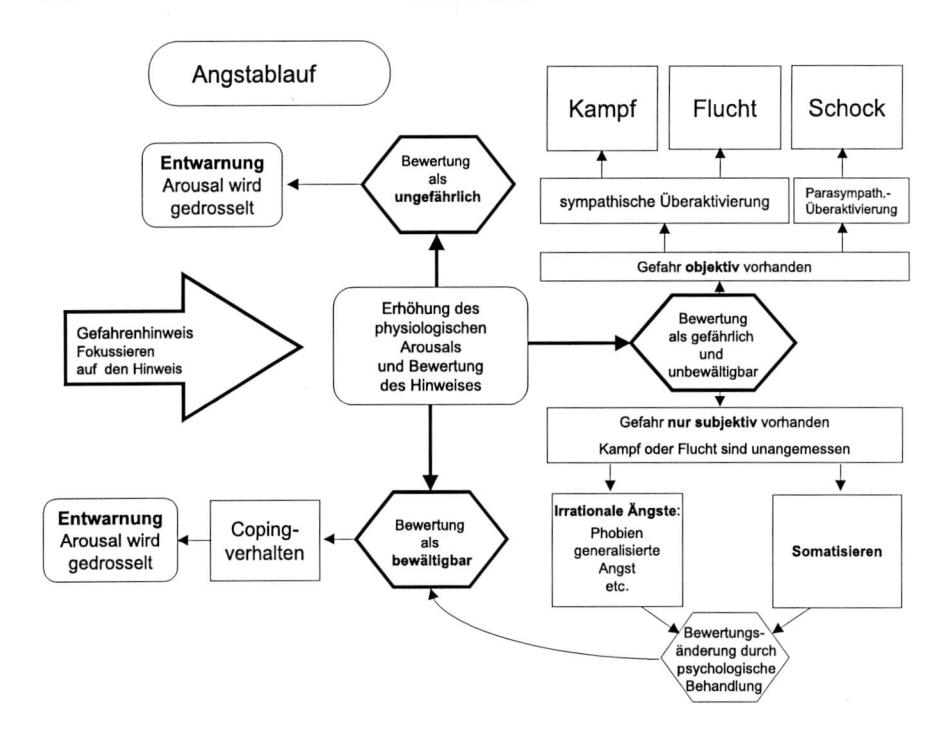

Abb. 1. Der Verlauf von Angstreaktionen

Durchblutung im Gehirn verbunden ist. Wird dieses Aversions-Abwehrsystem ohne Vorhandensein einer realen Gefahr voll aktiviert, so treten situative Faktoren (Menschenansammlungen, Kaufhaus, Hunde etc.) oder physiologische Reaktionen (Tachykardie, Schwindel, etc.) an die Stelle der realen Gefahr und werden dann gemieden bzw. führen zum Aufsuchen ärztlicher Hilfe, um die vermeintliche Lebensgefahr zu bannen.

In der psychologischen Behandlung sind jene Ängste von Interesse, bei denen die objektive Gefahr nicht gegeben ist, eine Situation oder ein Zustand von der betreffenden Person jedoch als gefährlich und nicht bewältigbar eingestuft wird. Die Furchtstruktur gehorcht in diesem Fall denselben Gesetzen wie bei objektiven Gefahren. Das bedeutet, dass Vermeidungs-, Flucht- oder Kampfreaktionen aktiviert werden, obwohl diese unvernünftig sind. Es entsteht damit ein pathologisches Angst-Reaktionsmuster, das die Lebensqualität des davon Betroffenen massiv beeinträchtigt.

Von pathologischer Angst spricht man dann, wenn folgende Kriterien vorliegen (Reinecker 1993):

– Die Angstreaktionen der Person sind einer Situation nicht mehr angemessen.
– Die Angstreaktionen sind überdauernd.
– Das Individuum besitzt keine Möglichkeit zur Erklärung, zur Reduktion oder zur Bewältigung der Angst.
– Die Angstreaktionen führen zu einer massiven Beeinträchtigung des Lebensvollzugs der Person.

Angststörungen

F 40 Phobische Störung	F 41 andere Angststörung	F 42 Zwangsstörung	F 43 Reaktionen auf schwere Belastungen und Anpassungsstörungen
F40.0 Agoraphobie .00 ohne Panikstörung .01 mit Panikstörung F40.1 soziale Phobie F40.2 spezifische (isolierte) Phobien F40.8 andere F40.9 nicht näher bezeichnete	F 41.0 Panikstörung (episodisch paroxysmale Angst) F 41.1 generalisierte Angststörung F 41.2 Angst und depressive Störung, gemischt F 41.3 andere gemischte Angststörungen F 41.8 andere näher bezeichnete F 41.9 nicht näher bez.	F 42.0 vorwiegend Zwangsgedanken oder Grübelzwang F 42.1 vorwiegend Zwangshandlungen (Zwangsrituale) F 42.2 Zwangsgedanken und handlungen, gemischt F 42.8 andere F 42.9 nicht näher bezeichnete	F 43.0 akute Belastungsreaktion F 43.1 Posttraumatische Belastungsstörung F 43.2 Anpassungsstörungen F 43.20 kurze depressive Reaktion .21 längere depress. Reakt. .22 Angst und depressive Reaktion gemischt .23 mit vorwiegender Beeinträchtigung von anderen Gefühlen .24 mit vorwiegender Beeinträchtigung des Sozialverhaltens .25 mit gemischter Störung von Gefühlen und Sozialverhalten .28 andere spezifische Anpassungsstörung F 43.8 andere F 43.9 nicht näher bez.

Abb. 2. Übersicht: F40-F43

In der ICD-10 Klassifikation wird folgende Einteilung der Angststörungen getroffen, die man zusätzlich wie in Abb. 2 noch nach übergeordneten Kriterien einteilen kann:

a) Ätiologische Ursache: eindeutig versus spekulativ
b) Angst ist gerichtet: auf eine auslösende Ursache versus ungerichtet
c) Die ungerichtete Angst tritt anfallsartig auf oder persistiert.

Anzumerken ist in diesem Zusammenhang, dass im DSM-IV die Zwangsstörung unter die Angststörungen fällt, während sie in der ICD-10 als eigene Kategorie gilt.

In Abb.1 wurde dargestellt, dass der Organismus bei einem Gefahrenhinweis die Wahrnehmung auf diesen Hinweis fokussiert und das physiologische Arousal erhöht, was einerseits die Fokussierung erleichtert und andererseits den Organismus auf eine rasche Handlung vorbereitet. Nun trifft die Erhöhung des physiologischen Arousals nicht immer auf konstante Ausgangslagen, sondern findet einen Organismus vor, dessen Arousal durch andere Ereignisse – life events, Alltagsprobleme, aktuelle Fitness, Müdigkeit etc. – mehr oder weniger angehoben ist.

Die Art, wie ein eintreffender Reiz von einem Individuum beantwortet wird, hängt sehr stark auch von dem vorgefundenen Anspannungsniveau ab: (siehe Sess-Modell Abb. 3).

Schlussendlich kommt als dritte Variable noch die Angstschwelle hinzu, die sowohl inter- als auch intraindividuellen Schwankungen unterliegt. Diese Schwelle scheint sehr stark von biologischen Voraussetzungen, wie z.B. der Funktionstüchtigkeit der Neurotransmittersysteme, abzuhängen.

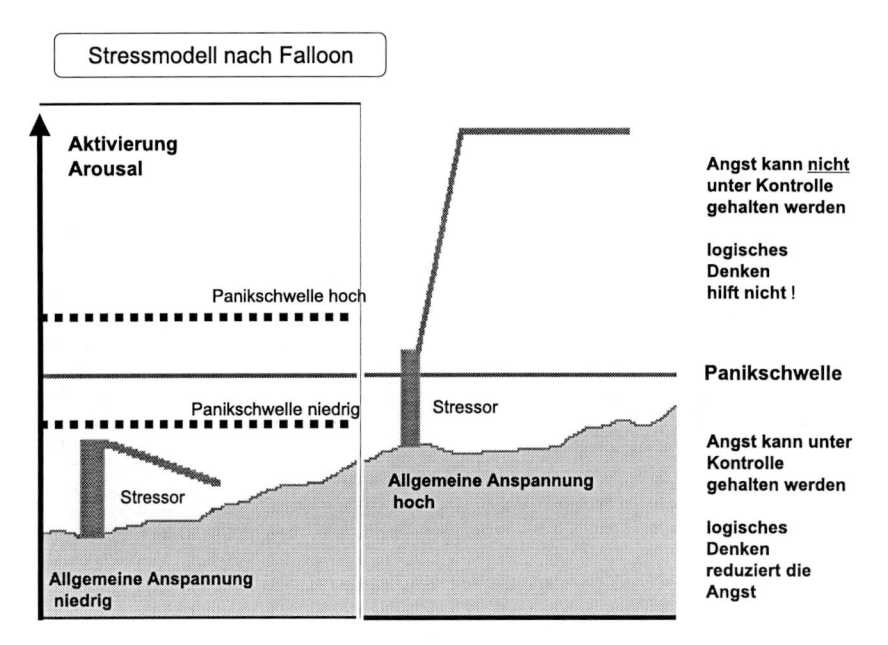

Abb. 3. Zusammenhang zwischen allgemeinen Anspannungsniveau und Wirkung von Stressoren, modifiziert nach Falloon, 1984

Angstreaktionen sind das Ergebnis eines komplexen Zusammenspiels folgender Komponenten:
- Intensität des Angstsignals (objektive Komponente)
- Interpretation der Bedeutung des Angstsignals (subjektive kognitive Komponente)
- Physiologische Regulationsmechanismen der Angst
- Verhaltensrepertoire

Neurobiologische Aspekte der Angst

Die Körper-Geist-Einheit, die von Humanwissenschaftlern im Allgemeinen unbestritten ist, wird in den therapeutischen Konzepten sowohl von der einen als auch der anderen Seite zu wenig gewürdigt. Auch wenn es nicht Aufgabe von Psychologen ist, in der psychologischen Behandlung psychopharmakologische Entscheidungen zu treffen, so ist es dennoch unverzichtbar, auch über die wichtigsten neuropsychologischen Zusammenhänge Bescheid zu wissen, sie in die therapeutischen Überlegungen miteinzubeziehen und zum Wohle der Patienten fachübergreifende Kooperation mit Ärzten zu suchen. Hellhammer (1999) fordert vehement die psychoneurobiologischen Erkenntnisse in der Psychologieausbildung mehr zu lehren und nennt zur Begründung das Beispiel der individuellen Stressvulnerabilität. Diese „scheint vom Stress der Mutter in der Schwangerschaft, von perinatalen Ereignissen, der Mutter-Kind-Beziehung, der Dauer der Stillzeit und anderen frühen Erfahrungen lebenslang geprägt zu werden". Auch Erkenntnisse, dass bei posttraumatischen Belastungsstörungen, chronischem Erschöpfungssyndrom, Fibromyalgie und somatoformen Störungen oft ein Cortisolmangel gefunden wird, wobei es Hinweise dafür gibt, dass die Nebennieren bei solchen Patienten schon im Kindesalter nicht ausreichend Cortisol freisetzen, sollten mehr in psychologischen Behandlungen mit berücksichtigt werden. Kommen diese Kinder in belastende Situationen und setzen nur wenig Cortisol frei, so werden vermutlich jene psychoneurobiologischen Vorgänge nicht ausreichend gehemmt, die bei Stress aktiviert werden. Niedrige Cortisolwerte und eine höhere Stressreaktion bei Unfallopfer, die auf einer Intensivstation untersucht wurden, geben einen Hinweis darauf, dass diese Personen mit höherer Wahrscheinlichkeit eine posttraumatische Belastungsreaktion entwickeln werden. „Diese Individuen können sich anscheinend an chronische oder traumatische Belastung nicht ausreichend adaptieren und entwickeln bei anhaltender Belastung sogar einen noch stärkeren Hypocortisolismus" (Hellhammer, 1999).

Vor allem dieses Ergebnis ist unter dem Blickwinkel der psychologischen Behandlung interessant. Es bedeutet nämlich, dass neurobiologische Vorgänge nicht nur als Korrelat von Erleben und Verhalten gesehen werden dürfen, sondern dass Erleben und Verhalten unter besonderen Bedingungen auch das Substrat nachhaltig beeinflussen können.

Interesse weckt im Bereich der Angstforschung auch der Botenstoff CRF (Corticotropin Releasing Faktor), der bei unkontrollierbarem Stress im Gehirn freigesetzt wird und die Abstimmungsreaktionen des Nerven-, Immun- und Hormonsystems sowie die Verhaltensprozesse reguliert.

Das Ausmaß einer Angstreaktion wird durch innere Regulationsmechanismen gesteuert, die
a) auf morphologischer Ebene aus einem Netzwerk unterschiedlicher Hirnsysteme zusammengesetzt sind, die in funktionaler Beziehung zueinander stehen;
b) auf physiologischer Ebene von der neuronalen Funktionstüchtigkeit der einzelnen morphologischen Instanzen abhängen.

Die Qualität dieser Regulation der neuronalen Funktion ist dabei vor allem Ausdruck der Verfügbarkeit der Neurotransmitter an den Synapsen der neuronalen Regelkreise. Bei Ängsten spielen nach bisheriger Erkenntnis 3 Neurotransmittersysteme eine bedeutsame Rolle (Delini-Stula 1999):
– GABA-erges System (GABA= γ-amino-Buttersäure)
– Noradrenerges System
– Serotonerges System

1. GABA-enthaltende Neurone sind die am meisten verbreiteten Neurone im Gehirn und zuständig für verschiedene Arten von inhibitorischen Impulsen. Eine verminderte GABA-Funktion führt daher zu Überreizung und Generalisierung der Erregung. Eine irrationale generalisierte Angst kann als mangelhafte Funktion des hemmenden GABA-Systems zurückgeführt werden. Von den beiden GABA-Rezeptoren (GABA-A- und GABA-B-Rezeptorkomplexe) scheint ausschließlich die Funktion des GABA-A-Benzodiazepin (BDZ)-Rezeptorkomplexes für die Entstehung der Angst von Bedeutung zu sein. Benzodiazepine wirken stimulierend auf den GABA-BDZ-Rezeptorenkomplex, was eine angstlösende, muskelentspannende, beruhigende, schlafanstoßende und antikonvulsive Wirkung zur Folge hat. GABA-Neurone haben weit reichende Verbindungen mit noradrenergen (NA) und serotonergen Neurotransmittersystemen. So fand man, dass GABA eine tonische Hemmung auf die neuronale Entladung von serotoninergen Raphé-Kern-Neuronen und noradrenergen Neuronen des Locus coeruleus bewirkt, die wichtige Hirnregionen für die Regulation von Angst darstellen.

2. Noradrenalin bzw. Adrenalin sind die Neurotransmitter, die schon zu Beginn dieses Jahrhundert von Cannon mit Angstreaktionen in Verbindung gebracht wurden. Dies findet sogar in die Umgangssprache Eingang, wenn man beispielsweise hört, dass in einer bestimmten Stress-Situation „der Adrenalinspiegel ordentlich gestiegen" sei. Vor allem die noradrenergen Bahnen, die im Locus coeruleus (LC) beginnen, spielen bei Angstphänomen eine entscheidende Rolle. Diese efferenten Bahnen projizieren in die meisten Strukturen des Gehirns z.B. Hirnstamm, Medulla spinalis, Kortex, Hippokampus und Limbisches System, die einen Einfluss auf die Kontrolle von somatischen Reaktionen und Emotionen bei angstauslösenden Reizen haben. Die Funktion der Neuronen im Locus coeruleus werden von den prä- und postsynaptischen adrenergen a1-, a2- und b- Rezeptoren reguliert. Tierexperimentelle Forschungen haben gezeigt, dass eine akut gesteigerte noradrenerge Aktivität durch elektrische Reize zum Vollbild einer panikartigen Angstreaktion führt. Es ist durchaus vorstellbar, dass solch paroxysmale Aktivierungen von noradrenergen Neuronen durch eine fehlerhafte Regulation der LC-Funktion entsteht.

3. Das serotonerge System spielt bei den verschiedenen Formen der Angst eine große Rolle, wobei die genauen Mechanismen noch nicht bekannt sind. Generell kann gesagt werden, dass Menschen mit niedrigem Serotoninspiegel gehemmt und ängstlich bis aggressiv reagieren (Erikson, 1987). So konnte bei Suizidpatienten ein niedriger Serotoninspiegel gefunden werden. Andererseits gibt es auch Hinweise, dass eine Hyperfunktion des serotonergen Systems in kausalem Zusammenhang mit Angst steht (Iversen, 1984). Auch in diesem System sind mehrere Rezeptoren von Bedeutung. Die wichtigsten Serotoninrezeptoren haben die Bezeichnung: 5-HT 1A, 5-HT 2, 5-HT 2C und 5-HT 3, ihre Funktion hängt von ihrer Lokalisation ab, sodass von einer extrem differenzierten, wahrscheinlich struktur-spezifischen, modulatorischen Wirkung des Serotonins gesprochen wird. Eine der wichtigen Funktionen betrifft die genaue Wahrnehmung und entsprechende Antwort des Organismus auf eine potentiell aversive Situation. Eine global verminderte Funktion des 5-HT-Systems wird in unterschiedlichen Studien übereinstimmend mit Phobien, sozialen Phobien und Zwangsneurosen in Verbindung gebracht.

Die psychologische Behandlung von Angststörungen

Angststörungen gehören zu den am häufigsten auftretenden Erkrankungen, sie erzeugen einen hohen Leidensdruck und schränken die sozialen Fähigkeiten deutlich ein. Besonders bei Komorbidität mit anderen Erkrankungen ist ein hohes Risiko für Chronifizierung und Invalidisierung festzustellen, weswegen diesen Störungen eine besondere Beachtung geschenkt werden sollte. Die Medizin und wissenschaftliche Psychologie haben inzwischen ein Wissen von diesen Störungen, und wie sie behandelt werden können, erarbeitet, das allerdings quantitativ noch nicht ausreichend in die Praxis umgesetzt wird. Frühzeitige therapeutische Interventionen, die sich sowohl aus psychologischen als auch aus medizinischen Komponenten zusammensetzen können, verbunden mit einer guten Compliance, die der Patient der Behandlung entgegenbringt, sind entscheidend für die Langzeitprognosen dieser Erkrankungen.

In den beiden folgenden Beiträgen über Angststörungen werden zwei Störungsbilder herausgegriffen und diagnostische, ätiologische und therapeutische Aspekte einerseits der Agoraphobie mit Panikstörung und andererseits der Generalisierten Angststörung dargestellt.

<F40.01> Agoraphobie mit Panikstörung

Rudolf Marx

Allgemeine Darstellung

Historische Entwicklung des Störungsbildes

Die Agoraphobie bezieht sich nicht nur auf Ängste vor offenen Plätzen, sondern z.B. auch auf Menschenmengen oder die Schwierigkeit, sich wieder sofort und leicht an einen sicheren Platz – im Allgemeinen nach Hause – zurückziehen zu können. Der Terminus beschreibt also eine zusammenhängende und sich häufig überschneidende Gruppe von Phobien, mit der Angst das eigene Haus zu verlassen, Geschäfte zu betreten, sich in eine Menschenmenge oder auf öffentliche Plätze zu begeben oder alleine in Zügen, Bussen oder Flugzeugen zu reisen. Auch wenn der Schweregrad der Angst und das Ausmaß des Vermeidungsverhaltens differieren, ist diese Phobie besonders einschränkend. Einige Betroffene sind schließlich völlig an ihr Haus gefesselt. Viele Patienten empfinden Panik bei dem Gedanken, zu kollabieren und hilflos in der Öffentlichkeit liegen zu bleiben. Das Fehlen eines sofort nutzbaren „Fluchtweges" ist eines der Schlüsselsymptome vieler dieser agoraphobischen Situationen.

Bis zum Jahre 1980, als die Panikstörung erstmals als eigene diagnostische Kategorie in das DSM-III (APA 1980) aufgenommen wurde, fand man dieses Störungsbild entweder unter dem Begriff Angstneurose oder Agoraphobie. Klein (1980) entdeckte, dass diese anfallsartige Form der Angst besonders gut auf trizyklische Antidepressiva ansprach und ging deshalb davon aus, dass es sich um eine andere Form der Angst handeln müsse als bei der generalisierten Angststörung, die auf Benzodiazepine gut ansprach.

Phänomenologisch handelt es sich um eine abrupt auftretende Angst mit starken körperlichen Symptomen wie z.B. Herzklopfen, Schwitzen, Schwindel, Derealisationsgefühl und der Angst sterben zu müssen oder die Kontrolle über sich zu verlieren. Da diese körperliche Symptomatik als extrem gefährlich erlebt wird, läuft die „Kampf-Flucht-Reaktion" sehr heftig und unbeeinflussbar ab. Man vergisst oft, dass die davon Betroffenen wirkliche Todesangst haben und daher in diesem Zustand rationalen Argumenten kaum zugänglich sind.

Diagnostische Kriterien

Diagnostische Kriterien für F40.0

Für eine eindeutige Diagnose nach ICD-10 müssen folgende Kriterien erfüllt sein:

1. Die psychischen oder vegetativen Symptome müssen primäre Manifestationen der Angst sein und nicht auf anderen Symptomen wie Wahn- oder Zwangsgedanken beruhen.
2. Die Angst muss in mindestens zwei der folgenden umschriebenen Situationen auftreten: Menschenmengen, auf öffentlichen Plätzen, bei Reisen mit weiter Entfernung von zu Hause oder bei Reisen alleine.
3. Vermeiden der phobischen Situation ist oder war ein entscheidendes Symptom.

Das Vorliegen oder Fehlen einer Panikstörung (F41.0) bei der Mehrzahl der agoraphobischen Situationen kann mit der fünften Stelle angegeben werden:
F 40.00 Agoraphobie ohne Panikstörung
F 40.01 Agoraphobie mit Panikstörung

In der ICD-9 Klassifikation findet man die Agoraphobie unter der Diagnose 300.2 „Phobie", wobei darunter Neurosen verstanden werden, als Zustände abnorm starker Furcht vor bestimmten Objekten oder Situationen, die normalerweise solche Gefühle nicht hervorrufen würden.

Diagnostische Kriterien für F41.0

Wesentlich für die Panikstörung sind:

- Wiederkehrende schwere Angstattacken,
- die sich nicht auf eine spezifische Situation oder besondere Umstände beschränken,
- die nicht vorhersehbar sind.
- Typische Symptome, die plötzlich beginnen, sind: Herzklopfen, Brustschmerz, Erstickungsgefühle, Schwindel und Entfremdungsgefühle (Depersonalisation oder Derealisation), Furcht zu sterben, Furcht vor Kontrollverlust oder Angst wahnsinnig zu werden;
- Die einzelnen Anfälle dauern meistens nur Minuten, manchmal auch länger;
- Häufigkeit und Verlauf sind ziemlich unterschiedlich.
- Patienten erleben in einer Panikattacke ein Crescendo der Angst und der vegetativen Symptome, dies führt zu einem meist fluchtartigen Verlassen des Ortes.
- Ist die Panikattacke mit einer besonderen Situation gekoppelt, tritt sie z.B. in einem Bus oder in einer Menschenmenge auf, so wird der Patient möglicherweise in Zukunft diese Situation meiden.
- Auf ähnliche Weise können häufige und unvorhersehbare Panikattacken Angst vor dem Alleinsein oder vor öffentlichen Plätzen hervorrufen.
- Einer Panikattacke folgt meist die ständige Furcht vor einer erneuten Attacke.

Diagnostische Leitlinien: Eine eindeutige Diagnose ist nur bei mehreren schweren vegetativen Angstanfällen zu stellen, die innerhalb eines Zeitraumes von etwa einem Monat aufgetreten sind:

1. In Situationen, in denen keine objektive Gefahr besteht.
2. Die nicht auf bekannte oder vorhersagbare Situationen begrenzt sein dürfen.
3. Zwischen den Attacken müssen weitgehend angstfreie Zeiträume liegen (Erwartungsangst ist jedoch häufig).

Die Panikstörung muss von der Phobie unterschieden werden. Panikattacken können besonders bei Männern im Zusammenhang mit depressiven Störungen auftreten. Beachtet werden sollte, ob die Anfälle nicht auf medizinische Faktoren wie z.B. vestibuläre Störung, Hypoglykämie, Mitralklappenprolaps, Hyper- oder Hypothyroidismus oder auf Alkohol- oder Medikamentenmissbrauch zurückgeführt werden können.

In der ICD-9 Klassifikation findet man das Paniksyndrom noch unter der Diagnose 300.0 „Angstneurose", die ein Sammelbegriff für verschiedene Kombinationen körperlicher und psychischer Angstsymptome darstellt, die keiner realen Gefahr zuzuschreiben sind und entweder als Angstanfälle oder als Dauerzustand auftreten. Die Angst ist meistens diffus und kann sich bis zur Panik steigern.

Epidemiologie

Angststörungen und Depressionen gehören zu den häufigsten psychiatrischen Erkrankungen und werden nach Einschätzung der WHO im nächsten Jahrzehnt die kardiovaskulären Erkrankungen an Häufigkeit übertreffen und bereits ab dem Jahr 2004 den größten Anteil der Gesundheitskosten verursachen (Kasper 1998). 25% aller Behandlungssuchenden in einer Allgemeinpraxis leiden an einer psychischen Erkrankung gemäß den ICD-10 Kriterien (Sartorius et al. 1996).

Agoraphobie

Die Schätzungen für die Lebenszeitprävalenz liegen nach der NCS-Studie (Kessler et al. 1994) für Agoraphobie ohne Panikstörung bei 5,3% und für Agoraphobie mit und ohne Panikstörung bei 6,7%. Zwei Drittel bis drei Viertel der Agoraphobiker sind nach Bourdon et al. (1988) weiblich.

Panikstörung

Die Lebenszeitprävalenz für Panikanfälle schwankt zwischen 3,2 und 3,6%, wobei jedoch einzelne Panikanfälle je nach Stichprobe und Methode sogar von 15–30% berichtet wurde. Frauen sind doppelt so häufig betroffen wie Männer. Man findet beim Paniksyndrom eine hohe Komorbidität von 85,8%.

71,4% weisen zusätzlich eine affektive Störung auf
28,6% einen Medikamentenabusus
50,0% einen Alkoholabusus

Der Beginn liegt meist im Erwachsenenalter (zwischen dem 20.–30. Lebensjahr), wobei es einen 2. Gipfel des Erstauftretens gibt, der jenseits des 40. Lebensjahres liegt. Vereinzelt treten Panikanfälle aber auch im Kindes- und Jugendalter auf (Perkonigg, Wittchen 1995). Es besteht eine 14%ige Spontanremissionsrate innerhalb des ersten Jahres; wenn sie jedoch über ein Jahr lang besteht, ist die Wahrscheinlichkeit für eine Spontanremission gering (Wittchen 1991).

Komorbidität

Panikstörungen mit einer Lebenszeitprävalenz von 3,2 –3,6% und Agoraphobie mit 5–6% führen am häufigsten zu einer Behandlung. Die Behandlung erweist sich jedoch nur dann mit hoher Wahrscheinlichkeit als zielführend, wenn eine präzise Diagnose gestellt wurde. Dies ist wegen hoher Komorbiditätsraten jedoch nicht einfach. Lecrubier berichtet, dass in einer Untersuchung von 227 Patienten mit Panikattacken nur bei 2 Patienten keine weitere Diagnose gestellt werden konnte, bei allen übrigen fand sich eine andere Angststörung oder eine Depression (Lecrubier 1997). In verschieden Untersuchungen zeichnet sich schon seit einiger Zeit ab, dass bei Panikstörungen mit einer Häufigkeit von 30–60% mit primären Depressionen und bei 41–76% mit sekundären Depressionen gerechnet werden muss, wobei beim Vorliegen einer primären Depression von einer günstigeren Prognose ausgegangen werden kann (Kasper 1998). Bei Patienten mit einer Panikstörung ist das Risiko für eine generalisierte Angststörung um das 7-fache erhöht und das Risiko für eine Suicidversuch im Vergleich zur Normalbevölkerung ist um das 10-fache erhöht. Patienten mit einer komorbiden Störung sprechen meist später auf eine Therapie an und erreichen selten eine volle Remission (de Zwaan 1998).

Bezogen auf die Lebenszeitprävalenz der einzelnen Angststörungen kann eine *reine Angststörung* nur bei:
8% der Panikstörungen
25% der Agoraphobien
44% der spezifischen und sozialen Phobien
gefunden werden (Wittchen und Vossen 1995)

Nach der NCS-Studie (Kessler et al. 1994) entwickeln in den USA von Personen mit einer Panikstörung:
21,6% eine Agoraphobie
14,8% eine spezifische Phobie
10,9% eine soziale Phobie
23,5% eine generalisierte Angststörung

Ebenfalls nach der NCS-Studie entwickeln in den USA von Personen mit einer Agoraphobie:
27,0% eine spezifische Phobie
23,3% eine soziale Phobie
25,7% eine generalisierte Angststörung

Die Angststörungen weisen untereinander also hohe gegenseitige Abhängigkeiten auf.

Auch mit depressiven Störungen kommen Angststörungen laut NCS-Studie in hohem Maße gemeinsam vor:
41,2% Agoraphobie
39,8% Spezifische Phobie
31,3% Soziale Phobie
62,8% Panikstörung

Schließlich kommt es auch zu einem gemeinsamen Auftreten von Substanzmissbrauch und Abhängigkeiten:
24,3% Agoraphobie
26,1% Spezifische Phobie
41,3% Soziale Phobie
32,4% Panikstörung

Die Behandlung wird dadurch komplexer und auch erschwert. Es ist daher dringend zu fordern, dass einer exakten Diagnostik ein noch höherer Stellenwert eingeräumt wird. Die Klinische Psychologie kann, wie bekannt ist, hier einen bedeutenden Beitrag leisten.

Theoretische Modelle (Ätiologie)

Genetik

Angehörige von Panikpatienten haben ein acht- bis neunmal höheres Risiko für Panikstörungen als Angehörige von gesunden Personen (Goldstein et al. 1994), wobei keine spezifische genetische Transmission des Paniksyndroms angenommen wird, sondern vielmehr eine unspezifische genetische Vulnerabilität für „neurotische Störungen" mit Ausformung der spezifischen Störung durch die Umwelt (Margraf, Schneider 1996)

Das kognitiv-verhaltenstherapeutische Konzept

Eine plausible lerntheoretische Erklärung für die Panikstörung stellt die Zwei-Faktoren-Theorie Mowrers (1960) dar, die besagt, dass Panikanfälle erstmals nach besonderen oder langanhaltenden Belastungen als unkonditionierte emotionale Reaktion (Angst) auftreten. Da keine Assoziation mit Umweltreizen erfolgt, wird diese Angst mit interozeptiven Reizen, wie z.B. Herzrasen, Schwindel, Derealisation etc. gekoppelt.

In weiterer Folge kann eine erhöhte Sensitivität diesen Symptomen gegenüber beobachtet werden, mit der Tendenz bereits auf geringe Anzeichen für diese Symptome mit Angst zu reagieren. Durch die Fluchtreaktionen, wie z.B. Angehörige oder einen Arzt zu Hilfe zu holen oder Medikamente einzunehmen, um den unangenehmen Zustand abzubauen, wird die Angst zusätzlich operant verstärkt, wodurch es zu einer „Angst vor der Angst" kommt.

Barlow (1988 zit. nach Sartory 1997) erklärt das Zustandekommen einer Panikstörung in Abb. 1 wie folgt:

Bei der Ätiologie von Agoraphobien geht man ebenfalls von der Hypothese aus, dass die Angst nach der 2-Faktorentheorie konditioniert wurde. Nach Öst und

Biologische Vulnerabilität

↓

Belastung
infolge von negativen
Lebensereignissen

„Erster Panikanfall"

Falscher
Alarm ← ⎯⎯⎯⎯⎯⎯
⎯⎯⎯⎯⎯⎯ Assoziation mit interozeptiven
Gelernter ← Reizen
Alarm

Psychologische Vulnerabilität
Ständige Alarmbereitschaft

↓

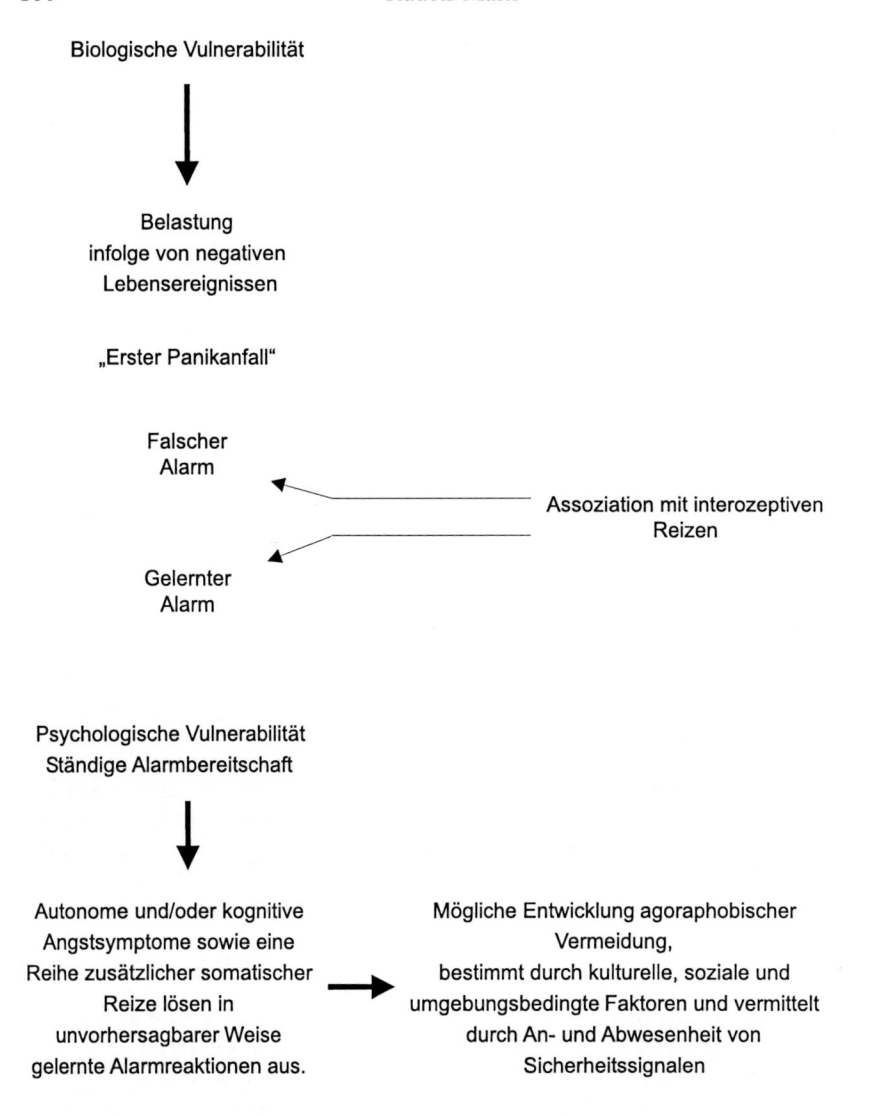

| Autonome und/oder kognitive Angstsymptome sowie eine Reihe zusätzlicher somatischer Reize lösen in unvorhersagbarer Weise gelernte Alarmreaktionen aus. | → | Mögliche Entwicklung agoraphobischer Vermeidung, bestimmt durch kulturelle, soziale und umgebungsbedingte Faktoren und vermittelt durch An- und Abwesenheit von Sicherheitssignalen |

Abb. 1. Ätiologische Modell der Panikstörung nach Barlow (1988)

Hughdal (1983) können sich 81% der Agoraphobiker an ein auslösendes traumatisches Ereignis erinnern, wobei sie in weiterer Folge die betreffenden Situationen (Verkehrsmittel, Kaufhäuser, Menschenmengen etc.) zu meiden begannen. 9% der Patienten wurden Zeugen, wie andere Menschen in einer solchen Situation ängstlich wurden, und nur 10% konnten sich nicht an ein auslösendes Ereignis erinnern. Bei einem Teil der Patienten bezieht sich die Angst in weiterer Folge hauptsächlich auf die auslösende Situation selbst („einfache Agoraphobie"), während bei einem größeren Teil sich eine „Angst vor der Angst" entwickelt („komplexe Agoraphobie") mit dem Gefühl der Bedrohung vor den körperlichen Empfindungen der Angst.

Goldstein und Chambless (1978) nannten dies interozeptive Konditionierung der Angst, die im Sinne einer Konditionierung höherer Ordnung an externe Situationen gekoppelt wurde (z.B. Schlange stehen zu müssen, Wartezimmer, Kaufhäuser, öffentliche Verkehrsmittel, etc.).

Persönlichkeit und Partnerschaft

Die von den humanistischen Psychotherapien vertretene Meinung, dass eine Ich-Schwäche und ein Versagen von Abwehrmechanismen Ursache der Angststörungen sei oder dass der betroffene Mensch in seinen Beziehungserfahrungen traumatisch überfordert wurde oder dass es bei den Patienten in der Kindheit zu unlösbaren Bindungs-Autonomie-Konflikten gekommen sei oder dass Partner von Agoraphobikern ihre phobischen Partner durch Konflikte an sich binden, erwiesen sich in empirischen Überprüfungen als nicht konsistent haltbar. Die diesbezüglichen Beobachtungen können eher als Belastungsfaktoren, die das Arousal anheben und damit Angststörungen begünstigen, betrachtet werden.

Spezifischer Teil

Diagnoseinstrumente

Als Hilfsmittel für den diagnostischen Prozess empfehlen sich die drei Fragebögen aus dem Fragebogenset zu körperbezogenen Ängsten, Kognitionen und Vermeidung, AKV (Ehlers et al. 1995). Der erste Fragebogen mit 17 Items erfasst die körperlichen Symptome eines Angstanfalls, der zweite mit 14 Items erfasst die Gedanken und katastrophisierenden Missinterpretationen, die bei einem Angstanfall auftreten und der dritte Fragebogen erfasst das Ausmaß an agoraphobischen Vermeidungen. Ferner sind auch das DIPS von Margraf et al. (1991) sowie das CIDI (Wittchen, Semler 1991) für die Erstellung der Diagnose zu verwenden.

Medikamentöse Therapie

Auf pathogenetischer Seite kann mittlerweile eindeutig davon ausgegangen werden, dass bei Angststörungen im serotonergen System Dysfunktionen vorliegen. Genaue Erklärungsmuster liegen für die differenzierten einzelnen Diagnosen noch nicht vor (Dunkin 1997). Eine Hypothese besagt, dass ausreichend Serotonin in den synaptischen Spalten der serotonergen Neuronen in den Raphé-Kernen des Stammhirns initial zu einer Steigerung der Angst führt und erst in weiterer Folge – nach ca. 2–3 Wochen – zu einer Herunterregulierung der serotonergen Transmission. Das hat dann eine angstlösende Wirkung zur Folge. Substanzen mit Wirkung auf das noradrenerge System haben sich bei Angst eher als nicht zielführend erwiesen.

Die amerikanischen Gesundheitsbehörden und die einiger europäischer Länder betrachten das trizyklische Antidepressivum (TZA) Clomipramin (Anafranil®) als Standardmedikation bei Panikstörungen, weswegen neue Substanzen üblicherweise in klinischen Tests sich mit dieser Substanz messen. Eine positive Wirkung auf Angststörungen konnte auch bei dem TZA Imipramin (Tofranil®) und bei

MAO- Hemmern (z.B. Phenelzin, Moclobemid) nachgewiesen werden. Die TZA weisen allerdings eine Reihe anticholinerger Nebenwirkungen auf (Mundtrockenheit, Übelkeit, Schwitzen, Obstipation, Tremor und sexuelle Funktionsstörungen), die zumindest zu Beginn der Behandlung die Angstsymptome oft verstärken – mit der Folge von Complianceproblemen –, daher sollte die Medikation einschleichend dosiert werden. Heute gelten die neuen Selektiven Serotonin Reuptake Inhibitoren (SSRI) als die Therapie der Wahl. Erstes von den österreichischen Gesundheitsbehörden dafür anerkanntes Medikament dieser Substanzklasse war Paroxetin (Seroxat®) Dieses SSRI sollte ebenfalls eher einschleichend dosiert werden, da es in den ersten 2–3 Wochen zu einer Symptomverstärkung kommen kann, erst danach tritt der gewünschte Effekt auf. Inzwischen werden auch Fluoxetin (Fluctine®), Fluvoxamin (Floxyfral®), Citalopram (Seropram®) und Sertralin (Tresleen®) in der Behandlung von Angst eingesetzt. Letzteres zeichnet sich durch eine geringe Halbwertszeit von einem Tag und ein geringes Interaktionspotential aus. Die SSRIs haben eine sehr unterschiedliche molekulare Struktur, weshalb auch unterschiedliche Schwerpunkte bei der Wirkung zu beobachten sind. Manche beeinflussen die Dopaminfunktion, andere die cholinergen oder muscarinergen Rezeptoren (Kasper, Heiden 1997).

Prädiktoren für einen eher ungünstigen Verlauf sind: Lange bestehende Krankheitsdauer vor Therapiebeginn und Agoraphobie. Für eine günstige Wirkung der SSRIs sprechen: normaler Sympathikotonus (mit einer Herzfrequenz von 72/min im Unterschied zu Non-Respondern mit 79/min) und ein niedriger Katecholaminspiegel im Plasma (Boer 1997).

Häufig werden bei Angststörungen auch Substanzen aus der Benzodiazepinklasse gegeben. Um nur einige stellvertretend zu nennen: Diazepam (Valium®, Psychopax®), Bromazepam (Lexotanil®), Lorazepam (Temesta®) und Alprazolam (Xanor®). Diese Substanzen wirken hemmend auf die Benzodiazepin-Rezeptoren im GABA-ergen System, wodurch Angst direkt gedämpft wird. Nach längerer Verabreichung kann es zu einer Drosselung der Produktion körpereigener Benzodiazepine kommen, was eine gesteigerte Zufuhr von außen notwendig macht und damit eine Abhängigkeit erzeugt. Als Hauptindikationsbereich ist die Verabreichung von Benzodiazepinen in der Beginnphase von SSRIs zu sehen, wo oft substanzbedingt eine Aggravierung der Angstsymptome zu beobachten ist. Die prompte angstlösende Wirkung der Benzodiazepine ist daher hier sehr willkommen. Bei vollem Wirkungseintritt der SSRIs, nach ca. 3 Wochen, können die Benzodiazepine dann langsam abgesetzt werden. Während die TZAs und SSRIs als Begleitmedikation zur psychologischen Behandlung sehr willkommen und sehr oft sogar unverzichtbar sind, kann man bei den Benzodiazepinen geradezu von einem störenden Effekt auf die kognitive Umorientierung bei der Angstbehandlung sprechen. Patienten die vor einer Expositionsbehandlung Benzodiazepine einnehmen, schreiben aufgrund der prompten Wirkung dieser Substanzen den angstlösenden Effekt nicht ihrem eigenen Verhalten, sich der Angst zu stellen, zu, sondern dem Medikament. Dies führt dazu, dass sich die Patienten in Zukunft nur sicher fühlen, wenn sie das betreffende Medikament eingenommen oder zumindest bei sich haben. Daraus folgt, dass eine Expositionsbehandlung in der Beginnphase von SSRIs kombiniert mit Benzodiazepinen nicht zu empfehlen ist, was leider oft nicht beachtet wird.

Es wird immer wieder beobachtet, dass gerade jene Patienten, die aufgrund einer komorbiden depressiven Störung, das sind immerhin 62,8% der Panikpatienten und 41,2% der Agoraphobien, eine psychopharmakotherapeutische Behandlung vehement ablehnen, obwohl diese erfahrungsgemäß nahezu unverzichtbar ist. Es ist daher auch Aufgabe des Psychologen hier aufklärend und entängstigend zu arbeiten und den Patienten für diesen Teil der Behandlung einem Arzt zuzuweisen. Die Chancen für ein Überzeugen-Können sind gerade in der psychologischen Behandlung sehr hoch, da sich dieser Prozess des Angstabbaues über einige Stunden ziehen kann, ohne dass dies zu einem Abbruch der Behandlung führt.

Klinisch-psychologische Behandlung

Vorüberlegungen

Angststörungen stellen hohe Anforderungen an die therapeutische Kompetenz. Aufgrund der hohen Komorbiditätsraten ist zunächst die Erstellung einer exakten Diagnose erforderlich. Alle erfolgreichen Behandlungen zeigen, dass kognitive Faktoren und physiologische Bedingungen sowohl bei der Ätiologie als auch bei der Therapie entscheidende Rollen spielen. Eine multidisziplinäre Zusammenarbeit ist unverzichtbar, was nicht heißt alle tun alles, sondern alle haben Kenntnisse von dem, was andere in diesem Bereich tun und haben selbst einen bestimmten Schwerpunkt.

Panikstörungen sind Angstreaktionen von hoher Intensität und Automatisierungsgrad, sie versetzen den Betroffenen in einen Ausnahmezustand. Er hat Todesangst und ist normalen kognitiven Überlegungen nicht zugänglich. Dies erfordert daher ein besonderes therapeutisches Vorgehen, das sich in drei Schritte gliedert.

1. Motivierung
2. Vermittlung von Störungs- und Veränderungswissen
3. Training der Umsetzung des Veränderungswissens in Handlung

Viele therapeutische Programme scheitern in der Umsetzung, weil es Therapeuten nicht ausreichend gelingt, den Patienten das Störungs- und Veränderungswissen so zu vermitteln, dass sie genügend motiviert sind, sich auf die notwendigen therapeutischen Schritte einzulassen. Es empfiehlt sich daher den Patienten wiederholt aufzufordern selbst mit eigenen Worten zu erklären, was er über die Störung und ihre Veränderbarkeit weiß. Erst wenn sichergestellt ist, dass der Patient verstanden hat, wie die Therapie abläuft, und wenn er selbst entschlossen ist, sich auf die konkreten therapeutischen Schritte einzulassen, sollte mit der Umsetzung begonnen werden.

Kognitiv-verhaltenstherapeutisches Behandlungsprogramm für Panikanfälle (nach Margraf, Schneider 1990)

Dieses Programm erstreckt sich über ca. 15 Sitzungen à 50 Minuten, wobei die ersten 10 Sitzungen 2 mal wöchentlich und die letzten 5 Sitzungen 1 mal wöchentlich stattfinden. Alle Sitzungen werden auf Tonbändern aufgenommen, diese sollen die Patienten zu Hause anhören. Denn es zeigt sich gerade bei Angststörungen immer wieder, dass Patienten – wenn über ihre Störung gesprochen wird – eine erhöhte emotionale Belastung aufweisen und daher mit Aufmerksamkeitsstörungen reagieren. Dies führt zu einem mangelhaften Verständnis des vermittelten Erklärungsmodells, und mit dem wiederholten Anhören kann dieses Problem umgangen werden. Die

Patienten können selbst überprüfen, ob sie alles verstanden haben, und können weitere Fragen notieren. Es kommt durch das wiederholte Anhören der Bänder auch zu einem leichten Desensibilisierungseffekt gegenüber der Angst vor den konfrontativen therapeutischen Schritten.

Vermitteln des Erklärungsmodelles

Als erster Schritt erfolgt die Vermittlung eines Erklärungsmodells.

Es ist nicht sinnvoll, sich in die Reihe derer einzuordnen, die den Patienten bisher mitteilten, dass sie gesund seien und sie sich die Störung nur einbilden. Vielmehr ist es angebracht, den Patienten zu sagen, dass sie eine Angsterkrankung haben, die sehr hartnäckig ist und konsequente Mitarbeit erfordert, um sie zu beseitigen. Es wird danach dem Patienten der Teufelskreis bei Angstanfällen so erklärt, dass er versteht, wie sich seine eigenen Symptome durch die Instanzen des Teufelskreislaufes aufschaukeln.

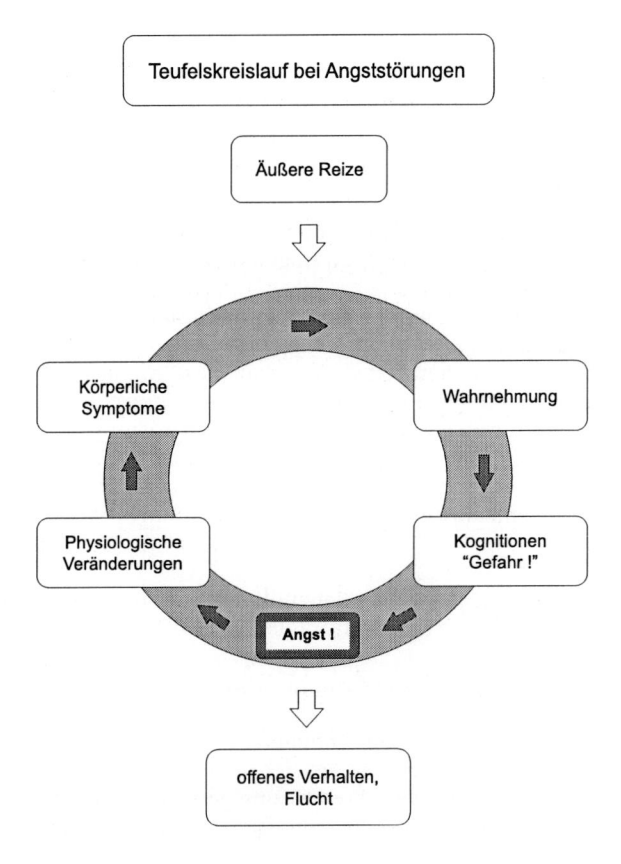

Abb. 2. Teufelskreislauf bei Angstanfällen

<F40.01> Agoraphobie mit Panikstörung

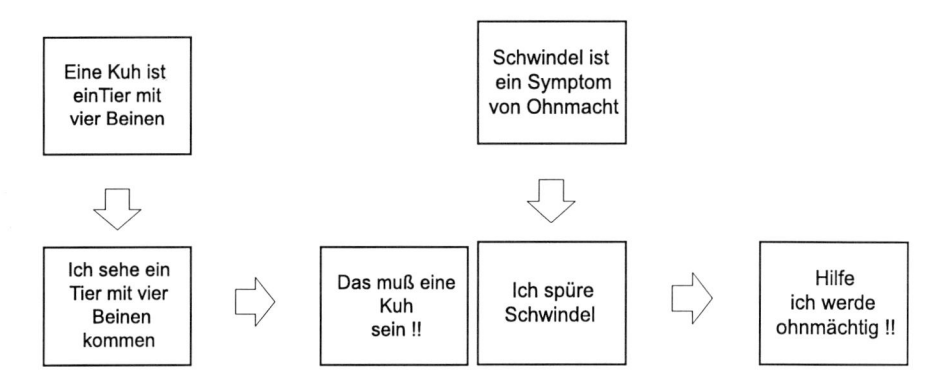

```
[Eine Kuh ist ein Tier mit vier Beinen]        [Schwindel ist ein Symptom von Ohnmacht]
         ⇩                                              ⇩
[Ich sehe ein Tier mit vier Beinen kommen] ⇨ [Das muß eine Kuh sein!!]   [Ich spüre Schwindel] ⇨ [Hilfe ich werde ohnmächtig!!]
```

Margraf, Schneider (1996) empfehlen dabei die *Strategie des geleiteten Entdecken*. Das bedeutet, dass man den Patienten fragt, wie sein letzter Angstanfall begonnen hat, je nach Antwort schreibt man die entsprechende Instanz auf und vervollständigt den Teufelskreis durch gezieltes Fragen von dieser Stelle aus. Dieses Modell kann sowohl auf spontan auftretende Angstanfälle als auch auf starke situationsbedingte Ängste angewendet werden. Der Patient wird dann ermutigt, als Hausaufgabe selbst eine aktuelle Angstsituation nach diesem Modell aufzulösen. Wichtig in dieser Behandlungsphase ist, dass der Patient versteht, dass seine Ängste durch Fehlinterpretationen körperlicher Empfindungen oder situativer Gedanken aufrechterhalten und gesteigert werden.

Anhand nachfolgenden Beispiels wird dem Patienten verdeutlicht, wie er seine Angst durch Deutungen begünstigt.

Über Konditionierungsprozesse können Teilaspekte der Angst selbst zu Auslösern neuer Angstanfälle werden. Deshalb empfiehlt es sich mittels der folgenden Symptomlisten bzw. dem Erheben von äußeren Stimuli ein „geleitetes Entdecken" herbeizuführen und im Sinne eines Diskriminationslernens Gemeinsamkeiten und vor allem Unterschiede so herauszuarbeiten, dass sie therapeutisch wirksam werden können.

In der konkreten Behandlungssituation sollten die Ergebnisse dieser Arbeit auch schriftlich festgehalten werden, da diese Erkenntnisse so stark negativ affektiv belastet sind, dass sie wieder „vergessen" werden und somit nicht mehr therapeutisch wirksam sind.

Die Patienten werden bei den einzelnen Fehlinterpretationen aufgefordert, ein Überzeugungsrating auf einer Skala von 0%–100% durchzuführen und zwar für den Zeitpunkt während und außerhalb des Angstanfalles.

Es sollen alle Daten, die für die (Fehl-)Interpretation sprechen, gesammelt werden. Erst danach sind Argumente, die dagegen sprechen, zu erheben.

Beim Erstellen einer alternativen Erklärung kommt das fachliche Wissen des Therapeuten zum Einsatz, das geleitete Entdecken greift hier nicht.

Am Schluss werden noch einmal Überzeugungsratings sowohl für die alternativen rationalen Erklärungen als auch für die irrationalen Fehlinterpretationen durchgeführt.

Hier ist es besonders wichtig, dass sich der Therapeut in den Patienten einfühlen kann. Dessen Angstgefühl ist nicht irgendeine dumme Angewohnheit, sondern es ist Todesangst, die der Patient erlebt. Sein Reaktionsmuster läuft in höchstem Grad

Tabelle 1. Typische Fehlinterpretationen von Panikpatienten

Symptomliste für häufige Fehlinterpretationen bei Angstanfällen

Körperliche Symptome	→	*Interpretationen und Gedanken*
Palpitationen Herzrasen Brustschmerzen Schwitzen Atembeschwerden		*Ich bekomme einen Herzinfarkt*
Schwindel Schwächegefühl Benommenheit Visuelle Symptome, verschwommene Sicht Zittern, Blässe		*Ich werde in Ohnmacht fallen* *Ich habe einen Hirntumor* *Ich bekomme einen Schlaganfall*
Atemnot Würgegefühl „Knödel im Hals"		*Ich kann nicht mehr atmen und sterbe* *Ich ersticke*
Kribbeln in Armen oder Beinen		*Ich werde gelähmt, ich bin schwer krank*
Derealisation- u. Depersonalisationsgefühle Rasende Gedanken Konzentrationsstörungen		*Ich verliere die Kontrolle über mich* *Ich werde verrückt, komme ins Irrenhaus*
Alle intensiven Angstsymptome		*Diese Angst bringt mich um* *Angst vor der Angst!!*
Situationen Tunnel Flugzeug etc. Kino, Theater etc. Große Entfernung von zu Hause		*Ich drehe da durch* *Ich halte das nicht aus* *Da bringt mich kein Mensch hin* *Was ist, wenn mir etwas passiert?*
aber auch zufällige Co-Stimuli von früheren Traumata z.B. Trauma: Verkehrsunfall Stimulus: Straße	→	*Ich mache gleich etwas Verrücktes*

automatisiert und konkurrenzlos ab. Es bedarf also besonderer Anstrengung, wenn sich hier die Erwartungshaltung ändern und der Patient innerlich bereit sein soll, seine Copingstrategien – Flucht und Vermeidung, – aufzugeben. Es hilft dem Patienten, seine Überzeugungen in Frage zu stellen, wenn er ausgiebig über seine Angst reden kann und ernst genommen wird. Präzises Nachfragen von Seiten des Therapeuten führt eher dazu, dass der Patient seine logischen Denkfehler erkennt, als wenn man ihm alternative Erklärungen anbietet, bevor er sie in sein Denksystem integrieren kann. Wenn die alternativen Sichtweisen vom Patienten angenommen wurden, ist es sinnvoll diese auch noch in den nächsten Behandlungseinheiten zu überprüfen.

Das Anhören der Tonbandaufzeichnungen kann den Prozess der kognitiven Umstrukturierung unterstützen. Es soll, wie leicht nachvollziehbar ist, nicht nur beim kognitiven Umstrukturieren bleiben, sondern es muss auch eine Veränderung der Emotionalität eintreten. Besonders hilfreich ist es, wenn der Patient dort, wo er emotional steht, abgeholt wird und er sich von dort aus zur bessern kognitiven und verhaltensmäßigen Strategie vorarbeitet.

Wenn also ein Patient z.B. sagt: „Ich weiß, es ist ein Fehlalarm, atme ruhig und gleichmäßig, unterstütze deinen Parasympathicus!", dann kann er zwar die Alarmreaktion zulassen – er holt sich dort ab, wo er steht –, deutet aber den Alarm auf Grund seiner neuen Erkenntnisse als Fehlalarm, gegen den er etwas unternehmen kann. Das Wort „Fehlalarm!" erweist sich noch aus einem anderen Grund als günstig, es kann in den Gesprächen mit den Patienten immer wieder verwendet werden, sodass es zu einer Konditionierung kommt, die in der Akutsituation entscheidend ist. Der Patient ist durch die Panik alarmiert, nennt den Zustand automatisch Fehlalarm und etabliert damit eine neue Wahrnehmungsrichtung mit daran gekoppelten angstreduzierenden Bewertungen und effektiven Copingverhaltensweisen. Dem Patienten ist der physiologische Ablauf einer Angstreaktion als Zusammenspiel von Sympathikus und Parasympathikus zu erklären und vor allem, wie dieses entscheidend durch kognitive Faktoren wie Befürchtungen und Fehlinterpretationen beeinflusst werden kann. Folgende Fragen und Anworten können dabei helfen starre Fehlmeinungen zu korrigieren. Vor allem folgende drei negative Erwartungen erweisen sich immer wieder als besonders hartnäckig: Ohnmacht, Herzversagen und Angst verrückt zu werden. Hier sind besondere Kenntnisse des Therapeuten gefragt. Selbstverständlich sollte der Patient aber medizinisch untersucht worden sein und keine Erkrankung vorliegen für die eine psychische Belastung ein Risiko darstellen würde.

Es ist hilfreich, mit dem Patienten folgende Fragen mit den Antworten durchzubesprechen und ihm den Inhalt auf einem Informationsblatt mitzugeben, damit er sein Wissen vertiefen oder gegebenenfalls weiterführende Fragen dazu stellen kann:

Was muss ich über die Panik wissen?

1. Ist Panik gefährlich?

    Antwort: Panik ist eine besonders starke Angstreaktion, die zu den *normalen seelischen und körperlichen Erscheinungen* gehört. Bei tatsächlicher Lebensgefahr versetzt eine starke Angstreaktion den Menschen in die Lage, entweder zu kämpfen oder zu fliehen. Das aktivierende Nervensystem (Sympathikus) tritt in Aktion: das Herz schlägt schneller, der Blutdruck steigt, die Atmung wird beschleunigt, man beginnt zu schwitzen, der Speichelfluss wird gehemmt, die Skelettmuskulatur spannt sich in Erwartung körperlicher Aktivität an. Die maximale Durchblutung findet in den Muskeln statt und nicht im Gehirn. Die Gehirndurchblutung kann deshalb bis max. 50% zurückgehen. Berichte von Menschen, denen die Angst das Leben gerettet hat: „Ich bin nur noch gelaufen, ohne zu denken", „Ich habe, blind vor Angst, nur noch um mich geschlagen". Dass das Denkvermögen in realer Lebensgefahr weitgehend aussetzt und der automatisierten Kampf-oder Fluchtreaktion der Vorrang eingeräumt wird, wird nicht bemerkt, und das ist gut so. Man stirbt auch nicht vor Angst. Denken Sie daran, dass bei *Flugzeugentführungen* mit tatsächlicher Lebensgefahr trotzdem niemand an der Angst stirbt. Oder dass in Kriegen der früheren Jahre die *Soldaten mit Lanzen* und Schwertern aufeinander losmarschiert sind, und trotz höchster Lebensgefahr sind die Männer nicht an der Angst gestorben. Oder *Bergleute, die in einem Stollen eingeschlossen* waren und in immer dünner werdender Luft auf ihre Befreiung warteten, nicht wissend, ob diese gelingt, sind nicht vor Angst gestorben.

2. Kann man vor Angst verrückt werden?

Antwort: Man wird nicht verrückt. Auch zum Tode Verurteilte werden unter der extremen Angst vor der Hinrichtung nicht verrückt. Aber wenn nun eine extreme Angstreaktion besteht und die Denkfähigkeit herabgesetzt ist, tatsächlich aber keine Gefahr vorliegt, wird dieser Zustand nicht als sinnvoll, sondern ganz im Gegenteil als höchst beunruhigend erlebt. Nicht klar denken zu können, wird als Zeichen dafür gewertet verrückt zu werden. Dem schließt sich oft sofort der nächste beunruhigende Gedanke an:, wie z.B. „Wenn ich verrückt werde, dann werde ich sicher auch etwas Unvernünftiges oder Peinliches tun", dadurch wird die Angstreaktion noch gesteigert.

3. Was ist aber, wenn ich ohnmächtig werde?

Antwort: Nachdem man mit dem Patienten über seine bisherigen Ohnmachtserfahrungen gesprochen hat, ist folgende Information hilfreich. Ohnmacht ist – dann, wenn sie auftritt – nicht lebensgefährlich, sondern von der Natur als lebensrettend eingerichtet worden. Das Bewusstsein und die Empfindungen schwinden zwar, aber die lebensnotwendigen Funktionen, Herzschlag und Atmung, gehen trotzdem weiter. Vor allem Verletzte werden ohnmächtig. Aus Kriegszeiten gibt es Berichte, denenzufolge Amputationen durchgeführt werden mussten, obwohl keine Narkosemittel mehr vorhanden waren. Die Verletzten erlebten in diesen Situationen einen übermächtigen Schmerz, der nicht zu einer Zerstörung des Lebens, sondern nur zur Abschaltung des Bewusstseins, zur lebensrettenden Ohnmacht führt. Bei einer Ohnmacht schaltet der Organismus vom Sympathikotonus auf den Parasympathikus um, es kommt zu einem Schock, der zu einer Reduktion der Herztätigkeit und einem Absacken des Blutdrucks führt mit Sauerstoffmangel und anschließender Ohnmacht. Die evolutionäre Bedeutung dieser Reaktion ist eine dreifache: Wenn Kampf oder Flucht aus Unterlegenheitsgründen nicht mehr möglich sind, kommt es zum „Totstellreflex". Viele Raubtiere greifen nur Beute an, die sich bewegt, Bewegungslosigkeit ist hier also lebensrettend. Andererseits wird ein in dieser Ohnmacht befindliches Opfer den Schmerz des Getötetwerdens nicht erleben – Ohnmacht bewahrt also vor übermächtigem Schmerz. Durch Blutdruckabfall, Gefäßverengung und Blutverdickung als Schutz gegenüber Verblutung hat der Parasympathikotonus bei Verletzungen auch überlebensfördernde Funktion. Ohnmacht ist dort, wo sie auftritt, in der Regel eine hilfreiche und nicht eine gefährliche Reaktion. Da bei Panik oder phobischer Angst, Blut- und Injektionsphobien ausgenommen, der Sympathikus stark aktiviert ist, ist eine Ohnmacht nicht möglich. Wenn jedoch Ohnmachtserfahrungen in solchen Situationen vorliegen, dann könnte, als Gegenmaßnahme in kritischen Momenten, die Aktivierung des Sympathikus durch bewusste Anspannung der Skelettmuskulatur einer Ohnmacht entgegenwirken.

4. Sind diese fürchterlichen Angstsymptome wie Herzrasen und Schwindel nicht doch für die Gesundheit schädlich?

Antwort: Nein, sie sind es nicht. Man kann leicht nachweisen, dass eine kurze körperliche Anstrengung – wie z.B. rasch zur Bushaltestelle zu laufen oder rasches Stiegensteigen von ca. 3 Stockwerken, – einen schnelleren Herzschlag, ein stärkeres Schwitzen, eine höhere Blutdrucksteigerung etc. zur Folge hat, als ein Angstanfall. Obwohl die Körperreaktionen bei diesen Aktivitäten stärker ausgeprägt sind als bei einem Angstanfall, werden diese Symptome nicht als gefährlich interpretiert. Daraus kann die Erkenntnis gezogen werden, dass vor allem die Interpretation, diese Körperreaktionen seien gefährlich, das Erleben so unerträglich macht.

5. Warum bessern sich diese schrecklichen Angstzustände nicht, wenn ich doch mittlerweile wissen könnte, dass man nicht daran stirbt?

Antwort: Flucht aus der gefürchteten Situation – bzw. *Vermeidung* der gefürchteten Situation – verhindert, dass Sie überprüfen könnten, wie die Panikattacke tatsächlich verläuft, nämlich plötzlicher Anstieg und wellenförmiges Auslaufen. Jedes Fliehen bzw. Vermeiden macht die Furcht vor der Situation nur größer und stärker, weil in Ihrem Bewusstsein dadurch gespeichert wird: „Wenn ich nicht davon gelaufen wäre oder wenn ich nicht sofort das Krankenhaus angerufen hätte, dann hätte ich das nicht überlebt." Im ungünstigen Fall weitet sich die Angst aus, auf Situationen, welche bisher ohne Angst noch bewältigt wurden. Dies bedeutet, dass immer mehr Sicherheitsvorkehrungen getroffen werden müssen, wie z.B.:
- Handy mit Telefonnummer des Arztes und Rettungsadressen immer bei sich tragen.
- Vermeiden von größeren Distanzen zu lebensrettenden Institutionen wie zu Ärzten und Krankenhäuser.
- Vermeiden alleine zu sein, um im Falle einer „gefährlichen Angst" einer Hilfe zugeführt zu werden.
- Eventuell Beruhigungsmittel oder Alkohol immer griffbereit zu haben.
- Nicht mehr berufstätig sein zu können, da man sich unter der drohenden Angst nicht mehr konzentrieren kann.

Bei der Diskussion der Phänomens „Ohnmacht" empfiehlt es sich darüber zu reden, ob der Patient schon einmal ohnmächtig geworden ist, unter welchen Bedingung diese Ohnmacht stattfand etc. Dies ist einerseits wichtig, um eventuelle Hinweise auf Erkrankungen des Patienten zu bekommen und andererseits auch, um glaubwürdig bei den Ausführungen über Ohnmacht zu bleiben.

Von Zeit zu Zeit liest man in Zeitungen von Fällen, dass jemand vor Angst gestorben ist, z.B. soll im Januar 1997 in Linz eine Patientin mit einer Agoraphobie in einem Lift vor Angst gestorben sein, als dieser plötzlich stehen blieb und die Tür nicht zu öffnen war (Kurier 1997). Der Todesfall ereignete sich zwar in der beschriebenen Weise. Ursache für den Tod war jedoch nicht die Überreizung des Nervensystems infolge von Angst, sondern der Umstand, dass die junge Frau erbrochen hatte und durch Aspiration des Erbrochenen erstickt war. Auch bei einem Terroristenüberfall auf ein Schiff vor dem Libanon starb vor Jahren ein amerikanischer Tourist vor Aufregung. Wie erst Tage später als wenig spektakuläre Ergänzung in den Zeitungen berichtet wurde, war der Mann herzkrank und hatte keine Medikamente mehr zur Verfügung gehabt. Interessanterweise kennen Angstpatienten meisten diese Fälle, deswegen sind eine Auseinandersetzung mit diesen Ereignissen und die Richtigstellung besonders wichtig.

Was muss ich tun, um die Panik zu überwinden?

1. Wie kann der Therapeut mir helfen, meine Panikstörung loszuwerden?

Antwort: Der Therapeut erklärt, wie sich die Angst körperlich äußert, wie sie durch das Denken in Form von selbsterfüllenden Erwartungen, Fehlinterpretationen und logischen Denkfehlern aufgebaut und gestützt wird und wie sie sich durch falsche Reaktionen darauf weiter stabilisieren kann. Die theoretischen Erkenntnisse werden auf der Basis der persönlichen Panikerlebnisse besprochen.

Mit Verhaltensexperimenten können diese wichtigen Erkenntnisse überprüft werden. In der Therapiesituation können Symptome wie Schwindel, Derealisation, Herzklopfen, Beklemmung, etc. mittels Hyperventilation oder körperlicher Belastung oder schnellem Drehen des Kopfes hervorgerufen werden.

Es empfiehlt sich auf jeden Fall den nachfolgend beschriebenen Hyperventilationstest durchzuführen, da der Patient angeleitet werden kann, dabei einerseits zu erkennen, dass seine Symptome mit falscher Atmung im Zusammenhang stehen, und andererseits zu lernen, wie er mit den Symptomen umgehen kann, damit sie schwächer werden.

Hyperventilationstest: Zuerst werden mit dem Fragebogen für Körpersymptome aus dem AKV die Symptome erhoben, die der Patient während eines Angstanfalles hat. Danach wird dem Patienten erklärt, dass er bei der folgenden Übung unangenehme Zustände bekommen kann, die jedoch für das Erkennen wichtiger therapeutischer Zusammenhänge von Bedeutung sind. Nähere Erklärungen sollen aber erst nach dem Test gegeben werden. Der Patient setzt sich in aufrechte Position, legt eine Hand auf den Bauch und die andere auf die Brust, um genau zu spüren, wo die Atmung stattfindet. Der Therapeut macht vor, was genau zu tun ist. Dann fordert der Therapeut den Patienten auf, jedesmal wenn er „ein" sagt, einzuatmen und gibt daraufhin den Takt, wie bei einem Metronom, mit fordernder Stimme vor: „Und ein, und ein, und ein .....!!" 60 mal pro Minute und dies 2 Minuten lang. Dabei wird der Patient genau beobachtet und wenn der Eindruck entsteht, dass es dem Patienten schlecht geht, wird der Test schon vor Ablauf der 2 Minuten abgebrochen. Der Patient wird dann aufgefordert, die Aufmerksamkeit nach innen zu lenken und seine Gefühle und Symptome zu registrieren, dabei wird er genau beobachtet. Viele Patienten haben hier Schwierigkeiten, wieder zu einer normalen Atmung zurückzukehren. Nach dieser kurzen Beobachtungszeit gibt der Therapeut Anweisung, gründlich auszuatmen und mit einem langsamen und regelmäßigen Atemrhythmus weiter zu atmen, wobei der Schwerpunkt auf der Ausatmung liegt, um den CO_2-Druck zu verringern, der ein wesentlicher Trigger für den Atemimpuls ist. Bei einer Atemfrequenz von 8 Atemzügen pro Minute kommt es rasch zu einer Beruhigung, vor allem wenn in den Bauch und nicht in die Brust geatmet wird (Marx, Scheibenbogen 1998). Danach werden die Symptome, die während eines Angstanfalles erlebt werden, mit denen während des Hyperventilationstests verglichen. Dass der Test abgebrochen wurde, als es unangenehmer wurde, dass der Therapeut anwesend war, dass die Konzentration mehr auf der Atmung lag als auf den Symptomen etc. kann sich mildernd auf die Symptomatik ausgewirkt haben. Dennoch gibt es noch genügend Beobachtungen, um die Symptomatik eines Angstanfalls besser zu verstehen. Zusätzliche Informationen kann man mit folgenden Sätzen gewinnen: „Was wäre passiert, wenn dieser Test noch 2–3 Minuten fortgesetzt worden wäre?" „Haben Sie Ihre Angstanfälle eher im Stehen?", „Was wäre, wenn diese Symptome aus heiterem Himmel kämen, wenn Sie alleine sind?", „Welche Unterschiede haben Sie zwischen dieser Situation und den Angstanfällen, die Sie alleine erleben feststellen können?". Einzelne Punkte können so als typische Elemente des Teufelskreislaufs identifiziert werden.

Analog zum Hyperventilationstest können auch körperliche Belastungen wie z.B. Kniebeugen, rasches Laufen, Stiegensteigen etc. initiiert werden. Oft ist es für die Patienten dabei überraschend einen schnelleren Puls zu spüren als ihm von Angstzuständen bekannt ist.

2. Was kann ich tun um die Angst in den Griff zu bekommen?

Antwort: Ziel jeder Angstbehandlung ist es, zu lernen *mit* der Angst richtig umzugehen. Wenn Sie die Hoffnung hatten, dass wir lange miteinander reden werden, und irgendwann wird dann Ihre Angst ganz plötzlich verschwinden, dann muss ich Sie jetzt enttäuschen. Für die Behandlung ist das Auftreten der Angst deshalb wichtig, weil Sie nur im Umgang mit der Angst erfahren können, wie sie besiegt werden kann. Sie wissen schon, dass Vermeidung von Situationen, die Angst begünstigen, oder das Treffen von Sicherheitsvorkehrungen (Beruhigungsmittel, Alkohol, Nicht-alleine-Sein etc.) bedeutet, dass man zutiefst davon überzeugt ist, in kritischen Angstsituationen nicht alleine zu recht zu kommen. Damit macht man die Angst stärker. Vermeidung und Flucht verstärken die Angst. Je mehr Sie gegen die Angst kämpfen, damit sie ja nicht auftritt, desto sicherer kommt sie.

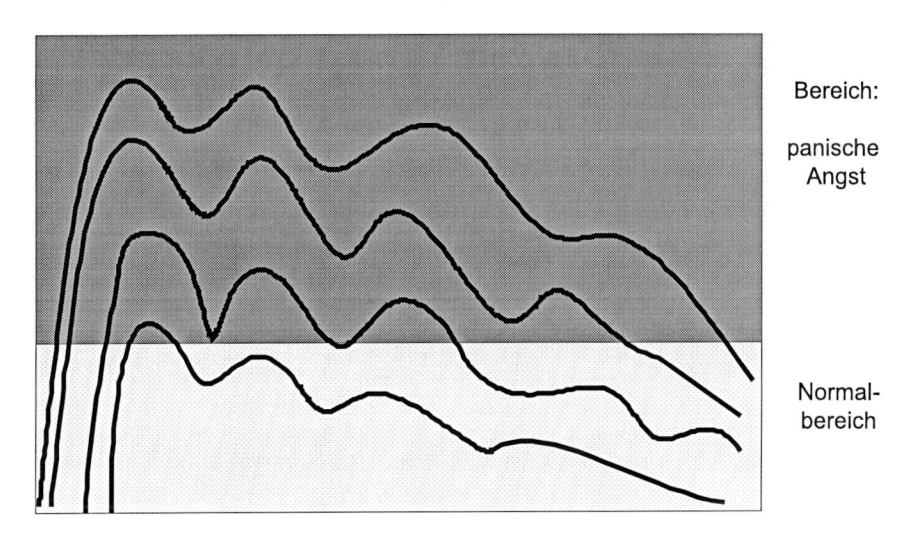

Abb. 3. Angstkurve

Hier ist es wichtig exakt zu explorieren, was genau passieren würde, wenn keine Sicherheitsvorkehrungen getroffen werden könnten. Falls, wie bei der Agoraphobie, typische externe Auslöser für die Angst identifiziert werden können, sollte eine *Expositionstherapie* gewählt werden. Das Wirkprinzip dabei ist sehr einfach: In der konkret gefürchteten Situation erlebt der Patient, wie die Angst zwar – wie gewohnt – plötzlich von seinem Denken und Fühlen Besitz ergreift und ihn zu Fluchtreaktionen zwingen möchte. Wenn er aber mit therapeutischer Vorbereitung und Unterstützung motiviert ist, trotz großem Unbehagen in der Situation zu bleiben, dann wird er erleben, wie die Angst wieder langsam nachlässt. Wenn diese Situation in weiterer Folge konsequent wiederholt wird, so kann er feststellen, dass die Angststärke in der gefürchteten Situation geringer wird und dass der angstfreie Zustand immer schneller erreicht wird wie dies in Abb. 3 gezeigt wird.

Expositionsbehandlung

Bei der Expositionsbehandlung werden 2 Formen unterschieden: Massierte Exposition und graduierte Exposition

1. Bei der massierten Exposition wird der Patient sofort mit der am meisten angstbelasteten Situation konfrontiert. Es werden ihm außer der kognitiven Vorbereitung keine Hilfestellungen gegeben, wie er die Situation bewältigen soll. Die ersten Sitzungen finden im Beisein seines Therapeuten statt, der ihn jedoch nur motiviert in der Situation zu bleiben und ihn nach der Bewältigung der schweren Aufgabe verstärkt. Der Patient soll die gesamte Angst kommen lassen und nichts anderes tun, als zu bleiben und zu registrieren, wie die Angst schwächer wird. Das Wirkprinzip besteht darin, dass es keine stärkere Angst mehr geben kann, als die, welche der Patient in der Exposition bewältigt hat. Es bleibt also für Angstphantasien kein Platz mehr übrig, das ist für die kognitive Nachbehandlung ein großer Vorteil. Damit der Patient nicht alle Kraft zusammen nimmt und die Exposition zwar durchsteht, aber dennoch innerlich hofft, die Situation möge bald vorbei gehen, dauert eine solche Exposition gleich mehrere Stunden lang. Diese Prozedur ist sehr anstrengend, aber verspricht rasche und gute Erfolge. Die Patienten sind am Ende eines solchen Übungstages sehr erschöpft, die körperliche und geistige Müdigkeit ist ein angstinkompatibler Zustand. Patienten kommentieren dies mit Sätzen von der Art: „Heute ist mir alles egal, ich habe nicht einmal Kraft für die Angst!" Am nächsten Tag wird das Expositionsprogramm mit stundenlangen Expositionen auf dem höchsten Schwierigkeitsgrad fortgesetzt und das ebenfalls wieder mit therapeutischer Begleitung.

Vorteile dieser Vorgangsweise: rasche Erfolge, die auch für die Patienten sehr motivierend sind. Der Patient verliert in kurzer Zeit sein oft mehrjähriges Leiden. Es bleibt im Denken kein Platz für nichtbewältigbare Situationen, dies begünstigt das kognitive Neubewerten sehr. Hohes Erfolgserlebnis.
Nachteile: Sehr zeitintensiv, weshalb diese Form der Behandlung nur in einem Kliniksetting durchgeführt werden kann – mit einem Patient-Therapeut-Schlüssel von 1 : 1. Da massive Angst ausgelöst wird, bedarf es einer längeren Exposition, bis die Habituationsprozesse greifen. Erfordert besonders gute Motivationsarbeit von seiten des Therapeuten. Es besteht auch die Gefahr, dass Patienten aus der Situation fliehen, womit dann die Angst noch weiter verstärkt wird. Die Patienten beginnen später mit allein ausgeführten Trainingsübungen.

2. Die gefürchteten Situationen werden in eine aufsteigende Hierarchie geordnet, und die Expositionsübungen beginnen – in Begleitung des Therapeuten – mit der leichtesten Stufe der Angsthierarchie, bis schließlich nach einiger Zeit die höchste Stufe erreicht wird. Die Vorbereitung dafür erfolgt nach der gleichen Methode wie bei der massierten Exposition.

Vorteile dieser Vorgangsweise: Kann auch in der Privat-Praxis durchgeführt werden. Dies ist auch für die Honorierung der Therapie wichtig ist, denn die österreichischen Krankenkassen bezahlen bei solchen Therapien maximal den Beitrag für 2-Stunden-Einheiten. Die Vorgangsweise ist für die Patienten nicht so belastend, und sie trauen sich früher zu, auch alleine zuvor vereinbarte Trainingsaufgaben durchzuführen. Während einer solchen Exposition kommt es schneller zu einer Habituation der Angstreaktion, dies stabilisiert das unmittelbare Vertrauen und motiviert für das Durchhalten und Weitermachen.

Nachteile der graduierten Exposition Die Behandlung dauert wesentlich länger. Patienten üben an Tagen, an welchen sie sich nicht wohl fühlen meist nicht, dies muss häufig als aktive Vermeidungsreaktion gewertet werden, und die Angst stabilisiert sich. Solange die Top-Angstsituation noch nicht erreicht ist, besteht immer die Gefahr, dass die Patienten diese als unbewältigbar einstufen. Meist lässt sich die Exposition in diesen Top-Situationen auch nicht in zwei Stunden durchführen (Fliegen, lange Zugfahrten, Sessellift oder Gondel in den Bergen etc.).

Eine Variation dieser graduierten Exposition stellt folgende Vorgangsweise dar, die dem Patienten zuvor klare Copingstrategien für die Exposition vermittelt, sodass die Annäherung an die Top-Angst-Situation in wenigen Schritten erfolgen kann.

1. Schritt: Vermittlung des Störungswissen wie beschrieben

2. Schritt: Vermittlung der folgenden Copingstrategien:

a) *„Ich gebe mir Halt und achte auf das, was ich außen wahrnehmen kann!"*
In den ersten Sekunden der Konfrontation leidet der Patient in der Regel unter dem Zustand der Derealisation, d.h. er hat ein leeres Gefühl im Kopf, glaubt vielleicht sogar verrückt zu werden und kann nicht klar denken. Hier besteht schon die Gefahr, dass der Patient sich auf seine ängstigenden Körpersensationen konzentriert und sich im Teufelskreis in eine solche Angst manövriert, dass ihm nur die automatisierte Fluchtreaktion als Ausweg bleibt. Es wäre auch ein Kunstfehler, ihn an das zuvor erarbeitete Wissen über die Ungefährlichkeit der Angst zu erinnern, er kann jetzt nicht denken und wird es nicht aufnehmen können. Er fühlt sich auch destabilisiert, was leicht an seiner Körperhaltung in vivo beobachtet werden kann. Daher übt der Therapeut mit dem Patienten zuvor in seiner Praxis, wie er sich einen guten Halt geben kann, z.B. zu sitzen oder sich so an eine Wand lehnen, dass der Rücken von den Lendenwirbeln bis zu den Brustwirbeln mit der Wand guten Kontakt hat. Die Füße stehen ca. 30 cm von der Wand entfernt, und der Patient wird angeleitet, zu spüren, wie seine Fußsohlen guten Kontakt zum Boden haben und wie der Rücken sicheren Halt an der Wand findet. Mit den Händen nimmt er wahr, ob es sich um eine kalte Mauer oder eher warmes Holz handelt, ob die Oberfläche glatt oder rauh ist. Kurz gesagt, die erste Übung bezweckt, die Außenorientierung über Aktivierung der Außensinne zu fördern. Bei einigen Patienten hat es sich auch als wirkungsvoll erwiesen, ein kleines Fläschchen mit einer stark riechenden Flüssigkeit mit zu nehmen, um vom drohenden gefährlichen Gedankenkarussell abzulenken.

b) *„Ich suche die Gefahr in der Situation und nicht in mir!"*
Ich weiß, wenn ich jetzt aus dieser Situation fliehen würde, dann ließe die Angst sofort nach. Also muss es in dieser Situation etwas geben, was gefährlich ist. Alles was ich sehe, überprüfe ich auf Gefährlichkeit.

c) *„Fehlalarm!"*
Da ich nichts gefunden habe, stelle ich fest, dass mein Körper „Fehlalarm!" gegeben hat. Das ist auch logisch, denn sonst wäre die Situation auch für die anderen anwesenden Menschen gefährlich.

d) *„Ich stütze den Parasympathikus!"*
Auch Fehlalarm ist Alarm – ich bleibe in der Situation, gebe Entwarnung und stütze den Parasympathikus mit Bauchatmung.
Die Bauchatmung stellt ein besonders schnelles und effektives Entspannungsverfahren dar, dessen entspannender Effekt in der Biofeedbackkontrolle in der elektrodermalen Reaktion bzw. dem Puls bereits nach 1–2 Atemzügen nachgewiesen werden kann. Es empfiehlt sich, dem Patienten den positiven Effekt der Bauchatmung am Biofeedbackgerät zu demonstrieren, denn der psychisch wahrnehmbare entspannende Effekt tritt erst nach ca. 2 Minuten ruhiger Atmung ein. Durch das Vertrauen in die sicher eintretende beruhigende Wirkung, bleibt dann der Patient dieser Strategie treu, obwohl er noch starke Angst spürt.

Folgende Punkte sind bei der Bauchatmung zu berücksichtigen:
- Es wird nicht in die Brust geatmet, sondern in den Bauch.
- Der aktive Teil der Atmung ist die Ausatmung (Verminderung des CO_2-Drucks).
- Einatmung ist Anspannung, Ausatmung ist Entspannung.

Bei einem Verhältnis von 1/3 Einatmung und 2/3 Ausatmung dominiert die Entspannung.
- Kurz und zügig einatmen und sofort übergehen in langsame und entspannende Ausatmung.
- Eine Atempause wird nur nach dem Ausatmen, in der Entspannungsphase, gemacht.

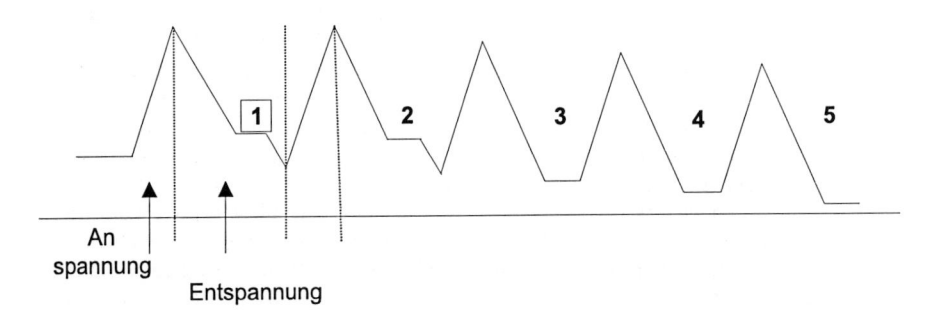

Abb. 4. Bauchatemkurve

- Entspannungsatmen: 7–8 Atemzüge pro Minute.
- Achten auf Regelmäßigkeit der Atmung.

Die Bauchatmung stützt den Parasympathikus, der dem aktivierenden Sympathikus entgegenwirkt und für eine Verlangsamung des Herzschlages, Reduzierung des Blutdruckes, Erschlaffung der Skelettmuskulatur etc. sorgt.

e) *„Ich überprüfe den Erfolg und stufe mich auf der Angstkurve ein!"*
Es empfiehlt sich, die Angstkurve zu einer Expositionsübung mitzunehmen und zwischendurch immer wieder die Befindlichkeit einzustufen. Wenn der Therapeut den Patienten begleitet, so ist es wichtig, dass dieser jeden Fortschritt verstärkt, sodass dies später auch der Patient selbst macht, wenn er allein übt. Dies schärft die Wahrnehmungsfähigkeit für die positive Befindlichkeit und stellt nebenbei eine mentale Konditionierung des Expositionsprinzips dar. Der Angstverlauf ist, wie in Biofeedbackaufzeichnungen festgestellt werden kann, eine wellenförmig abnehmend verlaufende Kurve, die das Ziel des entspannten Bereiches auf jeden Fall erreicht. Die Wiederholung der Exposition führt zu geringeren Arousalreaktionen und schnellerer Wirksamkeit. Es wird solcherart in der belastenden Situation das „Prinzip Hoffnung" konditioniert. Würde man den Patienten seine Befindlichkeit nur auf einer Stress-Skala von 0 – 100 einstufen lassen, so würde man sich um den motivierenden Effekt des prospektiv günstigen Angstverlaufes bringen. Bei jeder Einstufung visualisiert der Patient den zu erwartenden günstigen Effekt.

f) *„Ich tue das Richtige und freue mich auch über kleine Erfolge."*
Wenn der Patient zwar schon Fortschritte in Richtung Angstreduktion gemacht hat, sich bei der Selbsteinschätzung auf der Angstkurve jedoch noch immer auf einem hohen Arousal befindet, sollte man eher die Schwerarbeit würdigen, als den Zustand zu verharmlosen. z.B. „Ja, die Angst, lässt schon ein wenig nach, aber noch ist der Stress ordentlich spürbar, lassen Sie nicht locker, geben sie Entwarnung, es ist nur Fehlalarm und machen Sie weiter mit der Bauchatmung!" „Sie werden heute Abend ganz schön müde sein und gut schlafen und sich freuen, dass Sie die Angst besiegt haben!" Hier ist auch die Gelegenheit, aufbauende Sätze wie man sie im Leistungssport kennt unterzubringen, wie z.B. „Success is knowhow in action!" „Wenn ich heute Abend müde bin, dann weiss ich, dass ich gut gearbeitet habe! „Ich weiß was zu tun ist, und jetzt gehe ich es an!" etc.
Erfahrungsgemäß hält die extreme Angst nur kurze Zeit –1 bis 5 Minuten – an. Trotzdem ist es wichtig so lange in der Situation zu bleiben, bis die Angstkurve sicher im komfortablen und leicht steuerbaren Bereich ist. In dieser Phase kann, nach dem ausgiebigen Lob, an der Erwartungshaltung bezüglich der nächsten Exposition gearbeitet werden. „Also zeigen Sie mir wie die Stresskurve bei der nächsten Trainingseinheit ausschauen wird!" „Und wie steht es, ist das zu packen?" Wenn der Patient „Ja" sagt, muss das voll bestätigt werden, wobei der Therapeut am besten noch einmal die eben geleistete Erfolgsstory erzählt, das tut einfach gut.
Wenn der Patient jedoch zögernd „Ich weiß nicht." piepst, dann ist die Gelegenheit da, um freundschaftlich loszudonnern: „Was heißt: ‚ich weiß nicht', Sie müssen jetzt laut „Ja!" sagen. – Da kämpfen Sie den Kampf des

Jahres erfolgreich, stehen hier gelassen an einem Platz, der für Sie in Ihrer Vorstellung ein Ort der Hinrichtung war und haben nicht gemerkt, dass dies Ihr erster Sieg gegen die Angst war!" „Also wie steht es, packen Sie die nächste Trainingseinheit?"
Wenn die schwierigste Phase der Exposition vorbei ist, sollte man auch die Gelegenheit zum Freuen und Lachen nützen. Lachen, wenn es nicht ein gequältes Lachen ist, ist mit Angst inkompatibel. Selbstverständlich ist hier auch Taktgefühl gefordert. – Lachen auf Kosten des Patienten ist ein Kunstfehler!
Der Schwierigkeitsgrad wird bis zur höchsten Stufe gesteigert. Das heißt, dass der Therapeut den Patienten zunehmend die belastenden Situationen alleine bewältigen lässt und nur zu vereinbarten Zeiten wieder hinzukommt. Beispiele: Beim U-Bahnfahren sitzt der Therapeut in einem anderen Abteil oder kommt erst mit der nächsten Bahn nach, und man trifft sich an einer verabredeten Haltestelle. Der Patient sitzt alleine mitten im überfüllten Cafehaus, und der Therapeut spaziert draußen auf und ab. Im Dosieren der Schrittgrößen ist Kreativität gefordert.

g) *„Ich weiß, dass ich nur durch konsequentes und regelmäßiges Üben die Angst besiege."*
Diese Stufe ist besonders wichtig. Nur wenn der Patient regelmäßig seine vereinbarten Trainingseinheiten absolviert, kann er mit einem bleibenden Erfolg rechnen. Beispiele aus dem Sport, der Musik könne hier wertvolle Erklärungshilfen beisteuern. Die Angst hat den Patienten über eine lange Zeit in ein passiv-vermeidendes Verhaltensmuster gezwungen – es ist daher verständlich, wenn es dem Patienten schwer fällt, konsequent der Angst entgegenzugehen und zu kämpfen. In einer Therapiegruppe oder einem Kliniksetting ist dies etwas leichter, weil die Patienten sich gegenseitig motivieren oder manchmal nicht als Feigling dastehen wollen – in der Einzeltherapie kann hier manchmal ein Trainingsvertrag nützliche Dienste leisten.

h) *„Ich lasse mich durch kleine Rückschläge und Lernplateaus nicht entmutigen!"*
Trotz regelmäßigem konsequenten Üben zeigt die Erfolgskurve nicht mehr so steil nach oben. Dieses Phänomen ist in der Lernpsychologie als „Lernplateau" bekannt. Ab einer gewissen Lernstufe bleibt der Fortschritt aus, das bisher Gelernte braucht eine Zeit zur Konsolidierung, um dann eine gute Basis für weitere Fortschritte zu sein. Auch die Leistungsfähigkeit ist nicht jeden Tag gleich gut, wechselnde Erfolge sind daher in allen Lebensbereichen normal. Man sollte schon frühzeitig darüber reden, damit die Erklärungen dann nicht wie billiger Trost wirken.

i) *„Es ist geschafft – die Angst ist besiegt – ich bin trotzdem darauf vorbereitet, dass sie wieder einmal kommen kann."*
Ängste sind Reaktionsmuster, die gelernt wurden. In der Therapie wurden sie durch adäquatere Reaktionen ersetzt, d.h. sie sind trotzdem als Gedächtniseinheiten noch vorhanden. In kritischen Situationen werden sich die neuen, in der Therapie gelernten Reaktionen durchsetzen, weil sie durch konsequentes Praktizieren eine höhere Auftrittswahrscheinlichkeit erhalten haben. Sollte die Angst dennoch wieder einmal zuschlagen, so verzagen Sie

nicht und führen zur Sicherheit ein bis zwei der Konfrontationsübungen aus der Zeit der Therapie durch. Sie konfrontieren sich bewusst mit einer ehemals schwierigen Situation und vermeiden sie nicht. Es gibt Vertrauen, wenn Sie merken, dass die Angst nur eine Fehlreaktion aus längst vergangen Zeiten ist, mit der Sie problemlos fertig werden.

Therapiefehler bei der Expositionsbehandlung

Bildhafte Vergleiche eignen sich für die Konfrontationsübung in vivo, um die Patienten vor Fehlern zu warnen.

Ein junger Mann möchte Boxen lernen.
Dazu muss er in den Ring steigen und mit einem Sparringpartner (Trainer) trainieren.

(Ein Patient möchte seine Agoraphobie vor dem Straßenbahnfahren verlieren Er muss sich mit seiner Angst in der Straßenbahn konfrontieren)

Fehler 1: Er steigt in den Ring und hofft, dass der Sparringpartner nicht kommt! Er lernt nicht Boxen, weil er den Kampf meidet.

(Der Patient steigt die Straßenbahn und hofft, dass die Angst nicht kommen möge. Er fährt deswegen nur eine Station weit)

Fehler 2: Er steigt in den Ring, und der Sparringpartner schlägt ihn gleich K.O.. Er hat einen zu starken Sparringpartner gewählt. Er lernt nicht Boxen, weil er für den Anfang einen zu starken Gegner gewählt hat.

(Der Patient wählt für den Beginn eine zu schwierige Übung, steigt im Hauptverkehr in die Straßenbahn und wird von den nachdrängenden Passagieren in die Wagenmitte geschoben. Die Angst kommt massiv, er kann nicht sofort raus, denkt aber nur daran, so schnell wie möglich zu entkommen)

Für die Patienten klingt es ansprechender von *Trainingseinheiten statt von Hausaufgaben* zu sprechen, es steckt mehr sportliche Herausforderung darin und erinnert nicht an die Schulzeit. Wenn sich der Therapeut allerdings als Lehrer fühlt, dann ist nichts dagegen einzuwenden.

Typische Therapiesituationen

Situation 1: Therapeut steht mit dem Patienten in der U-Bahn

Therapeut: „Was wäre, wenn jetzt die U-Bahn stecken bleiben würde?„
Patient: „Entsetzlich, dann würde ich das Beruhigungspulver schlucken, das ich in der Tasche habe!"

Therapiefehler: Therapeut hat das Prinzip der Konfrontation nicht genügend erklärt, oder der Patient hat es nicht genau verstanden.

Hier handelt es sich um einen Hauptfehler, der bei Konfrontationen immer wieder passiert. Der Patient ist zwar bereit in die gefürchtete Situation hineinzugehen, geht aber nur halbherzig mit und hat das Therapierational nicht ganz verstanden oder er traut sich doch nicht zu, sich bedingungslos der Situation zu stellen. Es bleibt eine *Restunsicherheit* bestehen. „Wenn es ganz gefährlich kommt, dann bewältige ich das nicht." Solche Restunsicherheiten sind wie Glut-Nester nach einem Brand, sie fangen bei der nächsten Gelegenheit wieder an zu brennen. Beruhigungsmittel sabotieren den Erfolg der Konfrontation, da gegebenenfalls der Patient den Erfolg der Wirkung der Medikation zu attribuieren würde und nicht seiner eigenen Fähigkeit.

„Ohne das Medikament wäre ich gestorben vor Angst".
Eine richtige Reaktion des Patienten könnte so lauten: „Das wäre nicht schön, aber es ist eine Gelegenheit zu erfahren, dass ich an Angst nicht sterbe, und dass die Angst nach einem ersten Anstieg langsam nachlassen würde."

Situation 2: Therapeut steht mit dem Patienten in der U-Bahn

Therapeut: „Ich habe jetzt nicht aufgepasst, wieviele Stationen sind es noch bis zur Endstation?"
Patient: antwortet wie aus der Pistole geschossen: „Noch 4 Stationen!"

Wahrscheinlicher Therapiefehler: Der Patient leidet und erwartet schon sehnsüchtig darauf, wieder aus der U-Bahn heraus zu kommen. Er zählt innerlich einen Count-down: „Noch 4 Stationen, noch 3, noch 2, noch eine und raus!!
Er war mit dem Körper in der Exposition, mental jedoch war er auf der Flucht!

Eine richtige Reaktion des Patienten könnte so lauten: ruhig „Ich weiß auch nicht genau, es war jetzt die Haltestelle „Bahnhof" – ich weiss nicht, wieviele es noch sind.

Situation 3: In der Straßenbahn, der Patient übt allein

Therapeut fragt in der folgenden Sitzung: „Was wäre gewesen, wenn die Straßenbahn in einen Stau geraten wäre?„
Patient: „Dann hätte ich den Notknopf betätigt, mit dem man die Tür auch manuell öffnen kann!"

Therapiefehler: Der Patient weiß genau, wo der Notknopf ist, und ist geistig nicht auf Konfrontation und Durchstehen eingestellt, sondern ist im Ernstfall auf der Flucht. Das Steckenbleiben der Straßenbahn ist für ihn noch immer kognitiv als reale Gefahr gespeichert, der man sich nur durch Flucht entziehen könne.

Situation 4: Während der Therapiesitzung, in welcher der Patient mit Liftphobie von seiner ersten Konfrontationsübung gemeinsam mit seiner Frau berichtet.

Patient: „Ich bin gestern mit meiner Frau eine Dreiviertelstunde lang im Aufzug gestanden, und es ist überhaupt keine Angst aufgetreten."
Therapeut: „Ich sagte ja immer, so schlimm, wie Sie befürchten, ist es gar nicht!"

Therapiefehler: Therapeut vermittelt den Eindruck, dass die Angst dann, wenn man sich der Situation stellt, nicht kommt. Dies stimmt nicht. Wenn der Patient

<F40.01> Agoraphobie mit Panikstörung

später vielleicht allein im Aufzug steht und die Angst kommt tatsächlich, so hat er nicht gelernt, damit umzugehen, und würde vermutlich im nächsten Stockwerk aussteigen, um in der folgenden Zeit das Liftfahren wieder zu vermeiden. Eine richtige Reaktion des Therapeuten: „Super, dass Sie geübt haben, und es freut mich auch, dass es Ihnen dabei so gut ergangen ist. Aber Sie sollen ja lernen, die Angst vor der Angst zu verlieren, und deswegen ist es besonders wichtig, die Angst auch herauszufordern, damit Sie trainieren können, sie unter Kontrolle zu bringen. Vielleicht üben Sie nächstes Mal allein oder suchen Aufzüge aus, in die mehr Menschen einsteigen."

Situation 5: Der Patient berichtet über seine eigenen Expositions-Trainingseinheiten zwischen den Therapiesitzungen

Patient: „Am Dienstag habe ich nicht trainiert, da habe ich mich nicht wohl gefühlt, und am Donnerstag habe ich erst am späten Nachmittag trainiert, weil mir am Vormittag schon leicht schwindlig war."

Therapeut: „Das ist in Ordnung, Sie waren ja sonst sehr fleißig!"

Therapiefehler: Der Therapeut übersieht, dass diese Abweichungen vom Trainingsplan sehr wahrscheinlich subtile Vermeidungen sind, welche die Angst wiederum verstärken.
Richtige Reaktion des Therapeuten: „Sie haben ja sehr gut geübt, aber am Dienstag und Donnerstag sind Sie von der Angst hineingelegt worden. Sie haben sich gesagt: ‚Jetzt schaffe ich das nicht!', das heißt, die Angst gewinnt! Konfrontationstherapie bedeutet: Hineingehen in die Situation, und wenn die Angst kommt, in der Situation bleiben und zu registrieren, wie die Angst trotzdem langsam abebbt."
Wichtig: Trainingseinheiten nicht der beliebigen Durchführung des Patienten zu überlassen, sondern genau für jede Einheit die Zeit, den Ort und die Dauer der Exposition festzulegen und erklären, warum dies wichtig ist. Im Laufe der Zeit hat sich der Patient ein passives vermeidendes Verhalten angewöhnt, jetzt soll er sich zum aktiven Handeln umorientieren. Durch klare Zeitvorgaben wird er außerdem ausreichend mit seiner Erwartungsangst konfrontiert.

Situation 6: Der Therapeut steht mit dem Patienten wie vereinbart vor dem Lift in einer stark frequentierten Behörde.

Patient: „Das ist komisch, ich habe nur ein kleines mulmiges Gefühl, eigentlich habe ich eine viel stärkere Angst erwartet!"

Therapeut: „Das ist ja wunderbar, da können wir doch gleich 3 Stockwerke hinauffahren!"

Therapiefehler: Selbst wenn der Patient zustimmen würde, wäre dies schlecht, denn der Patient könnte sich bei künftigen Konfrontationen nicht mehr darauf verlassen, dass der Therapeut sich an den vereinbarten Schwierigkeitsgrad hält. Es wird möglicherweise in einen Bereich hineingesteigert, auf den der Patient mental nicht vorbereitet ist.
Richtige Reaktion des Therapeuten: „Sehr gut, wir bleiben trotzdem wie vereinbart hier stehen. Wir können uns auch hier über Ihre katastrophisierenden Gedanken unterhalten, wenn Sie sich vorstellen, hier einzusteigen, oder wie das wäre, wenn der

Lift stecken bleiben würde!" etc. Die Realsituation bietet auch bei niedrigem Arousal noch immer bessere Arbeitsbedingungen als die sichere Situation in der Praxis.

Wichtig: Der Schwierigkeitsgrad der Trainingseinheiten darf während einer Expositionssitzung nicht erhöht werden, wenn dies zuvor nicht vereinbart wurde. Der Patient muss sich hundertprozentig auf die Vereinbarungen verlassen können. Abgesehen von einer möglichen Belastung des therapeutischen Vertrauensverhältnisses könnten dadurch viele, dem Therapeuten nicht bekannte, irrationale Ängste aktiviert werden.

Ausblick und Zusammenfassung

Je früher eine Angststörung einer fachkundigen Behandlung zugeführt wird, desto höher ist die Wahrscheinlichkeit für einen Behandlungserfolg. Genaue Kenntnis der psychologischen und physiologischen Bedingungen der Angststörungen sowie detaillierte Kenntnisse der Behandlungsstrategien sind unverzichtbare Voraussetzungen für eine erfolgreiche Therapie. Dies alles wird aber nicht ausreichen, wenn es dem Therapeuten nicht gelingt, dieses Wissen kompetent zu vermitteln und beim Patienten eine Bereitschaft zur aktiven Teilnahme am therapeutischen Geschehen zu bewirken. Nur empathisches Reden wird bezüglich des Therapieerfolges bei Angststörungen kaum über die Rate der Spontanremissionen hinausgehende Erfolge bewirken. Viele Patienten werden mit ihren massiven Ängsten wegen vermeintlicher körperlicher Erkrankungen in Spitälern aufgenommen. Es wäre eine sowohl sich ethisch als auch ökonomisch lohnende Vorgangsweise, wenn diese Patienten bereits dort einer zielführenden psychologischen Behandlung zugeführt werden könnten. Gerade Psychologen verfügen auch über ein gutes diagnostisches Wissen, das abzuschätzen erlaubt, wo zusätzliche Maßnahmen empfehlenswert bzw. notwendig wären. Es wird immer wieder vergessen, dass wesentliche diagnostische Instrumente, theoretische Erklärungsmodelle und psychologische sowie psychotherapeutische Interventionsstrategien von der wissenschaftlichen Psychologie erkannt und entwickelt wurden, ein verstärkter Einsatz der Psychologie in der klinischen Praxis ist daher längst fällig. Die Forderung nach mehr Stellen für Klinische Psychologen in allgemeinen Krankenhäusern sind daher keine standespolitisch motivierte Arbeitsplatzbeschaffung, sondern unterstützen das Recht des Patienten auf effiziente Behandlung. Für die Therapien ist der Einsatz von wissenschaftlich erprobten Maßnahmen zu fordern und auch neue Maßnahmen müssen einer wissenschaftlichen Evaluation unterzogen werden.

Literatur

APA, American Psychiatric Association (1987) Diagnostic and statistical manual of mental disorders 3rd edn.-Revised, DSM III-R, American Psychiatric Press, Washington, DC
Barlow, D.H. (1988) Anxiety and its disorders. Guilford Press, New York
Bourdon, K.H., Boyd, J.H., Rae, D.S., Burns, B.J., Thompson, J.W., Locke, B.Z. (1988) Gender differences in phobias: results of the ECA community survey. J Anxiety Dis 2: 227–241
Cannon, W.B. (1953) Bodily changes in pain, hunger, fear, and rage. Charles T. Branford, Boston
Delini-Stula, A. (1999) Neurobiologische Grundlagen der Angst. Psychopraxis 1: 12–18
Degkwitz, R. Helmchen, H., Kockott, G., Mombour, W. (1980) Diagnoseschlüssel und Glossar psychiatrischer Erkrankungen. Springer, Berlin Heidelberg New York Tokyo

Dunkin, J.F. (1997) Expertendiskussion beim ECNP Kongress Wien, (zit.: nach Serotonerge Dysfunktion bei Angst und Depression, Jatros). Neurol Psychiatrie 7: 12–15

Ehlers, A., Margraf, J., Chambless, D. (1995) Fragebogen zu körperbezogenen Ängsten, Kognitionen und Vermeidung (AKV). Testzentrale, Göttingen

Falloon, I.R. Boyd, J.L. McGill, C.W. (1984) Family care of schizophrenia. Guilford, New York

Goldstein, A.J., Chambless, D.L. (1978) A reanalysis of agoraphobia. Behavior Therapy 9: 47–59

Goldstein, R.B., Weissman, M.M., Adams, P.B., Horwath, E., Lish, J.D., Charney, D., Woods, S.W., Sobin, C., Wickramaratne, P.J. (1994) Psychiatric disorders in relatives of probands with panic disorder and/or major depression. Arch Gen Psychiatry 51: 383–394

Hellhammer, D. (1999) Therapie mit Hirn: Freud hatte doch recht! Verhaltenstherapie 9: 5–6

Iversen, S.D. (1984) 5-HT and anxiety. Neuropsychopharmacology 23: 1353–1360

Kasper, S. (1998) Die Therapie von Angst und Depression. Update 6: 998

Kessler, R.C., McGonacle, K.A. Zhao, S., Nelson, C.B., Hughes, M., Eshleman, S., Wittchen, H.U., Kendler, K.S. (1994) Lifetime and 12-month prevalence of DSM III-R psychiatric disorders in the United States: results from the National Comorbidity Survey. Arch Gen Psychiatry 51: 8–119 (zit aus: Wittchen, H.U., Vossen, A., (1991)

KURIER, österreichische Tageszeitung (1987) Aufzug blieb stecken: Junge Mutter mit Platzangst starb. 12. Jan. 1997, S. 11

Lecrubier, Y., (1997) Expertendiskussion beim ECNP Kongreß Wien (zit.: nach Serotonerge Dysfunktion bei Angst und Depression, Jatros). Neurol Psychiatrie 7: 12–15

Margraf, J., Schneider, S. (1990) Panik. Angstanfälle und ihre Behandlung. Springer, Berlin Heidelberg New York Tokyo

Margraf, J., Schneider, S. (1996) Paniksyndrom und Agoraphobie. In: Margraf, J. (Hrsg.) Lehrbuch der Verhaltenstherapie. Band 2, S. 1–27

Marx, R., Scheibenbogen, O. (1998) Visualisierung der Respiration. Foto-Medico, 41: 7–9

Mowrer, O. H. (1960) Learning theory and behavior. Wiley, New York

Öst, L..-G., Hughdal, K. (1983) Aquisition of agoraphobia, mode of onset and anxiety response patterns. Behav Res Ther 21: 623–631

Perkonigg, A, Wittchen, H.U. (1995) Epidemiologie von Angststörungen. In: Kasper, S., Möller H.-J. (Hrsg.) Angst- und Panikerkrankungen. Gustav Fischer, Jena

Reinecker, H. (1993) Phobien. Hogrefe, Göttingen

Sartorius, N. et al. (1996) (zit, nach Kasper 1998) Depression comorbid with anxiety: results from the WHO Study on Psychological Disorders in Primary Health Care. Brit J Psychiatry [Suppl] 30: 38–43

Sartory, G. (1997) Angststörungen. Wissenschaftliche Buchgemeinschaft, Darmstadt

Selye, H. (1957) The stress of life. Longmans, London

Wittchen, H.U., Semler, G. (1991) Composite International Diagnostic Interview (CIDI) Beltz-Test, Weinheim

Wittchen, H.U. (1991) Der Langzeitverlauf unbehandelter Angststörungen: Wie häufig sind Spontanremissionen? Verhaltenstherapie 1: 273–282

Wittchen, H.U., Vossen, A., (1991) Komorbiditätsstudien bei Angststörungen. In: Margraf, J., (Hrsg.) Lehrbuch der Verhaltenstherapie. Band 1: Grundlagen – Diagnostik – Verfahren – Rahmenbedingung. Springer, Berlin Heidelberg New York Tokyo, S. 217–233

Zwaan de M. (1998) Die Therapie der Panikstörung in der ärztlichen Praxis. Forum Dr. Med 16: 14–20

<F41.0> Andere Angststörungen
<F41.1> Generalisierte Angststörung

Rudolf Marx

Allgemeine Darstellung

Historische Entwicklung

Bei der generalisierten Angststörung (GAS) handelt es sich um ein Phänomen der ungerichteten Angst, bei dem sich die betroffenen Personen an den meisten Tagen der letzten 6 Monate Sorgen bezüglich mehrerer Lebensumstände machen und diese nicht kontrollieren können. Die Störung führt nicht zu Angstanfällen, sondern die Personen leiden unter einem beständig hohem Angstniveau. Sie wittern fast überall Gefahr, der sie sich besorgt annehmen. Mathews (1990) beschreibt den Vorgang des beständigen Besorgt-Seins als Problemlöseversuch ohne Problem. Die historische Ausdifferenzierung des Krankheitsbildes begann 1980, als es erstmals in das DSM-III als Restkategorie eingeführt wurde. Es wurde beschrieben als eine ängstliche Stimmung, die über mindestens einen Monat anhält und mit erhöhter motorischer Spannung, vegetativer Übererregbarkeit, Erwartungsangst sowie Hypervigilanz und erhöhter Aufmerksamkeit einhergeht.

1987 – in der revidierten Fassung des DSM-III – wurde das Störungsbild nicht mehr als Restkategorie, sondern als eigenständige Angststörung der Achse I betrachtet, wobei jetzt nicht mehr die ängstliche Stimmung im Mittelpunkt steht, sondern die Erwartungsangst in Form von Besorgnis und unrealistischer Angst. Diese Störung muss nun bereits seit mindestens 6 Monaten andauern und an den meisten Tagen dieser Zeit vorhanden sein.

Ab 1991 wurde diese Störung auch in das ICD-10 Klassifikationsschema der Gruppe F41 (Andere Angststörungen) aufgenommen, die dadurch gekennzeichnet sind, dass die frei flottierende Angst nicht auf eine bestimmte Umgebungssituation begrenzt ist und mindestens einige Wochen lang andauert.

Im DSM-IV kam es 1994 auf Grund neuer empirischer Ergebnisse wieder zu einer Präzisierung der Diagnose. Die Sorgen sollen sich jetzt auf eine Vielzahl von Ereignissen oder Aktivitäten beziehen und nicht nur exzessiv, sondern auch noch schwer kontrollierbar sein, und die Symptome wurden von 18 auf die folgende 6 reduziert: Rastlosigkeit, leichte Ermüdbarkeit, Konzentrationsschwierigkeiten, Reizbarkeit, Muskelspannung und Schlafstörungen. Mindestens 3 davon müssen an den meisten Tagen der letzten 6 Monate vorgekommen sein.

Diagnostische Kriterien

Im derzeit noch für die Krankenkassenabrechnung gültigen Klassifikationsschema ICD-9 ist diese Störung noch unter dem Sammelbegriff 300.0 Angstneurose subsummiert, die allgemein beschrieben wird als:

„Verschiedene Kombinationen körperlicher und psychischer Angstsymptome, die keiner realen Gefahr zuzuschreiben sind und entweder als Angstanfälle oder als Dauerzustand auftreten. Diese Angst ist meistens diffus und kann sich bis zur Panik steigern. Andere neurotische Störungen wie Zwangsphänomene oder hysterische Symptome können vorhanden sein, aber beherrschen nicht das klinische Bild."

Im ICD-10 wurde der Neurosebegriff nahezu vollständig aufgegeben und wird nur noch im deskriptiven Sinn verwendet. Die Störungen werden nur noch nach psychopathologischen Zeit- und Verlaufsgesichtspunkten neu bezeichnet und gruppiert. Nachfolgend die diagnostischen Leitlinien der generalisierten Angst nach ICD-10:
Die betreffende Person muss primäre Symptome der Angst an den meisten Tagen, mindestens mehrere Wochen lang aufweisen. In der Regel sind folgende Einzelsymptome festzustellen:
1. Befürchtungen (Sorge über zukünftiges Unglück, Nervosität, Konzentrationsschwierigkeiten usw.).
2. Motorische Spannung (körperliche Unruhe, Spannungskopfschmerz, Zittern Unfähigkeit, sich zu entspannen).
3. Vegetative Übererregbarkeit (Benommenheit, Schwitzen, Tachykardie oder Tachypnoe, Oberbauchbeschwerden, Schwindelgefühle, Mundtrockenheit etc.).

Die Störung ist von depressiver Episode F 32, phobischer Störung F 40, Panikstörung F 41.0 oder Zwangsstörung F 42 zu unterscheiden.

Die Patienten haben Schwierigkeiten, ihre Sorgen unter Kontrolle zu halten, sodass Ängste und Sorgen eine deutliche Beeinträchtigung des Lebens zur Folge haben. Becker (1995) bemängelt die bisher unzureichend klare Fassung des Phänomens der Sorgen. Den bisherigen Definitionen sei gemeinsam, "dass es sich um ein kognitives Phänomen handelt, das mit einem negativen Affekt einhergeht" und schwer kontrollierbar sei.

Die Inhalte der Sorgen sind bei Patienten mit generalisierter Angststörung nicht anders als bei gesunden Personen, sie beziehen sich auf Elemente, die die gesundheitliche, soziale und emotionale Sicherheit einer Person ausmachen, nämlich Gesundheit, Arbeit, Finanzen, Wohlbefinden von Familienangehörigen, politische Stabilität.

Biologische Charakteristika

Bei GAS-Patienten sind die Ruhewerte der Catecholamine, die als Indikatoren für Stress gelten, erhöht, dies könnte als Dauerstress interpretiert werden (Mathews et al. 1980). Allerdings scheiterten die Autoren 1982 bei einem Replikationsversuch (Becker 1995).

GAS-Patienten haben eine überhöhte vegetative Aktivierung, sie weisen ein hohes Ausmaß an elektrodermalen Fluktuationen auf, was auf Defizite in der Orientierungsreaktion auf neue Reize und mangelnde Habituation schließen lässt

(Lader, Wing 1966). Ferner zeigen GAS-Patienten im Ruhezustand eine erhöhte Aktivität im Frontalismuskel (Hazlett et al. 1994).

Epidemiologie und Risikofaktoren

Prävalenz ist der Anteil der Erkrankten an der Gesamtpopulation zu einem bestimmten Zeitpunkt oder über eine bestimmte Zeitspanne. Es gibt verschiedene Formen von Prävalenz: Punktprävalenz, Einjahresprävalenz, Lebenszeitprävalenz
Im DSM-IV werden folgende (1994) Prävalenzen angegeben:
Einjahresprävalenz: 3% der Population
Lebenszeitprävalenz: 5% der Population
 Frauen sind häufiger davon betroffen als Männer (2/3 Frauen). Der Beginn der Störung liegt zwischen dem 20. und 30. Lebensjahr. Etwa 68% der betroffenen Patienten weisen Zweitdiagnosen auf (Sanderson, Wetzler 1991).
Komorbidität ist das gemeinsame Auftreten von 2 oder mehreren psychischen Störungen, die alle die vollen diagnostischen Kriterien der ICD oder DSM- Diagnosen erfüllen.
 Bei der generalisierten Angststörung findet man folgende Häufigkeiten von komorbiden Störungen:
29 – 59%   Spezifische Phobie
16 – 33%   Soziale Phobie
 6 – 33%   Dysthymie
   14%   Major Depression

Daraus ist bereits ersichtlich, dass wegen mangelnder Eindeutigkeit Schwierigkeiten bei den Therapien zu erwarten sind. Die Störung ist schwer wiegend und führt bei einem Viertel der betroffenen Patienten zur Arbeitsunfähigkeit (Massion et al. 1993). Auch das Familienleben ist in der Regel deutlich beeinträchtigt.
 Häufig wird versucht, diese Angst durch Alkohol- und Medikamentenmissbrauch zu lindern.

Theoretische Modelle (Ätiologie)

Es gibt *noch kein einheitliches ätiologische Modell,* dies dürfte an der diffusen Natur dieser Störung liegen. Sie ist auch nicht, wie phobische Reaktionen, leicht experimentell zu erzeugen.

Biologische Vulnerabilität

Es wird zunehmend angenommen, dass diese Patienten eine erhöhte biologische Vulnerabilität aufweisen, welche durch belastende Lebensereignisse aktiviert wird (Barlow 1988). Das belastende Lebensereignis wird als unvorhersehbar und unkontrollierbar erlebt, sein Eintreten wird vom Patienten als Katastrophe attribuiert, wodurch Besorgnis und ängstliche Erwartung erzeugt werden, die die Aufmerksamkeit einschränken und sie auf befürchtete Inhalte fokussieren. Dies führt längerfristig zu einem Zusammenbruch der Konzentrationsleistung und Erschöpfung der Lebenstüchtigkeit.

Zum Konzept der biologischen Vulnerabilität werden auch mögliche genetische Prädispositionen identifiziert, welche in empirischen Zwillingsuntersuchungen bis zu 30% als Ursache für erhöhte Angstbereitschaft angesehen werden (Kendler 1992).

Humanistische Modelle

Diese Modelle gehen von liebloser Behandlung in der Kindheit aus, die ein negatives Selbstbild zur Folge hatte, mit der Angst, den Anforderungen der Umwelt nicht gewachsen zu sein. Auch overprotectives Erziehungsverhalten kann für eine solche Angst verantwortlich sein. Empirisch konnte dieses Konzept nicht ausreichend bestätigt werden.

Persönlichkeitsmerkmal Eigenschaftsangst

In der empirischen Persönlichkeitspsychologie (Eysenck 1962) fand man das Persönlichkeitsmerkmal Eigenschaftsangst. Personen mit diesem Merkmal sind hypervigilant hinsichtlich potentiell bedrohlicher Umweltreize. Sie interpretieren sie als gefahrvoll und verzerren somit langfristig ihr kognitives System.

Eine erhöhte Angstbereitschaft als Persönlichkeitseigenschaft wird allerdings generell auch bei anderen Angststörungen als ein verursachender Faktor in Betracht gezogen, vor allem im Zusammenhang mit mangelnder eigener Kompetenzerwartung.

Modelle der neuronalen Netzwerke des Gedächtnis

Auch Modelle der neuronalen Netzwerke des Gedächtnis sind gegenwärtig sehr in Diskussion. Neben situationsspezifischen Charakteristika des ängstigenden Ereignisses sind auch die mangelnde Kompetenzerwartung und die starke negative Emotion in der Furchtstruktur des neuronalen Netzwerks gespeichert. Die erlebte Bedrohung nimmt so viel Energie des Arbeitsspeichers in Anspruch, dass für die distanzierte kognitive Verarbeitung zu wenig übrig bleibt. Die Wahrnehmung ist vorwiegend problemzentriert und nicht lösungsorientiert.

Erwartungsangst, Sorge als negativer Verstärker

Vrana et al. (1986) fanden heraus, dass die Konfrontation mit bildlichen Vorstellungen einer gefürchteten Situation eine physiologische Aktivierung auslöst, während dies bei verbaler Artikulierung desselben Inhaltes nicht erfolgt. Borkovec et al. (1991) gehen entsprechend davon aus, dass Sorgen eine Art Vermeidungsreaktion auf emotionale Bedrohung darstellen. Durch die nachfolgende Reduktion der physiologischen Aktivierung wird das Sich-Sorgen somit negativ verstärkt, wie in nachfolgender Abbildung dargestellt wird.

Da Konfrontationsverfahren sich dann am wirksamsten erwiesen, wenn die Angstsituation in sensu bzw. in vivo *emotional verarbeitet* wurde (Foa, Kozak 1986) folgt daraus, dass durch die Vermeidung der emotionalen Komponente bzw.

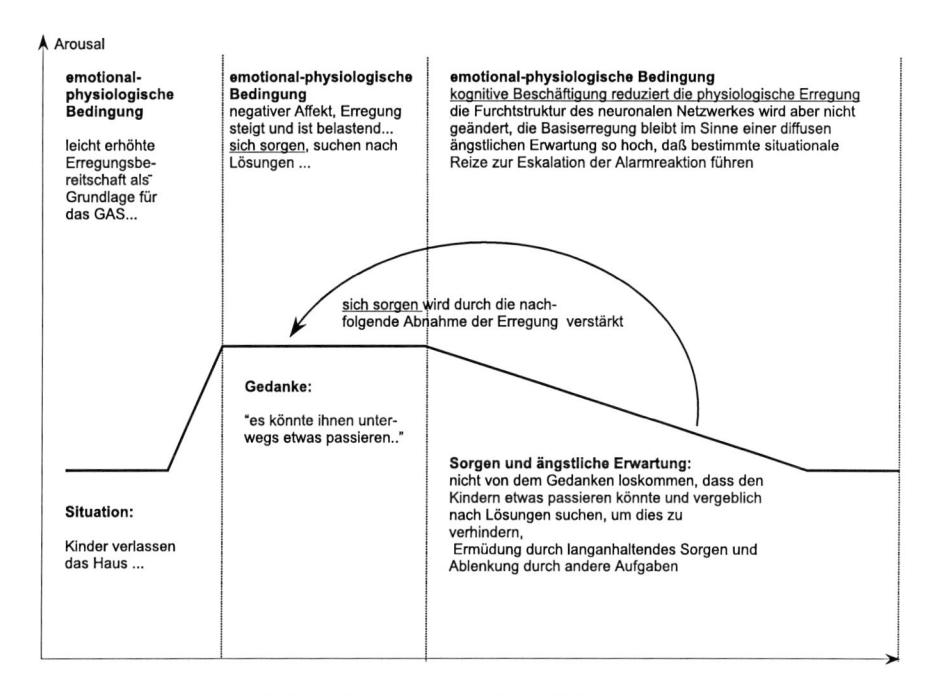

Abb. 1. Verstärkermodell des Sich-Sorgens

der physiologischen Erregung das gesamte neuronale Netzwerk keine korrigierende Veränderung erfährt.

Spezieller Teil

Diagnoseinstrumente

Die Generalisierte Angststörung weist die niedrigste Reliabilität im Vergleich mit der Diagnose der anderen Angststörungen auf, was darauf zurückgeführt wird, dass die Symptome auch bei anderen Angststörungen vorkommen und als grundsätzliche Merkmale von Angst angesehen werden. Dieser Umstand bildet sich auch bei den zur Verfügung stehenden diagnostischen Instrumenten ab, die mit Ausnahme des CIDI nur Teilaspekte der Störung erfassen.

Am häufigsten wird das STAI, Spielberger State Trait Anxiety Inventory, eingesetzt, das seit 1981 in deutscher Sprache vorliegt (Laux et al. 1981) und mit jeweils 20 Items in der State-Form die aktuelle Angst in einer gegebenen Situation und in der Trait –Form die überdauernde Persönlichkeitseigenschaft Angst erfasst. Einen ähnlichen Bereich erfassen die Hamilton Anxiety Scale, bei der 14 Angstsymptome auf einer 5 stufigen Skala erfasst werden (HAMA, Hamilton 1959) und die Self Rating Anxiety Scale (SAS, Zung 1971), bei der, auf den Zeitraum der letzten Woche bezogen, die Häufigkeit von affektiven und somatischen Symptomen der Angst erfasst wird. Die somatischen Faktoren sind für die Diagnose des GAS allerdings nicht von zentraler Bedeutung.

Besser gelingt allerdings die Diagnose mit dem CIDI von Wacker et al. (1992). Gezielter auf die Verhaltensweise des Besorgtseins geht das Penn State Worry Questionaire (PSWQ, Meyer et al. 1990) ein, das allerdings bisher noch nicht auf Deutsch vorliegt. Der 16-Item-Fragebogen korreliert gut mit dem STAI.

Hilfreich für die Diagnose sind besonders auch Tagebuchaufzeichnungen, wie sie von Lindsay et al. (1987) angewendet wurden, bei denen die Patienten auch angaben, wie viel Zeit sie täglich mit der Beschäftigung mit bedrohlichen oder besorgniserregenden Inhalten verbrachten.

Klinisch-psychologische Behandlung

Vorüberlegungen

Bei phobischen Störungen und Panikstörungen geht die Gefahr von einem unmittelbar vorhandenen bedrohlichen Ereignis oder einer Situation (z.B. viele Menschen, Hund, Injektion, körperliches Symptom etc.) aus, auf die eine prompte Alarmreaktion von hoher Intensität folgt und eine Sicherheitsreaktion in Form von Kampf oder Flucht erzwingt. Bei der generalisierten Angststörung wird das Auftreten der Gefahr in der Zukunft erwartet. Da jedoch nicht klar ist, in welcher Form diese Gefahr manifest werden und wann genau sie auftreten wird und ob sie überhaupt auftreten wird, ist eine konkrete Planung von Maßnahmen, wie die Gefahr vermieden werden könnte bzw. welche Handlungen im Falle des Eintretens der Gefahr zu setzen sind, unmöglich. Angesichts der vagen Charakteristika der Gefahr – Art, Intensität und Zeitpunkt – und der gleichzeitig als hoch angenommenen Wahrscheinlichkeit für das Eintreten einer solchen Gefahr bleibt als Reaktionsmöglichkeit nur die wachsame zentrierte Aufmerksamkeit auf die Gefahrenbereiche, um gegebenenfalls beim Auftreten rasch reagieren zu können. Eine Habituation ist nicht möglich, da die Erkenntnis der Unangemessenheit der Angstreaktion, wie sie bei Expositionsverfahren eintritt, die Kenntnis der konkreten Charakteristika der Angst voraussetzt.

Es gibt bisher noch wenige wissenschaftlich kontrollierte Therapiestudien zum GAS, und die Erfolge lassen zu wünschen übrig (Becker 1995).

Angstbewältigungstraining

Diese Therapieform geht auf Suinn, Richardson (1971) zurück und soll den Patienten in 5 Schritten Kontrolle über den hohen Aktivierungsgrad verschaffen.

1. Information über die Behandlungsform und die Entspannungsmethode (Progressive Muskelentspannung nach Jacobson).
2. Geleitete Provokation von Angstzuständen mit anschließender Kontrolle mittels der Muskelentspannung.
   Die Angstzustände wurden mittels Vorstellung von angstbesetzten Situationen, oder mittels Kopfrechnen oder durch eine unkontrollierbare Lärmquelle erzeugt.
3. Früherkennung der Indikatoren für beginnende Angstzustände.

Die Patienten werden aufgefordert darauf zu achten, welche körperlichen Reaktionen kurz vor den Angstgefühlen bemerkbar sind: Muskelverspannung im Kopf- oder Magenbereich, Herzrasen, etc. Die Vorgabe einer Symptomliste kann den Wahrnehmungsprozess unterstützen.
4. Graduelle Selbstkontrolle.
   Die Patienten lernen auf die wahrgenommen Symptome möglichst frühzeitig mit der Entspannungsmethode zu reagieren.
5. Übertragung auf den Alltag.
   Die Patienten werden angeleitet, diese Gegensteuerungsmaßnahme im Alltag konsequent einzusetzen.

Shoemaker (1976) evaluierte diese Behandlungsform bei generalisiert ängstlichen Patienten und konnte gute Ergebnisse feststellen, die auch noch 15 Monate nach der Therapie anhielten.

Stressmanagementtraining

Die Behandlung stellt eine Kombination des Angstmanagementtrainings mit dem Stressimpfungstraining, das bei der Postraumatischen Belastungsstörung in diesem Handbuch beschrieben wird, dar. Es wird dabei auch auf die Gedanken, welche bei den Angstzuständen auftreten, eingegangen. Der Ablauf ist durch die folgenden 4 Schritte gekennzeichnet:

1. Es wird der Einfluss der Gedanken und Einstellungen auf die Angstzustände aufgezeigt und wie sie Angstgefühle verstärken oder verringern können.
2. Progressive Muskelentspannung mit besonderer Berücksichtigung von Atemtechniken.
3. Exploration von Angstgedanken und –einstellungen und ihr Ersatz durch alternative, bewältigende Gedanken. Meichenbaum (1995) gibt Empfehlungen für bewältigende Gedanken, wie in belastenden Situationen strukturiert damit umgegangen werden soll:
   – Vorbereitung auf das Ereignis
     „Was gibt es hier zu tun? – Bleibe sachlich!"
   – Konfrontation damit
     „Entspanne dich, atme ruhig und gleichmäßig!"
     „Denke nur an den nächsten Schritt!"
   – Gefühl davon überwältigt zu werden
     „Schätze die Stärke der Angst von 0–10 ein –
     und beobachte, wie sie sich verändert"
   – Selbstbelohnung nach dem Ereignis
     „Ich kann das mit jedem Mal besser!"
4. Erprobung der Bewältigungstechniken in belastenden Situationen
   Die Situation wird zuerst in sensu geübt und schließlich in vivo in den belastenden Alltagssituationen. Die Ergebnisse werden besprochen und gegebenenfalls die Techniken maßgeschneidert für den Patienten modifiziert.

Butler (1991) fand heraus, dass die kognitiv-behaviorale Behandlung zwar der reinen behavioralen Behandlung gegenüber überlegen war, als er dann jedoch den strengen Maßstab der vollen Funktionsfähigkeit anlegte („high end state functioning"), erfüllten nur noch 32% der kognitiv-behavioralen Gruppe und 16% der rein behavioralen Gruppe das Kriterium.

Sorgenkontrollbehandlung

Turowsky und Balow (1996) schreiben die nicht zufrieden stellenden Therapieergebnisse der mangelnden Berücksichtigung des Phänomens ‚sich sorgen' zu, weil die katastrophisierenden Gedanken nicht stark genug provoziert wurden. Sie entwickelten daher einen neuen therapeutischen Ansatz, die Sorgen-Kontrollbehandlung, eine Konfrontation in sensu, deren Behandlungsschritte auf allen Ebenen der Angst ansetzen:
    Die Patienten werden angeleitet täglich für einen bestimmten Zeitraum den Inhalt ihrer Sorgen zu bearbeiten.

Im *ersten Schritt* erhalten die Patienten grundlegende Informationen über die Natur und Bedeutung der Angst.
Die Angst wird in 3 Komponenten aufgeteilt:

Physiologische Komponente: Körperliche Ausdrucksformen, z.B. Muskelspannung, Ermüdung und Auf-dem-Sprung-Sein.
Kognitive Komponente: Gedanken, die mit den Sorgen zusammenhängen.
Behaviorale Komponente: Permanentes Kontrollieren, Suche nach Rückversicherung oder Vermeidung bestimmter Aufgaben.

Dem Patienten wird erklärt, wie jede dieser Komponente zur Steigerung oder Aufrechterhaltung des pathologischen Angstkreislaufes beiträgt, so führt katastrophisierendes Denken und Besorgnis zu Spannung und Ermüdung. Arbeit wird vermieden oder aufgeschoben, was wiederum zu noch größeren Sorgen führt, die weiter erhöhte Anspannung bedingen etc. Alle diese Informationen dienen auch dazu, die Angst zu entmystifizieren und realistische Ziele zu setzen.
Im *zweiten Schritt* folgt die Selbstbeobachtung als entscheidender Behandlungsaspekt, bei dem erkannt werden soll, dass die Angst nicht zufällig auftritt, sondern einen Prozess darstellt, der von externen und internen Reizen abhängt.
    Die Patienten beobachten täglich:
– Die Stärke ihrer Angst und Depression.
– Anteil des Tages, der mit Sorgen verbracht wird.
– Die Themen der Sorgen.
und tragen dies in ein Wochenprotokoll ein, um die Behandlung den Bedürfnissen des Patienten anzupassen und den Fortschritt der Therapie zu evaluieren.
Im *dritten Schritt* folgt das Entspannungstraining (Progressive Muskelentspannung) und das Diskriminationstraining, um subtile und frühe Anzeichen der Anspannung zu erkennen und mit Entspannung darauf reagieren zu lernen. Auch entspannende Atemtechniken gekoppelt mit Visualisierung von angenehmen Bildern kommen hier zum Zuge. Das Entspannungstraining dauert ca. 30 Minuten und wird auf Band aufgenommen, damit der Patient zu Hause 2 mal täglich üben kann. Durch Üben soll der Patient befähigt werden, die Entspannung schließlich nur durch die Erinnerung an das Gefühl auszulösen.

<F41.1> Generalisierte Angststörungen

Im *vierten Schritt* wird die reizkontrollierte Entspannung eingeführt, die darin besteht, nach ein paar langsamen Atemzügen während des Ausatmens die Worte: „Entspanne dich!" zu wiederholen und damit die gesamte Anspannung im Körper zu lösen und sich auf die Gefühle der Entspannung zu konzentrieren. Dazwischen sollte der Patient gelegentlich auch die Gesamtform des progressiven Muskelentspannens mit dem Tonband trainieren.

Im *fünften Schritt,* der schon überlappend mit dem 3. Schritt beginnt, wird die kognitive Therapie nach Beck und Emery (1985) eingeführt, indem die Begriffe automatische Gedanken, Erwartungsangst erklärt werden und wie Fehlschlüsse und ungenaue Kognitionen die Angst vergrößern können.

Im *sechsten Schritt* werden dann mit Hilfe der kognitiven Techniken von Beck und Emery die unvorteilhaften automatischen Gedanken identifiziert und in den Beobachtungsbogen für Kognitionen eingetragen. Es sollen so viele Details wie möglich, erinnert werden. Mögliche Techniken:

- Befragung: „Was genau, fürchten Sie, könnte in dieser Situation passieren?"
- Bildhafte Vorstellung: „Stellen Sie sich die Situation ganz genau vor:
  Was sehen Sie? Was hören Sie? Was spüren Sie?
  Wen sehen Sie noch? etc."
- Rollenspiele
- Verwendung des Beobachtungsbogens für Kognitionen:

Ereignis/Auslöser
Automatischer Gedanke
Angst (0–8)
Wahrscheinlichkeit (0–100%)
Entgegnung (Alternativen/Beweise)
Realistische Wahrscheinlichkeit (0–100%)
Angst (0–8)

Im *siebten Schritt* erfolgt die Einschätzung der kognitiven Verzerrungen:

- Überschätzung der Wahrscheinlichkeit
- katastrophisierendes Denken

Im *achten Schritt* werden alternative Kognitionen erarbeitet:
Ängstliche Gedanken werden auf Gültigkeit hin untersucht und inakurate Kognitionen werden durch rationalere und realitätsnähere ersetzt. Dazu ist es notwendig:

- Gedanken nicht als Fakten, sondern als Hypothesen zu behandeln.
- Gültigkeit des Gedanken zu untersuchen.
- Alternativen Gedanken zu den ängstlichen zu erforschen.

Im *neunten Schritt* kommt es in der Imagination zur Konfrontation mit den Sorgen:

- Sorgenhierarchie
- Vorstellung des schlimmstmöglichen Ausganges der niedrigsten Stufe der Sorgenhierarchie

- 15–30 Minuten lang Konzentration auf diese Vorstellung, danach erst soll der Patient dieser Vorstellung mit den umstrukturierten Gedanken entgegnen (Entkatastrophisieren, wirkliche Wahrscheinlichkeit bestimmen etc.).

Im *zehnten Schritt* kommt es zur Bearbeitung der nächsten Situation in der Sorgenhierarchie.
Bei richtiger Durchführung ist folgender Verlauf zu erwarten (Brown et al. 1993).

- Die ersten Konfrontationsübungen rufen zumindest mäßige Angst hervor.
- Die in die Länge gezogene Konfrontation sollte zur Habituation führen.
- Über die wiederholten Konfrontationsübungen nehmen die maximalen Angstniveaus ab.

Mögliche therapeutische Probleme bei dieser Vorgangsweise:

- Vorstellung löst kein adäquates Angstniveau aus. Ursache: Patient meidet die Vorstellung, mangelnde Lebendigkeit der Vorstellung.
- Zu geringe Habituation.

Im *elften Schritt* werden ritualisierte Verhaltensweisen, die eine Angstreduzierung hervorrufen können in einer Hierarchie erfasst, wie z.B. Rückversicherungen und häufige Anrufe bei nahe stehenden Personen oder Vermeidung von Aufgaben, die mit den Sorgen im Zusammenhang stehen, etc.
Es wird eine Liste mit den typischen Sorgenverhaltensweisen aufgestellt, danach wird in Hausaufgaben die Häufigkeit der einzelnen Verhaltensweisen erfasst, und dann werden die Patienten aufgefordert, auf diese Verhaltensweisen in Zukunft nicht mehr zurückzugreifen, wobei der Patient bei der untersten Hiercharchie-Ebene beginnt.
Zielgerichtetes Verhalten wird vom Therapeuten immer verstärkt.

Zusammenfassung

In diesem Beitrag sollen grundlegende klinisch-psychologische Behandlungsstrategien zur Behandlung der generalisierten Angststörung vorgestellt werden, wobei vor allem auf die bei diesem Störungsbild besonders häufig auftretende Komorbidität zu achten ist, die einen Komplikationsfaktor im Rahmen des therapeutischen Geschehens darstellen kann. Daher kommt der Kombination verschiedener Ansätze eine besondere Bedeutung zu.

Literatur

Barlow, D.H. (1988) Anxiety and its disorders. Guilford Press, New York
Becker, E.S. (1995) Ätiologie und Therapie des Generalisierten Angstsyndroms. Verhaltenstherapie 5: 207–215
Borkovec, T.D., Shadick, R.N., Hopkins, M. (1991) The nature of normal and pathological worry. In: Rapee R.M., Barlow D.H. (eds.) Chronic anxiety: generalized anxiety disorder and mixed depression. Guilford Press, New York

Zwänge scheinen auch *kulturell* (oder subkulturell) eingebaut oder überformt zu sein. In fast allen Kulturen besitzen verschiedene Rituale höchste Bedeutung, wie z.B. religiöse Rituale, Reinigungsrituale und bestimmte ritualisierte Verhaltensmuster im Rahmen der menschlichen Sexualität. Offenbar entwickeln Kulturen solche stabilen Verhaltensmuster zur Reduktion von Angst und Unsicherheit im Umgang mit zentralen Themen der menschlichen Gemeinschaft. Zu den genannten Inhalten kommen auf gedanklicher Ebene noch Themen wie Versündigung und Schuld, die zumeist ebenfalls im Rahmen bestimmter Rituale bewältigt werden müssen. Sowohl bei der Analyse, als auch bei der Therapie von Zwängen sollten diese kulturellen Aspekte berücksichtigt werden.

Untersuchungen von Familiengeschichten haben ergeben, dass *Verwandte ersten Grades* von Zwangskranken mit höherer Wahrscheinlichkeit Angst- und Depressionsstörungen, aber nicht unbedingt Zwangsstörungen aufweisen.

Auch Untersuchungen zu „*Life Events*" geben keine Aufschlüsse. Zwanghafte Menschen unterscheiden sich nicht durch besondere, traumatische Erlebnisse von anderen Menschen.

Der *Erziehungsstil* des Elternhauses ist sicherlich auch mitverantwortlich. So berichten viele Zwangskranke von einer strengen, rigiden, sehr auf Normen bedachten Erziehung mit einer Orientierung an religiösen Werten („Du sollst nicht sündigen in Gedanken, Worten und Werken"). Auch eine strenge Reinlichkeitserziehung in der Kindheit wird, als möglicher ätiologischer Faktor, in Erwägung gezogen.

Darüber hinaus hat die Diskussion über *Verhaltensdefizite* (Mangel an sozialer Kompetenz und selbstsicherem Verhalten, soziale Defizite, Hemmungen im sexuellen Bereich etc.), die für zwanghaftes Verhalten ausschlaggebend sein können, immer mehr Aktualität erlangt.

Kognitiven Modellen ist gemeinsam, dass Prozesse der Informationsaufnahme, der Informationsbewertung und Informationsverarbeitung eine Rolle spielen. Zentrale Annahme eines solchen Modells ist, dass die Wurzeln der Zwangsgedanken aufdringliche Kognitionen sind, die praktisch jeder Mensch hat. Es gehört zu den normalen menschlichen Denkprozessen, dass unser Handeln andauernd von praktisch automatisch ablaufenden Gedanken begleitet wird. Gedanken, die unsere Aktivitäten begleiten sind nicht unbedingt affektiv besetzt. So haben sicher viele von uns schon einmal über jemanden, der uns geärgert oder beleidigt hat, gedacht „Mir wäre lieber, der wäre tot" oder „Ich könnte sie umbringen", was wir im nächsten Moment auch schon wieder vergessen. Eine besondere Bedeutung erhalten Gedanken erst durch Prozesse der *Selektion* und der *Bewertung*, die zentrale Faktoren eines kognitiven Modells sind. Die Aufrechterhaltung eines aufdringlichen Gedankens ist demnach von seiner Bewertung abhängig. Eine Bewertung als negativ oder bedrohlich ist für den Betroffenen ein Hinweis für die Relevanz und Wichtigkeit des Gedankens und bildet einen zentralen Faktor für die weitere kognitive Beschäftigung und damit Aufrechterhaltung des Gedankens (bis hin zur zwanghaften Beschäftigung mit dem Gedanken). Es werden also quasi wichtige Gedanken aus dem Gedankenstrom gefiltert. Bei Zwangskranken spielen bei der Filterung von Gedanken eine ganze Reihe von Beliefs (Überzeugungen) eine zentrale Rolle, nämlich Schuld, Verantwortlichkeit, Unsicherheit und Zweifel sowie negativer Ausgang. Die mit einem Gedanken verknüpfte Verantwortlichkeits- und Schuldthematik lässt den Patienten dann nicht mehr los, er beschäftigt sich immer mehr und immer wieder mit dem Gedanken. Dazu kommt das Gefühl der Unsicherheit, mangelndes Vertrauen in die eigene Selbstkontrolle und eine abnorm

Tabelle. 3. Komorbidität der Zwangsstörung (% Häufigkeiten, Lebenszeitprävalenz, n=100)

Major Depression: 67%
Einfache Phobie: 22%
Sozialphobie: 18%
Ess-Störungen: 17%
Alkoholabusus/Abhängigkeit: 14%
Panikstörung: 12%
Gilles-de-la Tourette-Syndrom: 7%

Aus: Lenz G., Demal U. (1998): Epidemiologie, Symptomatik, Diagnostik und Verlauf der Zwangsstörung. In: Lenz G., Demal U., Bach M. (Hrsg). Spektrum der Zwangsstörungen. Forschung und Praxis. Springer, Wien New York.

Auch Patienten haben den dringenden Wunsch, das „Warum" der Problematik aufzuhellen; sie sind auf der Suche nach einem plausiblen Ätiologiemodell. Es gibt heute keine einheitliche Theorie zur Entstehung und Aufrechterhaltung von Zwängen, denn dies würde eine einheitliche Vorstellung von Zwängen beinhalten, aber es gibt *Bestandteile theoretischer Modelle.*

Das *Zwei-Faktoren-Modell* (Mowrer 1947) wird noch immer als Modell zur Entstehung und Aufrechterhaltung von Handlungszwängen herangezogen. Nach diesem Modell wird eine vorher neutrale Situation aufgrund traumatischer Bedingungen im Laufe der Zeit selbst ein aversiver Stimulus (= erster Faktor). Das Individuum lernt nun durch diskriminative Hinweisreize diese Situation zu vermeiden bzw. aus dieser Situation zu entfliehen. Durch dieses Vermeidungsverhalten kommt es zum Ausbleiben der vermeintlich erwarteten aversiven Situation, womit das Vermeiden negativ verstärkt wird (=zweiter Faktor). Trotz der Grenzen der Übertragbarkeit dieses Modells auf menschliches zwanghaftes Verhalten, es wurde vor allem im Tierversuch geprüft, wird das Modell noch immer in Abwandlungen zur Erklärung der Entstehung und Aufrechterhaltung menschlichen zwanghaften Verhaltens herangezogen. So könnten Zwänge auch als stereotypes und rituelles Verhalten gesehen werden, durch das es zu einer Angstreduktion kommt, was einer negativen Verstärkung gleichkommt, durch die das Verhalten aufrechterhalten wird. Wesentliche Kritikpunkte an diesem Modell sind die völlige Vernachlässigung kognitiver und emotionaler Aspekte und dass das Zutreffen von Ereignissen in der Vergangenheit nicht mehr überprüft werden kann (Erinnerungsmängel, selektive Wahrnehmung, Verzerrung etc.). Das Modell enthält einige Idealisierungen, es ist, wenn überhaupt, nur zur Erklärung der Entstehung von Zwangshandlungen, nicht aber Zwangsgedanken heranziehbar, angstinduzierende Zwänge können dadurch nicht erklärt werden und, ganz wesentlich, bei vielen Patienten lassen sich traumatische und belastende Faktoren/Bedingungen nicht finden, die als Faktor der Entstehung eine Rolle gespielt haben könnten. Das Modell ist im Prinzip ein Angst-Reduktionsmodell. Der emotionale Zustand, der Zwänge begleitet, ist jedoch in den meisten Fällen nicht Angst, sondern vielmehr Unruhe, Unsicherheit, Anspannung, Ekel. Folgende Überlegungen werden zur Ergänzung herangezogen:

Die Theorie der Prepardness (Seligman 1974) besagt, dass eine Koppelung von Zwangshandlungen und Zwangsgedanken nicht an beliebige Situationen erfolgt. Der Auswahl von Situationen liegt ein biologisch-evolutionäres Prinzip zugrunde. Bei den Inhalten der meisten Auslöser von Zwängen lassen sich Aspekte der Prepardness, d.h. also der biologisch-evolutionären Bedeutsamkeit, geltend machen.

Tabelle 2. ICD-10: F42 Zwangsstörung

A. Entweder Zwangsgedanken oder Zwangshandlungen (oder beides) an den meisten Tagen über einen Zeitraum von mindestens zwei Wochen.
B. Die Zwangsgedanken (Ideen oder Vorstellungen) und Zwangshandlungen zeigen sämtliche folgenden Merkmale:
  1. Sie werden als eigene Gedanken/Handlungen von den Betroffenen angesehen und nicht als von anderen Personen oder Einflüssen eingegeben.
  2. Sie wiederholen sich dauernd und werden als unangenehm empfunden, und mindestens ein Zwangsgedanke oder eine Zwangshandlung werden als übertrieben und unsinnig anerkannt.
  3. Die Betroffenen versuchen, Widerstand zu leisten (bei lange bestehenden Zwangsgedanken und Zwangshandlungen kann der Widerstand allerdings sehr gering sein). Gegen mindestens einen Zwangsgedanken oder eine Zwangshandlung wird gegenwärtig erfolglos Widerstand geleistet.
  4. Die Ausführung eines Zwangsgedanken oder einer Zwangshandlung ist für sich genommen nicht angenehm (dies sollte von einer vorübergehenden Erleichterung von Spannung und Angst unterschieden werden).
C. Die Betroffenen leiden unter den Zwangsgedanken und Zwangshandlungen oder werden in ihrer sozialen oder individuellen Leistungsfähigkeit behindert, meist durch den besonderen Zeitaufwand.
D. Häufigstes Ausschlusskriterium: Die Störung ist nicht bedingt durch eine andere psychische Störung, wie Schizophrenie und verwandte Störungen (F2) oder affektive Störungen (F3).

nem Gesamtmittelwert der Lebenszeit-Prävalenz von 2.5% ist die Zwangsstörung die *vierthäufigste psychiatrische Erkrankung* (Robins et al. 1991). Männer und Frauen sind in etwa gleich häufig betroffen (Rasmussen, Eisen 1992).

Die Erkrankung beginnt meist in der Adoleszenz oder im frühen Erwachsenenalter. Ein durchschnittlicher Erkrankungsbeginn wird von Reinecker, Zaudig (1995) mit 22 Jahren angegeben. Männer erkranken früher als Frauen (Rasmussen, Eisen 1992). Der Beginn der Zwangsstörung ist in den meisten Fällen schleichend, und nur in ganz seltenen Fällen wird ein akuter Beginn beschrieben. Der erste Kontakt mit einer therapeutischen Einrichtung findet erst 7.0 bis 7.5 Jahre nach Beginn der Zwangsstörung statt. (Reinecker, Zaudig 1995). Diese enorme Verzögerung im Beginn einer effizienten Behandlung spielt auch hinsichtlich der Prognose eine bedeutende Rolle. Es ist jedoch zu hoffen, dass durch eine Verbesserung der psychosozialen Versorgung und durch vermehrte Aufklärungsarbeit dieser Zeitraum verkürzt werden kann, was sich wiederum begünstigend auf den Krankheitsverlauf auswirken sollte.

Bezüglich der *Komorbidität* der Zwangsstörung soll auf Tabelle 3 verwiesen werden.

Im DSM-IV (APA 1996) wird angegeben, dass chronische, schwankende Verläufe mit Symptomverschlechterungen am häufigsten zu beobachten sind, während episodische Verläufe nur in 5% auftreten. Das Überwiegen eines chronischen Verlaufsgeschehen mit einem Auf und Ab hinsichtlich des Ausprägungsgrades der Zwangssymptomatik („waxing and waning") stimmt auch weitgehend mit eigenen Untersuchungen überein (Demal et al. 1992).

Erklärungsansätze:
Nicht nur Psychologen, Ärzte und Psychotherapeuten haben großes Interesse zu begründen, wie Zwänge entstanden sind und wie es zu ihrer Stabilisierung kommt.

Rahmen einer klinisch-psychologischen Untersuchung unabdingbar. In der Folge ist es notwendig, das weitere Vorgehen für jeden Patienten individuell zu überdenken und eine klinisch-psychologische Intervention von Psychotherapie im engeren Sinn abzugrenzen. Gerade im Rahmen der Therapie von Zwangsstörungen ist eine fundierte Ausbildung hilfreich bzw. notwendig. Zwangskranke stehen einer Behandlung meist ambivalent gegenüber, sie haben oft bereits eine Reihe von erfolglosen Behandlungsversuchen hinter sich und besondere Merkmale Zwangskranker, wie z.B. Aggressivität, Feindseligkeit, Rigidität können den Aufbau einer therapeutischen Beziehung, die Voraussetzung für ein gemeinsames Arbeiten ist, erschweren bzw. besondere therapeutische Kompetenz erfordern.

Teil der klinisch psychologischen Behandlung ist eine umfassende *Information* und *Aufklärung* des Betroffenen. *Psychoedukation* kann in Form von Gruppen oder auch im Einzelsetting angeboten werden. Sie kann alleinige Behandlungsstrategie sein oder aber auch als Ergänzung zu einer Psychotherapie oder auch Pharmakotherapie eingesetzt werden. Klinisch-psychologische Diagnostik und Behandlung kann ambulant oder stationär durchgeführt werden.

Spezifische Darstellung

Beschreibung des Störungsbildes nach ICD-10 und DSM-IV

Die Zwangsstörung wird in der vierten Version des Diagnostic and Statistical Manual des Amerikanischen Psychiaterverbandes, DSM-IV (APA 1996) zu der großen Gruppe der Angststörungen gerechnet, während die Internationale Klassifikation psychischer Störungen der Weltgesundheitsorganisation (ICD-10, WHO 1993) die Zwangsstörung neben den phobischen und den Angststörungen anführt. Nach *DSM-IV* müssen entweder Zwangsgedanken oder Zwangshandlungen vorliegen (Kriterium A). Die Zwangsgedanken/-handlungen müssen von dem Patienten als übertrieben und unbegründet angesehen werden (Kriterium B). Die Zwangsstörung verursacht eine erhebliche psychosoziale Beeinträchtigung (Kriterium C), andere psychische und organisch bedingte Störungen müssen ausgeschlossen sein (Kriterium D und E). Als Besonderheit kann noch der Subtyp „Mit wenig Einsicht" hervorgehoben werden: dieser Subtyp trägt der nicht seltenen Beobachtung Rechnung, dass Patienten öfter auch eine mangelnde inhaltliche Distanzierung von ihren Zwangsgedanken und -handlungen aufweisen. Nach *ICD-10* (Tabelle 2) gibt es drei diagnostische Subtypen einer Zwangsstörung: Zwangsstörung mit überwiegend Zwangsgedanken (F42.0), Zwangsstörung mit überwiegend Zwangshandlungen (F42.1) und einen Mischtyp, bei dem sowohl Zwangsgedanken als auch Zwangshandlungen auftreten (F42.2). In den Zeitkriterien unterscheiden sich ICD-10 und DSM-IV. Während nach ICD-10 wenigstens zwei Wochen an den meisten Tagen Zwangsgedanken und Zwangshandlungen oder beides nachweisbar sein müssen, müssen im DSM-IV Zwangsgedanken und -handlungen wenigstens mehr als eine Stunde pro Tag in Anspruch nehmen.

Epidemiologie und Verlauf:
Noch bis vor wenigen Jahren wurde die Zwangsstörung als eine seltene psychiatrische Erkrankung angesehen. Neuere Daten zeigen, dass die Erkrankung mit einer Lebenszeit-Prävalenz zwischen 1.9% und 3.3% 50 bis 100mal häufiger vorkommt als ursprünglich angenommen (Freeman 1992, Karno et al. 1988). Mit ei-

Zwangsgedanken, Zwangshandlungen, aber auch eine Mischung aus beiden, können auch im Rahmen anderer psychiatrischer Erkrankungen, als akzessorische Symptomatik bei hirnorganischen oder hirnbeteiligten Erkrankungen, vorkommen. Aus therapeutischen Gründen ist es daher bedeutsam die reine Zwangsstörung von Zwangsphänomenen bzw. Zwangssymptomen differentialdiagnostisch abzugrenzen. Besonders problematisch kann die *Abgrenzung der Zwangsstörung* von der zwanghaften Persönlichkeitsstörung (DSM-IV, APA 1996) bzw. anankastischen Persönlichkeitsstörung (ICD-10, WHO 1993) sein. Während lange Zeit die Meinung bestand, dass Patienten mit einer Zwangsstörung zumindest auch einen zwanghaften Charakter, wenn nicht gar eine prämorbide anankastische Persönlichkeitsstörung, aufweisen, widerlegen dies neuere Untersuchungen, wonach weniger als 10% der Patienten mit einer Zwangsstörung prämorbid oder komorbid eine zwanghafte/anankastische Persönlichkeitsstörung aufweisen (Ecker, Dehmlow 1994). Eine komplexe Interaktion mit depressiven Störungen ist bekannt (Demal et al. 1993). Es wäre im Einzelfall zu klären, ob es sich primär um eine depressive Episode mit Zwangssymptomen oder um eine Zwangsstörung mit ausgeprägter depressiver Symptomatik oder um zwei verschiedene Krankheitsbilder, die zur gleichen Zeit bestehen, handelt. Auch im Rahmen schizophrener Erkrankungen gibt es häufig eine Reihe von ritualisierten Verhaltensweisen, die von ihrem Erscheinungsbild her stark an Zwänge erinnern, wie zum Beispiel stereotype Körperbewegungen, verschiedene Alltagsrituale, Horten von Gegenständen etc., die allein jedoch nicht ausreichen, um eine Zwangsstörung zu diagnostizieren. Im Kontrast zu Zwängen werden Gedanken, Ideen oder Impulse im Rahmen schizophrener Erkrankungen auf externe Kräfte zurückgeführt, sind üblicherweise ich-synton, werden nicht als sinnlos angesehen, führen üblicherweise nicht zum Widerstand der Person und Rituale sind nicht „funktional" wie bei Zwängen. Vor allem aus Gründen völlig unterschiedlichen therapeutischen Umgangs ist aber gerade in diesem Bereich eine klare Abgrenzung notwendig. Mit dem aus dem angloamerikanischen Raum kommenden Konzept der zwangsassoziierten Störungen (obsessive compulsive related disorders, Hollander 1993) wurden über die kategorialen Klassifikationseinheiten von ICD-10 und DSM-IV hinweg neue Impulse für Therapie und Forschung erbracht. Störungen wie Gilles-de-la-Tourette-Syndrom, Tics, Autismus, Anorexia Nervosa, Bulimia Nervosa, Binge Eating Disorder, Dysmorphophobie, Kleptomanie, Trichotillomanie, Hypochondrie, sexuelle Störungen, Impulskontrollstörungen, Kaufrausch, Pathologisches Spielen und Somatisierungsstörungen, aber auch neurologische Störungen wie Epilepsie, Chorea Huntington oder Sydenham Chorea werden auf einem Kontinuum von Impulsivität (erhöhte Risikobereitschaft) und Kompulsivität (verminderte Risikobereitschaft) angeordnet. Diese Störungen weisen auf der Symptomebene (Zwangsgedanken und Zwangshandlungen, stereotype Verhaltensweisen, Rituale, motorische Automatismen), im Rahmen anderer Merkmale (demographisch, Komorbidität, Verlauf), neurobiologisch (ähnliche Befunde bei bildgebenden Verfahren), therapeutisch (Wirkung der Verhaltenstherapie und Pharmakotherapie) und hinsichtlich Ätiologie (Genetik, Umweltfaktoren) Ähnlichkeiten auf (Aigner et al. 1998).

Hinweise und Richtlinien für psychologische Interventionen

Bevor mit auch nur irgendeiner Intervention begonnen wird, ist gerade bei Zwangsstörungen eine ausführliche *Diagnostik und Differentialdiagnostik* im

An Fragen in Richtung einer Zwangsstörung wird man immer dann denken, wenn Patienten übertrieben nach Rückversicherung suchen, wenn sie sich unüblich intensiv mit Reinlichkeit oder Sicherheit beschäftigen, wenn sie übertriebene Befürchtungen bezüglich körperlicher Erkrankungen (z.B. Krebs, AIDS) äußern, wenn sie darüber klagen, dass sie mit ihrer Arbeit bzw. Haushaltstätigkeit nicht fertig werden, wenn sie meist zu Terminen zu spät kommen oder wenn die Haut an den Händen entzündet ist vom vielen Waschen bzw. von Reinigungsmitteln. Wenn der Patient über Angstzustände oder Depressionen berichtet, sollte man immer auch nach Zwangssymptomen fragen.

Entsprechende *Screening-Fragen* sind in Tabelle 1 aufgelistet.

Tabelle 1. Screeningfragen für Zwangserkrankungen

Haben Sie Gedanken, die Sie stören oder beängstigen und von denen Sie sich trotz aller Bemühungen nicht frei machen können?	JA	NEIN
Haben Sie die Neigung, Dinge extrem sauber zu halten oder Ihre Hände sehr oft zu waschen, häufiger als andere Ihnen bekannte Leute dies tun?	JA	NEIN
Kontrollieren Sie Dinge immer wieder, bis zum Exzess?	JA	NEIN
Müssen Sie alles so häufig zurechtrücken, ordnen oder aufräumen, dass es Sie bei anderen Dingen, die Sie tun möchten, stört?	JA	NEIN
Machen Sie sich übermäßig Gedanken darüber, dass Sie aggressiver als nötig handeln oder sprechen?	JA	NEIN
Fällt es Ihnen sehr schwer, Dinge wegzuwerfen, auch wenn Sie keinen praktischen Nutzen für Sie haben?	JA	NEIN
Machen Sie sich Sorgen, dass schreckliche Dinge passieren würden, die hätten verhindert werden können?	JA	NEIN
Haben Sie nach Abschluss von Routinetätigkeiten Zweifel, dass Sie alles richtig oder überhaupt gemacht haben?	JA	NEIN
Befürchten Sie, dass Sie aufgrund eines ungewollten Dranges oder Impulses handeln könnten?	JA	NEIN
Fühlen Sie sich dazu getrieben, gewisse Handlungen immer wieder zu vollziehen?	JA	NEIN
Müssen Sie etwas immer wieder tun, bis Sie endlich das Gefühl haben, dass es gerade richtig ist?	JA	NEIN
Erscheinen Ihnen solche Gedanken, Handlungen oder Rituale unsinnig?	JA	NEIN
Ist es schwierig für Sie, solche Zwangsgedanken, Handlungen oder Rituale unter Kontrolle zu halten?	JA	NEIN
Bereiten Ihnen solche Zwangsgedanken, Handlungen oder Rituale, Kummer oder Unbehagen?	JA	NEIN
Wurden Sie durch solche Zwangsgedanken, Handlungen oder Rituale davon abgehalten, etwas zu tun, irgendwohin zu gehen oder jemanden zu treffen?	JA	NEIN
Beanspruchen solche Zwangsgedanken, Handlungen oder Rituale, durchschnittlich mindestens eine Stunde am Tag?	JA	NEIN
Beeinträchtigen Sie solche Zwangsgedanken, Handlungen oder Rituale in der Schule, bei der Arbeit oder im Familienleben?	JA	NEIN

Aus: Lenz G., Demal U. (1998) Epidemiologie, Symptomatik, Diagnostik und Verlauf der Zwangsstörung. In: Lenz G., Demal U., Bach M. (Hrsg.) Spektrum der Zwangsstörungen. Forschung und Praxis. Springer, Wien New York.

erstmals von Freud (1895) geprägt. Die klassische Einteilung der Zwangssymptome in Zwangsvorstellungen und Zwangshandlungen geht auf Janet (1903) zurück. In späterer Zeit wird in der englischen Sprache eine ganz klare Unterscheidung zwischen den kognitiven und den motorischen Aspekten der Zwangssymptome vorgenommen, die noch immer beibehalten wird. So werden die Zwangshandlungen als „compulsions" und die Zwangsgedanken als „obsessions" bezeichnet. Dem gegenüber existiert in den meisten europäischen Sprachräumen nur ein Begriff für dieses Krankheitsbild. Die Differenzierung wird jedoch von einigen Autoren mit der Begründung als irrelevant bezeichnet, dass Zwangsgedanken niemals ohne motorische Komponente bzw. ohne Zwangshandlung auftreten würden. Immer noch wird in der Literatur die Definition von Schneider (1939) zitiert, der von einem Zwang spricht, wenn jemand Bewusstseinsinhalte nicht verdrängen kann, obschon er sie gleichzeitig als inhaltlich unsinnig und als ohne Grund beherrschend beurteilt.

Allgemeine Überlegungen zur psychologischen Diagnostik und zur Differentialdiagnose

Eine Zwangsstörung kann sich in Form von Zwangsgedanken oder Zwangshandlungen äußern, bei den meisten Patienten ist allerdings beides vorhanden. *Zwangshandlungen* sind meist exzessive Wiederholungen alltäglicher Verhaltensweisen, die nach bestimmten Regeln oder stereotyp ausgeführt werden. Sie dienen meist dazu, Unbehagen zu vermindern oder antizipierte katastrophale Konsequenzen, bedrohliche Ereignisse oder Situationen zu verhindern. Die Handlung steht in keiner realistischen Beziehung zu dem, was sie bewirken oder verhindern soll, bzw. ist eindeutig übertrieben. Am häufigsten sind *Kontrollzwänge* (Kontrollieren von Schlössern, Schaltern, Wasserhahn, elektrischen Geräten etc.) und *Reinigungs-, Wasch- bzw. Putzzwänge* (exzessives ritualisiertes Händewaschen oder Duschen, Reinigen von Gegenständen etc.), seltener *zwanghaftes Nachfragen*, *Ordnungszwänge* (Gegenstände am Schreibtisch müssen symmetrisch angeordnet sein, Dinge in der Wohnung haben einen festen Platz etc.), *Zählzwänge* (zwanghaftes Zählen von Stufen oder Fenstern eines Hauses etc.) und *Sammel- oder Hortzwänge* (Sammeln von Tageszeitungen, Reklamezeitungen über Jahrzehnte, Horten von Abfällen etc.).

Zwangsgedanken sind als störend, ungewollt und sinnlos erlebte Gedanken oder Impulse, die wiederholt und länger andauernd in den Sinn kommen. Der Inhalt eines Zwangsgedanken besitzt häufig einen rationalen Kern (z.B. Gedanke, ob die Tür zugesperrt wurde), das Ausmaß der Gedanken ist allerdings übertrieben und geht mit einer Beeinträchtigung im Alltagsablauf einher. Aggressive, religiöse und/oder sexuelle Inhalte können ebenso im Vordergrund stehen wie Verschmutzung, körperliche Gesundheit, Ordnung oder Symmetrie. Innerhalb der Zwangsgedanken kann folgende Untergliederung getroffen werden (Reinecker 1991): *zwanghaftes Zweifeln* (Beschäftigung mit Gedanken über eigene Handlungen und deren Folgen, „Habe ich jemanden verletzt, als ich nach Hause gefahren bin?"), *zwanghafte Impulse* (subjektiver Drang bestimmte Dinge zu tun wie z.B. Fluchen in der Kirche) und *zwanghafte Vorstellungen/Bilder* (gegen den eigenen Willen tauchen unangenehme Vorstellungen auf wie z.B. Horrorbilder zu Katastrophen). Eine sehr seltene Form der Zwangsstörung bildet die so genannte *„primäre zwanghafte Langsamkeit"*, die sich dadurch auszeichnet, dass alltägliche Handlungen wie Anziehen, Zähne putzen, Frühstücken etc. extrem bedächtig und langsam ausgeführt werden.

<F42> Zwangsstörungen

Ulrike Demal

Allgemeine Darstellung

Sinnlose Angewohnheiten und Rituale kennt jeder von sich selbst und anderen. Diese Angewohnheiten können unterschiedlichste Gestalt annehmen: der eine passt gewissenhaft auf, dass er nicht auf die Fugen gepflasterter Gehsteige tritt, der andere kehrt vorsichtshalber zur Wohnungstüre zurück und kontrolliert, ob er auch wirklich abgeschlossen hat, ein Dritter schließlich muss auf seinem Schreibtisch Papier und Bleistifte immer sorgfältig geordnet haben.

Der Begriff *„zwanghaftes Verhalten"* beinhaltet also ein ganzes Spektrum von Verhaltensweisen, das bei harmlosen Angewohnheiten beginnt, über eine Reihe von Gewohnheiten reicht, die den Menschen vielfach das tägliche Leben erleichtern, und sich bis hin zu außerordentlich intensiven, dauerhaften und viele Lebensbereiche tangierenden Gewohnheiten erstreckt, die nicht mehr als sinnvoll zu bezeichnen sind. Hindert man eine Person an der Ausführung solcher zwanghafter Verhaltensweisen, so überkommt sie ein unangenehmes Gefühl, das von einem leichten, vorübergehenden Unbehagen bis hin zu heftigen, anhaltenden Panikreaktionen reichen kann. Zwanghafte Verhaltensweisen unterscheiden sich also durch die Anzahl der Gewohnheiten, durch den Grad der Beeinträchtigung sowie durch das Ausmaß des Unbehagens, das bei einer Unterbrechung des Reaktionsablaufs aufkommt.

Historische Entwicklung des Störungsbildes

Für psychopathologisch zwanghafte Probleme gibt es in der Literaturgeschichte eine Reihe von Beispielen. Zwanghafte Eifersucht wurde von Shakespeare (1564–1616) in der Gestalt des Othello beschrieben, und das zwanghafte Waschen der Lady Macbeth nach der Ermordung von König Duncan kann ebenfalls diesem Problemkreis zugerechnet werden.

Die einigermaßen präzise Beschreibung dieser Problematik erfolgte erstmals vor 160 Jahren durch Esquirol (1838). Der französische Psychiater Morel (1866) prägte den Begriff „Obsession". Krafft-Ebing (1879) lieferte die ersten detaillierten Ansätze über Zwangserscheinungen. Er sprach erstmals von „objektiven Zwangsvorstellungen". Der psychiatrische Hauptbegriff „Zwang" wurde im Jahre 1877 von Westphal mit folgender Definition eingeführt: „Formaler Denkzwang, dessen Inhalt oder Gegenstand als widersinnig vom Patienten erkannt werden muss. Das Urteilsvermögen ist dabei nicht gestört." Der Begriff „Zwangsneurose" wurde

Brown, T.A., O'Leary, T.A., Barlow, D.H. (1993) Generalized anxiety disorder. In: Barlow D.H. (ed.) Clinical handbook of psychological disorders. Guilford Press, New York, pp. 137–188

Degkwitz, R., Helmchen, H., Kockott, G. und Mombour, W. (1979) Diagnoseschlüssel und Glossar psychiatrischer Erkrankungen. Springer, Berlin Heidelberg New York Tokyo

Dilling, H., Mombour, W., Schmidt, M.H. (1991) Internationale Klassifikation psychischer Störungen ICD-10. Huber, Bern

DSM IV (1994) Diagnostic Criteria from DSM IV. American Psychiatric Association, Washington, DC

Foa, E.B., Kozak, M.J. (1986) Emotional Processing of fear: exposure to corrective information. Psychological Bulletin 99: 20–35

Hamilton, M., (1959) The assessment of anxiety states by rating. Brit J Med Psychol 32: 50–55

Hazlett, R.L., McLeod, D.R., Hoehn-Saric, R. (1994) Muscle tension in generalized anxiety disorder: elevated muscle tonus or agitated movement? Psychophysiology 31: 189–195

Kendler, K.S., Neale, M.C., Kessler, R.C., Heath, A.C., Eaves, L.J. (1992) Generalized anxiety disorder in women: a population-based twin study. Arch Gen Psychiatry 49: 267–272

Lindsay, WR, GAUs, C.V., McLaughlin, E., Hold, E.M., Espie, C.A. (1987) A controlled trial of treatments for generalized anxiety. Brit J Clin Psychol 26: 3–15

Massion, A. O., Warshaw, M. G., Keller, M.B. (1993) Quality of life and psychiatric morbidity in panic disorder and generalized anxiety disorder. Am J Psychiatry 150: 600–607

Mathews, R.J., Ho B.T., Kralik, P., Taylor, D., Semchuck, K., Weinmann, M., Claghorn, J.L. (1980) Catechol-o-methyltransferase and catecholamines in anxiety and relaxation. Psychiatry Res 3: 85–91

Mathews, A (1990) Why worry? The cognitive function of anxiety. Behav Res Ther 28: 455–468

Meichenbaum, D.W. (1995) Kognitive Verhaltensmodifikation. PVU, Weinheim

Meyer, T.J., Miller, M.L., Metzger, R.L., Borkovec, T.D. (1990) Development and Validation of the Penn State Worry Questionaire. Behav Res Ther 28: 487–495

Sanderson, W.C., Wetzler, S. (1991) Chronic Anxiety and generalized anxiety disorders: issues in comorbidity. In: Rappe, R. M., Barlow, D.H. (eds.) Chronic anxiety, generalized anxiety disorder and mixed anxiety-depression. Guilford Press, New York

Turowsky, J., Balow, D.H. (1996) Generalisiertes Angstsyndrom. Lehrbuch der Verhaltenstherapie. Springer, Berlin Heidelberg New York

Wacker, H.R., Mullejans, R., Klein, K. H., Battegay, R. (1992) Identification of Cases of anxiety disorders and affective disorders in the community according to ICD-10 and DSM-III-R by using the composite international diagnostic interviews (CDI). Intern J Meth Psychiatry 2: 91–100

Zung, W. W. K. (1971) A rating instrument for anxiety disorders. Psychosomatics 12: 371–379 hohe subjektive Erwartung negativer Ereignisse. Für eine Stabilisierung der Zwangsgedanken spielt der Versuch, die Gedanken/Worte zu neutralisieren bzw. ungeschehen zu machen (z.B. durch Gegengedanken oder Zwangshandlungen) oder nicht zu denken, eine ganz fatale Rolle. Aus verschiedenen Gründen bringt das Neutralisieren nicht den von den Betroffenen gewünschten Erfolg: es verhindert eine Exposition und eine Neubewertung, Neutralisieren schafft kurzfristig Erleichterung, steigert aber langfristig Erregung, Unruhe und Angst, und Beschäftigung mit dem Gedanken (in Form von Neutralisieren) ist ein Zeichen für die Bedeutsamkeit des Gedankens.

In einer umfassenden Darstellung beschreibt Crombach 1998 ein *Bedingungsmodell* zur Entstehung der Zwangsstörung *aus verhaltenstheoretischer Sicht*. Interessierte seien an dieser Stelle auf Crombach 1998 verwiesen.

Manchen Theorien zufolge liegt dieser Störung eine *biologische Ursache* zugrunde. Ecker (1995) formuliert, dass nur durch die Beachtung sozialer, psychologischer und auch biologischer Faktoren und ihrer Wechselwirkungen die Zwangsstörung verstanden werden kann. Anhand bildgebender Verfahren (Positronen-Emissions-Tomographie – PET oder Magnet Resonanz Imaging – MRI) hat sich gezeigt, dass Abnormitäten im Stirnlappen und den Stammganglien des Gehirns die Zwangssymptomatik beeinflussen können. Die Gültigkeit neurobiologischer Modelle wird gegenwärtig noch kontrovers diskutiert. Neuromorphologische Veränderungen können nur bei einer Subgruppe von Zwangspatienten gefunden werden. Aigner (1998) stellt die neuropharmakologischen und die neuroanatomischen Konzepte zur Zwangsstörung ausführlich dar. Es soll hier hingewiesen werden, dass vor allem die Serotoninhypothese, wonach die nachgewiesene Wirksamkeit von Serotonin-Wiederaufnahme-Hemmern und speziell der selektiven Serotonin-Wiederaufnahme-Hemmer zur Hypothese führte, dass das serotonerge System in der Pathophysiologie eine bedeutende Rolle spiele. Auch über das dopaminerge System können therapeutische Effekte bei der Zwangsstörung erzielt werden. Neuropathologische Modelle beziehen sich vor allem auf eine Überaktivierung thalamokortikaler Basalganglienschleifen, deren Funktion offensichtlich vom serotonergen System moduliert wird.

Laut Hand (1995) sind Zwangsstörungen „*multikonditional bedingte Syndrome*" mit wechselnden Symptomkonfigurationen und unterschiedlichen intraindividuellen und interaktionellen Funktionalitäten. Meist sind Zwangshandlungen das Resultat heterogener Einzelfaktoren aus der früheren wie aktuellen Lebensführung (Erziehungsstile in der Familie und Schule, Sozialisation unter Gleichaltrigen, gesellschaftliche Normierungs- und Anpassungsprozesse) und genetischen, z. T. auch hirnorganischen Variablen. Die einzelnen Bedingungen sind hinsichtlich ihrer anteiligen Bedeutung im Einzelfall nur spekulativ zu trennen".

Klinisch-psychologische Diagnostik

In einem ersten diagnostischen Schritt sollte geklärt werden, ob bei dem Patienten eine Zwangsstörung vorliegt. Die in Tabelle 1 angeführten Screening-Fragen eignen sich gut als Einstieg in ein diagnostisches Gespräch. Erstkontakt mit und Behandlung von Zwangskranken kann ein anstrengendes, auch mühsames Unterfangen sein. Aufgrund langer Verheimlichung des Problems aus Angst vor Ablehnung, Zurückweisung und auch Scham, ist es wichtig, sich besonders vorsichtig an den Problembereich anzunähern. Dazu kommt, dass Patienten oft eine Reihe erfolgloser Behandlungsversuche hinter sich haben und sie dem Behandler ein durchaus verständliches Maß an Misstrauen, bis hin zur Feindseligkeit, entgegenbringen können („Warum sollten gerade Sie mein Problem verstehen können?"). Patienten begeben sich oft nur in Behandlung, weil Angehörige drängen und stehen somit einer Veränderung/Behandlung sehr ambivalent gegenüber. Unterschiede und Besonderheiten im Erscheinungsbild verschiedener psychischer Störungen verlangen ein entsprechend variables Vorgehen. Salkovskis und Kirk (1996) beschreiben als Ziele in der Eingangsdiagnostik die Einigung auf eine Liste von zu bearbeitenden Problemen, das Herausarbeiten eines konzeptuellen psychologischen Modells, welches genau auf das jeweilige Problem passt (dazu müssen prädisponierende, auslösende und aufrechterhaltende Faktoren berücksichtigt werden) und die Einschätzung inwieweit eine psychologische Behandlung überhaupt indiziert ist.

Zum Zweck der Diagnose, zur Erfassung des Verlaufs und für Belange der Forschung (z.B. zur Behandlungsevaluation) eignet sich die *Yale-Brown Obsessive Compulsive Scale (Y-BOCS)* inklusive Symptom Checkliste, (Hand, Büttner-Westphal 1991) ganz besonders. Die Symptomliste der Y-BOCS beinhaltet mehr als 60 Symptome in verschiedenen Kategorien von Zwangshandlungen und Zwangsgedanken, die abgefragt werden sollten, um sich einen Überblick über Problembereiche zu verschaffen. Das kann bis zu mehrere Stunden in Anspruch nehmen und sollte dann auch auf mehrere Sitzungen aufgeteilt werden. Kategorien von Zwangsgedanken sind aggressive Zwangsgedanken (Befürchtungen sich selbst oder auch andere zu verletzen), Zwangsgedanken, die sich auf Verschmutzung beziehen (Sorgen über Schmutz oder Keime), Zwangsgedanken mit sexuellem Inhalt (verbotene oder perverse sexuelle Gedanken, Bilder oder Impulse), Zwangsgedanken die sich auf das Sammeln und Aufbewahren von Gegenständen beziehen, Zwangsgedanken mit religiösen oder solchen Inhalten, die ein schlechtes Gewissen erzeugen (Befürchtung Gotteslästerung zu begehen), Zwangsgedanken die sich auf Symmetrie oder Genauigkeit beziehen, auch in Verbindung mit magischem Denken (Befürchtung Mutter könnte einen Unfall haben, wenn die Dinge nicht am richtigen Platz stehen), verschiedene Zwangsgedanken (Furcht bestimmte Dinge zu sagen, sich aufdrängende unsinnige Geräusche, Wörter oder Musik) und Zwangsgedanken in Bezug auf den eigenen Körper. Kategorien von Handlungszwängen sind Reinigungs- und Waschzwänge (excessives oder ritualisiertes Händewaschen), Kontrollzwänge (Kontrollieren von Schlössern, Herd, Elektrogeräten), Wiederholungszwänge (mehrmaliges Lesen oder Schreiben), Zählzwänge, Ordnungszwänge, Sammel- und Aufbewahrungszwänge und verschiedene Zwangshandlungen (exzessives Erstellen von Listen). Sämtliche in Klammern angegebenen Beispiele stellen nur eine Auswahl dar. In einem nächsten Schritt werden die identifizierten Hauptsymptome hinsichtlich Ausprägungsgrad, Beeinträchtigung, Leidensdruck, Widerstand und Kontrolle auf einer Skala von 0 bis 4 getrennt für Zwangshandlungen und Zwangsgedanken eingestuft. Der Totalwert kann zwischen 0 und 40 liegen. Scores zwischen 26 und 40 sprechen für eine sehr schwere Zwangsstörung, 16–25 für eine schwere Zwangsstörung, 12–15 für eine mittelmäßig schwere Zwangsstörung, 8–11 für eine milde Zwangsstörung und 4–7 für eine minimale Störung. Bei Werten zwischen 0–3 liegt keine Zwangsstörung vor.

Weitere Verfahren sind das *Maudsley Obsessional Compulsive Inventory (MOCI)*, Hodgson, Rachman (1977), ein Selbstrating mit 4 Subskalen zur Differenzierung einzelner Untergruppen (Kontrollieren, Reinigen, Langsamkeit, Zweifeln), das *Leyton Obsessional Compulsive Inventory (LOI)*, Cooper 1970), ebenfalls ein Selbstrating und das *Hamburger Zwangsinventar (HZI)*, Zaworka et al. 1983 bzw.

dessen Kurzform HZI-K (Klepsch et al. 1993), Selbstratings mit je 6 Subskalen (Kontrollieren und Wiederholen; Waschen und Putzen; Ordnen, Zählen, Berühren und Sprechen; Gedankenzwänge; Zwanghafte Vorstellungen, sich selbst oder anderen Leid zuzufügen).

In der klinischen Psychologie hat sich die Erfassung von Störungen auf mehreren *Ebenen* als sinnvoll erwiesen und durchgesetzt. Zwänge sollten auf der Verhaltensebene (Vermeidungsverhalten, Ritualisieren etc.), auf der kognitiven Ebene (Gedanken, Emotionen etc.) und auf der psychophysiologischen/körperlichen Ebene (Zittern, Herzklopfen, Schwitzen, Unbehagen etc.) erfasst werden.

Im Rahmen der Diagnostik ist es unabdingbar, nach einer Spezifikation der Zwangsgedanken und Rituale, jene Situationen zu klären, in denen Rituale auftreten (auch beschwerdefreie Situationen). Weiters sind die Erfassung von Fluktuationen und Schwankungen der Beschwerden (Ängste, Befürchtungen), die Klärung derjenigen Bereiche, die aufgrund der Zwänge vermieden werden (Arbeitssituation, Sozialkontakte, Freizeitverhalten etc.), und der Versuch einer Identifikation von gedanklichen/situativen/emotionalen Auslösern der Ängste und Rituale sinnvoll. Im Einzelfall könnte eine hierarchische Auflistung von Situationen durchgeführt werden. Wichtig ist auch die Klärung derjenigen Erwartungen und Befürchtungen, die der Patient mit seinen Gedanken verbindet („Was würde passieren, wenn Rituale unterlassen werden?"). Die familiäre und partnerschaftliche Interaktion ist zu untersuchen und die Frage nach den Konsequenzen einer Veränderung für das familiäre und partnerschaftliche System zu stellen. Ereignisse im Vorfeld des Problems, bisheriger Verlauf der Erkrankung und bisherige Behandlungsversuche sollen erfragt werden. In diesem Zusammenhang werden andere psychopathologische (z.B. depressive) Zustände erfasst und geklärt und weitere Problembereiche identifiziert.

Spezifische Interventionstechniken

Auf der Grundlage vorangegangener Überlegungen werden im nächsten Abschnitt zentrale Bausteine für die Behandlung von Zwangsstörungen angeführt. Ein Problem ergibt sich hier hinsichtlich einer Differenzierung von klinisch-psychologischer Behandlung und Psychotherapie im engeren Sinn. Ganz allgemein ist zu sagen, dass die Verhaltenstherapie heute als Therapie der Wahl bei Zwangsstörungen gilt und daher auch im Rahmen der klinisch-psychologischen Behandlung im Vordergrund steht.

Die ersten Behandlungskontakte erweisen sich als besonders wichtig. Ziel dieser ersten Kontakte ist es, ein gemeinsames Arbeitsbündnis herzustellen und gemeinsam Behandlungsziele festzulegen. Eine wichtige generelle Voraussetzung stellt die präzise Erfassung des *Health-Belief–Modells (HBM)* bzw. die Vermittlung eines plausiblen Ätiologie- und Änderungsmodells dar. Information und Aufklärung des Betroffenen sind wesentliche Faktoren psychologischer Behandlung. Jede verantwortungsvoll durchgeführte Behandlung beinhaltet nach einer sorgfältigen somato- und psychopathologischen Differentialdiagnostik eine umfassende Bedingungs-, Funktions- und Problemanalyse (Hand 1986) – zentrale Begriffe des verhaltenstherapeutischen Vorgehens. Dazu zählt auch eine während des gesamten Therapieprozesses laufende Analyse der Patient-Therapeut-Beziehung. Ziel ist die Erarbeitung einer gemeinsamen *Behandlungshypothese*. Unter Berücksichtigung der den Zwängen zugrundeliegenden intrapsychischen und interaktionellen Funktionalitäten und Problemanalysen wird dann mit dem Patienten gemeinsam eine Entscheidung für eine vorrangige „Symptomtherapie" (Bearbeitung der Zwänge) und/oder „Ursachentherapie" (Bearbeitung der zugrundeliegenden Problembereiche) getroffen (Münchau 1998). Hand (1995) beschreibt ein Verständnismodell für intraindividuelle und interaktionelle Funktionalitäten bei Denk- und Handlungszwängen, dessen Kenntnis deutlich den Umgang mit den Patienten und die Behandlungsstrategie beeinflusst. Er beschreibt folgende (hypothetische) spezifische Funktionen ausgewählter Zwänge:

Handlungszwänge: Wasch- und Reinigungszwänge ähneln am stärksten den Phobien mit dem phobischen Vermeidungsverhalten, der phobischen Erwartungsangst und eng umschriebenen Auslösesituationen. Kontroll- und Ordnungszwänge scheinen der Reduktion von Selbstunsicherheit und Ablehnung durch andere, eventuell als Folge sozialer Defizite, zu dienen. Durch Übererfüllen sozialer Normen soll Zustimmung und Anerkennung durch andere erzwungen werden (in Bezug auf Ordentlichkeit, Genauigkeit und Gewissenhaftigkeit). Zähl- und Wiederholungszwänge könnten der Bewältigung stärker generalisierter Ängste und diffus abgewehrter Katastrophen durch magisch-abergläubische Gedanken und/oder Handlungen dienen.

Denkzwänge: Wiederholtes Denken einzelner Worte oder Gedankenketten scheint häufig der Vermeidung negativer Emotionen oder Kognitionen zu dienen (Depressionsabwehr).

Zwangsgedanken, sich selbst oder anderen Schaden zuzufügen, erscheinen häufig als Ventil zum Ausdruck tabuisierter Aggressionen.

Neben den diagnostischen und theoretischen Kompetenzen und einer entsprechenden Erfahrung des Behandlers soll hier auch auf die Notwendigkeit kontinuierlicher Supervision oder *spezifischer psychotherapeutischer Ausbildung* hingewiesen werden.

Symptomtherapie (Exposition mit Reaktions-Management)

Die Exposition richtet sich naturgemäß auf alle wichtigen Teilgebiete des Zwanges. Es ist nicht sinnvoll, sich ausschließlich einem Top-Item zu widmen. Eine gut durchgeführte Konfrontation muss als Breitbandverfahren angelegt sein, und dazu ist es notwendig, alle kritischen Bereiche zu erfassen. Die Hilfsmittel wurden bereits beschrieben. Mit Hilfe eines Selbstbeobachtungsprotokolls können Betroffene angehalten werden ihre Introspektionsfähigkeit zu schulen, also Abhängigkeiten des Zwangsverhaltens von vorausgehenden Reizen und nachfolgenden Bedingungen zu erkennen. Erfahrungsgemäß ist diese Aufgabe nicht einfach, weil insbesondere Emotionen nur mühsam wahrgenommen und erkannt werden. Der genaue Übungsablauf wird vorab schriftlich fixiert und das Einverständnis, eventuell mit Unterschrift, eingeholt. Exposition findet in denjenigen Situationen statt, die im Zuge der Diagnostik als Zwangsverhalten auslösende identifiziert werden konnten (z.B. Schmutz bei einem Waschzwang). Von den in der Literatur beschriebenen Varianten des Reizkonfrontationstrainings sind jene optimal, bei denen der Patient angehalten wird motorische und kognitive Vermeidungsreaktionen zu unterlassen, um damit eine maximale Intensivierung der emotionalen und psychophysiologischen Reaktionsteile zu erzielen (z.B. starke Trauer, Aggression), mit der Absicht, dass dann der Therapeut direkt unterstützend eingreifen kann (Hauke 1998). Für dieses Vorgehen hat Hand (1993) die Bezeichnung Expositions-Reaktions-Management (ERM) vorgeschlagen. Eine genaue Darstellung eines solchen Vorgehens beschreibt Hauke 1998. An dieser Stelle möchte ich auch auf das Kapitel „Indikation/Kontraindikation" dieses Beitrages verweisen.

Für die *Behandlung reiner Gedankenzwänge* nennt Reinecker (1994) Varianten von Konfrontationsverfahren, Gedankenstoppverfahren und kognitive Therapieverfahren. Exposition in der Vorstellung mittels Tonbandschleife stellt eine Alternative zur Behandlung von Zwangsgedanken dar. Worte oder Sätze, die üblicherweise Neutralisieren auslösen, werden aufgeschrieben, so wie sie in den Sinn kommen (was oft schon schwierig genug ist), eine Tonbandschleife (Endloskassette) in entsprechender Länge wird davon aufgenommen und diese wird, am besten täglich, angehört. Bei so genannten schwer wiegenden Zwangsgedanken wird ein genauer Bericht über den angsterzeugenden Sachverhalt verfasst. Der Zwangsgedanke muss genau beschrieben werden (genauer Wortlaut und Bilder, die in den Sinn kommen). Es sollen viele Details der Umgebung, der Handlungsweise, der Reaktionen anderer und der eigenen Emotion detailliert genannt werden. Der Bericht wird vorerst in der Therapiestunde verfasst und laut vorgelesen, wobei Tempo und Tonfall den Gefühlen entsprechen sollen. Es wird auf Tonband aufgezeichnet und die Kassette zum Anhören mitgegeben.

Bezugspersonen sollten über die Durchführung der Therapie informiert und aufgeklärt sein. Anleitungen zum Umgang mit Betroffenen sind sinnvoll, da rückversichern, Dinge abnehmen oder Rituale stellvertretend ausführen nicht förderlich für den therapeutischen Prozess sind. Zu dieser Thematik wurde von Demal, Langkrär (1998) eine Angehörigenbroschüre verfasst.

Expositions-Reaktions-Management kann sowohl im Einzel- wie auch im Gruppensetting angewendet werden (Münchau et al. 1996; Demal et al. 1998). Die einzelnen *Wirkkomponenten der Exposition-in-vivo* lassen sich wie folgt zusammenfassen (Emmelkamp et al. 1993): Exposition und Reaktionsverhinderung sollten immer zusammen angewendet werden. Exposition hat einen angstreduzierenden Effekt, Reaktionsverhinderung führt zur Reduktion der Rituale. Graduierte Exposition in-vivo ist gleich effektiv wie Flooding (massierte Übungen). Gestuftes Vorgehen ermöglicht emotional und kognitiv eher eine Neubewertung. Verlängerte („prolongierte") Exposition ist effektiver als kurze Konfrontationssequenzen (mindestens 2 Zeitstunden). Die Dauer der Sitzung hängt vom Ausmaß der Angst, den relevanten Stimuli und der Risikobereitschaft des Patienten ab. Die Therapiesitzungen sollten 2–3 Mal pro Woche mit einer Dauer von jeweils 2 – 4 Stunden stattfinden. Empfohlen werden 5 bis maximal 10 Sitzungen.

Videoaufzeichnungen können für die Präzisierung der Verhaltensanalyse, Wahrnehmung automatisierter Handlungs- und Gedankenabläufe, Entdeckung des Vermeidungsverhaltens und Reduktion der Zwänge hilfreich sein.

Langfristiges Ziel jeder Behandlung sollte sein, dass sich der Patient möglichst selbständig mit schwierigen Situationen des Alltags auseinander setzt.

Indikation/Kontraindikation

Expositionstherapie darf niemals ohne fundierte Ausbildung und ausreichendes Fachwissen und Erfahrung angewendet werden. Anfangs ist es hilfreich, Expositionsübungen gemeinsam mit einem Kotherapeuten durchzuführen. Dies ist auch immer in Erwägung zu ziehen, wenn die Expositionsübungen in der häuslichen Umgebung des Patienten durchgeführt werden. Grundsätzlich führt eine reflexartige Anwendung der Expositionstherapie bei Symptomdiagnose, ohne Einbettung in eine therapeutische Gesamtstrategie, meist zu Widerstand, Abbruch oder Misserfolg in der Therapie, und sollte daher immer vermieden werden. Grund für eine

Kontraindikation kann auch eine unzureichende Motivation sein. Information, Vermittlung eines plausiblen Erklärungsmodells und ein Transparentmachen des therapeutischen Vorgehens können die Motivationslage beeinflussen. Eine weitere klare Kontraindikation für Expositionstherapie sind psychotische Episoden in der Vorgeschichte. In diesem Falle müsste das therapeutische Vorgehen dahingehend verändert werden, dass in Richtung „adaptive Ritualisierung" bzw. schrittweise Reduktion der Rituale gearbeitet wird. Weiters würde das Vorliegen einer schweren organischen Erkrankung (z.B. Herz-, Kreislauferkrankung) eine Abänderung des therapeutischen Vorgehens fordern, und Expositionsübungen dürften, wenn überhaupt, nur in gestufter Form (niedriges Erregungsniveau) durchgeführt werden. Expositionsübungen über zu kurze Zeitintervalle und als Langzeitbehandlung (mehrere Monate) sind schwer wiegende Therapeutenfehler. Weitere zu beachtende Bedingungen sind ausgeprägt aggressives Verhalten des Patienten (mit Kotherapeut arbeiten), extrem hohes Angstniveau (Therapeut muss in der Lage sein mit den Gefühlen, die entstehen, umzugehen ohne in Panik zu geraten), niedrige verbale Fertigkeiten (vorab besprechen, welche Gefühle auftreten können und in der Situation helfen diese auszudrücken) und Patienten aus anderen Kulturkreisen.

Integration von klinisch-psychologischer Behandlung und medizinischen oder anderen Verfahren

Neuere Studien (Hohagen et al. 1998) zeigen, dass speziell bei der Behandlung von Zwangsgedanken eine Kombinationsbehandlung von Verhaltenstherapie und der Gabe eines selektiven Serotonin-Wiederaufnahme-Hemmers (SSRI) den Behandlungserfolg signifikant verbessern kann. Grundsätzlich ist bei der Behandlung von Zwangsstörungen die zusätzliche Gabe eines *(Selektiven) Serotonin-Wiederaufnahme-Hemmers* zu überlegen, weil dadurch auch der Zugang zu einer nicht pharmakologischen Behandlung erleichtert werden kann. Eine pharmakologische Behandlung könnte auch bei Vorliegen einer sekundären Depression indiziert sein. Patienten, bei denen aufgrund der psychosozialen Versorgungsstruktur eine Psychotherapie nicht möglich ist, oder die eine solche ablehnen oder nicht davon profitieren, sollte in jedem Fall eine medikamentöse Therapie angeboten werden. Eine diesbezügliche Zusammenarbeit mit einem Facharzt für Psychiatrie ist notwendig.

Empirische Studien

Die folgenden Angaben beziehen sich auf Ergebnisse nach einer Verhaltenstherapie, was mit klinisch-psychologischer Behandlung nicht ident ist. Foa et al. (1995) konnten in einer Metaanalyse mit über 2000 Patienten zeigen, dass 51% der Patienten nach einer Verhaltenstherapie mit Exposition mit Reaktionsmanagement als sehr verbessert oder symptomfrei, das bedeutet eine Symptomreduktion von mindestens 70%, angesehen werden, 39% als leicht verbessert, das heißt eine Symptomreduktion von 30–69%, und 10% müssen als Misserfolge gewertet werden. Diese Ergebnisse beziehen sich auf die Besserung direkt nach der Behandlung. Eine neuere Übersicht (Foa, Kozak 1996) über 13 Studien, die den Effekt von Exposition mit Reaktionsmanagement bei insgesamt 330 Patienten untersuchte, fand heraus, dass bei 40–97% der Patienten Zwangssymptome unmittelbar nach der Behandlung in unterschiedlichem Maß gebessert waren. Der prozentuelle Anteil gebesserter Patienten lag im Mittel bei 83%. Langzeiteffekte der Therapie, basierend auf einer Übersicht über 9 internationale Katamnesestudien, ergeben eine durchschnittliche *„Erfolgsquote" von 75%* (Hand 1992). Effekte von Exposition-in-vivo und Reaktionsverhinderung dauern auch 2–4 Jahre nach Therapieende noch an.

In der Windach-Studie, der größten bisher bekannten Follow-up Studie, wurden 616 Patienten retrospektiv untersucht und schließlich 116 Personen über einen durchschnittlichen Zeitraum von 6 Jahren immer wieder nach ihrer Symptomatik befragt. 45% beurteilten im Durchschnitt 6 Jahre nach der Entlassung aus der Klinik Windach ihren Therapieerfolg als gut bis sehr gut (im Sinne einer deutlichen Besserung bis hin zur Symptomfreiheit), 26% als befriedigend (leichte Besserung), 20% als nicht befriedigend, das heißt unverändert und 9% als verschlechtert (Reinecker, Zaudig 1995).

Auszug aus einem Fallbeispiel

Frau K., 45 Jahre, verheiratet, Hausfrau und Mutter (Sohn 8 Jahre, Tochter 14 Jahre) leidet seit der Geburt der Tochter an einem ausgeprägten Wasch- und Reinigungszwang. Frau K. berichtet schon immer sehr ordentlich und genau gewesen zu sein, aber nach der Geburt der Tochter hätte sich die Lage zugespitzt und sie sei „mit der Situation und der Verantwortung vollkommen über fordert gewesen". Was anfangs nur eine lästige Angewohnheit war, wurde im Laufe der Jahre zu einer Qual. Frau K. musste nach dem Toilettgang stundenlange Reinigungsrituale durchführen. Sie durfte den Boden der Wohnung nicht berühren und auch nicht mit den Schuhen in Kontakt kommen. „Alles nur, damit den Kindern nichts passiert". Sie beschreibt Angst, durch „Unvorsichtigkeit" oder „Unsauberkeit" ihre Kinder mit einer Krankheit anzustecken. Die sehr zeitaufwendigen Rituale führen zu einer massiven Beeinträchtigung der Lebensqualität. Frau K. wird über die Ambulanz für Zwangsstörungen einer Gruppentherapie zur Krankheitsbewältigung für Patienten mit einer Zwangsstörung zugewiesen. Die 10 Sitzungen stellen eine Anleitung zur Selbsthilfe dar (Demal et al. 1998). Frau K. wurde zusätzlich mit einem selektiven Serotonin-Wiederaufnahme-Hemmer behandelt.

Bausteine der ambulanten Gruppentherapie:

Psychoedukation:
Was sind Zwangsgedanken? Was sind Zwangshandlungen? Beziehung zu anderen Problembereichen (Depressionen, Entscheidungsprobleme, Angst vor Ablehnung, niedriges Selbstwertgefühl, starke Unsicherheit, was Normen betrifft, Risikoangst, sexuelle Störungen, Überforderung mit Verantwortung etc.). Ätiologische, epidemiologische und nosologische Aspekte, Behandlungsmöglichkeiten.

Klärung individueller Behandlungsziele und Aufbau von Veränderungsmotivation:
Unterscheidung zwischen „Arbeit am Symptom" und „Arbeit an anderen Problembereichen/Ursachentherapie". Frau K. nannte folgende Ziele: Reduktion der Zwangsrituale. Längerfristig wollte sie lernen, mehr Verantwortung zu übernehmen und diese „Pseudo-Sicherheitsstrategien" aufzugeben, was bedeutet ein gewisses (normales!) Risiko einzugehen. Gleichzeitig wollte sie auch versuchen ihren Kindern mehr zuzutrauen und sie nicht immer „beschützen zu wollen".

Erarbeiten der Funktionalität (Wozu können Zwänge dienen?):
Zwänge können für die Betroffenen wichtige „Hilfsmittel" zur Bewältigung von Problemen sein, für die man subjektiv keine Lösungsmöglichkeiten sieht oder zur Verfügung hat. Frau K. brachte das Auftreten der Zwänge mit der Geburt des Kindes und der damit entstandenen Verantwortung in Zusammenhang. Rituale hätten bei ihr die Funktion, Lebensängste zu reduzieren und Überforderung zu mindern. Dadurch, dass Frau K. ihre ganze Kraft und Aufmerksamkeit auf das Abwickeln von Zwängen legt, vermeidet sie die Wahrnehmung oder Auseinandersetzung mit den genannten Problembereichen. Sie sieht ihre Zwänge auch als Ausdruck von Hilflosigkeit, Wut, Enttäuschung ihrem Mann gegenüber, der ihr keine Unterstützung entgegenbrachte.

Exposition mit Reaktionsmanagement („Arbeit am Symptom"):
Frau K. gelang es, sich in den Gruppensitzungen und auch zu Hause mit verschiedenen angst- und ekelauslösenden Situationen (Türklinken, eigene Schuhe, später auch Fußboden) zu konfrontieren. Durch aktive Hilfestellung der Gruppenleiter und der anderen Gruppenmitglieder gelang es Frau K., die auftretenden emotionalen, physiologischen und kognitiven Reaktionen zu erleben und deren Bewältigung zu lernen. Frau K. lernte die dabei auftretenden Gefühle (Unsicherheit, Hilflosigkeit, Schuld, Wut) adäquat zu bewältigen und zu differenzieren, dass nicht der äußere Auslösereiz (Fußboden), sondern die dadurch ausgelöste Reaktion (Ekel, Angst, Anspannung) ohne Zwangshandlungen bewältigt werden können.

Hausaufgaben:
Frau K. gelang es, die in den Sitzungen erprobten Strategien in ihr Alltagsleben zu integrieren und sich mit zahlreichen „Problembereichen" zu konfrontieren.

Planung von Aktivitäten:
Durch eine rasche Reduktion der Zwangsrituale hatte Frau K. viel mehr Zeit sich mit den Kindern zu beschäftigen. Darüber hinaus begann sie wieder Gedichte zu schreiben und meldete sich für einen Computerkurs an.

Weiterarbeiten im Rahmen der Selbsthilfegruppe:
Nach Beendigung der expertengeleiteten Sitzungen arbeitet Frau K. seit nunmehr fast 2 Jahren aktiv in der Selbsthilfegruppe mit und ist wesentlich für deren Fortbestehen verantwortlich.

Zusammenfassung

Die Zwangsstörung ist die vierthäufigste psychiatrische Erkrankung. Unbehandelt nimmt sie einen chronischen Verlauf. Vor allem durch die Weiterentwicklung verhaltenstherapeutischer und pharmakotherapeutischer Behandlungsstrategien hat sich das prognostische Bild um vieles verbessert. Zwangskranke verheimlichen sehr oft lange Zeit ihre Erkrankung. Eine lange Krankheitsdauer ist prognostisch ungünstig. Gezielte Screeningfragen, wie sie im Beitrag in Tabelle 1 angeführt sind, könnten beitragen die Latenzzeit zu verkürzen. Eine ausführliche Diagnostik und Differentialdiagnostik stellt die Basis für jede psychologische/psychotherapeutische Behandlung dar.

Verhaltenstherapeutische Methoden und Techniken, die im Gruppen- und Einzelsetting Anwendung finden, gelten heute als Therapie der Wahl, sowohl hinsichtlich einer Symptomtherapie als auch hinsichtlich einer Ursachentherapie. Jede verantwortungsvoll durchgeführte Therapie beinhaltet eine genaue Bedingungs- und Funktionsanalyse. Behandlungsstrategien sind transparent und werden mit dem Patienten besprochen. Eine zusätzliche Pharmakotherapie sollte im Einzelfall überlegt werden.

Literatur

Aigner M. (1998) Neurobiologische Grundlagen der Zwangsstörung. In: Lenz G., Demal U., Bach M. (Hrsg.) Spektrum der Zwangsstörungen. Forschung und Praxis. Springer, Wien New York

Aigner M., Bach M., Lenz G. (1998) Zwangsassoziierte Spektrumstörungen. In: Lenz G., Demal U., Bach M. (Hrsg.) Spektrum der Zwangsstörungen. Forschung und Praxis. Springer, Wien New York

American Psychiatric Association (1996) Diagnostisches und Statistisches Manual Psychischer Störungen DSM-IV. Dt. Bearb. und Einf. von Saß H., Wittchen H.U., Zaudig M. Hogrefe, Göttingen

Cooper I. (1970) The Leyton Obsessional Inventory. Psychol Med 1: 48–64

Crombach G. (1998) Bedingungsmodell zur Entstehung der Zwangsstörung aus verhaltenstheoretischer Sicht. In: Lenz G., Demal U., Bach M. (Hrsg.) Spektrum der Zwangsstörungen. Forschung und Praxis. Springer, Wien New York

Demal U., Lenz G., Mayrhofer A., Zapotoczky H.G., Zitterl W. (1992) Zwangskrankheit und Depression: Retrospektive Untersuchung über den Langzeitverlauf. Verhaltensmodifikation und Verhaltensmedizin 13: 71–85

Demal U., Lenz G., Mayrhofer A., Zapotoczky H.G., Zitterl W. (1993) Obsessive compulsive disorder and depression: a retrospective study on course and interaction. Psychopathology 26: 145

Demal U., Zitterl W., Aigner M., Lenz G. (1998) Ambulante Gruppentherapie mit Einbeziehung der Angehörigen an der Ambulanz für Zwangsstörungen. In: Lenz G., Demal U., Bach M. (Hrsg.) Spektrum der Zwangsstörungen. Forschung und Praxis. Springer, Wien New York

Demal U., Langkrär J. (1998) Zwangsstörungen: Ein Leitfaden für Angehörige. Deutsche Gesellschaft Zwangserkrankungen eV. DGZ, Osnabrück

Ecker W. (1995) Kontrollzwänge und Handlungsgedächtnis. Theorie und Forschung. Bd 380 Psychologie. Roderer, Regensburg

Ecker W., Dehmlow A. (1994) Der Einfluß von Persönlichkeitsstörungen auf die Verhaltenstherapie von Zwängen. Praxis der Klinisch Verhaltensmedizinischen Rehabilitation 25: 23–31

Emmelkamp P.M.G., Bouman R.K., Scholing A. (1993) Angst, Phobien und Zwang. Verlag für Angewandte Psychologie, Göttingen

Esquirol J.E.D. (1938) Des maladies mentales. Lafayette, Paris

Foa E.B., Steketee G., Graspar J., Turner R.M., Latimer R.L. (1995) Deliberate exposure and blocking of obsessive-compulsive rituals. Immediate and long-term effects. Behav Ther 15: 450–472

Foa E.B., Kozak M.J. (1996) Psychological treatment for obsessive-compulsive disorder. In: Mavissakalian M.R., Prien R.F. (Hrsg.) Long-term treatments of anxiety disorders. American Psychiatric Press, Washington

Freeman C.P. (1992) What is obsessive compulsive disorder? The clinical syndrome and its boundaries. International Clinical Psychopharmacology 7 [Suppl] 1: 211

Freud S. (1895) Obsessions et phobies – leur mecanisme psychique et leur etiologie. Gesammelte Werke I. Imago 1952, London

Hand I. (1986) Verhaltenstherapie und kognitive Therapie in der Psychiatrie. In: Kisker K.P., Lanter H., Meyer J.E., Müller C., Strömgen E. (Hrsg.) Psychiatrie der Gegenwart. Bd 1, 3. Auflage. Springer, Berlin Heidelberg New York Tokyo

Hand I., Büttner-Westphal H. (1991) Die Yale-Brown Obsessive Compulsive Scale (Y-BOCS) ein halbstrukturiertes Interview zur Beurteilung des Schweregrades von Denk- und Handlungszwängen. Verhaltenstherapie 1: 223–231

Hand I. (1992) Verhaltenstherapie der Zwangsstörungen: Therapieverfahren und Egebnisse. In: Hand I., Goodman W., Evers U. (Hrsg.) Zwangsstörungen. Neue Forschungsergebnisse. Duphar Med Communications. vol 5. Springer, Berlin Heidelberg New York Tokyo

Hand I. (1993) Expositions-Reaktions-Management (ERM) in der strategisch-systemischen Verhaltenstherapie. Verhaltenstherapie 3: 61–65

Hand I. (1995) Ambulante Verhaltenstherapie bei Zwangsstörungen. Sonderheft: Zwangsstörungen. Fortschr Neuro Psychiatry 63: 12–18

Hauke W. (1998) Praxis des Reizkonfrontationstrainings bei Zwangsstörungen. In: Zaudig M., Hauke W., Hegerl U. (Hrsg.) Die Zwangsstörung. Schattauer, Stuttgart

Hodgson R.J., Rachman S. (1977) Obsessional-compulsive complaints. Behav Res Ther 15: 389

Hohagen F., König A., Rasche-Räuche H., Winkelmann G., Münchau N., Geiger-Kabisch C., Rey-Eibe R., Aldenhoff J., Hand I., Berger M. (1998) Kombinationstherapie: Pharmakotherapie und Verhaltenstherapie bei Zwangsstörungen. In: Lenz G., Demal U., Bach M. (Hrsg.) Spektrum der Zwangsstörungen. Forschung und Praxis. Springer, Wien New York

Hollander E. (1993) Obsessive-compulsive related disorders. American Psychiatric Press, Washington

Janet P. (1903) Les obsessions et la psychasthenie. Felix Alcan, Paris

Karno M., Golding J.M., Sorenson S.B., Burnam M.A. (1988) The epidemiology of obsessive-compulsive disorder in five US communities. Arch Gen Psychiatry 45: 1094

Klepsch R., Zaworka W., Hand I., Lünenschloß K., Jauernig G. (1993) Hamburger Zwangsinventar – Kurzform (HZI-K). Beltz, Weinheim

Krafft-Ebing R. (1879) Über Geistesstörungen durch Zwangsvorstellungen. Allg Zschr Psychiatr Gerichtl Medizin 35: 303

Lenz G., Demal U., Bach M. (1998) Spektrum der Zwangsstörungen. Forschung und Praxis. Springer, Wien New York

Lenz G., Demal U. (1998) Epidemiologie, Symptomatik, Diagnostik und Verlauf der Zwangsstörung. In: Lenz G., Demal U., Bach M. (Hrsg.) Spektrum der Zwangsstörungen. Forschung und Praxis. Springer, Wien New York

Morel M. (1866) Du delir emotif. Arch Gen Med 7: 385–530, 700

Mowrer O.H. (1947) On the dual nature of learning: a re-interpretation of „conditioning" and „problem-solving". Harvard Edu Rev 17: 102

Münchau N., Hand I., Schaible R., Lotz C., Weiss A. (1996) Aufbau von Selbsthilfegruppen für Zwangskranke unter verhaltenstherapeutischer Expertenanleitung: Empirische Ergebnisse. Verhaltenstherapie 6: 143–160

Münchau N. (1998) Ambulante Verhaltenstherapie bei Zwangsstörungen. In: Lenz G., Demal U., Bach M. (Hrsg.) Spektrum der Zwangsstörungen. Forschung und Praxis. Springer, Wien New York

Rasmussen S.A., Eisen J.L. (1992) The epidemiology and differential diagnosis of obsessive compulsive disorder. J Clin Psychiatry 53 [Suppl] 4: 4–10

Reinecker H. (1991) Zwänge – Diagnose, Theorien und Behandlung. Huber, Bern

Reinecker H. (1994) Zwänge – Diagnose, Theorien und Behandlung. 2. überarb. Auflage. Huber, Bern

Reinecker H., Zaudig M. (1995) Langzeiteffekte bei der Behandlung von Zwangsstörungen. Pabst Science Publishers, Lengerich

Robins L.N., Locke B.Z., Regier D.A. (1991) An overview of psychiatric disorders in America. In: Robins L.N., Regier D.A. (Hrsg.) Psychiatric disorders in America: The Epidemiologic Catchment Area Study. The Free Press, New York
Salkovskis P., Kirk J. (1996) Zwangssyndrome. In: Margraf J. (Hrsg.) Lehrbuch der Verhaltenstherapie. Springer, Berlin Heidelberg New York Tokyo
Schneider K. (1939) Begriffliche Untersuchung über den Zwang. Allg Z Psychiatrie 112: 17–24
Seligman M.E.P. (1975) Erlernte Hilflosigkeit. Urban & Schwarzenberg, München
Westphal K. (1877) Über Zwangsvorstellungen. Berl Klin Wochenschr 46
WHO (1993) ICD-10
Zaworka W., Hand I., Jauernig G., Lünenschloß K., (1983) Hamburger Zwangsinventar (HZI). Fragebogen zur Erfassung von Zwangsgedanken und Zwangsverhalten. Beltz, Weinheim

⟨F43.1⟩ Posttraumatische Belastungsstörung

Rudolf Marx

Allgemeine Darstellung

Historische Entwicklung des Störungsbildes

Schon seit Mitte des vorigen Jahrhunderts wurden psychische Störungen, die als Folge schmerzlicher Erinnerungen extrem belastender Ereignisse auftraten, mit der Bezeichnung „Kriegsneurose" oder „Unfallneurose" beschrieben. Eine systematische wissenschaftliche Betrachtung erfolgte erst ab Ende der 60er Jahre durch die Untersuchungen von heimgekehrten Soldaten aus dem Vietnamkrieg und in weitere Folge durch die zunehmende Erforschung der Folgen von Konzentrationslagerhaft. Nicht zuletzt durch die vom Feminismus der 70er Jahre in den USA initiierten Untersuchungen der psychischen Folgen des sexuellen Missbrauchs, von Vergewaltigungen sowie Kindesmisshandlungen wurde die Auseinandersetzung mit diesem Störungsbild vorangetrieben. Die Ergebnisse fanden schließlich 1980 ihren Niederschlag im DSM-III als eigene nosologische Einheit mit der Bezeichnung Posttraumatic Stress Disorder (PTSD). In das ICD-10 wurde sie 1990 als F43 Reaktionen auf schwere Belastungen und Anpassungsstörungen und F43.1 als Posttraumatische Belastungsstörung (PTB) aufgenommen.

Diagnostische Kriterien

Interessanterweise findet sich im ICD-9 Klassifikationsschema, welches für die Krankenkassenabrechnungen derzeit noch Gültigkeit besitzt, noch kein Äquivalent zur posttraumatischen Belastungsstörung, wie sie im ICD-10 F43.1 als Reaktion auf Extrembelastungen definiert ist. Die sonstigen psychogenen Reaktionen auf schwere Belastungen und Anpassungsstörungen (ICD-10: F 43.2-F 43.9 wurden weitgehend kompatibel mit den ICD-9 Diagnosen 309 „Psychogene Anpassungsstörung" (309.0–309.9) gestaltet (Freyberger et al. 1993).

Der folgende Teil wird sich nur mit der posttraumatischen Belastungsstörung ICD-10 F43.1 befassen. Da die Diagnosekriterien nach ICD-10 und DSM-IV bei diesem Störungsbild vergleichbar sind, im DSM-IV aber besser strukturiert sind, werden im folgenden die Kriterien für die Diagnose dieser Störung nach DSM-IV angegeben. Folgende Kriterien werden für die Diagnose dieser Störung angegeben:

A. Die Betroffenen sind einem kurz- oder langanhaltenden Ereignis oder Geschehen von außergewöhnlicher Bedrohung oder mit katastrophalem Ausmaß ausgesetzt, das nahezu bei jedem tief greifende Verzweiflung auslösen würde.

B. Anhaltende Erinnerungen oder Wiedererleben der Belastung durch aufdringliche Nachhallerinnerungen (Flash-backs), lebendige Erinnerungen, sich wiederholende Träume oder durch innere Bedrängnis in Situationen, die der Belastung ähneln oder mit ihr in Zusammenhang stehen.
C. Umstände, die der Belastung ähneln oder mit ihr in Zusammenhang stehen werden tatsächlich oder möglichst vermieden. Dieses Verhalten bestand nicht vor dem belastenden Ereignis.
D. Entweder 1. oder 2.
   1. Teilweise oder vollständige Unfähigkeit, einige wichtige Aspekte der Belastung zu erinnern.
   2. Anhaltende Symptome einer erhöhten psychischen Sensitivität und Erregung (nicht vorhanden vor der Belastung) mit zwei der folgenden Merkmale:
      a. Ein- und Durchschlafstörungen
      b. Reizbarkeit oder Wutausbrüche
      c. Konzentrationsschwierigkeiten
      d. Hypervigilanz
      e. Erhöhte Schreckhaftigkeit
E. Die Kriterien B., C. und D. treten innerhalb von sechs Monaten nach dem Belastungsereignis oder nach Ende der Belastungsperiode auf.
(In einigen speziellen Fällen kann ein späterer Beginn berücksichtigt werden, dies sollte aber gesondert angegeben werden.

Typische Traumata, die eine PTB verursachen können sind:
- Opfer bzw. Zeuge von Gewaltanwendung (am häufigsten genannt)
- Krieg
- Konzentrationslager
- Naturkatastrophen
- Gewaltverbrechen, Vergewaltigungen
- Unfälle
- Überfälle
- Neuerdings auch plötzlicher Tod oder schwere Verletzung eines nahen Verwandten oder Freundes

Eine differenzierte Auseinandersetzung mit den DSM- und ICD-Kriterien, ihren Gemeinsamkeiten und Unterschieden finden sich im ausgezeichneten Übersichtsartikel von Steil, Ehlers (1996).

„Das Trauma (griechisch „Wunde, Verletzung") dissoziiert – es trennt Gewebe voneinander, Bewusstsein von Emotion, Erinnerungsfragmente von Gedächtnis, es unterbricht den Fluss des Alltags und der Geschichte." (Fischer-Homberger 1998)

Epidemiologie und Risikofaktoren

Die posttraumatischen Belastungsstörungen (PTB) gehören zu den am häufigsten auftretenden psychischen Störungen.

In den USA wird geschätzt, dass fast 12 Millionen Frauen (12,9%) mindestens einmal in ihrem Leben vergewaltigt worden sind (National Victim Center and Crime Victim Research and Treatment Center 1992). 35% sexueller Opfer berichteten von lebenslangen PTB (Kilpatrick, Resnick 1993).

Nach Breslau et al. (1991) und Norris (1992) kommen bei 39,1 % bzw. 69 % der untersuchten Stichproben von jeweils ca. 1000 Personen der Allgemeinbevölkerung Traumata vor, die geeignet wären eine PTB auszulösen. Tatsächlich wiesen aber nur 23,6 % dieser Traumatisierten bei Breslau et al., und 7,4 % der Traumatisierten bei Norris später eine PTB auf, das entspricht einer Lebenszeit-Prävalenz von 9,2 % bzw. 5,1 %. Unter Lebenszeitprävalenz versteht man den Prozentsatz von Menschen einer Population, bei denen eine bestimmte Krankheit im Laufe ihres Lebens vorkommt. Eine Übersicht über epidemiologische Studien wird von Davidson, Fairbank (1992) gegeben. Hinsichtlich der Entwicklung einer PTB kann verallgemeinernd festgestellt werden, dass
- Frauen häufiger als Männer betroffen sind,
- junge Erwachsene häufiger betroffen sind als Ältere,
- sexuelle Opfer eine höhere Wahrscheinlichkeit für die Entwicklung einer PTB aufweisen als Unfallopfer,
- es in 40–50 % der Fälle zu einer Chronifizierung kommt,
- Symptome auch manchmal vorgetäuscht werden, um Schadenersatz nach Fremdverschulden zu fordern,
- am häufigsten die folgenden Symptome berichtet werden: Schreckhaftigkeit (Hyperarousal), Schlafstörungen, Alpträume, Wiedererleben des Traumas und Vermeiden traumaassoziierter Situationen und Personen, Interessenverlust und Gefühl des Entfremdetseins („Abstumpfung").

Nach Katschnig (1998) weisen die Ergebnisse der Life-Event-Forschung daraufhin, dass folgende günstige bzw. ungünstige Bedingungen entscheidend dafür sind, ob belastende Ereignisse eine PTB auslösen:

1. Art und Intensität des Ereignisses
2. Fähigkeit des Betroffenen mit solchen Belastungen umzugehen, Copingstrategien und Persönlichkeit
3. Unterstützung, die er von der Umgebung erhält
4. schon in der Kindheit bestehende psychische Probleme
5. biologische Vulnerabilität

Man findet bei den PTB ein erhöhtes Auftreten folgender komorbider Störungen:
- Dysthymie
- andere Angststörungen
- Somatisierungsstörungen
- Substanzmissbrauch
- Zwangsstörungen

Theoretische Modelle (Ätiologie)

Dysfunktionale kognitive Schemata

Horowitz (1976) nimmt an, dass das Trauma kognitive Schemata von sich selbst, als Person, die in Sicherheit lebt, erschüttert. Es kommt daher zu einer Phase des Aufschreies mit hoher physiologischer Reagibilität, in der Flucht- und Kampfreaktionen dominieren.

Neue Informationen bleiben solange im aktiven Teil des Gedächtnis, bis sie mit den Schemata der Person zusammenpassen und in ein Netzwerk integriert werden. Eine Kontrollinstanz hält mittels Verleugnung und emotionaler Taubheit zu starke traumatische Information außerhalb des Bewusstseins. Gelingt dies nicht, so wird das Trauma intrusiv wiedererlebt. Kommt es auf dieser Stufe zu einer Verarbeitung, so werden die existierenden Schemata mit der traumatischen Information in Einklang gebracht und es bildet sich keine PTB. Hier kommen die schon erwähnten günstigen Bedingungen zum Tragen. Sind die mit der intrusiven Erinnerung auftretenden Emotionen jedoch zu stark, kommt es zu einer Vermeidung der Erinnerung, was den adäquaten Verarbeitungsprozess abbricht oder verhindert und dazu führt, dass die extrem aversiven Gefühle als noch bedrohlicher interpretiert werden. Daraus entsteht in weiterer Folge die Einstellung, auch in Zukunft solchen Erlebnissen hilflos ausgesetzt zu sein. Dies kann einer der Gründe dafür sein, dass PTB Patienten eine erhöhte selektive Aufmerksamkeit für bedrohliche Reize aufweisen. Die bedrohlichen Reize lösen immer wieder das intrusive Erinnern aus, das rasche Vermeiden der Erinnerung verhindert jedoch die bewältigende Verarbeitung.

Behaviorale Modelle

Keane et al. (1985) wenden die Zweifaktorentheorie von Mowrer (1939) auf die Erklärung der PTB an und gehen davon aus, dass das intrusive Erinnern des Traumas eine klassisch konditionierte emotionale Reaktion ist, die Vermeidung traumarelevanter Stimuli wird in weiterer Folge durch Reduktion der Angst negativ verstärkt.

Basale Angstreaktionen von vitaler Bedeutung und sehr hoher Intensität werden nach der Inkubationstheorie von Eysenck (1968) in einem einzigen Lerndurchgang konditioniert (one-trial-learning), was als evolutionärer Vorteil für Notfallsituationen betrachtet werden kann (Quirk 1985). Traumaassoziierte Reize lösen wiederum solch starke Emotionen aus, dass damit verbundene Kognitionen und Erinnerung an die Situationen vermieden werden. Die Vermeidung emotionaler oder vegetativer Aktivierung, die mit dem Trauma assoziiert ist, kann sich als Dissoziationsphänomen wie Abgestumpftsein, Interessensverlust und Affektverflachung äußern. Die Vermeidung ausreichender Konfrontation mit traumarelevanten Situationen sowie den dazugehörenden Emotionen und Kognitionen wird durch die angstlindernde Wirkung operant verstärkt. Durch Reizgeneralisation können scheinbar unbedeutende Reize die Assoziation mit dem traumatischen Ereignis auslösen. „True alarm" wird somit zu „learned alarm". Rasche Vermeidung verhindert die angstreduzierenden Habituationsprozesse. Die unbewältigte, nur vermiedene emotionale Belastung bewirkt ein erhöhtes Arousal, wodurch auch die selektive Aufmerksamkeit für bedrohliche Ereignisse erhöht wird. Es kommt zu einem circulus vitiosus, der folgendermaßen vorstellbar ist (Abb. 1).

Netzwerkmodelle

Eine deutliche Erweiterung der Sichtweise von psychischen Störungen liefern die neuronalen Netzwerkmodelle von Gedächtnisinhalten, die davon ausgehen, dass alle Elemente einer furchtauslösenden Situation (äußere Bedingungen, subjektive

<F43.1> Posttraumatische Belastungsstörung

Dissoziationsphänomene:
erhöhte Erregung
Schreckhaftigkeit
Schlafstörungen
Alpträume
Reizbarkeit, Wutausbrüche
Konzentrationsstörungen
Schuldgefühle
Abgestumpftsein
Interessensverlust
Meiden von bestimmten Situationen

Äußere Reize oder Gedanken

↓

selektive Aufmerksamkeit für Gefahrenreize
Intrusive Erinnerungen

Assoziation mit dem Trauma

übermächtige emotionale Reaktion!"

rasche Vermeidung von zumindest Teilaspekten der Angst
(sensorisch, motorisch, kognitiv, emotional)

Reduktion der Angst, jedoch nicht Bewältigung der Angst

erhöhtes Arousal

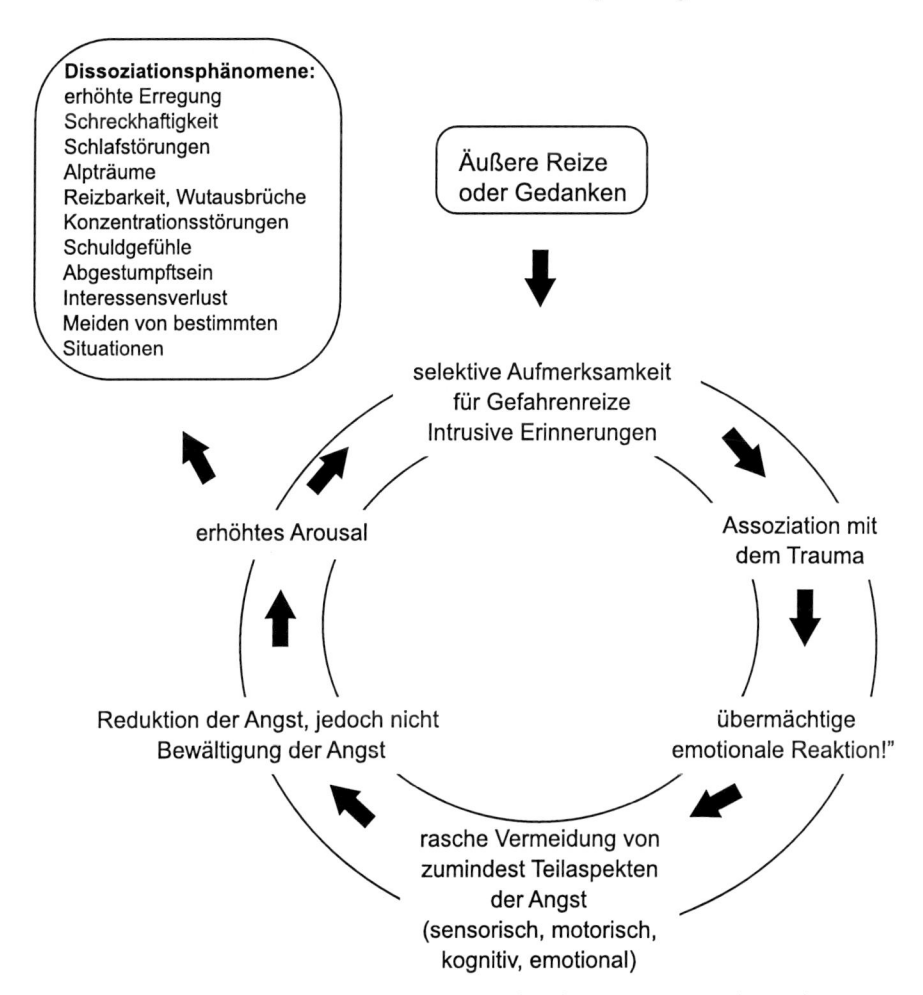

Abb. 1. Teufelskreislauf des intrusiven Erinnerns bei der posttraumatischen Belastungsstörung

Wahrnehmung, kognitive Bewertung, Erwartung, Emotion, physiologische Reaktion, offene Reaktion und sogar Metakognitionen über das Erleben von Angst) eine gemeinsame Furchtstruktur bilden, die hierarchisch geordnet ist. Auch Flucht und Vermeidung als Reaktionskomponente sind Teil des Netzwerkes. Lang (1979) beschreibt in seiner „bio-informational theory of emotional imagery" die Entwicklung solcher Furchtstrukturen im Gedächtnis. Foa, Kozak (1986) sowie Chemtob (1988) wenden diese Theorie auf die PTB an.

Die der PTB zugrunde liegende Furchtstruktur weist nach Foa und Kozak folgende 3 Merkmale auf:

1. Das traumatische Ereignis ist von höchster Bedeutung und erschüttert basale Konzepte von der eigenen Sicherheit. Die Welt ist nicht mehr berechenbar.

2. Die Aktivierung der PTB-spezifischen Furchtstrukturen beinhaltet intensive Reaktionen.
3. Die Furchtstrukturen sind sehr groß und leicht zugänglich. Je mehr Elemente sie beinhalten, desto leichter können sie aktiviert werden.

Traumata, die in einem bisher als sicher empfundenen Umfeld erlebt werden, verändern die Furchtstruktur mit größerer Wahrscheinlichkeit in Richtung PTB.

Intrusionen werden durch Aktivierung einer entsprechenden Furchtstruktur erklärt und sind auch mit der dementsprechenden Erregung gekoppelt, die zu Flucht oder Vermeidung führt.

Das Besondere einer PTB-Furchtstruktur ist nach Chemtob et al. (1988), dass an oberster Stelle der Hierarchie ein abstraktes Element, das Gefahr beinhaltet, steht und sie Elemente mit hoher Intensität, d.h. hoher autonomer Erregung enthält. Durch ungeplante Konfrontation mit traumaassoziierten Stimuli wird in der Regel nur ein Teil der gesamten Furchtstruktur aktiviert, wobei die mitausgelöste hohe autonome Erregung zu einer raschen Vermeidung führt. Die Konfrontation ist somit zu kurz, wodurch die Habituation durch die Integration neuer Information in das Netzwerk verhindert wird. Damit bleibt das Netzwerk auch im Grundzustand mehr oder weniger stark aktiviert, was positive Feedbackschleifen begünstigt und damit zu einer Einengung der Aufmerksamkeit auf bedrohliche Reize führt. Bei tatsächlicher Gefahr wäre dieser Ablauf sinnvoll und lebenserhaltend, bei PTB-Patienten führt die Einengung auf eine abstrakte irrationale Gefahr dazu, dass der Patient aktiv nach Beweisen für eine Gefahr sucht und auch harmlose Reize katastrophisierend interpretiert. Dies bewirkt eine Erhöhung des Arousal mit der damit verbundenen gesteigerten Erwartung einer Gefahr. Foa und ihre Mitarbeiterinnen bemerkten, dass sich bei PTB-Patienten oft grundlegende Bewertungsblickwinkel geändert haben. Während gesunde Menschen sich solange sicher fühlen, wie sie keine Hinweise auf Gefahr wahrnehmen, fühlen sich PTB- Patienten solange bedroht, wie keine wahrnehmbaren Zeichen für Sicherheit vorhanden sind.

Die Netzwerkmodelle werden durch eine Reihe von empirischen Befunden bezüglich selektiver Wahrnehmung und Informationsverarbeitung gestützt (Litz, Keane,1989).

Psychobiologische Modelle

Die komplexen biologischen Reaktionen bei Ängsten werden von Hamm (1997) ausführlich dargestellt. Die meisten Untersuchungen dazu sind Tierexperimente, die leider Schwächen in der Übertragung auf den Menschen aufweisen. Die Forschungsrichtung stellt jedoch eine notwendige Erweiterung der bisherigen psychosozialen Modelle auf den biologischen Bereich dar. Kolb (1987) geht davon aus, dass Lernen zu anatomischen Veränderungen im Gehirn führen kann. Bei der PTB komme es zu einer perzeptuellen Abnormität folgender Art: die Diskrimination gefährlicher von nicht gefährlichen Stimuli sowie die Habituation darauf nehmen ab, und es erfolgt eine Sensitivierung für bestimmte Reize, was zu einer Übererregung adrenergen Ursprungs führt. Die Kontrolle über niedere Hirnstrukturen insbesondere den Locus Coeruleus nimmt ab; dieser reaktiviert bei intrusiven Erinnerungen über Verbindungen zum Kortex kognitive, emotionale und physiologische Bedingungen. Van der Kolk (1994) überträgt das Tiermodell eines unausweichlichen Schocks auf die Erklärung der PTB, dabei spielt die Ausschüttung endogener

Opioide eine zentrale Rolle, insofern als sie zu einer konditionierten Reaktion auf traumaassoziierte Stimuli werden. Daraus entstehe in weiterer Folge eine Abhängigkeit. Gestützt wird diese Annahme durch die Beobachtung von Zeichen der Übererregung, wenn Opiatantagonisten verabreicht werden. Nach Pitmann (1989) verstärken ACTH, Adrenalin, Noradrenalin und Vasopressin sowohl die Gedächtniskonsolidation als auch die Formierung konditionierter Reaktionen. Extreme emotionale Ereignisse überstimulieren die Ausschüttung dieser Hormone, was zu einer Überkonsolidierung der Gedächtnisspuren führe. Aus Tierversuchen ist bekannt dass andererseits die Blockade dieser Hormone zu leicht löschbaren konditionierten Reaktionen führe. Insgesamt scheinen die neurochemischen Bedingungen bei der PTB einen noch nicht erklärbaren Komplexitätsgrad aufzuweisen, denn bisher war noch kein Psychopharmakon in der Lage die PTB Symptome ausreichend zu mildern.

Spezieller Teil

Diagnoseinstrumente

Prinzipiell muss bei starken Angstzuständen oder depressiven Verstimmungen immer auch an die Möglichkeit einer PTB gedacht werden. Im deutschsprachigen Bereich stehen folgende strukturierte Interviews bzw. Fragebögen zur Verfügung:

1. Diagnostisches Interview für psychische Störungen (DIPS: Margraf, Schneider, Ehlers 1991), das sich eng an das DSM-IV bzw. ICD-10 anlehnt.
2. Impact of Event Scale (IES, Horowitz, Wilner, Alvarez 1979), ein Selbstbeurteilungsfragebogen, der mit 15 Fragen vor allem das Ausmaß der Vermeidung und die Intrusion des traumatischen Ereignisses erfasst. Eine revidierte Fassung soll auch Fragen zum autonomen Erregungsniveau enthalten und eine Diagnose nach DSM-IV ermöglichen. Maercker (1993) hat die IES ins Deutsche übersetzt
3. Die PTSD-Symptom-Scale (PSS: Foa et al. 1993) liegt als Selbstbeurteilungs-Fragebogen (PSS-SR) und als halbstrukturiertes Interview (PSS-I) vor. Es ist an das DSM-III angelehnt, die 17 Merkmale werden hinsichtlich ihres Schweregrades auf einer Skala von 0–3 eingestuft. Auch hier soll eine auf die DSM-IV – Kritcrien überarbeitete Form in Vorbereitung sein. Nach Steil, Ehlers (1996) konnten mit diesem Fragebogen 86% der Personen richtig zugeordnet werden. Von Steil, Ehlers (1992) liegt zur PSS-SR eine unveröffentlichte Übersetzung vor, die auch das Ausmaß der verursachten subjektiven Belastung erfasst und eine gute interne Konsistenz aufweist.

Klinisch-psychologische Behandlung

Vorüberlegungen

Die PTB ist ein Paradebeispiel für die Notwendigkeit der Integration von Wahrnehmungspsychologie, Lerntheorie, Gedächtnispsychologie und Emotionspsychologie in die Bedingungsanalyse. Vor allem ist es dienlich sich die Art, wie Erlebnisse abgespeichert werden, zu vergegenwärtigen. Die Diskussion um die „repressed memories" ist derzeit sehr aktuell.

Erfahrungen aus der Vergangenheit beeinflussen unsere Erlebnisweise der Gegenwart. Diese Erfahrungen sind einerseits im prozeduralen Habitgedächtnis und andererseits im deklarativen Wissensgedächtnis gespeichert (Abb. 2). Das prozedurale Habitgedächtnis beinhaltet einerseits motorische Verhaltensweisen, z.B. schweigend zurückhaltendes Auftreten gegenüber einem ehemals traumatisierenden Täter, und andererseits emotionale Verhaltensweisen, z.B. diesem Täter gegenüber Gefühle der Angst, Demütigung, Schuld und Hilflosigkeit zu empfinden. Das deklarative Wissensgedächtnis beinhaltet einen semantischen und einen episodischen Teil. Dem semantischen Teil entsprechen Kognitionen und Bewertungen, z.B. diesen Täter als übermächtig und sich selbst ihm gegenüber als chancenlos einzuschätzen. Der episodische Teil enthält szenisch organisierte Erinnerungen mit autobiographischen Anteilen aus dem prozeduralen Habitgedächtnis und dem semantischen Wissensgedächtnis, die lange erinnert werden, z.B. bewusste Erinnerung organisierter Sequenzen vergangener Erlebnisweisen oder auch unbeabsichtigtes Aufdrängen von Episoden vergangener Erlebnisse. Intrusive Erinnerungen an vergangene traumatisierende Erlebnisse stellen ein Kernsymptom posttraumatischer Belastungsstörungen dar. Dieser episodische Anteil ist in Form eines konzeptuellen Netzwerkes gespeichert, das sich aus miteinander verbundenen Stimulus-, Reaktions- und Bedeutungselementen aus den sensorischen, motorischen, emotionalen, physiologischen und kognitiven Erfahrungsdimensionen zusammensetzt.

1. Prozedurales Habitgedächtnis

    a) motorische Verhaltensweisen
    b) emotionale Verhaltensweisen

2. Deklaratives Wissensgedächtnis

    a) semantischer Teil (Kognitionen, Bewertungen)
    b) episodischer Teil (szenisch organisierte Erinnerungen)

Abb. 2. Speicherungen von Ereignissen im Langzeitgedächtnis. (nach Birbaumer 1990)

Therapeutische Arbeit nur im Bereich einer Dimension des Gedächtnisses setzt nicht voraus, dass sich daraufhin auch der dazugehörende episodische Gedächtnisteil neu organisiert, weshalb es sinnvoll erscheint an diesem episodischen Gedächtnisteil selbst zu arbeiten, indem Schlüsselerlebnisse aus der Biographie selbst zum Ziel therapeutischer Intervention werden.

Es werden zwei wesentliche Wirkfaktoren der Therapie von posttraumatischen Belastungsstörungen angenommen:

- Die wiederholte Exposition in sensu, bis infolge von Habituation die pathologische Angst nicht mehr auftritt.
- Die kognitive und emotionale Umstrukturierung der spezifischen Gedächtnisrepräsentation PTB.

Emotional-imaginative Umstrukturierung traumatischer Episoden

Einen interessanten therapeutischen Ansatz zur Behandlung dieser Störung stellt die emotionale-imaginative Umstrukturierung als eine Variante der Exposition in sensu dar (Zarbock 1994), die als eine Erweiterung der Exposition in sensu nach Foa, Kozak (1986) gesehen werden kann. Diese Technik wurde in der klinischen Hypnose nach Erickson entwickelt (Revenstorf 1990). Die traumatische Episode selbst wird in sensu durch szenische Ausgestaltung zu weiterführenden emotionalen, kognitiven und motorischen Veränderungen angeregt. Die aus dem Trauma resultierenden belastenden Symptomen können so als Folge von dysfunktionalen Bewältigungsversuchen verstanden werden. Durch vorbereitende Gespräche wird dem Patienten sowohl Information über das Zustandekommen der Störung als auch über das Wirkprinzip der Therapie gegeben. Die Erkenntnis und die Erfahrung mit seiner Lebens- und Leidensgeschichte ernst genommen zu werden, ebnen den Weg für eine aktive Mitarbeit an der Therapie.

Der technische Ablauf nach Zarbock (1994) modifiziert durch eigene Erfahrung sieht folgendermaßen aus:

Das traumatische Ereignis wird entweder spontan erinnert oder wird imaginativ durch Suchprozesse aktiviert. Wenn der Patient aktuelle Probleme oder belastende Emotionen oder negative Kognitionen beschreibt, kann versucht werden mit Fragen traumatisierende Erlebnisse zu aktivieren: z.B.

„Kennen Sie diese Gedanken aus Ihrer Vergangenheit?"
„Wer hat das immer zu Ihnen gesagt?"
„Haben Sie schon einmal Ähnliches erlebt, kennen Sie solche Gefühle und Erfahrungen von früher?"

Weitere Methoden dieser Stufe sind erlebnisaktivierende Interventionen und zustandsabhängige Erinnerung, bei der zwar die belastende Emotion aktuell ist, die dazugehörenden situativen Erinnerungen fehlen:

„In welchen Situationen in der Vergangenheit haben Sie sich ähnlich gefühlt?"

Wenn Patienten vorwiegend negative Kognitionen äußern, sollte versucht werden, die mit dieser Kognition verbundenen Emotionen und physiologischen Reaktionen zu aktivieren:

„Was fühlen Sie, wenn Sie so denken?"
„Was fühlen Sie, wenn Sie das zu sich sagen?"

Die berichteten bzw. aktivierten Emotionen und physiologischen Reaktionen werden im Sinne der Affektbrücke (Kossak 1989 zit. n. Zarbock 1994) explorativ oder suggestiv intensiviert, um sukzessive die gesamte Problemepisode dem Erleben auf allen Dimensionen (sensorisch, motorisch, emotional, physiologisch und kognitiv) zugänglich zu machen. Das Erleben dieser solcherart erinnerten biographischen Episode wird über alle Sinneskanäle sowie Eindrucks- und Ausdrucksdimensionen wiederholt und intensiviert, sowie mit neuen, bewältigungsfördernden kognitiven und emotionalen Elementen gekoppelt. Gedächtnispsychologisch gesehen, wird der latente Gedächtnisinhalt aus dem Langzeitgedächtnis in den Arbeitsspeicher transferiert. Da dies ein emotional schmerzlicher Prozess ist, besteht die

Gefahr der kognitiven Vermeidung, weshalb ich diesen Teil des therapeutischen Prozesses, mit Einverständnis des Patienten, auf Tonband aufnehme, das dann in weiterer Folge dem Patienten vorgespielt wird, mit der Aufforderung, assoziativ dazu seine bisherigen Erinnerungen auf allen Dimensionen zu erweitern oder zu präzisieren. Deshalb läuft während des Anhörens des Bandes ein zweites Tonband mit, sodass allfällige Ergänzungen der Patienten und therapeutische Hilfestellungen zur Neubewertung, welche die Umstrukturierung dysfunktionaler Kognitionen begünstigen, ebenfalls mitaufgezeichnet werden. Das wiederholte Anhören bewirkt auch eine Desensibilisierung und Reduzierung des Arousals, weshalb zunehmends mehr Elemente der dissoziierten Erinnerungen wieder assoziativ erinnert und ertragen werden können und somit auch konzeptuell im neuronalen Netzwerk bewältigend verändert werden. Wenn dann nach wiederholten Darbietungen während der Therapiestunden gesichert ist, dass keine emotionale Überforderung mit kontraproduktiven Vermeidungsreaktionen stattfindet, soll sich der Patient selbst zu Hause das Band weiter anhören, um den Prozess der Habituation und Neuorganisation des konzeptuellen Netzwerkes zu stabilisieren. Habituation scheint nach bisherigen Erkenntnissen erst dann zu funktionieren, wenn die Erinnerung möglichst vollständig in den situativen, kognitiven, emotionalen, physiologischen und verhaltensmäßigen Aspekten erfolgt.

Bei dem dargestellten therapeutischen Vorgehen ist vor allem darauf zu achten, dass:
– die Imaginationen von Seiten des Therapeuten dosiert gefördert werden, damit es nicht zu einer Überforderung des Patienten und damit möglicherweise zu einer Retraumatisierung kommt,
– die emotionale Verarbeitung so zu lenken, dass das Trauma als ein schreckliches Einzelgeschehen und nicht als permanente Bedrohung der Alltagsrealität betrachtet wird,
– die therapeutische Grundhaltung gekennzeichnet ist durch einen einfühlsambegleitenden Gesprächsstil und Verständnis für die Symptomatik der PTB als verzweifelten Bewätigungsversuch des Traumas,
– die spezifische therapeutische Vorgangsweise nicht bis zum Ende der Stunde dauert, damit noch Raum für ein Gespräch bleibt, in welchem sichergestellt wird, dass der Patient wieder vollkommen auf die Gegenwart reorientiert ist,
– es im Einzelfall auch notwendig sein kann, zuerst persönlichkeitsstabilisierend zu arbeiten, bevor die eigentliche Trauma-Therapie in Angriff genommen wird. Hilfreich dabei können Entspannungstechniken, Stressimpfungstraining, Aufbau von sozialer Kompetenz, Biofeedback und kognitives Neubewerten sein. Vor allem bei länger zurückliegenden sexuellen Traumatisierungen, welche ein negatives Selbstkonzept zur Folge hatten, ist dies zu empfehlen.

„Eye Movement Desensitization and Reprocessing (EMDR)"

Diese noch eher neue Behandlungstechnik von Shapiro (1998) hat wegen berichteter sensationeller Erfolge und kurzer Behandlungszeit viel Aufsehen erregt und wurde von Vertretern unterschiedlicher Psychotherapierichtungen in das Behandlungskonzept integriert (Eschenröder 1998). Acierno et al. (1994) bestätigten zwar die Wirksamkeit dieser Behandlung, eine Überlegenheit gegenüber den anderen Methoden der exposition in sensu konnte nicht gefunden werden. Die oft erzielte schnelle Wirksamkeit scheint allerdings auch nicht immer zu gelten, da die Autorin in ihrem Buch auch von mehrmonatigen Therapien berichtet.

EMDR ist Angstexposition in sensu teilweise gekoppelt mit kognitiver Umstrukturierung und zusätzlich kombiniert mit einer Ablenkung. Der Patient wird aufgefordert, sich auf eine zuvor besprochene markante Szene aus seinem Trauma zu konzentrieren und sich dabei sowohl auf die Kognitionen als auch physiologischen Erregungen einzulassen. Gleichzeitig wird er aufgefordert, sich auf etwas ganz anderes zu konzentrieren. Ursprünglich sollte er mit seinen Augen dem Finger des Therapeuten zu folgen, der seine Hand ruckartig, wie ein Pendel, vor seinen Augen bewegt. Diese Prozedur wird so oft wiederholt, bis die Angst deutlich nachlässt. Dann wird die Erinnerung mit problembewältigenden und selbstwertsteigernden Kognitionen gekoppelt. Die Augenbewegungen können auch durch konzentriertes Hinhören auf ein Klopfzeichen ersetzt werden.

Debriefing

Diese Interventionsstrategie stellt die Krisenintervention erster Wahl dar, wenn man es mit Opfern kurz nach einem Trauma zu tun hat. Sie sieht vordergründig nur nach einfachem „Sich-Aussprechen" aus, folgt aber einem klaren Konzept und sollte von Fachleuten durchgeführt werden. Den Betroffenen wird unter Anwendung der Regel des aktiven Zuhörens nach Rogers (1942) in einem einfühlsamen Gespräch die Gelegenheit gegeben, über das Erlebte zu reden. Da angenommen wird, dass eine PTB durch Dissoziieren wesentlicher Teile des Erlebten entsteht, achtet der Therapeut darauf, dass der Betroffene nach Möglichkeit über alle Erlebnisebenen spricht, angefangen beim formalen äußeren Ablauf, weiter über die kognitive Bewertung, die emotionale Betroffenheit bis hin zu den wahrgenommenen physiologischen Reaktionen. Nach dem Modell des neuronalen Netzwerkes ist es für die Veränderung einer Furchtstruktur wichtig, dass alle Elemente des Traumas prolongiert aktiviert werden und zusätzlich zur Angst inkompatible Reaktionen hinzugefügt werden. Dies können kognitive Neubewertung oder etwa Kurzentspannungsmaßnahmen sein. Der Betroffene wird bei dieser Vorgangsweise einerseits erneut mit der Belastung konfrontiert, andererseits erhält er emotionale Unterstützung und Hilfestellung, wie er diese Belastung besser ertragen kann. Besonders wichtig ist es, die Selbstkontrolle des Betroffenen zu fördern und keinesfalls sollte er durch dieses Gespräch überfordert werden, was zu einer Retraumatisierung führen könnte. Eine genaue wissenschaftliche Untersuchung dieser Methode steht noch aus. Raphael et al. (1995) fanden zwar in einer zusammenfassenden Untersuchung hauptsächlich unkontrollierter Untersuchungen, dass diese Maßnahme von Betroffenen zwar als hilfreich angegeben wurde, jedoch die Entwicklung einer PTB nicht verhindern konnte. Es sei dazu noch kritisch vermerkt, dass zum einen die Technik des Debriefings nicht einheitlich war und darunter einfach nur das Sich-Aussprechen nach dem Trauma verstanden wurde und zum anderen die zu erwartende Zahl der PTB ohne Debriefing schwer abzuschätzen ist. Mit Einsatz neurophysiologischer Messmethoden, mit welchen überprüft werden könnte, ob der Schreckreflex auf traumarelevante Reize nach der Debriefingmethode wieder normal ausfällt, wäre ein objektives Messinstrument gegeben (Pauli et al. 1996).

Stressimpfungstraining

Ziele des „stress inoculation trainings" nach Meichenbaum und Genest (1980) sind die Reduzierung von Angstzuständen und Schreckhaftigkeit sowie die kognitive Neubewertung von dysfunktionalen kognitiven Attributionen bezüglich Verantwortlichkeit und Schuld. Der Patient lernt in der ersten Phase (Informationsphase) den Zusammenhang zwischen negativer Selbstverbalisation, negativen Emotionen und Problemverhalten und dass dementsprechend positive Selbstverbalisationen ihrerseits positive Gefühle zur Folge haben, die helfen, problematische Situationen besser zu bewältigen. In der zweiten Phase (der Übungsphase) werden individuell vorteilhafte Selbstverbalisationen erarbeitet für die Vorbereitung auf Belastungssituationen wie z.B. „Sorge dich nicht, sondern überlege dir, was du konkret tun kannst" und für die Anwendung während der Belastungssituation wie z.B. „Entspanne dich, konzentriere dich auf eine ruhige Atmung und setze den sinnvollen ersten Schritt" oder „Stoppe den falschen Gedanken" z.B. „Ich bin selbst schuld" und ersetze ihn durch einen besseren „Das hätte jedem anderen auch so passieren können, das wiederholt sich nicht automatisch, bleibe in der Situation und mache eine kurze Pause." Nach bewältigter Situation wird auch eine Selbstverstärkung angeschlossen „Super, ich habe es geschafft, ich bringe mich wieder unter Kontrolle!" Dieses mentale Training wird danach in der dritten Phase (der Anwendungsphase) erprobt. Die Wirksamkeit dieses Verfahrens wurde bei der PTB von Foa et al. (1991) belegt.

Psychopharmakotherapie

Wie schon dargestellt sind die psychobiologischen Modelle noch nicht so ausgereift, um eine klare psychopharmakologische Behandlungsstrategie daraus abzuleiten. Bauer (1998) empfiehlt daher die Psychopharmaka immer in Kombination mit einer psychologischen Behandlung anzuwenden. Generell werden in der Behandlung von PTB Antidepressiva eingesetzt, wobei lange Zeit die Trizyklika und MAO-Hemmer dominierten. In letzter Zeit werden aber vermehrt SSRI und NASSA gegeben, wobei allgemein eine eher höhere Dosierung auf mindestens 8–12 Wochen empfohlen wird. Auf Tranquilizer soll wegen des potentiellen Abhängigkeitsrisikos verzichtet werden.

Fallbeispiel

Frau F. 29 Jahre alt, Chefsekretärin, überlebte auf der Heimreise vom Urlaub einen Autounfall. Ihr Freund, welcher am Steuer offensichtlich einen Sekundenschlaf hatte, verlor die Kontrolle über das Fahrzeug und streifte zuerst einen entgegenkommenden LKW und prallte danach frontal gegen den nachfolgenden PKW. Während sie selbst mit einer Oberarmfraktur und Rippenbrüchen davon kam, musste sie mit ansehen wie ihr Freund, heftig aus offenen Wunden blutend, bis zum Eintreffen der Rettung verstarb. In Alpträumen erlebte sie in den folgenden Wochen und Monaten intrusiv immer wieder das Aufleuchten von Scheinwerfern, das Quietschen von Reifen und Angstschreie. Sie klagte über massive Durchschlafstörungen und deutliche Konzentrationsschwierigkeiten und Nachlassen ihrer Leistung am Arbeitsplatz. Beruflicher Stress, welcher früher für sie eine Herausforderung darstellte, löste danach bei ihr Versagensängste aus, weshalb sie zum Missfallen ihres Vorgesetzten immer mehr Arbeiten an Kolleginnen delegierte.

Sie machte sich andauernd heftige Vorwürfe, dass sie nicht darauf bestanden hatte, ihren Freund beim Fahren abzulösen. Bei Autofahrten auf Überlandstrecken fing sie an zu zittern und bekam Beklemmungsgefühle, weshalb sie solche Autofahrten in weiterer Folge vermied. Körperbehinderte Menschen lösten bei ihr Schweißausbrüche aus und Scheinwerfer im Theater führten zu Tachykardie.

In wiederholten therapeutischen Sitzungen gelang es nach und nach den Unfall in sensu auf allen Erlebnisdimensionen zu erinnern. Diese Erinnerungen wurden systematisch gekoppelt mit entspannendem Atemtraining, kognitivem Neubewerten ihrer vermeintlichen Schuld sowie dem Akzeptieren des Ereignisses als ein schicksalhaftes Geschehen, welches zwar vorkommen kann, aber nicht zur üblichen persönlichen Alltagsrealität gehört. Konsequentes mehrmaliges Durchlaufen dieser therapeutischen Strategie sowie Konfrontation in vivo mit Autofahrten über Land, Theaterbesuchen (Scheinwerfer) sowie aktive Bearbeitung ihrer Versagensängste am Arbeitsplatz führten schließlich zu der erfolgreichen Bewältigung der Störung.

Ausblick

Angesichts der Tatsache, dass bis zu 23 % der Menschen, die einem Trauma ausgesetzt waren, eine PTB entwickeln, und dem Umstand entsprechend dass im Unterschied zu allen anderen Angststörungen bei der PTB die Ursache bekannt ist, müssen für die Traumatisierten prophylaktische psychologische Maßnahmen gefordert werden. Das bedeutet, dass vor allem auf Unfallabteilungen, gynäkologischen Abteilungen und Kinderkliniken, wo bevorzugt Menschen nach einem solchen Trauma eine medizinische Versorgung erfahren diese auch eine psychologische Behandlung bekommen sollten. Damit verbunden sollte auch ein Angebot für eine weiterführende Behandlung sein, falls das belastende Ereignis in der Folge die psychische Befindlichkeit nachhaltig beeinträchtigt. Diese Aufklärung sollte in einer Art erfolgen, die nicht zu einer self-fulfilling prophecy führt, was von eigens dafür geschulten Psychologen übernommen werden kann. Ein frühe Intervention verspricht rascheren therapeutischen Erfolg und erspart dem Betroffenen und seinen Angehörigen eine leidvolle Zeit. Auch unter ökonomischen Gesichtspunkten betrachtet, rechnet sich eine effiziente Frühbehandlung, wie leicht nachweisbar wäre.

Aus Berichten von Katastropheneinsätzen ist bekannt, dass Helfer, welche mit dem vollen Ausmaß des Unglück konfrontiert sind, oft ebenfalls Probleme haben, dieses Erlebnis gut zu verarbeiten. Daher muss durch begleitende bzw. nachfolgende psychologische Betreuung dieser Personen sichergestellt werden, dass aus Helfern nicht Opfer werden.

Zusammenfassung

In vorliegendem Beitrag soll auf die Bedeutung des Störungsbildes im Alltag der klinisch-psychologischen Praxis hingewiesen werden mit dem Ziel, diese Gruppe früher zu erfassen und fachkundig mit dem notwendigen Störungs- und Änderungswissen zu behandeln. Von besonderer Bedeutung ist dabei das Konzept des neuronalen Netzwerkes von Gedächnisinhalten von Lang (1979), das sowohl das Phänomen der Dissoziation als auch der Intrusion erklären kann und damit die kognitiven und behavioralen Behandlungsmethoden der Konfrontation optimiert.

Literatur

Acierno, R., Hersen, M., van Hasselt, V.B., Meuser, K.T. (1994) Review of the validation and dissemination of eye-movement desensitization and reprocessing: A scientific and ethical dilemma. Clin Psychol Rev 14: 287–299

Bauer, M. (1998) Psychopharmakotherapie bei posttraumatischen Störungen. Abstract vom 6. State-of-the-Art-Symposium: Postraumatische Störungen. AKH, Wien

Birbaumer, N. (1990) Plastizität, Lernen, Gedächtnis. In: Birbaumer, N., Schmidt, R.F. (Hrsg.) Biologische Psychologie. Springer, Berlin Heidelberg New York Tokyo, S. 531–562

Chemtop, C., Roitbat, H.L., Hamada R.S., Carlson, J.G., Twentyman, C.T. (1988) A cognitive action theory of posttraumatic stress disorder. J Anxiety Disord 2: 253–275

Davidson, R.T., Fairbank, J. A. (1992) The epidemiology of posttraumatic stress disorder. In: Davidson, R.T., Foa, E.B. (eds.) (1992) Posttraumatic stress disorder in review: recent research and future development. American Press, Washington, DC

Dilling, H., Mombour, W., Schmidt, M.H. (1991) Internationale Klassifikation psychischer Störungen. ICD-10. Huber, Bern

Eschenröder, C.T. (Hrsg) (1998) EMDR. Eine neue Methode zur Verarbeitung traumatischer Erinnerungen. dgvt-Verlag, Tübingen

Eysenck, H.J. (1968) A theory of the incubation of anxiety/fear responses Behav Res Ther 6: 309–321

Fischer-Homberger, E. (1998) Zur Medizingeschichte des Traumas. Abstract vom 6. State-of-the-Art-Symposium: Postraumatische Störungen. AKH, Wien

Foa, E., Kozak, M.J. (1986) Emotional processing of fear: Exposure to corrective information. Psychol Bull 99: 20–35

Foa, E.B., Olasov Rothbaum, B., Riggs, D.S., Murdock, T.B. (1991) Treatment of posttraumatic stress disorder in rape victims: A comparison between cognitive-behavioral procedures and counseling. J Con Clin Psychol 59: 715–723

Foa, E.B., Rothbaum, B.O. (1996) Posttraumatische Belastungsstörung. In: Margraf J. (Hrsg.) Lehrbuch der Verhaltenstherapie Bd. 2, S. 107–120

Hamm, A. (1997) Furcht und Phobien. Hogrefe, Göttingen

Horowitz, M.J., Wilner, N., Alvarez, W. (1979) The Impact of event scale: a measure of subjective stress. Psychosom Med 41: 209–218

Katschnig, H. (1998) Die Bedeutung von Belastungen im Erwachsenenalter für die Entstehung psychischer Störungen. Abstract vom 6. State-of-the-Art-Symposium: Postraumatische Störungen. AKH, Wien

Kilpatrick, D.G., Resnick, H.S.: (1993) Posttraumatic stress disorder associated with exposure to criminal victimization in clinical and community populations. In:

Kolb, L.C. (1987) A neuropsychological hypothesis explaining posttraumatic stress disorders. Am J Psychiatry 144: 989–995

Lang, P.J. (1979) A bio-informational theory of emotional imagery. Psychophysiology 6: 495–511

Litz, T.B., Keane, T.M. (1989) Information processing in anxiety disorders: Application to the understanding of posttraumatic stress disorder. Clin Psychol Rev 9: 243–257

Maercker, A. (1993) Deutsche Übersetzung der Impact of Event Scale, (unveröffentlichtes Manuskript). Institut für Psychologie, Dresden

Meichenbaum, D., Genest, M. (1980) Cognitive behavior modification: An integration of cognitive and behavioral methods. In: Kanfer F.H., Goldstein A.P. (eds.) Helping people change. Pergamon Press, New York, pp. 390–422

Margraf, J.,Schneider, S., Ehlers, A. (1991) Diagnostisches Interview bei psychischen Störungen (DIPS). Springer, Berlin Heidelberg New York Tokyo

Mowrer, O.H. (1939) A Stimulus-response analysis of anxiety and its role as a reinforcement agent. Zit. aus: Reinecker, H. (1993) Psychol Rev. Hogrefe, Phobien Göttingen 46: 553–556

National Victim Center and Crime Victim Research and Treatment Center (1992) zit. nach: Foa, E.B., Rothbaum, B.O. (1996) Posttraumatische Belastungsstörung. In: Margraf J. (Hrsg.) Lehrbuch der Verhaltenstherapie 2: 107–120

Pauli, P., Rau, H. und Birbaumer, N. (1996) Biologische Grundlagen der Verhaltenstherapie. In: Margraf, J. (Hrsg.) Lehrbuch der Verhaltenstherapie Band 1. Springer, Berlin Heidelberg New York Tokyo, S. 67–81

Pitman, R.K. (1989) Posttraumatic stress disorder, hormones and memory. Biol Psychiatry 26: 221–223

Raphael, B., Meldrum, L., McFarlane, A.C. (1995) Does debriefing after psychological trauma work? Brit Med J 310: 1479–1480

Rogers, C.R. (1942) Counseling and psychotherapy. Houghton Mifflin, Boston

Shapiro, F. (1998) EMDR – Grundlagen und Praxis, Paderborn, Junfermann. In: Steil, R., Ehlers, A. (Hrsg.) Die Posttraumatische Belastungsstörung: Eine Übersicht. Verhaltensmodifikation und Verhaltensmedizin, 7. Jg. 3: 169–212

Steil, R., Ehlers, A. (1992) Erweiterte deutsche Übersetzung der PTSD-Symptom-Scale Self-Report (unveröffentlichtes Manuskript). Institut für Psychologie, Göttingen

Steil, R., Ehlers, A. (1996) Die posttraumatische Belastungsstörung: Eine Übersicht. Verhaltensmodifikation und Verhaltensmedizin 17: 169–212

van der Kolk B.A. (1994) The body keeps the score: memory and the envolving psychobiology of post traumatic stress. Harvard Rev Psychiatry 1: 253–265

Zarbock, G. (1994) Emotional-imaginative Umstrukturierung traumatischer Episoden. Verhaltenstherapie 4: 122–129

<F45> Somatoforme Störungen

<F45> Klinisch-psychologische Diagnostik und Behandlung bei somatoformen Störungen

Wolfgang Hiller und Winfried Rief

Allgemeine Darstellung

Historische Entwicklung des Störungsbildes

Körperliche Symptome können oftmals nicht ausreichend durch die Befunde der medizinischen Diagnostik erklärt werden. Zur Lösung dieses Rätsels haben Kliniker und Wissenschaftler in der Vergangenheit viele unterschiedliche Vorstellungen entwickelt, um die Rolle von psychologischen und sozialen Faktoren bei der Entstehung und Aufrechterhaltung von körperlichen Beschwerden zu klären. Die somatoformen Störungen wurden durch ICD-10 im Sinne eines Oberbegriffs eingeführt, um alle klinischen Störungsbilder zusammenzufassen, bei denen körperliche Symptome ohne klare organische Ursache im Vordergrund stehen. Der Begriff „somatoform" bedeutet, dass aufgrund der Symptomatik zunächst das Vorhandensein einer körperlichen Krankheit vermutet wird, die sich jedoch im weiteren Verlauf der Diagnostik durch organmedizinische Untersuchungen nicht bestätigen lässt.

Während der Begriff der somatoformen Störungen noch relativ jung ist (die erste Einführung in ein Klassifikationssystem erfolgte 1980 durch DSM-III), lassen sich typische Beschreibungen des Störungsbildes durch andere diagnostische Bezeichnungen lange zurückverfolgen (Veith 1965). Bereits die griechische Medizin hatte den Krankheitsbegriff der *Hysterie* geprägt. Hippokrates verband damit ein durch sexuelle Abstinenz bedingtes „Umherwandern" der Gebärmutter im Körper (Hystera = griechisch für Gebärmutter). Im Mittelalter wurden unerklärliche Körpersymptome auf die Besessenheit durch Dämonen zurückgeführt. Spätere Modelle psychoanalytischer Autoren betonten dagegen die Rolle von intrapsychischen und zumeist unbewussten Prozessen. So entwickelte Freud anhand des berühmt gewordenen Falles der Anna O. die Vorstellung, dass verdrängte sexuelle Impulse in verzerrter Form körperlich zum Ausdruck kommen könnten (Konversion). Solche und ähnliche Modelle sind bis heute in der klinischen Praxis populär, haben sich jedoch in kontrollierten wissenschaftlichen Untersuchungen nie ausreichend bestätigen lassen.

Wegen der vielfältigen und zum Teil recht widersprüchlichen Bedeutungen des Hysteriebegriffs verzichten die modernen Definitionen der somatoformen Störungen auf umstrittene Annahmen zur Ätiologie und Pathogenese. Ähnlich wie bei den meisten anderen im ICD-10 beschriebenen Störungen wird stattdessen ein hauptsächlich deskriptiver Ansatz bevorzugt. Dieser geht zurück auf Arbeiten des französischen Arztes Paul Briquet aus der Mitte des letzten Jahrhunderts, der erstmals eine auf Verlaufsbeobachtungen beruhende, symptom- und syndrombezogene Beschreibung der Hysterie verfasste (Briquet 1859). Unter dem vielverwendeten Begriff des „*Briquet-Syndroms*" konnten die Beobachtungen Briquets später auch durch moderne statistische Analyseverfahren bestätigt werden und es kam vor etwa 30 Jahren zu einer Art Renaissance dieses Konzepts (Guze 1967). Das „Briquet-Syndrom" mündete schließlich in die heutige Diagnose der Somatisierungsstörung. Aufgrund dieser historischen Zusammenhänge stellen die Somatisierungsstörung (und auch die ähnlich konzipierte Konversionsstörung) die moderne Fassung des alten Krankheitsbildes der Hysterie dar. Eine ähnliche Entwicklung ist im Zusammenhang mit dem Begriff der „Somatisierung" zu verfolgen, der im Laufe der Zeit eine Vielzahl unterschiedlicher Bedeutungen erhalten hatte. Während früher damit oft der „Ausdruck seelischer Konflikte in Form körperlicher Symptome" angedeutet werden sollte, wird er heute meist deskriptiv und synonym mit dem Begriff „somatoform" verwendet.

Allgemeine Überlegungen zur psychologischen Diagnostik und zur Differentialdiagnose

Die Kernsymptome und zentralen klinischen Kennzeichen der einzelnen somatoformen Störungen sind durch die *diagnostischen Kriterien von ICD-10* recht präzise beschrieben (Dilling et al. 1994). Sie stellen die zunächst wichtigste Leitlinie beim Vorgehen des Diagnostikers dar. Symptome, Verhaltensweisen und andere relevante Problemfelder können in der diagnostischen Untersuchung gezielt erfragt und ggf. ausführlich mit dem Patienten besprochen werden. Als Hilfsmittel für ein zielgerichtetes Vorgehen sind strukturierte Interviewverfahren oder diagnostische Checklisten zu empfehlen. Ergänzend können geeignete Fragebogenverfahren eingesetzt werden, um einen ersten Überblick über die vorliegenden körperlichen Symptome oder assoziierte Merkmale wie Krankheitsverhalten oder dysfunktionale Kognitionen zu erhalten.

Differentialdiagnostisch ist die Abgrenzung gegenüber tatsächlichen körperlichen Erkrankungen sowie den „klassischen" psychosomatischen Erkrankungen (z.B. Colitis ulcerosa, Morbus Crohn, Asthma bronchiale, Neurodermitis) besonders wichtig. Bei diesen bestehen im Gegensatz zu den somatoformen Störungen klare Organschäden oder Gewebsveränderungen. Es ist ferner darauf zu achten, dass die Körperbeschwerden nicht als Folge des Konsums psychotroper Substanzen wie Alkohol, Drogen oder Medikamente aufgetreten sind (z.B. Intoxikations- bzw. Entzugszeichen oder Nebenwirkungen von Medikamenten). Im Hinblick auf andere psychische Störungen sollten die somatoformen Störungen sorgfältig gegenüber den depressiven sowie Angststörungen abgegrenzt werden. Allerdings kommt es häufig vor, dass Patienten mit somatoformen Störungen eine Komorbidität mit anderen psychischen Störungen aufweisen und daher Mehrfachdiagnosen zu stellen sind (Rief et al. 1992).

Hinweise und Richtlinien für psychologische Interventionen

Liegt eine schwer ausgeprägte oder bereits chronifizierte somatoforme Störung vor, so sollten *klinisch-psychologische Interventionen* im Mittelpunkt des Gesamtbehandlungsplans stehen. Erste „Anlaufstelle" ist jedoch meistens der Allgemein- oder Facharzt, da die betroffenen Patienten aufgrund ihrer vorherrschenden körperlichen Beschwerden zunächst eine medizinische Diagnostik und Behandlung anstreben. Dem ärztlichen Vorgehen sind allerdings Grenzen gesetzt, wenn die Untersuchungsbefunde keinen pathologischen Befund erbracht haben und deswegen eine rein somatische Therapie wenig Erfolg verspricht. Auch übliche psychiatrische Behandlungsmethoden – etwa mit Psychopharmaka – greifen bei Patienten mit somatoformen Störungen in der Regel zu kurz. Weiterführende psychotherapeutische Interventionen sind insbesondere dann indiziert, wenn es im Zusammenhang mit den körperlichen Beschwerden zu einem klinisch bedeutsamen subjektiven Leidensdruck oder erkennbaren psychosozialen Beeinträchtigungen gekommen ist.

Trotz des geringen Erfolgs von rein somatomedizinischen Behandlungen ist es für viele somatoforme Patienten geradezu charakteristisch, dass sie lange Zeit an einem einseitig *organmedizinischen Krankheitsmodell* festhalten und sich auf ein psychotherapeutisches Vorgehen nur schwer einlassen können. Daher ist es gleich zu Beginn einer solchen Behandlung sehr wichtig, den Patienten ausreichend zu motivieren und ihm das Vorgehen und die Zielsetzung der psychologischen Behandlung verständlich zu machen. Die Symptomatik der somatoformen Störungen ist im Grenzbereich zwischen klinischer Psychologie und Medizin angesiedelt, sodass eine interdisziplinäre Zusammenarbeit zwischen klinischen Psychologen und Ärzten im Sinne eines bestmöglichen Therapieergebnisses häufig von Vorteil ist. Die Art der erforderlichen Interventionen hängt unter anderem vom Ort der Behandlung (ambulante Praxis oder stationäre Einrichtung) oder der Dauer bzw. dem bisherigen Verlauf der Störung ab. Beispielsweise können in leichteren Fällen einige kürzere Kontakte durch den (hierfür speziell geschulten) Allgemeinarzt ausreichend sein, während in Fällen mit hohem Chronifizierungsgrad und multipler Komorbidität eine konsequente mittel- bis längerfristig angelegte klinisch-psychologische Behandlung erforderlich erscheint. Weitere Möglichkeiten stellen z.B. gezielte psychologische Angebote direkt in der Arztpraxis (etwa durch Gruppentherapie mit psychoedukativem Schwerpunkt) oder intensive stationäre Maßnahmen in Rehabilitationskliniken oder Allgemeinkrankenhäusern dar.

Spezifische Darstellung

Beschreibung des Störungsbildes nach ICD-10 mit Querverweisen zu ICD-9 und zu DSM-IV

Die somatoformen Störungen sind in diverse *Unterkategorien* aufgegliedert und stellen insofern keine homogene Patientengruppe dar. Die in ICD-10 vorgegebenen Diagnosen sind in Abb. 1 aufgelistet. Die Kategorien können grob danach unterschieden werden, ob die Symptomatik durch multiple Symptome in unterschiedlichen Körperbereichen und Organsystemen charakterisiert ist (sog. *polysymptomatische Störungen*), auf nur wenige Symptome eines einzigen Funktionsbereichs beschränkt ist (sog. *monosymptomatische Störungen*) oder überwiegend aus übertriebenen und inadäquaten Krankheitsängsten und -überzeugungen besteht.

Tabelle 1. Einzelne Kategorien somatoformer Störungen nach ICD-10

Polysymptomatische Störungen
Somatisierungsstörung (F45.0)
Undifferenzierte somatoforme Störung (F45.1)
Somatoforme autonome Funktionsstörung
– des kardiovaskulären System (F45.30)
– des oberen Gastrointestinaltrakts (F45.31)
– des unteren Gastrointestinaltrakts (F45.32)
– des respiratorischen Systems (F45.33)
– des urogenitalen Systems (F45.34)

Monosymptomatische Störungen
Anhaltende somatoforme Schmerzstörung (F45.4)
[Konversionsstörung (F44)][a]

Störungen mit körperbezogenen Ängsten und Überzeugungen
Hypochondrische Störung (F45.2)
[Dysmorphophobe Störung (F45.2)][b]

Andere Störungen
[Neurasthenie (F48.0)][c]
Andere und nicht näher bezeichnete Störungen (F45.8 und F45.9)

[a] Im Kapitel F44 aufgeführt (Dissoziative und Konversionsstörungen).
[b] In der neueren Terminologie auch als Körperdysmorphe Störung bezeichnet (in ICD-10 nur als Unterform der hypochondrischen Störung aufgeführt).
[c] Im Kapitel F48 aufgeführt (Sonstige neurotische Störungen).

Für die Diagnose der *Somatisierungsstörung* müssen mindestens sechs Symptome aus einer Liste von 14 gastrointestinalen, kardiovaskulären, urogenitalen sowie Haut- und Schmerzsymptomen vorliegen. Weitere Kriterien beziehen sich auf das typische Verhalten der betroffenen Patienten, wiederholt verschiedene Ärzte zu konsultieren, mehrere Zusatzuntersuchungen durchführen zu lassen und die ärztliche Feststellung, dass keine ausreichende organische Ursache für die Symptome vorliegt, nicht zu akzeptieren. Die *undifferenzierte somatoforme Störung* stellt eine Restkategorie für die Somatisierungsstörung dar, falls die körperliche Symptomatik leichter ausgeprägt ist (d.h. weniger als sechs Symptome) oder erst kürzer als zwei Jahre besteht. Bei der *somatoformen autonomen Funktionsstörung* stehen im Gegensatz zur Somatisierungsstörung nur solche Symptome im Vordergrund, die auf eine Überaktivität oder besondere Erregbarkeit des vegetativen Nervensystems zurückführbar sind (z.B. Herzrasen oder Schweißausbrüche). Es sind zwölf zu überprüfende Körpersymptome vorgegeben, von denen zur Stellung der Diagnose mindestens drei vorliegen müssen. Die *anhaltende somatoforme Schmerzstörung* sollte diagnostiziert werden, wenn sich die körperliche Symptomatik ausschließlich oder überwiegend auf Schmerzsymptome beschränkt. Beim Vorliegen von medizinisch unklaren neurologischen Symptomen wie Lähmungen, Sensibilitätsstörungen oder (nicht-epileptischen) Krampfanfällen ist die Diagnose der Konversionsstörung aus dem benachbarten Kapitel F44 zu erwägen.

Bei der *hypochondrischen Störung* stehen anders als bei den bereits genannten Störungsbildern nicht die körperlichen Symptome im Vordergrund, sondern die Angst und die anhaltende Überzeugung, an einer schweren körperlichen Krankheit zu leiden. Das klinische Bild weist eine erhebliche Nähe zu den Angststörungen auf (auch bei der Panikstörung haben die betroffenen Patienten meist eine große Angst, an einer Herzkrankheit zu leiden oder vielleicht einen Herzinfarkt zu bekommen).

Als weitere Variante wird die so genannte *dysmorphophobe Störung* aufgeführt, bei der sich die betroffenen Patienten in äußeren Körpermerkmalen als entstellt und hässlich erleben (z.B. Form der Nase, Hautflecken, Größe der Brüste). Diese Störung ist in der Literatur auch als *körperdysmorphe Störung* bekannt (Veale et al. 1996). Für die im Abschnitt Kapitel F48 der ICD-10 aufgeführte *Neurasthenie* bestehen Ähnlichkeiten zu einigen der somatoformen Störungen. Das Konzept der Neurasthenie ist jedoch seit langem umstritten und der Überlappungsbereich mit den somatoformen Störungen im engeren Sinne erscheint erheblich. Daher sollte auf diese Diagnose möglichst verzichtet werden. Eine moderne Variante könnte allerdings das „chronische Müdigkeitssyndrom" (Chronic Fatigue Syndrome = CFS) darstellen, das ebenfalls durch medizinisch unklare körperliche Symptome gekennzeichnet ist. Das CFS ist zwar nicht innerhalb der ICD-10 definiert, es existieren jedoch bereits breit akzeptierte diagnostische Kriterien (Wessely et al. 1996).

Das Gesamtkonzept der somatoformen Störungen ist mit ICD-10 erstmals in die klinische Diagnostik dieses internationalen Systems eingeführt worden, sodass ein gewisser Bruch gegenüber der früheren Systematik nach ICD-9 entstand. Dort waren die vergleichbaren Störungsbilder zumeist der Kategorie 306 (körperliche Funktionsstörungen psychischen Ursprungs) zugeordnet worden. Chronische Schmerzpatienten konnten nach ICD-9 durch die Kategorie 307.8 mit der etwas problematischen Bezeichnung „Psychalgie" klassifiziert werden. Auch die frühere „hysterische Neurose" wurde gelegentlich zur Diagnosestellung herangezogen. Zwischen ICD-10 und DSM-IV besteht dagegen eine sehr große Ähnlichkeit. Allerdings ist die Kategorie der somatoformen autonomen Funktionsstörung in DSM-IV nicht enthalten, während andererseits die Konversionsstörung explizit als eigenständige Unterkategorie der somatoformen Störungen aufgeführt wird. Für die Diagnose der Somatisierungsstörung stehen in DSM-IV insgesamt 33 potentielle körperliche Symptome und somit wesentlich mehr als in der äquivalenten ICD-10-Diagnose zur Verfügung (auch neurologische Symptome können nach DSM-IV Bestandteil der Symptomatik einer Somatisierungsstörung sein). In DSM-IV gibt es darüber hinaus eine eigenständige, von der hypochondrischen Störung getrennte Kategorie für die körperdysmorphe Störung.

Zur Epidemiologie und den diversen klinischen Charakteristika der somatoformen Störungen liegt eine wachsende Zahl von Forschungsbefunden vor (umfassendere Überblicke geben z.B. Rief, Hiller 1992, 1998a; Rief 1995; Mayou et al. 1995). Es sollen hier kurz einige wesentliche Aspekte aufgezählt werden:

– *Vorkommen und Häufigkeit*: Die Somatisierungsstörung ist sehr restriktiv definiert und kommt daher in der Allgemeinbevölkerung mit einer Prävalenz von unter 1% nur sehr selten vor. Dagegen sind Patienten mit multiplem somatoformen Syndrom im Sinne der „erweiterten Somatisierungsstörung" mit 5–11% ausgesprochen häufig. Die gesundheitspolitische Relevanz somatoformer Störungen wird durch den hohen Anteil dieser Patienten in Allgemeinarztpraxen mit einer geschätzten Häufigkeit um 20% deutlich.
– *Geschlechtsverteilung*: Es wird davon ausgegangen, dass Störungen mit multiplen somatoformen Symptomen bei Frauen etwa doppelt so häufig vorzufinden sind wie bei Männern. Auch Konversions- und Schmerzstörung kommen nach heutigen Erkenntnissen bei Frauen häufiger vor, während für die hypochondrische Störung keine entsprechenden Geschlechtsunterschiede bekannt sind.
– *Gesundheitsökonomische Bedeutung*: Patienten mit somatoformen Störungen gelten als besonders teure Gruppe des Gesundheitssystems. Eine amerikanische

Studie zeigte, dass bei Patienten mit Somatisierungsstörung jährlich die 14-fachen ambulanten und 6-fachen stationären Kosten im Vergleich zum mittleren Patienten einer Krankenkasse anfielen. Die körperlichen Beeinträchtigungen sind durchschnittlich stärker ausgeprägt als bei Patienten mit tatsächlichen körperlichen Krankheiten, d.h. somatoforme Patienten sind „kränker als die Kranken" (Smith 1991).
- *Transkulturelle Besonderheiten:* Eine internationale Studie der Weltgesundheitsorganisation (WHO) hat gezeigt, dass somatoforme Störungen nicht auf die westlichen Industrienationen beschränkt sind, sondern in praktisch allen Kulturen vorkommen. Allerdings kann die Ausgestaltung der Symptomatik variieren. So sind in Nigeria Hitzegefühle im Kopf und in Japan selbstwahrgenommene Körperausdünstungen relativ häufig anzutreffen, während indische Patienten mit unerklärlichen körperlichen Symptomen oftmals davon überzeugt sind, von einer Gottheit besessen zu sein. In expressiven Kulturen (z.B. Italien, Brasilien) scheint die durchschnittliche Anzahl körperlicher Symptome bei Patienten mit somatoformen Störungen deutlich größer zu sein.
- *Risikofaktoren:* Neben einer gewissen genetischen Disposition liegen bei somatoformen Patienten vermutlich neuropsychologische Auffälligkeiten im Sinne einer veränderten Wahrnehmung von Vorgängen aus dem Körperinneren vor (Interozeption). Einige Studien haben gezeigt, dass in der Lebensgeschichte Krankheitserfahrungen in der Kindheit und Jugendzeit sowie körperliche oder sexuelle Missbrauchserlebnisse überzufällig häufig aufgetreten waren. Eine reduzierte Fähigkeit zur Wahrnehmung und zum Ausdruck von Emotionen im Sinne des Alexithymie-Konzepts hat sich jedoch nicht als spezifisch für somatoforme Störungen bestätigen lassen, da dieses Merkmal auch bei Personen mit anderen oder ohne psychische Störungen anzutreffen ist (Bach et al. 1994).
- *Komorbidität:* Am häufigsten treten somatoforme Störungen in Kombination mit depressiven Störungen auf (Rief et al. 1992). Es wird geschätzt, dass 60–80% der somatoformen Patienten zusätzlich die Kriterien der depressiven Episode, rezidivierenden depressiven Störung oder Dysthymia nach ICD-10 erfüllen. Die Komorbidität mit Angststörungen liegt bei klinischen Populationen somatoformer Patienten zwischen 15 und 30%. Ähnliches gilt für die Komorbidität mit einzelnen Persönlichkeitsstörungen (Leibbrand 1997). Für alle anderen psychischen Störungen liegen die entsprechenden Raten deutlich niedriger.
- *Abnormes Krankheitsverhalten:* Unrealistische Behandlungserwartungen und schlechte Compliance stellen ein Problem bei vielen betroffenen Patienten dar. Das Konzept des abnormen Krankheitsverhaltens, das schon in den 60er Jahren durch Pilowsky und seine Mitarbeiter in Australien entwickelt und in mehreren Studien evaluiert wurde (vgl. auch Pilowsky 1997), ist dem der somatoformen Störungen eng verwandt.

Klinisch-psychologische Diagnostik

In den ersten diagnostischen Schritten sollte überprüft werden, ob und in welchem Ausmaß bei einem Patienten eine somatoforme Störung vorliegt. Als Orientierungshilfe können die in den ICD-10-Kriterien aufgelisteten Symptome oder aber in Fragebogenform vorliegende Beschwerdelisten herangezogen werden. Falls möglich, sollte sich der Therapeut ausreichend Zeit nehmen, um gemeinsam mit dem Patienten dessen wichtigste körperliche Symptome einzeln durchzusprechen. Viele

Patienten berichten gerne äußerst detailliert über die Art ihrer Beschwerden, die dadurch hervorgerufenen Behinderungen und Unannehmlichkeiten, bisherige Behandlungsversuche und über die mutmaßlichen Ursachen. Wird von Seiten des Therapeuten wirkliches Interesse an diesen Schilderungen gezeigt, so fühlen sich die betroffen Patienten ernst genommen und es kann eine vertrauensvolle Grundlage für die weitere therapeutische Beziehung entstehen.

In weiteren Schritten sollten ergänzende Informationen zu emotionalen, kognitiven und verhaltensbezogenen Begleiterscheinungen der Störung sowie zur Anamnese erhoben werden. So ist es z.B. von großer Bedeutung, ob der Patient im Zusammenhang mit den körperlichen Beschwerden auch Angstsymptome entwickelt hat oder unter depressiven Verstimmungen leidet. Relevant sind ferner problematische Bewertungen der eigenen Symptome (z.B. „Meine Kopfschmerzen sind sicherlich Zeichen eines Hirntumors"), die Einstellung zu ärztlichen Behandlungen (z.B. „Mein Arzt will mich nur beruhigen und sagt mir nicht die Wahrheit") oder Grundhaltungen zu Gesundheit und Krankheit (z.B. „Gesund ist nur, wer keinerlei körperliche Beschwerden hat"). Zusätzlich ist zu ermitteln, inwieweit der Patient aufgrund seiner Symptome sein Verhalten in wichtigen Lebensbereichen wie Beruf, Familie und Freizeit bereits verändert hat. Häufig ist es zu sozialem Rückzug und zu erheblichen Schwierigkeiten im Kontakt mit Freunden und in der Familie, bei der Freizeitgestaltung und der beruflichen Leistungsfähigkeit gekommen. Viele Patienten konsultieren immer wieder neue Ärzte und Spezialisten in der Hoffnung, dass eines Tages doch noch eine genaue medizinische Diagnose und Heilung möglich sein würde. Bei übermäßig häufigen Arztkonsultationen und/oder Krankenhausbehandlungen wird auch vom Phänomen des „Doktor-Shopping" gesprochen.

Einige Fragebogenverfahren können bei den genannten diagnostischen Fragestellungen hilfreich sein. Zur Ermittlung von körperlichen Symptomen sind u.a. das „Screening für Somatoforme Störungen" (SOMS; Rief et al. 1997) oder die „Freiburger Beschwerdenliste" (FBL; Fahrenberg et al. 1994) entwickelt worden. Der SOMS berücksichtigt alle in ICD-10 und DSM-IV für somatoforme Störungen aufgezählten Symptome sowie weitere diagnostische Ein- und Ausschlusskriterien. Zur Erfassung von hypochondrischen Ängsten und Einstellungen wird häufig der Whiteley-Index (Rief et al. 1994) eingesetzt, der aufgrund der nur geringen Zahl von 14 Items sehr ökonomisch einsetzbar ist. Auf die Erfassung von dysfunktionalen Kognitionen bei somatoformen Patienten zielt der neu entwickelte „Fragebogen zu Körper und Gesundheit" (FKG; Hiller et al. 1997). Für die Abklärung der diagnostischen Kriterien der somatoformen Störungen sei auf die mittlerweile weithin bekannten standardisierten Interviews verwiesen (z.B. Diagnostisches Interview bei Psychischen Störungen; DIPS; Margraf et al. 1994) oder auf die im klinischen Alltag flexibler und einfacher verwendbaren „Internationalen Diagnosen Checklisten für ICD-10" (IDCL; Hiller et al. 1995).

Die Abgrenzung somatoformer Störungen gegenüber anderen psychischen Störungen ist für eine gute Therapieplanung unerlässlich. Bei der Differentialdiagnostik zu depressiven Störungen sollte darauf geachtet werden, inwieweit depressionstypische Symptome bei dem Patienten vorhanden sind (z.B. Niedergeschlagenheit, Verlust von Interesse und Freude, Antriebslosigkeit). Begriffe wie „somatisierte Depression" oder „larvierte Depression" sind missverständlich und sollten vermieden werden, falls klare Anzeichen einer depressiven Störung fehlen. Bei Angststörungen treten ebenfalls körperliche Symptome im Sinne von somatischen Angstkorrelaten auf, sie sind jedoch auf Perioden oder Zeiträume begrenzt, in denen der

Betroffene ausgeprägte oder intensive Angst erlebt (z.B. während einer Panikattacke oder in phobischen Situationen). An eine psychotische Störung (z.B. Schizophrenie, wahnhafte Störung) sollte gedacht werden, wenn körperliche Sensationen in sehr bizarrer Form geschildert werden (z.B. Kälteempfindungen im Gehirn wie bei sog. coenästhetischen Halluzinationen) oder Krankheitsbefürchtungen in wahnhafter, d.h. unkorrigierbarer Form vorliegen (z.B. feste und nicht beeinflussbare Überzeugung, an einer schweren Krankheit zu leiden). Die Abgrenzung von somatoformen Störungen gegenüber Persönlichkeitsstörungen sollte im Allgemeinen wenig Schwierigkeiten bereiten, da die Merkmale von Persönlichkeitsstörungen überwiegend erlebens- oder verhaltensbezogen sind und zudem im Sinne einer tief sitzende Eigenschaft über lange Zeit hinweg bestehen müssen. Schließlich sollte differentialdiagnostisch auch an die vorgetäuschte Störung und an die Simulation gedacht werden, bei der bestimmte vordergründige Absichten zu erkennen sind (z.B. vom Wehrdienst befreit zu werden) oder das Bedürfnis besteht, die Patientenrolle einzunehmen.

Spezifische Interventionstechniken

Die erfolgreiche Behandlung von somatoformen Störungen setzt voraus, dass sich Therapeut und Patient an ähnlichen Therapiezielen orientieren. Der Patient wird nur dann zu einer konstruktiven Mitarbeit bereit sein, wenn er das therapeutische Vorgehen als plausibel und hilfreich ansehen kann. Als Hauptziel wird von den meisten Patienten die Heilung bzw. Besserung der körperlichen Symptome sowie der Wiedergewinn von Lebensqualität formuliert. Daher ist es bei der Erstellung eines Gesamtbehandlungsplans empfehlenswert, zunächst mit Interventionstechniken „dicht am Symptom" zu beginnen und erst im weiteren Verlauf relevante emotionale und soziale Probleme mit einzubeziehen.

Von erheblicher Bedeutung für den gesamten Therapieverlauf ist das subjektive Krankheitsverständnis des Patienten. Vielen Patienten ist die Ursache ihrer Symptome völlig unverständlich, da ihnen nicht-medizinische Wirkfaktoren unbekannt sind. Der Therapeut sollte sich Zeit nehmen, um mögliche psychophysiologische Mechanismen in einer für den Patienten verständlichen Form zu erklären. Beispielsweise können Körperbeschwerden entstehen durch minimale organische Dysfunktionen ohne Krankheitswert (z.B. Darmträgheit, Bagatellkrankheiten), Aktivierung des vegetativen Nervensystems (z.B. körperliche Gefühlsreaktionen), übermäßige Selbstbeobachtung eigener Körperfunktionen (z.B. Fremdkörpergefühl im Hals bei starker Beachtung des Schluckvorgangs), Muskelverspannungen (z.B. Nacken- oder Rückenschmerzen) oder Inaktivität (z.B. Herzklopfen bei geringer körperlicher Belastbarkeit). Kann der Patient derartige Faktoren als bedeutsam für seine eigenen Symptome erkennen, so wird die Grundlage für ein breiteres psychobiologisches Krankheitsmodell im Selbstverständnis des Patienten gelegt.

Für das weitere Vorgehen ist es hilfreich, ein individuelles funktionales Bedingungsmodell für die im Einzelfall vorliegende Symptomatik zu entwickeln. Als Orientierung kann das in Abb. 1 dargestellte allgemeine Modell somatoformer Störungen dienen, das an kognitiv-verhaltenstherapeutischen Prinzipien orientiert ist. Dieses Modell geht davon aus, dass körperliche Missempfindungen fehlbewertet werden z.B. als ernsthafte Krankheitszeichen, als unerträgliche Belastung des körperlichen Wohlbefindens oder als nicht durch eigene Aktivität beeinflussbare Symptome. Als Folge davon kann es zu einer Symptomverstärkung kommen, indem der Betreffende seine Aufmerksamkeit noch stärker auf die jeweiligen Körperfunktionen richtet und das allgemeine physiologische Erregungsniveau aufgrund der fortgesetzten ängstlichen Besorgtheit ansteigt. Einige Krankheitsverhaltensweisen tragen vermutlich zu einer längerfristigen Stabilisierung des Störungsbildes bei. Hierzu zählen Selbstüberprüfungen von Körperfunktionen (sog. Checking-Verhalten), die inhaltliche Einengung auf die Themen Krankheit und Gesundheit, häufige und vielfach überflüssige Arztkonsultationen, die Einnahme von nicht-indizierten Medikamenten sowie zunehmendes körperliches und soziales Schonungsverhalten. Diese letztgenannten Faktoren wiederum haben ungünstige Rückwirkungen auf die körperlichen Symptome und spielen vermutlich beim Chronifizierungsprozess eine wesentliche Rolle.

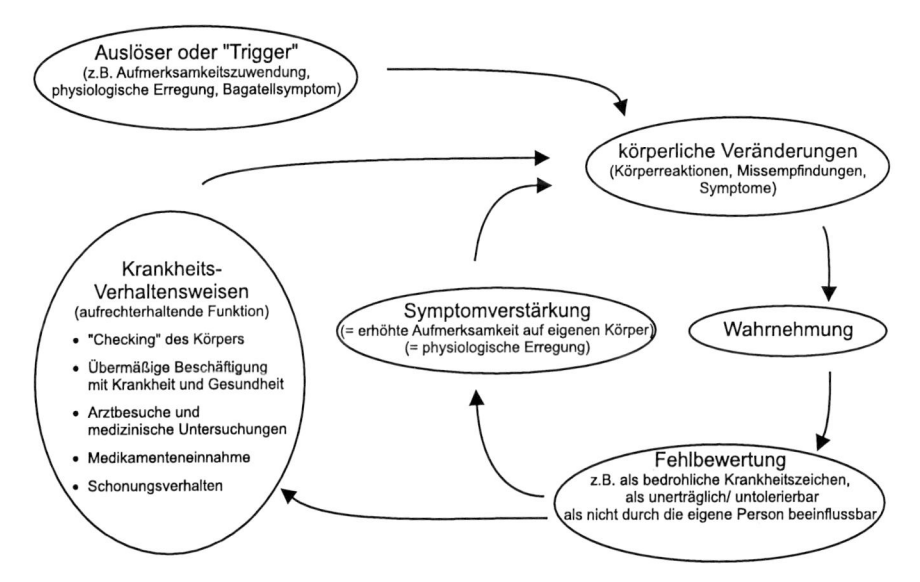

Abb. 1. Kognitiv-verhaltenstherapeutisches Modell der somatoformen Störung

Haben sich Therapeut und Patient auf ein plausibles individuelles Störungsmodell verständigt, so besteht die Hauptaufgabe der nun folgenden Therapie in der gemeinsamen Evaluation dieses Modells. Anhand von Alltagsbeobachtungen und Verhaltensübungen sollte der Patient überprüfen, inwieweit das breitere psychobiologische Modell seine Symptome und Probleme besser erklärt als die bisherige rein organmedizinische Betrachtungsweise. Hierbei können vielfältige Interventionstechniken eingesetzt werden. Im Folgenden seien einige der wichtigsten aufgezählt:

– *Einsatz von Symptomtagebüchern:* Mit Hilfe von genau festgelegten und standardisierten Eintragungen kann der Patient regelmäßig die Art und Schwere der körperlichen Symptome, emotionale Begleitumstände, Belastungen und Stress, Auslöser, Konsequenzen und andere relevante Merkmale protokollieren. Gut geeignet sind visuelle Analogskalen mit den Eckpunkten 0 und 100 (z.B. 0 = gar keine Symptome bis 100 = schlimmste vorstellbare Symptome). Der Patient sollte seine täglichen Eintragungen in Kurvenblätter übertragen und somit – ähnlich wie in einer „Fieberkurve" – Fluktuationen und Veränderungen seines Zustands genauer erkennen. Bei der gemeinsamen Auswertung der Eintragungen mit dem Therapeuten können dann relevante Auslöser identifiziert (z.B. Verstärkung der Beschwerden in belastenden sozialen Situationen) und neue Bewältigungsmöglichkeiten eingeübt werden (z.B. gezielte äußere Ablenkung durch soziale Aktivitäten). Ziel der Tagebuchmethode ist es, dass der Patient erkennen kann, dass seine Symptome nicht nur dem vermeintlichen organischen „Krankheitsprozess" unterliegen, sondern dass psychische und Verhaltensfaktoren erheblich an der Regulation von Intensität und subjektiver Belastung der Symptome mitbeteiligt sind.

- *Demonstration psychophysiologischer Zusammenhänge:* Mit Hilfe von Verhaltensexperimenten, Aufmerksamkeitsübungen oder Biofeedback kann der Therapeut verdeutlichen, dass körperliche Veränderungen durch mentale Prozesse hervorgerufen oder modifiziert werden können und nicht notwendigerweise auf einer körperlichen Krankheit beruhen müssen. Beispielsweise erzeugt die bewusste Konzentration auf den eigenen Hals bei vielen Personen Kratzen, Trockenheitsgefühl oder Räusperimpuls. Wird die Aufmerksamkeit mit Hilfe von Imaginationsübungen oder Phantasiereisen von den körperlichen Beschwerden abgezogen (z.B. durch intensives Wiedererinnern eines schönen Urlaubsereignisses aus der Vergangenheit), so kommt es meistens zu einer subjektiven Linderung bis hin zum „Vergessen" der eigenen Beschwerden. In ähnlicher Form können die Zusammenhänge zwischen Emotionen und damit typischerweise einhergehenden körperlichen Reaktionen demonstriert werden (z.B. Herzklopfen und Schwitzen bei Angst oder Ärger). Durch die gezielte Anwendung von Biofeedback ist es möglich, dem Patienten die Auswirkungen von Vorstellungen, Bewertungsprozessen und Emotionen auf die körperlichen Empfindungen bzw. Reaktionen unmittelbar aufzuzeigen (z.B. Anstieg der Muskelspannung bei der Erinnerung an den letzten Ehestreit). Auch kann dem Patienten seine Fähigkeit zur muskulären Entspannung rückgemeldet werden, was oftmals die Motivation zur Teilnahme an einem Entspannungstraining erheblich steigert (zu den psychotherapeutischen Möglichkeiten des Biofeedbacks vgl. auch Rief et al. 1995).

- *Aufbau eines positiven Körperempfindens:* Die Selbstwahrnehmung somatoformer Patienten bezüglich des eigenen Körpers und der körperlichen Belastungsfähigkeit ist ebenso einseitig wie problematisch. Viele Patienten erleben sich als „ständig und überall krank", auch wenn die körperlichen Beschwerden auf wenige Funktionsbereiche begrenzt sind. Implizite Überzeugungen wie „Mein Körper ist einfach nicht mehr belastbar" oder „Ich kann mich nicht mehr auf meinen Körper verlassen" sind geradezu typisch. Derartige negative Selbstbewertungen sollten in den Therapiegesprächen kritisch hinterfragt werden. Übungen zur körperlichen Aktivierung (z.B. Spaziergänge, kleinere sportliche Aktivitäten, tägliche Gymnastik) können den negativen Körperbewertungen entgegengesetzt werden. Der Patient sollte sich jedoch nicht überfordern und über seine körperlichen Grenzen hinausgehen, da dies zu einer Symptomverschlimmerung führen kann und schnell als Rückschlag erlebt wird. Zudem bieten sich Entspannungsübungen sowie gezielte bewegungstherapeutische Maßnahmen an, mit deren Hilfe der Patient Zugang zu angenehmen Körperempfindungen gewinnen kann. Wichtig ist auch die Erfahrung und Einsicht, dass trotz symptombedingter Einschränkungen in bestimmten Körperbereichen andere Teile des Körpers durchaus „gut funktionieren" (z.B. zwar an Gesichtsschmerzen zu leiden, aber gut und ausdauernd joggen oder schwimmen zu können). Bei anspannungsbedingten Muskelschmerzen können gezielte und konsequent geübte Entspannungsübungen unmittelbar zu einer Besserung der körperlichen Beschwerden beitragen.

– *Neubewertung von inadäquaten Krankheitsüberzeugungen:* Hält der Patient an einseitigen, verzerrten oder inadäquaten Einstellungen gegenüber seinen körperlichen Symptomen fest, so sollten diese durch Methoden der kognitiven Neubewertung modifiziert werden. Problematische Kognitionen betreffen oftmals die Ursache der Beschwerden (z.B. „Dahinter steht sicherlich eine schwere und vielleicht noch nicht bekannte Krankheit"), die Möglichkeiten einer aktiven Beeinflussung (z.B. „Ich bin diesen Symptomen gegenüber völlig hilflos ausgeliefert") oder die mittel- oder längerfristigen Folgen (z.B. „Wenn mir niemand hilft, werde ich eines Tages im Rollstuhl sitzen").

Der Patient sollte ermuntert werden, derartige Überzeugungsinhalte sowie andere automatische Gedanken zu sammeln (z.B. mit Hilfe eines Protokollbogens) und sie bezüglich ihrer Plausibilität und des Realitätsgehalts kritisch zu bewerten. Der Therapeut kann hinterfragen, welche „Beweise" der Patient für seine Annahmen hat und ob bei differenzierterer Betrachtung auch alternative Bewertungen denkbar wären. Um zu überprüfen, inwieweit die Kognitionen mit den tatsächlichen Gegebenheiten übereinstimmen, können als Hausaufgaben spezielle Beobachtungen oder Verhaltensübungen vereinbart werden. Einem Alles-oder-nichts-Denken sollte entgegengearbeitet werden, indem der Patient lernt, Wahrscheinlichkeiten für die Ursachen seiner Symptome oder spezielle Bewertungen einzuschätzen (z.B. „Wie stark bin ich wirklich davon überzeugt, an einer unheilbaren Krankheit zu leiden?"). In der Gruppentherapie können problematische Kognitionen sehr effektiv hinterfragt werden, wenn beispielsweise einige Gruppenmitglieder Argumente für und andere Argumente gegen die Krankheitsannahmen zusammentragen und diese dann gegeneinander abgewogen werden können.

– *Erarbeitung eines realistischen Gesundheitsbegriffs:* Da viele Patienten Gesundheit kategorisch mit der Abwesenheit körperlicher Missempfindungen gleichsetzen („Wer körperliche Beschwerden hat, muss krank sein"), sollte in der Therapie die Relevanz von körperlichen Empfindungen im Alltagsleben angesprochen werden. Es gibt viele Beispiele für Körpersymptome, die keine pathologische Bedeutung haben (z.B. Herzklopfen beim Treppensteigen, Druckgefühl beim Sitzen) oder sogar Anzeichen eines gut funktionierenden Körpers sind (z.B. Muskelkater nach einer Radtour). Durch Verhaltens- und Beobachtungsübungen können dem Patienten diese Alltagsphänomene verdeutlicht werden, sodass er die bereits bestehenden und etwaige neu auftretende Symptome nicht mehr automatisch in katastrophisierender Form fehlbewertet.

– *Reduktion von überflüssigen Arztkonsultationen:* Wesentliche aufrechterhaltende Faktoren stellen bei vielen Patienten die häufigen Arztkonsultationen, vielfältigen diagnostischen Untersuchungen und Behandlungsversuche sowie der inadäquate Konsum von Medikamenten dar. Für einen erfolgreichen Therapieverlauf ist es daher von großer Bedeutung, mit dem Patienten Regeln für eine angemessene Inanspruchnahme des medizinischen Versorgungssystems zu erarbeiten und diese einzuüben. Ziel sollte es sein, dass der Patient nicht mehr bei jeder minimalen Symptomverschlechterung oder bei jedem neuen Bagatellsymptom einen Arzt aufsucht, sondern sich regelmäßig in vernünftigen Zeitabständen medizinisch untersuchen lässt (z.B. alle 6 bis 8 Wochen). Zudem sollte ein einziger Arzt – am besten der Hausarzt – die Funktion des medizinischen Hauptbehandlers übernehmen, der das gesamte Krankheitsbild des Patienten am besten überblickt und nur in begründeten Ausnahmefällen an einen anderen Facharzt überweist. Fragwürdige Therapieversuche durch unseriöse „Wunderheiler" sollten unterbleiben, ebenso wie überflüssige stationäre Maßnahmen in Allgemeinkrankenhäusern oder somatomedizinischen Fachkliniken. Zur Verbesserung der Arzt-Patienten-Interaktion sollte es der Patient lernen, den Arzt nicht durch eine dramatisierende Darstellung seiner Symptome unter Druck zu setzen und das Fehlen von effektiven somatischen Behandlungsmaßnahmen zu akzeptieren. Die Reduktion von Arztkonsultationen hat zur Folge, dass dem Patienten wieder mehr Zeit zur Verfügung steht, um sich anderen wichtigen Lebensbereichen wie Familie, Freizeit und Beruf zuzuwenden.

Ein wichtiger Stellenwert kommt ferner dem Arzneimittelkonsum zu. Oftmals nehmen Patienten neben Medikamenten, die im strengen Sinne nicht medizinisch indiziert sind, auch Schmerzmittel oder Beruhigungs- und Schlafmittel ein. Bei chronischem Schmerzmittelkonsum ist bekannt, dass es zu einer Sensibilisierung des zentralen Nervensystems mit der Folge einer erhöhten Schmerzempfindlichkeit kommen kann. Dies bedeutet, dass Schmerzmittel den paradoxen Effekt der Schmerzverstärkung haben können, was nach klinischer Erfahrung besonders häufig bei Kopfschmerzpatienten anzutreffen ist (sog. Analgetika-induzierter Kopfschmerz). Problematisch sind außerdem Benzodiazepine (Tranquilizer), wenn sie unkontrolliert oder über einen längeren Zeitraum eingenommen werden. Bei schon bestehender Benzodiazepinabhängigkeit sollte der Therapeut den Patienten zum Entzug motivieren, welcher aufgrund des Risikos von körperlichen Komplikationen (in schweren Fällen bis hin zu Krampfanfällen) ärztlich zu überwachen ist. Intensive Psychotherapie und fortgesetzter Konsum von Benzodiazepinen sollten gegenseitige Kontraindikationen darstellen (einige Kliniker machen diesbezüglich einige wenige Ausnahmen, etwa bei sehr alten Patienten).

– *Verminderung und Abbau von Kontrollverhaltensweisen:* Wie bereits beschrieben, neigen einige Patienten zu Checking-Verhalten, d.h. Selbstüberprüfungen von körperlichen Funktionen oder bestimmten Teilen des Körpers (z.B. ständiges Abtasten des Mundinnenraums mit der Zunge, um ein „Geschwür" zu überprüfen; oder häufige Streckungen und Dehnungen des Brustkorbs, um zu prüfen, ob sich „Stiche" in der Herzgegend noch auslösen lassen). Diese Verhaltensweisen werden oft ähnlich wie Zwangshandlungen oder sehr stark automatisiert durchgeführt, weswegen sie schwierig zu unterbrechen sind. Zunächst sollte der Patient auf das Checking-Verhalten aufmerksam gemacht werden (falls es ihm noch nicht bewusst ist) und es muss eine ausreichende Motivation hergestellt werden, hierauf verzichten zu wollen (zumindest versuchsweise, um herauszufinden, ob dadurch eine Besserung des jeweiligen Symptoms erreichbar ist). Die Motivation kann erhöht werden, indem der Patient zunächst instruiert wird, das betreffende Verhalten im Sinne eines „Provokationstests" noch öfter und intensiver durchzuführen. Dadurch kann die Erfahrung gemacht werden, dass die körperlichen Missempfindungen und Krankheitsängste noch weiter ansteigen. Im Anschluss werden mit dem Patienten Strategien erarbeitet und eingeübt, um die Kontrollverhaltensweisen zu reduzieren oder vollständig abzubauen.

— *Abbau von Schonverhalten und Analyse von verstärkenden Bedingungen:* Weitere mögliche Verhaltensänderungen beziehen sich auf übertriebenes körperliches und soziales Schonverhalten, wobei der Patient in der Therapie lernen sollte, wieder mehr Eigenverantwortung für sein Wohlbefinden zu übernehmen und entsprechend aktiv zu werden. Manchmal haben die betroffenen Patienten in der Familie oder im Kreis der Arbeitskollegen bereits eine eindrucksvolle „Krankenrolle" eingenommen, die mit vielerlei sekundären Vorteilen verbunden sein kann (z.B. Befreiung von familiären Pflichten oder reduzierte Arbeitsanforderungen im Beruf). Lerntheoretisch können solche Bedingungen im Sinne eines „Krankheitsvorteils" die körperliche Symptomatik verstärken. Ähnliches gilt für materielle Kompensationen wie die Aussicht auf vorzeitige Rentenzahlungen.

Auch im sozialen Kommunikationsverhalten kommt es nicht selten vor, dass die körperlichen Beschwerden des Patienten als Gesprächsthema viel Beachtung finden und Zuwendung durch andere Personen ermöglichen. Diese Formen von „Krankheitsgewinn" sind den meisten Patienten nicht offen bewusst und sollten in der Therapie mit viel „Fingerspitzengefühl" thematisiert werden. Falls der Patient zu entsprechenden Verhaltensänderungen bereit ist, sollte der Therapeut unbedingt darauf achten, dass ihm für die Erreichung seiner Ziele Alternativen zur Verfügung stehen (z.B. Aufmerksamkeit und Rücksicht anderer nicht durch die Symptome, sondern durch aktive Aussprache und direktes Äußern eigener Bedürfnisse). Vielfach kann es hilfreich sein, den Partner oder die Familie in die Therapie einzubeziehen. Kritisch sei an dieser Stelle aber auch angemerkt, dass die Bedeutung des „Krankheitsgewinns" von vielen Praktikern vermutlich überschätzt wird. Bei schlechtem Therapieverlauf dient eine derartige Interpretation sicherlich auch der eigenen Entlastung (z.B. „Der Patient will ja gar nicht" oder „Er hält an seinen Symptomen fest") und enthält oft implizit eine gewisse Abwertung des Patienten. Der Therapeut sollte sich daher stets selbstkritisch hinterfragen, ob er vielleicht noch nicht den richtigen Zugang zum Patienten und dessen Denkweise und Wertesystem gefunden hat.

Bei allen Interventionen sollte unbedingt darauf geachtet werden, dass ein gemeinsames Therapieziel mit dem Patienten verfolgt wird. Das von vielen Patienten formulierte Ziel der „Heilung" ist fast immer unrealistisch und der Therapeut sollte auf keinen Fall den Eindruck erwecken, als könne er die Symptome des Patienten völlig zum Verschwinden bringen. Zweckmäßiger sind Ziele, die auf eine aktive Beeinflussung der körperlichen Symptome oder eine Verbesserung der Lebensumstände zugeschnitten sind. So kann der Patient verschiedene Möglichkeiten ausprobieren, um die Stärke seiner Beschwerden zu reduzieren (z.B. Ablenkung, Vermeidung von Selbstüberforderung, verbesserte Entspannungsfähigkeit auch in Zeiten mit starker Symptombelastung). Wenn die Aufgabe des Hauptziels „Heilung" auch zunächst eine Enttäuschung bedeutet, so kann es für viele Patienten interessant sein, an einer Abnahme der subjektiven Symptomunannehmlichkeit zu arbeiten, auch wenn sich diese „nur" um 10 oder 20% verringern sollte.

Aus Platzgründen konnten die obigen Strategien des klinisch-psychologischen Vorgehens nur in sehr kurzer Form dargestellt werden. Einen detaillierteren Überblick findet der Leser an anderer Stelle (Rief, Hiller 1998b; Hiller, Rief 1998a).

Tabelle 2. Motivierung von Patienten

- Dem Patienten aufmerksam zuhören, Verständnis zeigen, ihn respektieren.
- Ihn in seinen Symptomen und Beschwerden ernst nehmen; auf keinen Fall signalisieren, dass die körperlichen Symptome „eingebildet" oder „nicht echt" seien.
- Informationen über psychologischen Behandlungsansatz geben.
- Ihm die psychologische Behandlung nicht als *Alternative*, sondern als *Ergänzung* zu somatomedizinischen Behandlungen anbieten.
- Nicht zu frühzeitig emotionale Inhalte ansprechen und den Patienten damit überfordern.
- Das therapeutische Vorgehen als *Angebot* vorstellen und an die Neugierde des Patienten appellieren (neue Erfahrungen machen).
- Evtl. zunächst die Dauer der Therapie begrenzen (z.B. auf 3 Monate); dann kann der Patient Bilanz ziehen und abbrechen oder weitermachen.
- Therapieziele nicht auf Ursachensuche lenken, sondern auf bessere Bewältigungsmöglichkeiten und mehr Lebensqualität in der Zukunft.
- Begriffe wie „psychogen" u.ä. vermeiden.

Indikation/Kontraindikation

Gründe gegen die Anwendung der beschriebenen Therapieverfahren können in der Motivationslage des Patienten und in der Komorbidität mit anderen psychischen Störungen begründet sein. Eine ausreichende Anfangsmotivation für ein therapeutisches Vorgehen stellt gewissermaßen die *Conditio sine qua non* dar. Die Therapiebereitschaft kann gefördert werden, indem der Therapeut seine Arbeitsweise transparent macht und ein für den Patienten einsichtiges Erklärungsmodell seiner Störung entwirft. Es sollten realistische und aus der Sicht des Patienten attraktive Therapieziele (z.B. Verbesserung der Lebensqualität) formuliert werden. Viele somatoforme Patienten haben ein hohes Autonomiebedürfnis und wollen psychologische Aspekte ihrer Störung nur dann akzeptieren, wenn diese mit den eigenen Erfahrungen und Beobachtungen kongruent sind. Auf keinen Fall sollten ambivalente Patienten zur Therapie überredet oder unter Druck „überzeugt" werden. Einige Strategien, die zur Schaffung einer guten Motivationslage beitragen können, sind in Tabelle 2 zusammengefasst.

Ein modifiziertes Vorgehen kann erforderlich werden, wenn neben der somatoformen Störung *weitere komorbide Störungen* (z.B.. Depression, Angst, Zwang, Alkohol oder Drogen, Schizophrenie, Ess-Störung) vorliegen. Auf Basis der klinischen Beurteilung und im Gespräch mit dem Patienten sollte der Therapeut abklären, welcher Problembereich derzeit im Vordergrund steht oder aufgrund seines Schweregrades am behandlungsbedürftigsten ist. Liegt beispielsweise ein ausgeprägtes depressives Syndrom mit Suizidgefährdung vor, so sollte zunächst eine Depressionsbehandlung erfolgen und ggf. erst zu einem späteren Zeitpunkt weitere Maßnahmen aus dem Behandlungskatalog der somatoformen Störungen.

Integration von klinisch-psychologischer Behandlung und medizinischen und anderen Verfahren

Da die somatoformen Störungen wie kaum ein anderes Störungsbild durch das Ineinandergreifen von psychischen und somatischen Prozessen gekennzeichnet sind, ist eine enge Verzahnung von klinisch-psychologischer und medizinischer Behandlung in vielen Fällen vorteilhaft. Hierbei sollte beachtet werden, dass die beteiligten Behandler dem Patienten nicht widersprüchliche Erklärungen oder Empfehlungen geben. Daher ist es erforderlich, dass auch der somatomedizinisch behandelnde Arzt mit dem Konzept und dem grundsätzlichen Behandlungsansatz der somatoformen Störungen vertraut ist. Insbesondere sollten von seiner Seite aus keine überflüssigen diagnostischen oder therapeutischen Maßnahmen angeordnet werden. Dies betrifft auch die Verordnung von Medikamenten, welche durch die betroffenen Patienten manchmal im Sinne ihres Krankheitsmodells fehlinterpretiert werden (z.B. „Wenn mir der Arzt Medikamente verordnet, dann ist das ja eine Bestätigung dafür, dass ich krank bin").

Auf die Möglichkeiten einer Biofeedback-Behandlung wurde bereits hingewiesen. Hierfür sind die meisten somatoformen Patienten leicht zu motivieren, da sie an die Fortschritte der modernen „Gerätemedizin" glauben und technikorientierten Behandlungsmaßnahmen mit Elektroden, Kabeln, Computern usw. aufgeschlossen gegenüberstehen.

Empirische Studien

Mehrere Studien von unabhängigen Arbeitsgruppen belegen, dass somatoforme Störungen mit Hilfe von verhaltensmedizinischen und speziell kognitiv-verhaltenstherapeutischen Methoden gut behandelt werden können. Diese Arbeiten haben wir kürzlich in einem Literaturüberblicksartikel zusammengefasst und kritisch bewertet (Hiller, Rief 1998 b).

Die methodisch anspruchsvollsten Studien stammen von einer britischen Arbeitsgruppe um Warwick und Salkovskis (Oxford), die Patienten mit ausgeprägten hypochondrischen Störungen mit beeindruckenden Erfolgen in unterschiedlichen Variablen wie Depressivität, Ängstlichkeit oder Fehlbewertungen körperlicher Symptome behandelten. Diese Arbeiten orientierten sich an den Konzepten der kognitiv-verhaltenstherapeutischen Behandlung von Angststörungen unter Einbezug von Konfrontationstechniken. Auch bei Patienten mit multiplen somatoformen Symptomen konnten sowohl im ambulanten als auch im stationären Bereich durch ein systematisches Vorgehen gute Verbesserungen erreicht werden. Dabei stand jedoch nicht immer der Rückgang bzw. die Linderung der körperlichen Symptome im Vordergrund, sondern die therapeutischen Erfolge zeigten sich in psychischen Begleitvariablen sowie im Grad der psychosozialen Beeinträchtigungen. Eine amerikanische Arbeitsgruppe um Smith konnte zudem belegen, dass bereits durch relativ einfache Interventionen in den Praxen von Allgemeinmedizinern (Informationsbrief zum Umgang mit somatoformen Patienten, einfache Gruppentherapien) deutliche Rückgänge in den Krankheitskosten dieser Patientengruppe zu erzielen sind (Smith 1995).

Ausschnitt aus einem Fallbeispiel – bezogen auf die klinisch-psychologischen Interventionen

Herr K., ein 27-jähriger Bankangestellter, leidet seit vielen Jahren an einem fast ständig vorhandenen Engegefühl im Brustkorb und an täglich wiederkehrenden Herzsensationen (Herzrasen und -stolpern). Obwohl kardiologische Untersuchungen wiederholt keinen pathologischen Befund ergeben hatten, glaubt er, an einer Herzerkrankung mit hohem Herzinfarktrisiko zu leiden. Körperliche Anstrengungen wie sportliche Tätigkeiten oder Treppensteigen vermeidet er. Die körperlichen Symptome stehen nicht mit Angstzuständen wie beispielsweise bei der Panikstörung oder bei einer Phobie in Verbindung. Er berichtet, in seinem Leben schon viele körperliche Symptome gehabt zu haben, für die keine medizinische Erklärung gefunden worden sei (z.B. Durchfälle, Muskelschmerzen, Gefühl des Brennens auf der Haut). Die Beschäftigung mit seinen Körperfunktionen kann er bis in seine Kindheit zurückverfolgen, da sein Vater stets gewollt habe, dass er einmal Arzt werde. Der Vater habe ihm schon in der Kindheit medizinische Nachschlagwerke geschenkt und diese mit ihm gemeinsam intensiv angeschaut, um ihn für den späteren Arztberuf zu motivieren. Herr K. selbst hat jedoch nie Arzt werden wollen.

Im Rahmen der Behandlung werden u.a. folgende Interventionen durchgeführt:

– *Suche nach einem alternativen Krankheitsmodell:*
  Als andere Ursachen seiner Beschwerden können die starke Selbstbeobachtung der Herzregion, die geringe körperliche Fitness und etwaige körperliche Begleiterscheinungen von Anspannung und Stress benannt werden;
– *Übung zur Aufmerksamkeitslenkung:*
  Durch gezielte Beobachtung kann der Patient feststellen, dass die Beschwerden in Situationen mit äußerer Ablenkung, wie beispielsweise in sozialen Kontakten, deutlich schwächer ausgeprägt sind;
– *Verzicht auf weitere medizinische Untersuchungen:*
  Mit therapeutischer Hilfestellung gelingt es Herrn K., für einen längeren Zeitraum keine erneuten kardiologischen Untersuchungen durchführen zu lassen und dennoch keinen anhaltenden Anstieg seiner krankheitsbezogenen Befürchtungen zu erleben;
– *Körperliche Belastung:*
  In kleinen Schritten schafft er es mit therapeutischer Unterstützung, seine körperliche Leistungsfähigkeit langsam zu steigern und die Angst vor einem plötzlichen Herzinfarkt bei körperlicher Anstrengung schrittweise zu reduzieren.
– *Abbau von Vermeidungsverhalten:*
  Interessanterweise hatte Herr K. trotz der vielen zurückliegenden ärztlichen Untersuchungen nie der Durchführung eines Belastungs-EKG zugestimmt, da er zum einen glaubt, dass er ein Belastungs-EKG nicht überleben würde, zum anderen aber auch davor Angst hat, dass mit dieser Methode seine „Herzkrankheit" endgültig bewiesen würde. Im Rahmen der Therapie gelingt es ihm schließlich, dieses Vermeidungsverhalten aufzugeben und das Belastungs-EKG anfertigen zu lassen. Erwartungsgemäß ergibt sich ein Normalbefund.

Zusammenfassung

Mit dem vorliegenden Beitrag ist das Ziel verbunden, die klinischen Merkmale und Determinanten der somatoformen Störungen zu beschreiben und das derzeit zur Verfügung stehende Repertoire an Behandlungsmöglichkeiten aufzuzeigen. Eines der Hauptprobleme liegt in der Herstellung einer ausreichenden Therapiemotivation für den klinisch-psychologischen Ansatz. Diese kann in den meisten Fällen nur dann erreicht werden, wenn der Patient ein breiteres psychologisch-biologisch-soziales Verständnis seiner Störung entwickelt und realistische Behandlungsziele definiert. Kognitive Interventionen werden in der Therapie eingesetzt, um dysfunktionale Annahmen und Grundeinstellungen kritisch zu überprüfen, während verhaltensbezogene Maßnahmen im Wesentlichen auf den Abbau von übermäßiger Schonung im körperlichen und sozialen Bereich zielen. Das realistische Therapieziel ist nicht die Beseitigung der körperlichen Symptome, sondern es sollen psychologische Faktoren aufgedeckt werden, mit deren Hilfe die Symptombelastung beeinflusst und Lebensqualität „trotz des Fortbestehens der Symptome" wiedergewonnen werden kann. Durch die erfolgreiche Behandlung von Patienten mit somatoformen Störungen wird einerseits das erhebliche subjektive Leiden gelindert und die vielfältigen psychosozialen Beeinträchtigungen reduziert, andererseits werden auch Voraussetzungen für eine Verringerung der oft hohen und überflüssigen Kosten des Gesundheitssystems geschaffen.

Literatur

Bach, M., Bach, D., Böhmer, F., Nutzinger, D.O. (1994) Alexithymia and somatization: relationship to DSM-III-R diagnosis. J Psychosom Res 38: 529–538
Briquet, P. (1859) Traité clinique et thérapeutique de l'Hystérie. Bailliére et fils, Paris
Dilling, H., Mombour, W., Schmidt, M.H., Schulte-Markwort, E. (Hrsg.) (1994) Internationale Klassifikation psychischer Störungen, ICD-10, Kapitel V (F), Forschungskriterien. Huber, Bern
Fahrenberg, J. (1994). Die Freiburger Beschwerdenliste (FBL). Form FBL-G und revidierte Form FBL-R. Hogrefe, Göttingen
Guze, S.B. (1967) The diagnosis of hysteria: what are we trying to do? Am J Psychiatry 124: 491–498
Hiller, W., Zaudig, M., Mombour, W. (1995) IDCL. Internationale Diagnosen Checklisten für ICD-10. Huber, Bern
Hiller, W., Rief, W., Elefant, S., Margraf, J., Kroymann, R., Leibbrand, R., Fichter, M.M. (1997) Dysfunktionale Kognitionen bei Patienten mit Somatisierungssyndrom. Z Klin Psychol 26: 226–234
Hiller, W., Rief, W. (1998a) Kognitive Verhaltenstherapie bei somatoformen Störungen. In: Hautzinger, M. (Hrsg.) Kognitive Verhaltenstherapie bei psychischen Störungen. Psychologie Verlags Union, Weinheim
Hiller, W., Rief, W. (1998b) Therapiestudien zur Behandlung von Patienten mit somatoformen Störungen. Ein Literaturüberblick. Verhaltenstherapie (in Druck)
Leibbrand, R. (1997) Therapieeffekte bei somatoformen Störungen in Abhängigkeit vom zusätzlichen Vorliegen von Persönlichkeitsstörungen. Verlag Empirische Pädagogik, Landau
Margraf, J., Schneider, S., Ehlers, A. (Hrsg.) (1994) DIPS. Diagnostisches Interview bei psychischen Störungen, 2. Aufl. Springer, Berlin Heidelberg New York Tokyo
Mayou, R., Bass, C., Sharpe, M. (eds.) (1995) Treatment of functional somatic symptoms. Oxford University Press, Oxford
Pilowsky, I. (1997) Abnormal illness behaviour. Wiley, Chichester
Rief, W., Hiller, W. (1992) Somatoforme Störungen. Körperliche Symptome ohne organische Ursache. Huber, Bern
Rief, W., Schaefer, S., Hiller, W., Fichter, M.M. (1992) Lifetime diagnoses in patients with somatoform disorders: which came first? Eur Arch Psychiatry Clin Neurosci 241: 236–240
Rief, W., Hiller, W., Geissner, E., Fichter, M.M. (1994) Hypochondrie: Erfassung und erste klinische Ergebnisse. Z Klin Psychol 23: 34–42
Rief, W. (1995) Multiple somatoforme Symptome und Hypochondrie. Empirische Beiträge zur Diagnostik und Behandlung. Huber, Bern

Rief, W., Heuser, J., Fichter, M.M. (1995) Biofeedback – ein therapeutischer Ansatz zwischen Begeisterung und Ablehnung. Verhaltenstherapie 6: 43–50

Rief, W., Hiller, W., Heuser, J. (1997) SOMS – Screening für Somatoforme Störungen (Manual). Huber, Bern

Rief, W., Hiller, W. (1998a) Somatization – future perspectives on a common phenomenon. (eds.) J Psychosom Res 44: 529–536

Rief, W., Hiller, W. (1998b) Somatisierungsstörung und Hypochondrie (Fortschritte der Psychotherapie – Band 1). Hogrefe, Göttingen

Smith, G.R. (1991) Somatization disorder in the medical setting. American Psychiatric Press, Washington, DC

Smith, G. (1995) Treatment of patients with multiple symptoms. In: Mayou, R., Bass, C., Sharpe, M. (eds.) Treatment of functional somatic symptoms. Oxford University Press, Oxford

Veale, D., Boocock, A., Gournay, K., Dryden, W., Shah, F., Willson, R., Walburn, J. (1996) Body dysmorphic disorder. A survey of fifty cases. Brit J Psychiatry 169: 196–201

Veith, I. (1965) Hysteria – the history of a disease. University of Chicago Press, Chicago

Wessely, S., Chalder, T., Hirsch, S., Wallace, P., Wright, D. (1996) Psychological symptoms, somatic symptoms, and psychiatric disorder in chronic fatigue and chronic fatigue syndrome: a prospective study in the primary care setting. Am J Psychiatry 153: 1050–1059

‹F45› Klinisch-psychologische Diagnostik und Behandlung von chronischen Unterbauchbeschwerden

Elfriede R. Greimel

Allgemeine Darstellung

Einleitung

Schmerzen im Unterbauch zählen zu den häufigsten Beschwerden in der gynäkologischen Praxis. Bei der Entstehung dieses Krankheitsbildes wirken eine Reihe von Faktoren zusammen. Organisch können Unterbauchbeschwerden ihren Ursprung im Urogenitaltrakt, Gastrointestinaltrakt oder im Bewegungsapparat haben. In vielen Fällen jedoch können diese Beschwerden nicht organisch erklärt werden. Nicht selten werden für die Entstehung und Aufrechterhaltung der Schmerzzustände psychische Faktoren angenommen. Die Vielfalt möglicher Ursachen sowie der meist chronifizierte Verlauf erschwert die Diagnostik und die Therapie. Die Behandlung des chronischen Unterbauchschmerzes ist so vielfältig wie dessen Ursachen und umfasst operative, physikalische, pharmakologische und psychologische Interventionen (Duleba, Keltz, Olive 1996; Walker, Sullivan, Stenchever 1993). Die Therapien sind aufgrund der Komplexität der Symptomatik nicht immer erfolgreich.

Beschreibung des Störungsbildes

Chronische Unterbauchbeschwerden treten bei Frauen vorwiegend zwischen dem 20. und 40. Lebensjahr in Form von diffusen Schmerzen auf. Meist haben die Patientinnen in der Anamnese mehrere gynäkologische Erkrankungen. Als Begleitsymptome werden häufig Rückenschmerzen, Menstruationsbeschwerden, Dyspareunie, Obstipation, Depression, Ängste oder andere psychovegetative Reaktionen angegeben. Differentialdiagnostisch muss das Störungsbild von folgenden gynäkologischen Erkrankungen abgegrenzt werden:

- Infektionen des Urogenitaltraktes
- Dyspareunien durch Vaginismus
- Menstruationsbeschwerden (Mittelschmerz, Dysmenorrhöe)
- Endometriose
- Genitalprolaps
- Tumoren im Becken
- Adhäsionen

Psychologische Erklärungsmodelle

Für die Entstehung und Aufrechterhaltung von chronischen Schmerzen spielen biologische, physiologische und soziale Faktoren eine Rolle. Abb.1 zeigt ein verhaltensanalytisches Modell, das zur Erklärung von Schmerzzuständen herangezogen werden kann. Experimentelle Studien zum Thema Schmerz haben gezeigt, dass Erwartungen und Einstellungen wichtige Faktoren für die Schmerzwahrnehmung sind. Schmerzpatientinnen haben negative Erwartungen hinsichtlich ihrer Fähigkeiten mit dem Schmerz umzugehen und bezüglich des Ausgangs von Behandlungsversuchen. Bei rezidivierenden Schmerzen entwickelt sich im Laufe der Zeit eine pessimistische Haltung, die mit einer herabgesetzten Schmerzschwelle verbunden ist. Vorangegangene Schmerzerfahrungen sind dabei ein wichtiger Faktor für die Chronizität der Beschwerden (Pearce, Beard 1984).

Auch das Gefühl der Kontrollierbarkeit beeinflusst die Schmerzwahrnehmung (Pearce, Beard 1984). Bei mangelnder kognitiver Kontrolle entwickeln sich Gefühle der Hilflosigkeit und der Passivität, die wiederum die Schmerzempfindlichkeit erhöhen. Es konnte nachgewiesen werden, dass die Schmerztoleranz durch kognitive Beeinflussung (z. B. durch Imaginationen oder Entspannungsverfahren) erhöht werden kann. Die meisten Patientinnen mit chronischen Unterbauchbeschwerden haben das Gefühl, geringe Kontrolle über die Schmerzen zu haben. Auch soziale Faktoren wurden in Zusammenhang mit der Schmerzwahrnehmung untersucht. Modell-Lernen und soziale Verstärkung intensivieren das Schmerzerleben. Zuwendung durch Angehörige bei Schmerzäußerungen können Schmerzreaktionen aufrechterhalten. Empirische Studien bestätigen den Einfluss von psychischen und sozialen Faktoren auf das Schmerzerleben. Inwieweit diese Faktoren in der Pathogenese und Aufrechterhaltung von Unterbauchbeschwerden eine Rolle spielen, ist noch nicht ausreichend geklärt.

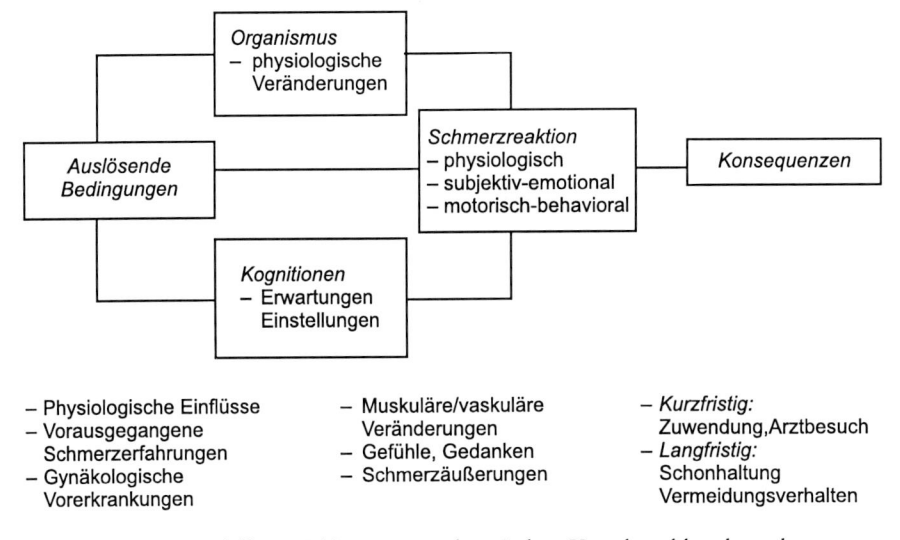

Abb. 1. Modell zur Erklärung von chronischen Unterbauchbeschwerden

Spezifische Darstellung

Klassifikationsansätze bei chronischen Unterbauchbeschwerden

Bei chronischen Unterbauchbeschwerden handelt es sich um eine schmerzspezifische Diagnose, die nach ICD-10 (Dilling, Mombour, Schmidt 1991) und DSM-III-R bzw. DSM-IV (Wittchen, Sass, Zaudig, Koehler 1989) dem Komplex der somatoformen Störungen zugeordnet werden kann. Hauptmerkmale dieser Gruppe sind körperliche Symptome, die jedoch keine organischen Befunde oder pathophysiologischen Prozesse aufweisen, sodass der Verdacht nahe liegt, dass psychischen Faktoren eine besondere Bedeutung zukommt. In Tabelle 1 sind die Diagnosen für dieses Beschwerdebild in Anlehnung an die internationale Klassifikation (DSM-III-R, DSM-IV und ICD-10) dargestellt. Die am häufigsten gestellten Diagnosen für chronische Unterbauchbeschwerden sind die Somatisierungsstörung und die somatoforme Schmerzstörung.

Diagnosekriterien der Somatisierungsstörung:
– Über mindestens zwei Jahre anhaltende körperliche Symptome, für die keine ausreichende somatische Erklärung gefunden wurde.
– Entwicklung der Symptomatik meist vor dem 30. Lebensjahr.
– Ungläubigkeit gegenüber Ärzten, dass für die Symptome kein körperliches Substrat verantwortlich ist.
– Wiederholte Arztbesuche und Behandlungen.
– Beeinträchtigung familiärer und sozialer Funktionen durch die Symptome und das daraus resultierende Verhalten.

Diagnosekriterien der somatoformen Schmerzstörung:
– Übermäßige Beschäftigung mit dem Schmerz seit mehr als sechs Monaten.
– Schmerzen, die keiner anderen klinischen Störung zugeordnet werden können.
– Somatische Befunde, die das Ausmaß der Schmerzsymptomatik nicht erklären können.
– Emotionale und psychosoziale Beeinträchtigungen, die mit der Schmerzsymptomatik in Verbindung stehen.

Im DSM-IV wurde eine Unterteilung der Schmerzstörungen vorgenommen, die für die Diagnostik chronischer Unterbauchbeschwerden relevant sind. Es sind dies Schmerzzustände, die ausschließlich auf psychologischen Faktoren beruhen (307.80), und solche, bei denen organische Befunde für die Erklärung der Symptomatik nicht ausreichen (307.89).

Tabelle. 1. Somatoforme Störungen

	DSM-III-R	DSM-IV	ICD-10
Somatisierungsstörung	300.81	300.81	F 45.0
Undifferenzierte Somatoforme Störung	300.70	300.81	F 45.1
Nicht näher bezeichnete somatoforme Störung	300.70	300.81	F 45.9
Somatoforme Schmerzstörung	307.80		F 45.4
Weitere Unterteilung (nur im DSM IV)			
Schmerzstörung assoziiert mit psychologischen Faktoren		307.80	
Schmerzstörung assoziiert mit psychologischen und allgemein medizinischen Faktoren		307.89	

Diagnostik des Unterbauchschmerzes

Aufgrund der vielen möglichen Ursachen des chronisch-rezidivierenden Unterbauchschmerzes ist eine interdisziplinäre Diagnostik erforderlich. Die medizinische Diagnostik umfasst die Anamnese, die klinische Untersuchung, bildgebende diagnostische Verfahren sowie Laboruntersuchungen. Zum endgültigen Ausschluss von organischen Ursachen werden endoskopische Verfahren eingesetzt.

Psychologische Diagnostik

Die klinisch-psychologische Diagnostik dient dazu, psychosoziale Einflussfaktoren auf die erlebte Schmerzproblematik zu erfassen. Primäres Ziel ist die Begründung, Entwicklung und Planung von weiteren Behandlungsschritten. Das klinische Interview stellt das wichtigste und am häufigsten verwendete Verfahren in der Diagnostik dar. Ergänzende Informationen können mit Hilfe von Schmerzskalen, Beschwerdelisten oder multidimensionalen Schmerzfragebögen gewonnen werden. Mittlerweile gibt es eine Reihe von Instrumenten zur Erfassung der Schmerzempfindung und -verarbeitung, über die Geissner, Dalbert, Schulte (1992) sowie Flor, Heimerdinger (1992) einen guten Überblick geben. Vor Beginn der psychodiagnostischen Untersuchung sollten Vorinformationen aus vorhandenen Unterlagen eingeholt werden.

Die psychologische Diagnostik der chronischen Unterbauchbeschwerden umfasst drei Bereiche:

1. Aktuelle Symptomatik (Schmerzdiagnostik)
– Art und Ausmaß des Schmerzerlebens
– Sensorische und affektive Komponenten des Schmerzerlebens
– Beobachtbares Schmerzverhalten (schmerzbezogene Mimik, Gestik, Körperhaltung)
– Schmerzkognitionen (Gedanken, Erwartungen, Einstellungen und subjektive Bedeutung des Schmerzes)
– Schmerzbewältigung (Selbstkontrollversuche, kognitive und behaviorale Strategien)
– Behinderung/Beeinträchtigung (Ausmaß körperlicher Einschränkungen)
– Schmerzrelevante interaktionale Aspekte in Familie und Partnerschaft (schmerzverstärkende und aufrechterhaltende Bedingungen)
– Schmerzassoziierte psychologische Dimensionen, Begleitsymptome (z. B. psychovegetative Beschwerden, Depressivität, Ängstlichkeit) (Glier, Kröner-Herwig, Denecke, Klinger, Nilges, Redegeld 1996)

2. Psychosoziale bzw. biographische Anamnese
– Vergangene Einflüsse durch bestimmte Lebensumstände
– Aktuelle Lebensbedingungen
– Psychosoziale Belastungsfaktoren
– Soziales Umfeld und Bezugspersonen
– Entwicklung der Schmerzsymptomatik, Schmerzbeginn
– Frühere Erkrankungen, Krankheiten der Angehörigen

3. Verhaltensanalyse und Bewältigungsprozesse
- Bisherige Behandlungsversuche (Entwicklung der Chronifizierung)
- Selbstkontrollversuche, Gesundheitsverhalten, individuelle Copingstrategien
- Subjektive Erklärungsmodelle über Entstehung und Aufrechterhaltung der Symptomatik
- Kognitionen, Attributionen und Kontrollüberzeugungen (internal, external)
- Veränderungserwartung bzw. Therapiemotivation

Das psychodiagnostische Erstgespräch orientiert sich zunächst an der aktuellen Schmerzsymptomatik, wobei körperliche Aspekte im Vordergrund stehen sollten. Aufgrund enttäuschender Arztbesuche verspüren Patientinnen oft den Druck, beweisen zu müssen, dass sie sich den Schmerz nicht „einbilden". Die meisten Patientinnen haben die Erfahrung gemacht, dass ihre Beschwerden nicht ernst genommen wurden. Sie bagatellisieren daher alltägliche Belastungen und Konflikte, um das Image einer „psychisch gestörten Persönlichkeit" loszuwerden. Umso wichtiger ist es, dem Schmerz als Symptom mit allen möglichen Facetten ausreichend Aufmerksamkeit einzuräumen. Über die Schmerzsymptomatik gelingt oftmals ein Zugang zu psychischen Aspekten. Die Vermittlung von Informationen über die Entstehung von chronischen Schmerzzuständen, insbesondere über die Wechselwirkung zwischen psychischen und körperlichen Aspekten, kann zum Aufbau einer therapeutischen Beziehung beitragen und die Motivation zur psychologischen Behandlung fördern. Hilfreich sind dabei Erklärungen, dass chronische Schmerzen zu depressiven Stimmungen, Ängstlichkeit und Gereiztheit führen können. Die Betonung, dass es sich dabei um „normale" psychische Reaktionen handelt, entlastet Patientinnen und ermöglicht gleichzeitig die Erfassung affektiver Begleitsymptome.

Bei der Exploration psychosozialer bzw. biographischer Daten ist auf zeitliche Zusammenhänge zwischen Lebensereignissen, Konflikten und Belastungen mit der Entstehung oder Intensivierung der Schmerzproblematik zu achten. Veränderungen in wichtigen Lebensbereichen aufgrund der Schmerzen geben Hinweise über mögliche funktionale Bedeutungen der Schmerzen, die später für die psychologische Behandlung genutzt werden können.

In der Diagnostikphase ist es besonders wichtig, die Anzahl und die Art der bisherigen Therapieversuche sowie die Einstellung der Patientinnen zu fehlgeschlagenen Behandlungen zu explorieren. Diese Information gibt Aufschluss über die Chronifizierung sowie über die Motivation, sich einer weiteren Behandlung zu unterziehen. Weiters ist zu hinterfragen, inwieweit Patientinnen für die Veränderung der Schmerzen bereit sind Eigeninitiative zu entwickeln, oder ob sie die Verantwortung für ihr Befinden lieber an Ärzte delegieren. Das in der Literatur als „doctor-shopping" beschriebene Verhalten ist für chronische Schmerzpatientinnen charakteristisch und im Bereich der Gynäkologie hinlänglich bekannt. Die Klärung der Eigenverantwortung und Therapiemotivation ist die wichtigste Voraussetzung für eine weiterführende psychologische Behandlung.

Psychologische Behandlungsansätze

Bei chronischen Schmerzpatientinnen können psychologische Behandlungsmethoden, die auf verhaltenstherapeutischen Ansätzen beruhen, als die Therapie der Wahl angesehen werden (Kanfer, Reinecker, Schmelzer 1991). Die Effizienz dieser Verfahren ist empirisch gut belegt. Einen Literaturüberblick dazu geben Linton

(1986), Tan (1982) und Malone, Strube (1988). Den meisten psychologischen Behandlungsmethoden liegt eine gemeinsame Betrachtungsweise und Zielsetzung zugrunde, nämlich dass die Schmerzsymptomatik grundsätzlich veränderbar und von Patientinnen kontrollierbar ist. Die Patientin nimmt in der Behandlung eine aktive Rolle ein und lernt mit verschiedenen Bewältigungsstrategien den Schmerz unter Kontrolle zu bringen. Dabei wird die passiv-leidende Haltung durch eine aktiv-kontrollierende Haltung abgelöst.

Die Behandlung des chronisch-rezidivierenden Unterbauchschmerzes umfasst drei wesentliche Bereiche: die physiologische Ebene, die subjektiv-emotionale Ebene und die Verhaltensebene. In Abb. 2 sind die Behandlungsmethoden auf diesen drei Ebenen dargestellt.

Subjektiv-emotionale Ebene

Kognitive Ansätze zielen darauf ab, die subjektiv-emotionale Ebene des Schmerzes zu beeinflussen. Für das Schmerzerleben und die Schmerzverarbeitung spielen negative Erwartungshaltungen und Aufmerksamkeitsprozesse eine bedeutende Rolle. Mit Hilfe psychologischer Interventionen können die mit Schmerzen assoziierten Gedanken bewusst gesteuert werden. Zu den häufigsten Verfahren zählen Selbstverbalisationstechniken, kognitive Umstrukturierung, Aufmerksamkeitsumlenkung und Imaginationsübungen. In der Praxis wird der Patientin zunächst ein theoretisches Modell der Schmerzverarbeitung vermittelt. Im nächsten Schritt werden Gedanken analysiert, die in Verbindung mit Schmerz auftreten. Der Aufbau förderlicher Kognitionen sowie die Vermittlung von Ablenkungstechniken sind weitere

Symptomatik	*Psychologische Intervention*
4 Subjektiv-Emotionale Ebene	
Bewertung und Erleben der Schmerzsymptomatik	Kognitive Ansätze – Selbstverbalisationstechniken – Kognitive Umstrukturierung – Aufmerksamkeitslenkung – Imaginationsübungen
Verhaltensebene	
Schmerzäußerungen (Klagen) Schonhaltung Vermeidung von Aktivitäten Sozialer Rückzug	Operante Methoden – Schmerzbewältigungstrainig – Aktivitätsaufbauprogramme – Soziale Verstärkung
Physiologische Ebene	
Vaskuläre Veränderungen Muskuläre Spannungszustände	Entspannungstechniken – Progressive Muskelrelaxation – Autogenes Training – Biofeedback – Hypnose/Meditation

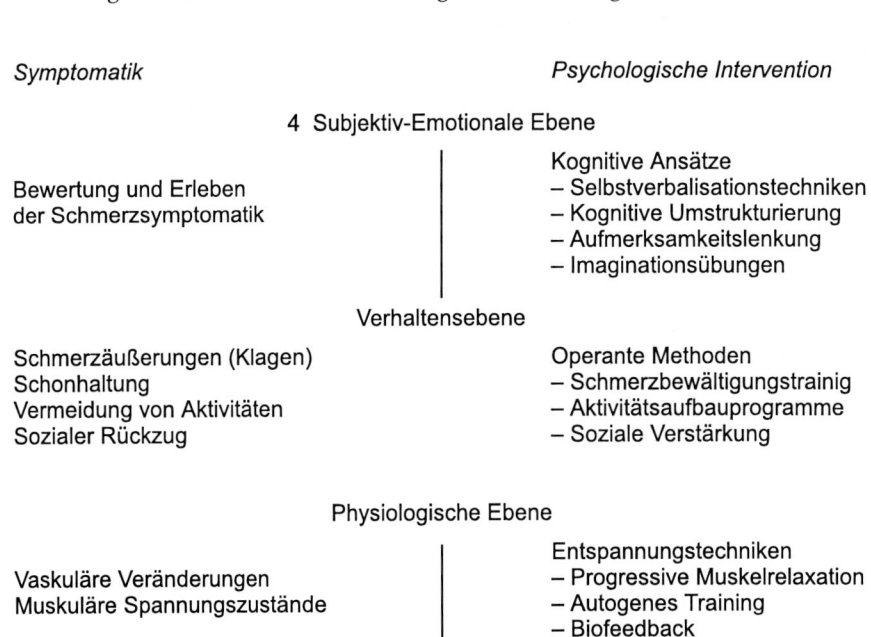

Abb. 2. Psychologische Interventionen bei chronischen Unterbauchbeschwerden

Bestandteile kognitiver Behandlungsverfahren. Sie werden eingesetzt, um die Kontrollierbarkeit aversiver Situationen zu erhöhen (z.B. Schmerzepisoden). Schließlich kann durch Imaginationsübungen die bedrohliche Bedeutung des Schmerzes verringert werden.

Verhaltensebene

Auf der Verhaltensebene haben sich operante Methoden zur Behandlung von chronischen Unterbauchbeschwerden bewährt. Nach dem operanten Modell wird die Wahrscheinlichkeit des Auftretens eines Verhalten durch die Art der Konsequenzen beeinflusst. Die psychologische Behandlung zielt darauf ab, unangemessene Verhaltensweisen (z.B. übertriebene Schmerzäußerungen, exzessive Schonhaltung, Vermeidung körperlicher Aktivitäten, sozialer Rückzug) zu verändern. Chronisches Schmerzverhalten wird von positiven und negativen Faktoren aufrechterhalten. Verhaltensweisen wie Jammern und Klagen können zu erhöhter Aufmerksamkeit führen und durch Zuwendung verstärkt werden. Soziale Verstärkung spielt bei der Steuerung von Verhalten eine besonders wichtige Rolle. Daher sollten nach Möglichkeit Bezugspersonen in die psychologische Behandlung miteinbezogen werden. Operante Methoden stehen bei der Behandlung chronischer Unterbauchbeschwerden im Vordergrund und beeinflussen auf indirektem Wege das Schmerzerleben.

Physiologische Ebene

Physiologisch ist Schmerz mit vaskulären Veränderungen und muskulären Spannungen verbunden. Entspannungsverfahren dienen dazu, den Schmerz-Spannungskreislauf zu unterbrechen und damit die Schmerzintensität zu reduzieren (Zimmermann 1984). Am weitesten verbreitet sind in der Schmerzmodifikation die Progressive Muskelrelaxation und das Autogene Training. Biofeedbackverfahren werden als Entspannungshilfe zur direkten Schmerzbeeinflussung eingesetzt. Dabei melden bioelektrische Geräte physiologische Messwerte (z. B. Muskelspannung, Hautleitfähigkeit, -temperatur) über optische oder akustische Signale zurück. Die Patientin soll so lernen, diese physiologischen Parameter, die als Spannungsindikatoren gelten, zu beeinflussen. Eine lange Tradition in der Behandlung chronischer Schmerzen haben Hypnose und meditative Verfahren. Sie werden sowohl bei akuten als auch chronischen Verläufen eingesetzt (Revenstorf 1988; Peter 1990). In Kombination mit Biofeedback können gute Therapieerfolge im Sinne einer Schmerzreduktion erzielt werden. Derzeit liegen noch keine gesicherten Ergebnisse vor, welche Entspannungstechniken für die Schmerzbehandlung am effizientesten sind.

Integration von klinisch-psychologischer Behandlung im medizinischen Kontext

Die Diagnostik und Behandlung von Frauen mit chronischen Unterbauchbeschwerden stellt für Gynäkologen und Psychologen eine Herausforderung dar. Schmerzpatientinnen sind einer psychologischen Behandlung oft nur schwer zugänglich, da sie der Überzeugung sind, dass ihre Schmerzen organisch bedingt sind. Selbst bei eindeutigen psychologischen Indikationen halten diese Patientinnen an einer somatischen Verursachung ihrer Beschwerden fest. Diese Überzeugung wird durch ihre persönlichen Erfahrungen mit dem medizinischen Versorgungssystem unterstützt, da die Therapien meist aufgrund mangelnder oder falscher Indikationen verabreicht werden und sich somit der Krankheitsverlauf chronifiziert. Auch wenn eine psychologische Behandlung indiziert ist, wenden sich Patientinnen mit Schmerzen verständlicherweise zunächst an ihren praktischen Arzt oder einen niedergelassenen Facharzt. Zielke, Mark (1989) haben nachgewiesen, dass bei somatoformen Störungen im Durchschnitt mehr als acht Jahre mit meist inadäquaten Behandlungsversuchen vergehen, ehe diese Patientinnen einer psychologischen oder psychotherapeutischen Behandlung zugewiesen werden. Wiederholte Arztbesuche und Behandlungen verstärken subjektive Krankheitsmodelle, denen linear-kausale Denkschemata zugrunde liegen. Durch somatisch orientierte Behandlungen festigt sich die Vorstellung der Patientin, dass ihre Schmerzen organisch bedingt sind. Bei Organfixierung ist ein psychologischer Zugang schwierig.

Die Zuweisung zur psychodiagnostischen Untersuchung erfolgt in der Regel nach wiederholter medizinischer Diagnostik und erst nach zahlreichen oft fehlgeschlagenen Therapieversuchen. Zu diesem Zeitpunkt fällt es der Patientin schwer, dieses Angebot anzunehmen, da die Schmerzproblematik plötzlich – meist ohne adäquate Erklärungen – auf die „Psyche" abgeschoben wird und sich die Patientin gekränkt und abgewertet fühlt. Bereits im medizinischen Erstkontakt sollte darauf hingewiesen werden, dass Schmerzen unterschiedliche Ursachen haben können und für die Diagnostik unterschiedliche Experten herangezogen werden. Dadurch können psychologische Konsultationen eher akzeptiert und den Patientinnen Kränkungen erspart werden. Ein guter Kontakt zwischen behandelnden Ärzten/innen und Klinischen Psychologen/innen erleichtert den Einstieg in eine psychologische Behandlung für die Patientin. Das Bemühen des Arztes, eine kompetente Fachkraft für die Weiterbehandlung der chronischen Unterbauchschmerzen zu finden, wirkt sich auf die Therapiemotivation günstig aus. Sinnvoll ist eine Absprache zwischen Ärzten/innen und Psychologen/innen, sowie eine gemeinsame Entscheidung über die weitere Vorgangsweise.

Durch dieses integrativ-kooperative Vorgehen werden verschiedene Ebenen der Schmerzproblematik berücksichtigt und ein breiteres Verständnis des Krankheitsbildes entwickelt. Das kann die psychologische Behandlung und deren Erfolg positiv beeinflussen.

Empirische Studien

Die Symptomatik des chronischen Unterbauchschmerzes wurde aus den Blickwinkeln verschiedener wissenschaftlicher Fachdisziplinen untersucht. Dementsprechend inhomogen und widersprüchlich sind die Forschungsergebnisse. Zahlreiche Studien haben sich mit der Ätiologie bzw. der Pathogenese beschäftigt. Die Suche nach ursächlichen Faktoren ist jedoch bei chronifizierten Krankheitsverläufen schwierig.

In älteren Arbeiten wurde Frauen mit rezidivierenden Unterbauchbeschwerden eine hohe Vulnerabiliät für psychische Störungen zugeschrieben. Gidro-Frank, Gordon, Taylor (1960) fanden bei Schmerzpatientinnen eine erhöhte Inzidenz psychiatrischer Erkrankungen wie z. B. Schizophrenie, Borderline, Psychosen und Neurosen. Im untersuchten Kollektiv wurden allerdings nur zwei von 40 Patientinnen und eine einzige Frau aus der Kontrollgruppe, die von 25 gesunden Schwangeren gebildet wurde, als psychisch unauffällig klassifiziert. Dies stellt die Validität der psychiatrischen Diagnosen in Frage. In späteren Studien wurden diese Ergebnisse jedoch nicht bestätigt (Castelnuovo-Tedesco 1970; Renaer, Wagenmans, Nijs, Hemelsrijck 1979; Rosenthal, Ling, Rosenthal, McNelly 1984). Auch hinsichtlich psychiatrischer Morbidität konnten zwischen Frauen mit Unterbauchbeschwerden und Frauen aus verschiedenen Vergleichskollektiven keine signifikanten Unterschiede nachgewiesen werden (Pearce 1989; Walker, Katon, Neraas, Jemelka, Massoth 1992; Hodgkiss, Watson 1994; Rosenthal, Ling, Rosenthal, McNelly 1984). Die Annahme, dass psychische Störungen als Auslösefaktoren für Unterbauchbeschwerden eine Rolle spielen, kann aus retrospektiven Untersuchungen nicht abgeleitet werden. Dazu sind Studien mit prospektiven Forschungsansätzen erforderlich, die bislang aber noch nicht vorliegen.

Neuere Arbeiten aus der Schmerzforschung haben gezeigt, dass chronische Schmerzen unabhängig von der Schmerzlokalisation mit beträchtlichen affektiven Störungen sowie einer starken Tendenz zur Somatisierung assoziiert sind (von Korff, Dworkin, LeResche, Kruger 1988; von Korff, Dworkin, LeResche 1990). Aufgrund langanhaltender Schmerzen leiden Patientinnen in hohem Maße unter depressiver Verstimmung, Gefühlen der Hoffnungslosigkeit und Resignation. Es besteht offenbar eine starke Wechselwirkung zwischen psychischer Beeinträchtigung und Schmerzen, die bei psychophysiologischer Vulnerabilität oder körperlichen Gesundheitsproblemen sehr komplex zu sein scheinen. Bis heute ist jedoch nicht geklärt, ob und inwieweit affektive Störungen die Schmerzgenese beeinflussen, oder ob sich diese als Ausdruck und Konsequenz anhaltender Schmerzen entwickeln.

In einer Reihe von Studien wurde die Rolle des sexuellen Missbrauchs für die Entwicklung von Unterbauchbeschwerden untersucht. Während einige Autoren Assoziationen zwischen traumatischen Sexualerfahrungen und Unterbauchschmerzen nachweisen konnten (Gross, Doerr, Caldirola 1980; Rapkin, Kames, Darke 1990; Walker, Walker, Katon, Neraas, Jemelka, Massoth 1992; Walker, Sullivan, Stenchever 1993) wurden diese Zusammenhänge in einer anderen Arbeit nicht bestätigt (Fry, Crisp, Beard, McGuigan 1993). Diese Studien sind fast ausnahmslos retrospektiv und weisen zum Teil gravierende methodische Mängel auf. Langzeitfolgen von sexuellen Missbrauchserfahrungen sind schwer operationalisierbar und von der individuellen Verarbeitung abhängig, was aber meist nicht berücksichtigt wurde. Darüber hinaus kann in retrospektiven Studien die Validität der Aussagen von Patientinnen durch Erinnerungsverzerrungen beeinträchtigt sein, insbesondere wenn der Missbrauch mehrere Jahre zurückliegt.

Zusammenfassung

Chronische Unterbauchbeschwerden sind häufige gynäkologische Beschwerden für die meist keine adäquaten organischen Ursachen nachgewiesen werden können. Da für die Entstehung und Aufrechterhaltung der Symptomatik psychische Faktoren mitbeteiligt sind, ist eine interdisziplinäre Diagnostik erforderlich. Nach ICD-10 und DSM-III-R werden Schmerzzustände, die nicht organisch bedingt sind, dem Komplex der somatoformen Störungen zugeordnet. Die Behandlung von chronischen Unterbauchbeschwerden erfolgt auf der physiologischen Ebene mit Entspannungsverfahren, auf der subjektiv-emotionalen Ebene mit kognitiven Techniken und auf der Verhaltensebene mit operanten Methoden. Um eine Chronifizierung der Störung sowie inadäquate medizinische Therapieversuche zu verhindern, soll eine psychodiagnostische Abklärung zu einem möglichst frühen Zeitpunkt erfolgen. Dies erfordert die Zusammenarbeit von Ärzten/innen und Psychologen/innen. Durch ein integrativ-kooperatives Vorgehen kann ein breiteres Krankheitsverständnis entwickelt werden, das sich auf den Erfolg der psychologischen Behandlung günstig auswirkt.

Literatur

Castelnuovo-Tedesco, P. (1970) Psychosomatic aspect of chronic pelvic pain. Int J Psychiatry Med 109–126

Dilling, H., Mombour, W., Schmidt, M.H. (1991) Internationale Klassifikation psychischer Störungen: Klinisch-diagnostische Leitlinien. Verlag Hans Huber, Bern

Duleba, A.J., Keltz, M.D., Olive, D.L. (1996) Evaluation and management of chronic pelvic pain. J Am Assoc Gynecol Laparosc 3: 205

Flor, H., Heimerdinger, K. (1992) Erfassung des Schmerzverhaltens. In: Geissner, E., Jungitsch, G. (Hrsg.) Psychologie des Schmerzes. Diagnose und Therapie. Psychologie Verlags Union, Weinheim

Fry, R., Crisp, A., Beard, R., McGuigan, S. (1993) Psychosocial aspect of chronic pelvic pain, with special reference to sexual abuse: a study of 164 women. Postgrad Med J 69: 566–574

Geissner, E., Dalbert, C., Schulte, A. (1992) Die Messung der Schmerzempfindung. In: Geissner, E., Jungitsch, G. (Hrsg.) Psychologie des Schmerzes, Diagnose und Therapie. Psychologie Verlags Union, Weinheim

Gidro-Frank, L., Gordon, T., Taylor, H. (1960) Pelvic pain and female identity. Am J Obstet Gynecol 79: 1184–1202

Glier, B., Kröner-Herwig, B., Denecke, H., Klinger, R., Nilges, P., Redegeld, M. (1996) Qualitätssicherung in der psychologischen Schmerzdiagnostik. Praxis der Klinischen Verhaltensmedizin und Rehabilitation, S. 166–176

Gross, R., Doerr, H., Caldirola, D. (1980) Borderline syndrome and incest in chronic pelvic pain patients. Int J Psychiatry Med 10: 79–96

Hodgkiss, A., Watson, J. (1994) Psychiatric morbidity and illness behaviour in women with chronic pelvic pain. J Psychosom Res 38: 3–9

Kanfer, F., Reinecker, H., Schmelzer, D. (1991) Selbstmanagement-Therapie. Springer, Berlin Heidelberg New York Tokyo

Linton, S.J. (1986) Behavioral remediation of chronic pain. A status report. Pain 24: 125–141

Malone, N.D., Strube, M.J. (1988) Meta-analysis of non-medical treatments for chronic pain. Pain 34: 231–244

Pearce, S. (1989) The concept of psychogenic pain: a psychological investigation of women with pelvic pain. In: Johnston, T. (Hrsg.) Applications in health psychology. Transaction Publisher, New Brunswick

Pearce, S., Beard, R. (1984) Chronic pelvic pain. Tavistock Publications, London

Peter, B. (1990) Hypnose. In: H.F. Basler, C.Kröner-Herwig (Hrsg.) Psychologische Schmerztherapie: Grundlagen, Diagnostik, Krankheitsbilder, Behandlung. Springer, Berlin Heidelberg New York Tokyo

Rapkin, A., Kames, L., Darke, L. (1990) History of physical and sexual abuse in women with chronic pelvic pain. Obstet Gynecol 76: 92–96

Renaer, M., Wagenmans, L., Nijs, P., Hemelsrijck, T. (1979) Psychological aspect of chronic pelvic pain in women. Am J Obstet Gynecol 134: 75–80

Revenstorf, D. (1988) Hypnose: Grundlagen und klinische Anwendungen bei Schmerz. In: Miltner, W.L., Brengelmann, W., (Hrsg.) Psychologische Schmerzbehandlung. Röttger, München

Rosenthal, R., Ling, F., Rosenthal, T., McNelly, S. (1984) Chronic pelvic pain: psychological factors and laparoscopic findings. Psychosomatics 25: 833–838

Tan, S.-Y. (1982) Cognitive and cognitive-behavioral methods of pain control: a selective review. Pain 12: 201–228

von Korff, M.R., Dworkin, S.F., Le Resche, L., Kruger, A. (1988) An epidemiologic comparison of pain complaints. Pain 32: 173–184

von Korff, M.R., Dworkin, S., LeResche, L. (1990) Graded chronic pain status: an epidemiologic evaluation. Pain 40: 279–291

Walker, E., Sullivan, M., Stenchever, M. (1993) Use of antidepressants in the management of women with chronic pelvic pain. Obstet Gynecol Clin North Am 20: 743

Walker, E.A., Sullivan, M.D., Stenchever, M.A. (1993) Use of antidepressants in the management of women with chronic pelvic pain. Obstet Gynecol Clin North Am 20: 743–751

Walker, E., Katon, W., Neraas, K., Jemelka, R., Massoth, D. (1992) Dissociation in women with chronic pelvic pain. Am J Psychiatry 149: 534–537

Wittchen, H.-U., Sass, H., Zaudig, M., Koehler, K. (1989) Diagnostisches und Statistisches Manual Psychischer Störungen: DSM-III-R. Beltz Verlag, Weinheim und Basel

Zielke, M., Mark, N. (1989) Effizienz und Effektivität stationärer psychosomatischer Behandlungen. Praxis der Klinischen Verhaltensmedizin und Rehabilitation

Zimmermann, M. (1984) Psychologie von Nozizeption und Schmerz. In: Zimmermann, M., Handwerker H.O. (Hrsg.) Schmerz – Konzepte und ärztliches Handeln. Springer, Berlin Heidelberg New York Tokyo

<F5> Verhaltensauffälligkeiten mit körperlichen Störungen und Faktoren

<F50> Ess-Störungen

Verena Vogelbach-Woerner

Allgemeine Darstellung

Unter Ess-Störungen versteht man vor allem die Störungsbilder Anorexia nervosa (Magersucht), Bulimie (Ess-Brechsucht) und (psychogene) Adipositas. Ess-Störungen betreffen Frauen viel häufiger als Männer. Selbstwert und gesellschaftliche Anerkennung von Frauen – aber auch zunehmend von Männern – sind eng mit dem gängigen, schlanken Schönheitsideal verknüpft. Ess-Störungen sind in unterschiedlicher Ausprägung *psychosomatische Erkrankungen mit Suchtcharakter*. Sie sind Erkrankungen, die in einer Überflussgesellschaft entstehen. Essen dient nicht mehr der bloßen Ernährung, sondern befriedigt die unterschiedlichsten psychischen Bedürfnisse.

Essgestörte Personen erleben sich oft getrennt von ihrem Körper und haben eine gestörte Körperwahrnehmung. Der Körper wird zum Objekt, welches kontrolliert und manipuliert wird.

- Bei der Adipositas wird die Ess-Störung nach außen hin *sichtbar*.
- Anorektikerinnen versuchen das Symptom lange zu verstecken, aber es ist ebenfalls sichtbar.
- Die Bulimie ist die *heimliche* Ess-Störung.

Ess-Störungen sind Erkrankungen an Körper und Psyche, die ein gestörtes Verhältnis zum Essen und damit verbunden zu sozialen Kontakten, dem Leben und der Natur aufzeigen.

Historische Entwicklung des Störungsbildes

Da Nahrungsbeschaffung und Ernährung, körperliche Stärke und Schönheit in allen Kulturen von zentraler Bedeutung waren und sind, findet man hierzu eine Fülle historischer Überlieferungen (siehe dazu Th. Kleinspehn 1987, H. Bruch 1991, Ch. v. Braun 1990, T. Habermas, 1990). Aus der Antike sind Ausführungen von Hippokrates und später Platon über die geistige und seelische Gesundheit erwähnenswert. Der zentrale Begriff in der antiken *Diätetik* war der des rechten Maßes, bzw.

der *Mäßigung*. „Bei der Erhaltung der Gesundheit wie der Behandlung von Krankheit kommt daher alles auf das elementare Gleichgewicht an, auf das wohlgestimmte Temperamentum, auf die Mitte (mesòtes) zwischen einem Zuviel oder Zuwenig, auf das Maß" (C. Klotter 1990, S.9).

Übergewicht wurde schon in der Antike verspottet. Die Griechen wie die Römer verabscheuten das Dicksein. Methoden zur Gewichtsreduktion wie selbstinduziertes Erbrechen sind bei Griechen wie Römern bekannt. Je kriegerischer ein Volk war, umso mehr herrschte das Ideal der körperlichen Gesundheit, Stärke, der Schlankheit und der Schönheit.

Von dem Arzt Galen aus dem 2. Jh. n. Chr. stammt eine Systematisierung der Diätetik, die die abendländische Medizin 1500 Jahre lang beeinflusste. Galen erwähnt erstmalig die magersüchtige Symptomatik bei einer jungen Frau.

Im Mittelalter und der Neuzeit findet man Berichte von asketischen Heiligen. Die *Askese* betraf nicht nur das Essen, sondern auch die Arbeitsmoral. Sie sollte körperliche Grundbedürfnisse nach Essen und Sexualität überwinden helfen und einen Weg zur Spiritualität und zum Mystizismus öffnen. Wer sich für diesen Aspekt der Geschichte der Anorexia nervosa, nämlich die religiös motivierte weibliche Form der Askese im Mittelalter interessiert, dem seien hier die Abhandlungen von Tilman Habermas (1990) und Christina von Braun (1990,1992) empfohlen.

Am Ende des vorigen Jahrhunderts benutzen die Suffragetten den *Hungerstreik* als Kampfmittel, um das Wahlrecht für die Frauen zu erlangen. Magersucht und Adipositas sind als Krankheit und Ausdruck von Abweichungen schon seit Jahrhunderten bekannt. Die Bulimie, wie wir sie heute als Erkrankung kennen, tritt maßgeblich erst in den letzten 30 Jahren in den westlichen Industrienationen auf.

Allgemeine Überlegungen zur psychologischen Diagnostik

Ess-Störungen sind psychosomatische Erkrankungen mit Suchtcharakter. Bulimie und psychogene Adipositas als Formen der Ess-Störung zeichnen sich dadurch aus, dass das Essen zum Suchtmittel wird. Übergewichtige Personen, die Essen genießen können, sind deshalb nicht als essgestört im obigen Sinne zu bezeichnen.

Bei Anorektikerinnen wird das Hungern zum Suchtmittel.

Die Beschäftigung mit dem Essen, die Beschaffung von Lebensmitteln, die Essenszubereitung und das Wiederloswerden von Essen bestimmen das Leben essgestörter Personen. Nicht selten werden Essgestörte darüber hinaus von weiteren gewichtsregulierenden Maßnahmen regelrecht beherrscht. Sie nehmen zusätzlich zur Gewichtsreduktion Medikamente wie Abführmittel, Appetitzügler, Diuretika, stoffwechselanregende Medikamente, Antidepressiva, Beta-Blocker, Alkohol und Nikotin, in einigen Fällen harte Drogen ein.

Es sind mehr Frauen als Männer essgestört. Die Prävalenz von Anorexia nervosa und Bulimie wird mit 5% der Frauen im Alter zwischen 14 und 35 Jahren angegeben. Sie betreffen 95–97% Frauen. Ein viel größerer Teil der Bevölkerung ist übergewichtig. Je nach Alter spricht man von 5–20% der Bevölkerung, mit einer Häufung der Altersgruppe zwischen 45–64 Jahren. (Reich und Cierpka 1997).

Deshalb spreche ich im Folgenden von essgestörten Frauen und Mädchen, wobei der geringere Anteil männlicher Personen in die Betrachtung miteinbezogen aber nicht mehr explizit erwähnt wird.

Allen drei Formen von Ess-Störungen ist gemein, dass sich die betroffenen Personen zu dick fühlen. Sie stehen mit ihrem Körper auf „Kriegsfuß". Der Körper wird abgelehnt, und er ist Zentrum der gewichtsregulierenden, selbstschädigenden Maßnahmen. Ess-Störungen können in einen Suchtkreislauf führen, der mit Heimlichkeit, sozialem Rückzug und ständigen Schuldgefühlen einhergeht. Bei Bulimie und psychogener Adipositas führt das permanente Schuldgefühl und das Gefühl versagt zu haben zu dem täglichen Vorsatz, am nächsten Tag entweder eine Diät zu beginnen oder mit dem Erbrechen aufzuhören. Da die Ursachen der Erkrankung nicht verändert worden sind, führen diese Vorsätze zu einem erneuten Rückfall und zu einer Suchtverstärkung.

Anorektikerinnen verlieren mit zunehmender Krankheitsdauer ein realistisches Gefühl für ihren Körper. Die Körperselbstwahrnehmung verändert sich dahingehend, dass sie immer dünner werden, sich aber zu dick fühlen. Die mangelnde Krankheitseinsicht kann zu großen innerfamiliären Spannungen führen.

Hinweise und Richtlinien für psychologische Interventionen

Die Grundvoraussetzung für psychologische und psychotherapeutische Interventionen bei essgestörten Personen ist die Erfahrung des *Leidensdrucks* und die eigene *Motivation*, aus dem oben beschriebenen Kreislauf aussteigen zu wollen. Dies gestaltet sich bei anorektischen Mädchen mit mangelnder Krankheitseinsicht sicher am schwierigsten. Je jünger die betroffenen Mädchen sind, desto mehr entscheidet die Motivation der Mütter oder anderer Familienangehöriger über den Beginn einer psychologischen oder psychotherapeutischen Maßnahme.

Bevor eine psychologische bzw. psychotherapeutische Behandlung begonnen wird, sollten medizinische Untersuchungen vorgenommen werden, um organische Ursachen einer Ess-Störung auszuschließen (siehe Differentialdiagnose). Eine gute Zusammenarbeit zwischen Ärztin/Arzt und der Patientin sind in jedem Falle empfehlenswert. Es kann auch während der Behandlung sinnvoll sein, Gewichtskontrollen durchführen zu lassen. Hierbei hat es sich im *ambulanten Bereich* der Behandlung von Ess-Störungen als sinnvoll erwiesen, die medizinischen und psychologischen Interventionen personell zu trennen. Zu Beginn einer Behandlung von Ess-Störungen kann je nach Schweregrad der vorliegenden Erkrankung ein *stationärer Aufenthalt* in einer speziellen Klinik für Ess-Störungen notwendig sein, um die Person aus dem Suchtkreislauf heraus zu nehmen. Im Anschluss an eine stationäre Therapie der Ess-Störung hat sich die *ambulante Nachsorge* als unentbehrlich erwiesen. Nach Rückkehr in die gewohnte Umgebung können Essgestörte leicht in das alte gestörte Essverhalten geraten. Sie erleben einen solchen *Rückfall* als niederschmetternd. Sie halten ihn oft lange vor den Angehörigen und Ärzten geheim, weil sie sich schämen. Scham- und Schuldgefühle sind dann oft größer als vor der Behandlung. Diese Überlegungen sollten vor dem Entschluss, sich einer stationären Therapie zu unterziehen, ganz besonders sorgfältig angestellt werden. Die Möglichkeit zur ambulanten Nachsorge erhöht den Therapieerfolg.

In der ambulanten psychologischen Behandlung bzw. Psychotherapie von Ess-Störungen hat sich ein *Drei-Schritte-Programm* als sinnvoll erwiesen. Auch wenn dies nicht immer praktizierbar ist und besonders in ländlichen Gegenden kaum angeboten werden kann, soll es hier skizziert werden:

Phase 1. Selbsthilfe: Nach dem Erstkontakt mit Ärztin und/oder Psychologin bzw. Psychotherapeutin, die der Essgestörten die Symptomatik und die therapeutischen Schritte erklärt hat, sollte die Person mit einer Ess-Störung eine angeleitete Selbsthilfegruppe aufsuchen. Diese erste Phase dient der Abklärung der Motivation und dazu, bestehende Ambivalenzen bezüglich einer Behandlung („soll ich – soll ich nicht", „bringt es mir etwas oder nicht") zu mindern. Sie dauert in der Regel 10 Abende.

Phase 2. Gruppentherapie: Hierbei ist es wichtig, die Gruppen so zusammenzustellen, dass die Gruppenmitglieder nach Alter und Bildungsstand zusammen passen. Die Ess-Störungssymptome können gemischt werden, da mit der dadurch entstehenden Dynamik in der Gruppe gut gearbeitet werden kann. Beispiel: Magersüchtige sehen in dicken Gruppenmitgliedern ihre eigene Angst vor dem Dickwerden vertreten und umgekehrt. Dicke Gruppenmitglieder beneiden Bulimikerinnen um ihre schlanke Figur. Sie finden jedoch ihr Dicksein ehrlicher und die Bulimie verlogen. Bulimikerinnen finden Adipöse mutig und spüren somit ihre eigenen Ängste vor dem Dickwerden deutlicher. Die Gruppentherapie kann zweieinhalb bis vier Jahre dauern.

Phase 3. Einzeltherapie: Hinter dem Symptom Ess-Störung können sich schwerwiegende psychische Probleme verbergen. Frühe Störungen der Bindungsfähigkeit und der Ichfunktionen und/oder der sexuellen Gewalterfahrungen benötigen oft langer einzeltherapeutischer Behandlung.

Da auf das „Suchtmittel" Essen nicht verzichtet werden kann, ist das wichtigste Therapieziel eine Veränderung im Lebenskonzept und der Einstellung zum Essen und der Genussfähigkeit und nicht die Symptomfreiheit! Es empfehlen sich Therapieintervalle.

Spezielle Darstellung

Anorexia nervosa

Magersucht (Pubertätsmagersucht), Anorexia nervosa und Anorexie sind Synonyme. In der Beschreibung des Störungsbildes spreche ich der Einfachheit halber von Anorexie.

Die Anorexie tritt am häufigsten bei Mädchen in der Pubertät auf. Die Erkrankungsinzidenz von Frauen zwischen 15 und 25 Jahren beträgt 50–75 pro 100 000 der Risikopopulation. Das Verhältnis von Frauen und Männern beträgt 20–30 : 1. 40% aller Anorexien verlaufen chronisch. 8–12% enden heute noch tödlich.

Die Anorexie wird absichtlich durch Nahrungsverzicht herbeigeführt. Die Mädchen fühlen sich zu dick, obwohl sie unterernährt sind. Der extreme Wunsch nach Schlankheit ist mit dem Wunsch nach Selbstbestimmung verbunden. Der Wunsch nach Autonomie, nach Anerkennung und Selbstvergewisserung zeigt sich darin, dass Anorektikerinnen Essen und Gewicht kontrollieren und den ständigen Hunger zu überwinden versuchen. Die Gewichtskontrolle wird häufig durch Medikamenteneinnahme unterstützt. Das Auftreten einer Anorexie deutet auf einen schwer wiegenden innerpsychischen Konflikt hin. Meist sind es ungelöste Ablösungskonflikte vom Elternhaus, das Ablehnen der Frauenrolle, Ängste vor sexuellen Beziehungen.

Auslösende Situationen sind häufig Diäten und/oder nicht selten ein Konkurrenzkampf unter Gleichaltrigen um den flachsten Bauch und die härteste Hungerleistung.

<F50> Ess-Störungen

Beschreibung des Störungsbildes nach ICD-10 mit Querverweisen
zur ICD-9 und DSM-IV

In der ICD-10 finden sich unter F 50.0 folgende diagnostische Kriterien:

- Tatsächliches Körpergewicht mindestens 15% unter dem erwarteten (entweder durch Gewichtsverlust oder nie erreichtes Gewicht) oder Quetelets – Index von 17,5 oder weniger. Bei Patientin in der Vorpubertät kann die erwartete Gewichtszunahme während der Wachstumsperiode ausbleiben.

$$\text{QUETELETS-Index:} \quad \frac{W}{H^2}$$

W Körpergewicht in Kilogramm; H Körpergröße in Metern, ab dem 16. Lebensjahr.

- Der Gewichtsverlust ist selbst herbeigeführt durch:
  a. Vermeidung von hochkalorischen Speisen, sowie eine oder mehrere der folgenden Verhaltensweisen:
  b. Selbst induziertes Erbrechen
  c. Selbst induziertes Abführen
  d. Übertriebene körperliche Aktivitäten
  e. Gebrauch von Appetitzüglern oder Diuretika

- Körperschema-Störung in Form einer spezifischen psychischen Störung: die Angst zu dick zu werden besteht als eine tiefverwurzelte überwertige Idee: die Betroffenen legen eine sehr niedrige Gewichtsschwelle für sich selbst fest.
- Endokrine Störung auf der Hypothalamus-Hypophysen-Gonaden-Achse. Sie manifestieren sich bei Frauen als Amenorrhoe und bei Männern als Libido – und Potenzverlust. (Eine Ausnahme ist das Persistieren vaginaler Blutungen bei anorektischen Frauen mit einer Hormonsubstitutionsbehandlung zur Kontrazeption) Erhöhte Wachstumshormon – und Kortisolspiegel, Änderungen des peripheren Metabolismus von Schilddrüsenhormonen und Störungen der Insulinsekretion können gleichfalls vorliegen.
- Bei Beginn der Erkrankung vor der Pubertät ist die Abfolge der pubertären Entwicklungsschritte verzögert oder gehemmt (Wachstumsstop; fehlende Brustentwicklung und primäre Amenorrhoe beim Mädchen; bei Knaben bleiben die Genitalien kindlich). Nach Remission wird die Pubertätsentwicklung häufig normal abgeschlossen, die Menarche tritt aber verspätet ein.

Spezifizierung:
F 50.00   Anorexie ohne aktive Maßnahmen zur Gewichtsabnahme
F 50.01   Anorexie mit aktiven Maßnahmen zur Gewichtsabnahme
F 50.1   Atypische Anorexia nervosa

Bei sonst typischem klinischen Bild fehlen ein oder mehr Merkmale der Anorexie, z.B. Amenorrhoe oder signifikanter Gewichtsverlust
Folgende diagnostische Kriterien nennt der DSM-IV:

307.1 Anorexia nervosa:
- Weigerung das Körpergewicht über einem Alter und Größe entsprechenden minimalen Normalgewicht zu halten; Gewicht mind. 15% unter dem zu erwartenden Gewicht.
- Gewicht und Figur werden verzerrt wahrgenommen, unangemessener Einfluss des Gewichts oder der Figur auf die Selbstbewertung oder Verleugnung der Ernsthaftigkeit des aktuell niedrigen Körpergewichts.
- Intensive Angst zuzunehmen oder dick zu werden, obwohl untergewichtig.
- Ausbleiben von mindestens 3 aufeinander folgenden Menstruationszyklen.

Spezifizierung:
Restriktiver Typ: keine regelmäßigen Heißhungeranfälle oder kompensatorischen Maßnahmen zur Gewichtsregulierung.
Bulimischer Typ: regelmäßige Heißhungeranfälle oder kompensatorische Maßnahmen zur Gewichtsregulierung.

Klinisch – psychologische Diagnostik

Sind körperliche Ursachen der Unterernährung ausgeschlossen, dürfte die Differentialdiagnostik der Anorexie kein Problem darstellen. Die äußere Erscheinung spricht für sich. In einem ersten Interview ist zu klären, ob die Gewichtsregulation mit Erbrechen oder Medikamentenabusus einhergeht. In seltenen Fällen kann die Ursache starken Untergewichts in einer depressiven oder Zwangssymptomatik (F42.1 oder F60.5) begründet sein. Dies sollte durch genaue Diagnostik ausgeschlossen werden.

Entscheidend für die Differentialdiagnose ist der vertrauensvolle Kontakt zu der anorektischen Person.

Wichtig für die Diagnose und den weiteren Verlauf der Behandlung, sowohl vom ärztlichen als auch therapeutischen Standpunkt aus, ist die Ernsthaftigkeit der Erkrankung gegenüber der betroffenen Person und ihrer Familie zu erklären und zu betonen. Dies fördert die Krankheitseinsicht und das Verständnis für die Patientin (H. Bruch 1991, R. Klußmann 1988).

Als Tests eignen sich:
FEV, Fragebogen zum Essverhalten von V. Pudel und J. Westenhöfer (1989)
FBeK, Fragebogen zur Beurteilung des eigenen Körpers von E. Strauß und H. Richter-Appelt (1996).

Spezifische Interventionstechniken

Bei der Behandlung der Anorexie spielt das Alter der Patientinnen eine wichtige Rolle. Je jünger die Patientinnen sind, desto günstiger ist die Prognose.

Es empfiehlt sich ein *klares Arbeitsbündnis* zu schließen, welches beinhalten sollte:

- Die Gewichtskontrolle bzw. die Gewichtszunahme
- Thematisierung von Selbstmordtendenzen und -absichten
- Erziehungspersonen sind in das Arbeitsbündnis miteinzubeziehen

Auf die Verbindlichkeit der Einhaltung ist zu achten. Arbeitsbündnisse werden oft und trickreich von den Patientinnen selbst und den Angehörigen unterlaufen.

Bei stark untergewichtigen Patientinnen und angespannter familiärer Situation empfiehlt sich zu Beginn der psychologischen bzw. psychotherapeutischen Behandlung ein stationärer Aufenthalt in einer Klinik für Ess-Störungen. Hier gibt es ein breit gefächertes Therapieangebot. In einigen Kliniken können die Familien in die Therapie mit einbezogen werden. Bei jüngeren Personen haben sich kreative Methoden, die Spaß machen, bewährt. Schreiben, Malen, Musik und Tanzen sind wichtige Ausdrucksmöglichkeiten, die angeboten werden.

Um das gestörte Körperbild und Körpererleben zu verändern, empfiehlt es sich Bewegungstherapie, Tanz- und Musiktherapie anzubieten. Bei Entspannungsübungen, Konzentrations-und Meditationsübungen wird gerne mitgemacht. Sport sollte nicht angeboten werden, da Anorektikerinnen dabei nur ans Kalorienverbrennen denken.

Das Essverhalten selbst sollte anfangs in der Gruppe stattfinden. Mit zunehmender Gesundung empfiehlt es sich, die Verantwortung für das Essen und das Gewicht den anorektischen Mädchen und Frauen selbst in die Hand zu geben. Ernährungs- und Kochschulen lassen die Angst vor dem Essen schwinden. Zwangsernährung führt längerfristig zu keinem Erfolg. Je mehr personelle und engagierte Betreuung eine anorektische Patientin erfährt, desto besser ist der Erfolg der Behandlung.

Indikation/Kontraindikation

Zur Beurteilung, ob eine psychologisch/psychotherapeutische Behandlung indiziert ist, sollte man sich nicht von der Hektik und Not der Angehörigen anstecken lassen. Versuchen Sie Ruhe ins Spiel zu bringen und dabei die anorektische Person und ihre Familie ernst zu nehmen.

Bei den Patientinnen sollten Beziehungsfähigkeit und Vertrauen in die Behandlerin vorhanden sein, ebenso wie ein bestimmtes Maß an Introspektions – und Verbalisierungsfähigkeit.

Kontraindikation: Die gleichzeitige Behandlung durch verschiedene Einrichtungen oder Therapeuten.

Integration von klinisch psychologischer Behandlung und medizinischen oder anderen Verfahren

Es empfiehlt sich eine gute Zusammenarbeit zwischen den ärztlichen, psychologischen und psychotherapeutischen Behandlern zu gewährleisten, um Spaltungen der Behandler durch die anorektische Patientin und deren Familie vorzubeugen.

Die körperliche und psychologisch/psychotherapeutische Behandlung sowie die Gewichtskontrolle sollten immer in getrennten Händen liegen. (Kleßmann 1988.)

Ausschnitt aus einem Fallbeispiel

Die 17 jährige Patientin ist seit 1 ½ Jahren anorektisch. Sie hat einen 2 Jahre jüngeren Bruder. Die Eltern sind finanziell gut gestellt und sehr um das Wohl der

Tochter bemüht. In der (anorektischen) Familie herrscht ein Klima von Konfliktvermeidung, mangelnder Abgrenzung und zerfließender Intimität. Jeder fühlt sich für den andern verantwortlich, jeder ist vom andern abhängig. Die Pubertät der Tochter drohte entscheidende Veränderungen in das familiäre Gefüge zu bringen. Der Vater konnte auf die pubertierende Tochter nur mit Rückzug reagieren, da er selbst durch die Entwicklung der Tochter zur Frau verunsichert wurde. Die Tochter erlebte den Rückzug des idealisierten Vaters als solche Kränkung, dass sie zu hungern begann, um die weiblichen Formen „weg" zu machen, um sich „dünn" zu machen. Sie führte den Rückzug des Vaters auf ihre Weiblichkeit zurück und war froh, als die Menstruation durch das Hungern aufhörte und sie wieder wie ein Kind sein konnte.

Die anorektische Patientin wollte dem Vater durch „männliche" Leistung imponieren, indem sie extrem viel Sport machte und gute schulische Leistungen erbrachte.

Alles Weibliche setzte sie mit Schwäche und Unterdrückung und dem nicht kontrollierbaren, d.h. runder werdenden und menstruierenden Körper gleich.

Das Verhältnis zur Mutter war durch eine starke Ambivalenz geprägt. Einerseits liebte sie die Mutter über alles und war von dieser abhängig. Sie konnte sich keine Ablösung von der Mutter vorstellen. Dieser Gedanke löste in ihr die Phantasie aus, dass sie beide die Trennung nicht überleben würden. Sie fühlte sich für das Glück der Mutter verantwortlich. Sie hatte oft Schuldgefühle gegenüber der Mutter, weil diese so viel für die Kinder aufgegeben hatte.

Je mehr die Tochter die Nahrung verweigerte, um sich ihre Unabhängigkeit von andern und ihre Autonomie zu beweisen, umso mehr kümmerte die Mutter sich besorgt um die Tochter. Dieser Kreislauf nahm in den letzten 1 ½ Jahren krankhafte Formen an. Vater und Bruder spielten die Rolle besorgter Statisten.

Für die Therapeutin der anorektischen Patientin war wichtig, sich nicht in den versteckten Machtkampf mit hinein ziehen zu lassen, oder sich mit einer Seite des familiären Konflikts zu identifizieren.

Die Tochter lernt in der Therapie, dass ihre Anorexie lediglich ein Symptom ist und Ausdruck ihrer bislang unbewussten und unbewältigten Konflikte.

Sie versteht, dass sie sich klein machte, sich ohnmächtig und allein fühlte und dennoch eine große Macht hatte, weil sie besser als die andern verzichten konnte. Der Tod hatte nichts Schreckliches an sich, damit konnte sie alle andern lahm legen. Sie versteht nun, dass sie Angst hatte, sich von der Mutter abzulösen. All diese starken Gefühle verbargen sich hinter dem Symptom des Hungerns.

Sie versteht, dass sie sich heimlich mit der Mutter solidarisieren wollte. Durch den Verzicht auf das Essen stellte die Tochter ihre Willensstärke unter Beweis. Der Kampf gegen den Hunger kann als der Kampf der Tochter gegen die Unterdrückung der Mutter gesehen werden. Sie lehnte sich gegen die Unterdrückung der Mutter auf, weil sie ebenfalls weiblich ist und Frau wird. Weil das weibliche Vorbild schwach ist, idealisierte sie den Vater, das Männliche. Im Laufe der Therapie wurde sie auf ihren Vater wütend, von dem sie sich im Stich gelassen fühlte.

Die Patientin kann die Anorexie als Ausdruck ihres inneren Konflikts sehen. Sie lebte „mit geborgter Männlichkeit in einem abgelehnten weiblichen Körper".

In kleinen therapeutischen Schritten kann sie mühsam, mit Skepsis und Rückschlägen, akzeptieren, dass sie nur diesen einen weiblichen Körper hat. Sie lernt zu akzeptieren, dass Weiblichkeit auch Stärke und Abgrenzung beinhalten kann und Sexualität für eine Frau nicht immer Unterdrückung bedeuten muss.

Bulimie

Bulimie ist eine psychogene Ess-Störung. Vom „Stierhunger" Betroffene verschlingen in einer Heißhungerattacke große Mengen hochkalorischen („verbotenen") Essens und versuchen daran anschließend das Gewicht durch Erbrechen, Fasten, Diäten oder Medikamente zu kontrollieren. 95% der Bulimikerinnen sind Frauen, für die Schönheit, Schlankheit und Jugendlichkeit einen hohen Wert besitzen. Die meisten Bulimikerinnen sind normalgewichtig und im Alter zwischen 20 und 30 Jahren. Der Bulimie können eine Anorexie oder eine drastische Diät vorausgegangen sein.

- Die Bulimie kann als Ausdruck eines *ungelösten Ambivalenzkonfliktes* gesehen werden.
- Die Bulimie kann in unterschiedlicher Ausprägung *Suchtcharakter* haben.
- Nach Ess-Brechanfällen werden Bulimikerinnen von *Scham- und Schuldgefühlen* und massiven Selbstvorwürfen beherrscht.
- Bulimie wird auch als Versuch gesehen, *widersprüchliche Bedürfnisse und Rollenerwartungen* an die heutige Frau in eine Balance zu bringen.

Vielfach ist das bulimische Syndrom von selbstschädigenden Handlungen begleitet. Neben ökonomischer Verschuldung kann es zu sozialem Rückzug führen. Organische Schäden wie Zahnschäden, endokrinologische Veränderungen, Mangelsymptome, Niereninsuffizienz, muskuläre Schwäche, Obstipation u.v.a. bleiben nicht aus.

Beschreibung des Störungsbildes nach ICD-10 mit Querverweisen zu DSM-IV

ICD-10
F50.2 Bulimia Nervosa:
- Andauernde Beschäftigung mit dem Essen, unwiderstehliche Gier nach Nahrungsmitteln; Essattacken, bei denen sehr große Mengen Nahrung in kurzer Zeit konsumiert werden.
- Versuch, dem dickmachenden Effekt von Nahrungsmitteln durch verschiedene kompensatorische Verhaltensweisen entgegenzusteuern: selbstinduziertes Erbrechen, Missbrauch von Abführmitteln, zeitweilige Hungerperioden, Gebrauch von Appetitzüglern, Schilddrüsenpräparaten oder Diuretika. Bei Diabetikerinnen kann es zur Vernachlässigung der Insulinbehandlung kommen.
- Krankhafte Furcht, dick zu werden.

F50.3 Atypische Bulimia Nervosa
  Bei ansonsten recht typischen klinischen Bild fehlen eines oder mehrere Kernmerkmale der Bulimia.

DSM-IV
307.51 Bulimia Nervosa:
- Wiederkehrende Heißhungeranfälle, für diese charakteristisch ist:
- Essen einer Nahrungsmenge, die größer ist, als sie die meisten Menschen in ähnlicher Zeit und unter ähnlichen Umständen schaffen würden.
- Gefühl des Kontrollverlusts beim Essen

– Wiederkehrend ungeeignet kompensatorisches Verhalten, um eine Gewichtszunahme zu vermeiden, wie selbstinduziertes Erbrechen, Missbrauch von Laxantien, Appetitzüglern, Diuretika oder anderen Medikamenten, Fasten oder exzessive körperliche Betätigung
– Heißhungeranfälle und Maßnahmen zur Gewichtsregulierung treten im Durchschnitt über drei Monate mindestens zweimal wöchentlich auf.
– Die Selbstwertung hängt phasenweise stark vom Gewicht und von der Figur ab.
– Die Störung tritt nicht ausschließlich während Episoden von Anorexie auf.

Spezifizierung des Typus:
– „Purging Typ": regelmäßig selbstinduziertes Erbrechen oder Missbrauch von Laxantien, Diuretika, Appetitzüglern
– „Non-purging-Typ": ungeeignete kompensatorische Verhaltensweisen wie Fasten oder exzessive körperliche Betätigung.

Klinisch-psychologische Diagnostik

Die Bulimie ist diagnostisch durch die Patientenschilderung und den Leidensdruck, den die Patienten haben, gut zu erfassen. Abzuklären sind differentialdiagnostisch weitere Abhängigkeiten von Medikamenten und anderen Drogen. Häufig findet man Alkoholabusus. Alkohol mildert zunächst den Stress und die inneren Spannungen, die diese Patienten nicht aushalten. Kleinere Diebstähle sind ebenfalls zu finden.

Wichtig ist abzuklären, ob organische oder psychosomatische Grunderkrankungen vorliegen. Z.B. Störungen des Gastrointenstinaltraktes (ICD.-10 S. 203). Neurodermitis oder Diabetes bedingen oft eine strenge Diät.

Nicht selten handelt es sich bei bulimischen Patientinnen um Borderline-Persönlichkeiten und Frauen mit sexuellen Gewalterfahrungen. Dies gilt es in 1–3 Erstgesprächen abzuklären. Die Differentialdiagnose ermöglicht die Planung der weiteren Behandlungsschritte. Die Dauer der Behandlung lässt sich nicht auf einen kurzen Zeitraum begrenzen. Mit mindestens 2 ½ Jahren Behandlung ist zu rechnen, dies sollten sich Therapeutin und Patientin (und Krankenkassen) vergegenwärtigen.

Zu ergänzen sind folgende Differentialdiagnosen:
F 60.31   Borderline-Persönlichkeitsstörung
F 60.4   Histrionische Persönlichkeitsstörung
F 60.7   Abhängige Persönlichkeitsstörung
F 43.1   Posttraumatische Belastungsstörung
F 41.2   Angst und depressive Störung gemischt
F 34.1   Dysthymia

Als *Testverfahren* sind zu empfehlen:
FEV – Fragebogen zum Essverhalten von V. Pudel und J. Westenhöfer (1989)
OPD – Operationalisierte Psychodynamische Diagnostik, hrsg. vom Arbeitskreis zur Operationalisierung Psychodynamischer Diagnostik (2.Aufl 1998)
DIB – Diagnostisches Interview für das Borderlinesyndrom von J.G. Gunderson (2 Aufl 1990).

Spezifische Interventionstechniken und Therapieziele

Empfehlenswert für die ambulante Behandlung ist die oben beschriebene Drei-Phasen-Behandlung.

- Wichtig für die Behandlerin ist zu wissen, dass die *anfänglichen Therapieziele* der Patientin und der Therapeutin *unterschiedlich* sind. Die Patientin möchte so schnell wie möglich von ihrem Symptom befreit werden. Die Behandlerin hat folgende langfristige Therapieziele:
- *Anfreunden mit dem Symptom.* Die therapeutische Arbeit liegt darin, dass die Patientin versteht, wofür sie die Bulimie bisher gebraucht hat: um unlösbare innere Konflikte und Lebensprobleme scheinbar zu bewältigen.
- *Veränderung des Lebensentwurfes.* Das heißt, die Patientin braucht Hilfestellung bei der Veränderung ihres Abgrenzungs- und Kontaktverhaltens. Der Selbstwert als Frau muss gestärkt werden.
- *Erkennen* des *Scham-Schuldgefühl-Dilemmas.* Dies benötigt Zeit und Geduld.
- *Rückfälle* in bulimisches Verhalten passieren, da auf das Suchtmittel Essen nicht verzichtet werden kann. Rückfälle müssen verstanden und bearbeitet werden. Wichtig ist, dass die Patientin versteht, weshalb der Rückfall zu einem bestimmten Zeitpunkt stattgefunden hat, und dass sie lernt, sich dafür nicht mehr zu verurteilen. Dies würde auch einen Rückfall in alte gestörte Bewältigungsmuster bedeuten.
- *Veränderung des Essverhaltens.* Die Patientin sollte durch Ernährungsberatung einen anderen, bewußten Umgang mit Lebensmitteln lernen. Sie sollte lernen, sich selbst gut zu versorgen. Dies gilt für das reale Essen und für die psychische Kost. Mit wachsendem Selbstwert gelingt dies. Wichtig ist, dass gutes und gesundes Essen nicht dick macht. Dies bedeutet Vertrauen in die Nahrung (in die Welt) zu entwickeln und geschieht hauptsächlich über Einsicht in die Zusammenhänge, die zur Ess-Störung geführt haben.
- *Abschiednehmen vom Schönheits- und Jugendlichkeitsideal.* Neue Wertorientierung im Leben finden.

Der Focus der therapeutischen Interventionen bei der Bulimie sollte auf der Bearbeitung des ungelösten Ambivalenzkonfliktes liegen. Ungelöste Ambivalenzen führen in die Sucht. Die Sucht dient dazu, die ungelöste Ambivalenz zu verdrängen.

Indikation/Kontraindikation

Die Indikation für eine psychologisch-psychotherapeutische Behandlung der Bulimie ist dann gegeben, wenn die Patientin bereit ist, die Heimlichkeit der Bulimie aufzugeben und sie sich die Unfähigkeit eingesteht, alleine aus dem Suchtkreislauf aussteigen zu können. Es sollte die Bereitschaft vorhanden sein, sich der Therapeutin gegenüber zu öffnen und anzuvertrauen. Dieser Schritt ist der schwierigste in der Behandlung, denn die schwachen und „ekligen" Seiten ihrer Person, wofür sie sich schämt, müssen sich selbst und einer anderen Person gegenüber eingestanden werden.

Kontraindikation: keine

Integration von klinisch-psychologischer Behandlung und medizinischen oder anderen Verfahren

Im *stationären Behandlungsrahmen* für bulimische Patientinnen hat sich eine kombinierte psychosomatische Therapie (Klußmann 1988, S.226) aus Gruppentherapie, medikamentöser Therapie, Musiktherapie, Familientherapie, körperorientierter Selbsterfahrung, Ernährungsprogrammen, Entspannungstherapie, Gestaltungstherapie und tiefenpsychologisch fundierter, oder verhaltenstherapeutischer Einzeltherapie als sinnvoll erwiesen.

Im *ambulanten Bereich* kann erfahrungsgemäß nicht mit dieser üppigen Therapiepalette aufgefahren werden. Es hat sich als günstig erwiesen, einzelne Therapieverfahren nacheinander wahrzunehmen.

Zu viel Therapieangebote auf einmal bergen die Gefahr in sich, auf essgestörte Weise verschlungen, aber nicht verdaut, sondern wieder ausgekotzt zu werden. Kleine „Therapieportiönchen" sind oft sehr bekömmlich und führen zu guten Erfolgen. So kann eine Patientin beispielsweise nach einer 2- jährigen Gruppentherapie einen Bauchtanzkurs belegen. Wichtig ist, dass sie etwas für sich selbst tut und sich mit anderen Essgestörten austauscht und sich Unterstützung im Alltag holt, um den Anfechtungen standhalten zu können.

Während der ambulanten psychotherapeutischen Behandlung sollten die Patientinnen einen guten Kontakt zur Hausärztin, Zahnärztin und Gynäkologin aufbauen. Die Beschäftigung mit dem Körper ist notwendig, um aus der *Verleugnung der Gefährlichkeit* und der *Suchtartigkeit* der Bulimie auszusteigen. Es gilt Arztbesuche der Patientinnen zu loben, denn sie zeigen, dass die Patientin sich um ihr körperliches und psychisches Wohlergehen kümmert und die *Verantwortung* dafür übernimmt.

Ausschnitt aus einem Fallbeispiel

Die 25jährige Patientin ist die erste Tochter eines Landwirts und einer Spanierin. Sie hat zwei jüngere Schwestern. Sie berichtet von abendlichen Fressanfällen, bei denen sie 3–5mal hintereinander große Mengen weicher Nahrung isst und erbricht. Tagsüber fastet sie in der Regel. Als Versicherungskauffrau ist sie erfolgsorientiert. Sie lebt mit ihrem Freund zusammen. In ihrer Freizeit macht sie regelmäßig Sport, um schlank zu bleiben. Sie geht gerne in Discos tanzen. Am Wochenende nimmt sie ab und zu Extasy und Haschisch. Ihre Figur ist ihr enorm wichtig. Sie trägt körperenge Hotpants, bauchfreie Tops und Plateau-Schuhe. Sie klagt über Haarausfall und unreine Haut infolge der Bulimie.

In der Beziehung zu ihrem Freund ist sie unzufrieden. Sie möchte gerne heiraten und Kinder bekommen. Der Freund studiert und möchte sich nicht fest binden. Von ihrem Freund kann sie sich nicht trennen. Sie sucht aber nach einem „reicheren Mann", der sie versorgt. Der Freund weiß von ihrer Bulimie. Er schimpft mit ihr, oder er ignoriert ihren Toilettengang nach dem gemeinsamen Essen.

Der Vater hätte gerne einen Sohn gehabt, der die Landwirtschaft übernimmt. Die Mutter arbeitet als Arzthelferin und als Bäuerin. Sie ist ess-süchtig. Die Ehe der Eltern ist ein Kampffeld. Dies zeigt sich auch beim Essen: der Vater isst am liebsten selbstgemachte Wurst und bereitet für die Töchter Speckbrote. Die Mutter isst meist heimlich. Für die Familie bäckt sie große Kuchen.

Die Patientin isst das Essen des Vaters, beginnt aber schon mit 13 Jahren dieses wieder auszukotzen. Die Mutter kauft im Großmarkt Schokolade und Eispackungen.

Auch dieses Essen kotzt die Patientin. Beide jüngeren Schwestern sind essgestört. Die Mutter leugnet ihre eigene und die Ess-Störung der Patientin.

Die Patientin kämpft um die Anerkennung des Vaters. Sie überfordert sich dabei. Die Kränkung von ihm als Frau nicht gleichberechtigt anerkannt zu werden, „verdaut" sie nicht. Sie hasst ihn dafür, dass er sie nicht als Stammhalter anerkennt. Sie identifiziert sich zum andern mit der Mutter, will dieser helfen, sich gegen den Vater zu wehren. Sie fühlt sich für die unglückliche Ehe der Eltern und das Schicksal der Schwestern verantwortlich. Gleichzeitig will sie ein eigenes Leben führen. Wenn sie sich vom Elternhaus entfernt, hat sie Schuldgefühle. Ist sie im Elternhaus, ist sie verzweifelt. Sie findet den scheinbaren Ausweg in Ess-Brechanfällen. Diese lenken sie von ihren ungelösten Problemen ab.

Sexualität mit ihrem Freund/mit Männern erlebt sie als lustvoll. Dies sei der einzige Moment, in dem sie die Abhängigkeit eines Mannes von ihr spüre und diese Macht koste sie aus. Mit ihrem schlanken und sexy zurecht gemachten Körper könne sie die Männer verführen.

In der Therapie dieser Patientin konnte die Loslösungsproblematik von der Ursprungsfamilie, die Unzufriedenheit mit ihrem weiblichen Geschlecht, ihr niedriges Selbstwertgefühl, verbunden mit dem Hass auf die Männer und der ungelöste Ambivalenzkonflikt psychodramatisch bearbeitet werden.

Eine wichtige Station auf dem langen Weg der Therapie, war die *Inszenierung eines Ess-Brechanfalls* in einer Gruppensitzung. Sämtliche Lebensmittel wurden durch Personen dargestellt, die die Patientin sich nach und nach (im Spiel) einverleibte und anschließend wieder erbrach. In der szenischen Darstellung mit den personifizierten Lebensmitteln erfuhr die Patientin auf einer bewussten Ebene von ihren inneren, widerstreitenden Kräften, ohne diesen wie in einem Ess-Brechanfall ausgeliefert zu sein. In der psychodramatischen Reinszenierung des Ess-Brechanfalls konnte sie ihre Person in den Mittelpunkt stellen. Damit wurde ihr Ich gestärkt und die Sucht gebannt. Durch das Einbeziehen von Mitspielerinnen, durch deren Rückmeldungen aus den Rollen als Lebensmittel, die gefressen und wieder ausgekotzt wurden, konnte die Patientin wichtiges über sich und ihre Beziehungen zu anderen Menschen erfahren. Die hinter der Ess-Brechsymptomatik verborgenen, ungelösten Konflikte konnten im psychodramatischen Spiel zum Sprechen gebracht werden. Dadurch konnte der Patientin die Bedeutung ihres Symptoms bewußt gemacht werden.

Psychogene Adipositas

Nicht jede Form von Übergewicht ist eine Ess-Störung im Sinne der Adipositas, bzw. der psychogenen Adipositas. Man spricht dann von einer psychogenen Adipositas, wenn der BMI (Body-Mass-Index = Körpergewicht (kg)/Körpergröße (m)^2) über 30 liegt, bei einem BMI von 40 und darüber spricht man von Adipositas permagna. Ein weiteres Kriterium sind die psychogenen Ursachen der Erkrankung, sowie die Tatsache, dass das Essen stärker als der Wille der Person ist. Die Begriffe „Fress-Sucht" oder „Ess-Sucht" haben einen diskriminierenden Beigeschmack und sollten nicht verwendet werden. Die Häufigkeit von psychogener Adipositas wird bei Frauen mit 11,6% und bei Männern mit 10,6% (G. Reich, M. Cierpka 1997) angegeben. Bei Kindern und Jugendlichen ist eine starke Zunahme zu verzeichnen.

Das Leiden adipöser Personen erklärt sich einmal durch die *Abweichung vom gängigen Schönheitsideal*. Sie tragen ihr Symptom für alle sichtbar mit sich herum und sind damit angreifbar. Männer leiden weitaus weniger unter den Folgen ihres Übergewichts als Frauen. In dem Maße wie Erfolg in Beruf und privaten Beziehungen mit Schlankheit, und Schlanksein mit Willensstärke gleichgesetzt wird, nimmt der Druck auf beide Geschlechter zu. Übergewicht von Ehemann und Kindern wird ebenfalls häufig den Frauen zugeschrieben, weil Frauen für Ernährung und Versorgung der Familie zuständig sind. So haben Frauen doppelt unter dem Stigma des Übergewichts zu leiden.

Bei Menschen mit psychischen und sozialen Einschränkungen kann Übergewicht zu psychogener Adipositas führen.

Eine kurze Darstellung der psychogenen Adipositas ist deshalb schwer, weil bei diesem Störungsbild zurzeit in Forschung, Medizin und Psychotherapie kontroversielle Auffassungen vertreten werden. Dies zeigt sich auch darin, dass in Europa und den USA keine einheitliche Definition des Krankheitsbildes getroffen werden kann. Im ICD-10 ist diese Störung nicht aufgeführt.

Wir können derzeit festhalten, dass die *Ursachen* der psychogenen Adipositas *multifaktoriell* sind. Neben psychischen und sozio-kulturellen Faktoren widmet die Forschung sich zunehmend der Untersuchung der genetischer Disposition zur Adipositas. Dies erklärt sich m.E. aus der eingeschränkten Erfolgsbilanz der unterschiedlichsten Therapieansätze der Adipositas in den letzten Jahren.

Stunkard und Pudel (1996) konnten zeigen, dass die Adipositas von der Kindheit bis zum 40. Lj. monoton zunimmt, vom 20. bis zum 50. Lj. verdoppelt sich der Anstieg und fällt dann wieder ab.

Es scheint eine genetische Disposition bezüglich des vermehrten Fettverbrauchs und zu Lasten von Kohlenhydraten zu bestehen. Der Bewegungsmangel begünstigt die Entstehung von Adipositas (Reich, Cierpka 1997)

Jede erhöhte emotionale und körperliche Erregung wird bei Adipösen mit Essen verbunden. Essgestörte Menschen kennen häufig weder ihre Gefühle noch Bedürfnisse genauer, wurden diese doch von klein auf mit Essen beantwortet. Essen sollte trösten, es diente als Ersatz für eine Person, als Belohnung, zur Beruhigung, gegen Schmerzen usw. Essgestörte adipöse Menschen konnten die Unterscheidung zwischen Essen, das der Ernährung und dem Stillen von Hunger dient und Essen, das Ersatzbefriedigung darstellt, nicht kennenlernen.

Je höher die soziale Schicht, desto weniger verbreitet ist die Adipositas.

Bei adipösen Frauen sind häufig typisch weibliche Eigenschaften wie die Sorge für und das Einfühlen in andere Menschen zu finden. Dies kann dazu führen, dass eigene Bedürfnisse nicht wahrgenommen und artikuliert werden können. Sie können anderen Menschen viel geben, aber sich selbst nichts nehmen. Dies führt zu psychischem Hunger. In diesem Zusammenhang ist das Antidiätbuch von Orbach (1985) von großer Bedeutung.

Der Antidiätansatz besagt, dass Diäten dick machen. Diäten seien das Frauengefängnis der Neuzeit. Das Dicksein wird als die Verweigerung von Frauen verstanden, die ihnen zugewiesenen Frauenrollen zu übernehmen. Der weibliche Körper ist Schlachtfeld von und Kampfmittel gegen patriarchale Unterdrückung. Das Dicksein wird als Widerstand gegen die Unterdrückung und sexuelle Unterwerfung von Frauen verstanden.

Beschreibung des Störungsbildes nach ICD-10

ICD-10:
F50.4 Essattacken bei sonstigen psychischen Störungen:
Übermäßiges Essen hat als Reaktion auf belastende Ereignisse (Trauerfälle, Unfälle, Operationen und emotional belastende Ereignisse) zu Übergewicht geführt.
Übergewicht als Ursache einer psychischen Störung kann unter verschiedenen Ziffern diagnostiziert werden. Übergewicht kann zu erhöhter Sensibilität bezogen auf das eigene Erscheinungsbild und zu einem Mangel an Selbstvertrauen in Beziehungen führen. Die subjektive Einschätzung der Körpermaße kann übersteigert sein.

DSM-IV:
Im DSM-IV ist die psychogenen Adipositas nicht aufgenommen. Es gibt nur die allgemeine Diagnose:
316: Psychische Faktoren mit Einfluss auf den körperlichen Zustand.

Klinisch-psychologische Diagnostik

Die Höhe des Übergewichts, die Art der Ess-Störung und der psychische Leidensdruck sind die wichtigsten Kriterien für die Diagnose *psychogene Adipositas*. Bei einem BMI höher als 40 spricht man von *Adipositas permagna*. Übergewicht allein rechtfertigt die Diagnose Adipositas allerdings nicht.

Adipöse Patientinnen und Patienten haben häufig die Tendenz vom Eigentlichen abzulenken. Sie bieten der Behandlerin/dem Behandler diverse Nebenschauplätze an und signalisieren, dass der Körper tabu sei. Gerade deshalb ist es für die Erhebung der Differentialdiagnose unerlässlich folgende Fragen sachlich und einfühlsam zu stellen, dass die Patientin sich mit ihrem speziellen Problem ernst und angenommen fühlt: Was wird gegessen? Wann wird gegessen? Wie viel wird gegessen? Welche gewichtsregulierenden Maßnahmen werden benutzt? Wie belügt die Person sich selbst (z.B. wenn sie beim Einkaufen vorgibt Gäste zu haben)?

Die körperlichen Symptome sollten von der Patientin genau beschrieben werden: Wie ist die Verdauung, der Stoffwechsel? Wie ist der hormonelle Zyklus, hat die Patientin regelmäßig Menstruation? Welche körperlichen Folgeerkrankungen sind aufgetreten?

Das Körpergefühl von adipösen Personen ist genau zu untersuchen. Meist ist das Körperschema (body image) gestört. Auch hier sind folgende Fragen zu beantworten: welche Verhaltensweisen wurden entwickelt, um das Dicksein zu versteken oder zu bagatellisieren? Was umgeht die Person, um Peinlichkeiten aus dem Weg zu gehen? Soziale Isolation?

Das gestörte *Hunger- und Sättigungsgefühl* sollten wie oben exploriert werden. Ebenso sind Formen der Verdauung zu untersuchen. Letzteres wird in seiner Wichtigkeit oft unterschätzt. Verdauungsstörungen beinhalten oft die im therapeutischen Prozess auftretenden Kommunikations- und Beziehungsstörungen der Patientin.

Da die Ursachen der psychogenen Adipositas vielfältig sind, verbergen sich hinter der „Fassade" des Fetts die verschiedensten psychischen Störungen wie Selbstwertstörungen, Angststörungen, die Folgen von Gewalt- und Missbrauchserfahrungen, lang andauernde Traumatisierungen, um die häufigsten zu nennen. Deshalb ist für die Differentialdiagnose entscheidend herauszufinden, welche überlebensnotwendige Bedeutung dem Dicksein und dem Überessen bisher zukam.

Obige Diagnose kann durch folgende Diagnosen ergänzt werden:
F 38   Sonstige affektive Störungen
F 41.2   Angst und depressive Störung gemischt
F 48.9   Nicht näher bezeichnete neurotische Störung zusammen mit einer Kodierung aus E66 der ICD 10, die den Typus des Übergewichts bezeichnet.
F 66.1   Durch Medikamente bedingtes Übergewicht.
F 50.8   Sonstige Ess-Störungen:
            Fasten bei Übergewicht, psychogener Appetitverlust, nicht organische Pica bei Erwachsenen.

Zur Differentialdiagnose eignen sich ein bis drei ausführliche Erstinterviews, sowie Persönlichkeitstests wie GT – Gießentest, OPD (siehe oben)

Spezifische Interventionstechniken

Empfehlenswert ist in den meisten Fällen eine gruppentherapeutische Behandlung. Die Erfahrung in der Gruppe fördert den Vergleich mit anderen Essgestörten. Mit der *Dynamik der verschiedenen Symptombilder* kann therapeutisch gearbeitet werden. Adipöse haben Angst vor Anorektikerinnen und umgekehrt. Die Gruppe konfrontiert adipöse Personen mit der Gier und Unersättlichkeit und zum andern mit der Notwendigkeit zu teilen und Maß zu halten. Hierbei empfehlen sich psychodramatische Interventionstechniken, die das spielerische Element nutzen und fördern. Der weibliche Körper als Schauplatz des Konfliktes wird durch die psychodramatische Bühne ersetzt. Techniken des Spiegelns, des Rollentauschs mit dem Essen, Darstellung des Fettes durch Personen aus der Gruppe, fördern das Verstehen des Symptoms und können zu großer Entlastung und Befreiung für die betroffenen Personen führen. (Vogelbach-Woerner in: Die heimliche Sucht unheimlich zu essen). Kreative und bewegungsorientierte Methoden eignen sich ebenfalls zur Behandlung, da sie den Zugang zu den Gefühlen erleichtern.

Wichtig sind *klare Absprachen* und *Entscheidungen*. Entscheidung bedeutet immer Verzicht. Da Adipöse den Wunsch haben alles zu bekommen, fallen Entscheidungen schwer und werden häufig unterlaufen. Die Entscheidung, sich für einen Therapieabschnitt (z.B. 30 Sitzungen) festzulegen, ist deshalb bei Behandlungsbeginn mit der Therapeutin zu treffen. Diese Vereinbarung stellt dann den Bezugsrahmen für die weitere therapeutische Arbeit dar.

Therapieziel ist die Förderung der *Eigenbeteiligung und Eigenverantwortung* von adipösen Personen. Da diese häufig die Tendenz haben, die therapeutische Kost wie das Essen zu verschlingen oder in sich hinein zu stopfen, fühlt sich die Therapeutin oft entwertet. Achtung! Bei diesen Patienten kann es zu heftigen Gegenübertragungsgefühlen kommen. Häufig verwechseln Patientinnen Trotz (Festhalten am Symptom) und Widerstand mit Durchsetzungswillen und Autonomiestreben. Deshalb ist es für die Therapeutin/Ärztin wichtig, den Trotz und den Widerstand ernst zu nehmen. Die Forderung „Nehmen Sie ab", erlebt die adipöse Patientin als einen Versuch ihren Willen zu brechen, was den Widerstand verstärkt.

Eine weitere Gegenübertragungsfalle kann darin bestehen, die Therapeutin/ Ärztin dazu zu verleiten, ihr Antworten auf Fragen oder Ratschläge zu geben. Geht die Therapeutin darauf ein und „füttert", kann es passieren, dass die Patientin wählerisch wird und die therapeutische Kost nie die richtige ist. Die Therapeutin fühlt sich entwertet oder übernimmt die ungelebte Aggression der Patientin. Tendenz: die Patientin wird immer dicker, die Therapeutin immer ausgelaugter.

Indikation

Die Indikation zu einer psychologisch/therapeutischen Behandlung ist dann gegeben, wenn bei Patienten die Motivation vorhanden ist, sich einem längeren therapeutischen Prozess zu unterziehen, der zum Ziel hat, den Lebensentwurf zu verändern, anders mit Beziehungen und Konflikten umzugehen, sich abgrenzen zu lernen. Dies stärkt das Selbstwertgefühl. Der eigene Körper und das derzeitige Gewicht müssen zunächst einmal akzeptiert werden. Ziel soll der Entschluss sein, mit den Diäten aufzuhören!

Kontraindikation: Übergewicht kann vor schlimmeren psychischen Erkrankungen schützen. Psychotherapie und Gewichtsreduktion können destabilisieren.

Integration von klinisch-psychologischer Behandlung und medizinischen und anderen Verfahren

Da psychogene Adipositas häufig mit körperlichen Erkrankungen einhergeht (Ess-Störungen – DHS, S.22) sollte die klinisch – psychologische Behandlung eng an die medizinische Behandlung gekoppelt sein. Hierbei hat es sich als hilfreich erwiesen, ein Netzwerk von verständnisvollen Ärztinnen und Ärzten aufzubauen, da auch heute noch Adipöse oft falsch behandelt werden. Falsch heißt, dass die psychogene Adipositas als selbstverschuldet und als Folge mangelnder Willensstärke gesehen wird.
Eine Kombination aus psychotherapeutischer Behandlung, Ernährungsumstellung und vermehrter Bewegung hat sich am erfolgreichsten erwiesen. Lang andauernde stationäre Behandlungen sind nur in Ausnahmefällen empfehlenswert, ihr Erfolg wird zur Zeit in Fachkreisen heftig diskutiert.

Ausschnitt aus einem Fallbeispiel

Die 44 jährige Patientin wog zu Beginn der ambulanten Behandlung 120 kg. Sie ist 158 cm groß. Sie ist verheiratet, hat zwei Kinder und ist berufstätig. Sie war schon als Kind dick und hat unzählige Diäten erfolglos absolviert. Ihr Verhältnis zu Ärzten ist so gestört wie ihr Verhältnis zu ihrem Körper. Sie wollte sich einer psychotherapeutischen Behandlung nach dem Anti-Diät-Konzept unterziehen. Sie nahm 4 Jahre an einer wöchentlich stattfindenden Gruppentherapie teil.
  Anfangs war ihr Selbstwertgefühl so niedrig, dass sie zu jeder Sitzung für alle etwas zu Essen mitbrachte. Oft stand sie mitten in der Nacht auf, um für die

Gruppe Kuchen zu backen. Vor den Sitzungen aß sie jedes Mal, so dass das Gruppengeschehen sie nicht erreichte. Sie entschuldigte sich für alles, was sie tat und sagte. Sie entschuldigte sich für ihre bloße Existenz. Sie betonte, dass die andern mehr Anrecht auf Zuwendung von der Gruppe und der Therapeutin hätten als sie. Damit zog sie die Aggression der Gruppenmitglieder auf sich. Sie war präsent, aber nicht zu fassen. Es war ihr nicht bewusst, dass sie ihre eigene verdrängte Aggression in der Gruppe wieder inszenierte. Sie selbst erlebte sich ausschließlich als Opfer ihres Dickseins, ihrer Ehe, ihrer Kindheit. Sie sah sich selbst als spendend, versorgend, unwichtig, klein, hässlich und dumm an. Sie hielt sich für unfähig, ihre Probleme in den Griff zu bekommen und sie ließ niemanden an sich heran, nur Essen.

Nachdem es mit viel Geduld gelungen war, die Patientin in die Eigenverantwortung zu nehmen, konnte sie sich zunehmend ihren Problemen stellen. Sie erkannte, dass ihre Ehe furchtbar war. Sie fühlte sich an ihrem Arbeitsplatz ausgenützt. Sie erkannte mit viel Schamgefühl, dass sie ihren Sohn klein hielt, damit er ihr Wärme gäbe und sie vor ihrem Mann schütze. Sie erkannte, dass ihre heranwachsende Tochter auch dick wurde. In der Gruppe arbeitete sie daran, ihren Platz zu halten ohne „Geschenke" mitzubringen.

Erst nach 2 Jahren Gruppentherapie konnte die Patientin sich mit ihrer Lebensgeschichte auseinander setzen. Sie ist die Älteste von drei Geschwistern. Als sie 6 Jahre alt war, flüchtete die Familie in den Westen, lebte lange in einem „Auffanglager" und begann dann ein Leben als Kleinfamilie. Ihre Kindheit verbrachte sie in einem kleinen Dorf in der Großfamilie. Dort hatte sie ihren Platz. Sie war als Kind recht intelligent und neugierig. Das neue Leben im Westen bestand aus der nie gelebten Trauer um die verlorene Kindheit, aus Armut, Not, Nichterwünschtsein und vor allem aus Anpassung. Der Vater begann sie und die Mutter zu schlagen. Die Mutter war während der Aufbauzeit im Westen dreimal wegen einer paranoiden Psychose in der Psychiatrie. Die Mutter starb als die Patientin 17 Jahre alt war an Krebs. Die Patientin fühlte sich für die jüngeren Geschwister und die Familie verantwortlich. Nach Beendigung der Schule machte sie eine Lehre. Die Heirat war für sie die einzige Möglichkeit, sich frühzeitig von ihrer Familie zu entfernen. Sie heiratete den ersten „soliden" Bewerber und bekam bald ihr erstes Kind. Sie hatte immer Schuldgefühle gegenüber ihrer Mutter. Der Hass auf den Vater und auf Männer im Allgemeinen verschwand in ihrem Fett. Ihre Gefühle bettete sie in ihr Fett.

Nach 4 jähriger Gruppentherapie, einem Kuraufenthalt und 20 Sitzungen Einzeltherapie konnte die Patientin die therapeutische Behandlung beenden. Sie wog 90 kg, war geschieden, lebte in einer eigenen Wohnung, hatte beruflich eine bessere Position und einige gute Freundinnen.

In der abschließenden Auswertung des gruppentherapeutischen Prozesses hat sich die Auflösung der projektiven Identifikation zwischen der Patientin und der Gruppe als entscheidende Wende in der Therapie erwiesen. Die Patientin konnte verstehen, dass sie ihre eigenen abgespaltenen Gefühle in der Gruppe re-inszenierte. Die Gruppe konfrontierte sie mit ihrem eigenen Hass und ihrer Gier. Wichtig war, dass Therapeutin und Gruppe diesen Prozess aushielten und mit viel Geduld jede Wiederholung des inneren Dramas der Patientin in der Gruppe mitmachten. Die Patientin probierte (unbewusst) die Mutter (Gruppe) verrückt zu machen und den Vater (Therapeutin) zum Schlagen zu provozieren.

Diese starken archaischen Gefühle waren für die Patientin und die Gruppe schwer auszuhalten.

In der Behandlung schwer essgestörter Patientinnen ist es besonders wichtig, diese Gefühle wahrzunehmen und sie zu benennen, sich aber nicht davon „anstekken" oder mit einbeziehen zu lassen. Eine gute „Erdung" der Therapeutin, die zwar mitfühlen kann, aber die Struktur der Gruppe wahren und Grenzen setzen kann, sind unabdingbar für die therapeutische Begleitung so schwer gestörter adipöser Patientinnen.

Zusammenfassung

Bei den drei unterschiedlichen Erscheinungsformen der Ess-Störung, der Anorexia nervosa, der Bulimie und der psychogenen Adipositas handelt es sich um psychosomatische Erkrankungen mit Suchtcharakter. In der Mehrzahl sind Frauen und Mädchen von Ess-Störungen betroffen. Der frauenspezifische Charakter dieses Störungsbildes wurde deshalb in den Betrachtungen betont.

Die Beschreibung der psychotherapeutischen Behandlung von Ess-Störungen wurde in einen differential-diagnostischen und einen Behandlungsteil unterteilt. Der Schwerpunkt der vorliegenden Arbeit liegt auf dem praktischen Teil. Hierbei richtete sich das besondere Augenmerk der Betrachtung auf die therapeutischen Schwierigkeiten im Umgang mit den einzelnen Symptombildern sowohl in der gruppen – als auch einzeltherapeutischen Arbeit.

Literatur

Appel, C. (1998) Ess-Störungen, Projektstudie zur ambulanten Behandlung. Lambertus Forschung, Freiburg
von Braun C. (1990) NICHTICH. Verlag Neue Kritik, Frankfurt
von Braun C. (1992) Gott-Essen, Frau-Essen, „Lettre International", Frankfurt
Bruch, H. (1991) Ess-Störungen. Fischer, Frankfurt
Bruch, H. (1981) Der goldene Käfig. Fischer, Frankfurt
Deutsche Hauptstelle gegen Suchtgefahren (1997) Ess-Störungen, Frankfurt
Egle, Hoffmann, Joraschky (1997) Sexueller Missbrauch, Misshandlung, Vernachlässigung. Schattauer, Stuttgart
Feiereis, H. (1989) Diagnostik und Therapie der Magersucht und Bulimie. Marseille Verlag, München
Habermas, T. (1990) Heisshunger. Fischer, Frankfurt
Hoffmann/Hochapfel (1984) Einführung in die Neurosenlehre und Psychosomatische Medizin, UTB
ICD-10 (1993) Internationale Klassifikation psychischer Störungen. Huber, Bern
Kleinspehn, T. (1987) Warum sind wir so unersättlich? Suhrkamp, Frankfurt
Klessmann, E., Klessmann, H. (1988) Heiliges Fasten, heilloses Fressen – die Angst der Magersüchtigen vor dem Mittelmaß. Huber, Bern
Klotter, C. (1990) Adipositas als wissenschaftliches und politisches Problem. Asanger, Heidelberg
Klußmann, R. (1996) Psychosomatische Medizin. Springer, Berlin Heidelberg New York Tokyo
Klußmann, R. (1988) Psychoanalytische Entwicklungspsychologie. Springer, Berlin Heidelberg New York Tokyo
Langsdorff, M. (1995) Die heimliche Sucht unheimlich zu essen. Fischer, Frankfurt
LeBow, M.D. (1991) Adipositas. Huber, Bern
Orbach, S. (1987) Hungerstreik. Econ, München

Orbach, S. (1985) Anti Diät Buch. Frauenoffensive, München
Reich, G., Cierpka, M. (Hrsg.) (1997) Psychotherapie der Ess-Störungen. Thieme, Stuttgart
Uexküll, Th. (1990) Psychosomatische Medizin. Urban & Schwarzenberg, Wien
Wurmser, L. (1993) Die Flucht vor dem Gewissen. Springer, Berlin Heidelberg New York Tokyo

<F51> Nichtorganische Schlafstörungen

Annelie Scharfenstein

Allgemeine Darstellung

Historische Entwicklung des Störungsbildes

Unter Schlafstörungen versteht man im Allgemeinen Beeinträchtigungen der Menge und der Qualität des Schlafes, die entweder Einschlaf- oder Durchschlafstörungen (Insomnien) oder übermäßige Schläfrigkeit (Hypersomnien) verursachen. Nach epidemiologischen Angaben beträgt ihre Prävalenz 10 bis 40% der Allgemeinbevölkerung. Behandlungsbedürftige *Insomnien* dürften bei etwa 10 bis 15 Prozent der Bevölkerung vorliegen, *Hypersomnien* bei etwa 0,5 bis 5%; genaue Zahlen sind nicht bekannt. *Störungen des circadianen Rhythmus* als Ausdruck einer dauerhaften Fehlregulierung des circadianen Rhythmus aufgefasst: die Prävalenz wird auf etwa 3% geschätzt, wobei es sich meistens um eine Phasenverzögerung, ein „*delayed sleep phase syndrome*", handelt. Sie darf nicht mit dem vorübergehenden „Jet-lag" nach der Überquerung von Zeitzonen verwechselt werden!

Schlafstörungen nehmen mit dem Lebensalter zu. In allen Altersgruppen sind Frauen häufiger betroffen als Männer. Auffallend sind zum einen die oft jahrelangen Patientenkarrieren, zum anderen die gegenüber den polysomnographisch objektivierbaren Befunden meist viel ausgeprägteren subjektiven Beschwerden. Wenn Schlafstörungen unbehandelt bleiben, neigen sie zur Chronifizierung.

Schlafstörungen können vielfältige Ursachen haben, die in der International Classification of Sleep Disorders (ICSD 1990; dt: Schramm, Riemann 1995) dargelegt werden (vgl. Berger 1992; Sturm, Clarenbach 1997). Während jüngere Menschen als Ursache für ihre Schlafstörungen meist psychische und soziale Belastungen angeben, treten bei den älteren organische Ursachen, insbesondere Schmerzen und Atmungsstörungen, in den Vordergrund. Bei über 80% der Schlafstörungen Erwachsener lassen sich organische (30%), psychiatrische oder neurologische Erkrankungen feststellen. In 8–12% bestehen Missbrauch bzw. Abhängigkeit von Alkohol und/oder Medikamenten, die auch der Grund für bestehende Schlafstörungen sein können. Häufig liegt eine schlafbezogene Atmungsstörung (SBAS) zugrunde, vorrangig die Schlafapnoe, deren Prävalenz auf 1–2% der Gesamtbevölkerung geschätzt wird (Berger 1992).

Ätiologische Modelle für Schlafstörungen lassen sich nach dem Ausmaß differenzieren, in dem sie eine Verbindung von physiologischen und psychologischen Ursachenfaktoren anstreben (z.B. Espie 1991):

- *Biologisch begründete Modelle* schreiben schlafgestörten Personen zentralnervöse Fehlfunktionen mit entsprechenden hormonellen oder neuronalen Dysregulationen zu.
- Andere Modelle attestieren Schlafgestörten ein *erhöhtes psychophysiologisches Arousal*.
- *„Rein psychologische" Modelle* schließlich sehen in ungünstigen Lernerfahrungen bedeutsame ätiologische Faktoren.

Allgemeine Überlegungen zur psychologischen Diagnostik und Differentialdiagnostik von Schlafstörungen

Angesichts der großen Variabilität des Beschwerdebildes umfasst seine systematische Diagnostik die Beurteilung der spezifischen Schlafbeschwerden sowie die Beachtung begleitender medizinischer Krankheitsfaktoren, psychischer Störungen und der Wirkungen von Substanzen, die für die Schlafstörung verantwortlich sein können. Die Diagnose einer „nicht-organischen Schlafstörung" läuft auf eine Ausschlussdiagnose hinaus. Bei Schlafstörungen im Zusammenhang mit organischen Erkrankungen sind die die Symptomatik stabilisierenden Bedingungen auf der kognitiven und Verhaltensebene mit psychologischen Methoden beeinflussbar. Daher ist dem gesamten Tagesablauf der Betroffenen mit den auslösenden oder aufrechterhaltenden Bedingungen Aufmerksamkeit zu widmen (Lichstein, Fischer 1985; Morin 1993; Hauri 1991).

Für die psychologische Therapie spielt die Unterscheidung von primären und sekundären Insomnien insofern eine Rolle, als bei letzteren den Möglichkeiten psychotherapeutischer Einflussnahme enge Grenzen gesetzt sind.

Hinweise für psychologische Interventionen

Psychologische Maßnahmen gegen Schlafstörungen richten sich überwiegend auf die am weitesten verbreiteten chronischen Insomnien. Bei den Hypersomnien, die psychologischer Einflussnahme zugänglich sind, handelt es sich meist um Störungen im Zusammenhang mit einer anderen psychischen Störung (v.a. Depressionen), die gleichzeitig gezielt therapiert werden muss.

Alle psychologischen Modellvorstellungen gehen von einer zentralen Deaktivierungshemmung aus: vermittelt über peripher-physiologische Mechanismen kommt es zu einem erhöhten zentralen Erregungsniveau.

- Die erste Annahme macht ein *erhöhtes physiologisches Arousal* für die Insomnie verantwortlich. Es baut sich im Verlauf des Tages durch Belastungen, mangelhafte Stressbewältigung und damit verbundene emotionale Anspannung auf. Dieses Konzept ist u. a. Grundlage für die Entspannungstherapien. Allerdings besteht keine Klarheit darüber, inwieweit die Insomnie unmittelbar durch die physiologische Anspannung bedingt ist. Der begrenzte therapeutische Erfolg von Entspannungsverfahren und der fehlende direkte Zusammenhang zwischen physiologischem Arousal und Schlafstörung deuten jedenfalls darauf hin, dass nicht nur pathophysiologische Prozesse als Ausdruck mangelhafter Stressbewältigung als Ursachen in Frage kommen können.

– Das zweite, lerntheoretische Konzept fasst *Schlafstörungen als gelerntes Fehlverhalten* auf. Bootzin (z. B. in Hauri 1991) versteht das *Einschlafen als Verstärker* für bestimmte, schlafkompatible Verhaltensweisen. Außerdem wird das Einschlaf-Verhalten durch gewisse *räumliche und zeitliche diskriminative Hinweisreize* ausgelöst: Das sind z. B. das Bett selbst oder regelmäßige Verhaltensabläufe (Schlafrituale). Andererseits können schlafinkompatible Aktivitäten, die im Bett ausgeführt werden, z. B. Fernsehen, Lesen oder Grübeln, Nicht-Schlafen bzw. Schlafstörungen auslösen. Aus diesem Konzept wurde die Stimuluskontroll-Therapie abgeleitet.

– Ein dritter Ansatz sieht die *Angst vor den Folgen des Schlafmangels* und das *Bedürfnis nach Kontrolle des Schlafes* als Mitursache der Insomnie an. Letztlich sollen *habituelle Einstellungs- und Verhaltensmuster* für den entstehenden circulus vitiosus verantwortlich sein: Sorgen um den Schlaf und Befürchtungen für Gesundheit und Leistungsfähigkeit führen zu immer höherer Anspannung und verhindern so den Schlaf. Aus diesem Ansatz sind verschiedene *kognitive Verfahren* abgeleitet worden, die auf zwei Ebenen ansetzen: Sie korrigieren schlafbezogene Ruminationen, und sie verändern dysfunktionale Überzeugungen und Verhaltensmuster, die das Erleben und die Auseinandersetzung mit dem gesamten Alltag betreffen. Außerdem korrigieren Informationen über den Schlaf selbst und über die Faktoren, die ihn beeinflussen, schlafspezifische Fehlannahmen.

Spezifische Darstellung

Beschreibung des Störungsbildes nach ICD-10 und DSM-IV

Als eigenständige diagnostische Kategorie werden nicht-organische Schlafstörungen erstmals in der ICD-10 aufgeführt. In der ICD-9 gehörten sog. spezifische Schlafstörungen (307.4) mit anderen anderweitig nicht klassifizierten Zustandsbildern in eine Restkategorie. Schlafstörungen organischen Ursprungs werden in den ICD-10-Kapiteln G47 (Schlafapnoe, Narkolepsie u. Kataplexie, Störungen des Wach-Schlaf-Rhythmus) und G25 (Myoklonie, restless legs Syndrom) aufgeführt. Die Enuresis gehört zur Gruppe F98, die primäre Enuresis nocturna zu Kapitel R.

Die nicht-organischen Schlafstörungen (F51) umfassen:
1. *Dyssomnien*: Störungen der Dauer, Qualität oder des Zeitpunktes des Schlafs aufgrund emotionaler Ursachen.
   – F51.0: nicht-organische Insomnie
   – F51.1: nicht-organische Hypersomnie
   – F51.2: nicht-organische Störung des Wach-Schlaf-Rhythmus

2. *Parasomnien*: Dysfunktionen, die mit dem Schlaf, einzelnen Schlafstadien oder veränderten Bewusstseinszuständen im Schlaf zu tun haben.
   – F51.3: Schlafwandeln (Somnambulismus)
   – F51.4: Pavor nocturnus
   – F51.5: Alpträume

3. Als *Restkategorien* stehen sonstige (F51.8) und nicht näher bezeichnete (F51.9) nicht-organische Schlafstörungen als Diagnoseklassen zur Verfügung.

Tabelle 1. Schlafstörungen nach DSM-IV (ICD-10 in Klammern)

Primäre Schlafstörungen		*Schlafstörungen im Zusammenhang mit*
Dyssomnien		*einer anderen psychischen Störung*
307.42	Primäre Insomnie (F51.0)	307.42 Insomnie i. Zus.hang mit einer
307.44	Primäre Hypersomnie (F51.1)	anderen psychischen Störung
347	Narkolepsie (G 47.4)	307.42 Hypersomnie i. Zus.hang mit einer
780.59	Atmungsgebundene Schlafstörung (G47.3)	anderen psychischen Störung
307.45	Schlafstör. m. Störung d. circadianen Rhythmus (F51.2)	*Schlafstörung aufgrund eines medizin. Krankheitsfaktors*
307.47	nicht näher bez. Dyssomnie	*(bestimme Typus)*
		780.XX Direkte körperliche Wirkung auf
Parasomnien		Schlaf-Wach-System (G47.X)
307.47	Schlafstörung m. Alpträumen (F51.5)	*Substanzinduzierte Schlafstörung*
307.46	Pavor Nocturnus (F51.4)	*(best. Typus + Beginn)*
307.46	Schlafstörung mit Schlafwandeln (F51.3)	291.8 Alkohol (F10.8)
307.47	nicht näher bez. Parasomnien (F51.8)	292.8 Amphetamin, Koffein (F15.8), Kokain (F14.8), Opiat (F11.8) Sedativum, Hypnotikum, Anxiolytikum (F13.8) Andere/unbekannte (F19.8)

Im DSM-IV sind die Klassifikationskriterien des DSM-III-R verändert und denen der ICD-10 angepasst worden. Nach der vermuteten Ätiologie werden im DSM-IV Schlafstörungen in 4 Gruppen unterteilt (s. Tabelle 1).

Beide Klassifikationssysteme stimmen hinsichtlich der Diagnosekriterien der Dyssomnien überein: Die Störung besteht seit mindestens 1 Monat, verursacht erhebliches Leiden, tritt nicht ausschließlich im Verlauf einer anderen Schlafstörung oder psychischen Störung auf und geht nicht auf die direkte Wirkung einer Substanz oder eines medizinischen Krankheitsfaktors zurück.

Im DSM-IV wird auf die Internationale Klassifikation der Schlafstörungen (ICSD) Bezug genommen. Diese hält die international verbindlichen Kriterien für die Schlafforschung bereit. In ihr werden Dyssomnien, Parasomnien sowie Schlafstörungen bei anderen organischen Erkrankungen und eine Restkategorie noch nicht klassifizierter Schlafstörungen unterschieden. Die vermutete Pathogenese wird zum Kriterium erhoben, indem intrinsische und extrinsische Schlafstörungen sowie Störungen des circadianen Rhythmus unterschieden werden. Die ICSD nimmt jedoch insbesondere bei den Insomnien eine im Hinblick auf deren psychologische Therapie zu spezielle Differenzierung vor.

Klinisch-psychologische Diagnostik: Wesentliche Dimensionen und Entscheidungskriterien, Differentialdiagnosen, Testverfahren

Die psychologische Diagnostik umfasst die subjektive Fremd- und Selbsteinschätzung in Anamnese, Schlafprotokollen und psychometrischen Skalen. Bei gegebener Indikation werden polysomnographisch oder mit einem Aktometer „objektive" Schlafmerkmale erhoben. Diese dienen der Prüfung der Schlafstruktur (z.B. Ausmaß an Tiefschlaf, REM-Latenz, vgl. Kryger, Roth, Dement 1989).

Im *klinischen Interview* werden Angaben zu möglichen auslösenden oder stabilisierenden Faktoren erhoben, die den Schlaf wie auch den gesamten Tagesablauf betreffen: Quantitative und qualitative Merkmale des Schlafs nachts und am Tage, Träume und Alpträume, nächtliche körperliche Symptome (Schwitzen, Herzklopfen, Schnarchen), äußere Schlafbedingungen, Konsum schlafbeeinträchtigender Substanzen und Medikamente, körperliche und mentale Aktivität, berufliche Beanspruchung, Leistungsfähigkeit und Stimmung am Tage. Auf diese Weise wird eine Analyse der Schlafhygiene vorgenommen. Strukturierte klinische Interviews wie das SIS-D (Schramm et al. 1991) können eine zuverlässige Unterstützung bieten.

Das *tägliche Schlafprotokoll* (s. ums.) ist ein wichtiger Bestandteil der Diagnostik und Therapie von Schlafstörungen. So lässt sich die individuelle Variabilität der schlafbezogenen Merkmale mit geringeren Wahrnehmungs- und Erinnerungsfehler abbilden. Es ist ausreichend, wenn die erfragten Zeitangaben näherungsweise geschätzt werden. Die regelmäßige Protokollierung des gestörten Schlafs und seiner Auswirkungen auf den Alltag (und umgekehrt!) führt nicht selten zu einer Korrektur der überschätzten Ausprägung der Schlafstörung sowie irrationaler Ängste, wenn sich ein so häufig befürchteter enger Zusammenhang von Schlafstörung und Leistungsbeeinträchtigung als viel geringer darstellt.

Die Verwendung *standardisierter Messinstrumente* erlaubt einen Vergleich z. B. Schlafgestörter und Gesunder. Hinsichtlich der quantitativen Schlafmerkmale, die eine erhebliche biologische Schwankungsbreite aufweisen, überlappen sich die Verteilungen jedoch weit. Neben dem *Schlaffragebogen* (SF; Görtelmeyer 1981) und dem *Fragebogen zur Erfassung spezifischer Persönlichkeitseigenschaften Schlafgestörter* II (FEPS II; Hoffmann et al. 1997), steht ein Screening-Verfahren zur Verfügung, der „*Pittsburgh Sleep Quality Index*" (PSQI; dt. Übersetzung in Riemann, Backhaus 1996). Weiterhin sollten Fragenbögen zur Depressivität und Ängstlichkeit eingesetzt werden, da nicht-organische Schlafstörungen mit diesen Syndromen deutlich korrelieren.

Eine medizinische Untersuchung zur *Erfassung des allgemeinen Gesundheitszustandes* ist unerlässlich. Bei begründetem Verdacht auf eine körperliche Grunderkrankung, z. B. Schlafapnoe, ist eine polysomnographische Untersuchung angezeigt.

Spezifische Interventionstechniken (Planung und Ablauf der klinisch-psychologischen Behandlung)

Das Wissen über ihre vermuteten Wirkmechanismen der aus den psychologischen Modellen zur Ätiopathogenese abgeleiteten Behandlungsmethoden ist recht lückenhaft. Vor allem kognitiv-behaviorale Verfahren, isoliert oder kombiniert eingesetzt, haben sich bewährt. (Lichstein, Fischer 1985; Morin, Culbert, Schwartz 1994; Multagh, Greenwood 1995). Zentrale Ziele sind die Verminderung psychophysiologischer Anspannung (also eine Vigilanzreduktion) und die Wiederherstellung innerer Ausgeglichenheit auf körperlicher, kognitiver und emotionaler Reaktionsebene.

Schlafprotokoll

Name: _____

Woche vom _____ bis _____

	Montag	Dienstag	Mittwoch	Donnerstag	Freitag	Samstag	Sonntag
Bitte vor dem Zubettgehen ausfüllen:							
Wie leistungsfähig waren Sie heute? (von 0 = gar nicht bis 5 = sehr)							
Wie zerschlagen haben Sie sich gefühlt? ACHTUNG! (von 0 = sehr bis 5 = gar nicht)							
Wieviele Minuten am Tag haben Sie geschlafen (geschätzt)?							
Haben Sie ein Schlafmittel genommen? – Bitte Name und Dosis jedes Medikaments angeben							
Wie oft haben Sie die Muskelentspannung geübt? LF = Langform, KF = Kurzform, P = Phantasiereise							
Wie gut haben Sie sich dabei entspannt? (von 0 = gar nicht bis 5 = sehr)							
Uhrzeit des Zubettgehens (z.B. 23:15):							
Bitte nach dem morgendlichen Aufwachen ausfüllen:							
Aufwachzeit (z.B. 6:00):							
Minuten bis zum Einschlafen gestern (geschätzt):							
Wieviele Male sind Sie in der Nach aufgewacht?							
Wie lange waren sie insgesamt wach in der Nacht (geschätzt in Min.)?							
Wie lange haben Sie also tatsächlich geschlafen (Tagschlaf abziehen!)?							
Wie gut war Ihr Schlaf? (von 0 = gar nicht bis 5 = sehr)							
Wie erholt fühlen Sie sich heute morgen? (von 0 = gar nicht bis 5 = sehr)							

Verhaltensorientierte Methoden

Zu den *verhaltensbezogenen Maßnahmen* gehören:

Informationen zum Schlaf: Sie tragen dazu bei, unangemessene Erwartungen und Vorstellungen zum Schlaf zu korrigieren und damit verbundene ängstliche Erregung zu senken. Allein die Wissensvermittlung hat schon therapeutische Effekte. Sie dient zwei Zielen: Zum einen wird *Wissen vermittelt*, über die Funktion des Schlafs, seine physiologischen Grundlagen und darüber, wie äußere Faktoren und biologische Bedingungen ihn verändern. Hervorzuheben ist die Bedeutung der Information über die *Wirkungen von Schlafmitteln* sowie der Begleitsymptome, die möglicherweise während ihrer Einnahme (z. B. Hang-over) oder nach ihrem Absetzen (Rebound-Insomnie) auftreten können. Denn gerade letztere wird häufig als neue bzw. noch bestehende Schlafstörung interpretiert, die zum erneuten Griff zur Tablette und möglicherweise zur Gewöhnung führt. Zum Zweiten wird die *Einsicht in psychophysiologische Zusammenhänge* gefördert.

Wichtige Informationen werden unter dem Begriff „*Schlafhygiene*" in einer Reihe von Regeln zusammengefasst (z.B. Hauri 1991):

1. Man sollte nur so viel schlafen, wie nötig ist, um sich während des nächsten Tages erfrischt und gesund zu fühlen. Eine Verkürzung der Bettzeit scheint den Schlaf zu konsolidieren; extrem lange Bettzeiten stehen offenbar in einer direkten Beziehung zu flachem und häufig unterbrochenem Schlaf.
2. Eine regelmäßige Aufstehzeit am Morgen stärkt den circadianen Rhythmus und führt schließlich zu einer regelmäßigen Einschlafzeit.
3. Ein gewisses Ausmaß regelmäßiger körperlicher Aktivität vertieft den Schlaf wahrscheinlich; gelegentliche sportliche Betätigung dagegen verbessert nicht den Schlaf der nachfolgenden Nacht!
4. Intermittierende laute Geräusche, wie z. B. Flugzeuge oder Eisenbahnzüge, stören den Schlaf auch derjenigen Menschen, die davon nicht aufwachen und sich am Morgen nicht an die Störung erinnern können. Wer nächtlichem Lärm nicht entfliehen kann, sollte durch schalldämpfende Maßnahmen im Schlafzimmer Abhilfe schaffen.
5. Auch wenn zutrifft, dass extrem hohe Raumtemperaturen den Schlaf beeinträchtigen, gibt es keine Belege dafür, dass ein sehr kalter Raum schlafbegünstigend wirkt!
6. Hunger kann den Schlaf stören; eine leichte kohlenhydratreiche Mahlzeit vor dem Schlafengehen, z. B. Cornflakes oder Brot, kann für einen ungestörten Schlaf sorgen.
7. Eine gelegentlich eingenommene Schlaftablette mag von großem Nutzen sein. Bei chronischem Gebrauch verlieren Schlafmittel aber ihre Wirkung, darüber hinaus ist dies wegen der Möglichkeit der Gewöhnung sehr riskant.
8. Am Abend oder auch späten Nachmittag genossenes Coffein, z. B. in Kaffee, Kakao oder Colagetränken, stört den Schlaf auch bei den Personen, die dies nicht so empfinden.
9. Alkohol entspannt, er verhilft angespannten Personen zu rascherem Einschlafen, der nachfolgende Schlaf ist nach dem Nachlassen der Alkoholwirkung aber unruhig.
10. Menschen, die angesichts ihrer Unfähigkeit, einzuschlafen, ärgerlich und frustriert sind, sollten nicht immer heftiger versuchen, den Schlaf herbeizuzwingen.

Stattdessen sollten sie das Licht einschalten und sich einer anderen Beschäftigung widmen.
11. Chronischer Tabakgenuss stört den Schlaf.

Mit der *Stimuluskontrolle* wie auch mit der Schlafrestriktionstherapie (s.u.) wird angestrebt, durch eine Orientierung an inneren und äußeren, räumlichen und zeitlichen Hinweisreizen den diskriminativen Wert der Schlafumgebung zu erhöhen, die Schaffung eines regelmäßigen Schlaf-Wach-Rhythmus zu fördern sowie günstige instrumentelle Bedingungen für das Einschlafen zu schaffen.

Bootzin hat 6 Regeln formuliert, die diese Ziele beinhalten:
1. „Legen Sie sich nur dann zum Schlafen nieder, wenn Sie müde sind".
2. „Benutzen Sie Ihr Bett ausschließlich zum Schlafen".
3. „Wenn Sie innerhalb von 15–20 Minuten nicht einschlafen können, stehen Sie auf und gehen Sie in ein anderes Zimmer. Bleiben Sie so lange auf, wie Sie möchten. Gehen Sie erst dann ins Bett zurück, wenn Sie sich bereit fühlen, einzuschlafen. Während Sie auf sind, lesen Sie, sehen Sie fern, essen Sie oder machen sich Sorgen. Aber vermeiden Sie diese Aktivitäten im Bett".
4. „Wenn Sie nach der Rückkehr ins Bett nach etwa 15–20 Minuten immer noch nicht eingeschlafen sind, wiederholen Sie die 3. Regel, und zwar so oft wie nötig".
5. „Stellen Sie den Wecker und stehen Sie jeden Morgen zur gleichen Zeit auf, egal wie viel Sie geschlafen haben. Das gilt auch für die Wochenenden".
6. „Schlafen Sie nicht tagsüber".

Diese Regeln haben sich besonders bei Einschlafstörungen bewährt. Da mit Complianceproblemen zu rechnen ist, empfiehlt sich ein individualisiertes Vorgehen, das das Rationale der angezeigten Regeln gut begründet.

Studien zu kognitiven Verfahren stellen die Gültigkeit des operanten Erklärungsmodells von Bootzin aber in Frage: Die gedankliche oder verhaltensmäßige Unterbrechung schlafinkompatiblen Verhaltens, z. B. Grübelns, ist auch im Bett geeignet, die offensichtlich für das Einschlafen ungünstige Assoziation „Bett – mentale Anspannung" aufzubrechen. Demnach muss das Bett nicht als diskriminativer Stimulus etabliert werden. Als Reaktion darauf heben Bootzin et al. (in: Hauri 1991) den Aspekt der *Kontrolle über das Symptom* hervor, die die Schlafgestörten gewinnen, wenn sie die Regeln 3 und 4 befolgen und mit dem willentlichen Nichtschlafen eine Copingstrategie anwenden.

Die *Schlafrestriktionstherapie* nach Spielman et al. (1987; vgl. Hauri 1991) ist besonders bei *Personen mit Durchschlafstörungen* indiziert. Ihre oft ausgedehnten Bettzeiten (v.a. durch allzu zeitiges Zubettgehen) und häufigen Tagschlafperioden führen häufig zu einer Schlafeffizienz von weniger als 85%. Die Bettzeit wird zunächst auf die im Schlafprotokoll ermittelte tatsächliche Schlafzeit verkürzt, aber nicht auf weniger als 4 1/2 Stunden. Das Aufstehen soll morgens immer zur gleichen Zeit erfolgen, Tagschlaf ist nicht erlaubt. So wird in einem gestuften Vorgehen verfahren, bis die Schlafeffizienz jeweils 5–7 Nächte lang auf mehr als 90% ansteigt, bis sich der Schlaf schließlich konsolidiert.

Aufgrund nachzuvollziehender Compliance-Probleme kann in einer Variation die Bettzeit zunächst um 1 Stunde verringert werden. Kommt es dadurch zur Erhöhung der Schlafeffizienz, wird in einem gestuften Vorgehen die Bettzeit bis zur Stabilisierung einer wünschenswerte Schlafeffizienz wieder verlängert.

Das unter der Bezeichnung „*Chronotherapie*" von Czeisler et al. (1981) beschriebene Vorgehen ist indiziert, wenn eine Störung des circadianen Rhythmus vorliegt. Mit ihr soll das Schlaf- und Wachverhalten so verändert werden, dass es zu einer besseren Übereinstimmung von Schlafbereitschaft und Zeit des Zubettgehens kommt.

Bei der *Phasenverzögerung* zum Beispiel wird der Schlafbeginn um 2 bis 3 Stunden pro Nacht hinausgezögert, so lange, bis die Patient(inn)en zu der gewünschten Zeit ins Bett gehen. Da die „innere Uhr" bei vielen Betroffenen aber weiterhin dazu neigt, „nachzugehen", muss ein fester Zeitpunkt zum Schlafengehen strikt eingehalten werden. Hierin besteht ein deutlicher Unterschied zur Stimuluskontrolle, wie sie bei fehlkonditioniertem Nicht-Einschlafen zur Anwendung kommt.

Entspannungsverfahren

Verschiedene *Entspannungstechniken* haben sich als wirksam erwiesen. Zu den am meisten angewandten und überprüften Methoden gehören:
Progressive Muskelrelaxaton (PMR) nach Jacobson, Autogenes Training nach Schultz, verschiedene Meditationsverfahren, Atementspannung, Hypnose, Biofeedback.

Eine langfristig unterschiedliche Wirkung verschiedener Methoden der Entspannung ist bisher nicht überzeugend nachgewiesen worden. Allerdings sollte ihre Wirksamkeit nicht überschätzt werden. Kognitive Prozesse wie Erwartungshaltungen und Selbstkontrollüberzeugungen spielen eine große Rolle. Bestätigung fanden diese Annahmen durch Untersuchungen, in denen eine Verbesserung des Schlafs infolge Entspannungsverfahren nicht mit den erwarteten Veränderungen physiologischer Parameter einherging. Zudem konnte bei Schlafgestörten im Vergleich zu Schlafgesunden keine erhöhte psychophysiologische Aktivierung festgestellt werden.

Kognitive Verfahren

Kognitive Verfahren richten sich auf die Beeinflussung unmittelbar schlafbehindernder Gedanken (Intrusionen, Worry) wie auch auf die Modifikation stabiler Einstellungsmuster und ihnen zugrunde liegender fehlerhafter Annahmen über den Schlaf. Viele Schlafgestörte geraten durch im Kopf kreisende Gedanken in einen *circulus vitiosus* von Schlafstörung, erhöhter Anspannung durch Grübeln und weiterer Schlafstörung. Kognitive Techniken können dazu beitragen, diesen Teufelskreis so zu durchbrechen, dass der natürliche Schlaf gebahnt werden kann.

Die *(sub)sprachliche Unterdrückung* bzw. Ablenkung macht offenbar schlafbehindernde Gedankeninhalte im Kurzzeitgedächtnis unwirksam. Weitere Techniken, die erfolgreich gegen Schlafstörungen angewendet worden sind, sind: *Gedankenstop, Auszeitverfahren bei Worry* (oft gekoppelt mit paradoxen Intentionen), *Fokussieren auf angenehme Erfahrungen, Selbst-Desensibilisierung und kognitive Umstrukturierung.* Durch *paradoxe Intentionen* soll über die intendierte, „kontrollierte" Intensivierung der Gedankeninhalte ein Gefühl der Kontrolle wieder hergestellt werden (Linden, Hautzinger 1993).

Multimodale Therapieansätze

Im Zusammenhang mit Fortschritten in der klinischen Schlafforschung rückte die Schlafstörung als Symptom zugunsten des gesamten Alltags der Betroffenen in den Hintergrund. Dementsprechend streben multimodale Therapieprogramme nach Veränderungen des *Schlafverhaltens* und der Tagesaktivität, insbesondere der *Stressbewältigung*. Durch die Verknüpfung verschiedener singulärer Methoden wird die Effektivität der Therapie über das Zielsymptom hinaus zu erhöhen versucht (vgl. Hauri 1991; Morin 1993).

Tiefenpsychologische Ansätze

Sie richten sich auf angenommene Konfliktmuster oder neurotische Strukturen, die sie zu verändern trachten (z. B. Hermann-Maurer et al. 1990). Insgesamt zeichnen sie sich durch einen geringen empirischen Gehalt aus. Für die postulierten Persönlichkeitsunterschiede zwischen guten und schlechten Schläfer(inne)n liegen insgesamt keine überzeugenden Befunde vor; jene sind vielmehr störungsunspezifisch.

Indikation/Kontraindikation

Die empirischen Ergebnisse der spezifischen Interventionstechniken überwiegend an jungen, erwachsenen und sonst gesunden Schlafgestörten lassen sich nicht ohne weiteres generalisieren. Die psychologische Therapie von Schlafstörungen sollte einige Anpassungen an die Besonderheiten einiger Subgruppen erfahren:

Ältere Schlafgestörte: Vielen von ihnen fällt es schwer, die wirksamen Regeln der Schlafrestriktion und Stimuluskontrolle zu befolgen, weil sie mit der wach verbrachten Zeit so wenig anzufangen wissen. Hier müssen Therapieziele festgelegt werden, die neben der Verbesserung des Schlafs *körperliche und geistige Aktivierung zur Erhöhung der Lebensfreude* betreffen.

Auch die im höheren Lebensalter häufigere *Komorbidität* stellt ein komplizierendes Problem dar. Psychologische Methoden können in diesen – auch geriatrischen – Fällen mit palliativer Zielsetzung erfolgreich eingesetzt werden, sodass die Patienten einen besseren Umgang mit ihrer Erkrankung erlernen und an Lebensqualität gewinnen.

Das Ergebnis einer Abwägung von Nutzen und Kosten *medikamentöser Insomnietherapie* wird in dieser Altersgruppe aufgrund der höheren physiologischen und psychischen Risiken anders ausfallen als bei jüngeren Erwachsenen. Besonders Klagen über Tagesbeeinträchtigungen können ein Hinweis auf einen ausgeprägteren *hang-over* nach Alkohol oder Benzodiazepinen sein. Da der Schlaf nach dem Genuss von anregenden Stoffen im höheren Lebensalter mehr leidet als im jüngeren, ist eine *disziplinierte Schlafhygiene* ratsam. Bei der *Schlafzeitverkürzung* ist die Compliance höher, wenn zu Beginn der Therapie die Bettzeit relativ stark verkürzt wird, damit sie in der Regel schon bald wieder verlängert werden kann, ohne noch einmal reduziert werden zu müssen.

Kinder und Jugendliche: Gerade im Kindesalter darf sich die Sichtweise nicht auf das Kind als „Symptomträger" beschränken, sondern hat das relevante soziale System, vor allem Familie oder Schule, mit einzubeziehen.

Die Indikationsfrage stellt sich weiterhin bei *Schlafstörungen in Zusammenhang mit anderen Erkrankungen*. Besonders bei chronischem Schmerz oder schmerzhaften Erkrankungen wird psychologische Insomnietherapie mit palliativer Zielsetzung angewendet.

Integration von klinisch-psychologischer Behandlung mit medizinischen oder anderen Verfahren

Benzodiazepin-Hypnotika, die sicher am häufigsten gegen Schlafstörungen eingesetzt werden, bergen das Risiko der (auch Niedrigdosis-)Abhängigkeit, und ihr Entzug erfordert oft therapeutische Begleitung. Wegen ihrer langfristig nicht überzeugenden schlafverbessernden Wirkung und angesichts widersprüchlicher Befunde zu ihrer Langzeitwirkung wie auch der der Zopiklon- und Zolpidem-Hypnotika sollten Schlafmittel nur in Notfällen und kurzfristig verordnet werden. Die kurzfristig überzeugende Wirkung von Schlafmitteln kann die Compliance zur psychologischen Therapie beeinträchtigen, wohingegen doch die Beeinflussung ungünstiger Lernprozesse indiziert ist. Aufgrund ihres längerfristigen Wirkungsverlaufs können Schlafmittel sogar Schlafstörungen verursachen.

Bei Personen, die an sekundären Schlafstörungen leiden, kann neben der medikamentösen Behandlung der Grunderkrankung häufig nicht auf das Schlafmittel verzichtet werden. Hier können psychologische Therapiemethoden mit einer palliativen Zielsetzung nutzbringend eingesetzt werden.

Empirische Studien

Seit den 80er Jahren wurden etliche Übersichtsarbeiten und Metaanalysen publiziert. Sie berichten einerseits übereinstimmend über die Wirksamkeit psychologischer Therapie nicht-organischer Schlafstörungen, aber es gibt auch diskrepante Befunde. Die Ergebnisse klinischer Studien sind natürlich unter dem Vorbehalt methodischer Einschränkungen zu interpretieren: Studien an homogenen Stichproben, unterschiedliche Dauer der angewandten Einzel- oder Kombi-Verfahren, Behandlung von Gruppen versus Einzelpersonen, und bei älteren Studien Beschränkung auf subjektive Kriteriumsmaße, insbesondere Gesamtschlafzeit und Einschlaflatenz.

Die wichtigsten Befunde:
Dokumentiert werden deutliche Verbesserungen quantitativer und qualitativer Merkmale des Schlafs wie auch des Tagesbefindens, die sich schon nach wenigen Sitzungen einstellen. In mehreren Untersuchungen bestand der Erfolg in einer Verringerung der Erschöpfung und einer Verbesserung des Allgemeinbefindens und des subjektiven Schlafs, ohne dass der Schlaf sich objektiv verbesserte.

Als die effektivsten psychologischen Einzelverfahren haben sich Stimuluskontrolle und Schlafrestriktion erwiesen. Multagh und Greenwood (1995) fanden zwar auch für die Stimuluskontrolle die deutlichsten Effekte, schlussfolgern aber, dass zwischen verschiedenen Therapiebedingungen nur geringe Unterschiede bestehen. Auch Morin et al. (1994) kommen zu dem Ergebnis, dass ein multimodales Vorgehen ebenfalls zu guten Effekten führt, welche aber nicht über denen von Stimuluskontrolle oder Schlafrestriktion liegen. Die Überlegenheit multimodaler Ansätze gegenüber bewährten Einzelverfahren konnte auch in anderen

Studien nicht nachgewiesen werden (Lichstein, Fischer 1985; Lacks, Morin 1992).

Andererseits sind multimodale Ansätze nicht weniger erfolgreich als ausgewählte Einzelverfahren. Morin et al. (1994) fanden kaum differentielle Effekte verschiedener im Einzelsetting durchgeführter kognitiv-behavioraler Methoden bei verschiedenen diagnostischen Untergruppen.

Lichstein, Fischer (1985) weisen darauf hin, dass chronische Insomnien nicht spontan remittieren. Allerdings führt Verhaltenstherapie im Allgemeinen nicht automatisch dazu, dass aus „schlechten" Schläfern wieder solche mit „optimalem Normal-"Schlaf werden!

Als *Prädiktoren für einen Therapieerfolg* lassen sich mit Lacks (1987) mit aller Vorsicht nennen: Niedrigeres Alter, später Beginn der Insomnie, geringere psychopathologische Auffälligkeiten, fehlende Hypnotika-Einnahme und die Anwendung von Stimuluskontrolle. Die Schwere der Schlafstörung und die Unterscheidung von Einschlaf- vs. Durchschlafstörung spielen offenbar keine Rolle für den Therapieerfolg. Im Gegensatz dazu fanden Multagh und Greenwood (1995) bezüglich Alter und Geschlecht der Schlafgestörten keine Wirksamkeitsunterschiede.

Ausschnitt aus einem Fallbeispiel – bezogen auf die klinisch-psychologischen Interventionen

Herr B., 48 Jahre, verheiratet, 1 Kind (21 Jahre, studiert in einer anderen Stadt). Beamter in einer Landesbehörde, vollzeitig. Eigenes Haus, keine finanziellen Sorgen. Ehefrau nicht berufstätig; sie versorgt Haus und Garten. Auch Herr B. schätzt den Garten, überlässt das Engagement aber seiner Frau.

Symptomatik und Anamnese: Herr B. leidet schon seit der Adoleszenz (also seit 30 Jahren) unter Einschlafschwierigkeiten. Die einzigen Zeiten mit verringerter Symptomatik waren während seiner Bundeswehrzeit und den ersten 1–2 Jahren seiner Ehe (Auszug von zu Hause). Eine Ursache kann er nicht mehr benennen. Abends wälze er sich stundenlang im Bett herum, bevor er Schlaf finde. Er nehme Baldrian-Tropfen und trinke abends einen „Nerventee". Wann er schließlich einschlafe, wisse er nicht genau, aber morgens fühle er sich oft abgeschlagen und nicht fit für den kommenden Tag. Er gibt an, nur 4 1/2 Stunden pro Nacht zu schlafen.

Seine Frau, die keinerlei Schlafprobleme hat, meint, er mache sich „zu viel unnütze Sorgen". Sie versorgt ihn mit Tee, aber weitere Hilfe kann sie ihm nicht anbieten. Herr B. leidet still für sich. Seine Lebensfreude ist ihm insofern abhanden gekommen, als er abends wenig (mit seiner Frau, allein oder mit anderen) unternimmt; er fühlt sich erschöpft und achtet darauf, frühzeitig ins Bett zu gehen. Den erwünschten Schlaf findet er dort allerdings nicht.

Im Erstgespräch kann Herr B. nicht konkret angeben, welche Grübeleien, Sorgen oder Ängste ihm durch den Kopf gehen. Lediglich über seine Arbeit am nächsten Tag denke er manchmal nach. Diese Gedanken haben sich in den letzten paar Jahren verstärkt, und auf Nachfragen meint Herr B., einen Zusammenhang mit der Belastung am Dienstort zu erkennen. Diese ist allerdings nicht gestiegen, bei einer allfälligen Beförderung wurde er übergangen, was er, wie er sagt, nicht gut und nicht schlecht findet, da er es für möglich halte, wegen seines permanenten Schlafmangels den höheren Anforderungen nicht gewachsen zu sein, insbesondere nicht den damit verbundenen häufigeren Kontakten mit Kollegen und Untergebenen. Im letzten halben Jahr ist es zweimal vorgekommen, dass sich Herr B. zu beeinträchtigt fühlte, um zur Arbeit zu gehen.

Weitere Beschwerden: Keine laut eigenen Angaben. Geht regelmäßig zum Arzt (Check up). Wenn die Schlafstörung nicht wäre, so Herr B., wäre er mit seinem Leben zufrieden.

Familienanamnese: Herr B. ist der älteste von 3 Brüdern. Er berichtet, sein Vater, ein hoher Beamter, habe hohe Erwartungen an ihn gehabt, sowohl was seine Beamtenlaufbahn als auch sein bürgerliches Leben betreffe. Tugenden wie Ordnung(sliebe), Pünktlichkeit, Zuverlässigkeit wurden in der Familie hochgehalten. Einer nach außen sichtbaren Harmonie wurden individuelle Bedürfnisse geopfert. Herr B. schildert sich selbst als zurückhaltenden Menschen, der traditionelle Familienwerte anstrebt.

Therapieplan: Herr B. soll im Schlafprotokoll sowohl seine nächtlichen Schlaf- und Wachzeiten dokumentieren, am Abend seine Zufriedenheit mit dem Tag beurteilen, seine grübelnden Gedanken schriftlich festhalten. Die Schlafeffizienz soll auf über 85 % angehoben werden. Seine negativen und sorgenvollen Gedanken sollen nach ihrer Analyse gezielt modifiziert werden.

Therapieverlauf: Die Auswertung des Schlafprotokolls nach 1 Woche zeigt: Herr B. geht abends ziemlich genau um 21:30 Uhr zu Bett, schläft erst um Mitternacht herum ein, wacht in 5 von 7 Nächten mehrfach auf. Er steht morgens um 6:00 Uhr auf. (Am Wochenende verschieben sich Zubettgeh- und Aufstehzeit um 2 Stunden). Bei der angegebenen Schlafzeit von 4 ½ Stunden beträgt die durchschnittliche Schlafeffizienz 53 %. Zunächst wird vereinbart, dass Herr B. die Stiumuluskontrollregeln befolgt, die ihm mündlich und schriftlich genau erläutert werden. Das führt dazu, dass er eine halbe Stunde (!) später zu Bett geht. Wie zu erwarten, muss er das Bett wieder verlassen. Es ist ein „Grübelsessel" im Wohnzimmer arrangiert worden, an dem Herr B. seine v.a. um die berufliche Leistung und Versagen kreisenden Gedanken niederschreibt.

In der 2. Sitzung nach 1 Woche beträgt die Schlafeffizienz 67 %. Die Dokumentation der Grübelgedanken und der Beginn der kognitive Umstrukturierung entlasten Herrn B. Außerdem ist er erleichtert, dass seine verringerte Bettzeit zu keinen weiteren Beeinträchtigungen am Tage geführt hat. Der Nutzen einer weiteren Schlafzeitverkürzung leuchtet ihm ein, und unter dem Angebot, seine Depressivität in weiteren Therapiesitzungen zu bearbeiten, willigt er ein, es zu versuchen.

In der 3. Sitzung berichtet Herr B. von einer weiteren Verzögerung des Zubettgehens auf 22:15 Uhr sowie von einer Verkürzung der Einschlaflatenz auf etwa 20 Minuten, vor allem weil er sich müder fühlt. Laut Protokoll schläft er nun 6 Stunden, nächtliche Aufwachphasen mit Grübeln kommen aber noch vor. Die Schlafeffizienz liegt nun bei 77,4 %. Die Protokollierung seiner Sorgen in seinem Grübelheft, die er nun regelmäßig am frühen Abend ca. 20 Minuten lang vornimmt, entlastet ihn. Er beginnt, ihren maßgeblichen Beitrag zu seinen Schlafstörungen anzuerkennen und sich inhaltlich mit ihnen auseinander zu setzen.

In der 4. Sitzung berichtet Herr B., dass er mit seiner Frau und Freunden einen angenehmen Abend verbrachte, das Grübeln wie auch das Protokollieren ganz vergaß, und sehr erfreut über ausbleibende Beeinträchtigungen des Schlafes oder der Leistung am nächsten Tag gewesen sei. Die protokollierte Schlafzeit beträgt fast 7 Stunden, die Schlafeffizienz 86 %, die Angst um zu wenig Schlaf ist verschwunden, Herr B. attribuiert seine Angespanntheit nun angemessen als auf den Alltag bezogen.

In den folgenden Sitzungen geht es überwiegend um die antidepressive Veränderung dysfunktionaler Kognitionen. Das Thema Insomnie wird nach der 5. Sitzung zurückgestellt. In 14-tägigem Rhythmus wird die Therapie mit dem Ziel der kognitiv-behavioralen Depressionsbehandlung fortgeführt und nach der 14. Sitzung erfolgreich abgeschlossen. Das Schlafprotokoll in den letzten beiden Therapiewochen belegt zufrieden stellende Schlafeffizienz, Schlafgüte und Tagesbefinden.

Zusammenfassung

Die Effektivität psychologischer Methoden zur Therapie nicht-organischer Schlafstörungen sowohl im Gruppen- wie Einzelsetting steht langfristig der Wirksamkeit medikamentöser Therapie nicht nach (Mendelson 1991), und die Verbesserungen sind sehr stabil. Allerdings können aus den empirischen Ergebnissen keine eindeutigen Schlussfolgerungen hinsichtlich einer differentiellen Therapieindikation gestellt werden. Multimodale Therapieprogramme sind bei heterogenen Populationen in der therapeutischen Praxis indiziert, wenn keine klare Indikation für ein im speziellen Fall überlegenes Einzelverfahren gestellt werden kann. Die beeindruckende Wirksamkeit kognitiver Verfahren lässt ggfs. an eine differentielle Indikation denken, welche der mentalen Anspannung von Schlafgestörten mehr Aufmerksamkeit widmet.

Die hohe Prävalenz chronischer Insomnien und die weiterhin erschreckend hohe Zahl von Schlafgestörten, die über längere Zeit Hypnotika einnehmen, weisen aber darauf hin, wie dringend notwendig eine Aufklärung der Bevölkerung über eine angemessene Insomnietherapie und die Bereitstellung kompetenter Therapieangebote einschließlich unterstützender Selbsthilfeliteratur (z.B. Friebel 1990; Feld 1994; Backhaus, Riemann 1996) sind.

Literatur

Backhaus, J., Riemann, D. (1996) Schlafstörungen bewältigen. Anleitung zur Selbsthilfe. Beltz PVU, Weinheim
Berger, M. (Hrsg.) (1992) Handbuch des normalen und gestörten Schlafs. Springer, Berlin Heidelberg New York Tokyo
Czeisler, C.A., Richardson, G.S., Coleman, R.M. et al. (1981) Chronotherapy: resetting the circadian clock of patients with delayed sleep phase insomnia. Sleep 4: 1–21
Espie, C.A. (1991) The psychological treatment of insomnia. Wiley, Chichester
Feld, Karsten (1994) Wieder gut schlafen können. Was Sie gegen Ein- und Durchschlafprobleme tun können. PAL, Mannheim
Faust, V., Hole, G. (1991) Der gestörte Schlaf und seine Behandlung. Universitätsverlag, Ulm
Friebel, V. (1990) Schlafprobleme aktiv angehen. Thieme, Stuttgart
Hajak, G., Rüther, E., Hauri, P. J. (1992) Insomnie. In: Berger M. (Hrsg.) Handbuch des normalen und gestörten Schlafs. Springer, Berlin Heidelberg New York Tokyo, S. 67–119
Hauri, P.J. (1989) The cognitive-behavioral treatment of insomnia. In: Stunkard A.J., Baum A. (eds.) Eating, sleeping, and sex. Perspectives in behavioral medicine. Erlbaum, Hillsdale NJ, pp. 181–194
Hauri, P.J. (ed.) (1991) Case studies in insomnia. Plenum Press, New York
Hermann-Maurer, E.K., Zimmermann, A., Schneider-Helmert, D., Schonenberger, G.A. (1990) Ganzheitliche Diagnostik und Therapie funktioneller Störungen bei Patienten mit chronischer Insomnie. Newsletter. Psychol Med 2: 26–40
Kryger, M.H., Roth, T., Dement, W.C. (1989) Principles and practice of sleep medicine. Saunders, Philadelphia

Lacks, P. (1987) Behavioral treatment for persistent insomnia. Pergamon, New York
Lichstein, K.L., Fischer, S.M. (1985) Insomnia. In: Hersen M., Bellak A.S. (eds.) Handbook of clinical behavior therapy with adults. Plenum Press, New York, pp. 319–352
Linden, M., Hautzinger, M. (Hrsg.) (1993) Verhaltenstherapie. Springer, Berlin Heidelberg New York Tokyo
Mendelson, W.B. (1991) Insomnia: the patient and the pill. In: Bootzin R.R., Kihlstrom J.F., Schacter D.L. (eds.) Sleep and cognition. American Psychological Association, Washington, DC, pp. 139–147
Morin, C.M. (1993) Insomnia. Psychological assessment and management. Guilford, New York
Morin, C.M., Culbert, J.P., Schwartz, S.M. (1994) Non-pharmacological interventions for insomnia: A meta-analysis of treatment efficacy. Am J Psychiatry 151: 1172–1180
Multagh, D.R.R., Greenwood, K.M. (1995) Identifying effective psychological treatments for insomnia: a metaanalysis. J Consult Clin Psychol 63: 79–89
Riemann, D., Backhaus, J. (1996) Schlafstörungen bewältigen. Beltz PVU, Weinheim
Schramm, E., Riemann, D. (Hrsg.) (1995) ICSD. Internationale Klassifikation der Schlafstörungen. Kryger, Roth und Dement (1989) Beltz PVU, Weinheim
Sturm, A., Clarenbach, P. (1997) Checkliste Schlafstörungen. Thieme, Stuttgart

<F54> Psychische Faktoren oder Verhaltenseinflüsse bei andernorts klassifizierten Erkrankungen

<F54> Psychosomatische Erkrankungen

Bernd Leplow

Definition und Beispiele

Bei „Psychosomatischen Erkrankungen" handelt es sich um Organschädigungen oder Störungen körperlicher Funktionssysteme, deren Auftretensbedingungen und Verlaufseigenschaften so stark durch psychische Faktoren mitbestimmt werden, dass medizinische Kategorien allein das Geschehen nicht ausreichend charakterisieren. In einem solchen Fall wird das klinische Bild der körperlichen Erkrankung in erheblichem Ausmaß durch Lernvorgänge, emotionale Faktoren, Einstellungen und Bewältigungsstrategien, Risiko- und Krankheitsverhaltensweisen, akute psychosoziale Belastungssituationen oder chronisch schlechte Lebensbedingungen geprägt. Diese Faktoren können sich grundsätzlich bei allen körperlichen Erkrankungen zeigen, sodass im Prinzip jede – oder fast jede – Krankheit auch einen „psychosomatischen" oder „psychophysiologischen" Anteil haben kann. Da die Definition einer psychosomatischen Erkrankung damit nicht mehr über die Identifikation einer vermeintlichen „psychogenen Entstehung" erfolgt, ist der Praktiker in ganz besonderer Weise gefordert, das originär Psychosomatische der infrage stehenden körperlichen Erkrankung genau zu spezifizieren. Dieses soll am folgenden Beispiel verdeutlicht werden.

Beim Morbus Parkinson kommt es schleichend und über viele Jahre hinweg zu einer neuronalen Degeneration der Basalganglien, einem wichtigen Kerngebiet des Endhirns. Dieser Prozess führt vor allem zu Bewegungsstörungen, die sich sowohl als Tremor (Zittern der Hände und anderer Extremitäten) als auch als „Minussymptome" wie einer allgemeinen Verlangsamung und Bewegungsarmut sowie der Schwierigkeit der zügigen Initiierung, Modulation und Beendigung von Bewegungsabläufen äußern. Im späteren Stadium der Erkrankung können bei nachlassender Medikamentenwirkung zudem unkontrollierbare Überbeweglichkeiten der Extremitäten auftreten. Trotzdem kann eine solche neurologische Erkrankung auch unter psychosomatischen Gesichtspunkten gesehen werden:

Beispiel 1. Der leitende Angestellte Günther K. war schon seit längerem emotional stark verändert. Er war weniger konzentriert und zeigte nicht mehr das sonst starke Interesse an der Führung seiner Abteilung. Seinen Mitarbeitern fiel eine bis dahin völlig unbekannte Niedergeschlagenheit auf, die oft mit ausgesprochen pessimistischen Zukunftserwartungen einherging. Auch verlor er das Interesse an seinen Hobbys und anderen privaten Angelegenheiten. Auf einer Betriebsfeier wurde dann erstmals eine leichte Ungeschicklichkeit beim Weineinschenken bemerkt. Zwei Jahre später diagnostizierte der behandelnde Arzt die Frühsymptome eines Morbus Parkinson.

Beispiel 2. Die Pensionärin Hertha B. leidet sehr unter ihren auffälligen Parkinsonsymptomen und vermeidet möglichst jeden Kontakt zu Mitmenschen. So geht sie grundsätzlich erst ganz zuletzt in den Speisesaal ihres Seniorenwohnheimes und setzt sich an einen Tisch, der von den wenigen noch anwesenden Mitbewohnern möglichst weit entfernt steht. Dabei empfindet sie ausgesprochene Schamgefühle, die mit körperlicher Unruhe, Herzklopfen und anderen Sensationen verbunden sind. Grundsätzlich sieht sie sich zunächst ängstlich um und beginnt erst dann mit dem Essen, wenn sie sich ganz sicher ist, dass sie von niemandem dabei gesehen wird. Ansonsten verbringt sie den größten Teil des Tages allein, ist sehr verzweifelt, beobachtet sich ängstlich und erwartet nichts mehr vom Leben.

Beispiel 3. Der Landwirt Anton B. war zeitlebens ein lebensfroher und geselliger Mensch, doch wenn er sich bei feinmotorischen Anforderungssituationen wie zum Beispiel beim Essen und Trinken von anderen beobachtet fühlt, reagiert er mit einer derart übermäßigen Zunahme seines Tremors, dass kein geordneter Bewegungsablauf mehr möglich ist. Seitdem versucht er seine Symptome zu verstecken, lehnt Getränke und Gerichte ab, bei denen „Unfälle" passieren könnten und beobachtet genau, ob er bei anderen Aufmerksamkeit erregt. Wenn zu befürchten ist, dass seine Parkinsonsymptome nicht verborgen werden können, wird die entsprechende Situation (zum Beispiel ein sich an den sonntäglichen Gottesdienst anschließendes Kaffeetrinken) gänzlich gemieden. Dadurch kommt es inzwischen bereits im Vorwege zu ängstlich getönter Unruhe, sodass bei der eigentlichen Anforderung weder die Plus- noch die Minussymptome in der sonst möglichen Form beherrscht werden können.

Diagnostik nach der ICD-10

Solche Sachverhalte können im Kapitel V (F) der ICD-10 („International Classification of Diseases", Dilling et al., 1993) im Abschnitt F5 „Verhaltensauffälligkeiten mit körperlichen Störungen und Faktoren" unter der Kategorie „F54" kodiert werden. Mit ihr werden „psychologische Faktoren und Verhaltensfaktoren bei andernorts klassifizierten Krankheiten" erfasst, wenn diese „wahrscheinlich eine wesentliche Rolle in der Manifestation körperlicher Erkrankungen spielen, welche in anderen Kapiteln der ICD-10 klassifiziert werden". Entscheidend ist bei der „F54", dass sie niemals ohne eine gleichzeitige Diagnose der zugehörigen körperlichen Erkrankung vergeben wird. Bei den oben genannten Beispielen wäre das der Morbus Parkinson (ICD-10, Kapitel VI, G20 und Kapitel V, F54). Andere Beispiel wären die Schübe der Colitis ulcerosa, Atemnotsanfälle eines Patienten mit Asthma bronchiale, phasische Hochdruckanstiege oder auch diabetische Krisen, die durch psychische Faktoren mit initiiert oder moduliert werden können. Üblicherweise wirken bei solchen Geschehnissen bio-physikalische und psycho-soziale Faktoren zusammen. So fallen in den somatischen Bereich unter anderem genetische Voraussetzungen, Reaktionsstereotypien, prä- und perinatale Belastungsfaktoren, erworbene Schädigungen und Anfälligkeiten, Hygiene- und Ernährungssituationen, Infektionen und andere exogene Noxen. Auf der psychosozialen Ebene werden dagegen Lernvorgänge, Entwicklungsbedingungen, Risiko- und Krankheitsverhaltensweisen, dysfunktionale Stress- und Ärgerverarbeitungsstrategien, ineffiziente Selbstwahrnehmungsprozesse und die individuellen Reaktionen auf „kritische Lebensereignisse" erfasst. In letzter Zeit kommt Infektionen wieder eine sehr viel größere Bedeutung zu. Dieser Tatbestand zeigte sich besonders deutlich am Beispiel des Bakteriums Helicobacter pylori, das offensichtlich eine wesentliche Rolle bei der Entstehung von Magengeschwüren spielt. Trotzdem werden diese Ulcera zusätzlich über die „F54" kodiert, wenn nachgewiesen werden kann, dass einige der genannten psychologischen Faktoren bedeutsam am Krankheitsgeschehen beteiligt sind. Prinzipiell ausgeschlossen wird in der „F54" nur der Spannungskopfschmerz (G 44.2); die Migräne ist in der Kategorie F54 dagegen eingeschlossen (S. 191).

Entwicklung des Psychosomatikkonzeptes

In der Vergangenheit verstand man psychosomatische Erkrankungen als primär „psychogenes" Geschehen, welches auf nicht näher bekanntem Wege störend auf körperliche Funktionssysteme einwirkte. Diese Auffassung findet ihre ausgeprägteste Darstellung in dem Konversionskonzept, in welchem die krankhafte Veränderung willkürlicher motorischer oder sensorischer Funktionen als symbolischer Ausdruck seelischer Spannung verstanden wird. Zum Beispiel könnte ein Masseur mit einer „psychogenen" Armlähmung unbewusst seinem Wunsch nach Leistungsverweigerung Ausdruck verleihen und die psychische Spannung auf diese Weise abführen. Allerdings forderten viele Psychoanalytiker für ein besseres Verständnis der „Organwahl" darüber hinaus ein so genanntes „somatisches Entgegenkommen", also eine körperliche Prädisposition, welche die Wahrscheinlichkeit bestimmt, mit der sich ein seelischer Konflikt an einem spezifischen Organsystem manifestiert. Ein sehr differenziertes multifaktorielles Ätiologiemodell wurde zum Beispiel von dem Psychosomatiker Alexander (1977) formuliert.

Alexander unterschied darüber hinaus die Konversion von den „vegetativen Neurosen", bei denen kein symbolischer Ausdruck emotionaler Prozesse stattfindet. Stattdessen handele es sich bei dieser Störungsgruppe um anhaltende Fehlregulationen, die durch spezifische psychische Konfliktsituationen ausgelöst würden. Chronifizierte vegetative Neurosen können in eine so genannte „psychogene organische Störung" münden. Dabei wird nicht so sehr ein überdauernder Persönlichkeitszug (z.B. „Ängstlichkeit") als verursachend angenommen, sondern die Basis der psychosomatischen Erkrankung wird vielmehr in einer früh im Leben angelegten, spezifischen emotionalen Konfliktsituation gesehen, die in den Beziehungsmustern des späteren Lebens als grundlegende Konfliktkonstellation wiederkehrt. Wird beispielsweise der schon in der Kindheit bestehende Wunsch nach Abhängigkeit, Anlehnung und Umsorgtsein nicht erfüllt, dann bleibe dieses Bedürfnis in übermächtiger Form bestehen und könne mit dem Streben nach Unabhängigkeit und Erfolg des Erwachsenen im Konflikt stehen. Als Konsequenz zeige sich entweder ein überkompensierendes Erfolgsstreben oder eine deutlich nach außen getragene Anlehnungsbedürftigkeit und Verhärmtheit. Äußere sich das „gewählte" Verhalten zumeist in Übereinstimmung mit dem jeweiligen kulturellem Umfeld, so beeinträchtige der Grundkonflikt in jedem Fall das Magen-Darm-System. Da nämlich das Verlangen nach Versorgung und Liebe in ontogenetisch früher Phase eng mit der Nahrungsaufnahme verknüpft ist, verhalte sich das gastrointestinale System in jeder derartigen Konfliktsituation im Sinne der präparatorischen Nahrungsaufnahme. Dieses führe auf die Dauer zu Funktionsstörungen bis hin zur Ulceration. Alexander (1977) hat für zahlreiche Krankheitsbilder derartige, spezifische Konfliktsituationen beschrieben. Somit stellt die „auslösende Situation" die Reaktivierung eines biographisch bedeutsamen Kernkonfliktes dar.

Solche psychogenen Ätiologien wurden in der Vergangenheit zumeist für die klassischen „Psychosomatosen" beschrieben (Asthma bronchiale, Bluthochdruck, koronare Herzerkrankungen, Ulcus ventriculi und duodeni, Colitis ulcerosa, Morbus Crohn und atopische Dermatitis), doch hielt schon Alexander (1977) den Begriff der psychosomatischen Krankheit „als spezifische diagnostische Einheit (für) wertlos" (S. 30) und verstand die Psychsosomatik primär als „Methode des Vorgehens" (S. 28). Ebenso wenig fruchtbar wie eine diagnostische Eingrenzung spezifisch psychosomatischer Erkrankungen hat sich das Bemühen erwiesen, erkrankungsspezifische Persönlichkeitsprofile zu identifizieren. Trotz erheblicher Forschungsbemühungen hat sich für keine Erkrankung ein Persönlichkeitsmuster identifizieren lassen, welches nur für die Personen dieser Erkrankung spezifisch ist. Das gilt selbst für das häufig diskutierte Typ-A-Verhalten und das Auftreten einer koronaren Herzkrankheit (s. auch Köhler 1995).

Als sehr viel ergiebiger hat sich dagegen die Stressforschung erwiesen, die durch Hans Selye (1981) und Walter B. Cannon (1975) begründet wurde. Über zunächst tierexperimentell gestützte Untersuchungsmethoden wurde die Auffassung begründet, wonach eine Vielzahl von Stressreizen (so genannte „Stressoren") körperliche Funktionssysteme nicht nur kurzfristig funktionell, sondern auch langfristig derart zur Entgleisung bringen kann, dass teilweise irreparable Schädigungen am organischen Substrat die Folge sind. Damit wurde an unterschiedlichen Organsystemen gezeigt, dass pathologische Veränderungen auch ohne symbolische Objektrepräsentationen entstehen. Stattdessen wurden selbst im Tierexperiment relativ basale psychologische Mechanismen als relevante Moderatorvariable identifiziert (z.B. die Einschätzung eines Ereignisses als unvorhersehbar oder unkontrollierbar). In diesem Zusammenhang spielte lange Zeit das Konzept der „Anpassungskrankheiten" eine wichtige Rolle. Mit diesem Begriff wurden Erkrankungen bezeichnet, die zunächst auf an sich normalen körperlichen Belastungsreaktionen beruhen, die jedoch durch zu starke, andauernde oder nicht beeinflussbare Stressreaktionen in den nicht mehr adaptiven Bereich überschießen und sich damit letztlich als Erkrankung manifestieren.

Auf der Basis der experimentellen Stressforschung entstand eine Fülle wissenschaftlicher Arbeiten, mit denen zusätzlich die Bedeutung der Über- und Unterforderung, verschiedener Konfliktsituationen (z.B. Annäherungs-Vermeidungskonflikte), der fehlenden Möglichkeit einer verhaltensbezogenen Bewältigungsreaktion und von mangelhafter Information über die Konsequenzen des Bewältigungsversuches als psychosomatisch relevant nachgewiesen worden ist. Durch die experimentelle Variation derartiger psychologischer Stressoren wurde die wechselseitige Interaktion der drei grundlegenden körperlichen Funktionssysteme, nämlich dem Nervensystem, dem endokrinen System und dem Immunsystem detailliert im Hinblick auf mögliche Fehlentwicklungen beschrieben (Schedlowski, Tewes 1996). Damit trat der klassische ätiologiebezogene Gesichtspunkt endgültig in den Hintergrund und machte einer Sichtweise Platz, in der auf dem Boden einer angeborenen oder erworbenen Vulnerabilität („Diathese") vor allem die Verläufe chronischer Erkrankungen in den Blickpunkt des Interesses rückten. Des Weiteren besteht das Bemühen heute darin, die Mechanismen möglichst konkret zu beschreiben, über welche die drei körperlichen Basissysteme mit der psychischen Verarbeitung (z.B. dem Erleben eines Ereignisses als unbeeinflussbar) so genannter „kritischer Lebensereignisse" („life events") interagieren.

Nicht zuletzt diese Befunde führten dazu, dass bereits im Vorläufersystem der ICD-10, der ICD-9, keine eigenständige Klasse psychosomatischer Krankheiten definiert wurde, sondern lediglich funktionelle von substratbezogenen Störungen unterschieden wurden: Mit der Ziffer 306 wurden „physiologisch-funktionelle Störungen psychischen Ursprunges ohne Gewebeschäden" gekennzeichnet, während mit der Ziffer 316 („psychische Erkrankungen oder Symptome jeglicher Art...") „psychische Erkrankungen oder Symptome ..." benannt wurden, „... von denen angenommen wird, dass sie eine wesentliche Rolle bei der Entstehung anderweitig klassifizierter körperlicher Erkrankungen spielen, die gewöhnlich mit Gewebeschädigung einhergehen". Da jedoch funktionelle Störungen in morphologische Schädigungen übergehen können, hat sich diese Unterteilung nicht bewährt und wurde zu der zu Beginn des zweiten Kapitels zitierten einheitlichen Definition zusammengefasst. Entscheidend ist jedoch, dass psychischen Faktoren für das medizinische Erscheinungsbild eine oftmals bestimmende modulierende und weniger eine „psychogenetische" Rolle im Sinne einer kausalen Verursachung zukommt. Eine derartige Modulation kann ausdrücklich bei allen Erkrankungen einschließlich der Infektionskrankheiten auftreten (DSM-IV, S. 762).

Diagnostik und Differentialdiagnosen nach dem DSM-IV

Im zweiten großen diagnostischen System, dem DSM-IV („Diagnostisches und Statistischen Manual Psychischer Störungen", Saß et al. 1996), werden den unterschiedlichen Aspekten psychosomatischer Erkrankungen eine überschaubare Zahl operational definierter Kategorien gegenübergestellt, über welche die Bedeutung psychologischer Vorgänge für medizinische Krankheitsfaktoren diagnostisch gefasst werden (Tabelle 1). So werden im DSM Störungen „.... Aufgrund eines Medizinischen Krankheitsfaktors", „Anpassungsstörungen" und „Psychologische Faktoren, die einen medizinischen Krankheitsfaktor beeinflussen" unterschieden. Abzugrenzen sind diese so spezifizierten Zustände vor allem von solchen psychischen Störungen, bei denen ebenfalls somatische Symptome gezeigt werden, näm-

Tabelle 1. Psychische Störungen in Verbindung mit einem medizinischen Krankheitsfaktor

1. „.... Aufgrund eines Med. Krankheitsfaktors"
2. Anpassungsstörungen
3. „Psychologischer Faktor, der einen medizinischen Krankheitsfaktor beeinflusst"
   – koexistierende psychische Störung
   – koexistierende psychische Beschwerden
   – Persönlichkeitsmerkmale & Copingstile
   – Gesundheitsgefährdende Verhaltensweisen
   – Stressreaktionen
4. DD Somatoforme Störungen
5. DD Posttraumatische Belastungsreaktionen
6. DD Substanzbezogene Störungen
7. DD Vorgetäuschte (artifizielle) Störung/Simulation

lich den „Somatoformen Störungen", „Posttraumatischen Belastungsreaktionen" und „Substanzbezogenen Störungen" sowie der „Vorgetäuschten Störung" und „Simulation".

Das Kennzeichnende psychischer Störungen „*Aufgrund eines Medizinischen Krankheitsfaktors*" ist die Tatsache, dass die psychische Störung eine unmittelbare Auswirkung der somatischen Veränderung darstellt. Am eindrücklichsten ist dieses bei manchen Hirntumoren zu sehen, bei denen gelegentlich schwere Depressionen, Angstzustände oder psychotische Störungen auftreten, die eindeutig auf die durch den Tumor oder den operativen Eingriff unvermeidbare hirnlokale Schädigung zurückzuführen sind. Die Zuordnung zur somatischen Schädigung ist auch bei anderen Ätiologien zumeist relativ einfach über die Anamnese möglich. So haben die sonst bekannten psychischen Störungen eine andere Entstehungsgeschichte, Verlaufsform und Syndromatik. Gelegentlich kann die psychische Störung den klinisch sichtbaren Symptomen auch vorangehen. Beim Morbus Parkinson kommt es gelegentlich noch vor dem Ausbruch der ersten motorischen Symptome zu affektiven Störungen, die heute mit parkinsonpezifischen Veränderungen verschiedener Transmittersysteme in Verbindung gebracht werden (s. Beispiel 1). Psychische Störungen „Aufgrund eines Medizinischen Krankheitsfaktors" können ganz unterschiedlich auftreten, nämlich im Erscheinungsbild einer „Affektiven Störung" (DSM-IV: 293.83, ICD-10: F 06.3), einer „Angststörung" (293.8; F 06.4), eines „Delirs" (293.0; F 05), einer „Symptomatischen Demenz" (294.x; F 02.x), einer „Amnestischen Störung" (294.0; F 04), einer „Psychotischen Störung" („Mit Wahn": 293.81, F 06.2; „Mit Halluzinationen": 293.82, F 06.0), einer „Sexuellen Funktionsstörung" (625.x, 608.89, 607.84; N 94.x, N 50.8, N 48.4) oder einer Schlafstörung (780.xx, FG 47.x). Die Restkategorie „ ... Nicht Andernorts Klassifiziert" lässt sich noch einmal in Bezug auf das Vorherrschen einer „Katatonen Störung" (293.89; F 06.1) oder einer qualitativ zu spezifizierenden „Persönlichkeitsveränderung" (310.1; F 07.0) einordnen.

Bei *Anpassungsstörungen* (DSM-IV 309.xx; ICD-10 F43.xx) gehen der psychischen Störung im Regelfall psychosoziale Belastungen voraus. Die Störung muss innerhalb von 3 Monaten nach Beginn einer Belastung beginnen, und sie endet maximal sechs Monate nach dem Ende der Belastung. Eine Ausnahme stellen chronische, behindernde körperliche Erkrankungen dar, in deren Folge sich ebenfalls eine Anpassungsstörung entwickeln kann (s. Beispiel 2). Relativ einfach ist in diesem Fall die Abgrenzung von einer „Aufgrund .... Störung", wenn bei fluktuierenden Verläufen die Schübe und Remissionsphasen des „Medizinischen Krankheitsfaktors" wiederholt und eindeutig Veränderungen psychischer Störungen nach sich ziehen. Von Anpassungsstörungen wird gesprochen, wenn die psychischen Störungen sehr viel stärker sind, als man es im Allgemeinen bei Personen beobachtet, die unter derartigen Belastungen stehen. Auch muss deutlich gemacht werden, dass die psychische Störung ohne die Belastung nicht aufgetreten wäre. Anpassungsstörung treten „ Mit Depressiver Stimmung", „Mit Angst", „Mit Angst und Depressiver Stimmung, Gemischt", „Mit Störungen des Sozialverhaltens", „Mit Emotionalen Störungen und Störungen des Sozialverhaltens, Gemischt" und „Unspezifisch" auf.

Bei einem *„Psychologischen Faktor, der einen medizinischen Krankheitsfaktor beeinflusst"* gehen die psychologischen Faktoren den somatischen Veränderungen dagegen voraus. Diese DSM-Kategorie 316 des Achse I-Abschnitts „Andere Klinisch Relevante Probleme" wird vergeben, wenn „Psychologische Faktoren einen klinisch bedeutsamen Einfluss auf den Verlauf oder den Ausgang eines medizinischen Krankheitsfaktors haben" (S. 762). So kann die „Entwicklung, Exazerbation oder die verzögerte Genesung" eines medizinischen Krankheitsbildes durch eine koexistierende psychische Achse I-Störung (z.B. einer Dysthymen Störung) beeinflusst werden. Auch ein unspezifisches Beschwerdebild zum Beispiel in Form von depressiven Zuständen (so genannte „koexistierende psychische Beschwerden") kann sich ungünstig auf das medizinische Erscheinungsbild auswirken. Persönlichkeitsmerkmale, wie beispielsweise eine habituelle Neigung zur Depressivität oder eine unter Umständen vorhandene Tendenz zu vermeidenden, „regressiven" oder „emotionsregulierenden" Copingstilen kann die körperlichen Symptombilder ebenso negativ beeinflussen. In diesem Zusammenhang stellen gesundheitsgefährdende Verhaltensweisen potentiell selbstschädigende „Problemlöseversuche" dar. Beispielsweise lernen Patienten mit Basalganglienschädigungen oft schnell, die dystonen oder tremorbedingten Symptome kurzfristig durch den Genuss von Alkohol zu „bewältigen". Dieses führt zwar kurzfristig zur Symptomabschwächung, hat langfristig jedoch stark verschlimmernde Auswirkungen auf eben diese Symptome. Schließlich führen „Stressreaktionen" häufig zu einem komplexen, sich aus medizinischen und psychologischen Einzelfaktoren zusammensetzenden Bild. Ein derartiges „Psychophysiologisches Störungsbild" findet sich nicht selten bei Parkinsonpatienten, wenn die antizipatorische Angst gesehen zu werden zu einer sehr viel stärkeren Aggravation der Symptome führt als es durch die Degeneration der dopaminergen Neurone vorgegeben ist (s. Beispiel 3). Auch die DSM Kategorie 316 wird stets zusammen mit einer somatischen ICD-Diagnose nach ICD-10/ICD-9 vergeben. Eingetragen wird dieses dann auf der „Achse III" des DSM-IV. Zusätzlich ist der Diagnostiker gefordert, „Psychosoziale und Umgebungsbedingte Probleme" auf der DSM-Achse IV zu kodieren und auf der Achse V die „Globale Erfassung des Funktionsniveaus" anzugeben. Wird ein Schmerzzustand durch psychische Faktoren beeinflusst, muss die „Schmerzstörung in Verbindung mit psychischen Faktoren" (307.80; F 45.4) oder „ ... in Verbindung mit sowohl psychischen Faktoren wie einem medizinischen Krankheitsfaktor" (307.89; F 45.4) vergeben werden.

Das Gemeinsame der genannten drei Kategorien „psychosomatischer Erkrankungen" liegt in dem faktischen Vorhandensein einer Schädigung des somatischen Substrates oder körperlicher Funktionssysteme. Von daher ist differentialdiagnostisch zunächst die Abgrenzung von den *Somatoformen Störungen* von besonderer Bedeutung, bei der das klinische Erscheinungsbild dem der „echten" körperlichen Erkrankung zwar ähnlich sein kann, bei der das organische Substrat entweder jedoch definitiv nicht vorhanden ist oder die körperliche Schädigung das Ausmaß des klinischen Erscheinungsbildes in keiner Weise erklärt. Eine besonders wichtige Untergruppe Somatoformer Störungen ist die *Konversionsstörung*, bei welcher der besonders enge zeitliche Zusammenhang von Symptombildungen mit spezifischen psychischen Konfliktsituationen kennzeichnend ist. Daneben stellen deutliche Inkonsistenzen mit den neurologischen Charakteristika der jeweils in Frage stehenden Erkrankung ein wichtiges differentialdiagnostisches Kriterium dar. Die Konversionsstörung wird in der ICD-10 unter den Dissoziativen Störungen (F4x.x) gefasst.

Die *Posttraumatische Belastungsreaktion* (DSM-IV, 309.81; ICD-10 F 43.1) geht nicht nur mit zahlreichen psychischen Auffälligkeiten, sondern gelegentlich auch mit psychophysiologischen Störungen einher. Sie tritt nach einem schweren psychischen und/oder körperlichem Trauma auf und muss im Gegensatz zur „Akuten Belastungsstörung" (DSM-IV, 308.3; ICD-10, F 43.0) mindestens vier Wochen anhalten. Bei der Abgrenzung von der Anpassungsstörung hilft ein klar definiertes

Syndrom aus kognitiven, affektiven, behavioralen und psychophysiologischen Störungen, die sich in dieser Form bei der Anpassungsstörung nicht finden. *Substanzbezogene Störungen* können nicht nur als Affektive-, Angst-, Schlaf- und Sexuelle Funktionsstörung sondern auch als Delir, Persistierende Demenz, Persistierende Amnestische Störung, Psychotische Störung und Persistierende Wahrnehmungsstörung in Zusammenhang mit Halluzinationen (flashbacks) in Erscheinung treten. Bei der Substanzintoxikation (ICD-10, F 1x.0) und in korrespondierender Form beim Substanzentzug (ICD-10, F 1x.3 & F 1x.4) führen ZNS-wirksame Substanzen zu zwar reversiblen, aber unangepassten Veränderungen des Erlebens und Verhaltens. Störungen dieser Klassen lassen sich trotz klinisch oft starker Ähnlichkeiten mit einigen „Aufgrund-Störungen" praktisch immer über die Ätiologie und körperliche Untersuchungsmethoden differenzieren. Entsprechendes gilt für die häufig irreversiblen, medikamenteninduzierten Bewegungsstörungen (DSM-IV 332.1 & 333.xx; ICD-10, G 21.1., 21.0, 24.0, 25.1 & 25.9).

Zur Erfassung einer *Vorgetäuschten Störung* mit „Vorwiegend körperlichen Zeichen oder Symptomen" beziehungsweise der *Artifiziellen Störung* (DSM-IV, 300.19; ICD-10, F68.1), die das absichtliche Herstellen von Krankheitszeichen zur Einnahme einer Krankenrolle beschreibt, und der *Simulation* (DSM-IV, 65.2; ICD-10, Z 76.5), bei der die Krankheitszeichen zum Erzielen eines äußeren Anreizes hergestellt werden, sind dezidierte medizinische, verhaltensdiagnostische und neuropsychologische Kenntnisse erforderlich, über die Inkonsistenzen der produzierten Symptombilder mit dem „medizinisch Möglichen" aufgedeckt oder auf einer eher psychologischen Ebene so genannte „funktionale Abhängigkeiten" mit emotionalen und psychosozialen Faktoren erkannt werden.

Therapie psychosomatischer Erkrankungen

Am Anfang der Therapie steht in jedem Fall die medizinische Behandlung der Grunderkrankung. Daran anschließend sollte eine genaue *psychologische Diagnostik* nach den Kriterien der ICD-10 und/oder des DSM-IV erfolgen. Desweiteren hat sich bei psychosomatischen Erkrankungen neben der genauen Anamneseerhebung mit der Erfassung symptomatischer und vor allem auch symptomfreier Phasen stets die Durchführung einer „Verhaltensanalyse" bewährt, bei der über zwei bis vier Wochen die Verläufe ausgewählter Beschwerden und Symptome vom Betroffenen täglich protokolliert werden. Dieses Vorgehen dient der Identifikation auslösender und aufrechterhaltender Bedingungsfaktoren (Schulte 1996; Reinecker 1994) und hat einen erheblichen edukativen Wert, da erstmals die völlig unspezifische Suche nach globalen „Ursachen" durch eine systematische Selbstbeobachtung ersetzt wird. Durch eine solche Beobachtung werden Einflussfaktoren erkannt, die vermutlich mit einer höheren Wahrscheinlichkeit zum Wiederauftreten oder zur Verschlechterung von Beschwerdebildern führen. Neben dieser störungsbezogenen Sicht liefert die Beobachtung aber auch Informationen über solche Einflussgrößen, die in systematischer Weise *nicht* mit Symptomverschlechterungen einhergehen. Die Ergebnisse der Beobachtungen werden zu Hypothesen über Bedingungsfaktoren zusammengefasst, die im therapeutischen Kontakt dann gezielt verändert werden.

Die darauf aufbauende Therapie erfolgt am besten in Kleingruppen von vier bis sechs Teilnehmern und unter Einsatz *verhaltenstherapeutischer Standardmethoden* mit Elementen des Selbstsicherheits-, Kompetenz- und Problemlöse-

und Kommunikationstrainings (Kanfer, Reinecker, Schmelzer 1996). Besonders wichtig ist darüber hinaus die Einwirkung auf das Sozialverhalten, da sich bei fast allen Erkrankten im Laufe der Jahre ein dysfunktionales Krankheits- und Schonverhalten entwickelt (Leplow, Möbius, Bamberger, Ferstl 1994; Leplow, Lamparter 1995). Damit kommt dem „Vermeiden des Vermeidens" eine entscheidende Rolle zu, also dem gezielten Aufsuchen von Situationen, die bislang aufgrund erkrankungsbedingter handicaps gemieden worden sind. Auch der in Anlehnung an die Therapie depressiver Patienten erfolgende Aufbau positiver Aktivitäten und konstruktiver Kognitionen sowie der Abbau dysfunktionaler Verhaltensweisen (z.B. „Doktorshopping", unsystematische Dauerbeobachtung von Krankheitszeichen) und maladaptiver Gedanken stellt einen zentralen Bestandteil der Therapie psychosomatischer Krankheiten dar.

Körperbezogene Maßnahmen wie Entspannungsmethoden oder Biofeedback können hilfreich sein, doch sind diesbezüglich einige Besonderheiten und Kontraindikationen zu beachten. Entspannungsmethoden sollten stets alltagsnah, das heißt im Sitzen und unter Nutzung der verschiedenen Kurzentspannungsmethoden eingesetzt werden. Auch dürfen sie bei einer sich anbahnenden Migräneattacke und einem beginnenden Atemnot-Anfall ebenso wenig eingesetzt werden wie bei Spastik, zu niedrigem Blutdruck oder koexistierenden Angst-, Affektiven- oder Psychotischen Störungen. Bestimmte, vor allem dystone, Bewegungsstörungen können sich unter Entspannung ebenfalls verschlechtern, sodass in diesen Fällen die Möglichkeiten eines „habit reversal"-Trainings zu prüfen sind (Leplow, Ferstl 1998). Biofeedbackverfahren werden zwar häufig eingesetzt, doch haben experimentelle Untersuchungen in den seltensten Fällen den Nachweis erbringen können, dass durch ein aufwendiges Biofeedbacktraining körperliche Funktionen dauerhaft und in klinisch relevantem Ausmaß verändert werden können (Leplow 1990). Wenn die Biofeedbackmethode zur Anwendung kommt, sollte sie vor allem zur Schulung des Patienten verwendet werden. Gerade die neuen technischen Möglichkeiten geben dem Patienten guten Aufschluss über die zwischen den verschiedenen köperlichen und psychologischen Funktionsebenen bestehenden Interaktionen.

Der Aufbau eines *Gesundheitsverhaltens* beziehungsweise der Abbau von Risikoverhaltensweisen muss bei vielen psychosomatischen Erkrankungen einen zentralen Bestandteil darstellen. Allerdings ist hier immer die Gefahr des „Verstärkerverlustes" zu beachten. Ein solcher Zustand tritt ein, wenn das zwar schädliche, aber zumindest kurzfristig als angenehm erlebte Risikoverhalten abgebaut wird, ohne dass ein Alternativverhalten gleichen subjektiven Belohnungswerts aufgebaut worden ist. Viele Therapieabbrecher lassen sich auf diesen Sachverhalt zurückführen und auch die vielfach zu beobachtende mangelhafte Befolgung der therapeutischen Anweisungen („Noncompliance") hat seine Ursache in einer zu schlechten zeitlichen Abstimmung der einzelnen Therapiebausteine. Darüber hinaus ist vor allem am Beispiel des Asthma bronchiale gezeigt worden, dass nicht nur die übermäßige oder falsche Nutzung medizinischer Maßnahmen, sondern dass gelegentlich sogar das ärziche Verhalten von psychologischen Faktoren seitens des Patienten mit bestimmt wird (s. auch „psychomaintenance", Schüffel, Herrmann, Dahme, Richter 1996).

Grundsätzlich stellt die *Psychoedukation* den für den Erfolg einer Therapie psychosomatischer Erkrankungen entscheidenden Aspekt dar. Zwar beinhaltet dieser Aspekt die Wissensvermittlung um die auslösenden und aufrechterhaltenden Bedingungen der Symptome, der ihnen zugrundeliegenden medizinischen Mechanismen und deren mögliche Zusammenhänge mit den vielfältigen psychischen und sozialen Rahmenbedingungen, doch ist die bloße Information des Patienten über Vorträge und Manuale unzureichend. Als ausgesprochen hilfreich hat sich erwiesen, die Betroffenen selbst Formulierungen erarbeiten zu lassen, mit denen sie anderen (z.B. einem Angehörigen, einem Kind, dem Arbeitgeber etc.) wichtige Aspekte ihrer Erkrankung in situationsangepasster Weise erklären. Dieses können beispielsweise sichtbare und eventuell bizarre oder unästhetische Bestandteile der Symptomatik sein, es kann die verminderte Belastbarkeit bei bestimmten Anforderungsklassen betreffen, sich auf die Prognose oder die Schwankungen von Symptomen beziehen oder Ursachenfragen und Persönlichkeitsaspekte betreffen. Wichtig ist bei diesen stets konkret im Rollenspiel einzuübenden Formulierungen, dass das berechtigte Interesse des Gegenübers mit nur wenigen Sätzen und unter Vermeidung von missverständlichem Fachvokabular (z.B „Die Krankheit sitzt im Gehirn") sowie unter Betonung intakter Funktionen und Ressourcen zufrieden gestellt wird.

Die Erfahrung derartiger Kompetenzen wurde überwiegend als ausgesprochen angstreduzierend erlebt. Wichtig an allen dargestellen Therapiebausteinen ist in jedem Fall ein konsequenter Alltags- und Verhaltensbezug. So sind alle Maßnahmen zunächst im Schonraum der Therapiegruppe im Rollenspiel auszuprobieren, über entsprechende Alltagsaufgaben in Realsituationen praktisch umzusetzen und in der folgenden Stunde zu besprechen. Dass bei vielen Erkrankungen die Angehörigen mit einzubeziehen sind beziehungsweise eigens auf sie abgestimmter therapeutischer Maßnahmen bedürfen, ist unstrittig, kann im Rahmen dieses Artikels aber nur vermerkt werden.

Zusammenfassung

In der Kategorie „F54" der ICD-10 werden „Psychosomatische Erkrankungen" codiert, die für sich allein keine abgegrenzte diagnostische Einheit darstellen. Stattdessen können sich psychosomatische Faktoren bei der weit überwiegenden Mehrheit aller medizinischen Zustände ergeben, für die es im Klassifikationssystem des DSM-IV eine Reihe diagnostischer Spezifikationen gibt. Das therapeutische Vorgehen leitet sich heute aus den experimentalwissenschaftlich gewonnenen Erkenntnissen über die komplexen Interaktionsmuster psychologischer und physiologischer Funktionssysteme ab. Unter Zugrundelegung eines Vulnerabilitäts-Stress-Modells stellen diese Interaktionen die Zielpunkte therapeutischer Maßnahmen dar. Dafür wird über eine verhaltensorientierte Analyse der Symptomschwankungen zunächst versucht die Verlaufsmechanismen des körperlichen Geschehens aufzuklären. Mit alltagsnah eingesetzten Standardmethoden der Verhaltenstherapie erfolgt dann der schrittweise Einsatz konkreter Übungen. Zusätzlich kommt der Psychoedukation und der praktischen Umsetzung des erworbenen Wissens eine entscheidende Rolle zu.

Literatur

Alexander, F. (1977) Psychosomatische Medizin. Walter de Gruyter, Berlin
Cannon, W.B. (1975) Wut, Hunger, Angst und Schmerz. Urban & Schwarzenberg, München

Comer, R.J. (1995) Klinische Psychologie. Spektrum Akademischer Verlag, Heidelberg
Davison, G.C., Neale, J.M. (1996) Klinische Psychologie (4. Aufl.) Beltz/PVU, Weinheim
DSM-IV; Saß, H., Wittchen, H.-U., Zaudig, M. (Hrsg.) (1996) Diagnostisches und Statistisches Manual psychischer Störungen. Hogrefe, Göttingen
ICD-10; Dilling, H., Mombour, W., Schmidt, M.H. (Hrsg.) (1993) Internationale Klassifikation psychischer Störungen. Huber, Bern
Kanfer, F.H., Reinecker, H., Schmelzer. D. (1996) Selbstmanagement-Therapie (2. Aufl.) Springer, Berlin Heidelberg New York Tokyo
Köhler, Th. (1995) Psychosomatische Krankheiten; 3. Aufl. Kohlhammer, Berlin
Leplow, B. (1990) Heterogenity of biofeedback training effects in spasmodic Torticollis: a single case approach. Behav Res Ther 28: 359–365
Leplow, B., Lamparter, U. (1995) Torticollis spasmodicus. In: Ahrens St., Hasenbring M., Schultz-Venrath U., Strenge H. (Hrsg.) Psychosomatik in der Neurologie. Schatthauer Verlag, Stuttgart, S. 251–279
Leplow, B., Ferstl, R. (1998) Psychophysiologische Störungen; 3., veränderte Aufl. In: Reinecker H. (Hrsg.) Klinische Psychologie. Hogrefe, Göttingen, S. 479–503
Leplow, B. Möbius, T., Bamberger, D., Ferstl, R. (1994) Kurzzeiteffekte verhaltenstherapeutischer Gruppenprogramme auf die körperliche und psychische Symptomatik von Parkinsonpatienten. Verhaltensmod Verhaltensmed 15: 99–125
Reinecker, H. (1994) Grundlagen der Verhaltenstherapie, 2. Aufl. Beltz/PVU, Weinheim
Schedlowski, M., Tewes, U. (1996) Psychoneuroimmunologie (Hrsg.) Spektrum Verlag, Heidelberg
Schüffel, W., Herrmann, J.M., Dahme, B., Richter, R. (1996) Asthma bronchiale. In: Th. v. Uexküll (Hrsg.) Psychosomatische Medizin Urban & Schwarzenberg, München, S. 810–824
Schulte, D. (1996) Therapieplanung. Hogrefe, Göttingen
Selye, H. (1981) Geschichte und Grundzüge des Stresskonzeptes. In: Nitsch J.R. (Hrsg.) Stress. Huber, Wien, S. 163–187

\<F54\> Psychische Faktoren oder Verhaltenseinflüsse bei andernorts klassifizierten Erkrankungen – in der Cardiologie

Hans-Günter Budde

Allgemeiner Teil

Historische Entwicklung

Herz-Kreislauf-Krankheiten sind multifaktoriell bedingt. Dies wurde in den letzten 50 Jahren durch eine Vielzahl klinischer, experimenteller und epidemiologischer Studien belegt (Kannel 1995). Vor allem konnte nachgewiesen werden, dass die Auftretenswahrscheinlichkeit koronarer Herzkrankheiten beim Vorliegen bestimmter Merkmale mehrfach erhöht ist. Merkmale, die statistisch überdurchschnittlich häufig mit der Entwicklung einer bestimmten Erkrankung verbunden sind, werden als *Risikofaktoren* bezeichnet. Die Forschung hat in der Zwischenzeit ca. 250 kardiale Risikofaktoren herausarbeiten können.

Am bedeutsamsten für die *Inzidenz* einer koronaren Herzkrankheit (KHK) sind die von Lebensgewohnheiten unabhängigen Faktoren Lebensalter, männliches Geschlecht, Besonderheiten im Fettstoffwechsel (infolge familiärer Belastung, konstitutioneller Faktoren, Altern) und genetische Disposition. Als *Standard-Risikofaktoren* gelten inhalierendes Tabakrauchen, Bluthochdruck (ab 140/90 mm Hg), erhöhte Konzentration von Cholesterin im Serum (> 200 mg/dl; Hypercholesterinämie) und Diabetes mellitus. Sie erklären etwa 50% der KHK-Inzidenz. Zu den weiteren Risikofaktoren, von denen die Mehrzahl verhaltensabhängig ist, zählen u.a. Übergewicht, Bewegungsmangel, Gicht sowie psychische und soziale Merkmale wie emotionale Probleme, mangelnde soziale Unterstützung, gravierend lebensverändernde Ereignisse, berufliche Überbeanspruchung und ungünstige sozioökonomische Bedingungen.

Bereits in den Fünfzigerjahren wurde das Typ A-Verhaltensmuster (TAVM) von Friedman und Rosenman (1959, 1985) beschrieben. Menschen mit TAVM besitzen ein intensives Wettbewerbsstreben, fühlen sich dauernd unter Zeitdruck und reagieren leicht mit Feindseligkeit (hostility). Die relative Abwesenheit dieser Verhaltensweisen charakterisiert das Typ B-Verhaltensmuster. Nachdem verschiedene groß angelegte Studien einen statistisch bedeutsamen Zusammenhang der KHK-Inzidenz mit dem TAVM belegen konnten, wurde es Ende der Siebzigerjahre als kardialer Risikofaktor akzeptiert.

Inkonsistente Befunde weiterer Studien (s. Burnett, Blumenthal 1996; Langosch 1989; Siegrist 1996) verwiesen darauf, dass das globale Konzept des TAVM zu heterogen und nicht spezifisch genug ist, um präzise Vorhersagen leisten zu können. Es stellt zudem kein theoretisch fundiertes Konzept dar. Erhebliche Probleme bestehen im diagnostischen Bereich (Myrtek 1999).

Dennoch hat die hierdurch angeregte Forschung dazu geführt, dass Herz-Kreislauf-Krankheiten mittlerweile zum „Modellgegenstand sozialepidemiologischer, sozio-psycho-somatisch ausgerichteter Forschung" (Siegrist 1996) geworden sind.

Beschreibung des somatischen Störungsbildes

Die Funktion des etwa faustgroßen Hohlmuskels „Herz" besteht darin, den Organismus, also auch sich selbst, mit Blut und damit mit Sauerstoff zu versorgen. Das Herz setzt sich aus zwei Herzkammern (Ventrikel) und ihren Vorhöfen zusammen. Die rechte Herzkammer befördert das Blut in den Lungenkreislauf; hier wird es mit Sauerstoff angereichert. Die linke Herzkammer pumpt das Blut in die Aorta (Hauptschlagader). Von dort wird es durch die Arterien und Arteriolen in den Körper transportiert. In den Kapillaren (Haargefäßen) erfolgt der Sauerstoffaustausch. Den Herzmuskel selbst versorgen drei große Koronararterien, welche an der Wurzel der Aorta entspringen. Die großen Koronararterien verzweigen in kleinere Gefäße, die sich netzförmig im Herzmuskel verteilen.

Der Sauerstoffbedarf des Herzmuskels hängt von der aktuell geforderten Herzarbeit, vom Herzgewicht und von der Herzgröße ab. Wird die Druck- und Volumenarbeit des Herzmuskels dauerhaft erhöht, folgt als Reaktion eine Vermehrung der Muskelmasse, wobei die einzelnen Muskelfasern vergrößert werden. Die Durchblutung des Herzmuskels ist außerdem von der Wandspannung der Herzmuskulatur abhängig.

Problematisch wird es bei einem Missverhältnis zwischen dem Blut- und Sauerstoffbedarf *im* Herzmuskel und dem entsprechenden Angebot *durch* die Herzkranzgefäße. Das Symptom Angina pectoris (Herzenge) deutet auf eine Minderdurchblutung des Herzmuskels hin. Wird die Zufuhr an Blut zu einem Teil des Herzmuskels unterbrochen, dann kann dieser *infarzierte* Bereich (Herzinfarkt) infolge des Sauerstoffmangels ohne adäquate notfallmedizinische und/oder intensivmedizinische Behandlung absterben. Am häufigsten resultiert ein Herzinfarkt aus der Unterbrechung der Versorgung durch einen plötzlichen Verschluss eines Herzkranzgefäßes. Je größer das Blutgefäß ist, in dem der Verschluss erfolgt, umso größer ist der Teil des Herzmuskels, der abstirbt.

Von der Mehrzahl der Betroffenen wird geäußert, dass der Herzinfarkt sie „wie ein Blitz aus heiterem Himmel" getroffen habe. Diese Einschätzung ist durch eine Reihe, auch prospektiver Studien widerlegt worden. Vielfach entwickeln sich vor dem Infarkt Vorboten, wie etwa die Angina pectoris. Sie geht auf die chronische Herzkranzgefäßerkrankung (Koronare Herzkrankheit, KHK) zurück, die zu Veränderungen an der Innenwand der Gefäße führt, welche den Durchfluss des Blutes einengen und eine Minderdurchblutung des Herzmuskels bewirken.

Die Verengungen sind Resultat des vielschichtigen und zumeist langdauernden Prozesses der *Atherosklerose*. Ausgangspunkt sind Mikroverletzungen des *Endothels*, der innersten Blutgefäßschicht. Hierfür werden viele Gründe verantwortlich gemacht wie z.B. Infektionen durch Chlamydia pneumoniae, gefäßverengend wirkende Hormone und toxische Substanzen. Im Verlauf eines komplexen Interaktionsprozesses an der geschädigten Gefäßwand, an dem der Fett-(Lipid-) Stoffwechsel und Gerinnungsvorgänge beteiligt sind, entwickeln sich Ablagerungen, *atheromatöse Plaques*, welche den Gefäßdurchmesser verengen. Dieser Prozess zieht sich über Jahre, in seltenen Fällen über Monate, hin, verläuft nicht unbedingt kontinuierlich (Roberts 1995) und kann durch therapeutische Maßnahmen in gewissen Grenzen rückgängig gemacht werden (Ornish et al. 1990).

Durch eine Coronarangiographie (Herzkatheter mit Röntgenkontrastuntersuchung der Herzkranzgefäße) lassen sich unterschiedlich bedrohliche Wachtumsformen der Plaques erkennen. Verkalkte Ablagerungen ohne umfangreichere Lipidpolster werden als weniger gefährlich angesehen als Plaques mit einer größeren Anreicherung an Lipiden. Diese Plaques können unter gewissen Bedingungen, wie etwa gefäßverengende Prozesse oder erhöhte Gefäßwandspannung infolge ungünstiger Strömungsverhältnisse, einreißen. Durch eine solche *Plaque-Ruptur* wird gewöhnlich eine Thrombose ausgelöst, die für Herzinfarkt oder plötzlichen Herztod von größter Relevanz ist. Hieraus ergeben sich Begründungen für die seit Jahrhunderten berichteten Zusammenhänge zwischen heftigsten Emotionen und plötzlichem Herztod (s. Engel 1971) bzw. psychischen Merkmalen und Herz-Kreislauf-Erkrankungen.

Nach der Versorgung des Herzinfarktpatienten durch eine kompetente notärztliche und intensivmedizinische Behandlung (Lyse) erfolgt die weitere langfristige Therapie der KHK medikamentös, diätetisch, bewegungstherapeutisch und psychologisch (s. Buchwalsky, Blümchen 1994). Die üblichen weiteren ärztlichen Interventionen wie Bypass-Operation, Gefäßdilatation (mit oder ohne Stenteinsatz) und Herztransplantation sind symptomatisch, d.h. beheben die Grunderkrankung nicht. Allerdings haben sich auch in Verbindung hiermit klinisch-psychologische Maßnahmen, die auf die Vorbereitung und Verarbeitung der Intervention ausgerichtet sind, als effektiv und dazu Kosten sparend erwiesen.

Neben dem Herzinfarkt resultieren aus der KHK auch Herzrhythmusstörungen, die ebenfalls lebensbedrohlich sein können. Dabei ist zu bedenken, dass die Schwelle für die Auslösung bedrohlicher Herzrhythmusstörungen bei gestörter Balance zwischen Sympathicus- und Parasympathicusaktivität, die aus chronischem Distress resultieren kann, deutlich herabgesetzt sein kann (Lown et al. 1973). Die Therapie mit rhythmisierenden Medikamenten und die Versorgung mit einem Herzschrittmacher sind ebenfalls symptomatisch. Häufig treten in Verbindung mit der Herzschrittmacher-Implantation psychische Probleme auf, die verhaltenstherapeutisch modifizierbar sind.

Obwohl die Risikokonstellationen für Myokardinfarkt und Herzrhythmusstörungen noch nicht ausreichend erforscht sind, lässt sich u.a. auf die Bedeutung der Stressbewältigung schließen. Denn thrombogene Prozesse, der Fettstoffwechsel und die Neigung zu Vasokonstriktionen werden durch Stresshormone bzw. exzessive Sympathikusaktivierungen maßgeblich beeinflusst (vgl. Bierbaumer, Schmidt 1996).

Bedeutsam ist gleichfalls, dass vor allem das durch atherosklerotische Prozesse geschädigte Gefäßsystem einigen Komplikationen gegenüber anfälliger ist. Dies sind Gefäßspasmen, die bestimmten Formen der AP zugrundeliegen können, und stumme Ischämien, die bei Koronarkranken gehäuft unter mentalem Stress auftreten können.

Gegenwärtige Sicht und allgemeine Überlegungen zur klinisch-psychologischen Diagnostik und Behandlung

Um die Schwerpunktsetzungen bei der klinisch-psychologischen Diagnostik und der therapeutischen Intervention plausibel zu machen, werden im Folgenden psychische Faktoren und Verhaltenseinflüsse mit wesentlichen Einflüssen auf somatische Faktoren von Erkrankungen des Herz-Kreislaufsystems in einem kurzen Überblick dargestellt. Die entsprechende Forschung hat für diesen Versorgungsbereich die Bedeutung von *psychischen Störungen, psychischen Symptomen, Persönlichkeitsmerkmalen, Bewältigungsstilen, gesundheitsgefährdendem Verhalten* und *körperlichen Stressreaktionen* herausgearbeitet.

Die Relevanz von psychischen Faktoren oder Verhaltenseinflüssen beruht zum einen auf ihrer unmittelbaren Beziehung zu den klassischen Risikofaktoren, zum andern auf ihrem Beitrag zur Entwicklung und Aufrechterhaltung von *autonomer Dysbalance*. Mit Siegrist kann „eine breite, detaillierte und insgesamt überzeugende Evidenz für eine maßgebliche Beteiligung des autonomen Nervensystems (v.a. exzessive Aktivierung des sympatho-adrenergen Systems bzw. Dysbalance zwischen sympathischem und parasympathischem Nervensystem) an der Entstehung, Entwicklung und klinischen Manifestation ischämischer kardiovaskulärer Erkrankungen" (1995, S.50) konstatiert werden. Besonders gefährdet sind Menschen mit psychovegetativer Hyperreaktivität aufgrund eines schwächeren parasympathischen Nervensystems (Williams, Williams 1993; zur Kritik s. Myrtek 1999).

Emotionale Probleme wie *Angst, Depression* und *emotionale Labilität* sowie gesundheitliche Sorgen sind in erster Linie mit Angina pectoris und kardial bedingtem Tod assoziiert (Langosch 1989).

Die Prävalenz von *Angststörungen* unter Patienten mit KHK ist verhältnismäßig hoch. Außerhalb der Intensivphase werden relative Häufigkeiten klinisch relevanter Angstausprägungen von 15% und 50% berichtet (Herrmann et al. 1995). Chronische Angst kann eine primäre Störung darstellen; sie ist jedoch häufig als sekundäres Phänomen mit Depression assoziiert, sodass bei Vorliegen von Angst immer eine Depressionsdiagnostik durchgeführt werden sollte. Neben der Beeinträchtigung der Lebensqualität ist bei persistierender Angst häufig die Mitarbeit der Patienten bei der indizierten Therapie gefährdet.

15% bis 20% der Patientinnen und Patienten nach Herzinfarkt weisen ausgeprägte Anzeichen einer überdauernden *Depression* auf (vgl. Ladwig 1993; Herrmann et al. 1994). Frasure-Smith et al. (1993) konnten nachweisen, dass eine *persistierende Major Depression* nach Herzinfarkt mit einer drei- bis vierfach erhöhten 6-Monats-Mortalität verbunden ist. Auch nach 18 Monaten erwies sich die mittels BDI gemessene Depression als Prädiktor für eine erhöhte Sterblichkeit, wobei die Signifikanz nach statistischer Kontrolle der Schwere des Herzinfarkts erhalten blieb (Frasure-Smith et al. 1995). Ähnliche Resultate für die Halbjahresmortalität nach Herzinfarkt erzielten Ladwig et al. (1994) in Deutschland.

Zurzeit werden unterschiedliche Erklärungen hierfür diskutiert: Einerseits könnte es Depressiven schwerer fallen, den angezeigten Therapievorschriften nachzukommen. So etwa haben sie größere Schwierigkeiten mit dem Rauchen aufzuhören und scheiden häufiger aus bewegungstherapeutischen Nachsorgeprogrammen aus.

Frasure-Smith et al. (1993) verweisen dazu auf zwei pathophysiologische Mechanismen, die zur Erklärung der erhöhten Postinfarkt-Mortalität bei depressiven Patienten herangezogen werden können. Zum einen sind in Verbindung mit Depression Veränderungen der sympathisch-parasympathischen Balance nachgewiesen worden, aufgrund derer das Risiko für bedrohliche Arrhythmien bei depressiven Patienten erhöht ist. Dies scheint vor allem bei mentalem Stress ausgeprägter zu sein (vgl. Sheffield et al. 1998). Zum andern könnten diese Patienten aufgrund von Veränderungen des Serotonin-Spiegels und der dadurch modifizierten Blutplättchenfunktionen einem größeren Thromboserisiko ausgesetzt sein.

Dass *soziale Isolation* kardiale Komplikationen nach Herzinfarkt prädiziert, wurde von Ruberman et al. (1984, zur Kritik s. Myrtek 1999) belegt. Ein Grund hierfür könnte in der Intensivierung bzw. Entwicklung einer klinisch relevanten Depression aufgrund eines Defizits an sozialer Verstärkung liegen.

Symptome der *vitalen Erschöpfung* hängen mit allen Manifestationen der KHK, einschließlich dem Herzinfarkt, zusammen. Unter vitaler Erschöpfung wird ein Syndrom aus Depression, Erschöpfung, Verlust an Vitalität, Sorge um die Gesundheit, Gedächtnis- und Konzentrationsproblemen, Irritierbarkeit, Schlafstörungen und Rückzugsverhalten verstanden (Appels, Mulder 1984). Hohe prodromale Ausprägungen von vitaler Erschöpfung gehen mit einer höheren Wahrscheinlichkeit für einen tödlichen oder nicht-tödlichen Herzinfarkt einher und prädizieren den Wiederverschluss von invasiv gedehnten Herzkranzgefäßen (Appels et al. 1994). Die Beziehung der vitalen Erschöpfung zur Depression ist noch nicht ausreichend geklärt.

Weitere Analysen zum TAVM haben zur Identifikation der *Hostilität* als dessen „toxische" Komponente (s. Williams, Williams 1993, für den deutschen Sprachraum Mittag et al. 1998) geführt. Damit wird eine Trias aus zynischem Denken auf kognitiver, erhöhter Ärgerbereitschaft auf emotionaler und offener Aggression auf Verhaltens-Ebene bezeichnet.

Das vermehrte koronare Erkrankungsrisiko bei Menschen mit ausgeprägtem Ärger wird auf stressbedingt erhöhte Katecholaminausschüttung, erhöhten Sauerstoffbedarf des Herzmuskels, Vasospasmen und erhöhte Thrombozythen-Aggregation zurückgeführt (Kawachi et al. 1996). Neuere Befunde belegen dazu einen Zusammenhang zwischen dem *rigiden* Umgang mit Ärger (entweder Ausdrücken oder Unterdrücken) und dem Blutfettspiegel (Engebretson, Stoney 1995).

Williams, Williams (1993) stellen eine Verbindung der Hostilität zum *Serotoninmangel-Syndrom* als organismischer Verhaltenskomponente her. Die Erhöhung des Spiegels des Neurotransmitters Serotonin führt bei Menschen und auch bei Tieren zur verringerten Nahrungsaufnahme und zu Gewichtsverlust, während die Reduktion des Spiegels vermehrtes Essen und Gewichtszunahme nach sich zieht. Der Akt des Essens selbst bewirkt gewöhnlich eine Serotonin-Ausschüttung im Gehirn. Auch die positiven Verstärkungsqualitäten des Tabakrauchens scheinen zum Großteil darauf zu beruhen, dass durch Nikotin spezifische Serotonin-Rezeptoren im Gehirn stimuliert werden. Untersuchungen zur Nikotinentwöhnung belegen, dass Depressive häufiger aus entsprechenden Programmen ausscheiden, wahrscheinlicher wieder rückfällig werden und – in Relation zu Nicht-Depressiven – deutlich stärker von Gruppenprogrammen, in welche soziale Unterstützung integriert ist, profitieren als von Bibliotherapie (Schupp et al. 1998). Außerdem gelingt die Raucherentwöhnung bei medikamentöser Unterstützung durch Serotonin-Wiederaufnahme-Hemmer signifikant besser.

Vor gut 20 Jahren wurde der Zusammenhang von TAVM und Kontrollbedürfnis herausgearbeitet (Glass 1977). Zur gleichen Zeit belegten Scherwitz et al. (1978) bei Personen mit TAVM ein höheres Maß an Selbstbezogenheit. Im Rahmen des Modells *beruflicher Gratifikationskrisen* identifiziert Siegrist (1995) anhand des Konstrukts der *„beruflichen Kontrollbestrebungen"* ein kognitiv-motivationales Muster aus hoher intrinsischer Verausgabungsbereitschaft in Leistungssituationen mit den Charakteristika *„Bedürfnis nach Anerkennung und Angst vor Misserfolg in Leistungssituationen", „Wettbewerbsstreben und latente Feindseligkeit", „Irritierbarkeit bei Störungen und gesteigertes Zeitdruck-Erleben"* sowie *„hohe Identifikationsbereitschaft mit beruflichen Aufgaben und Unfähigkeit zur Distanz ge-*

genüber beruflichen Leistungsansprüchen" (1995, S.104), das in eine „Verausgabungskarriere" münden kann. Dabei gelten nicht die Kontrollambitionen per se als problematisch, sondern das rigide Beibehalten von Reaktionsmustern, die im jüngeren Lebensalter effektive Kontrolle über die unmittelbare soziale Umgebung gestatteten, im mittleren Erwachsenenalter jedoch ineffektive Bewältigungsansätze darstellen. Unter diesen Bedingungen kann das Endstadium der Verausgabungskarriere vitale Erschöpfung (s.o.) sein.

Ähnliche Konsequenzen sind bei *„kompensatorischem Leistungsverhalten"* (Langosch 1989) zu erwarten. Dieses beruht auf einem Defizit an klaren und eindeutigen Maßstäben zur Beurteilung und Einschätzung des eigenen Werts und der dadurch bedingten Abhängigkeit von der Bewertung („Wert-Schätzung") durch andere. Kennzeichnend ist exzessives Streben nach Anerkennung, Lob, Bestätigung und Zuneigung durch solche Menschen, die als wichtig eingeschätzt werden. Dabei ist der positive Verstärkungswert der Anerkennung gering; sie ist vielmehr Gewähr für das Ausbleiben von Kritik. Das Leistungsverhalten soll in erster Linie garantieren, dass die latente Selbstunsicherheit nicht durch externe Kritik vergrößert wird. Chronischer Distress und vitale Erschöpfung können resultieren. Diesem Ansatz zufolge kann Verhalten im Sinne kardialer Risikofaktoren (wie Rauchen bzw. Gebrauch von Stimulantien, Fehlernährung, Mangel an Ausgleichsbewegung und an Erholung) als „selbstschädigendes Verhalten" angesehen werden, dessen vorrangige Funktion darin besteht, die Ausübung des Leistungsverhaltens zu ermöglichen.

Linden et al. (1996) legen eine metaanalytische Untersuchung vor, in welche kontrollierte Interventionsstudien mit koronarkranken Patienten einbezogen wurden. Die Interventionen erstreckten sich von psychotherapeutischen Gruppensitzungen über die Vermittlung kognitiver und behavioraler Stressbewältigungstechniken sowie Entspannungsfertigkeiten bis hin zu Gesundheitserziehungsveranstaltungen. Bei aller Heterogenität der Maßnahmen konnten sie zeigen, dass die Interventionen nicht nur zur Verminderung des Blutdrucks, der Herzfrequenz und des Serumcholesterinspiegels geführt hatten, sondern auch zur Reduktion von Mortalität und Morbidität innerhalb von 2 Jahren. In diesem Zeitraum wiesen die Teilnehmer der Interventionen ein um durchschnittlich 46% geringeres Risiko für einen nicht-tödlichen Herzinfarkt auf. Die koronar bedingte Sterblichkeit lag um 41% unter der der Kontrollgruppe. Dabei scheinen gerade ängstliche, depressive und physisch eher inaktive Patienten besonders günstig auf Stressbewältigungsprogramme zu reagieren (Langosch 1997).

Spezifischer Teil

Klinisch-psychologische Diagnostik

Die klinisch-psychologische Diagnostik sollte zunächst auf die individuelle Verarbeitung und Bewältigung der Herzerkrankung ausgerichtet sein. Der Eintritt einer lebensbedrohlichen Erkrankung wie der KHK stellt ein gravierend lebensveränderndes Ereignis dar, das in der Regel an die unmittelbar betroffene Person erhebliche Adaptationsanforderungen, die von der individuellen Bedeutung der eingetretenen und zu antizipierenden Veränderungen abhängen, stellt. Im Verlauf dieses Anpassungs- und Informationsverarbeitungsprozesses können Verleugnung und Intrusionen mit intensiven emotionalen Reaktionen wie Angst, Niedergeschlagenheit, Trauer, Wut auftauchen. Bei optimalem Verlauf und Bearbeitung der Lebensveränderungen mündet der Prozess in Akzeptanz der Verluste, bei pathologischem Verlauf können psychische Störungen (z.B. Suizidalität, Anpassungsstörungen, Substanzabusus etc.) auftreten (Horowitz 1979). In diesem Zusammenhang ist auch wichtig, dass eine lebensbedrohliche Erkrankung eine Exazerbation z. B. von Persönlichkeitsstörungen nach sich ziehen kann.

Egger, Stix (1998) legen einen multidimensionalen Ansatz zur Gewinnung von Informationen über die Verarbeitung der Herzerkrankung vor, der klar gegliedert, mit Codierungsvorschriften versehen und gut in die therapeutische Praxis zu integrieren ist. Er ist in drei Abschnitte aufgeteilt:

Bezüglich der *„Gegenwärtigen Situation"* werden erhoben: Kurzanamnese samt Diagnose, Vorstellungen des Patienten über das organische Krankheitsgeschehen, Einschätzung der medizinischen Therapiemöglichkeiten, Vorstellungen (Hoffnungen, Befürchtungen) über den weiteren Verlauf der Erkrankung, kognitiv-emotionale Reaktionen auf die Erkrankung, Schuldzuschreibungen, Patienteneinschätzung der Prävalenz und Quellen der Information über die Erkrankung, der relative Schweregrad verschiedener Erkrankungen aus Sicht des Patienten, Beurteilungen der ärztlichen Information und Therapie sowie der Empathie des medizinischen Personals, die vom Patienten selbst wahrgenommenen Reaktionen der sozialen Umwelt auf die Erkrankung, Reaktionen des weiteren sozialen Umfelds, das subjektive Krankheitsgefühl und die aktuelle Einstellung zur Krankheit.

Hinsichtlich der *„Vorgeschichte"* werden thematisiert: Frühere Erwartung der Krankheit, Vorstellungen und Gefühle beim Bemerken der ersten spezifischen Symptome, Reaktionen der sozialen Umwelt zwischen dem ersten Auftreten der Symptomatik und der Aufnahme ins Krankenhaus, Bewertung der medizinischen Maßnahmen seit dem ersten Auftreten der spezifischen Symptomatik, erste medizinische (Verdachts-) Diagnose und subjektive Reaktionen darauf, subjektive versus medizinische Symptominterpretation und Einschätzung der Gefährlichkeit, chronologische Abfolge der in Anspruch genommenen medizinischen Versorgungseinrichtungen, Aufenthalt auf einer Intensivstation bzw. erste Zeit im Krankenhaus (Gefühle, Gedanken, Ressourcen, unangenehme Erlebnisse, Reaktionen auf Apparate) und Erleben des weiteren Aufenthalts im Krankenhaus, Kontakte zu Mitpatienten, Besuch im Krankenhaus, Erleben der „Back-Home"-Situation.

Bei den *„Zukunftsperspektiven"* stehen im Vordergrund: Zielvorstellungen beim aktuellen Krankenhausaufenthalt (falls die Exploration in diesem Setting stattfindet), Einschätzung des Einflusses der Erkrankung auf das zukünftige Leben, Einschätzung der künftigen körperlichen Leistungsfähigkeit und psychischen Belastbarkeit sowie Berufsproblematik, persistierende oder intensive außerberufliche Belastungen, Freizeitgestaltung, soziale Beziehungen, subjektive Lebenserwartung, krankheitsbedingte Lebensziel-Frustrationen und Verzichte sowie das Erleben der Krankheit als Chance und positive bzw. negative Zukunftsorientierung.

Dies ergänzt der Explorator durch Einschätzungen der Interaktion vor und während des Gesprächs, der Introspektionsfähigkeit, der Einschätzung der intellektuellen Leistungskapazität, der Beurteilung des Krankheitsverlaufs und der affektiven Auseinandersetzung mit der Krankheit sowie der Krankheitsbewältigung des Patienten.

Im deutschen Sprachraum empfiehlt sich als Screening-Instrument für Angst und Depressivität die deutsche Version der Hospital Anxiety and Depression Scale (HADS-D, Herrmann et al. 1994). Die Validierungsdaten dieses insgesamt 14-

Item-Fragebogens zur „Erfassung von Angst und Depressivität in der somatischen Medizin" stammen von n = 5579 verschiedenen kardiologischen Patienten. Bei Patienten mit auffälligen Scores ist eine weiterführende verhaltensanalytische Abklärung der Angst oder/und Depressivität angezeigt. Dabei sollte die Möglichkeit der prodromalen vitalen Erschöpfung beachtet und in die Exploration aufgenommen werden.

Weitere (zum Teil überlappende) Schwerpunkte der klinisch-psychologischen Diagnostik sollten sein:
– Die verhaltens- und bedingungsanalytische Exploration von Feindseligkeit nach auslösenden externen und internen Faktoren, diskriminativen Stimuli, überdauernden und situativen zynischen inneren Dialogen und Selbstverbalisationen, Ärgergefühlen, physiologischen Reaktionen, offenem oder verdecktem aggressiven Verhalten sowie Konsequenzen und Kontingenzen.
– Die analog gestaltete Exploration von Leistungsverhalten mit besonderer Beachtung der möglichen kompensatorischen Funktion dieses Verhaltens.
– Die Erhebung von Kontrollambitionen und Verausgabungsbereitschaft.
– Die Erhebung von persistierendem (aktiven) Distress.
– Die Erhebung belastender bzw. gravierend lebensverändernder Ereignisse in den letzten drei Jahren.
– Die Auseinandersetzung damit sowie Adaptation daran.
– Qualitative und quantitative Aspekte der sozialen Integration bzw. Isolation einschließlich der sozialen und kommunikativen Kompetenz.
– Die Erhebung und funktionale Analyse des Rauchverhaltens; zur Präzisierung der Diagnose steht der Fagerstöm Nikotin-Abhängigkeits-Test (1978), zur Erfassung der auslösenden Bedingungen des Rauchens der Selbst-Wirksamkeits-Fragebogen zum Rauchen (Miller, Taylor 1995) zur Verfügung.

Psychologische Parameter spielen im Hinblick auf Fehlernährung, Bewegungsmangel und Medikamenten-Compliance, welche von großer Bedeutung für die gesundheitliche Prognose sind, eine entscheidende Rolle. Probleme in diesen Bereichen werden zumeist von Fachkräften der Ökotrophologie bzw. Ernährungstherapie, Sport- oder Bewegungstherapie bzw. Medizin erfasst und bearbeitet; sie sollten jedoch auch im Rahmen der klinisch-psychologischen Diagnostik – gegebenenfalls in Abstimmung mit den entsprechenden Fachkräften – erhoben und analysiert werden, um psychologisch fundierte Empfehlungen zur Modifikation des Problemverhaltens ableiten zu können.

Klinisch-psychologische Behandlung

Psychologische Interventionen können zur Verbesserung der Prognose bereits sehr früh im Einzelformat auf der Intensivstation begonnen werden, wobei die Ziele in Angstminderung und behutsamer Hilfe beim Trauerprozess bestehen. Das Vorgehen sollte im Sinne der *Krisenintervention* einfühlend, stützend und angstabschwächend sein.

Depression und Angst

Bei der Verhaltenstherapie von persistierender Depression sollte sich die Behandlung an den bekannten Verfahren orientieren. Dies gilt grundsätzlich auch für die Behandlung von Angst und Phobien. Allerdings sollte eine Konfrontationsbehandlung behutsam und nach ausgiebiger Vermittlung von Techniken zur Kontrolle autonomer Reaktionen durchgeführt werden, um der Gefahr der Auslösung bedrohlicher Rhythmusstörungen vorzubeugen. Diese Vorsichtsmaßnahmen sollten bei allen Verfahren, die zu exzessiv ausgeprägten autonomen Reaktionen führen können, wie z.B. Reaktionsverhinderung bei Zwang o.ä., beachtet werden.

Im weiteren Verlauf sollte die Unterstützung bei der Bewältigung des Krankheitstraumas im Vordergrund stehen. Dies wird in der Regel durch eine realitätsadäquate Erhöhung der Selbstwirksamkeitserwartungen seitens des Patienten begünstigt. KHK-Patienten gelten als besonders gut zugänglich für supportiv und didaktisch bzw. auf Krankheitsverarbeitung und Risikoverhalten ausgerichtete Gruppenprogramme (vgl. Langosch 1989). Es besteht Konsens dahingehend, dass derartige Programme letztlich auf Änderungen des *Lebensstils* ausgerichtet sein sollten. In Abhängigkeit von der Konstellation beim einzelnen Patienten können im Einzelformat die Bausteine nach dem Prinzip der „minimal intervention" verwendet werden.

Gesundheitsverhalten

Orientiert an der zentralen Bedeutung von Selbstwirksamkeitserwartungen (Bandura 1977) und unter Bezug auf das Modell der „stages of change" (Prochaska und DiClemente 1983) beschreiben Taylor und Miller (1995) elf zentrale Aspekte von (kognitiv-behavioralen) Programmen zum Abbau *kardialen Risikoverhaltens* bzw. – komplementär – zum Aufbau von *Gesundheitsverhalten*:

1. Aufbau von positiven und genauen Ergebniserwartungen
2. Präzise Definition des zu verändernden Verhaltens
3. Aufstellen realistischer Ziele
4. Schriftliche Vereinbarungen
5. Vorbereitung auf Rückfälle
6. Modellierung des erwünschten Verhaltens
7. Erinnerungsstützen (prompts)
8. Feedback bezüglich der Fortschritte und Erfolge
9. Vermittlung von Problemlösefertigkeiten
   - Spezifizierung des Problems in konkreter Form
   - Identifikation möglicher Lösungen
   - Entwicklung eines Plans zur Implementierung der Lösungen
   - Testung einer Lösung
   - Bewertung der Resultate
   - Wiederholung des Prozesses, wenn die Lösung nicht erfolgreich war
10. Systematische Belohnung von Fortschritten
11. Nutzung von sozialer Unterstützung im angemessenen Umfang

Die Programmbausteine zur Raucherentwöhnung, zur Änderung des Ernährungsverhaltens, zur Aufnahme und Fortführung der indizierten Bewegungstherapie und zur Medikations-Compliance werden von Taylor und Miller (1995) hiernach aufgebaut. Diagnostisch begleitet wird dies durch spezifische Selbstwirksamkeitserwartungs-Fragebögen.

Zur kardiologischen Nachsorge und insbesondere zur Fortführung der Bewegungstherapie stehen im deutschen Sprachraum die annähernd flächendeckend verteilten ambulanten Herzgruppen zur Verfügung. Da die lebensbedrohliche Erkrankung per se für die meisten Betroffenen kein hinreichender Motivator zur Aufnahme und Aufrechterhaltung systematischer Nachsorge ist, sind Programme zur Motivation zur Herzgruppenteilnahme angezeigt, die multidisziplinär und mit klinisch-psychologischer Beteiligung durchgeführt werden sollten und deren Wirksamkeit belegt ist (Keck, Budde 1996; Budde et al. 1998).

Stress-Management

In Bezug auf das Stress-Management können kurzfristig und längerfristig wirksame Techniken unterschieden werden. Die erste Gruppe dient zur Kontrolle aktueller Stress-Situationen, die zweite zur Erhöhung der individuellen Stressresistenz und zur Reduktion interner und externer Stressoren. Wesentlich ist die Vermittlung verschiedener Bewältigungsoptionen.

Essentielle Bestandteile sind edukative Bausteine. Dabei wird die Bedeutung der Person-Umwelt-Transaktion bei Stress vermittelt und aufgezeigt, dass psychischer Stress aus der miteinander verbundenen Wahrnehmung von Defiziten in der Bedürfnisbefriedigung und Mängeln bei den entsprechenden Bewältigungsmöglichkeiten resultiert. Des weiteren werden die kurzfristig auftretenden und längerfristig relevanten physiologischen Aspekte des Stresses erläutert; im Fall kardiologischer Patienten stehen die Auswirkungen auf das Herz-Kreislaufsystem im Vordergrund.

Das weitere praktische Vorgehen soll anhand des von Williams und Williams (1993) entwickelten, kognitiv-behavioral orientierten Programms vorgestellt werden. Dieses ist primär auf den Abbau von Feindseligkeit (hostility) und die Implementierung von Einstellungen und Verhaltensweisen ausgerichtet, die inkompatibel mit dem Auftreten von Feindseligkeit sind. Die Konzeption wird im Folgenden als „Gerüst" verwendet und an verschiedenen Stellen durch die Befunde und Vorgehensweisen anderer Autoren ergänzt.

Selbstbeobachtung, Symptomregistrierung, innere Dialoge. Zunächst erstellen die Patienten ein alltagsbezogenes *Hostilitäts-Protokoll*, in dem sie feindseligkeitsauslösende Situationen samt Tageszeit, ihre zynischen Gedanken und Ärgergefühle sowie ihr etwaiges offenes aggressives Verhalten notieren und bezüglich der Intensität bewerten.

Anhand konkreter *innerer Dialoge* wird deren Funktion für die Steigerung oder Minderung der Hostilität dargestellt. Leitlinien für die konstruktive innere Dialogführung bei ersten Symptomen von Feindseligkeit sind die Fragen: „Verdient die Angelegenheit meine fortdauernde Aufmerksamkeit?", „Bin ich im Recht?", „Verfüge ich aktuell über wirksame Verhaltensoptionen?".

Sollte die Antwort jeweils bejahend ausfallen, ist „Durchsetzung" in Form von konstruktivem *assertiven Verhalten* angezeigt („*Selbstsicherheitstraining*").

Für den Fall einer negativen Antwort wird der unmittelbare Einsatz eines „rationalen" inneren Disputs zum „Kurzschließen" des Ärgers eingeübt.

Weitere Bausteine des Programms sind Techniken, die dann anzuwenden sind, falls dies nicht gelingt und der Ärger weiter andauert. Diese Maßnahmen umfassen *Gedankenstop*, gezielte *Ablenkung*, *Meditation* und das *Vermeiden von Überstimulation*.

Gedanken-Stop. Über gezielte *Selbstbeobachtung* sensibilisieren sich die Patienten für eigene aggressive Verhaltensimpulse und feindselige Gedanken. Sie üben ein, bei ersten Anzeichen in diese Richtung – in Abhängigkeit von den Umständen – „Stop" zu denken oder zu sagen, um die ansonsten zu erwartenden „automatisierten" Abläufe zu unterbrechen, die zur Steigerung der Intensität und Dauer der Hostilität führen. Die Patienten werden dazu angeleitet, kontingent zum Nachlassen oder Verschwinden der feindseligen Gedanken *Selbstbekräftigung* einzusetzen.

Aufmerksamkeitsablenkung. Anhand von Alltagserfahrungen der Patienten selbst wird die Möglichkeit zur Ablenkung der Aufmerksamkeit bei Ärger eingeführt. Die Funktion dieser Strategien besteht darin, eine „Auszeit" von der hostilitäts- bzw. stressauslösenden Situation zu gewinnen. In diesem Kontext werden „äußere" und „innere" Ablenkungsstrategien voneinander unterschieden.

Auf dem Hintergrund langjähriger eigener Erfahrungen mit der therapeutischen Vermittlung von Fertigkeiten zur Aufmerksamkeitsablenkung kann empfohlen werden, die Patienten um die Zusammenstellung eigener Ablenkungsmöglichkeiten als „Hausaufgaben" zu bitten. Sie werden anschließend im therapeutischen Setting dazu angeleitet, diese auf einer jeweils sechsstufigen Skala (von 1: „sehr gut" bis 6: „ungenügend") nach ihrer „*Effektivität*" (Wirksamkeit der Ablenkung bei Ärger) und „*Verfügbarkeit*" (Möglichkeit des Einsatzes bei Ärger) einzustufen. Auf diesem Hintergrund wird den Patienten nahe gebracht, dass es zum Zwecke des Selbstmanagements hilfreicher ist, verschiedene Reaktionsalternativen bei Feindseligkeitsimpulsen im Verhaltensrepertoire zu besitzen. Sie werden angeregt, deren Einsatz im Alltag zu beginnen.

Für den Fall des Erfolgs, der aufgrund von Selbstbeobachtung einzuschätzen ist, wird „Selbstbekräftigung" angeregt.

Kurz-Entspannung. Als weitere Techniken zur konstruktiven Bewältigung von Feindseligkeit werden einfache Meditationstechniken eingeführt. Die Einleitung geschieht über die Induktion von Entspannung mittels der Progressiven Relaxation. An diese wird die Fokussierung auf die (Zwerchfell-)Atmung und die Konzentration auf ein „Ruhewort" bzw. eine Ruheformel beim Ausatmen angeschlossen. Alternativ kann die Konzentration auf eine bildliche oder auch eine gedankliche Vorstellung gewählt werden. Entscheidend für die Praxisrelevanz ist, die Patienten zu instruieren sich ruhig zu stellen und nicht etwa (ungewollt) einzuschlafen.

Den Autoren zufolge sollte die tägliche Übungszeit zunächst ein Intervall von mindestens 15 Minuten umfassen. Ziel ist die Entwicklung einer allgemeinen Entspannungsfertigkeit, die sukzessive in Alltagssituationen integriert wird. *Schließlich sollte jeder feindselige Gedanke, jedes Ärgergefühl und jeder aggressive Impuls zum Stimulus für den Einsatz der Meditationstechniken werden.* Eine wirksame Form der Selbstkontrolle der Wirksamkeit der Meditation ist die Pulsmessung, da es unter Entspannung zu einer Verringerung der Herzfrequenz kommt.

Abbau von Stimulantienkonsum. Der Konsum von Nikotin, Koffein und (in geringerem Maße) Zucker zählt für Williams, Williams zum *gesundheitsgefährdenden Verhalten*, das auch über die Steigerung der Hostilitätsbereitschaft das Risiko für Herz-Kreislauf-Erkrankungen beeinflusst. Nikotin, Koffein und Zucker bewirken ein sympathisches Arousal, welches die Auslösung von Feindseligkeit begünstigt. Auf diese Weise kann bei habitueller psychovegetativer Hyperreaktivität seitens des Patienten der gewohnheitsmäßige Konsum von Stimulantien die Dysbalance zwischen sympathischem und parasympathischem Nervensystem vergrößern. Von daher sind Abbau bzw. Vermeidung des (übermäßigen) Konsums sympathisch stimulierender Substanzen indiziert.

Reduktion des allgemeinen Erregungsniveaus. Zu den längerfristigen Bewältigungstechniken zählt die regelmäßig praktizierte Entspannung, deren wesentliche Funktion die *Reduktion des allgemeinen Erregungsniveaus* ist. In diesem Kontext ist die *Progressive Muskelentspannung* am verbreitetsten. Entsprechende Effekte konnten Trzcieniecka-Green und Steptoe (1994) bei KHK-Patienten allerdings auch mittels des *Autogenen Trainings* erreichen.

Im Programm nach Ornish (1992) ist eine tägliche Übungszeit von einer Stunde für die Entspannung vorgesehen. Die entsprechenden Übungen sind z.T. dem *Hatha-Yoga* entlehnt und setzen sich aus *Stretching, Atemübungen, Meditation, progressiver Muskelentspannung* und *Visualisierungen* zusammen.

Nach Langosch (1997) sind zur aktiven Verringerung des Erregungsniveaus bei entsprechender Problemkonstellation die Vermittlung eines angemessenen und befriedigenden *Zeitmanagements* und ein systematisches *Problemlösetraining* (s.o.) indiziert. Dies umfasst auch die Fertigkeit, adäquat etwas ablehnen zu können, was gerade Menschen mit kompensatorischem Leistungsverhalten gewöhnlich sehr schwer fällt.

Training sozialer und kommunikativer Fertigkeiten. Das Training sozialer und kommunikativer Fertigkeiten nimmt im Programm von Williams, Williams (1993) ebenso wie in dem von Ornish (1992) eine zentrale Position ein. Im Einzelnen werden eingeübt: „*Zuhören*", „*anderen Menschen Vertrauen schenken*", „*Empathie*", „*Toleranz*" und „*Vergeben-Können*". Auf dieser Basis werden die Voraussetzungen für den Zugang zu eigenen Gefühlen und den Aufbau und die Aufrechterhaltung zufrieden stellender sozialer Beziehungen geschaffen, die emotionalen Rückhalt und das Gefühl der Geborgenheit neben praktischer Hilfe verschaffen können. Auch die Ausübung sozialer Aktivitäten wird in diesem Zusammenhang empfohlen. Die Autoren verweisen darauf, dass vielfach ein Haustier, das Zuwendung benötigt, stabilisierend wirken kann.

Selbstdistanzierung und Prioritätenreflexion. Mit dem Ziel der Vermittlung von Fertigkeiten zur *Selbstdistanzierung* führen Williams und Williams Übungen zur Entwicklung von Humor und Selbstironie ein. Als wesentliches Gegengewicht zur Hostilität werden die Entwicklung von *Religiosität* sowie die ernsthafte Auseinandersetzung mit *Lebenszielen* und *Sinnfragen* angeregt.

Geführte Visualisierung. Das Programm nach Ornish (1992) schließt Bausteine ein, die über das bislang Dargestellte hinausgehen. Im Kontext der *geführten Visualisierung* werden „heilende Vorstellungen" speziell für Koronarkranke in der Therapie entwickelt und eingeübt. Es gibt Hinweise darauf, dass mit Hilfe von

Visualisierungen Häufigkeit und Schwere von Arrhythmien verringert werden können. Untersuchungen belegen, dass z.B. die Imagination von Katastrophenbildern den Blutdurchfluss im Herzmuskel drosseln kann. Im Umkehrschluss geht Ornish davon aus, dass die Visualisierung heilender Bilder zu einer Dilatation der Gefäße im Herzen führen könne. Im Rahmen des Programms werden die Patienten dazu angeregt, unter Bezug auf die speziellen Befunde ihres eigenen Falles auf einer anatomischen Darstellung des Herzens die Verschlüsse bzw. Verengungen zu markieren und in Bezug hierauf heilende Bilder zu visualisieren. Diese sollten positive und Funktionsverbesserung induzierende Vorstellungen enthalten wie etwa: „Das Herz schlägt ruhig und regelmäßig", „Das Herz pumpt mit jedem Herzschlag ein gesundes Maß an Blut", „Das Blut fließt reibungslos und ungehindert" ... (Ornish 1992, 242).

Rezeptive Visualisierung. Während die geführte Visualisierung auf die unmittelbare Beeinflussung physischer Funktionen ausgerichtet ist, dient die *rezeptive Visualisierung* der Aufdeckung psychodynamischer Zusammenhänge mit Relevanz für die Herzerkrankung. Nach Induktion einer therapeutischen Trance mittels *hypnotherapeutischer* Techniken stehen die Visualisierung des „inneren Ratgebers", das Aufnehmen von Ratschlägen („innere Stimme") und die „Begegnung mit dem eigenen Herzen" (vgl. Therapietranskripte bei Ornish 1992, S.249–269) im Mittelpunkt.

Die Anleitung zur rezeptiven Visualisierung erfordert Geduld und die Etablierung einer stabilen therapeutischen Beziehung und setzt seitens des Therapeuten tiefergehende hypnotherapeutische Kenntnisse und Fertigkeiten voraus.

Zusammenfassung

Derzeit ist die Datenlage hinsichtlich der Bedeutung von psychischen Faktoren und Verhaltenseinflüssen in der Cardiologie, vor allem wenn Interventionen im Blickpunkt stehen, solider für Menschen mit bereits manifestierter Herzerkrankung als für Herzgesunde, bei denen Maßnahmen der primären Prävention angezeigt sind. Die primäre Prävention fokussiert auf den Aufbau von Verhaltensweisen, die inkompatibel mit kardialem Risikoverhalten sind. Auch bei manifestierter koronarer Erkrankung ist die Beeinflussung der Risikofaktoren wichtig, um der Progression der medizinischen Krankheitsfaktoren vorzubeugen und u. U. deren Regression zu begünstigen.

Global beruhen die Aufgaben der Klinischen Psychologie in der Cardiologie in Bezug auf den individuellen Patienten darin, sein Krankheitsmanagement bzw. seine Entwicklung unter den Bedingungen der chronischen Herzerkrankung zu unterstützen. Dies bedeutet zum einen, die Standardrisikofaktoren abbauen zu helfen, und zum andern, zur Modifikation anderer psychologischer Faktoren beizutragen, die einen Einfluss auf somatische Krankheitsfaktoren der KHK ausüben.

Literatur

Appels, A., Mulder, P. (1989) Fatigue and heart disease. The association between „vital exhaustion" and past, present and future coronary heart disease. J Psychosom Res 33: 727–738

Bandura, A. (1977) Social learning theory. Englewood cliffs. Prentice Hall, NJ
Birbaumer, N., Schmidt, R.F. (1996) Biologische Psychologie. Springer, Berlin Heidelberg New York Tokyo
Buchwalsky, R., Blümchen, G. (1994) Rehabilitation in Kardiologie und Angiologie. Springer, Berlin Heidelberg New York Tokyo
Budde, H.G., Coster, L., Keck, M., Wendt, Th., Wirth, A. (1998) Motivation zur ambulanten Herzgruppe – Empfehlungen der DGPR. Herz/Kreislauf 30: 315–316
Burnett, R.E., Blumenthal, J.A. (1995) Biobehavioral aspects of coronary artery disease: considerations for prognosis and treatment. In: Pollock, M.L., Schmidt, D.H. (Hrsg.) Heart disease and rehabilitation. Human kinetics, Champaign, Il., pp. 41–55
Egger, J.W., Stix, P. (1998) Ein psychotherapeutisches Verfahren zur Erfassung von Bewältigungsverhalten nach lebensbedrohenden (vaskulären) Erkrankungen: „EKV". Psychol Med 9: 29–60
Engebretson, T.O., Stoney, C.M. (1995) Anger expression and lipid concentration. Int J Behav Med 2: 281–298
Engel, G.L. (1971) Sudden and rapid death during psychological stress: folklore or folk wisdom? Ann Inter Med 74: 771–782
Fagerström, K.O. (1978) Measuring degree of physical dependence to tobacco smoking with reference to individualization of treatment. Add Behav 3: 235–241
Frasure-Smith, N., Lesperance, F., Talajic, M. (1993) Depression following myocardial infarction. J Am Med Assoc 270: 1819–1825
Frasure-Smith, N., Lesperance, F., Talajic, M. (1995) Depression and 18-month prognosis after myocardial infarction. Circulation 91: 999–1005
Friedman, M., Rosenman, R.H. (1959) Association of specific overt behavior pattern with blood an cardiovascular findings. J Am Med Assoc 208: 1286–1296
Friedman, M., Rosenman, R.H. (1985) Rette dein Herz. Rowohlt, Hamburg
Herrmann, Ch., Buss, U., Snaith, R.P. (1994) HADS-D. Hospital Anxiety and Depression Scale. Huber, Bern
Horowitz, M.J. (1979) Psychological response to serious life events. In: Hamilton, V., Warburton, D.M. (Hrsg.) Human stress and cognition. Wiley, Chichester, pp. 235–263
Kannel, W.B. (1995) Epidemiologic insights into atherosclerotic cardiovascular disease – from the framingham study. In: Pollock, M.L., Schmidt, D.H. (Hrsg.) Heart disease and rehabilitation. Human Kinetics, Champaign, Il., pp. 3–16
Kawachi, J., Sparrow, D., Spiro, A., Vokonas, P., Weiss, S.T. (1996) A prospective study of anger and coronary heart disease. Circulation 94: 2090–2095
Keck, M., Budde, H.G. (1996) Praxis der Motivation zur ambulanten Herzgruppe. Herz/Kreislauf 28: 311–315
Langosch, W. (1989) Psychosomatik der koronaren Herzkrankheiten. VCH, Weinheim
Langosch, W. (1997) Ist Stressbewältigung praktisch umsetzbar und erfolgversprechend? Vortragsmanuskript. 12. Wedeler Gespräch zur Sozialmedizin
Ladwig, K.H. (1993) Klinik und prognostische Bedeutung der Postinfarkt-Depression. Der Bayerische Internist 13: 49–54
Ladwig, K.H., Röll, G., Breithardt, G., Budde, T., Borggrefe, M. (1994) Post-infarction depression and incomplete recovery 6 months after acute myocardial infarction. Lancet 343: 20–23
Linden, W., Stossel, C., Maurice, J. (1996) Psychosocial interventions for patients with coronary artery disease. Arch Intern Med 156: 745–752
Lown, B., Verrier, R.L., Corbalane, R. (1973) Psychologic stress and threshold for repetitive ventricular response. Science 182: 834–836
Manuck, S.B., Marsland, L., Kaplan, J.R., Williams, J.K. (1995) The pathogenicity of behavior and its neuroendocrine mediation: an example from coronary artery disease. Psychosom Med 57: 275–283
Miller, N.H., Taylor, C.B. (1995) Lifestyle management for patients with coronary heart disease. Human Kinetics, Champaign, IL

Mittag, O., Kolenda, K.D., Nordmann, K.J., Bernien, J., Maurischat, C. (1998) Zusammenhang zwischen Feindseligkeit und Erstmanifestationsalter sowie der Schwere der koronaren Herzerkrankung: Eine Untersuchung an 73 männlichen Patienten mittels der „Cook-Medley Hostility Scale". Herz/Kreislauf 30: 56–60

Myrtek, M. (1999) Psychophysiologische Reaktivität, Stress, Typ-A-Verhalten und Feindseligkeit als Risikofaktoren der koronaren Herzkrankheit. Verhaltensther Verhaltensmed 20: 89–119

Ornish, D. (1992) Revolution in der Herztherapie. Kreuz Verlag, Stuttgart

Ornish, D., Brown, S.E., Scherwitz, L.W., Billings, J.H., Armstrong, W.T., Ports, T.A., McLanahan, S.M., Kirkeeide, R.L., Brand, R.J., Gould, K.L. (1990) Can lifestyle changes reverse coronary heart disease? The lifestyle heart trial. Lancet 336: 129–133

Prochaska, J.O., DiClemente, C.C. (1983) Stages and process of self-change of smoking: Toward an integrative model of change. J Cons Clin Psychol 51: 390–395

Roberts, W.C. (1995) Morphological findings in the coronary arteries of patients with myocardial ischemia and its myocardial consequences. In: Pollock, M.L., Schmidt, D.H. (Hrsg.) Heart Disease and Rehabilitation. Human Kinetics, Champaign, Il., pp. 19–39

Ruberman, W., Weinblatt, E., Goldberg, J.D., Chaudhary, B.S. (1984) Psychosocial influences on mortality after myocardial infarction. New Engl J Med 311: 552–559

Scherwitz, L., Berton, K., Leventhal, H. (1978) Type A behavior, self-involvement, and cardiovascular response. Psychosom Med 40: 593–609

Schupp, P.E., Batra, A., Buchkremer, G. (1998) Depressive Symptome und Raucherentwöhnung – Ein Vergleich von gruppentherapeutischer und selbsthilfeorientierter Behandlung. Verhaltensther Verhaltensmed 19: 391–402

Sheffield, D., Krittayaphong, R., Cascio, W.E., Light, K.C., Golden, R.N., Finkel, J.B., Glekas, G., Koch, G.G., Sheps, D.S. (1998) Heart rate variability at rest and during mental stress in patients with coronary artery disease: differences in patients with high and low depression scores. Int J Behav Med 5: 31–47

Siegrist, J. (1996) Soziale Krisen und Gesundheit. Hogrefe, Göttingen

Trzcieniecka-Green, A., Steptoe, A. (1994) Stress management in cardiac patients: a preliminary study of the predictors of improvement in quality of life. J Psychosom Res 38: 267–280

Williams, R., Williams, V. (1993) Anger kills. Random House, New York

\<F54\> Psychologische Faktoren oder Verhaltensfaktoren bei andernorts klassifizierten Erkrankungen – in der Onkologie

Martin Kopp, Hansjörg Schweigkofler und Bernhard Holzner

Allgemeine Darstellung

Entstehung der psychosozialen Onkologie als Wissenschafts- und Behandlungsdisziplin

Krebserkrankungen stehen seit langem auf Platz zwei der Todesursachenstatistik. Jeder dritte Einwohner der westlichen Welt erkrankt und jeder Vierte stirbt an Krebs – eine epidemiologische Feststellung, die viele Möglichkeiten psychologischer Traumatisierungen von direkt oder indirekt betroffenen Menschen in „modernen" westlichen Gesellschaftsformen zur Folge hat. Die klinisch-psychologische Behandlung in der Onkologie ist ein eher junges Anwendungsgebiet der Klinischen Psychologie, das sich seit knapp über 20 Jahren inselartig vornehmlich über universitäre Zentren in Staaten mit hoch entwickelten Gesundheitseinrichtungen ausbreitet. Die Entstehungsgeschichte der klinisch-psychologischen Behandlung bei Patienten mit onkologischen Erkrankungen kann nur vernetzt mit der Entwicklung der medizinischen Onkologie betrachtet werden, sieht man von den Beiträgen der gesundheitspsychologischen Forschung ab, die vor allem auf die Erkenntnis und Modifikation von Lebensstil- und Verhaltensaspekten, die Risikofaktoren für die Entstehung einer onkologischen Erkrankung darstellen können, abzielen.

Erst durch die Fortschritte der naturwissenschaftlichen Medizin, die bei verschiedensten früher „unmittelbar" letal verlaufenen onkologischen Krankheitsbildern hohe Heilungsquoten bzw. deutlich verlängerte Überlebenszeiträume erreichen konnte, traten psychologische Faktoren vermehrt in den Blickpunkt der Betroffenen und der Behandler. Dieser Entwicklung in der Onkologie zu einer – mit Vorsicht bezeichnet und positiv gemeint – „erweiterten Chronifizierung" des Krankheitsbildes versucht die von Schwarz (1995) als Kulturwissenschaft bezeichnete „Psychosoziale Onkologie" gerecht zu werden. Unter diesem Begriff versteht Schwarz eine Kooperation der Grundlagenfächer Medizin, Soziologie und Psychologie zur Entstigmatisierung und Entmythologisierung der Krebserkrankung, um damit eine Reintegration von Krebspatienten sowie eine Verminderung des Krankheits- und Behandlungstraumas zu erreichen.

Interdisziplinarität als Basisvoraussetzung

Diese (eher psychoanalytisch orientierte) Aufgabenbezeichnung der ‚Psychosozialen Onkologie' birgt den Hinweis auf die Notwendigkeit der Interdisziplinarität und somit den unseren Erachtens wesentlichsten Schlüssel für eine erfolgreiche psychologische Arbeit im Feld der Onkologie.

Ohne die Bereitschaft zur interdisziplinären Kooperation wird weder der Onkologe einen psychologischen Behandlungsbedarf bei seinen Patienten erkennen, noch wird der Klinische Psychologe befähigt sein, seine Interventionen „adressatengerecht" auf den somatischen Verlauf der Erkrankung und die Behandlung abzustimmen. Beide beispielhaft skizzierten Möglichkeiten wären von Nachteil für Patienten. Somit sollte jeder Klinische Psychologe, der im Gebiet der Onkologie tätig werden will, seine Bereitschaft zur Kooperation und die Möglichkeit der Abstimmung seiner Behandlungsmaßnahmen auf einen durch die somatische Medizin vorgegebenen Bezugsrahmen reflektieren. Kappauf und Dietz (1996) weisen in diesem Zusammenhang darauf hin, dass nicht unbedingt die Berufsgruppenzugehörigkeit psychoonkologischer Spezialisten (Klinischer Psychologe, Psychiater, Psychotherapeut etc.) sondern vielmehr die praktische Kompetenz in der Zusammenarbeit und die lokale Verfügbarkeit entscheidende Faktoren für eine erfolgreiche Arbeit darstellen.

Allgemeine Überlegungen zur Indikationsstellung sowie zur psychologischen Diagnostik und Behandlung bei onkologischen Patienten

Aufbauend auf die oben erwähnten Überlegungen ist für die klinisch-psychologische Diagnostik und Behandlung ein zentraler Faktor von Bedeutung. Der zu behandelnde Patient weist nicht ein „klassisches" psychisches Störungsbild auf, sondern leidet oder litt an einer somatischen Erkrankung mit psychischen Folgewirkungen unterschiedlichen Schweregrades. Dies sollte die Grundhaltung des psychologischen Behandlers darstellen, wobei sich im Verlauf der Exploration und Behandlung auch zeigen kann, dass bereits vor der onkologischen Erkrankung psychische Problembereiche bestanden, die aktuell verstärkt hervortreten und zur Inanspruchnahme einer psychologischen Therapie führen können. Damit wird eine der wesentlichsten Fragen der gegenwärtigen psychosozialen Onkologie berührt: wer stellt die Indikation zur klinisch-psychologischen Mitbehandlung bei krebskranken Menschen? Die Möglichkeit, dass der Betroffene selbst bzw. dessen Angehörige eine klinisch-psychologische Betreuung/Behandlung anstreben, besteht und führt im Regelfall auch zur tatsächlich stattfindenden Behandlung. Dieses Modell setzt aber sehr bewusste, sich einfordernde und „mündige" Patienten und Angehörige voraus und kann damit nur eine Zugangsmöglichkeit darstellen. Die wichtigste Person für die Indikationsstellung zu einer klinisch-psychologischen Betreuung/Behandlung bei Menschen, die onkologisch erkrankt sind oder waren, ist zweifelsohne der zuständige medizinische Behandler. Dieser begleitet im Optimalfall den Patienten über weite Strecken seiner Erkrankung und steht bei Umfragen nach Unterstützung, die bei onkologischen Patienten durchgeführt wurden, sehr zurecht auf Position 1 (d.h. die Gesamtunterstützung vom behandelnden Arzt wird von fast allen Patienten als überaus wichtig bewertet). Mit anderen Worten bedeutet das, dass sich Patienten mit onkologischen Erkrankungen von ihrem medizinischen Behandler neben der optimalen somatischen Behandlung auch seelischen Beistand wünschen. In diesem Bereich ist die Klinische Psychologie vor allem dahingehend gefordert, dem Arzt Fertigkeiten in den Bereichen Gesprächsführung und psychosoziale Unterstützung zu vermitteln. Dieses „Preisgeben" klinisch-psychologischen „know-hows" ist keineswegs kontraproduktiv wie leider einige Kollegen nach wie vor befürchten. Die praktische Erfahrung zeigt, dass psychologisch geschulte somatische Mediziner viel häufiger mit Klinischen Psychologen kooperieren. Diese Erfahrung erklärt sich dadurch, dass erst mit Hilfe einer psychologischen Grundausrüstung eine Beachtung und Exploration der psychosozialen Problembereiche durch den ärztlichen Behandler erfolgen kann. Hier besteht ein sehr wesentlicher gegenwärtiger Forschungsbereich der psychosozialen Onkologie in der Erarbeitung von klaren Indikationskriterien, die dem psychologisch geschulten Arzt helfen sollen, einen eventuell vorhandenen klinisch-psychologischen Behandlungsbedarf zu erkennen und anzuregen.

Generell ist in der klinisch-psychologischen Behandlung bei onkologischen Patienten zwischen der Behandlung im Krankenhaus und der Behandlung im niedergelassenen Bereich zu unterscheiden. Im Krankenhaus finden sich vor allem Konsiliar-Liaison-Modelle (C-L-Dienste), die entweder von psychiatrischen oder medizin-psychologischen Einrichtungen betrieben werden (für eine detailliertere Betrachtung von C-L-Diensten siehe Ehlert 1997). Während Konsiliardienste nur auf Anforderung behandeln, bieten psychologische Liaisondienste gerade für onkologische Abteilungen mit Patienten unter hoher psychischer Belastung (z.B. Brustkrebspatientinnen, Leukämiepatienten) fixe Betreuungs- und Therapieangebote zum Teil mit ambulanten Nachbetreuungsmöglichkeiten. C-L-Dienst-Mitarbeiter behandeln im Unterschied zu Psychologen im niedergelassenen Bereich ihre Patienten häufiger in akuten Stadien, wie unmittelbar nach Diagnostizierung der Erkrankung, zur Vorbereitung auf operative Eingriffe sowie zur Unterstützung der Bewältigung bei Chemo- und Strahlentherapien. Im niedergelassenen Bereich dürfte sich derzeit der Hauptfocus der Behandlung auf die Bewältigung der Krankheit im Allgemeinen, die Reduktion von Rezidivängsten sowie die Bearbeitung von negativen Auswirkungen der onkologischen Erkrankung und Behandlung auf die familäre bzw. die Paarbeziehung richten. Hier ist aber durch eine deutliche Erhöhung von ambulanten onkologischen Behandlungsverfahren eine Erweiterung der Behandlungsaufgaben mit zeitlicher Vorverlagerung in die unmittelbare Diagnostizierungsphase und psychologische Begleitung während der Therapie zu erwarten.

Unabhängig davon, ob die psychologische Behandlung bei onkologisch erkrankten Patienten im Krankenhaus oder im niedergelassenen Bereich stattfindet, hat der Behandler ein breites Spektrum von Störungsbildern zu erwarten. Neben direkt krankheitsbezogenen psychischen Beeinträchtigungen und Bewältigungshilfen kommt es regelmäßig auch zu Konsultationen bei Fragestellungen, die nicht mit der akuten Erkrankungssituation im Zusammenhang stehen, wie z.B. Beziehungsprobleme, die Alkoholproblematik des Lebenspartners oder dergleichen. Festzuhalten ist, dass für Klinische Psychologen, die in der Onkologie tätig sind, eine breite Ausbildung und eine hohe therapeutische Flexibilität zu fordern ist. Psychoonkologische Behandlungskonzepte, die auf orthodoxe Psychotherapieschulenkonzepte aufgebaut sind, erweisen sich in der Praxis als schwer durchführbar, zumal klassisch psychotherapeutische Behandlungen von onkologischen Patienten nur in seltenen Fällen gewünscht werden. Auch Setting- und Strategievorgaben vieler psychotherapeutischer Schulen für die Behandlung von Patienten mit psychischen Problemstellungen sind kaum auf die psychologische Behandlung onkologischer Patienten zu übertragen.

Spezielle Darstellung

Mögliche psychosoziale Problembereiche bei Krebspatienten

Psychische Reaktionen in der Diagnosephase

Die psychischen Reaktionen auf eine Krebsdiagnose unterscheiden sich grundsätzlich nicht von bekannten Verhaltensmustern in Katastrophensituationen. Aufgrund unterschiedlicher Sozialisations- und Persönlichkeitsfaktoren unterscheiden sich auch die Reaktionsmuster verschiedener Personen deutlich. Festgehalten werden kann aber, dass die meisten Menschen im Zuge der Diagnostizierung ihrer Krebserkrankung ähnlich reagieren wie in früheren belastenden Lebenssituationen (Holland, Rowland 1989). In diesem Zusammenhang werden häufig die Phänomene Verleugnung und Verdrängung beobachtet; problematisch für den Patienten können diese Muster vor allem dann werden, wenn eindeutige Beschwerden und Befunde umgedeutet werden und damit eine Behandlungsverzögerung bedingt wird. Ansonsten sollten Verdrängungs- und Verleugnungsmechanismen nicht als Defizite interpretiert werden; vielmehr stellen sie aktive psychische Abwehrleistungen dar, die bei der Konfrontation mit der bedrohlichen Realität vor psychischer Dekompensation schützen können. Patienten, die auch lang nach der Diagnostizierungsphase im weiteren Krankheitsverlauf Verleugnungsprozesse aufrechterhalten, sind durch ihre Erkrankung meist sehr stark belastet. Nach Kappauf und Dietz (1996) ist es in dieser Situation wichtig, Belastbarkeitsgrenzen, die der Patient indirekt mitteilt zu respektieren, ohne damit indirekt zum Verbündeten im Verleugnungsprozess zu werden. Therapeutische Aufmerksamkeit verdient weniger die Verleugnung an sich, sondern die dahinter stehende Angst, die mit dem Verleugnungsprozess kontrolliert werden soll. Hier gilt es vor allem jene Bereiche zu bearbeiten, die dem Patienten helfen können, seine Ängste auszuhalten. Einen wesentlichen Aspekt im Zusammenhang mit Verleugnungsprozessen bildet die Angehörigenarbeit. In einem systemischen Denkansatz muss mitberücksichtigt werden, dass Verleugnungsprozesse von Patienten in verschiedenen Krankheitsphasen auch zur Überforderung von Angehörigen führen können, vor allem dann, wenn Kommunikationsbedürfnisse über die Erkrankung selbst bzw. über mögliche Folgen bei letalem Verlauf unerfüllt bleiben. Hier ist zu empfehlen, gemeinsam mit dem behandelnden Onkologen eine Vorgangsweise festzulegen, die sich aus einer biopsychosozialen Perspektive an die Problemsituation annähert und je nach Krankheitsverlauf bzw. der Ausprägung des psychischen oder sozialen Drucks eine Verbesserung der Kommunikation im Zuge eines gemeinsamen Angehörigengesprächs zum Ziel hat.

Depressive Zustände, Angst und Unruhe

Depressive und ängstliche Reaktionen bilden den größten Anteil von psychischen Beeinträchtigungen, die zur Konsultation eines Klinischen Psychologen bei onkologischen Erkrankungen führen. Das Auftreten dieser Symptome beschränkt sich nicht auf die Diagnosephase, sondern tritt gehäuft im Umfeld von notwendigen medizinischen Untersuchungen und Maßnahmen sowie bei Rezidiven auf. Bei der Anwendung klassisch-psychologischer Angst-und Depressionsbehandlungsansätze ist zu beachten, dass Angst und Depression in verschiedenen Situationen bei onkologischen Patienten auch adäquate und realistische Reaktionsmuster darstellen können und dass diese Verfahren nur bei längerfristig bestehenden Symptomen (ca. ab zwei Wochen) und entsprechend abgestimmt auf das somatische Erkrankungsbild angewendet werden sollten. Weiters ist festzuhalten, dass hospitalisierte Krebspatienten im Vergleich zu ambulant behandelten Patienten eine höhere Prävalenz von psychischen Störungen aufweisen – jedoch egalisiert sich dieser Unterschied, wenn die vorliegenden krankheitsbedingten Beschwerden (Performance-Status – z.B. Karnofsky-Index) in die Betrachtung miteinbezogen werden. Insgesamt unterscheiden sich ambulante onkologische Patienten in der Häufigkeit klinischer Depressionen nicht von der Durchschnittsbevölkerung und stationäre Krebspatienten nicht generell von anderen Krankenhauspatienten. Anamnestische Episoden von Angst und Depression vor der Krebsdiagnose erhöhen nach neueren Analysen die Auftretenswahrscheinlichkeit einer gleichartigen psychischen Morbidität im Krankheitsverlauf. Die Art der Krebserkrankung zeigte in der Analyse von Harrison und Maguire (1994) keinen Einfluss auf die psychische Belastung – ein wichtiger Befund, zumal von Behandlern immer wieder fälschlich angenommen wird, dass Patienten mit größeren Heilungschancen psychisch weniger belastet sein dürften.

Psychologische Aspekte der Symptomkontrolle

Psychologische Maßnahmen zur Symptomkontrolle bei onkologischen Patienten sind immer als Additiv zur medikamentösen Intervention (Schmerztherapie, Antiemetikatherapie etc.) zu erachten. Die psychologischen Interventionstechniken, die für die bessere Bewältigung von Schmerz bzw. Übelkeit und Erbrechen und Erschöpfung angeboten werden, zielen im Regelfall auf symptomverstärkende psychische Regulationsmechanismen wie Angst und Depression ab. Eine Kombination von supportiven Gesprächen, Entspannungstechniken und ev. einer leichten anxiolytischen Medikation bietet diesbezüglich eine geeignete Behandlungsgrundlage bei Angst als zentralem Vermittler. Bei vorherrschenden depressiven Zügen scheint eine Verbesserung von Kommunikation und Problemlösefertigkeiten neben Entspannungsmethoden einen Zugang zu ermöglichen. Festzuhalten ist, dass Maßnahmen zur Symptomkontrolle interdisziplinär festgelegt und überprüft werden sollten – nicht selten bringt z.B. eine nochmalige Gastroskopie einen Anhaltspunkt für eine vorher somatisch nicht begründbare Erbrechenshäufigkeit.

Krankheitsbewältigung (Coping)

Das Interesse an der psychischen Verarbeitung von Krebserkrankungen hat zu einer Flut von Untersuchungen geführt, die darauf abzielten, spezielle Copingeigenschaften als Prädiktorvariablen für den Krankheitsverlauf und die Überlebensdauer von onkologischen Patienten zu isolieren. Nach wie vor gibt es Behandler, die eine Unterscheidung in gute und schlechte Bewältigung vornehmen, meist ohne Beachtung der verschiedenen theoretischen Coping-Konzepte, die von der psychologischen Stressforschung bis hin zu psychoanalytischen Modellen reichen und in keinster Weise miteinander vergleichbar sind. Die Unterteilung in gutes und schlechtes Coping ist unseres Erachtens keine sinnvolle Betrachtungsweise – Bewältigungsprozesse scheinen meist so zu verlaufen, wie es für eine Person aufgrund ihrer persönlichen und psychosozialen Ressourcen aktuell möglich ist. Nach der vermeintlichen Auffindung von „Kampfgeist" etc. als Prädiktoren für einen günstigeren Erkrankungsverlauf (Greer et al. 1979) müssen diese Ergebnisse aus heutiger Sicht hinterfragt werden, weil wesentliche somatische Vorhersagekriterien wie Hormonrezeptorstatus oder Lymphknotenstatus in diesen Studien nur zum Teil oder noch gar nicht erfasst werden konnten. Eine prospektive Studie mit 559 onkologischen Patienten, die die prognostische Bedeutung von sieben psychosozialen Faktoren auf die Überlebenszeit untersuchte, fand keinen konsistenten Einfluss dieser Parameter (Cassileth et al. 1988). In einer ernüchternden Bilanz der Coping-Forschung hält Beutel (1994) fest, dass keinen bestimmten Bewältigungsstrategien eine prädiktive Bedeutung für die gesamte oder rezidivfreie Überlebenszeit zugesprochen werden kann.

Soziale Unterstützung

Die Adaptation von Krebspatienten steht unabhängig von der körperlichen Beeinträchtigung und dem Erkrankungsstadium in enger Beziehung mit der Qualität der sozialen Unterstützung. Die subjektive Einschätzung der sozialen Unterstützung scheint hier ein wichtigeres Kriterium zu sein als objektive Indikatoren (wie z.B. Häufigkeit von Besuchen, Größe der Familie etc.). Soziale Unterstützung, die aus Informationen, praktischen Hilfen, emotionaler Zuwendung sowie Anerkennung und Wertschätzung bestehen kann, wird als protektiver Faktor gegen das Auftreten von Anpassungsstörungen im Krankheitsverlauf betrachtet; einige Daten sprechen auch von einem verlängerten Überlebenszeitraum, was dazu geführt hat, dass die Optimierung der sozialen Unterstützung mittlerweile häufig als Hauptziel psychologischer Interventionen bei Krebspatienten genannt wird.

Suizidalität bei Krebspatienten

Die Auftretenshäufigkeit von Suiziden bei Krebspatienten zeigt sich im Vergleich mit der Durchschnittsbevölkerung allenfalls bei Männern etwas erhöht, übertrifft aber keineswegs die anderer chronisch Kranker und auch nicht das Suizidrisiko ihrer behandelnden Ärzte (Kappauf und Dietz 1996). Ein erhöhtes Suizidrisiko findet sich bei Patienten mit stark entstellenden oder sozial einschränkenden Tumorleiden, bei fortgeschrittenen Tumorleiden, bei ungenügender Symptomkontrolle, bei Depression und Hilfosigkeit, bei fehlender Behandlungs- und Betreuungskapazität, bei psychischer Prämorbidität einschließlich Suchtproblematik sowie bei positiver familiärer Suizidanamnese. Wie bei anderen Suizidabklärungen sollte in der Behandlung die Möglichkeit eines Suizides thematisiert werden; bei Vorliegen einer präsuizidalen Einengung (Selbsttötung als einzige Ausswegsmöglichkeit aus der aktuellen Situation) sind die üblichen Schritte wie Unterbringung etc. einzuleiten.

Tod und Sterben

In der psychologischen Betreuung von Todkranken und Sterbenden im Krankenhaus ist darauf zu achten, dass in dieser Phase kein oft unbewusstes oder rationalisiertes Zurückziehen aus der Betreuungssituation von Seiten des psychologischen Behandlers stattfindet, solange der Patient ansprechbar ist. In dieser Situation gilt es sehr auf die Bedürfnisse von Patient und Angehörigen einzugehen, sowie im Hintergrund erleichternde Maßnahmen für dieselben zu organisieren (z.B. Pflegereduktion auf notwendige Dinge, Zusatzbett für Lebenspartner, anxiolytische Medikation etc.). Im Behandlungsteam sollte versucht werden, Raum und Verständnis für die in diesen Situationen auftretenden Emotionen (Verzweiflung, Wut, Hilflosigkeit etc.) im Rahmen von psychosozialen Besprechungen bereitzustellen.

Klinisch-psychologische Diagnostik

Psychische Auffälligkeiten bei Krebskranken

Für die Planung einer psychologischen Mitbehandlung bei onkologischen Patienten bedarf es neben der onkologischen Diagnostik einer psychosozialen Einschätzung von psychologischer bzw. ärztlicher Seite. Schwarz (1995) weist darauf hin, dass es *den* Krebspatienten nicht gibt und bietet folgende Übersicht über psychische Störungen bei Krebskranken an:

1. Psychische Vorerkrankungen: Latente psychische Erkankungen (spezifische Konfliktlabilität, Persönlichkeitseigenheiten) können durch das Krebsleiden bzw. dessen Folgen manifest werden.
   Manifeste psychische Erkrankungen – bestanden zeitlich vor dem Krebsleiden und haben Einfluss auf die Anpassung an die Krankheitssituation und deren traumatisierende Wirkung.
2. Psychische Begleiterkrankungen, ausgelöst durch ein Krebsleiden bzw. dessen Therapie bei vorbestehender (unspezifischer) Vulnerabilität.
3. Psychische Folgeerkrankungen; diese Krankheitsbilder wären ohne Belastung nicht entstanden, sie sind durch diese verursacht, nicht nur ausgelöst.
   – Psycho-vegetative Begleiteffekte bzw. Nebenwirkungen bei Chemotherapie und Strahlenbehandlung.
   – Unspezifische Reaktionen auf schwere Belastungen als Anpassungsstörungen (ICD 43),
   – akute Belastungsreaktion (Krisenreaktion, psychischer Schock, ICD 43.0),
   – posttraumatische Belastungsstörung (traumatische Neurose, ICD 43.1),
   – Anpassungsstörungen (ICD 43.2 bis 43.9 – individuelle Disposition oder Vulnerabilität spielt eine größere Rolle als bei 43.0 u. 1),
   – (posttraumatische) Persönlichkeitsstörung nach Extrembelastung (ICD 62),
   – Bei speziellen Tumorlokalisationen zu erwartende psychosoziale Beeinträchtigungen und Störungen: Beeinträchtigte Sexualität bei Mamma-Ca., Prostata-Ca., Hodentumoren, etc.;
   – Soziale Isolation bei Gesichts- und Kehlkopftumoren, etc.
4. Störungen in der Primärgruppe (Familie).

Psychologische Testverfahren

Zur Anwendung psychologischer Diagnostikinstrumente in der psychosozialen Onkologie gibt es keine allgemein gültigen Richtlinien. Verwendbar sind grundsätzlich alle psychologischen Testinstrumente, wobei speziell in der Persönlichkeitsdiagnostik darauf zu achten ist, dass die Erhebung von habituellen Merkmalen zu einer erschwerten Interpretierbarkeit führt, da Patienten aufgrund der Verarbeitung ihrer onkologischen Erkrankung phasisch ein verändertes Antwortverhalten zeigen können.

Insgesamt kommen in der Psychoonkologie vorwiegend zwei Gruppen von Erhebungsinstrumenten zum Einsatz. Viele Untersuchungen beschäftigen sich mit der Feststellung psychischer Auffälligkeiten (Kornblith et al. 1992) während und nach onkologischen Erkrankungen und bringen Selbst- und Fremdratingskalen wie die Hamilton Depression Scale (HDS), Beck Depressions Inventar (BDI), Brief Symptom Inventory (BSI) etc. zum Einsatz. Ergebnisse aus diesen Studien zeigen, dass bei 40–50% der Krebskranken psychische Leiden diagnostiziert werden, 32% der Patienten wären nach der amerikanischen Literatur in der Gruppe „Anpassungsstörungen" zu diagnostizieren, 6% in der Gruppe „Depression", der Rest verteile sich auf Persönlichkeits- und Angststörungen sowie hirnorganische Erkrankungen.

Das zweite, wohl weitläufigste Anwendungsfeld von psychologischer Diagnostik in der Onkologie lässt sich mit den Begriffen „Lebensqualitäts- und Befindlichkeitsforschung" beschreiben. Aufgrund der Konzentration der psychologisch orientierten diagnostischen Arbeit in der Onkologie auf die Erfassung von Lebensqualität, soll dieses Thema in unserem Beitrag etwas näher beleuchtet werden. Häufig ist eine gemeinsame Untersuchung der Lebensqualität einer spezifischen onkologischen Patientengruppe der Einstieg in ein längerfristiges interdisziplinäres Kooperationsmodell und schafft somit erst den Zugang für die Anwendung psychologischer Behandlungsmodelle.

Das Erfassen von Lebensqualität

Obwohl die subjektive Befindlichkeit von Patienten bei verantwortungsvollem ärztlichen Handeln immer soweit als möglich berücksichtigt wurde, wird der Begriff „Lebensqualität" erst seit Mitte der 70er Jahre (Campell et al. 1976) und vermehrt seit Anfang der 80er Jahre (Ware et al. 1980 und v. Kerekjarto 1982) explizit als relevanter Parameter für die medizinische Forschung und Praxis formuliert.

Insbesondere die Plateauisierung im Bereich der somatischen Behandlung in der Onkologie hat dazu geführt, dass neben den somatischen auch psychosoziale Aspekte stärker als bisher in die Behandlungskonzepte einbezogen werden. Infolgedessen rückt neben den Evaluationsparametern „Überlebensdauer" und „Rezidivraten" zusehends die subjektive Lebensqualität der Patienten in den Mittelpunkt des Interesses.

In jüngster Zeit wird der Begriff „Lebensqualität" in zweifacher Bedeutung verwendet:

– Einmal als Kürzel ‚LQ', als eine konkrete Messgröße v.a. in Therapievergleichsstudien (Zugewinn an Lebensqualität vs. Zugewinn an Überlebenszeit).
– Zum anderen als Betrachtungsebene des alltäglichen Erlebens von Krebskranken, wie es der pflegerischen und ärztlichen Sorge anempfohlen ist (Erhalt von Autonomie, Schmerzfreiheit etc.).

Der Wissenschaftler nun, der sich um die Messung von Lebensqualität bemüht, wird „analytisch" vorgehen, d.h. den gesamten Bedeutungsraum des Begriffs in einzelne Bereiche zerlegen, auf die sich die zahlenmäßige Erfassung konzentrieren kann. Meist handelt es sich dann um einzelne Beschwerden und Symptome, sodass hier das Wort „Lebensqualität" eigentlich nicht der angemessene Begriff ist. Nach einer allgemeinen Übereinkunft soll nur dann von Lebensqualität gesprochen werden, wenn neben körperlichen Beeinträchtigungen auch psychische und soziale Aspekte Berücksichtigung finden.

Eine Reihe weiterer einstellungsbezogener, methodologischer und praktischer Streitfragen hat im Laufe der 80er und Anfang der 90er Jahre die Einführung der Lebensqualitätseinschätzung in klinisch-onkologischen Studien behindert, wobei das größte Hindernis darin zu bestehen schien, dass ein überregional akzeptiertes, standardisiertes Messverfahren für das Konstrukt „Lebensqualität" nicht vorhanden war. Dieses sollte folgenden Kriterien genügen:

- Selbsteinschätzung
- Multidimensionalität
- Vorwiegend Skalen und möglichst wenig Einzelitems
- Ökonomische Anwendbarkeit (Bearbeitungszeit zw. 10 und 15 Minuten)
- Erfüllung psychometrischer Gütekriterien (Validität, Reliabilität, Sensitivität)
- Internationale Anwendbarkeit (kulturübergreifend)

Mittlerweile existieren mehrere Inventare, die die geforderten Punkte erfüllen und zur standardisierten Lebensqualitätsmessung geeignet sind. Insbesondere sind dabei ein von der European Organization for Research and Treatment of Cancer (EORTC) entwickelter Lebensqualitätsfragebogen der EORTC QLQ-C30 (Aaronson et al. 1993) und die in Amerika entwickelte FACT – Skala (Functional Assessment of Cancer Therapy Scale, Cella et al. 1993) zu nennen. Beide Fragebögen erfassen den physischen, emotionalen und sozialen Zustand des Patienten und können bei Krebspatienten unterschiedlichster Diagnosen und Therapien eingesetzt werden. Zusätzlich zum jeweiligen Basisfragebogen gibt es noch in Abhängigkeit von der Diagnosegruppe speziell adaptierte Module, die jeweils das Kernmodul ergänzen.

In welchem Zusammenhang werden solche LQ-Fragebögen eingesetzt? Zum einen therapiebegleitend, um dem Behandler ökonomisch ein standardisiertes Feedback über die Gesamtsituation der behandelten Patienten zu geben. Zum anderen als Evaluationsinstrumente bei laufenden und abgeschlossenen Therapien, um möglicherweise Defizitbereiche bzw. vorhandene Spätfolgen, die somatische wie die psychosoziale Situation des Patienten betreffend, systematisch zu erfassen. Aktuelle Fragen der Lebensqualitätsforschung im onkologischen Bereich sind einerseits Gemeinsamkeiten bzw. Unterschiede der etablierten Inventare longitudinal zu untersuchen, andererseits die praktisch-klinische Relevanz von „Lebensqualitätszahlen" näher zu beleuchten (z.B. welche Bedeutung hat ein möglicherweise statistisch signifikanter Unterschied zweier Patienten von 5 Punkten auf einer LQ-skala für den Behandler). Nichtsdestotrotz muss bedacht werden, dass die Lebensqualitätsforschung betreffend, die psychosoziale Onkologie sich hier in 2 Lagern zugleich sieht: Einmal ist sie daran interessiert, in der naturwissenschaftlichen Tradition Probleme der Messbarkeit von Lebensqualität lösen zu helfen, zum anderen hat sie es als eine Disziplin der psychosomatisch orientierten Krankenversorgung mit individuellen Notlagen zu tun.

Gerade die betreuerisch tätigen Psychoonkologen begegnen dem Begriff „Lebensqualität", v.a. wegen dessen, suggestivem, bagatellisierendem und oft auch sentimentalen Klang, mit großer Skepsis, während andererseits sehr begrüßt wird, dass auf dem Weg der interdisziplinären Kooperation der Patient die Chance erhält, auch als Subjekt Eingang in die Onkologie zu finden, die dadurch ein wenig mehr „ganzheitlich" wird.

Klinisch-psychologische Behandlung

Schwarz (1995) verweist darauf, dass allen onkologischen Patienten Beratung und Instruktion in Bezug auf ein geeignetes Krankheits- und Gesundheitsverhalten mit Förderung der sozialen Unterstützungsmöglichkeiten angeboten werden sollte. Ein kognitiv-behavioraler Zugang zur Symptomreduktion und zur Einübung von Bewältigungsfertigkeiten ist bei ca. 1/3 der Patienten erforderlich. Für ein personen- und konfliktorientiertes, psychodynamisches Vorgehen werden Bedarf und Bereitschaft für rund 5% der onkologischen Patienten angenommen.

Kappauf und Dietz (1996) betrachten Information, soziale Unterstützung und das Gefühl von Kontrolle im Sinn von Mitentscheiden und Eigenaktivität als Kernpfeiler der psychosozialen Kontrolle bei Krebspatienten. Diese Aufstellung kann auch als Zieldefinition der psychosozialen Betreuung von Krebspatienten von Seiten des gesamten Behandlungsteams definiert werden. Wenn man versucht, spezielle Aspekte der klinisch-psychologischen Behandlung bei Krebserkrankungen aufzulisten, lassen sich neben den gängigen Einteilungen nach Einzel- vs. Gruppensetting bzw. aufdeckender vs. supportiver Arbeit oder der Einteilung nach psychotherapeutischen Schulen aus praktischer Sicht vor allem folgende Behandlungsaspekte differenzieren:

a) *Supportive Gespräche:* unter diesem Begriff sind Gespräche einzuordnen, die Emotionen, die Geschichte des Patienten, seine psychosoziale Situation und seine Erkrankung sowie deren bisherige Bewältigung zum Inhalt haben. Diese Gespräche nehmen den größten Teil der psychologischen Betreuung von Krebspatienten ein und sind als Basis nahezu jedes psychologischen Behandlungskontaktes zu betrachten. Ohne die Anwendung supportiver Gesprächselemente, in denen vor allem die gegenwärtige emotionale Situation des Patienten Beachtung findet, ist ein Beziehungsaufbau für die Anwendung weiterer Behandlungstechniken kaum möglich.

b) *Kognitive Techniken:* dieser Bereich umfasst neben „Kriseninterventionen" klassisch – kognitive Therapieaspekte und verfolgt zusätzlich zu Akutinterventionen und konkreter Motivationsarbeit bei Compliance- und Befindlichkeitseinbrüchen vor allem auch eine Vorbereitung und Vermeidung möglicher Krisenzustände über den Krankheits- und Behandlungsverlauf als eine wesentliche Zielsetzung der klinisch-psychologischen Behandlung.

c) *Entspannungs- und Imaginationsverfahren:* neben den klassischen Entspannungsverfahren wie Autogenes Training und Progressive Muskelrelaxation sind in diesem überaus wichtigen Behandlungsbereich unter anderen auch Hypnoseverfahren, Phantasiereisen, körper- und atmungsbezogene Verfahren und Zeitprogressionen zu empfehlen. In der Praxis bewährt sich der Aufbau und Anschluss an Entspannungsverfahren, die von Patienten bereits in vergangenen Lebenssituationen praktiziert bzw. gelernt wurden. Nicht außer Acht gelassen werden sollten Alltagsentspannungsmöglichkeiten jenseits von Techniken wie z.B. Musik hören, Tagträume, Spiele, Fernsehen, Malen, Sport, Spaziergänge sowie baden bzw. duschen usw. Auch körperbezogene Zugänge anderer Professionen wie z.B. Physiotherapie und Massagen können sich günstig auf die subjektive Befindlichkeit auswirken und die Bewältigung innerer Unruhezustände unterstützen.

Als übergeordnete Zielsetzung der klinisch-psychologischen Interventionen bei Krebspatienten kann allgemein eine Verbesserung der Lebensqualität und Erhöhung des subjektiven Kontrollgefühles definiert werden, die sich für den jeweiligen Patienten völlig unterschiedlich äußern kann. Neben nachgewiesenen Einflussmöglichkeiten auf Behandlungsnebenwirkungen wie Schmerz, Übelkeit und Erbrechen sowie Erschöpfung scheinen markante Unterstützungsmöglichkeiten im Bereich familiäre und soziale Kommunikation zu bestehen. Nicht unerwähnt soll bleiben, dass bei schweren Belastungsreaktionen, ausgeprägter Symptomatik von Angst, Depression und bei deliranten Zuständen im Rahmen einer onkologischen Erkrankung eine pharmakologische Therapie angezeigt ist.

Kontraindikation: Ansätze der willentlichen Kontrolle des Tumorwachstums (z.B. Visualisierung nach Simonton) beziehen sich auf eine unrealistische Kontrolle und können depressive Reaktionen auslösen oder verstärken, wenn die Erkrankung fortschreitet (Kappauf und Dietz 1996).

Auszug aus einem Fallbeispiel

Eine knapp 60-jährige Patientin, die an einem Osteosarkom erkrankt war, litt während der stationären Chemotherapiezyklen unter massiven Panikattacken mit klaustrophobischen Zügen, die zum einen antizipatorische Übelkeit (Übelkeit, die bereits vor der Chemotherapie auftritt) mitbedingten und zum anderen die Durchführung von Untersuchungen (z.B. Computertomographie) nur unter Sedierung ermöglichten. Ein Erstgespräch ergab Hinweise, dass die psychische Problematik bereits vor der Erkrankung latent existiert hatte, von der Patientin aber so gemanagt werden konnte, dass kein Leidensdruck aufgetreten war. Neben der kognitiven Bearbeitung der momentanen psychischen Problematik als Ausdruck eines unvermeidbaren Kontrollverlustes wurde die Zielsetzung gemeinsam mit der Patientin auf die Entwicklung von Maßnahmen zur Entspannung sowie zur emotionalen und vegetativen Kontrolle ausgerichtet. Durch das Lernen von Autogenem Training und dem Aufbau von angstmindernden kognitiven Steuerungsmechanismen (in diesem Fall hauptsächlich in Form von Selbstgesprächen) wurde eine deutliche Verbesserung der psychischen Befindlichkeit erreicht, die auch zu einer signifikanten Reduktion der antizipatorischen Übelkeit führte. Nach einiger Zeit war es der Patientin sogar möglich, sich ohne Sedierung CT-Untersuchungen etc. zu unterziehen.

Zusammenfassung

Das Fachgebiet der Psychoonkologie hat sich in den letzten 20 Jahren in Staaten mit hoch entwickelten Gesundheitssystemen zu einer Profession entwickelt, die von der Behandlung krebskranker Menschen nicht mehr wegzudenken ist. Krebserkrankungen stellen für Betroffene und deren Angehörige fast immer eine psychosoziale Belastungssituation dar, die je nach Lebenssituation und -geschichte und den bisherigen sozialen Erfahrungen unterschiedlich verarbeitet werden. Damit wird deutlich, dass in der psychologischen Behandlung von Krebspatienten eine sehr individuumsorientierte Vorgehensweise zu wählen ist – Pauschalierungen sind abzulehnen und stellen oft in sich einen Belastungsfaktor dar – vor allem dann wenn psychische Eigenschaften für die Entstehung von Krebsleiden diskutiert werden (Krebspersönlichkeit etc.), Ansätze, für die es keine validen wissenschaftlichen Bestätigungen gibt. Die Notwendigkeit einer psychologischen Behandlung sollte vom zuständigen Arzt erkannt und eingeleitet werden – interdisziplinäres Handeln stellt einen Kernbereich des psychologischen Tätigkeitsbereiches in der Onkologie dar. Behandlungsbedürftige psychische Störungen finden sich ca. bei der Hälfte aller onkologischen Patienten mit Hauptausprägungen in den Symptombereichen Angst und Depression in den Klassifikationskategorien Anpassungsstörungen und Belastungsreaktionen. Insgesamt ist zu beachten, dass soziale Unterstützung, Information und das Gefühl von Kontrolle als gute Voraussetzungen für eine Verbesserung des psychischen Befindens von Krebskranken zu beachten sind. Psychologische Maßnahmen setzen sich vor allem aus supportiven Gesprächen, kognitiver Therapie und der Anwendung von Entspannungsverfahren zusammen. Bei gravierenderen psychischen Beeinträchtigungen sind diese Ansätze durch eine differenzierte Pharmakotherapie zu erweitern.

Literatur

Aaronson, N.K. et al. (for the EORTC Study Group on Quality of Life) (1993) The EORTC: a quality of life instrument for use in international clinical trials in oncology. J Nat Cancer Inst 85: 365–376

Beutel M. (1994) Was hat die Copingforschung für die Psychoonkologie gebracht? In: Strittmatter G: (Hrsg.) Ergebnisse, Kontroversen, Perspektiven in der psychosozialen Onkologie. Tosch, Münster, S. 60–73

Campbell A., Converse P.E., Rogers W.L. (1976) The quality of American Life. Sage New York

Cassileth B.R., Walsh W.P., Lusk E.J. (1988) Psychosocial correlates of cancer survival: a subsequent report 3 to 8 years after cancer diagnosis. J Clin Oncol 6: 1753–1759

Cella D.F., Tulsky D.S., Gray G. et al. (1993) The functional assessment of cancer therapy scale: development and validation of the general measure. J Clin Oncol 11: 570–579

Ehlert U. (1997) Psychologie im Krankenhaus. Huber, Bern

Greer S., Morris T., Pettingale J.L. (1979) Psychological response to breast cancer. Effect on outcome. Lancet 2: 785–787

Harrison J., Maguire P. (1994) Predictors of psychiatric morbidity in cancer patients. Brit J Psychiatry 165: 593–598

Holland J.C., Rowland J.H. (eds.) (1989) Handbook of psychooncology. Oxford University Press, New York

Kappauf H., Dietz R. (1996) Psychische Betreuung von Krebskranken (Psychoonkologie) Klinik der Gegenwart. XII, 6: 3–30

Kerekjarto, M. v. (1982) Considerations for the impact of medical therapy on quality of life. In: Baum, M., Kay, R., Scheurlen, H. (eds.) Clinical trials in early breast cancer. 2nd Heidelberger Symposium, Heidelberg. Birkhäuser, Basel, experientia, [Suppl] Vol. 41

Kornblith A.B., Anderson J., Cella D.F., Tross S., Zuckerman E., Cherin E., Henderson E., Weiss R.B., Cooper M.R., Silver R.T., Leone L., Canellos G.P., Gottlieb A., Holland J.C.

(1992) Hodgkin disease survivors at increased risk for problems in psychosocial adaptation. Cancer 70: 2214–2224

Schwarz R. (1995) Psychotherapeutische Grundlagen der psychosozialen Onkologie. Psychotherapeut 40: 313–323

Spiegel, D. (1995) Essentials of psychotherapeutic intervention for cancer patients. Support Care Cancer 3: 252–256

Ware J.E., Brook R.H., Davies-Avery A. (1980) Conzeptualization and measurement of health for adults in the health insurance study. Model of health and methodology. Rand, Santa Monica/CA

<F54> Psychische Faktoren oder Verhaltenseinflüsse bei andernorts klassifizierten Erkrankungen – in der Dermatologie

Ulrich Stangier

Allgemeine Darstellung

Gegenwärtige Sicht von psychosomatischen Faktoren bei Hautkrankheiten

Die traditionelle, auf Alexander (1950) zurückgehende psychodynamische Sichtweise impliziert, dass es eine definierte Zahl von Krankheiten gibt, die „psychogenen" Ursprungs sind. Insbesondere der Neurodermitis, aber auch Psoriasis, Urtikaria oder Alopecia areata wurden krankheitsspezifische Konflikte und Persönlichkeitsstrukturen zugeordnet. Diese überwiegend auf spezifische Persönlichkeitsfaktoren ausgerichtete Forschung wurde erstmals von Whitlock (1976) in einer verdienstvollen Überblicksarbeit einer kritischen Bestandsaufnahme unterzogen.

Aus heutiger Sicht lässt sich die Annahme solcher krankheitsspezifischer Persönlichkeitsstrukturen bei Hautkrankheiten nicht mehr aufrechterhalten. Vielmehr wird davon ausgegangen, dass emotionale Belastungen auf der Grundlage einer Diathese einen unspezifischen Einfluss auf die Entstehung oder den Verlauf von Krankheiten haben. Die Ergebnisse der Psychoendokrinologie und -immunologie haben zu der Erkenntnis geführt, dass psychosomatische Faktoren prinzipiell bei den meisten Krankheiten, wie auch Hautkrankheiten, wirksam sein können und nicht mehr auf bestimmte Krankheiten eingegrenzt werden können.

Störungsbilder

Im ICD-10 werden psychosomatische Faktoren in der Diagnose „Psychologische Faktoren oder Verhaltenseinflüsse bei andernorts klassifizierten Erkrankungen" (F54) berücksichtigt. Zusätzlich wird die körperliche Störung kodiert (s. Beschreibung der Störungsbilder).

Zentrales diagnostisches Kriterium ist das (streng genommen wiederholte) zeitliche Zusammentreffen von psychosomatischen Faktoren und von Krankheitsschüben im Einzelfall; eine spezifische Diagnose (z.B. Neurodermitis) alleine ist nicht ausreichend. Zu den Faktoren, die bezüglich Entstehung, Ausbruch oder Aufrecherhaltung von Hautkrankheiten besonders wichtig sind, zählen:

- Psychologische Symptome wie Angst und Depression
- Ungünstige Bewältigungsstile im Umgang mit psychischen Belastungen (z.B. Vermeidung)
- Physiologische Reaktionen auf chronischen oder akuten Stress (z.B. kritische Lebensereignisse, alltägliche Belastungen)
- Kratzen und andere Manipulationen an der Haut
- Ungünstiges Gesundheitsverhalten (Rauchen, Alkohol, ungünstige Ernährung)

Differentialdiagnosen

Die Abgrenzung psychosomatischer Faktoren und Verhaltenseinflüsse auf eine Hautkrankheit von anderen psychologischen Störungen in der Dermatologie ist nicht immer einfach. Sie ist jedoch notwendig, da sich wichtige Implikationen für die Behandlung ergeben.

Tabelle 1. Diagnostische Einordnung und Differentialdiagnosen von Störungsbildern in der Dermatologie (nach ICD 10)

Problem	Differential-diagnostisches Merkmal	Störungen/Symptome	Diagnose nach ICD-10	ICD Code	DSM-IV Code
		Auslösung/Aggravation durch psychosomatische Faktoren	Psychische Faktoren mit Einfluss auf den körperlichen Zustand	F54*	316.00
Ängste, Depression, sozialer Rückzug	Auftreten nach Krankheitsausbruch	Verarbeitung körperlicher, psychischer und sozialer Folgen (z.B. bei Entstellung)	Anpassungsstörung – mit depressiver Verstimmung – mit ängstlicher Gestimmtheit – mit sozialen Ängsten	F43.2	309.00 309.24
Manipulationen	Manipulationen können nicht durch Hautkrankheit erklärt werden.	Paraartefakte (z.B. zwanghaftes Kratzen) einschl. Haareausziehen Kutane Artefakte (Vortäuschung einer Krankheit)	Störung der Impulskontrolle – Trichotillomanie Chronische vorgetäuschte Störung mit körperlichen Symptomen	F63.8 F63.3 F68.1	312.30 312.39 300.19
Somatoforme Beschwerden	Beschwerden können nicht durch dermatologischen Befund erklärt werden.	Juckreiz, Kutane Dysaesthesien ohne Befund Krankheitsangst/-überzeugung ohne Befund (AIDS-, Melanom-„Phobie", MCS-Syndrom) Entstellungsüberzeugung ohne Befund Kutane Psychosen ohne Befund	Undifferenz. somatoforme Störung, Konversionsstörung Hypochondrische Störung Körperdysmorphe Störung Wahnhafte Störung (Körperbezogener Wahn, Dermatozoenwahn)	F45.1 F45.3 F45.2 F22.0	300.81 300.11 300.70 297.10

* Die dermatologische Diagnose wird zusätzlich kodiert.

Eine wichtige Unterscheidung betrifft die Abgrenzung von Anpassungsstörungen, definiert als emotionale oder Verhaltenssymptome in Reaktion auf eine Hautkrankheit. Hauterkrankungen können aufgrund der Sichtbarkeit wie auch körperlicher Symptome mit erheblichen Belastungen verbunden sein (Welzel-Ruhrmann 1995). Diese betreffen 1. psychologische Belastungen infolge der Einschränkung des äußerlichen Erscheinungsbildes und des damit verbundenen Attraktivitätsverlustes; 2. soziale Belastungen durch die Stigmatisierung und Abwertung, die Hautkranke von der Umgebung erfahren; 3. körperliche Belastungen: das Wohlbefinden kann aufgrund von Juckreiz, dem dermatologischen Kardinalsymptom, erheblich beeinträchtigt werden. Viele chronisch Hautkranke können den mit der Krankheit verbundenen Kontrollverlust emotional nur unzureichend bewältigen. Hypochondrische Ängste vor Ausbreitung der Hauterscheinungen, Gefühle von Hilflosigkeit und sozialer Rückzug sind die Folge, mit Übergang in klinisch relevante Angst- und depressive Symptome einer Anpassungsstörung (Stangier et al. 1996a). Besonders häufig sind Anpassungsprobleme bei schweren Formen der Psoriasis, Akne, Vitiligo und Alopecia areata aufgrund des Stigmatisierungseffektes, bei Neurodermitis aufgrund des unerträglichen Juckreizes, bei genitalen durch die Beeinträchtigung der Sexualität und bei progredienten Hautkrankheiten wie Sklerodermie oder Malignes Melanom aufgrund der Lebensbedrohung.

Eine weitere Differentialdiagnose betrifft Manipulationen an der Haut. Bei Neurodermitis z.B. wird Kratzen durch intensiven Juckreiz hervorgerufen. Selbstschädigende Manipulationen können aber auch im Zusammenhang mit psychischen Störungen auftreten (Koblenzer 1987). Zu den Paraartefakten gehören sog. „neurotische Exkoriationen", etwa exzessives Kratzen ohne Juckreiz oder zwanghaftes Ausdrücken von eher minimalen Akne-Symptomen, und auch Trichotillomanie, zwanghaftes Haareausreißen. Wenn diese Manipulationen zu massiven Hautschädigungen führen und die Betroffenen den Impuls zu solchen Manipulationen subjektiv nicht mehr kontrollieren können, wird die Diagnose Impulskontrollstörung gewählt (Stein, Hollander 1992). Hiervon abzugrenzen sind wiederum kutane Artefakte, bei denen eine dermatologische Krankheit durch eine Schädigung der Haut mit Chemikalien oder aufgrund mechanischer oder physikalischer Manipulationen (Verbrennungen, Abszesse, Ödeme, Sepsis) vorgetäuscht wird (Koblenzer 1987). Die Selbstverursachung der Symptome ist für den Dermatologen in der Regel leicht erkennbar. Sie ist dem Betroffenen häufig nicht bewusst bzw. dissoziiert und wird anderen Personen gegenüber verheimlicht, um eine Patientenrolle einnehmen zu können. In der Regel bestehen zusätzlich schwere psychiatrische Störungen, vor allem Borderline-Persönlichkeitsstörungen.

Die Diagnose „Psychologische Faktoren oder Verhaltenseinflüsse bei andernorts klassifizierten Erkrankungen" ist auch abzugrenzen von somatoformen Störungen. Differentialdiagnostisches Kriterium ist, ob die körperlichen Beschwerden durch eine organmedizinische Ursache erklärt werden können. Bei dermatologischen Patienten sind folgende Beschwerden häufig als somatoform einzustufen (Stangier, Gieler 1997): 1. die Beschäftigung mit einem entstellenden Aussehen der Haut oder Haare, das nicht nachweisbar oder zumindest übertrieben ist und die Diagnose einer körperdysmorphen Störung rechtfertigt; 2. die Beschäftigung mit der Angst vor/der Überzeugung von einer bedrohlichen Erkrankung i.S. einer hypochondrischen Störung (bezogen z.B. auf Infektionen wie AIDS, Melanom oder Allergien, etwa als „multiple chemical sensitivity syndrome"); 3. chronische Dysästhesien (Missempfindungen) wie Juckreiz (z.B. Pruritus sine materia), Brennen oder Schmerzen (z.B. Vulvodynie oder Glossodynie) ohne organische Grundlage, die den undifferenzierten somatoformen Störungen zugeordnet werden können. Häufig kann der medizinische Befund nach umfangreichen diagnostischen Untersuchungen ermittelt werden, sodass somatoforme Störungen mit großer Vorsicht diagnostiziert werden sollten. Darüber hinaus finden sich auch Übergänge von den somatoformen zu den wahnhaften Störungen, die sich auf die Haut beziehen, wie z.B. der körperbezogene Wahn und der Dermatozoenwahn.

Spezielle Darstellung

Beschreibung der Störungsbilder nach ICD-10

Im Allgemeinen sind die psychologischen Faktoren und Verhaltenseinflüsse, die zu Entstehung, Ausbruch oder Aufrechterhaltung einer Hauterkrankung führen, nicht krankheitsspezifisch. Dennoch gibt es krankheitsbedingte Unterschiede in der Bedeutung einzelner Faktoren, etwa die Bedeutung von Kratzen bei juckenden Dermatosen. Daher werden im Folgenden die Ergebnisse wissenschaftlicher Untersuchungen nach den dermatologischen Störungsbildern geordnet (Stangier 1995):

- Neurodermitis (L20.8): entzündliche Reaktion der Haut mit intensivem Juckreiz; durch chronische Entzündung und starkes Kratzen kommt es zu einer Verdickung der Haut (Lichenifizierung); multifaktorielle Genese; die Krankheit manifestiert sich zumeist im ersten Lebensjahr und stellt eine der häufigsten chronischen Kinderkrankheiten dar; Vorkommen: ca. 5–10%, Tendenz steigend (Schulkinder ca. 15%).
Entgegen der traditionellen Einschätzung zeigen retrospektive Befragungen keine erhöhte Zahl von kritischen Lebensereignissen vor Krankheitsausbruch. Auch der Einfluss alltäglicher Belastungen auf die Symptome konnte in prospektiven Studien nur bei einem Teil, nicht jedoch allen Neurodermitis-Patienten, nachgewiesen werden. Durchgängig stellte man in Fragebogenuntersuchungen eine erhöhte Ängstlichkeit fest, die jedoch auch als Krankheitsfolge (erhöhte Anspannung aufgrund des Juckreizes) erklärt werden könnte. Unbestritten ist jedoch, dass Kratzen bei einem hohen Anteil von Patienten einen zentralen Verhaltensfaktor in der Aufrechterhaltung der Symptome darstellt. Bei Kindern spielen ungünstiges Familienklima und Elternverhalten eine große Rolle als Belastungsfaktoren.
- Psoriasis vulgaris (L40.0): scharf konturierte Entzündungsherde, bedeckt von silbrig-weißen Schuppen infolge einer Überproduktion von Hornzellen; die Erstmanifestation liegt durchschnittlich im mittleren Erwachsenenalter; multifaktorielle Genese; Vorkommen: ca. 1 bis 2%.
In Untersuchungen wurden bei relativ großen Untergruppen kritische Lebensereignisse wie auch chronische Alltagsbelastungen vor Krankheitsschüben berichtet. Allerdings ist der Zusammenhang, aufgrund des Zusammenwirkens vielfältiger Einflussfaktoren, insgesamt eher moderat. Häufig wurden erhöhte Ängstlichkeit und Depressivität in Fragebogenuntersuchungen sowie ein vermehrter Alkoholkonsum festgestellt. Es handelt sich hierbei wohl weniger um prädisponierende Merkmale, sondern um Symptome mangelnder Bewältigung der stigmatisierenden Folgen der Erkrankung. Diese Faktoren (insbesondere Alkohol) bewirken jedoch rückwirkend eine Verschlechterung des Hautzu-

standes, sodass ein circulus vitiosus von ungünstiger Bewältigung und belastungsbedingten Krankheitsschüben entstehen kann.
- Akne vulgaris (L70.0): von Androgenen gesteuerte Vermehrung der Talg- und Hornzellproduktion, die zur Behinderung des Talgabflusses führt und v.a. Mitesser (A.v. comedonica) und eitrig-entzündliche Knötchen (A.v. papulo-pustulosa), bis hin zu ausgedehnten Abszessen (A. v. conglobata) verursacht, die narbig verheilen; Genese multifaktoriell. Vorkommen: in der Pubertät fast jede Person; persistierende A.(< 30 J.): nicht bekannt.

Durch eine Reihe prospektiver Untersuchungen konnte der Einfluss von Leistungsstress auf die Symptomatik gut belegt werden. Unklar ist, inwieweit auch andere Belastungsfaktoren von Bedeutung sind. Nachgewiesen werden konnten auch ungünstige Formen der Stressverarbeitung, vor allem soziale Abkapselung, sowie bei schweren Fällen vermehrte Ängstlichkeit und Depressivität. Die gefundenen Abweichungen sind auch eher i.S. einer ungünstigen Krankheitsverarbeitung zu interpretieren.
- Kontaktekzem (L25.9): eine sehr häufig vorkommende Überempfindlichkeitsreaktion (z.B. auf Metalle, Kosmetika, Arzneimittel, Chemikalien), mit Entzündung und Juckreiz einhergehend; bei Dauereinwirkung Chronifizierung (z.B. Friseur, Maurer).

Auch bei Nachweis einer Allergie ist eine Beteiligung emotionaler Belastungen an der Sensibilisierung möglich. Zudem können operante Verstärkungsmechanismen, z.B. Vermeidung von unangenehmen Kontakten oder Konflikten am Arbeitsplatz, die Störung chronifizieren.
- Urtikaria (L50.0): flüchtige Quaddeln mit starkem Juckreiz, zurückzuführen auf die Ausschüttung von Entzündungsmediatoren in der Epidermis aufgrund unterschiedlichster Reize. Genese: sehr vielfältige, allergische und physikalische Auslöser, bei chronischem Verlauf keine Ursache feststellbar. Vorkommen: 1–4% (Lebenszeitprävalenz: 20–30%).

Bei der chronischen Urtikaria (> 3 Mo.) wird psychosomatischen Bedingungen großes Gewicht beigemessen. Hypnose-Studien zeigen eindrucksvoll die Möglichkeit, urtikarielle Reaktionen zu erzeugen oder deren allergische Auslösung durch Suggestion zu blockieren. Ebenso konnten in überzufälligem Ausmaß Placebo-Effekte nachgewiesen werden. Kritische Lebensereignisse können den Krankheitsausbruch begünstigen, aber auch negative Stimmung und alltägliche Belastungen beeinflussen den Krankheitsverlauf erheblich.
- Alopecia areata (L63.9): kreisrunder Ausfall der Kopfhaare, der auf einen Autoimmunmechanismus zurückgeführt wird. Häufig Tendenz zur Spontanremission, daneben chronisch-rezidivierender oder progredienter Verlauf (jeweils ca. 1/3 der Fälle).

In mehreren retrospektiven Studien gab ein überdurchschnittlich hoher Anteil von Patienten kritische Lebensereignisse vor Krankheitsausbruch an. Darüber hinaus ergaben sich Hinweise auf erhöhte Ängstlichkeit und Depressivität, die jedoch auch als Folgeerscheinung der Erkrankung gewertet werden können.
- Herpes simplex genitalis (A60.0) und labialis (B00.1): Virusinfektion mit zunächst juckenden, später schmerzenden, mit Flüssigkeit gefüllten Bläschen im Genital- bzw. Mundbereich. Übertragung durch direkten Kontakt (Geschlechtsverkehr bzw. Küssen); bei chronisch-rezidivierendem Verlauf Aktivierung latenter Viren durch Beeinträchtigung der Immunlage. Vorkommen: latente Infektion vor allem mit Herpes labialis sehr häufig (75%).

Das Auftreten von Rezidiven wird u.a. von psychischen Belastungen stark begünstigt. Dabei scheint der Einfluss von Stimmung, insbesondere von Depressivität, wichtiger zu sein als alltägliche Belastungen oder life events. Gute Belege finden sich auch für die Beeinflussbarkeit der zugrundeliegenden psychoimmunologischen Mechanismen (Antikörperbildung) durch emotionale Reaktionen, alltägliche Belastungen und life events.
- Malignes Melanom (C43.9): gefährlichster maligner Tumor der Haut aufgrund hoher Metastasierungstendenz (der „schwarze Krebs"). Die Prognose hängt im Wesentlichen von der Eindringtiefe der entarteten Zellen und der damit verbundenen Metastasierungsgefahr ab. Genetische Disposition, prädisponierend: Rassenzugehörigkeit, auslösend: Sonnenlicht (UV-Strahlen).
Mangelnde soziale Unterstützung und repressives, defensives Coping (Vermeidung negativer Emotionen) können die Prognose erheblich verschlechtern.

Klinisch-psychologische Diagnostik

In der Praxis wird die Diagnose „Psychologische Faktoren oder Verhaltenseinflüsse bei andernorts klassifizierten Erkrankungen" zumeist aufgrund einer gezielten Krankheitsanamnese und Exploration von Belastungsfaktoren gestellt. Retrospektive Angaben stellen jedoch Zusammenhänge möglicherweise verfälscht dar (Verwechseln von Auslösern und Folgen der Krankheit, Kausalattributionen). Bei prospektiven Erhebungen wird diese Verfälschung geringer gehalten. Daher sollten zusätzlich Informationen in Tagebüchern gesammelt werden. Kontinuierlich festgehalten werden sollten die Häufigkeit des Auftretens von Hautsymptomen (z.B. Juckreiz, Hautentzündung oder Quaddeln sowie auslösende Situation), Art und Intensität von behavioralen Reaktionen (z.B. Kratzen) und emotionale Reaktion (Stangier et al. 1997). Darüber hinaus sollten Einflussfaktoren wie Hautpflege und Medikamentengebrauch erfasst werden.

Wichtige Informationen zur Verhaltensanalyse können am besten im Interview festgestellt werden; insbesondere sollten folgende Aspekte genauer exploriert werden:

- Belastende Situationen, die Symptomverschlechterungen vorausgehen
- Emotionale und körperliche Reaktionen
- Stressinduzierende Kognitionen und Grundüberzeugungen (z.B. Selbstabwertung oder Perfektionismus)
- Ungünstige Bewältigungsmuster im Umgang mit Belastungen (z.B. sozialer Rückzug, Konfliktvermeidung)
- Verhaltensweisen, die den Hautzustand beeinflussen (Kratzen, Hautpflege, Suchtverhalten)
- Kurzfristige und langfristige Konsequenzen des Verhaltens in kritischen Situationen
- Kompetenzdefizite (mangelnde Problemlösefähigkeiten; mangelnde soziale oder Kommunikationsfähigkeiten)
- Ressourcen (vorhandene Fähigkeiten, die im Umgang mit Belastungsfaktoren genutzt werden können)

In der Regel sind Testverfahren nicht geeignet, Zusammenhänge zwischen psychischen Belastungen und dem Verlauf einer Krankheit nachzuweisen. Dennoch sollte ein Screening psychopathologischer Symptome, etwa mit dem SCL-90, durchgeführt werden. Spezifische Probleme in der Krankheitsbewältigung können mit dem Marburger Hautfragebogen (MHF; Stangier et al. 1996a) identifiziert werden.

Klinisch-psychologische Behandlung

Verhaltenstherapeutische Behandlungsmethoden stellen effektive Maßnahmen dar, um psychologische Einflussfaktoren auf den Verlauf von Hautkrankheiten gezielt zu verändern. Wesentliche Elemente des Vorgehens sind nicht spezifisch auf Hautkrankheiten bezogen, sondern beinhalten Methoden wie Entspannungstraining, kognitive Umstrukturierung, Problemlösetraining und Verhaltenstraining. Darüber hinaus sind spezifischere Interventionen entwickelt worden, zu denen spezielle Varianten von Entspannungsmethoden, Biofeedbacktraining, Selbstkontrolltechniken zum Abbau von Kratzen sowie Training sozialer Kompetenzen und Kommunikationstraining zum Abbau von sozialen Belastungen gehören (Münzel 1995).

Spezielle Varianten von Entspannungsverfahren

1. *Die progressive Muskelrelaxation (PMR)* stellt ein Standardverfahren insbes. bei Neurodermitis dar, da gleichzeitig Anspannung und Juckreiz günstig beeinflusst werden. Gegenüber anderen Entspannungsverfahren ist PMR rascher erlernbar und weniger störanfällig (z.B. gegenüber Juckreiz). Das Verfahren eignet sich auch sehr gut als Alternativhandlung für Kratzen im Rahmen der habit-reversal-Technik (s.u.). Nach den Prinzipien der „applied relaxation technique" von Öst wird eine zunächst ausführliche Version der PMR immer weiter verkürzt (z.B. von ca. 20 auf wenige Min.), die zunehmend automatisierte Entspannungsreaktion an Hinweisreize gekoppelt (sog. cue-controlled relaxation) und unter Alltagsbedingungen eingeübt, etwa bei Kratzimpulsen (Stangier et al. 1996b; s. Tabelle 2).
2. *Autogenes Training:* Günstige Effekte werden insbesondere bei entzündlichen Hauterkrankungen mit einer Erweiterung der Grundstufe durch hautspezifische Formeln zur Vorstellung von Kühle berichtet; ein Beispiel hierfür ist die Formel „Haut ganz ruhig und angenehm kühl" (Stangier et al. 1996b).
3. *Vorstellungstechniken:* Visuelle Vorstellungen sind bei Hautkranken aufgrund der Sichtbarkeit der Symptome und der großen Bedeutung des Aussehens besonders günstig. Dabei kann sowohl die Symptomatik günstig beeinflusst wie auch die Krankheitsbewältigung unterstützt werden. Zumeist werden die Patienten angeleitet, sich die Heilungsprozesse bildlich vorzustellen. Z.B. können die Hautzellen verglichen werden mit „kleinen, runden Personen, die sich an einem schönen, warmen, ruhigen Strand sonnen..., und dass die Haut vollkommen ruhig und entspannt ist, in einem Zustand von äußerster Zufriedenheit, ..." etc. (Gray, Lawlis 1982).

Biofeedbacktraining (BFT)

Bei diesem Ansatz werden physiologische Funktionen apparativ verstärkt und zurückgemeldet; hierdurch soll die gezielte Beeinflussung der Funktionen erleichtert werden. Je nach psychophysiologischem Mechanismus können folgende Ansatzpunkte gewählt werden (Münzel 1995; Stangier 1996b):

1. Reduktion der Hauttemperatur: primäres Ziel ist eine Senkung der infolge der Entzündung deutlich erhöhten Hautdurchblutung (etwa bei Psoriasis).
2. Senkung der Hautleitfähigkeit: diesem Ansatz liegt die Annahme zu Grunde, dass sich durch eine Senkung der Hautleitfähigkeit auch die zugrundeliegende Schweißdrüsenaktivität beeinflussen lässt, relevant z.B. bei dyshidrotischem Ekzem oder Neurodermitis.

Auf einen unspezifischen Entspannungseffekt zielen hingegen folgende Verfahren ab:

3. Erhöhung der Hauttemperatur.
4. Reduktion des Frontalis-EMG der Stirn.

Wesentliche Faktoren des Behandlungserfolges sind eine regelmäßige Übungspraxis und das Einbeziehen von Entspannungs- und Vorstellungstechniken.

Maßnahmen zur Verbesserung der Selbstkontrolle bezüglich Kratzen

Die sog. habit-reversal Technik (Rosenbaum, Ayllon 1981) stellt, in Kombination mit Entspannungstechniken, eine wirksame Behandlung von Kratzen dar. Sie enthält folgende Komponenten:

1. Wahrnehmungstraining: verbale Beschreibung der auslösenden Situation, Kratzhandlung und deren Konsequenzen in detaillierter Form, dann Simulation der Kratzbewegung und Erlernen eines Signals zur Unterbrechung des automatisierten Ablaufs der Kratzhandlung.
2. Einüben einer Ersatzhandlung (z.B. isometrische Übungen, PMR, Drücken oder Kneifen der juckenden Hautstelle).
3. Wiederholung des Gesamtablaufs in der Vorstellung. Die Patienten werden dann instruiert, diese Technik einzusetzen, wann immer der Kratzimpuls im Alltag auftritt. Zusätzlich haben sich folgende Strategien der Selbstkontrolle bewährt: Selbstverstärkung (sich für Nicht-Kratzen belohnen); Stimulus-Kontrolle (Eingrenzung von Zeitintervallen oder Situationen, in denen Kratzen besonders häufig auftritt).

Voraussetzung für den Einsatz von Selbstkontrollmethoden ist eine gezielte Selbstbeobachtung kritischer Situationen, in denen Kratzen auftritt (s. Diagnostik). Selbstkontrollmaßnahmen sind besonders wirksam beim Abbau von automatisiertem Kratzen. Darüber hinaus erhöht sich deren Wirksamkeit, wenn zusätzlich Maßnahmen zur Beeinflussung des Juckreizes ergriffen werden (Stangier et al. 1996b). Hierzu gehören (s. Tabelle 2):

- Imaginationstechniken zur Vorstellung von Kühle (s.u.)
- Direkte Suggestionen zur Veränderung der Juckreizwahrnehmung
- Training positiver Selbstinstruktionen zur Modifikation katastrophisierender Kognitionen bezüglich Juckreiz
- Ablenkungstechniken (z.B. Konzentration auf manuelle oder mentale Aktivitäten)

Training sozialer Kompetenzen und Kommunikationstraining

Soziale Kompetenzen tragen dazu bei, psychische Belastungen aus Konfliktsituationen zu verringern und damit der Auslösung von Krankheitssymptomen entgegenzuwirken. Gleichzeitig können sie eine Grundlage bilden, die negativen sozialen Konsequenzen der Krankheit besser bewältigen zu können.

1. Selbstsicherheitstraining: In Rollenspielen werden nonverbale und verbale Komponenten von sozial kompetentem Verhalten gezielt eingeübt. Es werden z.B. belastende Situationen ausgewählt, in denen systematisch eingeübt wird, eigene Rechte und Ziele selbstsicherer zu vertreten. Diese Verhaltensweisen können dann auch auf Situationen übertragen werden, in denen ein selbstsicheres Verhalten bei negativer Reaktionen anderer auf die Hautkrankheit aufgebaut werden soll. Darüber hinaus kann auch Ziel von Verhaltensübungen sein, soziale Kontakte besser zu initiieren oder aufrechtzuerhalten.
2. Kommunikationstraining: Von großer Bedeutung für die Verbesserung der Beziehungen zu nahe stehenden Personen ist das Einüben eines konstruktiven, direkten Emotionsausdrucks. Die Rollenspiele fokussieren auf den Ausdruck von positiven Gefühlen, Wünschen und negativen Gefühlen wie Ärger. Zusätzlich kann eingeübt werden, konstruktiver mit Kritik umzugehen (Stangier et al. 1996b).

Integrierte Behandlungsprogramme

Eine Kombination von Interventionen zur Veränderung auslösender psychosomatischer Faktoren und zur Verbesserung der Krankheitsbewältigung stellt derzeit den günstigsten Behandlungsansatz für Patienten mit chronischen dermatologischen Störungen dar. In der Regel werden solche Behandlungsansätze in Gruppen durchgeführt, da andere Gruppenmitglieder mit vergleichbaren Problemen mehr Verständnis für die Probleme aufbringen, soziale Unterstützung anbieten und durch gegenseitige Anregungen ein Modell für günstigeres Copingverhalten darstellen können. Strukturierte Gruppenprogramme mit verschiedenen Komponenten wurden z.B. für Neurodermitis, Psoriasis, Malignes Melanom und Herpes genitalis eingesetzt (s.a. Empirische Studien).

Tabelle 2 illustriert den Ablauf eines verhaltenstherapeutischen Gruppenprogramms für Patienten mit Neurodermitis, in dem einzelne Komponenten bezüglich der Schwerpunkte Kratzen, soziale Kompetenzen und Entspannung sinnvoll aufeinander aufbauen. Die dargestellten Interventionen können jedoch auch in Einzelbehandlung angewendet werden (s. Fallbeispiel). In den letzten Jahren wurden auch zunehmend Schulungsprogramme für chronisch Kranke (z.B. Asthma und Diabetes) entwickelt, die relevante Informationen zur Ätiologie, Beeinflussung und Behandlung der Erkrankung vermitteln sollen. Ausgearbeitete Gruppenprogramme gibt es vor allem für erwachsene Neurodermitis-Patienten (Stangier et al. 1996b), Kinder mit Neurodermitis (Skusa-Freeman et al. 1995) oder deren Eltern (Gieler et al. 1992).

Tabelle 2. Ablauf eines verhaltenstherapeutischen Gruppenprogramms bei Neurodermitis mit den Schwerpunkten Kratzen, soziale Kompetenzen und Entspannung (Stangier et al. 1996b).

Sitzung	Kratzen	Soziale Kompetenzen	Entspannung
1	Einführung in das Selbstbeobachtungsprotokoll (sog. „Kratztagebuch")	Rollenspiel: Selbstsicheres Verhalten	Progressive Muskelentspannung: lange Version
2	Häufige Auslöser von Kratzen	*Wiederholung*	PMR: mittlere Version
3	Häufige Auslöser des Juckreiz-Kratz-Zirkels	Rollenspiel: Selbstsicherer Umgang mit negativen Reaktionen auf die Hauterscheinungen	PMR: kurze Version
4	Einfache Techniken zur Kratzkontrolle	*Wiederholung*	„cue-controlled relaxation"
5	Habit-reversal-Technik	Problemlösetraining	*Wiederholung*
6	Negative automatische Gedanken, die Kratzen auslösen	*Wiederholung*	Differentielle Entspannung
7	Veränderung negativer automatischer Gedanken	Rollenspiel: Ausdruck von positiven Emotionen	Hautwahrnehmungsübung
8	Identifikation von Auslöser von automatischem Kratzen	Rollenspiel: Ausdruck von Wünschen	*Wiederholung*
9	Anspannung als Auslöser von automatischem Kratzen	*Wiederholung*	Vorstellungsübung („Hautkühle")
10	Selbstverstärkung von Nicht-Kratzen	Rollenspiel: Ausdruck von negativen Emotionen	*Wiederholung*
11	Positive Einflussfaktoren auf den Hautzustand	*Wiederholung*	*Wiederholung*
12	Verhinderung von Rückfällen	Aufrechterhaltung von Verhaltensänderungen	Aufrechterhaltung regelmäßiger Entspannungsübungen

Indikation

Aufgrund der wenigen kontrollierten Therapievergleichsstudien gibt es kaum direkte Hinweise, bei welchen Problemen welche Therapieorientierung effektiver ist. Aus klinischer Erfahrung und aus rationalen Erwägungen heraus sind die Bedingungen für eine verhaltenstherapeutische Behandlung günstig, wenn ein oder mehrere Problemverhaltensweisen (z.B. Kratzen) abgrenzbar sind, die Voraussetzung für gezielte Interventionen darstellen. Zudem sollte der Patient über ein veränderungsorientiertes Erklärungsmodell und Behandlungserwartungen verfügen und die Bereitschaft und Fähigkeit zu einem kooperativen Therapeut-Patient-Verhältnis mitbringen. Hinsichtlich des Settings lassen sich aufgrund der kontrollierten Therapiestudien Hinweise ableiten, dass Gruppentherapie mit homogenen Patientengruppen (z.B. nur Neurodermitis-Patienten) aus dem Grunde von Vorteil sind, da sich die Patienten gegenseitig eine intensive soziale Unterstützung geben und auch ein Modell für erfolgreiche Bewältigung darstellen können.

Empirische Studien

In den 80er Jahren wurden vorwiegend Einzelfallstudien mit Biofeedbacktraining durchgeführt. Mit diesem Ansatz konnten bei Psoriasis-Kranken positive Ergebnisse erzielt werden: (zur Reduktion der Hauttemperatur; Benoit, Harrell 1981), dyshidrosiformen Handekzem und chronischer Urtikaria (zur Senkung der Hautleitfähigkeit in Kombination mit autogenem Training; Moan 1979), bei Raynaud´scher Krankheit (zur Erhöhung der Hauttemperatur; Freedman 1987), bei Neurodermitis und Akne (EMG-Biofeedbacktraining in Kombination mit Imaginationstechniken bzw. autogenes Training; Haynes et al. 1979; Hughges et al. 1983). Trotz der beschriebenen Erfolge bleibt jedoch der spezifische Wirkmechanismus des Biofeedbacktrainings ungeklärt: es erscheint wohl eher plausibel, dass die Patienten lernen, sich zu entspannen, als die spezifische physiologische Funktion zu beeinflussen. Der spezifische Nutzen eines Biofeedbacktrainings könnte vielleicht darin liegen, dass der hohe apparative Aufwand bei Patienten mit organmedizinischen Behandlungserwartungen zu höheren Erfolgserwartungen führt.

Eine Reihe neuerer Therapiestudien zeigen, dass integrierte Gruppenprogramme, die Entspannungstraining, Stressbewältigungstraining und dermatologische Schulungselemente miteinander kombinieren, sehr wirkungsvolle Behandlungsmaßnahmen darstellen.

In den teilweise gut kontrollierten Therapiestudien mit Neurodermitis-Patienten wurden zumeist zusätzlich Selbstkontrolltechniken zur Reduktion von Kratzen mit progressiver Muskelentspannung und Vorstellungstechniken (Niebel 1995; Ehlers et al. 1995), oder Autogenem Training (Cole et al. 1988; Ehlers et al. 1995) kombiniert. Langfristig wurde in den Studien hierdurch eine Verbesserung der Hautsymptomatik, eine Reduktion des Cortisonverbrauchs und eine Verbesserung der Krankheitsbewältigung erzielt. Kombinationen von Entspannungstrainings, Stressbewältigung und Informationsvermittlung in der Gruppe zeigen sich auch bei Patienten mit Psoriasis (Zacchariae et al. 1996), Akne vulgaris (Hughges et al. 1983), Malignem Melanom (Fawzy et al. 1990) und Herpes genitalis (Drob et al. 1986) erfolgreich.

Fallbeispiel

Ein 30-jähriger Patient sucht eine psychologische Therapie wegen Neurodermitis auf. Neben dem Juckreiz sind weitere Beschwerden das „unschöne" Aussehen des starken Körperbefalls, Anspannung, Ängste, Deprimiertheit, sexuelle Probleme, Minderwertigkeitsgefühle. Drei stationäre Aufenthalte sowie massiver Einsatz von Cortison zeigten keinen dauerhaften Erfolg.

Anamnese: Er ist der einzige Sohn einer Witwe, zu der sich nach dem Tod des Vaters (Arbeitsunfall) und der Schwester (Hirnblutungen) seit seiner Jugend eine enge Bindung entwickelte. Die Neurodermitis trat erstmals nach dem Studium auf, als er mit 24 Jahren seine erste Stelle antrat, aus dem Elternhaus auszog und mit seiner Freundin zusammenzog, die er vor zwei Jahren heiratete und die ein Kind erwartet. Er besucht regelmäßig die Mutter, mit der ihn eine „Hass-Liebe" verbindet, da sie ihn „immer noch einengt und kontrolliert". Aktueller Anlass für die Therapie ist eine monatelang hinausgezögerte Entscheidung, in ein Haus in unmittelbarer Nachbarschaft der Mutter umzuziehen; dies erwartet die Mutter, die das Haus deshalb erworben hatte, während die Ehefrau dies ablehnt.

Testbefunde: erhöhte Werte im Marburger Neurodermitis-Fragebogen bezüglich: „Leidensdruck", „Soziale Stigmatisierung", „Einschränkung der Lebensqualität".

Diagnose nach ICD-10: Psychologische Faktoren/Verhaltenseinflüsse (F54) bei Neurodermitis (L20.8); Anpassungsstörung mit depressiver Verstimmung (F43.21); anankastische Persönlichkeitsstörung (F60.5).

Verhaltensanalyse:

a) Problembereich Kratzen/Krankheitsbewältigung: Problemverhalten: Exzessives Kratzen (Selbstbeobachtungsprotokoll: ca. 15-mal/Tag); Rückzugsverhalten (z.B. Aufsuchen der Toilette am Arbeitsplatz) und ungünstige Kognitionen („Ich muss mich abreagieren"). Keine aktiven Bewältigungsstrategien außer Cortison-Anwendung. Gefühle von Hilflosigkeit und negative Kognitionen („die Krankheit könnte nicht weggehen oder sich verschlimmern"). Hohes Anspannungsniveau.
Auslösende Bedingungen: Starker, permanenter Juckreiz; zusätzlich Konfliktsituationen (Auflehnung gegen Einengung der Mutter, gleichzeitig Schuldgefühle, sie im Stich zu lassen).
Konsequenzen: negative Verstärkung durch kurzfristige Verringerung von Anspannung und Juckreiz; zusätzlich positive Verstärkung des Kratzens aufgrund der Versorgung durch Ehefrau und Mutter. Langfristig Intensivierung der Hautentzündung, Chronifizierung der Symptomatik. Ängstlichkeit und Depressivität.
Lerngeschichte: Erstmanifestation der Neurodermitis bei Kumulation von Belastungen (drohende Überlastung im Beruf, Schuldgefühle wegen des Verlassens der Mutter, Anfangsprobleme im Zusammenleben mit der Freundin), die durch Krankheit reduziert wurden. Entwicklung eines ungünstigen Krankheitsverhaltens und Defizite in Selbstkontrolle durch negative Verstärkung: so zog der Klient während einer Partnerschaftskrise wegen eines starken Krankheitsschubes zu seiner Mutter. Die Freundin nahm ihre Trennungsabsichten zurück, als sich beide in einem klärenden Gespräch auf die Neurodermitis als „eigentliche Ursache" für die Krise einigen konnten.
Zusätzliche Problembereiche (im Folgenden verkürzt und ohne Lerngeschichte dargestellt):

b) Entstellungsgefühle: Problemverhalten: Vermeidungs- und Rückzugsverhalten im sozialen Kontakt und im (sexuellen) Kontakt zu seiner Frau. Kognitionen: Erwartung negativer Reaktionen anderer (Anstarren, Abwertung) auf die sichtbaren Hauterscheinungen, einhergehend mit Angst und hoher Anspannung.

c) Vermeidung von Konflikten zu nahe stehenden Personen: passives, mit Hilflosigkeit einhergehendes Verhalten in Entscheidungs- und Konfliktsituationen; dadurch dauerhafte Anspannung, die zur Chronifizierung von Juckreiz/Hautentzündung beiträgt.

d) Perfektionismus am Arbeitsplatz: irrational hohe Erwartungen an die eigene Leistung und die Mitarbeiter; Nichterfüllung löst häufig Ärger aus, der nicht geäußert wird; dadurch chronisch erhöhtes Anspannungsniveau, Verstärkung der Hautsymptomatik.

Behandlung:
In den ersten Sitzungen wurden gemeinsam mit dem Patienten Therapieziele konkretisiert. Zunächst wurde der aktuelle Konflikt zur Mutter bearbeitet mit dem Ziel, die Konfliktvermeidung abzubauen. In einem Problemlösetraining wurde die Fähigkeit eingeübt, das vorhandene Problem zu konkretisieren, eigene Ziele zu definieren und Möglichkeiten der Umsetzung zu entwickeln. In einem Kommunikationstraining wurden darüber hinaus Rollenspiele durchgeführt, in denen der Patient übte, der Mutter gegenüber eigene Bedürfnisse und Ärger direkter auszudrücken. Parallel hierzu wurde die Selbstkontrolle bezüglich Juckreiz und Kratzen aufgebaut. Durch ein Selbstbeobachtungsprotokoll wurden Information bezüglich auslösender Situationen von Kratzen gesammelt. Diese waren Spannungs- und Ärgersituationen, in denen sich der Patient teilweise unbewusst, teilweise aber auch gezielt (Rückzug auf Toilette) kratzt. Durch die bewusste Selbstbeobachtung wurde das Kratzen schon deutlich reduziert. Zusätzlich wurde die Progressive Muskelentspannung intensiv eingeübt, mit zunehmender Übungsdauer verkürzt und eine flexible Umsetzung in den genannten Situationen eingeübt. Gleichzeitig wurde die Habit-Reversal-Technik eingeübt: Vorstellung der auslösenden Situation und des Kratzimpulses, Verankerung eines Signals zur Unterbrechung des Ablaufs, Durchführung der Muskelentspannung als Alternativhandlung. Schließlich wurden Situationen (Rückzug auf Toilette) eingeschränkt, die Kratzen auslösen (Stimuluskontrolle). Diese Techniken konnte der Patient gut umsetzen und erreichte innerhalb weniger Wochen eine Besserung der Symptomatik. Im weiteren Verlauf wurde der Perfektionismus am Arbeitsplatz bearbeitet: in einem Selbstbeobachtungsprotokoll wurden typische Kognitionen und resultierender Ärger und Anspannung festgehalten. Diese wurden im Sinne der kognitiven Umstrukturierung auf Logik und Rationalität überprüft und alternative Einstellungen gezielt eingeübt. Schließlich wurden auch die Entstellungsängste und das soziale Rückzugs-/Vermeidungsverhalten durch Videofeedbacktraining, kognitive Verfahren und einem Verhaltenstraining krankheitsspezifischer sozialer Kompetenzen (auf Fragen bezüglich der Erkrankung reagieren; sich von übertriebenen Mitleidsreaktionen abgrenzen) bearbeitet. Nach Abschluss der 50 Sitzungen umfassenden Therapie hatte sich der Hautzustand wesentlich gebessert, der Cortisonverbrauch war deutlich reduziert, und im MNF ergaben sich Normalisierungen in den Skalen „Leidensdruck", „soziale Stigmatisierung", „Einschränkung der Lebensqualität".

Zusammenfassung

Trotz der großen Bedeutung, die im Allgemeinen psychischen Faktoren bei Hautkrankheiten eingeräumt wird, gibt es bisher nur wenige systematische und methodisch zufrieden stellende Studien, die genauere Anhaltspunkte liefern. Eine Schwierigkeit in Forschung und Praxis stellt die Abgrenzung von auslösenden psychologischen Faktoren und Problemen in der emotionalen Bewältigung der Krankheitsfolgen dar. Fortschritte sind jedoch in der Entwicklung von verhaltenstherapeutischen Behandlungsmethoden zu verzeichnen. Diese betreffen vor allem die Behandlung von Neurodermitis, aber auch anderer chronischer dermatologischer Krankheiten wie Psoriasis, Herpes genitalis und Malignem Melanom. Besonders effektiv sind Entspannungsverfahren sowie kombinierte Gruppenprogramme, die Entspannung, Stressbewältigung, Information und andere spezifische Komponenten mit sozialer Unterstützung, umfassen. Angesichts der komplexen Zusammenhänge zwischen psychologischen und körperlichen Faktoren ist die Zusammenarbeit von Dermatologen und klinischen Psychologen eine wichtige Voraussetzung für eine Umsetzung der Behandlungsansätze in die Praxis.

Literatur

Alexander, F. (1950) Psychosomatic medicine. Norton, New York
Benoit, L.J., Harrell, E.H. (1981) Biofeedback and control of skin cell proliferation in psoriasis. Psychol Rep 46: 831–839
Drob, S., Bernard, H., Lifshutz, H., Nierenberg, A. (1986) Brief group psychotherapy for herpes patients: a preliminary study. Behav Ther 17: 229–238
Ehlers, A., Stangier, U.,Gieler, U. (1995) Treatment of atopic dermatitis. A comparison of psychological and dermatological approaches to relapse prevention. J Consult Clin Psychol 63: 624–635
Fawzy, F.I., Cousins, N., Fawzy, N.W., Kemeny, M.E., Elashoff, R.,Morton, D.L. (1990) A structured psychiatric intervention for cancer patients: 1. Changes over time in methods of coping and affective disturbance. Arch Gen Psychiatry 47: 720–725
Freedman, R.R. (1987) Long-term effectiveness of behavioral treatments for Raynaud´s Disease. Behav Ther 18: 387–399
Gray, S.G., Lawlis, G.F. (1982) A case study of pruritic eczema treated by relaxation and imagery. Psychol Rep 51: 627–633
Haynes, S.N., Wilson, C.C., Jaffe, P.G., Britton, B.T. (1979) Biofeedback treatment of atopic dermatitis. Biofeedback and Self-Regulation 4: 195–209
Hughes, H., Brown, B.W., Lawlis, G.F., Fulton, J.E. (1983) Treatment of acne vulgaris by biofeedback, relaxation and cognitive imagery. Psychosom Res 27: 185–191
Gieler, U., Köhnlein B., Schauer U., Freiling G., Stangier, U. (1992) Eltern-Beratung bei Kindern mit atopischer Dermatitis. Der Hautarzt, Supplement XI, 43: 37–422
Moan, E.R. (1979) GSR biofeedback assisted relaxation training and psychosomatic hives. J Behav Ther Exp Psychiatry 10: 157–158
Münzel, K. (1995) Psychologische Interventionsansätze bei Hauterkrankungen. Verhaltensmod Verhaltensmed 16: 373–388
Rosenbaum, M.S., Ayllon, T. (1981) The behavioral treatment of neurodermatitis through habit-reversal. Behav Res Ther 19: 313–318
Skusa-Freeman, B., Scheewe, S., Warschburger, P., Wilke, K., Petermann, U. (1995) Patientenschulung mit neurodermitiskranken Kindern und Jugendlichen: Konzeption und Materialien. In: Petermann F. (Hrsg.) Asthma und Allergie. Hogrefe Verlag, Göttingen, S. 327–367
Stangier, U., Gieler, U., Dietrich, M., Florin, I. (1988) Verhaltenstherapeutische Ansätze bei Psoriasis vulgaris – Erste Ergebnisse einer kontrollierten Therapievergleichsstudie. In: Schüffel W. (Hrsg.) Sich gesund fühlen im Jahre 2000. Springer, Berlin Heidelberg New York Tokyo, S. 445–451
Stangier, U., Gieler, U. (1997) Somatoforme Störungen in der Dermatologie. Psychotherapie in Psychiatrie. Psychother Med Klin Psychol 2: 91–101
Stangier, U. (1995) Belastungsbedingte Reaktivität bei Neurodermitis: Feldstudien. Verhaltensmod Verhaltensmed 16: 353–371
Stangier, U. (1996) Verhaltenstherapie bei Hautkrankheiten. In: Senf W., Broda M. (Hrsg.) Praxis der Psychotherapie – Lehrbuch der Psychotherapeutischen Medizin und Psychologischen Psychotherapie. Thieme, Stuttgart, S. 436–444

Stangier, U., Schuster, P., Ehlers, A. (1996) Tagebücher in der psychologischen Therapie von Hauterkrankungen. In: Wilz G., Brähler E. (Hrsg.) Tagebücher in der Psychotherapie. Hogrefe, Göttingen, S. 154–175
Stein, D.J., Hollander, E. (1992) Dermatology and conditions related to obsessive-compulsive disorder. J Am Acad Dermatol 26: 237–242
Welzel-Ruhrmann, C. (1995) Psychologische Diagnostik bei Hauterkrankungen. Verhaltensmod Verhaltensmed 16: 311–335
Zachariae, R., Oster, H., Bjerring, P., Kragballe, K. (1996) Effects of psychologic intervention on psoriasis: a preliminary report. J Am Acad Dermatol 34: 1008–1015

Empfohlene Einführungsliteratur

Gieler, U., Stangier, U., Brähler, E. (Hrsg.) Hauterkrankungen in psychologischer Sicht. Jahrbuch der medizinischen Psychologie Bd. 9. Hogrefe Verlag, Göttingen
Koblenzer, C.S. (1987) Psychocutaneous disease. Grune & Stratton, New York
Münzel, K., Scholz, O.B. (1995) Themenheft Hauterkrankungen. Verhaltensmod Verhaltensmed 16: 294–388
Niebel, G. (1995) Verhaltensmedizin der chronischen Hautkrankheit. Huber Verlag, Seattle, Washington
Petermann, F. (Hrsg.) (1995) Asthma und Allergie. Hogrefe Verlag, Göttingen
Stangier. U., Ehlers, A., Gieler, U. (1996a) Fragebogen zur Bewältigung von Hautkrankheiten (FBH). Hogrefe Verlag, Göttingen
Stangier, U., Gieler, U., Ehlers, A. (1996b) Neurodermitis bewältigen. Verhaltenstherapie, dermatologische Schulung, Autogenes Training. Springer, Berlin Heidelberg New York Tokyo
Whitlock, F.A. (Hrsg.) (1980) Psychophysiologische Aspekte bei Hauterkrankungen. Perimed Verlag, Erlangen

\<F54\> Psychologische Faktoren oder Verhaltensfaktoren bei anderorts klassifizierten Erkrankungen – in der Neurologie am Beispiel Schmerz

Herbert Redtenbacher

Allgemeine Darstellung

Historische Entwicklung des Störungsbildes

Schmerzen sind die häufigste Ursache für Menschen, die Einrichtungen des Gesundheitssystems aufzusuchen. Die Kosten für die Behandlung und der Schaden für die Volkswirtschaft sowie das menschliche Leid sind außerordentlich groß.

Akute Schmerzen sind zumeist eng an Gewebsschädigungen gekoppelt und in der Regel gut und primär somatisch zu behandeln. Dieses unidirektionale Schmerzmodell (Schädigung führt zur Schmerzwahrnehmung) ist nach wie vor zu Unrecht auch bei chronischen Schmerzen im Denken der Patienten und teilweise auch im medizinischen Personal gefestigt.

Da es aus Platzgründen an dieser Stelle nicht möglich ist, ausreichend auf den Großteil der psychologischen Modelle und Ansätze einzugehen, möchte ich daher einige für die Praxis relevante Ansätze diskutieren. Ausführlicheres ist in der angeführten Literatur nachzulesen.

Die erste Klassifikation des Schmerzgeschehens erfolgt primär im medizinischen Kontext. Die jeweils entsprechende somatische Behandlung wird durchgeführt. Patienten die von psychologischer Schmerzbehandlung profitieren, haben u.a. folgende Diagnosen: Spannungskopfschmerz, Migräne, Rückenschmerzen, rheumatische Beschwerden sowie Schmerzsyndrome mit fehlendem organischen Substrat.

Allgemein bestehen Indikationen für psychologische Schmerztherapie bei:

- Depression und Angst
- Erkennbaren Risikofaktoren (Vermeidungsverhalten, Durchhaltestrategien, nonverbales Ausdrucksverhalten, Ignorieren)
- Unzureichender Stress- und Belastungsverarbeitung
- Gestörter emotionaler und kognitiver Schmerzverarbeitung
- Mangelnden Strategien zur Schmerzbeeinflussung
- Unzureichender Krankheitsbewältigung bei körperlichen Beeinträchtigungen
- Ausgeprägten und vielen vegetativen Symptomen
- Ausgeprägter Inaktivität und sozialem Rückzug
- Medikamentenmissbrauch und -abhängigkeit

- Psychosozialen Konfliktsituationen
- Fehlendem oder nicht hinreichendem somatischen Korrelat

Obwohl natürlich seit Jahrhunderten Berichte über die Möglichkeit der psychologischen Beeinflussung von Schmerzen vorliegen, so hat doch erst die „Gate Control-Theorie" (Melzack, Casey 1968) den Beginn des Umdenkens in der wissenschaftlichen Gemeinschaft gebracht.

Diese Theorie geht davon aus, dass im Rückenmark eine Art „Tormechanismus" installiert ist, den alle Schmerzimpulse passieren müssen. Durch die Erregung dicker nichtschmerzleitender Nervenfasern werden die, Richtung Gehirn projizierenden Hinterhornneurone gehemmt (gate closed – keine Schmerzwahrnehmung), durch Erregung dünner schmerzbezogener Fasern aktiviert (gate open). Experimentell konnte dies nicht bestätigt werden, es wurde sogar widerlegt. (Whitehorn, Burgess 1973; nach Flor 1991, S. 16f). Des Weiteren sollten diese spinalen Hemm-Mechanismen auch durch absteigende Hemmsysteme aktiviert werden können. Ein zentraler Intensitätsmonitor sollte den Output auf Rückenmarksebene überwachen und erst, wenn eine bestimmte Schwelle überschritten wird, kann Schmerzempfindung entstehen. Dieses zentrale Hemmsystem soll insbesondere auch durch sensorischen Input aus anderen Körperregionen aktiviert werden. Die Existenz solcher Hemmsysteme gilt mittlerweile als gesichert. Auch wenn die „Gate-Control-Theorie" im engeren Sinn nicht belegt werden konnte, bleibt jedoch die Tatsache erwähnenswert, dass mit dieser Theorie erstmals die Wichtigkeit der Modulation der Schmerzweiterleitung hervorgehoben wurde. (Birbaumer, Schmidt 1996; Flor 1991)

Ein weiteres für die Praxis sehr brauchbares und von Patienten gut akzeptiertes Modell ist das „Diathese-Stress-Modell". Gentry und Bernal (1977; nach Flor 1991, S. 32f) sprachen im Zusammenhang mit chronischem Schmerz und dem respondenten Modell von einem Circulus Vitiosus von Schmerz und Spannung. Sie gingen davon aus, dass akuter Schmerz eine reflexartige generalisierte Verspannung und sympathische Aktivierung nach sich zieht, die den Schmerz verstärken. Die Patienten entwickeln so Angst vor dem Schmerz und beginnen, viele Aktivitäten einzuschränken und zu vermeiden, um dem von ihnen erwarteten Schmerz zu entgehen. Das „Diathese-Stress-Modell" chronischer Schmerzen (Flor, Birbaumer, Turk 1990; nach Basler 1993, S. 96) erweitert das respondente Lernen. Es postuliert, dass bei Patienten mit chronischen Schmerzen der Skelettmuskulatur und einer bestehenden Disposition (Diathese) zur Hyperreagibilität im motorischen System (Reaktionsstereotypie) das Erleben nicht adäquat bewältigbarer Stress-Situationen und Schmerzepisoden zu einer erhöhten Muskelspannung am Schmerzort führt, da ein System (hier z.B. das motorische im Vergleich zum vaskulären System) bevorzugt reagiert. Diese Reaktionen am Schmerzort erfolgen auf persönlich bedeutsame Reize (Vorstellung oder Bericht oder Konfrontation von erlebten Stress- oder Schmerzepisoden) und manifestieren sich in einer erhöhten oder prolongierten Muskelspannung. Diese Veränderungen der Muskelspannung wirken sowohl schmerzauslösend als auch -verstärkend.

Die rein physiologische Sichtweise des Schmerzes wird mit diesem Modell erweitert, auch postuliert es Mechanismen für die Interaktion psychologischer und physiologischer Prozesse. Fraglich ist der Ausgangspunkt – ein akutes Trauma, von dem die Konditionierungsprozesse ausgehen – der bis jetzt noch nicht ausreichend belegt ist. Auch bleibt es bisher unklar, ob es sich um einen lokalen oder um einen generalisierten Angst-Schmerz-Spannungs-Zyklus handeln soll.

Allgemeine Überlegungen zur psychologischen Diagnostik und zur Differentialdiagnose

Es gilt heute als gesichert, dass es die Schmerzpersönlichkeit nicht gibt, d.h. es nicht wahrscheinlich ist, dass eine bestimmte Persönlichkeitsstruktur zum Auftreten von Schmerzen führt. Nichtsdestotrotz hat die Persönlichkeit, beziehungsweise haben die unterschiedlichen Strategien, mit dem Leben und mit Belastungen und Krankheit im Speziellen umzugehen, einen erheblichen Einfluss auf das Schmerzerleben.

Allerdings hat es sich als hilfreich erwiesen, wenn man Patienten über das so genannte „Schmerzgedächtnis" (Zenz, Jurna 1993) informiert. Unter diesem Schlagwort wird seit einigen Jahren die Tatsache diskutiert, dass Menschen mit zunehmender Schmerzdauer schmerzempfindlicher werden. Die Plastizität des Nervensystems dürfte mit zunehmender Dauer/Intensität von Schmerzempfindungen zu einer leichteren Erregbarkeit führen. Zuvor unterschwellige Reize, wie z.B. Berührungen, führen später zu Schmerzempfinden. Dieser Umstand kann einerseits die Ausbildung von chronischem Schmerz mit erklären; es reicht dann eine immer geringere (somatische) Schädigung für eine Schmerzwahrnehmung aus. Weiters lässt sich daraus auch die Notwendigkeit für eine möglichst baldige und umfassende Schmerzbehandlung ableiten.

Hinweise und Richtlinien für psychologische Interventionen

Im folgenden Modell (Abb. 1) soll auf die einzelnen Ebenen der Schmerzentstehung und -weiterleitung eingegangen werden und, daraus abgeleitet, die unterschiedlichen Interventionsmöglichkeiten erläutert werden (siehe Fallbeispiel). Deutlich zu

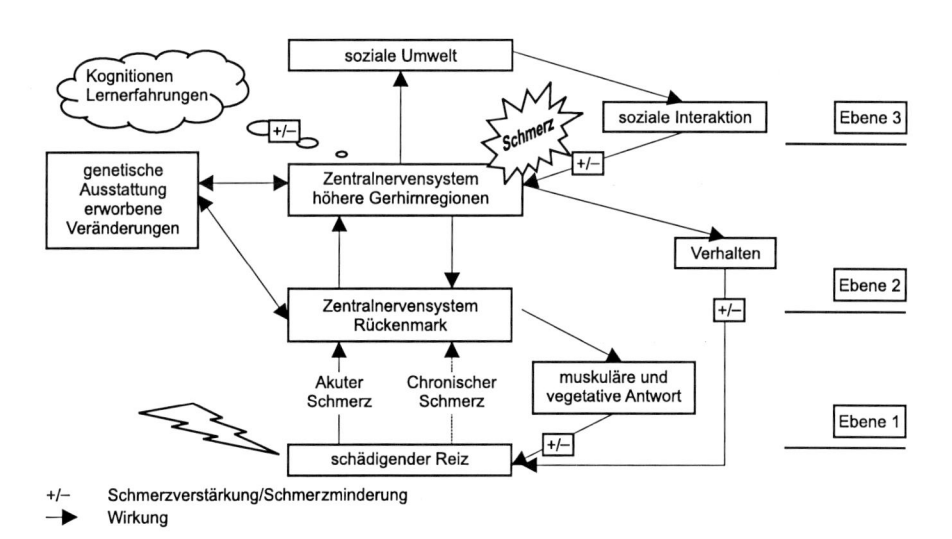

Abb. 1. Modell der Schmerzentstehung und -weiterleitung (modifiziert nach Seemann, Zimmermann 1993)

sehen ist das Zusammenwirken von somatischen und psychologischen Einflüssen, die auf jeder dieser Ebenen schmerzverstärkend oder schmerzreduzierend sein können.

Spezifische Darstellung

Beschreibung des Störungsbildes nach ICD-10

Die Kategorie F54 soll verwendet werden, um psychische und Verhaltenseinflüsse zu erfassen, die wahrscheinlich eine wesentliche Rolle in der Manifestation körperlicher Krankheiten spielen, welche in anderen Kapiteln der ICD klassifiziert werden. Die psychischen Störungen sind meist langanhaltend und rechtfertigen nicht die Zuordnung zu einer anderen Kategorie. Insbesondere ist im Zusammenhang mit der Schmerzbehandlung darauf zu achten, dass es in diesem Zusammenhang nicht zu einer Verwechslung mit einer somatoformen Schmerzstörung kommt (F45.4, siehe Beitrag von Hiller und Rief in diesem Buch). Im letzteren Fall ist das vorherrschende Symptom ein andauernder, schwerer und quälender Schmerz, der durch einen physiologischen Prozess oder eine körperliche Störung nicht vollständig erklärt werden kann. Im ersten Fall sind organische Störungen als Auslöser erkennbar. Insofern erweist es sich als problematisch, den Schmerz als „psychische Störung" zu betrachten. Die Unterscheidung erweist sich auch als behandlungsrelevant. Diese Differenzierung ist allerdings im Einzelfall oft schwierig, da Patienten mit körperlichem Schmerz, bei denen eine eindeutige körperliche Diagnose noch nicht zu stellen ist, leicht verängstigt und vorwurfsvoll werden und schließlich ein aufmerksamkeitssuchendes Verhalten entwickeln. Die Unterscheidung, die im DSM-IV zwischen „Schmerzstörung mit psychischen Faktoren" (307.8) und „Schmerzstörung mit sowohl psychischen Faktoren wie einem medizinischen Krankheitsfaktor" getroffen wird, könnte eine Möglichkeit sein dieser Schwierigkeit zu entgehen.

Klinisch-psychologische Diagnostik

Am Anfang stehen die Kontaktaufnahme und das Anamnesegespräch mit dem Fokus auf die psychologisch relevanten Faktoren des Schmerzgeschehens. Aufschlussreich ist die Einsichtnahme in die meist vorhandenen medizinischen Befunde, Arztbriefe und Behandlungsberichte, da sich darin oft das zurzeit bestehende Krankheitsmodell des Patienten spiegelt.

Neben einem Persönlichkeitstest (z.B. FPI-R), der Erhebung der Depressivität (z.B. BDI) und der Angst (z.B. STAI) sollten folgende Faktoren abgeklärt werden: Kontrollüberzeugung (z.B. FKK), Anzeichen für psychosomatische Anteile (z.B. FAPK) sowie Strategien mit Belastungen umzugehen (z.B. SVF). Sollten sich aus der Anamnese Anzeichen für weitere relevante Faktoren oder Hinweise für eine psychische Störung (Persönlichkeitsstörung, Zwangserkrankung, Psychosen etc.) ergeben, so sind diese mit den geeigneten Verfahren zu untersuchen.

Schmerzmessung

Als nächster Schritt sollte es dem behandelnden Psychologen gelingen, das Schmerzerleben des Patienten zu verstehen:

Folgende Möglichkeiten der Schmerzmessung stehen zur Verfügung:

Verbalbeschreibende Skalen messen die Schmerzintensitäten mit Hilfe von drei bis fünf numerisch abgestuften Wörtern (keine, gering, mäßig, stark, unerträglich). Schmerzlinderung ist durch Kategorien wie „keine" bis „komplette Linderung" zu vermerken. Diese Skalen sind leicht anzuwenden und auszuwerten, manche Schmerzpatienten finden die angegebenen Schmerzworte jedoch als unzureichend, d.h. die Skalen werden der Vielfältigkeit der Schmerzerfahrung nicht gerecht (vgl. Hoon et al. 1985; Urban et al. 1984; White et al. 1985, nach Flor 1991, S. 97).

Visuelle Analogskalen (VAS) bestehen aus einer etwa 10 cm langen Linie, mit fixen verbalen Endpunkten (z.B. „kein Schmerz" und „stärkster vorstellbarer Schmerz") sowie manchmal zusätzlichen deskriptiven Wörtern innerhalb dieser Punkte (wenig, mäßig, stark) (Hoffman, nach Ribbat 1995).

Numerische Bewertungsskalen von 0 bis 100 oder 0 bis 10 (0 bedeutet keine Schmerzen, 10 bzw. 100 den stärksten vorstellbaren bzw. empfundenen Schmerz) ermöglichen auf eine einfache Art die Schmerzintensität anzugeben. Wichtig ist, dass die Endpunkte konstant bleiben. (Hoffman, nach Ribbat 1995).

Nach der Schmerzintensitätsmessung ist der nächste Schritt die Erfassung der Auswirkungen von Schmerz und die Analyse potentiell schmerzauslösender Stimuli sowie der Konsequenzen des Schmerzes.
Dabei behilfliche Verfahren sind:

Schmerzfragebogen: Diese Verfahren zielen darauf ab, komplexere Verarbeitungseffekte auf der kognitiv-emotionalen Ebene zu erheben, die bestimmte Erwartungen, Überzeugungen und Einstellungen hinsichtlich des Schmerzes bzw. seiner Folgen erfassen. Näheres ist ausführlich zu finden bei Geissner u. Jungnitsch (1992) oder bei Basler u. Kröner (1995).

Schmerztagebücher: Diese Form der Diagnostik soll eine möglichst ereignis- und erlebensnahe Schmerzerhebung ermöglichen und ist grundsätzlich als Verlaufsmessung konzipiert. Die Art des Schmerztagebuches richtet sich nach dem jeweiligen Problem und ist an die Behandlung und den Patienten angepasst.

Im Allgemeinen werden entweder stündlich, mehrmals am Tag oder beim Auftreten der (episodischen) Schmerzen die Schmerzintensität, -qualität und -dauer sowie Art und Umfang der Beeinträchtigung eingetragen. Aktivitäten, Medikamenteneinnahme, Stimmung, belastende Ereignisse u.a. können genauso vermerkt werden, wie die Therapieerwartung.

Diese Form der Selbstberichte werden vom Patienten über einen bestimmten Zeitraum (einige Tage bis zu Wochen) hinweg geführt und vom behandelnden Psychologen ausgewertet. Durch die laufenden Eintragungen können Schmerzwerte sowie wichtige Einflüsse und Reaktionen auf den Schmerz kontinuierlich erfasst, Verlauf und mögliche Therapieeffekte erkannt, und danach Zusammenhänge mit dem Patienten analysiert werden (Flor 1991, S. 97ff, S. 214ff).

Psychophysiologische Untersuchung

Dieser Untersuchung liegen folgende Annahmen zugrunde: Für die Entstehung und Aufrechterhaltung chronischer Schmerzzustände spielen v. a. soziale und psychologische Faktoren eine besondere Rolle. Die Prädisposition kann sich in einem psychophysiologischen individualspezifischen Reaktionsmuster äußern. Liegen

Dysregulationen eines spezifischen Systems vor, so könnten diese Folgen der länger andauernder Überforderung des Systems sein (Sternbach 1966). Neben Stressoren können auch ungünstige Verhaltensgewohnheiten zu Dysregulationen führen. Diese müssen jedoch nicht unbedingt mit dem Schmerzzustand korrelieren.

Zumeist mit einem Biofeedbackgerät werden beim Patienten v.a. muskuläre Aktivität (z.B. Kopf- Nacken- u. Rückenmuskulatur), periphere Durchblutung und Temperatur, Hautleitfähigkeit, Herzfrequenz und Atemaktivität gemessen. Der Patient befindet sich zuerst in einer Adaptionsphase in Ruhe, und wird dann systematisch belastet. Stressoren können von belastenden Erinnerungen oder Vorstellungen des eigenen Schmerzes bis hin zu einer bestimmten Körperhaltung oder Tätigkeit (Computerarbeitsplätze) reichen und sind in der Regel individuell unterschiedlich. Nach jeder Belastung erfolgt eine Entspannungsphase. In der Auswertung wird einerseits das jeweilige Niveau in Ruhe und andererseits die Reaktion und die Art und Geschwindigkeit der Rückbildung ausgewertet.

So kann festgestellt werden, ob ein Spannungskopfschmerzpatient tatsächlich auf Belastung mit einer Überaktivität der Kopf- oder Nackenmuskulatur reagiert. Daraus abgeleitet erfolgt z.B. ein Training der Wahrnehmung des eigenen muskulären Zustandes sowie ein Entspannungstraining.

Spezifische Interventionstechniken

Die erste Aufgabe der Psychologie im Bereich der Schmerzbehandlung ist die Änderung des primär somatischen, unidirektionalen Krankheitsmodells. Der prozesshafte Charakter des chronischen Schmerzes bzw. der Schmerzkrankheit muss deutlich gemacht werden, und es muss den Medizinern und Patienten klar werden, dass die operante Schmerzverstärkung eines Patienten keinen pathologischen Charakter haben muss. Der Schmerzpatient, der auffälliges Schmerzverhalten zeigt, ist in der Regel nicht psychisch gestört, nur weil ihm passende Bewältigungstechniken für ein bestimmtes Problem fehlen.

Ein nächstes Ziel psychologischer Intervention bei chronischem Schmerz besteht somit darin, in den Prozess der Entstehung und Verarbeitung von Schmerzen einzugreifen.

Ein weiteres Ziel ist die Bearbeitung psychischer und sozialer Folgen chronischer Schmerzen. Das Allgemeinbefinden, die emotionale Situation, die Gedanken und das Verhalten des Schmerzkranken bleiben nach längerem Leiden nicht unbeeinflusst und können zu einer immer stärker werdenden Beschäftigung mit dem eigenen Körper führen, welche den Verlust des Kontaktes zu Freunden mit sich ziehen kann. Oft resultiert daraus missmutige Verstimmung, affektive Labilität, erhöhte Reizbarkeit und schließlich eine Einengung der Interessen und der Erlebnisfähigkeit, bis hin zu einem Dauerzustand von Apathie und Resignation. Diese können wiederum das Schmerzerleben beeinflussen.

Nach Miltner, Birbaumer (1986) sind psychologische Behandlungsverfahren in folgenden Fällen isoliert oder in Kombination mit medizinischen Verfahren anzuwenden:

- Wenn sie sich als effizienter als andere bekannte Verfahren erweisen.
- Bei psychosomatischen Störungen (oft in Verbindung mit medizinischer Therapie), psychogenen (durch Angst oder Depression verursachten) und operant bedingten Schmerzen.
- Bei Schmerzen ohne nachweisbaren Organbefund und Vorliegen einer umfassenden psychologischen Diagnostik, die psychologische Ursachen als sehr wahrscheinlich identifiziert hat.
- Bei Schmerzen mit Organbefund, wenn die dafür indizierten Behandlungsmethoden keine anhaltenden Besserungen erbrachten und psychologische Behandlungen eine Verbesserung erwarten lassen.
- Bei Schmerzen mit Organbefund, deren Bekämpfung mit somatisch medizinischen Methoden zu derart negativen organischen und/oder psychischen Nebenwirkungen führt, dass eine damit erzielte Schmerzreduktion nicht zu rechtfertigen ist.
- Bei Schmerzen mit Organbefund, wenn depressive Verstimmungen und/oder Angststörungen vorliegen (in Kombination mit medizinischen Verfahren).
- Wenn die Schmerzen mit Organbefund bei medizinischen Diagnose- und Behandlungsverfahren psychologische Probleme erwarten lassen, die den Verlauf der medizinischen Behandlung negativ beeinflussen.
- Bei Schmerzen mit Organbefund, wenn durch psychologische und soziale Bedingungen (z.B. Angst) die Anwendung der indizierten medizinischen Therapie unterbleibt oder in ihrer Wirksamkeit beeinträchtigt wird.
- Wenn psychologische und soziale Bedingungen die Entstehung von Schmerzen mit oder ohne Organbefund erwarten lassen und eine effektive psychologische Behandlung zur Verfügung steht, die das Auftreten der Schmerzzustände verhindern oder in ihrer Intensität reduzieren könnte.
- Bei Patienten deren psychophysiologische Befunde von der Norm abweichen und mit der Schmerzerkrankung zusammenhängen.

Operante Schmerzbehandlung

Fordyce (1978, nach Flor 1991, S. 32f) stellte die Abhängigkeit des Verhaltens von seinen Konsequenzen in den Mittelpunkt seines operanten Schmerzmodells und unterschied hierbei die subjektive Schmerzerfahrung vom beobachtbaren „Schmerzverhalten". Der beobachtbare Ausdruck von Schmerz ist nach Fordyce modifizierbar. Chronische Schmerzen ohne erkennbaren organischen Grund werden durch kontingentes Verstärken aufrechterhalten.

Laut diesem Modell kann der ursprünglich durch nozizeptiven Input auftretende Schmerz aufgrund positiver Verstärkung (Zuwendung bei Schmerzen), negativer Verstärkung (Wegfall unangenehmer Tätigkeit) oder fehlender positiver Verstärkung gesunden Verhaltens aufrechterhalten werden und schließlich vollkommen von verstärkenden Umweltfaktoren abhängig sein. Als Folge des chronischen Leidens kann es dazu kommen, dass die Patienten ihre Aktivität weitgehend einschränken und sekundäre physische Probleme (z.B. Immobilität, Muskelabschwächung) entwickeln.

Schmerzverhalten soll durch systematische Nichtbeachtung gelöscht werden, schmerzinkompatibles Verhalten wird hingegen in der Absicht verstärkt, die „gesunden" Anteile der Person zu erweitern und ihr so mehr Lebensfreude zu ermöglichen.

Die Medikamente gegen den Schmerz werden nicht nach Bedarf (schmerzkontingent), sondern nach einem festen Zeitschema (zeitkontingent) verabreicht. Der Entstehung psychischer Abhängigkeit durch Schmerzreduktion nach Medikamenteneinnahme (positive Verstärkung) wird so vorgebeugt.

Die Patienten werden außerdem zunehmend körperlich aktiviert und für jeden Aktivitätsfortschritt unmittelbar durch das Personal verbal verstärkt (überschaubare Pläne für zunehmende Aktivität werden erarbeitet, protokolliert und mit dem Personal besprochen). Arbeitsabläufe werden trainiert, ein Arbeitsablauf darf erst dann beendet werden, wenn er abgeschlossen ist, und nicht dann, wenn Schmerzen einsetzen oder stärker werden.

Alles Schmerzverhalten wird systematisch übergangen, emotionale Zuwendung und Anerkennung durch das Personal gibt es ausschließlich bei Fortschritten im Therapieplan. Auch die Angehörigen werden über die Prinzipien der operanten Therapie informiert. Es werden ihnen Verhaltensregeln für den Umgang mit den Patienten empfohlen, um die Übertragung des neu erlernten Verhaltens in den Alltag zu ermöglichen. Durch ein Training sozialer Fertigkeiten werden Verhaltensweisen und Gefühlsausdruck geübt, die im sozialen Umfeld zu einer Zunahme positiver sozialer Verstärkungen führen.

Miltner (1986, S. 22) berichtet von einer 37-jährigen Frau, die unter chronischen Rückenschmerzen litt und starke Tendenzen zum Klagen zeigte. Auch brach sie des Öfteren in schmerzhaftes Schreien aus, wenn sie mit ihrer Familie zusammen war. Die Gespräche drehten sich ausschließlich um ihre Schmerzen, was natürlich Mitleid und Betroffenheit auslöste. Sowohl ihr Ehemann als auch ihre Kinder waren ihr bei den auftretenden Schmerzen behilflich, sie massierten sie, halfen ihr in eine bequeme Position u.ä. ohne zu ahnen, dass sich durch diese Form der positiven Zuwendung ihr Problem verschlimmerte. Vom Psychologen auf diese Sachlage aufmerksam gemacht, bekamen sie die Anweisung, dieses verstärkende Verhalten zu unterlassen. Ihre Klagen und Schreie sollten sie konsequent ignorieren, sich ihr jedoch dann verstärkt positiv zuwenden, wenn sie Themen aufgriff, die nichts mit ihren Schmerzen zu tun haben. Alle Verhaltensweisen, die nichts mit dem Schmerzproblem zu tun hatten, sollten positiv kommentiert werden. Nach wenigen Wochen zeigte sich eine deutliche Reduktion des Klagens und Schreiens über den Schmerz, schmerzinkompatible Verhaltensweisen nahmen in ihrem Auftreten zu.

Bei dieser Form der Schmerztherapie zeigen sich i. A. eine verstärkte körperliche Aktivität, eine Abnahme der Menge schmerzdämpfender Arzneimittel sowie eine Verbesserung der allgemeinen Stimmung des Patienten. Eine Reduktion der Schmerzintensität wird nur in geringem Ausmaß erzielt, ist jedoch auch nicht vorrangiges Ziel dieses Therapiemodells.

In der Praxis ist ein soeben beschriebenes Vorgehen teilweise problematisch und wirft auch erhebliche ethische Fragen auf. Da für den Patienten die Reduzierung des Schmerzerlebens im Vordergrund steht, und dies nicht immer erreicht wird, geht dieser Ansatz auch möglicherweise an den Therapiezielen des Patienten vorbei. Auch ist es im ambulanten Bereich kaum möglich, erwünschtes Verhalten zu verstärken und unerwünschtes zu ignorieren, sodass die Konsequenzen des Verhaltens nicht effektiv zu kontrollieren sind. Trotzdem ist es hilfreich wenn man dieses Konzept im Umgang mit den Patienten zumindest im Hinterkopf hat. Dort wo es möglich ist, soll man diese Gedanken fließen lassen.

Kognitiv-behaviorale Schmerztherapie

Schmerzpatienten haben oft dysfunktionale, das Schmerzerleben fördernde Kognitionen (z.B. „Ich halte das nicht mehr aus.", „Alles wird immer schlimmer.", „Ich bin ein hoffnungsloser Fall." etc.). Diese Gedanken treten auch bei Patienten auf, deren Schmerzen primär organisch bedingt sind. Ein zentraler Punkt ist das Erlebnis des Kontrollverlustes über Bedingungen, die den Schmerz verstärken. Chronischer Schmerz kann so überwältigend wirken, dass er Einstellungen von Hilflosigkeit und Hoffnungslosigkeit bis zum absoluten Kontrollverlust begünstigt. Diese Einstellung kann generalisieren und dann zu negativen Emotionen wie Angst und Depression führen. In dieser Form der Therapie soll der Patient lernen, zunehmend Kontrolle über den Schmerz zu erlangen, indem Fertigkeiten zur Schmerzbewältigung trainiert werden. Dysfunktionale Gedanken und entmutigende Selbstgespräche werden so erkannt. Dann können diese, den Schmerz beeinflussenden Bedingungen, in Folge kontrolliert werden. Der Schmerzkranke kann sein Leben stärker als bisher aktiv gestalten und emotionale Befriedigung im Alltag finden. Mit Fortschritt der Therapie wird er selbst, und nicht mehr der Therapeut, der nur optimale Bedingungen für die Veränderung schaffen soll, zunehmend Experte für den Umgang mit seinen Schmerzen.

Entspannungstraining/Imagination

Entspannungstechniken sind die am häufigsten angewandten und wirksamsten Verfahren in der psychologischen Schmerzbehandlung, außerdem stehen sie den kognitiven Behandlungsverfahren beiseite und stellen einen wichtigen Teil der operanten Behandlungsprogramme dar. Ausgangspunkt ist ein Schmerz-Spannungs-Zirkel, der durch die gezielte Entspannung unterbrochen werden soll (vgl. Vaitl 1979, nach Flor 1991, S. 120). Gut erlernte Entspannungsübungen wirken einer kurzfristigen physiologischen Erregung, also akutem Schmerz, wie auch einer langfristigen, chronischen Auswirkung von Schmerzen entgegen, da die Wirkung der Entspannung physiologisch antagonistisch zur Stressreaktion des Körpers ist. Eine positive Rückkoppelung von Schmerz und Stress wird so verhindert. Ein Gefühl von Ruhe und Wohlbefinden stellt sich in Entspannungszuständen ein, welches ebenfalls antagonistisch zum Schmerzerleben ist. Der Bewusstseinszustand in der Entspannung wirkt schmerzablenkend und kann Schmerzen teilweise oder ganz ausblenden. Durch die selbstinduzierte Entspannung und deren Wirkung erfährt der Schmerzpatient, dass er selbst etwas gegen den Schmerz tun kann und ihm nicht hilflos ausgeliefert ist. Durch Entspannungstechniken (speziell Progressive Muskelrelaxation, PMR) entsteht ein „neues" Körperempfinden für Spannungszustände der Muskulatur, welche der Patient zu unterbrechen oder zu vermeiden lernt. Die Wahrnehmung des eigenen Körpers wird verbessert.

Auch auf psychischer Ebene wird der innere Spannungszustand besser wahrgenommen. Stress-Situationen, die Schmerzen auslösen oder verstärken, werden bewusster erlebt und ein Zusammenhang zwischen Stress und Schmerz wird sichtbar.

Progressive Muskelentspannung nach Edmund Jacobson (PMR)

Über den Einsatz von PMR bei chronischen Schmerzen liegt eine Vielzahl von Studien vor (Rehfisch u. Basler 1993, S. 456), die belegen, dass PMR bei verschiedenen Schmerzzuständen oft als einzige therapeutische Maßnahme oder im Zusammenhang mit anderen Verfahren eingesetzt wird. Am häufigsten wird hier die Behandlung von Kopfschmerzen erwähnt, des Weiteren kommt die PMR bei Rückenschmerzen erfolgreich zum Einsatz. Auch wird PMR oft als zentraler Baustein in Schmerzbewältigungsprogrammen (z.B. bei chronischer Polyarthritis und anderen chronischen Schmerzen) eingesetzt und wird in Verbindung mit kognitiven Techniken und Biofeedback des Öfteren angewendet. PMR wird von den Patienten leicht erlernt und gut angenommen.

Autogenes Training (AT)

Über den wirksamen Einsatz von AT in der Schmerzbehandlung gibt es wenig kontrollierte Therapiestudien, manche Autoren sprechen sogar von einer Kontraindikation (Vaitl 1978; Gerber 1982; Peter 1983, nach Rehfisch, Basler 1993, S. 457).
    Eine Untersuchung (Kröner und Heiss 1982, nach Rehfisch u. Basler 1993, S. 457) verglich AT, PMR sowie eine Kombination von AT und PMR bei 42 Kopfschmerzpatienten, wobei sich keine signifikanten Unterschiede zwischen den Effekten der Behandlungsbedingungen zeigten. Die mit PMR behandelten Patienten wiesen jedoch als einzige signifikante Veränderungen in der Kopfschmerzdauer und -intensität auf. Das Versagen von AT wird von den Autoren mit der Tatsache erklärt, dass es den Patienten nicht gelang, Körperverspannungen wahrzunehmen. Die empirische Analyse verschiedener Studien ergibt ein sehr schmales Einsatzgebiet von AT bei chronischen Schmerzen, Teile dieses Entspannungstrainings werden jedoch sehr wohl in Verbindung mit anderen Behandlungsverfahren angewandt. So wird Hauttemperatur-Biofeedback kombiniert mit einzelnen Formeln aus dem AT erfolgreich in der Migränebehandlung eingesetzt, wobei dies sich auf 11 Studien stützt (auch Kröner-Herwig u. Sachse 1988).

Klinische Hypnose

Ähnlich wie bei den imaginativen Techniken geht es auch bei der Hypnose um eine fremd- bzw. autosuggestive Beeinflussung der Schmerzwahrnehmung (Peter 1993). Der Wirkmechanismus ist jedoch ungeklärt, denn selbst dann, wenn die hypnotische Schmerzkontrolle erfolgreich verläuft und die Person sich schmerzfrei fühlt, sind bei experimentell induziertem Schmerz Blutdruck und Herzfrequenz als Stressreaktion auf den Schmerzreiz weiterhin erhöht (Hildegard, Morgan 1975, nach Peter 1993). Hypnotische Schmerzkontrolle scheint damit im Wesentlichen auf einer Veränderung kognitiver bzw. perzeptiver Prozesse zu beruhen, physiologische und biochemische Prozesse bleiben wahrscheinlich unbeeinflusst.
    Im Zuge der hypnotischen Schmerzkontrolle erscheint es wenig sinnvoll, über direkte Suggestionen den Schmerz als Ganzes angehen zu wollen, kleine Schritte, deren Erfolg den Patienten motivieren und damit trainieren seine Wahrnehmungsmuster zu verändern, sind wesentlich effektiver. Die im Folgenden beschriebenen Möglichkeiten müssen hinsichtlich ihrer Brauchbarkeit und Notwendigkeit für jeden Patienten individuell angepasst werden.
    Über Parästhesien, d.h. die Veränderung des sensorischen Empfindens, können relativ einfach analgetische Reaktionen erzielt werden, indem man den Patienten z.B. bittet, auf Unterschiede in der Kühle/Wärme, Leichtigkeit/Schwere, Span-

nung/Entspannung etc. zwischen der schmerzenden und einer nicht schmerzenden Körperstelle genau zu achten, dann soll er die feinen, kaum wahrnehmbaren Veränderungen in dem schmerzenden Bereich in Richtung einer schmerzantagonistischen Empfindung genau verfolgen. Es zeigen sich schmerzlindernde Effekte, welche bis zu einer totalen Anästhesie vertieft werden können.

Substitution kann man zur Parästhesieinduktion zählen, mit dem Unterschied, dass hier massivere und störendere Empfindungen (lästiges Jucken, dumpfe Druckempfindungen oder Brennen etc.) den Schmerz ersetzen und „gefangen" halten sollen.

Eine ähnliche Wahrnehmensveränderung leistet der Patient bei der Symptomverschiebung, bei der er den Schmerz auf eine bisher nicht schmerzende Körperstelle verschiebt. Die Schmerzen sollen in voller Stärke an der anderen Stelle spürbar sein, während sie sich in gleichem Maß an der „Originalstelle" verringern. Von diesem neuen Ort werden sie externalisiert, sie „tropfen auf den Boden" oder werden „von einer beruhigenden, anderen Hand aufgesogen".

In der hypnotischen Dissoziation wird der Patient zu einem Abspaltungsprozess angeleitet, wobei er die schmerzenden Körperteile anästhesiert oder als nicht mehr zum Körper gehörend empfindet.

Deutlich erkennbar ist, dass Hypnose, insbesondere bei chronischen Schmerzen unklarer Herkunft, ein umfangreiches psychologisches Behandlungskonzept voraussetzt, und dass der Psychologe bei anderen Konzepten Anleihe nehmen muss.

Am einfachsten und klarsten ist die Behandlung bei akuten Schmerzen, wo die Intervention rein symptombezogen sein kann und sich darauf konzentriert, die Schmerzen selbst und die Angst davor zu reduzieren. Diese Form der Intervention ist z.B. für medizinische Eingriffe (Zahnarzt) von Bedeutung. Der Patient übt eine einfache Form der Entspannung und hypnotischer Dissoziation und wendet sie, in Begleitung des Therapeuten, während des Eingriffes an. Bei chronischen Schmerzen mit fehlendem oder auch bekanntem organischen Anteil (z.B. Tumorschmerzen) ist das Ziel der Behandlung, beim Patienten die Fähigkeit zur Selbsthypnose auszubilden, damit er diese Techniken in späterer Folge auch ohne den Psychologen anwenden kann.

Biofeedback

Mit Hilfe des Biofeedbackgerätes (Mess- und Darstellungsgerät für körperliche Veränderungen) können Veränderungen physiologischer Regulationsvorgänge (z.B. Hauttemperatur, Herzfrequenz, Muskeltonus, Atmung) bewusst wahrgenommen werden und durch deren Koppelung an akustische oder optische Signale mit der Zeit willentlich beeinflusst werden. Vor dem Hintergrund der Diathese-Stress-Hypothese und der psychophysiologischen Untersuchung kann Biofeedback auch dazu eingesetzt werden, spezifische physiologische Fehlregulationen unter Belastungen zu verändern. Stehen autonome oder zentralnervöse physiologische Variablen mit dem Schmerzerlebnis in ursprünglichem Zusammenhang, kann der Schmerzpatient lernen, diese Variablen durch die Rückmeldung vom Biofeedbackgerät in die gewünschte Richtung zu modifizieren (Birbaumer, Kimmel 1978, nach Miltner, Birbaumer 1986, S. 132).

Lange Zeit wurde Biofeedback primär als Entspannungsverfahren missverstanden und die Wirkung primär der physischen Veränderung zugeschrieben. D.h. Patienten lernen die Kopfmuskel zu entspannen und verringern so den Kopfschmerz. Neuere Untersuchungen (Blanchard et al. 1997) zeigten zum wiederholten Male, dass ein ebenfalls nicht zu vernachlässigender Einflussfaktor die kognitive Veränderung während des Biofeedbacktrainings ist. Die Veränderung der Selbsteffizienzerwartung und der Kontrollüberzeugung sind wesentlich für das Ausmaß der Schmerzreduktion. Diesen Prozess zu begleiten, zu fördern und zu akzentuieren ist die Aufgabe des Psychologen.

In kaum einem anderen Verfahren ist es für Patient und Behandelnden so gut möglich, gleichzeitig Informationen aus dem Körper wie aus dem subjektiven Erleben des Patienten zu beobachten und zu verändern. Sowohl den kognitiven wie auch den physiologischen Modellen gemeinsam, ist eine wichtige Wirkvariable von Biofeedback, nämlich eine Verbesserung der körperbezogenen Wahrnehmungsfähigkeit, der so genannten Interozeption.

Der Einsatz von Biofeedback in der Therapie chronischer Schmerzsyndrome (Kröner-Herwig 1993, S. 472ff) lässt sich grundsätzlich in drei verschiedene Formen gliedern:

– Hauptintervention im Sinne eines mehrwöchigen Trainingsprogrammes.
– Interventionsbaustein innerhalb einer multimodalen Schmerztherapie.
– Ad hoc einsetzbare Hilfsintervention bei Schwierigkeiten im Verlauf anderer Interventionen (z.B. anderer Relaxationsmethoden).

EMG (Muskel)-Biofeedback ist vor allem bei Spannungskopfschmerz und chronischen Rückenschmerzen mit muskulärer Genese erfolgreich einzusetzen (Redtenbacher 1996).

Ähnlich funktioniert Temperatur- und Durchblutungsbiofeedback, welches v.a. bei vaskulär bedingten Kopfschmerzen erfolgreich ist. Vor einem Migräneanfall kommt es in der Regel zu einer Unterdurchblutung großer Arterien und während des Schmerzanfalles zu einer verstärkten Durchblutung. Beim Vasokonstriktonstraining wird die Durchblutung bzw. die Gefäßweite einer Kopfarterie (z.B. Arteria temporalis) rückgemeldet, der Schmerzpatient kann lernen, extreme Erweiterungen der Gefäße mit einer Gegenreaktion zu beantworten. Mittels Temperaturfeedback lernt der Patient in der schmerzfreien Zeit die Hauttemperatur zu erhöhen und allgemeine vegetative Entspannung zu erreichen.

Fallbeispiel

Frau M. ist zum Zeitpunkt der Kontaktaufnahme 27 Jahre alt, ledig, und hat einen fünfjährigen Sohn. Sie ist Vollzeit berufstätig und ist in ihrer Stelle des Öfteren mit Reklamationen von Menschen konfrontiert, die in der Regel sehr emotional vorgebracht werden. In der Familie treten ebenfalls des Öfteren Konflikte auf. Seit der Kindheit bestehen Schmerzen einerseits in Form von Migräne und andererseits als Nackenschmerzen und Spannungskopfschmerz. Die Patientin hat eine Reihe von erfolglosen Behandlungsversuchen hinter sich. Es entwickelte sich ein Schmerzmittelmissbrauch, die Patientin nimmt auf Empfehlung von Bekannten eine Reihe von Medikamenten. Weiters berichtet die Patientin von einer Episode erhöhten Blutdrucks in Folge der Belastungen durch Partnerschaftskonflikte.

Die klinisch-psychologische Diagnostik erbrachte keine Hinweise für Psychopathologie, auf psychophysiologischer Ebene zeigte sich eine hohe Reaktionsbereitschaft im Bereich der Vasomotorik (Blutgefäßverengung bei emotionaler

Belastung) weiters muskuläre Verspannung (erhöhter Muskeltonus der Nackenmuskulatur) in Ruhe sowie bei der typischen Arbeitshaltung am Computer. Aus der Anamnese ergibt sich weiters eine angeborene Überdehnbarkeit der Bänder und somit eine erhöhte Gelenksmobilität.

Die Patientin erhielt ein Schmerztagebuch, in dem sie neben Intensität, Dauer und Art sowie Lokalisation der Schmerzen, Medikamenteneinnahme, Tagesereignisse und Stimmung eintrug.
Es ergaben sich nunmehr verschiedene Teilziele zur Erreichung des Therapiezieles Schmerzreduktion und Verbesserung der Lebensqualität.
Aufbau eines adäquaten Krankheitsmodelles (Kognitionen, Ebene 3, siehe Abb. 1).
Reduktion des Schmerzmittelkonsums und adäquate Medikation (Verhalten, Ebene 2).
Reduktion der muskulären Anspannung durch EMG-Biofeedback zur Reduktion des myogenen Spannungskopfschmerzes (Physiologie, Ebene 1, Verhalten, Ebene 2 und Kognitionen – Selbsteffizienzerwartung und Kontrollüberzeugung –, Ebene 3).
Vasokonstriktionstraining zur Behandlung der Migräne (Physiologie, Ebene 1 und Kognitionen – Selbsteffizienzerwartung und Kontrollüberzeugung –, Ebene 3).
Generelles Entspannungstraining zur Reduktion der psychophysiologsichen Reagibiltät und zur Förderung der vegetativen Balance (Physiologie, Ebene 1 und Kognitionen – Selbsteffizienzerwartung und Kontrollüberzeugung –, Ebene 3).
Verbesserung der persönlichen Strategien mit Belastungen umzugehen (Kognition, Ebene 3, und Verhalten, Ebene 2).
Die oben angeführten Ziele wurden innerhalb von 15 Sitzungen à 50 Minuten innerhalb von 21 Wochen realisiert.
Ablauf: Nach entsprechender Information und Motivationsarbeit erfolgte die Kontaktaufnahme zum Neurologen, welcher die Patientin bezüglich aller Fragen über den Medikamentenmissbrauch beriet und adäquate Medikamente verordnete.

Im Bereich der psychologischen Intervention erfolgte zuerst eine ausführliche Information über moderne Schmerzmodelle und deren Relevanz für die Patientin.

Danach erfolgte Muskelentspannungstraining mit Biofeedback. Die Patientin lernte zuerst ihre Nackenmuskulatur (m.trapezius) sowohl in Ruhe als auch bei der Computerarbeit, die einen großen Teil der täglichen Tätigkeit ausfüllt, zu entspannen beziehungsweise nicht über das funktionell notwendige Maß anzuspannen (Abb. 2). Die Patientin konnte mit zunehmender Übung die Nackenmuskulatur immer besser entspannen. Es gelang der Patientin auch rasch der Transfer in den Alltag, sodass es zu einer dauerhaften Entlastung der Muskulatur kam.

In der zweiten Behandlungsphase erfolgte Vasokonstriktionstraining an der Schläfenarterie zur Behandlung der Migräne. Nach 6 Sitzungen war die Patientin in der Lage das Blutgefäß zu verengen (Abb. 3, zwischen Markierung 1–2, 3–4 u. 5–6 willentlich verringerte Pulsamplitude), eine Fertigkeit, die ihr half Migräneanfälle zu vermeiden oder abzuschwächen.

Als nächsten Schritt erlernte die Patientin einfache Atemübungen, die ihr halfen das allgemeine Erregungsniveau speziell in Stress-Situationen zu reduzieren. Die vegetativen Effekte sind in Abb. 4 zu sehen, der Hautleitwert (EDG) nimmt ab, die Hände werden wärmer (Temperatur) und der Muskeltonus (EMG) nimmt ebenfalls ab.

Danach wurde sie über die Grundprinzipien von psychologisch orientierter Konfliktbehandlung informiert und einzelne Techniken wurden im Rollenspiel geübt. Weiters erfolgte eine Bearbeitung von spezifischen Themen bezüglich der Familienkonflikte.

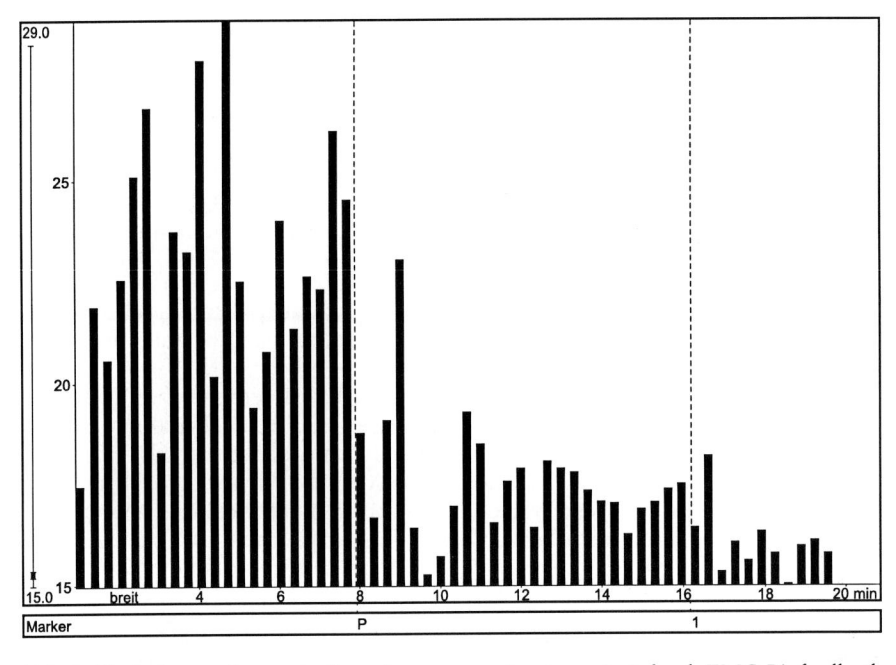

Abb. 2. Veränderung der muskulären Anspannung (m. trapezius) durch EMG-Biofeedback

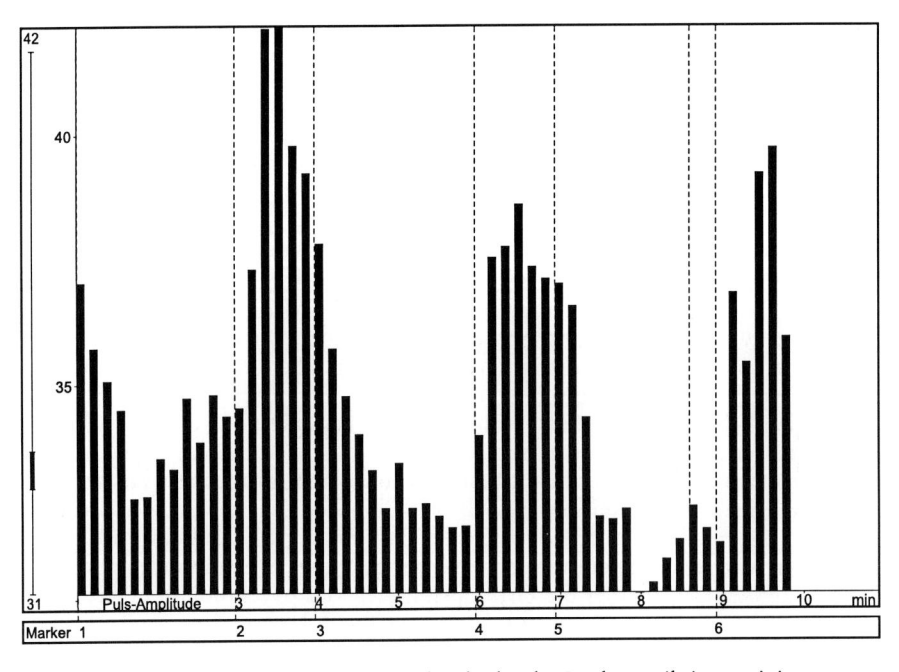

Abb. 3. Veränderung der Pulsamplitude durch Vasokonstriktionstraining

<F54> Neurologie-Schmerz

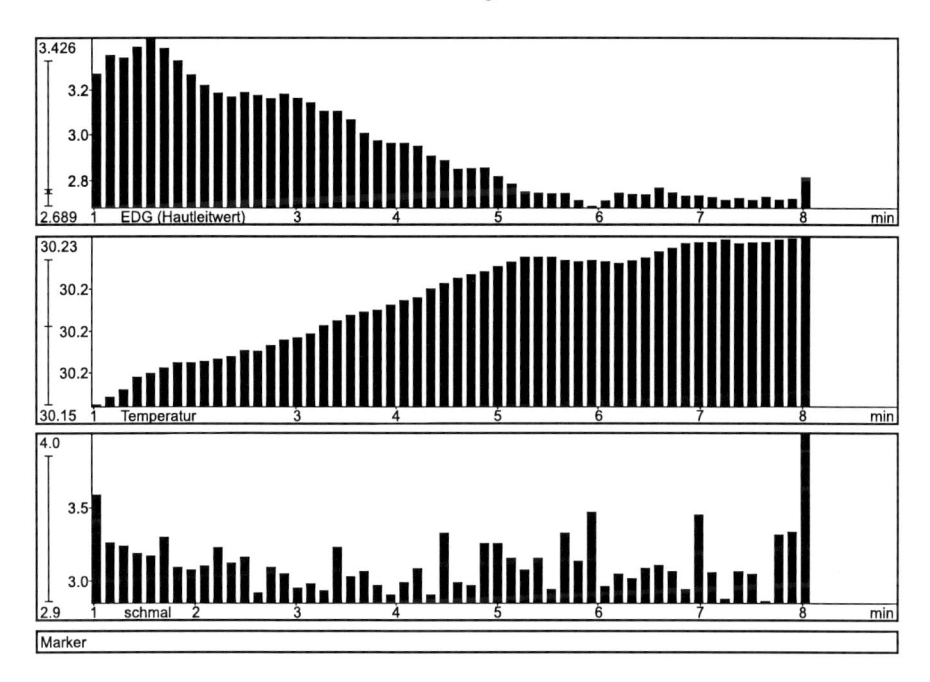

Abb. 4. Vegetative Effekte des Atemtrainings (Hautleitwert, Temperatur, Muskeltonus)

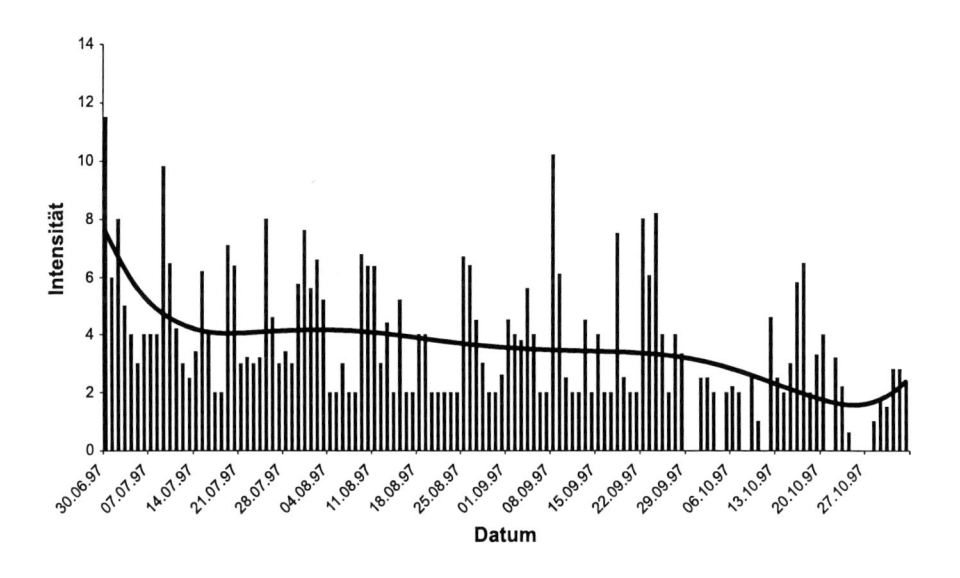

Abb. 5. Veränderung der Kopfschmerzen

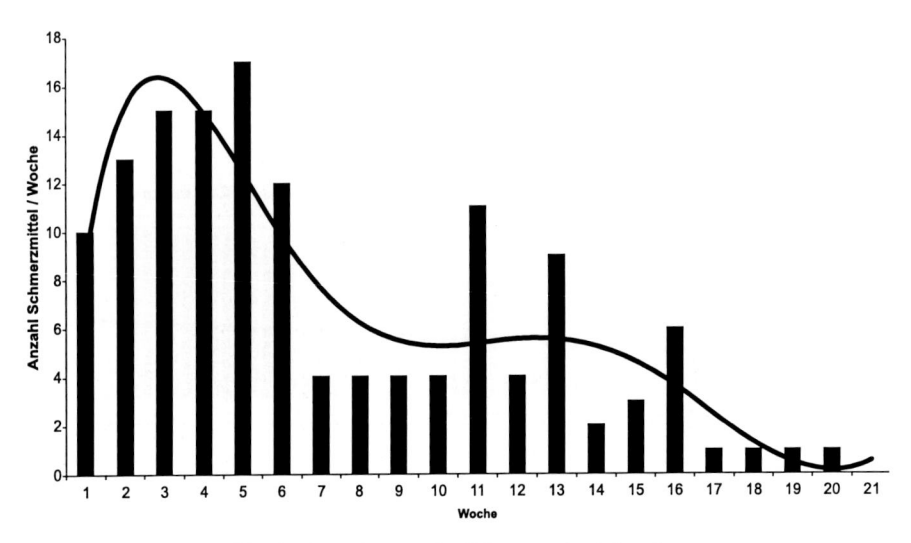

Abb. 6. Veränderung der Schmerzmitteleinnahme

Die Auswertung des Schmerztagebuches erbrachte folgende Ergebnisse.

Es ist zu ersehen, dass sowohl die Kopfschmerzen (Abb. 5) wie auch der Schmerzmittelkonsum (Abb. 6) deutlich reduziert werden konnten. Diese Ergebnisse waren zumindest bis zur Nachbefragung nach einem Jahr stabil.

An diesem Beispiel konnte gezeigt werden, dass selbst bei multifaktoriellem Schmerzgeschehen und ungünstiger psychosozialer Situation mit abgestimmtem Vorgehen eine signifikante Reduktion der Schmerzen und eine deutliche Verbesserung der Lebenssituation erreicht werden kann. Aufgrund der vorherrschenden Gesetzeslage in Österreich musste die Patientin die Kosten für die psychologische Intervention selbst bezahlen.

Zusammenfassung

Abschließend kann gesagt werden, dass der Klinischen Psychologie mit den Methoden der Diagnostik (psychologisch und psychophysiologisch) sowie der Intervention (operante und kognitive Methoden, Biofeedback, klinische Hypnose, Progressive Muskelentspannung) ausreichend erprobte und nachweislich wirksame und ökonomische Methoden der Schmerzbehandlung zur Verfügung stehen. Diese reduzieren, angewandt im interdisziplinären Kontext, Schmerzen und verbessern die Lebensqualität signifikant. Die Integration in bestehende Einrichtungen des Gesundheitswesens ist zurzeit noch unzureichend.

Literatur

Basler H.-D., Kröner-Herwig B. (1995) Psychologische Therapie bei Kopf- und Rückenschmerzen mit Beiträgen von: Basler, H. D. Kröner-Herwig, B., Franz C., Hildebrandt J. MMV, Medizin Verlag, München
Blanchard E.B. et al., (1997) Direction of temperature control in thermal biofeedback treatment of vascular headache. Appl Psychophysiol Biofeed 22: 227–245
Birbaumer N., Schmidt R. F. (1996) Biologische Psychologie, 3. Auflage. Springer, Berlin Heidelberg New York Tokyo
Flor H. (1991) Psychobiologie des Schmerzes. 1. Aufl. Huber, Bern
Franz C., Kröner-Herwig, B. et al. In: Basler H.D. et al. (Hrsg.) (1993) Psychologische Schmerztherapie: Grundlagen, Diagnostik, Krankheitsbilder, Behandlung. Springer, Berlin Heidelberg New York Tokyo
Geissner E., Jungnitsch G. (1992) Psychologie des Schmerzes: Diagnose u. Therapie. Psychologie Verlags Union, Weinheim
Kröner-Herwig B. (1993) Biofeedback. In: Basler, H.D. et al. (Hrsg.) Psychologische Schmerztherapie: Grundlagen, Diagnostik, Krankheitsbilder, Behandlung. Springer, Berlin Heidelberg New York Tokyo
Kröner-Herwig B., Sachse R. (1988) Biofeedbacktherapie: klin. Studien, Anwendungen in der Praxis, 2., erw. Auflage. Kohlhammer, Stuttgart
Melzack R., Casey K.L. (1968) Sensory, motivational and central control determinants of pain: A new conceptual model. In: D.Kenshalo (Hrsg.) The skin senses. Thomas, Springfield pp. 423 – 439
Miltner W., Birbaumer N., Gerber, W.-D. (1986) Verhaltensmedizin. Springer, Berlin Heidelberg New York Tokyo
Peter B. (1993) Hypnose. In: Basler, H.D. et al. (Hrsg.) Psychologische Schmerztherapie: Grundlagen, Diagnostik, Krankheitsbilder, Behandlung. Springer, Berlin Heidelberg New York Tokyo
Redtenbacher H. (1996) Psychologische Behandlung von Rückenschmerzen mit Biofeedback. Psychologie in Österreich 5/96. S. 198
Rehfisch H.P., Basler H.D. (1993) Entspannung und Imagination. In: Basler, H.D. et al. (Hrsg.) Psychologische Schmerztherapie: Grundlagen, Diagnostik, Krankheitsbilder, Behandlung. Springer, Berlin Heidelberg New York Tokyo
Ribbat, J. M. (1995) Schmerztherapeutische Entscheidungen. Dt. Ausgabe. Ullstein Mosby. Berlin Originalausgabe „Decision making in pain management". Ramamurthy, Somayaji, Rogers, James N.
Seemann H., Zimmermann M. (1993) Kybernetisches Schmerzkonzept- Eine Standortbestimmung. In: Basler, H.D. et al. (Hrsg.) Psychologische Schmerztherapie: Grundlagen, Diagnostik, Krankheitsbilder, Behandlung. Springer, Berlin Heidelberg New York Tokyo
Zenz, M., Jurna, I. (1993) Lehrbuch der Schmerztherapie: Grundlagen, Theorie und Praxis für Aus- und Weiterbildung. Wiss. Ver.-Ges., Stuttgart

Diagnostische Verfahren

BDI: Beck Depressionsinventar (1995) Hautzinger, M. et. al. 2. Auflage. Hans Huber, Bern
FAPK: Fragebogen zur Abschätzung Psychosomatischen Krankheitsgeschehens (1996). Koch. C. Beltz, Göttingen
FKK: Fragebogen zur Kompetenz- und Kontrollüberzeugung (1991). Krampen, G. Hogrefe, Göttingen
FPI-R: Freiburger Persönlichkeitsinventar – Revidierte Fassung. Fahrenberg et al. Hogrefe, Göttingen
STAI: State Trait Angst Inventar (1981) Laux et al.
SVF: Stressverarbeitungsfragebogen (1997) Janke, W. et al. 2. Auflage. Hogrefe, Göttingen

Weiterführende Literatur

Basler, H.D. et al. (Hrsg.) Psychologische Schmerztherapie: Grundlagen, Diagnostik, Krankheitsbilder, Behandlung (1993) Springer, Berlin Heidelberg New York Tokyo

Erickson M.H., Rossi E.L. (1989) Hypnosetherapie: Aufbau – Beispiele – Forschung. Pfeiffer, München

Flor H. (1991) Psychobiologie des Schmerzes. 1. Aufl. Huber, Bern

Geissner E., Jungnitsch G. (1992) Psychologie des Schmerzes: Diagnose u. Therapie. Psychologie Verlags Union, Weinheim

Schwartz, M. S. et al. (1987). Biofeedback. A Practitioner's guide. Guilford Press, New York

Zenz, M., Jurna, I. (1993) Lehrbuch der Schmerztherapie: Grundlagen, Theorie und Praxis für Aus- und Weiterbildung. Wiss. Verlags-Gesellschaft, Stuttgart

<F54> Psychologische oder Verhaltenseinseinflüsse bei andernorts klassifizierten Erkrankungen – in der HNO-Heilkunde am Beispiel Tinnitus

Karoline Verena Greimel

> *Es donnert, heult, brüllt, zischt, pfeift, braust, saußt, summet, brummet, rumpelt, quäckt, ächzt, singt, rappelt, prasselt, knallt, rasselt, knistert, klappert, knurret, poltert, winselt, wimmert, rauscht, murmelt, kracht, gluckset, poltert, röcheln, klingelt, bläset, schnarcht, klatscht, lispeln, keuchen, es kocht, schryen, weinen, schluchzen, schnarren, sprudeln. Diese Wörter und noch andere, welche Töne ausdrücken, sind nicht blose Zeichen, sondern eine Art von Bilderschrifft für das Ohr.*

(Georg Christoph Lichtenberg, Aphorismen aus den Jahren 1765-1770; Feldmann 1989)

Allgemeine Darstellung

Historische Entwicklung des Störungsbildes

In der Antike deutete man Ohrgeräusche als Stimmen der Götter. Hippokrates erwähnte sie hauptsächlich im Zusammenhang mit präkollaptischen Zuständen. Die Ärzte des griechischen Altertums verwendeten dafür die Begriffe „echos" = „Tönen, Laut", „psophos" = „Klingen" und „bombos" = „Brummen, Dröhnen, Donnern". Paracelsus sprach vom „gedös der oren" und von „oren sausen". Im 20. Jahrhundert hat sich die Bezeichnung Tinnitus durchgesetzt. Der Begriff kommt vom Lateinischen „tinnire" (= klingeln) (vgl. Feldmann 1989).

1981 hat man sich auf dem Internationalen Tinnituskongress in London auf folgende Definition geeinigt: „Tinnitus ist eine Tonempfindung, die nicht hervorgerufen ist durch ein simultanes mechano-akustisches oder elektrisches Signal".

Allgemeine Überlegungen zur psychologischen Diagnostik und Differentialdiagnostik

Ohrgeräusche können in *einem* oder in *beiden* Ohren (Tinnitus aureum) aber auch im *Kopf* (Tinnitus ceribri) auftreten. Sie werden als Töne und Geräusche wie z.B.

Pfeifen, Zischen, Rauschen, Knistern, Zirpen, Knacken, Brummen usw. beschrieben und können nur vom Betroffenen wahrgenommen werden. Die Lautstärke ist unterschiedlich, quälend ist aber vor allem das Gefühl, den Ohrgeräuschen ausgeliefert zu sein, nichts dagegen tun zu können.

Hinsichtlich der Dauer der Symptomatik unterscheidet man zwischen *akutem* (unter 6 Monate) und *chronischem* (über 6 Monate) Tinnitus, hinsichtlich der Beeinträchtigung zwischen *kompensiertem* (ohne subjektive Beeinträchtigung) und *dekompensiertem* (mit subjektiven Beeinträchtigungen) Tinnitus.

Hinweise und Richtlinien für psychologische Interventionen

Während beim akuten Tinnitus *medizinische Maßnahmen* im Vordergrund stehen, die auf eine *Beseitigung* des Tinnitus abzielen, besteht das Behandlungsziel beim chronischen Tinnitus in der *Bewältigung* der Ohrgeräusche und der damit verbundenen Beeinträchtigungen. Hier setzen psychologische Maßnahmen an.

Medizinische Diagnostik und Therapie

Tinnitus kann im Zusammenhang mit verschiedenen Erkrankungen aus dem HNO-Bereich und auch mit anderen körperlichen Erkrankungen auftreten.

Die häufigsten medizinischen Ursachen sind (nach Lenaz 1992):

- Hörsturz (plötzliche, meist einseitige Hörverschlechterung)
- Morbus Menière (Anfälle von Drehschwindel, verbunden mit Tinnitus und Schwerhörigkeit)
- Akutes Lärmtrauma (akute Hörverschlechterung durch akute Lärmeinwirkung)
- Lärmschwerhörigkeit (Schwerhörigkeit aufgrund langzeitiger Einwirkung von Lärm)
- Presbyakusis (Altersschwerhörigkeit)
- Schwerhörigkeit unterschiedlicher Genese
- Schädelhirntrauma mit/ohne Felsenbeinfraktur
- Akustikusneurinom (gutartige Geschwulst am Hörnerv).
- Intoxikationen mit Chinin, Acetylsalicylsäure, Diuretika, Aminoglykosid- Antibiotika, Cisplatin
- Otosklerose (Verknöcherung der Gehörknöchelchen)
- Degenerative Veränderungen und funktionelle Blockierungen der Halswirbelsäule
- Kiefergelenksbeschwerden
- Herz-Kreislauf-Krankheiten, Stoffwechselkrankheiten, Nierenkrankheiten, Erkrankungen des Zentralnervensystems usw

Pathophysiologische Modelle der Medizin gehen davon aus, dass es aufgrund einer Störung der Mikrozirkulation des Blutes zu einer Sauerstoffunterversorgung des peripheren Hörapparates mit Schädigung der Haarzellen kommt. Daraus sollen zentralnervöse Spontanerregungen resultieren, die verschiedene Geräuschempfindungen hervorrufen können (Lenaz 1992).

Als häufigste therapeutische Maßnahmen werden, entsprechend der Hypothese der Durchblutungsstörung, durchblutungsfördernde Medikamente verordnet.

Während beim akuten Tinnitus die Chancen einer Beseitigung bzw. einer Spontanremission des Tinnitus bei über 50% liegen (Lenaz 1992), muss beim chronischen Tinnitus davon ausgegangen werden, dass „Heilung" nicht möglich ist. Dies stellt sowohl den Patienten als auch den Arzt vor eine besondere Situation.

Psychologische Erklärungs- und Behandlungsansätze

Tinnitus ist ein sehr vielschichtiges Problem. Für den Betroffenen wird das Geräusch, unabhängig von seiner Entstehung, vor allem durch psychologische Prozesse (dysfunktionales Denken, defizitäre Copingstrategien, Aufmerksamkeitsfokussierung,..) zum Problem (Abb. 1).

Epidemiologie

Epidemiologische Untersuchungen aus Großbritannien (Coles et al. 1981; Coles 1984), Schweden (Axelsson et al. 1987; Scott et al. 1990) und den USA (Leske 1981; Meikle, Taylor-Walsh 1984) zeigten, dass ca. 35 bis 45% der erwachsenen Bevölkerung in Industriegesellschaften zu irgendeinem Zeitpunkt Ohrgeräusche wahrgenommen haben. 8% der Befragten fühlten sich leicht, 0,5% – 1% erheblich bis schwerst beeinträchtigt. Überträgt man diese Zahlenverhältnisse auf Österreich, so sind in etwa 500 000 bis 600 000 Tinnitusbetroffene leicht, 70 000 bis 80 000 erheblich und 35 000 bis 40 000 schwerst beeinträchtigt. Wie Untersuchungen zur Komorbidität belegen (Hiller et al. 1992) klagen Betroffenen häufig über Konzentrations- und Schlafstörungen, über Müdigkeit, Reizbarkeit, Angst, Depression und Hörbeeinträchtigungen. Das Gefühl den Ohrgeräuschen hilflos gegenüber

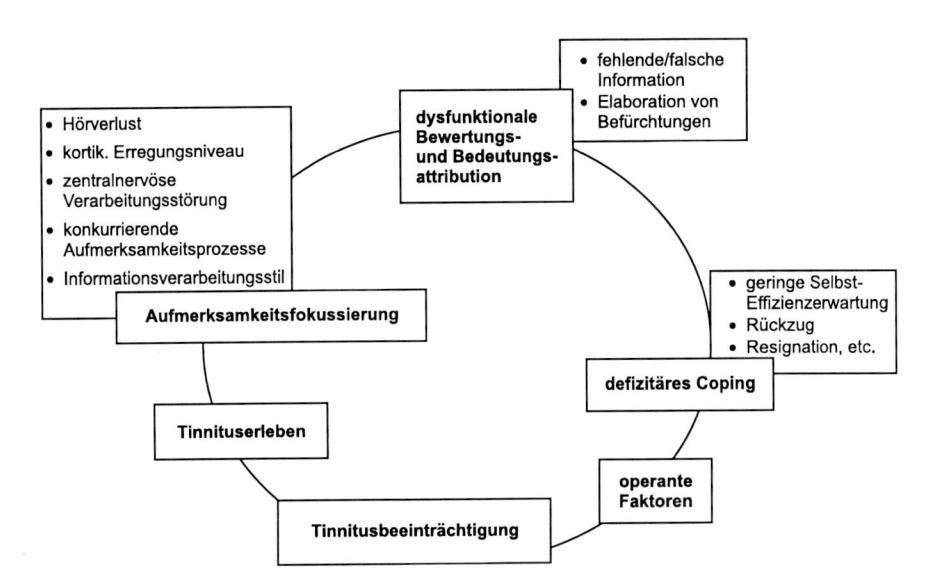

Abb. 1. Teufelskreis des Tinnitus

zu stehen, die „Unsichtbarkeit" und mangelnde Akzeptanz durch andere, sowie die häufigen Misserfolge verschiedener Therapien erhöhen den Leidensdruck.

Tinnituspatienten haben oft einen langen Leidensweg innerhalb medizinischer und alternativmedizinischer Einrichtungen hinter sich. Dadurch wird die Störung nicht nur für die Betroffenen, sondern auch für das öffentliche Gesundheitswesen zu einem erheblichen Kostenfaktor.

Spezifische Darstellung

Beschreibung des Störungsbildes nach ICD-10: Tinnitus – Symptom oder Krankheit?

Tinnitus gilt in der Medizin nicht als eigenständige Krankheit, sondern als Symptom, das im Rahmen verschiedenster Erkrankungen auftreten kann.

Beschwerden, die sich nicht auf dem „Röntgenbild" zeigen, sich nicht objektivieren lassen, haben es in der Medizin schwer, als Krankheit anerkannt zu werden. So wird beispielsweise im ICD-9 Tinnitus unter „Andere Affektionen des Ohres" (ICD-9 388) kodiert. Im ICD-10, das in vielen Bereichen erweitert wurde, findet sich im Kapitel VIII unter „Sonstige Krankheiten des Ohres, anderenorts nicht klassifiziert" die Kategorie Tinnitus aurium (H93.1).

Auch wenn Tinnitus von medizinischer Seite nicht als eigenes Krankheitsbild gesehen wird, so können Betroffene doch in erheblichem Ausmaß unter dem oft als harmlos betrachteten Symptom leiden. Das Ausmaß und die Art der psychischen Beschwerden lassen sich im ICD-10 Kapitel V (F) „Internationale Klassifikation psychischer Störungen" bzw. im DSM-IV klassifizieren.

Klinisch-psychologische Diagnostik

Basis jeder psychologischen Intervention ist eine eingehende psychologische Diagnostik. Diese umfasst im Wesentlichen 3 Bereiche (Abb. 2).

Durch eine ausführliche psychologische Diagnostik können individuelle Beeinträchtigungen, auslösende und aufrechterhaltende Faktoren, dysfunktionale Bewältigungsversuche, individuelle Ressourcen usw. erfasst, sowie adäquate Ziele definiert und Interventionsstrategien geplant werden.

Spezifische psychologische Interventionstechniken

Die psychologische Beratung

Informationsdefizite bereiten häufig den Boden für Phantasien und irrationale Ängste über Ursachen und Verlauf bzw. die Folgen von Tinnitus. Nicht selten befürchten Betroffene, dass der Tinnitus immer schlimmer werde, das Gehör schädige, Vorbote einer bedrohlichen Krankheit sei und dass man nichts dagegen tun könne. Diese Gedanken führen in der Folge zu emotionalen Beeinträchtigungen und verstärken die Fixierung auf den Tinnitus. Ein Teufelskreis entsteht.

Aktuelle Symptomatik/Krankheitsanamnese
Tinnitus: Tinnituscharakter, Entstehung, Verlauf, Modulation,...
Psychische Beeinträchtigungen: Depression, Angst, Schlafstörungen,...
Komorbidität: körperlich und psychisch

Soziobiographische Anamnese
Lebensgeschichte und aktuelle Lebensbedingungen, akute und
chronische Belastungen, sozialer Kontext,...

Analyse von Verarbeitungsprozessen
– Subjektive Krankheitstheorien (Entstehung, Verlauf, Behandlung)
– Kausal- und Kontrollattributionen (intern-extern, stabil-variabel)
– Problemlösefähigkeiten (verhaltens-, emotions-, kognitionsbezogen)
– Vergleichsprozesse (soziale, temporäre, hypothetische),...

Abb. 2. Die klinisch-psychologische Diagnostik bei Tinnitus

Der Ausschluss einer körperlichen Erkrankung, Information und Beratung über Entstehung, Verlauf und Behandlungsmöglichkeiten können den Teufelskreis wieder unterbrechen.

Die Patienten sind von den Vorurteilen zu befreien, dass eine seelische Beeinflussung der Symptomatik etwas mit „Simulation" oder „Verrücktsein" zu tun habe. Es soll ihnen ermöglicht werden, von linearen Genesemodellen (ein organischer oder psychischer „Defekt" verursacht eine bestimmte Erkrankung) abzurücken und sich einer mehrdimensionalen Betrachtungsweise anzunähern.

Auf der Grundlage der medizinischen und psychologischen Diagnostik und unter Berücksichtigung subjektiver Krankheitstheorien muss ein individuelles, plausibles Erklärungsmodell erarbeitet werden, bei dem den Betroffenen das Zusammenwirken biologischer, psychologischer und sozialer Faktoren klar wird (Abb. 3).

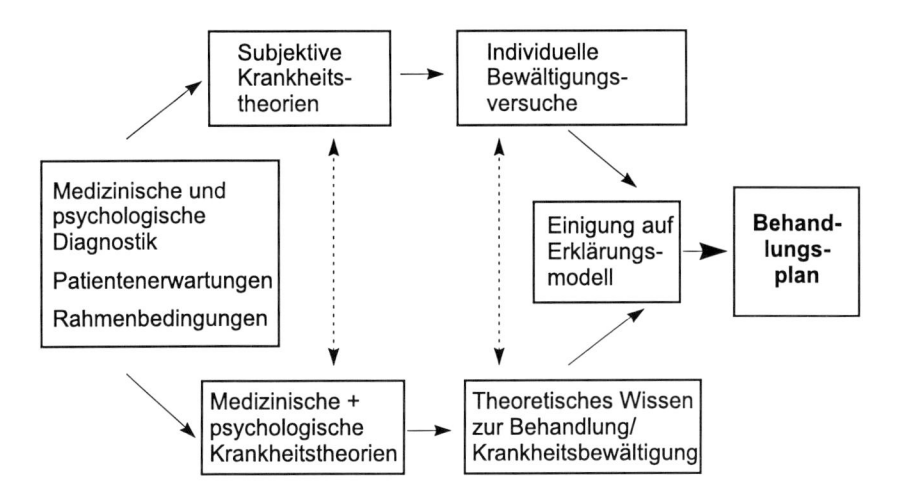

Abb. 3. Psychologische Beratung bei Tinnitus

Tinnitusbewältigung
Fokus: Tinnitus + Beeinträchtigungen
Kognitive Umstrukturierung
Aufmerksamkeitslenkung
Imaginative Verfahren
Entspannung,......

Psychologische Therapie
Fokus: Psychische Störung
abhängig von der individuellen Problemlage
(Paartherapie, Soziales Kompetenztraining,..)

Abb. 4. Psychologische Behandlungsmöglichkeiten bei Tinnitus

Die psychologische Behandlung

Psychologische Behandlungsmaßnahmen zielen zum einen auf eine bessere Bewältigung der Ohrgeräusche und der Folgebeeinträchtigungen, zum anderen auf die Bearbeitung weiterer psychischer Probleme und Störungen, die das Tinnituserleben beeinflussen (Abb. 4).

Tinnitusbewältigung

Die Beseitigung des Tinnitus im chronischen Stadium ist häufig unrealistisch.
   Ziel einer psychologischen Behandlung ist die Reduktion der Beeinträchtigungen durch den Tinnitus (z.B. Schlafstörungen, Konzentrationsstörungen, Angst, Depression,..). Betroffene sollen lernen den Tinnitus anders wahrzunehmen und zu bewerten, statt mit immer „neuen Waffen" gegen ihn zu kämpfen.
   Tinnitus kann seine Bedrohlichkeit verlieren, wenn man ihn aus dem Lebensmittelpunkt verdrängt, wenn man ihm den Stellenwert eines Umgebungsgeräusches gibt, welches keine besondere Bedeutung hat. Die Fähigkeit, die Wahrnehmung gezielt auf bestimmte Dinge zu richten bzw. bestimmte Dinge aus dem Wahrnehmungsfeld auszublenden, hat jeder Mensch. Wir können über unsere Sinne nicht alles was wir sehen, hören, riechen, schmecken und fühlen, gleichzeitig aufnehmen. Wir können unsere Aufmerksamkeit gezielt bestimmten Dingen zuwenden oder von ihnen abwenden. Wir gewöhnen uns beispielsweise sehr rasch an das Geräusch eines Kühlschrankes, weil es für uns keine besondere Bedeutung hat.

Erlernen neuer Bewältigungsstrategien

Bei der Bewältigung von Ohrgeräuschen haben sich Methoden der kognitiven Umstrukturierung, Aufmerksamkeitslenkung und imaginative Verfahren als hilfreich erwiesen.

Kognitive Umstrukturierung.
Zusammenhänge zwischen Gedanken/Vorstellungen und körperlichen und emotionalen Reaktionen können anhand konkreter Übungen („Zitronenübung", „Stressübung") erfahrbar gemacht werden. Unterschiedliche Reaktionen auf gleiche

Anweisungen (Bild der Zitrone, Stressinduktion) und das Herausarbeiten bestimmter Denkmuster lassen die Bedeutsamkeit kognitiv vermittelnder Prozesse erkennen. Bei der „Zitronenübung" (Jungnitsch 1992, S. 104) kann durch die Vorstellung einer Zitrone und den dabei auftretenden Speichelfluss- und Schluckreaktionen der enge Zusammenhang zwischen psychischen und physiologischen Reaktionen demonstriert werden. Durch Induktion von Stress, z.B. durch die Ankündigung, dass eine Person ausgewählt wird und vor der Gruppe einen Kurzvortrag zu einem bestimmten Thema halten soll, kann der Einfluss von Gedanken auf emotionale und körperliche Reaktionen gezeigt werden. Nach diesen ersten Erfahrungen erfolgt die Einführung in kognitive Therapieverfahren.

Die „ABC-Theorie" von Ellis bildet den theoretischen Bezugsrahmen der kognitiven Therapie. Zunächst werden akustische Wahrnehmungen aus dem Alltag im Rahmen des ABC-Schemas analysiert.

In Form von Rollenspielen und schriftlichen Aufzeichnungen können Patienten förderliche und hinderliche Gedanken identifizieren und alternative Denkmuster erproben.

Diese Methoden werden, nachdem die Prinzipien klar geworden sind, auf den Tinnitus übertragen (Abb. 5)

Tinnitus kann ebenfalls als ein Geräusch betrachtet werden, auf das wir in unterschiedlicher Weise reagieren können. Gedanken wie „Der Tinnitus wird immer schlimmer", „Warum gerade ich?", „Wenn der Tinnitus nicht weggeht, kann ich nicht mehr arbeiten" usw. führen zu negativen emotionalen Reaktionen und verstärken den Leidensdruck.

Funktionale Gedanken („Ich lass mich von Ohrgeräuschen nicht unterkriegen", „Der Tinnitus ist ein Teil von mir, ich versuche das Beste daraus zu machen", „Es gibt interessantere Dinge als Ohrgeräusche", „Es gibt im Leben noch viele andere unangenehme Geräusche") verbessern die Stimmung und fördern Selbstwirksamkeitserlebnisse. Dabei genügt es nicht, „einfach positiv zu denken". Jede Person muss für sich glaubwürdige und realistische Neubewertungen finden.

Aufmerksamkeit und Aufmerksamkeitsumlenkung.
Zunächst wird den Patienten am Beispiel des Lichtkegels eines Scheinwerfers die Bedeutung der Aufmerksamkeit für unsere Wahrnehmung erklärt.

Durch gezieltes Lenken der Aufmerksamkeit können wir, ähnlich wie bei einem Lichtstrahl, bestimmen, was wir wahrnehmen oder was im „Dunklen" bleibt. Wir können nie gleichzeitig alle Eindrücke, die uns über unsere Sinnesorgane vermittelt werden, bewusst wahrnehmen. Führen wir ein interessantes Gespräch, so treten andere Empfindungen (z.B. ein Jucken, visuelle Eindrücke,..) in den Hinter-

A	B	C
Ereignis	Gedanken, Meinungen, Einstellungen bezüglich A	Emotionale Reaktion, Verhalten
Stärkere Wahrnehmung des Tinnitus bei Stille	„Der Tinnitus wird immer schlimmer", „ich werde noch verrückt" ➔	Angst, Verzweiflung
	„es gibt öfters Schwankungen, das ist ganz normal" ➔	Gelassenheit, Ruhe

Abb. 5. ABC-Theorie nach Ellis

grund. Ähnlich ist es, wenn wir ein spannendes Buch lesen oder uns auf eine interessante Tätigkeit konzentrieren.

Beim chronischen Tinnitus ist die Aufmerksamkeit auf die Ohrgeräusche fixiert. Durch gezieltes Üben kann man lernen, den Tinnitus wieder in den Hintergrund zu drängen und ihm den gebührenden Stellenwert – den eines Geräusches ohne größere Bedeutung – zukommen zu lassen. Durch den wiederholten Wechsel der Aufmerksamkeit vom Tinnitus zu anderen Sinneseindrücken (z.B. Musik, verschiedene visuelle oder taktile Eindrücke) werden Effekte der Aufmerksamkeitsumlenkung konkret erfahrbar gemacht. Ein gezieltes Training der Genussfähigkeit fördert zusätzlich die Hinwendung der Aufmerksamkeit auf angenehmere Sinneserlebnisse.

Imaginative Verfahren.
Nicht nur äußere Ereignisse schaffen Ablenkung, auch durch innere Bilder und Vorstellungen können Sinnesempfindungen moduliert werden. So kann das Einbeziehen der Geräuschqualität des Tinnitus in angenehme Vorstellungsbilder (z.B. Rauschen eines Wasserfalls, Zirpen von Grillen in einer duftenden Frühlingswiese usw.) die Wahrnehmungsqualität positiv verändern. Durch Assoziationen mit positiven Erlebnissen können die Geräusche ihre negative Qualität verlieren.

Neben der Anwendung von Ablenkungsstrategien kann es auch sinnvoll sein, die Aufmerksamkeit vorübergehend auf den Tinnitus zu fokussieren und mit Hilfe spezieller Techniken der Imagination und Körperwahrnehmung die Ohrgeräusche in weniger störende, neutrale Wahrnehmungen umzuwandeln (z.B.: „Wenn das Ohrgeräusch eine bestimmte Farbe, Form, usw. hätte, welche wäre es?")

Entspannungsverfahren.
In der psychologischen Tinntiusbewältigung kommen verschiedene Entspannungsverfahren (Progressive Muskelentspannung, Biofeedback, Autogenes Training,..) zum Einsatz. Patienten mit Tinnitus berichten häufig von einem Zusammenhang zwischen Stress und Tinnitus. Bei manche verstärkt sich der Tinnitus in Stresssituationen, andere reagieren mit Nervosität und Unruhe auf den Tinnitus. Durch Entspannungstrainings sollen Betroffene lernen, sich gezielt zu entspannen und eine höhere emotionale Toleranz gegenüber den Tinnitus zu entwickeln.

Psychologische Therapie

Tinnitus kann in manchen Fällen auch Ausdruck von anderen Problemen bzw. Folge einer psychischen Störung sein. Entsprechende psychotherapeutische Maßnahmen (z.B. Kommunikationstraining, Paartherapie, Selbstsicherheitstraining,..), sollen erst nach einer genauen Analyse der Problemlage eingeleitet werden.

Integration von klinisch-psychologischer Behandlung und medizinischen Verfahren

Kommt ein Patient zum Arzt, so erwartet er, dass dieser ihn nach den Beschwerden fragt, ihn durchuntersucht, eine Diagnose stellt und eine Therapie verordnet, welche die Beschwerden beseitigt. Das Problem bei Tinnitus beginnt jedoch oft schon damit, dass sich vielfach keine organische Ursache finden lässt oder dass der

Tinnitus trotz Behandlung bleibt. Das erfordert ärztlicherseits ein Ausbrechen aus gewohnten Denk- und Verhaltensmustern. Der Arzt muss frühzeitig falsche Erwartungshaltungen bzgl. einer Heilung korrigieren, da ansonsten das Vertrauensverhältnis gestört wird, weil der Patient glaubt, der Arzt habe die falsche Diagnose gestellt oder die falsche Therapie verordnet. Zweitens muss der Patient von Anfang an aktiv in die Behandlung einbezogen werden, da ja *er* und nicht *der Arzt* den Tinnitus bewältigen muss, falls das Geräusch nicht verschwindet.

Fährt der Arzt zu lange die „somatische Schiene", kann damit der Grundstein gelegt werden für lang anhaltende Abhängigkeiten von medizinischen Einrichtungen und zur Chronifizierung beitragen. Ärzte entlassen ihre Patienten nur selten aus ihren Behandlungszimmern, ohne ihnen ein Rezept für ein Medikament mitzugeben. Bei chronischen Erkrankungen ist dies oft die einzig verbleibende Möglichkeit, sich selbst und dem Patienten das Gefühl zu vermitteln, etwas getan zu haben. Das kann beim Patienten jedoch zu einer unerwünschten Verfestigung des Glaubens beitragen „richtig" krank zu sein, weil er ja auch „richtig" medikamentös behandelt wird. Zusätzlich kommt es durch Arztwechsel oft zu Mehrfach- und Wiederholungs-Untersuchungen, die kostenaufwendig sind und die Gesamtsicht aller Informationen und den Krankheitsverlauf erschweren.

Somatisierung und das resultierende chronische Krankheitsverhalten können für den Patienten aber auch eine Reihe von Vorteile haben (Passivität, Zuwendung, „Ablenkung" von anderen Schwierigkeiten wie Probleme am Arbeitsplatz, Partnerschaftsprobleme usw.). Eine körperliche Krankheit zu haben, mindert im Allgemeinen nicht das soziale Ansehen. Psychisch krank zu sein stigmatisiert den Betroffenen. So sind Patienten oft gar nicht unzufrieden, wenn sie der Arzt in ihrem organischen Krankheitsverständnis unterstützt. Krankenhausaufenthalte, Krankschreibungen usw. gelten als Beweis für die Schwere und Nachhaltigkeit der Erkrankung, was wiederum zu einer Verfestigung der Tinnitus-Symptomatik beiträgt.

Die Überweisung zum Psychologen ist nicht einfach. Erstens fühlen sich Tinnituspatienten nicht psychisch krank, zweitens kann die Angst vor einer Stigmatisierung die Überweisung erschweren. Daher ist es wichtig dem Patienten klar zu machen, dass es ganz normal ist, dass Geräusche Stress erzeugen, und dass er deshalb nicht psychisch gestört, neurotisch oder hysterisch ist.

Ein weiteres Problem stellt der Zeitpunkt der Überweisung zum Psychologen dar. Sind die Chancen auf Beseitigung und Spontanremission bzw. auf eine eigenständige Bewältigung günstig, so kann es durch eine vorschnelle Zuweisung zu einer negativen „Psychopathologisierung" kommen. Überweist der Arzt zu spät, d.h. erst am Ende einer Reihe erfolgloser medizinischer Therapieversuche, eventuell noch mit dem Hinweis: „Das ist alles nur psychisch!", so wird mancher Patient erst recht „beweisen" wollen, dass er *richtig krank* und nicht *psychisch gestört* ist, was zu einer weiteren organischen Fixierung führt. Dieser abrupte Wechsel kann von Patienten in den seltensten Fällen nachvollzogen werden und löst häufig Irritation, Wut und Kränkung aus. Meist ist diese Neudefinition der Krankheit – am Ende einer Reihe vergeblicher Behandlungsversuche – auch von ärztlicher Seite nicht wertneutral oder empathisch.

Diese strikte Trennung zwischen organisch und psychisch sowie zwischen Medizin und Psychologie muss überwunden werden. Beide Disziplinen müssen von Beginn an eng zusammenarbeiten. In der Akutphase soll die organische Abklärung und Therapie im Vordergrund stehen und der Psychologe erst bei stärkerer psychischer Beeinträchtigung oder bei Hinweisen auf psychische Auslöser zu Rate gezogen werden. In der chronischen Phase hingegen stehen Maßnahmen der Krankheitsbewältigung im Vordergrund, während medizinische Unterstützung nur in Ausnahmefällen (z.B. akute Verschlechterung mit Verdacht auf eine organische Grundlage) indiziert ist.

Tinnitus kann chronisch verlaufen. Deshalb müssen Patienten von Anfang an in diagnostische und therapeutische Überlegungen einbezogen werden. Nur dadurch können sie im Laufe der Behandlung eine aktive Rolle einnehmen, die für die Bewältigung der Symptomatik Voraussetzung ist.

Es muss für jeden Patienten – abhängig vom Grad der subjektiven Beeinträchtigung – der „richtige Weg" gefunden werden: für eine dem rein organischen Denken verhaftete Medizin keine einfache Aufgabe!

Zusammenfassung

Tinnitus ist keine physische Erkrankungen mit psychischer Genese, sondern eine Erkrankung mit komplexen psychophysischen und sozialen Wechselwirkungen. Das Behandlungskonzept muss alle notwendigen Behandlungskomponenten integrieren, eine fehlende Organogenese berechtigt nicht zur Unterstellung einer Psychogenese. Durch eine genaue Abstimmung aller psychologischen und medizinischen, diagnostischen und therapeutischen Maßnahmen und der Förderung einer aktiven Rolle des Patienten können Selbstwirksamkeitsüberzeugungen und Bewältigungskompetenzen des Patienten gefördert, sowie Fixierungs- und Chronifizierungsprozesse frühzeitig durchbrochen werden.

Psychophysiologische Störungen kann keine Fachdisziplin alleine behandeln. Integration und neue Kooperationsmodelle sind gefordert.

Literatur

Axelsson, A., Ringdahl, A. (1987) The occurence and severity of tinnitus. A prevalence study. In: Feldmann H. (Hrsg.) Proceedings, III International Tinnitus Seminar Harsch, Karlsruhe, pp. 154–158

Biesinger, E., Heiden, C., Greimel, K.V., Hönig, R., Albegger, K. (1999) Strategien in der ambulanten Behandlung des Tinnitus. HNO 2 (in Druck)

Coles, R.R.A., Lutman, A., Axelsson, A., Hazell, J.W.P. (1991) Tinnitus severity gradings: cross-sectional studies. In: Aran, J.M., Dauman, R. (Hrsg.) Tinnitus 91. Kugler Publications, Amsterdam, New York, pp. 453–455

Coles, R.R.A. (1995) Epidemiology, Etiology and Classification. Proceedings of the Fifth International Tinnitus Seminar. American Portland, Oregon, pp. 25–29

Dilling, H., Mombour, W., Schmidt, M.H. (Hrsg.) (1991) Internationale Klassifikation psychischer Störungen. ICD-10 Kapitel V (F). Klinisch diagnostische Leitlinien. Huber

Deutsches Institut für medizinische Dokumentation und Information (DIMDI) (Hrsg.) (1994) Internationale statistische Klassifikation der Krankheiten und verwandter Gesundheitsprobleme. 10. Revision, Band I, Systematisches Verzeichnis. Urban & Schwarzenberg, München

Diagnostic and Statistical Manual of Mental Disorders (DSM-IV) (1994) American Psychiatric Association, Washington

Feldmann, H. (1989) Kulturhistorisches und Medizinisches zum Tinnitus Aurium. Harsch Verlag, Karlsruhe

Greimel, K.V. (1995) Psychologische Maßnahmen zur Bewältigung des chronischen Tinnitus. Ein Gruppenkonzept. Psychomed 7: 70–74

Greimel, K.V. (1996) Aspekte interdisziplinärer Zusammenarbeit (Medizin, Psychologie) bei der Behandlung von Tinnitus. Psychomed 8: 14–16
Goebel, G. (Hrsg.) (1992) Ohrgeräusche. Psychosomatische Aspekte des komplexen chronischen Tinnitus. Quintessenz, Berlin
Hiller, W., Goebel G. (1998) HNO-Erkrankungen. In: Flor, H., Birbaumer, N., Hahlweg, K. (Hrsg.), Enzyklopädie der Psychologie, Band Verhaltensmedizin. Hogrefe, Göttingen
Hiller, W. (1992) Komorbidität psychischer Störungen bei Patienten mit komplexem chronischen Tinnitus. In: Goebel, G. (Hrsg.). Ohrgeräusche. Psychosomatische Aspekte des komplexen chronischen Tinnitus. Quintessenz, Berlin
Hiller, W., Goebel, G. (1992) Komorbidität psychischer Störungen bei Patienten mit komplexem chronischen Tinnitus. In: Goebel, G. (Hrsg.) Ohrgeräusche. Psychosomatische Aspekte des komplexen chronischen Tinnitus, S. 65–86
Jungnitsch, G. (1992) Schmerz- und Krankheitsbewältigung bei rheumatischen Erkrankungen. Quintessenz, Berlin
Kröner-Herwig, B. (Hrsg.) (1997) Psychologische Behandlung des chronischen Tinnitus. Psychologie Verlags Union Beltz, Weinheim
Lenaz, Th. (1992) Probleme der Diagnostik und Therapie des chronischen Tinnitus aus HNO-ärztlicher Sicht. In: Goebel, G. (Hrsg.) Ohrgeräusche. Psychosomatische Aspekte des komplexen chronischen Tinnitus. Quintessenz, Berlin
Leske, M. (1981) Prevalence estimates of communicative disorders in the US: language, hearing and vestibular language, hearing and vestibular disorders. ASHA 23: 229–237
Meikle, M., Taylor-Walsh, E. (1983) Characteristics of Tinnitus and related observations in over 1800 Tinnitus clinical patients. J Laryngol Otol [Suppl] 9: 17–21
Scott, B., Lindberg, P., Melin, L., Lyttkens, L. (1990) Predictors of tinnitus discomfort, adaption and subjective loudness. Brit J Audiolo 24: 51–62

Adressen von Selbsthilfegruppen

Österreich: Österreichische Tinnitus-Liga, Postfach 23, 8029 Graz
Deutschland: Deutsche Tinnitus-Liga e.V. (DTL), Postfach 210349, Am Lohsiepen 18, D-42353 Wuppertal
Amerika: American Tinnitus Association (ATA), National Headquarters, Post Office Box 5, Portland, Oregon

<F54> Psychische Faktoren oder Verhaltenseinflüsse bei andernorts klassifizierten Erkrankungen – in der Pulmologie am Beispiel Asthma

Franz Petermann

Allgemeine Darstellung

Historische Entwicklung des Störungsbildes

In der Klinischen Psychologie – genauer der Psychoanalyse – beschäftigt man sich seit knapp 60 Jahren mit dem Asthma. Die Arbeiten von French und Alexander (1941) versuchten die Entstehung des Asthmas anhand psychogener Faktoren zu erklären. Sie begründeten die psychosomatische Sichtweise des Asthmas. French und Alexander befragten 27 Asthmatiker, die als Psychiatrie-Patienten auffällig geworden waren, über ihre persönliche und asthmabezogene Entwicklungsgeschichte. Bei diesen retrospektiven Fallstudien konnte allerdings weder eindeutig geklärt werden
– ob bei den Patienten in jungen Jahren eine Asthma-Diagnose vorlag noch,
– ob eine gestörte Mutter-Kind-Beziehung bestanden hatte, die nach der Sichtweise von French und Alexander im Wesentlichen für die Entstehung und den Verlauf des Asthmas verantwortlich zu machen ist.

Vermutlich wurden in den Fallstudien von French und Alexander (1941) Krankheitsursachen mit den möglichen psychosozialen Folgen des Asthmas verwechselt. Es handelt sich hierbei um einen Fehlschluss, der häufig bei retrospektiven Studien auftritt. Bei den Patienten, die French und Alexander auswählten, handelte es sich zudem um eine hochselektive Stichprobe, auf deren Grundlage solche weit reichenden Aussagen generell unzulässig sind.

Allgemeine Überlegungen zur psychologischen Diagnostik und zur Differentialdiagnostik

Nachdem die von Psychoanalytikern ausgelöste Diskussion über die psychogenen Krankheitsursachen des Asthmas nicht zum Ziel führte, beschäftigten sich interdisziplinär orientierte Studien mit:
– Psychischen Auslösern (z.B. bestimmten Affekten oder Stress)
– Aufrechterhaltenden Bedingungen (z.B. familiären Interaktionsstilen)
– Psychosozialen Folgen des Asthmas (z.B. komorbid auftretenden Ängsten, beruflichen Handicaps)

Die Klinische Psychologie optimiert vor allem das Krankheitsmanagement aus der Patientenperspektive. Unter Krankheitsmanagement wird dabei die Akzeptanz des Asthmas als chronische Krankheit, die Einsicht in die Notwendigkeit einer kontinuierlichen Behandlung und die langfristige Bereitschaft zur eigenverantwortlichen Mitarbeit (= langfristige Compliance; Petermann 1997) verstanden. Asthma wird dabei als chronisch-körperliche Krankheit definiert, die auch durch psychische Faktoren (Angst, Ärger, Stress) ausgelöst und durch psychosoziale Einflüsse aufrechterhalten werden kann.

Hinweise und Richtlinien für psychologische Interventionen

Am Beispiel des Asthmas lässt sich eine wichtige Aufgabe für Klinische Psychologen und Psychotherapeuten in der Gesundheitsversorgung skizzieren: Nämlich die Entwicklung klinisch-psychologischer Bewältigungshilfen im Kontext des Krankheitsmanagements. Psychotherapeutische Hilfe bildet hierbei die Ausnahme und Patientenschulung die Regel. Zur Realisierung dieser Aufgabe liegen altersgruppenspezifisch ausgearbeitete Patientenschulungsprogramme vor (vgl. auch Petermann 1997).

Spezifische Darstellung

Beschreibung des Störungsbildes

„Asthma" ist eine entzündliche Erkrankung der Atemwege, die durch eine bronchiale Hyperreaktivität (auch als Hyperreagibilität bezeichnet) und einen variablen Verlauf gekennzeichnet ist. Unter der bronchialen Hyperreaktivität versteht man die Überempfindlichkeit der Atemwege gegenüber spezifischen oder unspezifischen Reizen (= Auslöser) oder körperlicher Belastung. Die Variabilität bezieht sich auf die Veränderlichkeit des generellen Schweregrades, des Ausmaßes der Atemwegsobstruktion und der Intensität der einzelnen Asthmaanfälle. Der Verlauf der Erkrankung wird durch spezifische Reaktionen wie eine plötzlich auftretende Atemnot, das heißt Asthmaanfälle/Asthmaattacken charakterisiert, die man als asthmatische Reaktionen kennzeichnen kann. Diese Beschwerden treten überwiegend anfallsweise auf, während eine konstante Behinderung der Atmung nur selten vorliegt. Im folgenden Text werden die Begriffe „asthmatische Reaktionen", „Asthmaanfall", „Asthmaattacke" oder anfallsartige Atemnot gleichrangig benutzt. Der Begriff „Atemnot" (Dyspnoe) kennzeichnet das Empfinden des Betroffenen, zu wenig Luft zu bekommen. Dieses Gefühl tritt nicht nur beim Asthma, sondern auch bei anderen Atemwegserkrankungen wie der obstruktiven Bronchitis auf.

Erscheinungsformen des Asthmas

Man kann zwischen allergischem und nicht-allergischem Asthma unterscheiden. Die meisten Asthmatiker leiden unter einer allergisch bedingten Form, die sich bereits im ersten Lebensjahrzehnt manifestiert. Das allergische Asthma (auch als extrinsic asthma bezeichnet) ist durch Atemnot gekennzeichnet, die beim Kontakt mit allergieauslösenden Stoffen auftritt. Die durch die Allergene ausgelöste pathophysiologische Reaktion wurde bereits einleitend beschrieben: Die Bronchialschleimhaut schwillt an; es wird ein zäher Schleim produziert, der nur schwer abgehustet werden kann. Es tritt Atemnot ein, da sich durch die Schleimproduktion die Atemwegssysteme verstopfen.

Neben natürlichen Allergenen können auch chemische Stoffe ein exogen vermitteltes Asthma auslösen; dieses meistens durch industrielle Noxen ausgelöste Asthma bezeichnet man als chemisch-irritatives Asthma (vgl. Rothe 1998). Ein nicht-allergisches Asthma wird vor allem durch Infektionen der oberen und unteren Atemwege ausgelöst. Diese Form bezeichnet man häufig als infektbedingtes oder intrinsic asthma.

Krankheitsursachen: Ein multikausales Modell

Die weiteren Ausführungen folgen weitgehend einem multikausalen Modell zur Asthma-Ätiologie, wie es unter anderem Steinhausen (1998) vorlegt. Das Modell geht zunächst von einer genetisch begründeten Disposition aus, die in Zwillingsstudien belegt werden konnte.

Die genetische Disposition, unterstützende Faktoren und das Vorhandensein von Auslösern (z.B. Allergene, körperliche Belastungen) führen zu asthmatischen Reaktionen (vgl. Abb. 1). In dem multikausalen Modell entfalten genetische Disposition und unterstützende Faktoren, vermittelt über die bronchiale Hyperreaktivität, ihre Wirkung. Diese Hyperreaktivität bildet den Grundstock dafür, dass verschiedene Faktoren (Auslöser) einen Asthmaanfall bewirken können.

Selbstverständlich kann auch der familiäre oder soziale Kontext als zusätzlicher Stressor – und damit als psychischer Auslöser – wirken. Auf jeden Fall hält dieser Kontext das Asthma durch eingeschliffene Interaktionsstrukturen aufrecht.

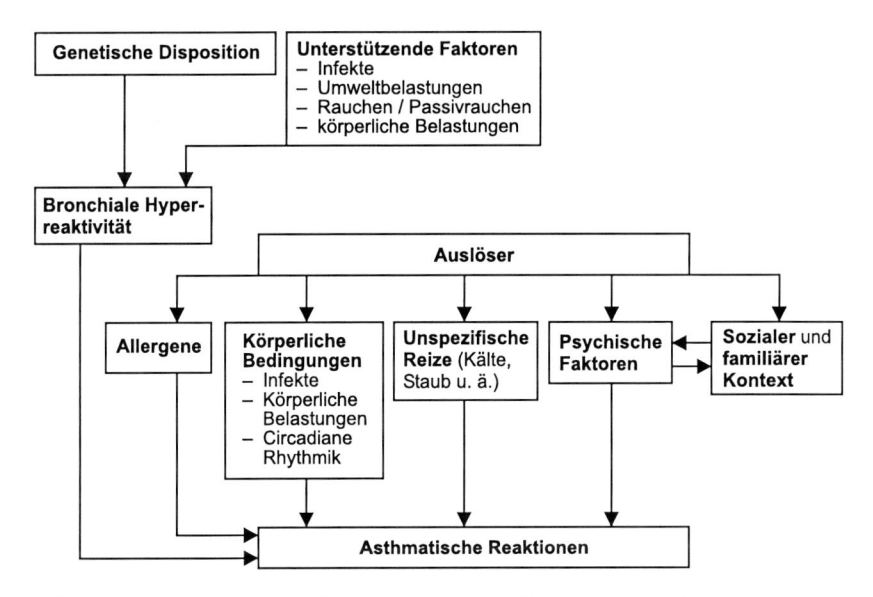

Abb. 1. Multikausales Modell des Asthmas, modifiziert nach Steinhausen (1998, S. 431)

Das multikausale Modell legt eine biopsychosoziale Betrachtung des Asthmas nahe. So weist Steinhausen (1998, S. 432) zu Recht daraufhin, dass zum Beispiel emotionale Faktoren/psychische Auslöser Endorphine aktivieren, die biologische Mediatoren in den Mastzellen stimulieren, welche wiederum zur asthmatischen Reaktionen führen. Die asthmatische Reaktion erzeugt beim Patienten und seinem Bezugsfeld neue Affekte (z.B. Ängste). Diese können als Rückkopplungsschleifen neue ungünstige Prozesse auslösen. Solche Prozesse können durch verhaltenstherapeutische Methoden und Entspannungsverfahren reguliert werden.

Behandlung

Allgemeine Therapieziele

In Anlehnung an die Leitlinien der nord-amerikanischen Gesundheitsbehörde (NIH) aus dem Jahre 1997 lassen sich für die Behandlung des Asthmas sechs Therapieziele formulieren (vgl. Petermann 1999):

- Prävention chronischer und belastender Symptome (z.B. Husten und/oder Atemnot während der Nacht, am frühen Morgen oder nach Anstrengungen).
- Erhalt oder Wiederherstellung einer möglichst guten, am Wert von Gesunden orientierten „normalen" Lungenfunktion.
- Erhalt oder Wiederherstellung der normalen Leistungsfähigkeit, wobei dies auch auf sportliche Übungen und andere körperliche Aktivitäten bezogen ist.
- Prävention von asthmatischen Reaktionen (Atemnot, Asthmaanfälle); generell sollen Notfallsituationen und Klinikaufenthalte verhindert beziehungsweise reduziert werden.
- Optimale medikamentöse Behandlung mit keinen oder möglichst geringen Nebenwirkungen.
- Zufriedenheit der Patienten und ihrer Familien mit den Ergebnissen der Asthmatherapie.

Das Ziel der Asthmabehandlung besteht also darin, den Patienten Beschwerdefreiheit und eine optimale Lebensqualität zu ermöglichen. Diese umfassende Zieldefinition verdeutlicht, wie zentral ein eigenverantwortliches Krankheitsmanagement seitens des Patienten ist. Es wird dabei unterstrichen, welche Bedeutung psychosoziale Aspekte (Lebensqualität, Patientenzufriedenheit) besitzen. Auf diesem Hintergrund ist es nahe liegend, dass die seit wenigen Jahren im Rahmen der Behandlung des Asthmas geforderte interdisziplinär orientierte Patientenschulung eine basale Rolle zur Optimierung des Krankheitsmanagements übernommen hat (vgl. Petermann 1997).

Medikamentöse Behandlung

Zur medizinischen Behandlung werden so genannte Antiasthmatika eingesetzt, die in bronchienerweiternde Mittel (= Bronchodilatatoren) und Entzündungshemmer untergliedert werden.

Bronchienerweiternde Mittel

Bronchienerweiternde Mittel sind dadurch charakterisiert, dass sie eine unmittelbare, das heißt sofort vom Patienten spürbare Wirkung zeigen. Zu dieser Gruppe gehören Beta-Sympathomimetika (Betastimulatoren), Anticholinergika und die Theophylline. Bei den Entzündungshemmern tritt der Behandlungseffekt verzögert ein, was wiederum zu großen Compliance-Problemen führen kann. Zu dieser Gruppe gehören Dinatriumcromoglycat (DNCG), Nedocromil, Cortison und die Leukotrienantagonisten (vgl. Rothe 1998). Diese Medikamente besitzen eine antiinflammatorische Wirkung, wodurch die asthmatische Entzündungsreaktion unterdrückt und dadurch dauerhaft eine Kontrolle der Symptome, das heißt ein günstiger Krankheitsverlauf erreicht werden kann. Solche Medikamente werden zur langfristigen Behandlung eingesetzt. Im Kontext der Langzeitbehandlung besitzen inhalative Cortisonpräparate eine besondere Bedeutung, die bei niedriger Dosierung nur geringe unerwünschte Wirkungen zeigen. Die bereits erwähnten Beta-Sympathomimetika stellen die wichtigsten Medikamente zur symptomatischen Behandlung dar (= Reduktion der Atemwegsobstruktion und Dyspnoe); sie werden bedarfsorientiert verordnet oder auch prophylaktisch vor Belastungssituationen (z.B. vor körperlicher Belastung).

Dosieraerosole

Mit einem Dosieraerosol können verschiedene Asthma-Medikamente inhaliert werden. Das Gerät besteht aus einem Plastikgehäuse und einem Druckbehälter, der das Medikament und ein unter Druck stehendes Treibgas beinhaltet. Durch einen Sprühstoß (= Mischung aus Medikament und Treibgas) werden aus dem Dosieraerosol Medikamententeilchen freigesetzt und gelangen so direkt auf die Schleimhäute von Rachen, Luftröhre und Bronchien. Bei der Anwendung von Dosieraerosolen ist es erforderlich, dass die Patienten ihre Einatmung und die Aktivierung des Dosieraerosols koordinieren. Patienten, die damit Probleme haben, sollten einen Spacer benutzen. Dieser stellt eine Inhalationshilfe in Form eines bauchigen Kunststoffgehäuses dar, in die der Sprühstoß des Dosieraerosols eingeführt wird. Der Spacer wird vor das Dosieraerosol gesteckt und bei geschlossener Öffnung mit zwei Hüben aus dem Dosieraerosol gefüllt. Die Schutzkappe wird anschließend entfernt und die kleinen, im Spacer schwebenden Teilchen eingeatmet. Die schweren (größeren) Teilchen, die sich sonst in der Mundhöhle absetzen, verbleiben so im Spacer. Dies ist vor allem bei der Anwendung von inhalativem Cortison günstig, da so Nebenwirkungen minimiert werden.

Wirkprinzipien der Asthma-Medikamente

Die verfügbaren Medikamente werden als Reliever und Controller bezeichnet. Reliever sind dabei kurzfristig wirkende Medikamente, die die Bronchien erweitern sollen (= Bronchodilatation). Mit Controllern soll langfristig die das Asthma verursachende Entzündung behandelt werden (= antiinflammatorische Wirkung). Reliever und Controller unterscheiden sich somit grundlegend von ihren Wirkprinzipien. Bedarfsabhängige, bronchienerweiternde Mittel werden dabei durch ein Dosieraerosol verabreicht. So verwenden Patienten mit einem Anstrengungs-

Tabelle 1. Zusammenstellung und Wirkung wichtiger Asthma-Medikamente

Beta-Sympathomimetika (Beta-Stimulatoren)	bei Atemnot auch vorbeugend löst Verkrampfung der Bronchialmuskulatur
Systemisch wirksames Cortison	bei Atemnot vorbeugend bekämpft die Entzündung der Schleimhaut verbessert die Wirkung der Beta-Sympathomimetika
Inhalatives Cortison	nicht bei Atemnot nur vorbeugend bekämpft die Entzündung der Schleimhaut
Dinatriumcromoglycat (DNCG)	nicht bei Atemnot nur vorbeugend
Nedocromil	nicht bei Atemnot nur vorbeugend
Theophylline	bei Atemnot vorbeugend löst Verkrampfungen der Bronchialmuskulatur

asthma zum Beispiel vor sportlichen Aktivitäten zwei Hübe eines Beta-Sympathomimetika aus einem Dosieraerosol, um die Atemwege zu weiten. Auf die gleiche Weise werden bei Atemnot derartige, meist in wenigen Minuten wirkende, Medikamente eingesetzt. Zur Vorbereitung eines solchen medikamentösen Krankheitsmanagements müssen Asthmatiker geschult werden. In einer Patientenschulung werden den Patienten zudem die Wirkprinzipien der Asthma-Medikamente genau erläutert. Eine grobe Übersicht hierzu vermittelt Tabelle 1.

Cromoglycat (DNCG = Cromoglicinsäure) und Nedocromil dienen der Mastzellstabilisation. Sie werden vorbeugend inhaliert, um allergische Reaktionen zu regulieren beziehungsweise zu verhindern. Diese Stoffe werden zur Prophylaxe des Anstrengungsasthmas erfolgreich eingesetzt. Der Patient nimmt diese Medikamente bedarfsabhängig, zum Beispiel wenige Minuten vor einer sportlichen Aktivität.

Beta-Sympathomimetika (Beta-Stimulatoren) sind Abkömmlinge des Adrenalin. Diese Medikamente lösen die Verkrampfung der Bronchialmuskulatur, können bei Atemnot, während eines Asthmaanfalls, aber auch vorbeugend eingesetzt werden. Man unterscheidet zwischen inhalativen, kurzwirkenden Substanzen (Salbutamol, Fenoterol) und inhalativen, langwirkenden Substanzen (Salmeterol, Formoterol). Die langwirkenden Substanzen sorgen für eine bis zwölf Stunden andauernde Bronchienerweiterung und verhindern damit nächtliche Atemnotzustände.

Die Theophylline stammen vom Koffein ab und dienen der Behandlung von akuten Asthmaanfällen. Diese Medikamente wirken auch vorbeugend (bronchienerweiternd) und lösen die Verkrampfung der Bronchialmuskulatur. Theophylline dienten lange der Behandlung nächtlicher Atemnotzustände, wurden aber in diesem Bereich durch langwirkende Betastimulatoren ersetzt (vgl. Rothe 1998).

Cortisonpräparate können als inhalative (topische) oder systemische (orale) Medikamente eingesetzt werden. Mit ihrer Hilfe lässt sich die Entzündung der

Schleimhaut behandeln. Wenn sie vorbeugend eingesetzt werden, unterdrücken sie allergische Reaktionen und „verhindern damit die entzündliche Schwellung der Bronchialschleimhaut und einen Anstieg der bronchialen Hyperreaktivität" (Rothe 1998, S. 58).

Viele Patienten und auch Ärzte zeigen Cortisonängste, die sich auf die Nebenwirkungen langfristig eingesetzter systemischer Medikamente beziehen. Besonders bekannt ist die so genannte Osteoporose (= Knochenbrüchigkeit aufgrund von Entkalkung) und das Cushing-Syndrom (= rotes und aufgeschwemmtes Gesicht und Nacken). Diese Nebenwirkungen treten vor allem dann auf, wenn die Cortison-Medikamente oral aufgenommen werden. In diesem Fall werden sie über die Blutbahn transportiert und gelangen nicht nur an den Wirkungsort (Bronchien), sondern auch in den übrigen Organismus, wo sie vielfältige Nebenwirkungen verursachen können. Bei inhalativen Cortisonpräparaten ist dies weitgehend ausgeschlossen. In letzterem Fall sind Cortisonängste somit kaum begründet, obwohl lokale Nebenwirkungen (z.B. Heiserkeit, Mundsoor) beobachtet werden. Bei Kindern können – auch bei inhalativen Cortisonpräparaten – Wachstumsverzögerungen auftreten.

Psychologische Ziele: Optimierung des Krankheitsmanagements

Die psychosozialen Belastungen und Folgen des Asthmas sind bereits mehrfach angesprochen worden. Eine der wichtigsten Aufgaben des Klinischen Psychologen ist dem gemäß darin zu sehen, den Patienten beim Krankheitsmanagement zu unterstützen. Die Belastungen, die der Patient erlebt, hängen von den objektiven Behandlungsanforderungen, aber auch von den persönlichen Ressourcen ab, über die der Asthmatiker situativ verfügen kann. Bei kaum einer anderen chronisch-körperlichen Krankheit ist die Bereitschaft des Patienten, Behandlungsanforderungen zu akzeptieren, so niedrig wie beim Asthma. Die so genannte Compliance-Rate liegt bei vielen, besonders den medikamentösen, Anforderungen der Asthmatherapie bei lediglich 20% (vgl. Bergmann, Petermann 1998).

Die Compliance-Förderung durch ärztliche Aufklärung und psychologische Beratung, durch verhaltenspsychologisch orientierte Patientenschulung und eine verbesserte Körperwahrnehmung (z.B. durch Atem- und Sporttherapie) gehört zu den wichtigsten Zielen eines erfolgreichen Asthma-Managements (Petermann 1997; Rothe 1998). Eine Compliance-Förderung setzt jedoch die Kenntnis der Patientenperspektive voraus, das heißt, man muss die emotionalen und kognitiven Barrieren des Asthmatikers kennen, die verhindern, dass er ein angemessenes Krankheits- und Behandlungskonzept entwickelt, das erst eine langfristige und eigenverantwortliche Therapiemitarbeit (Compliance) ermöglicht. Vielfach wird man das Krankheits- und Behandlungskonzept des Asthmatikers erheblich modifizieren müssen, um die Voraussetzungen für eine verbesserte Compliance zu schaffen (vgl. Abb. 2). Das Krankheitskonzept des Patienten, das heißt seine unter Umständen laienhaften Vorstellungen über die Krankheit, deren Ursachen, Verlauf und Risiken, beeinflussen entscheidend die Lebensqualität des Patienten.

Das Behandlungskonzept wird von dem vermuteten Nutzen der medikamentösen Behandlung, den selbsteingeschätzten eigenen Handlungskompetenzen sowie den real vorliegenden Ressourcen zur Krankheitsbewältigung und dem Ausmaß an sozialer Unterstützung etc. beeinflusst. Alle krankheits- und behandlungsbezogenen Überzeugungen, Erfahrungen und Kompetenzen tragen zu spezifischen Selbstwirksamkeitserfahrungen im Kontext des Krankheitsmanagements bei (vgl. Abb. 2).

```
┌─────────────────────────────────┐
│ Lebensqualität des Patienten,   │
│ Vorstellungen über Krankheits-  │
│ ursachen/-risiken, erfahrene    │
│ Krankheitsbelastungen           │
└─────────────────────────────────┘
```

Angemessenes Krankheitskonzept des Patienten

Vermuteter Nutzen der medikamentösen Behandlung, selbsteingeschätzte eigene Handlungskompetenzen, vorliegende Ressourcen zur Krankheitsbewältigung etc.

Angemessenes Behandlungskonzept des Patienten

Selbstwirksamkeitserfahrungen im Kontext des Krankheitsmanagements

Bereitschaft zur langfristigen, eigenverantwortlichen Therapiemitarbeit

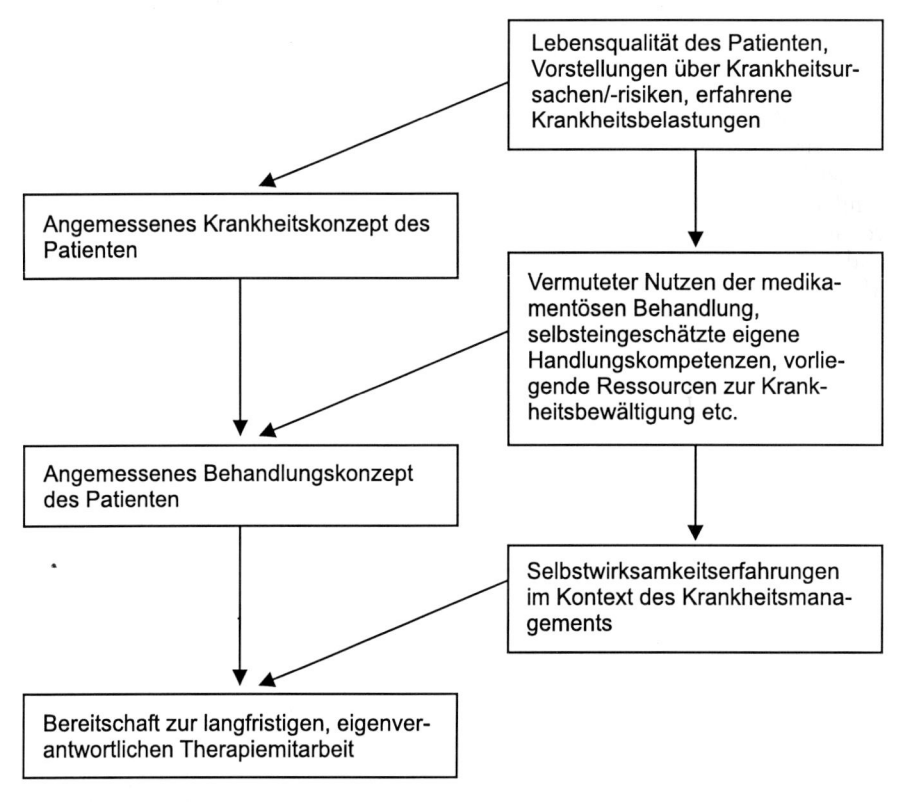

Abb. 2. Ausgewählte Merkmale, die die Qualität des Krankheitsmanagements beeinflussen

Solche Erfahrungen prägen die Bereitschaft zur langfristigen, eigenverantwortlichen Therapiemitarbeit.

Psychologische Intervention zur Compliance-Förderung

Unter Compliance versteht man die Bereitschaft und Fähigkeit des Patienten, an der Behandlung seiner (chronischen) Erkrankung aktiv mitzuwirken. Der ursprüngliche Compliance-Begriff ging davon aus, dass der Patient seinem Arzt gegenüber „gehorsam" ist. Diese asymmetrische Sicht darf als überholt gelten, da sie auf einem Konzept des unmündigen Patienten basiert, der einfache „Befehle" im Rahmen der Behandlungsanforderungen umsetzen soll. Dem eigenverantwortlichen Handeln des Patienten wird dabei kein Stellenwert eingeräumt. Dennoch wird von chronisch Kranken eine langfristige Compliance gefordert, die eine lebenslange Motivation und – bezogen auf die vielfältigen Behandlungsanforderungen – eine flexible Entscheidungskompetenz voraussetzt.

Wie schon erwähnt, weist kaum eine chronische Krankheit – wenn man von der Hypertonie absieht – so geringe Compliance-Raten auf wie das Asthma (vgl. Bergmann, Petermann 1998). Eine so geringe Mitarbeitsbereitschaft ist nur dadurch zu erklären, dass viele Asthmatiker ihre Krankheit nicht ernst genug nehmen oder ein unangemessenes Krankheitsmodell besitzen. So glauben die meisten Asthmatiker nicht, dass man an Asthma sterben kann; im Regelfall können sie auch den Schweregrad ihrer Erkrankung nicht richtig einschätzen, was zusätzlich zu einem leichtfertigen Umgang mit der Medikation verführt. Da die Vorboten und Hinweisreize auf asthmatische Reaktionen vielfach nur ungenau beobachtet oder fehlgedeutet werden, wird der Zeitpunkt des angemessenen Einsetzens der Bedarfsmedikamente verpasst. Eine weitere Erklärung für die niedrige Compliance-Rate ist, dass Asthmatiker den Nutzen ihrer Therapie gering einschätzen oder die komplexen Behandlungsanforderungen (z.B. ein mehrmaliges Inhalieren pro Tag) nicht akzeptieren. Die hohe Mortalität des Asthmas liegt wahrscheinlich ebenfalls darin begründet, dass die meisten Patienten das Risiko lebensbedrohlicher Komplikationen unterschätzen.

Die Befürchtungen der Patienten gegenüber inhalativen Cortison-Medikamenten allerdings sind weitgehend unbegründet und basieren auf zwei Missverständnissen:

– Der Übertragung von erlebten Nebenwirkungen der systemischen (oralen) Cortison-Behandlung auf inhalative Präparate und
– einer durch die Medien verbreiteten generellen Verunsicherung gegenüber Cortison (Osteoporose, Gewichtszunahme etc.).

Solche behandlungsbezogenen Ängste stellen eine wesentliche Herausforderung einer langfristigen Patientenbetreuung (Patientenberatung) dar, die die Mitwirkung der Klinischen Psychologen erforderlich macht.

Noeker (1997) erstellte einen Leitfaden, aufgrund dessen die langfristige Compliance optimiert werden kann. Die hierfür notwendigen Schritte berücksichtigen einen sensiblen Umgang mit den Behandlungsängsten der Asthmatiker und berücksichtigen verhaltenstherapeutische Prinzipien zum Aufbau und Erhalt einer langfristigen Kooperation im Rahmen der Behandlung. Auch wenn Klinische Psychologen nicht für die medikamentöse Behandlung des Asthmas verantwortlich sein können, bildet das Management der Cortisonangst ein zentrales psychologisches Thema. Die von Noeker (1997) empfohlenen Arbeitsschritte unterstreichen dies eindrücklich. Sie umfassen:

– Exploration von Cortisonängsten
– Patientenaufklärung zum Thema „Cortison"
– Behandlungsvereinbarung („Contracting")
– Langzeitbetreuung

Fallbeispiel

Aufbau und Aufrechterhaltung einer langfristigen Compliance im Rahmen der Cortison-Behandlung (aus Petermann 1999, S. 33–36).

Exploration von Cortisonängsten:
– Beim Vorstellen der inhalativen Cortison-Behandlung aufmerksam auf skeptische Bemerkungen oder nonverbale Zeichen einer Ablehnung achten.
– Diese Reaktionen direkt und offen ansprechen („Ich sehe, dass Sie das Gesicht verziehen, wenn ich Ihnen eine Cortison-Behandlung vorschlage.") und kon-

kretisieren („Was macht Ihnen am meisten Sorgen bei dem Gedanken, ein Cortison-Medikament zu inhalieren?").
- Gegebenenfalls vorausgegangene Erfahrungen mit Cortison erfragen und die Schlussfolgerungen herausarbeiten, die der Patient für sich gezogen hat.

Patientenaufklärung zum Thema „Cortison":
- Unter Bezug auf die vom Patienten berichteten Erfahrungen und Ängste den Unterschied zwischen systemischer (oraler) beziehungsweise topischer (inhalativer) Anwendung von Cortison herausstellen – sowohl mit Blick auf die deutlich verbesserte therapeutische Wirksamkeit als auch auf das gleichzeitig deutlich reduzierte Nebenwirkungsrisiko.
- Erläuterung der spezifischen Wirkungsweise von Cortison-Medikamenten in Abgrenzung zu den vertrauten Bronchodilatatoren:
  - Prophylaktischer Einsatz (Cortison) versus akuter Einsatz (Bronchodilatatoren).
  - Kausale Behandlung des Entzündungsprozesses durch Cortison versus Linderung der Atemnot des Asthmaanfalls durch Bronchodilatatoren.
  - Langzeitwirkung, die besondere Aufmerksamkeit benötigt, um wahrgenommen zu werden versus direkt erfahrbare Beschwerdelinderung, die vom Asthmatiker besonders positiv erlebt wird.
- Herausstellen, dass die Empfehlung zu einer inhalativen Cortison-Behandlung nicht nur die persönliche Überzeugung des Arztes widerspiegelt, sondern den weltweiten Richtlinien und Empfehlungen ausgewiesener Asthmaexperten entspricht.

Behandlungsvereinbarung („contracting"):
- Offen ansprechen, dass manche Patienten im Verlauf der Dauerbehandlung – ohne Rücksprache mit ihrem Arzt – in der Regelmäßigkeit ihrer Inhalationen nachlassen. Wichtige Gründe dafür sind, dass sie die objektiven Wirkungen der Behandlung subjektiv nicht deutlich genug spüren oder dass sie tatsächliche oder vermeintliche Nebenwirkungen erleben. Dieses direkte Ansprechen möglicher Schwierigkeiten ist besonders bei Patienten mit ausgeprägten Compliance-Risikofaktoren wichtig.
- Betonen, dass die wechselseitige Offenheit bei der Therapiedurchführung eine wichtige Voraussetzung für eine optimale Behandlung darstellt.
- Betonen, dass die Behandlungseffekte sowohl vom Arzt als auch vom Patienten regelmäßig beobachtet und registriert werden sollten, um den Behandlungserfolg zu überprüfen und zu würdigen. Ärztliche Diagnostik wie auch Selbstbeobachtung durch den Patienten bilden gleichermaßen die Grundlage für die weitere Therapiesteuerung.
- Einführung der Selbstbeobachtung und Protokollierung auf vier Ebenen („self-monitoring"):
  - Durchgeführte Inhalationen
  - Asthmabeschwerden
  - Peak-Flow-Werte (bei der Lungenfunktionsprüfung Höchstwert des Ausatmungsstromes)
  - Befindlichkeitsänderungen, die der Patient auf die Cortison-Behandlung zurückführt
- Den Patienten erkennbar und eindeutig ermutigen, fehlende Protokolleinträge nicht zu schönen, sondern offen zu lassen.

- Bei Patienten mit ausgeprägten Cortisonängsten und/oder ausgeprägten Compliance-Risikofaktoren: Vereinbarungen nur für einen begrenzten Zeitraum (z.B. zwei Monate) treffen, um gemeinsam konkrete Erfahrungen mit der Behandlung zu sammeln, die als Grundlage für weitere Therapieentscheidungen dienen können.
- Gemeinsam mit dem Patienten nach täglich wiederkehrenden Situationen suchen, an die die Inhalationspraxis zeitlich-räumlich gekoppelt werden kann (= klassische Konditionierung oder Premack-Prinzip).
- Verhaltensnahe Hinweise geben, wie der Patient soziale Unterstützung mobilisieren kann („Könnten Sie zu Hause Ihren Partner bitten, Sie an die Inhalation zu erinnern, falls Sie es vergessen sollten?").

Langzeitbetreuung:
- Die Selbstbeobachtungsprotokolle aufmerksam durchsprechen und zur Interpretation des Beschwerdeverlaufs heranziehen, um das Behandlungsregime zu bestätigen oder zu modifizieren.
- Im Falle von berichteten Nebenwirkungen Folgendes erwägen:
  - Anpassung des Behandlungsplans (z.B. Dosisreduktion, Präparatwechsel).
  - Ergänzende Behandlung von Nebenwirkungen.
  - Kontrolle der Inhalationstechnik und des Spacergebrauchs durch direkte Beobachtung.
  - Im Falle von Befindlichkeitsstörungen, die wahrscheinlich nichts mit der Cortison-Behandlung zu tun haben, diese mit dem Patienten besprechen und Hinweise zur Einordnung anbieten.
- Im Falle einer immer unregelmäßigeren Inhalationspraxis:
  - Kein Moralisieren, da dies die zukünftige Mitteilungsbereitschaft reduzieren würde.
  - Gemeinsam mit dem Patienten konkrete Alltagssituationen der Inhalationspraxis auf Barrieren der Compliance hin untersuchen („Wenn Sie an die drei oder vier letzten Situationen denken, was hat Sie daran gehindert, Ihre Inhalationen durchzuführen? Bestehen neue Ängste bezüglich der Behandlung? Wie lauten die Meinungen anderer Personen, oder gab es wertende Bemerkungen? Kamen neue konfligierende Anforderungen hinzu oder wurde die Inhalation einfach vergessen?").
- In Abhängigkeit von den identifizierten Barrieren der Compliance:
  - Negative, dysfunktionale Gedanken herausfinden, verbalisieren, kritisch diskutieren (vgl. Schritt 1) und die spezifische Wirkungsweise inhalativer Cortion-Medikamente erneut erläutern (vgl. Schritt 2).
  - Soziale Unterstützung sichern.
  - Hilfreiche und selbstsichere Antworten vorformulieren, die vor abwertenden Beurteilungen des sozialen Bezugsfeldes zum Thema „Inhalation" schützen.
  - Die Inhalationspraxis besser auf Alltagsroutinen abstimmen (Einbauen von Erinnerungshilfen).

Patientenschulung

Unter Patientenschulung versteht man den Einsatz von wissenschaftlich überprüften Schulungsprogrammen, die den Patienten darin unterstützen sollen, die Krankheit

besser zu bewältigen. In einem ersten Schritt wird asthmabezogenes Krankheits- und Behandlungswissen vermittelt; dadurch soll der Asthmatiker befähigt werden, seine Krankheit (Vorboten eines Anfalls, Symptome u. a.) realistischer einzuschätzen (vgl. Petermann 1997). In einem zweiten Schritt soll der Patient präziser wahrnehmen lernen, welche Faktoren sein Asthma beeinflussen und wie sich die damit verbundenen körperlichen Reaktionen äußern. Das Erkennen und die sachgerechte Steuerung solcher Krankheitsprozesse setzt von Seiten der Patienten
– Krankheitseinsicht und -akzeptanz sowie
– Behandlungseinsicht und Compliance
voraus (vgl. Petermann 1998). Alle damit verbundenen Entscheidungsprozesse und Handlungen des Patienten werden unter dem Begriff „Krankheitsmanagement" zusammengefasst. Durch ein effektives Krankheitsmanagement werden die asthmabedingten Einschränkungen weniger massiv erlebt und die Lebensqualität erhöht sich (vgl. Kotses, Harver 1998).

Zusammenfassung

Compliance-Steigerung und die zuletzt kurz angesprochene Patientenschulung gehören in das Repertoire moderner Verhaltenspsychologie (Verhaltenstherapie). Mit solchen Methoden gelingt es, massive psychosoziale Folgen des Asthmas zu reduzieren.

Spekulationen aus der Psychoanalyse, die sich mit einer „psychogenen Asthmatheorie" auseinander setzten, sind empirisch und therapeutisch gescheitert. Heute gehört eine verhaltenspsychologisch begründete Asthmaschulung (Patientenschulung für Asthmatiker) zur interdisziplinär orientierten Versorgung jedes Asthmatikers (vgl. Petermann 1997; 1999).

Literatur

Bergmann, K.-Chr., Petermann, F. (1998) Methoden und Ergebnisse der Compliance-Forschung bei erwachsenen Asthmatikern. In: Petermann, F. (Hrsg.) Compliance und Selbstmanagement. Hogrefe, Göttingen, S 231–245
French, T.B., Alexander, F. (1941) Psychogenic factors in bronchial asthma. Psychosomatic medicine monograph 4. National Research Council, Washington
Kotses, H., Harver, A. (eds.) (1998) Self-management of asthma. Dekker, New York
Noeker, M. (1997) Psychological aspects of adherence to inhaled glucocorticoid therapy. Clin Asthma Rev 1: 129–138
Nolte, D. (1995) Asthma (6. erweit. Auflage) Urban & Schwarzenberg, München
Petermann, F. (Hrsg.) (1997) Patientenschulung und Patientenberatung (2. vollständig überarbeit. Auflage) Hogrefe, Göttingen
Petermann, F. (Hrsg.) (1998) Compliance und Selbstmanagement. Hogrefe, Göttingen
Petermann, F. (1999) Asthma bronchiale. Hogrefe, Göttingen
Rothe, T. (1998) Modernes Asthma-Management. Huber, Bern
Steinhausen, H.-C. (1998) Psychosomatische Störungen. In: Petermann, F. (Hrsg.) Lehrbuch der Klinischen Kinderpsychologie (3. Auflage). Hogrefe, Göttingen, S. 423–454

<F6> Persönlichkeits- und Verhaltensstörungen

<F63> Abnorme Gewohnheiten und Störungen der Impulskontrolle

Wolfgang Werdenich und Sonja Padlesak

Allgemeine Darstellung

Das diagnostische Bild der abnormen Gewohnheiten und Störungen der Impulskontrolle umfasst pathologisches Spielen, pathologische Brandstiftung (Pyromanie), pathologisches Stehlen (Kleptomanie), Trichotillomanie und andere Gewohnheiten und Störungen der Impulskontrolle. Die Impulsivität als beeinträchtigendes Merkmal bzw. beeinträchtigte psychische Dimension ist ein Symptom zahlreicher Persönlichkeits- und Verhaltensstörungen. In dieser diagnostischen Gruppierung ist sie zentrales Kriterium, wobei hier die verschiedenen abnormen Gewohnheiten wegen gewisser Ähnlichkeiten in der Beschreibung und nicht wegen anderer gemeinsamer Charakteristika zusammengefasst wurden. Definitionsgemäß sind Gebrauch von Alkohol und psychotropen Substanzen, sowie Störungen des Sexual- oder Essverhaltens ausgeschlossen. Das bringt uns zu der kontroversiellen Frage der stoffgebundenen und nicht-stoffgebundenen Süchte. Offenbar ist es, in den Augen der Autoren des ICD-10, sinnvoll, den mit Sucht, d.h. mit dem Gebrauch psychotroper Substanzen, verbundenen Verlust der Impulskontrolle diagnostisch und phänomenologisch anders zu fassen als andere, auf den ersten Blick ähnliche, Phänomene. Das schafft allerdings auf der anderen Seite eine, wenig zufrieden stellende, Mischkategorie von allen möglichen Störungen oder Störungssymptomen mit ähnlichem Phenotypus

Gemeinsames Merkmal: die Störung unterbindet die Kontrolle eines bestimmten Impulses, eines Antriebes oder einer Versuchung zu einer Handlung, die entweder für den Ausführenden selbst oder für andere schädlich ist. Dieser Impuls wird meist von Erregung oder wachsender Spannung begleitet, während die Handlung selbst Erleichterung schafft. In der Folge können Selbstvorwürfe und Schuldgefühle auftreten. Die Gesamtheit der Störung verursacht gewöhnlich einen beträchtlichen Leidensdruck. Die Ursachen sind weitgehend unbekannt.

Wenn diesem Erscheinungsbild der Störungsverlauf substanzgebundenen süchtigen Verhaltens gegenübergestellt wird, so findet sich dort – als zentrales zu beachtendes Faktum – die zielgerichtete Induzierung von Bewusstseins- und Erlebniszuständen durch Zuführung einer oder mehrerer Substanzen. Das Ganze ist in vielen Fällen mit aufsuchenden Aktivitäten im Nahebereich von Delinquenz verbunden d.h. bei einer vergleichenden Betrachtung auf der Verhaltensebene gewinnt in dem einen Fall ein Verhalten so hohe Wertigkeit, dass es einer bewussten

Steuerung nicht mehr zugänglich ist, während im andere Fall – dem der stoffgebundenen Süchte – einiges an Aktivität nötig ist, um die Voraussetzungen für den Verlust der Impulskontrolle überhaupt eintreten zu lassen. Es gehört sogar im Regelfall zur Struktur der Störung, geradezu eine Vorratshaltung für künftige Verluste der Impulskontrolle zu betreiben. Allerdings wird an diesem Unterscheidungskriterium auch das Unbefriedigende an der hier behandelten Kategorien generell deutlich, weil es hier doch deutliche Parallelen zu pathologischem Spielen gibt – auch dort ist ein beträchtliches Maß an Vorbereitungen und aufsuchenden Handlungen nötig.

Es gibt also auch Parallelitäten und Ähnlichkeiten in den Erscheinungsformen, dennoch sind die Unterschiede in den Verläufen, in den erlebbaren Folgen für die Betroffenen und damit auch im Leidensdruck beträchtlich. Im Fall der psychotropen, berauschenden und bewusstseinsverändernden Substanzen geht es letzten Endes auch um eine Kultur des Kontrollverlusts, an der nahezu alle Mitglieder einer Gesellschaft teilhaben, wo es Orte des kontrollierten Kontrollverlusts gibt und damit verbundene – offene oder verdeckte – ritualisierte Abläufe. Hier geht es dann eher um das Phänomen, dass einigen Individuen die Kontrolle über den kontrollierten Kontrollverlust entgleitet, was zu sozialen und individuellen Störungen führt.

Bei einer Betrachtung der oben angesprochenen Parallelitäten scheint es daher nötig – was die Behandlungsmöglichkeiten angeht – sich auf eine detailgenaue Betrachtung solcher paralleler Strukturen einzulassen (eventuell beim Phänomen des kompulsiven Spielens), was allerdings die Möglichkeiten dieses Beitrages übersteigt. Wir beschränken und daher auf den oben genannten diagnostischen Bereich und halten eine undifferenzierte Ausweitung des Suchtbegriffs auf „substanzlose Süchte" unterm Strich für wenig hilfreich.

Spezifische Darstellung

Darstellung der verschiedenen Formen

Pathologisches Spielen

Als häufigste der Störungen der Impulskontrolle tritt pathologisches Spielen als wiederholtes, episodenhaftes Glücksspiel auf, das trotz beeinträchtigender Konsequenzen für soziale, berufliche, materielle und familiäre Verpflichtungen fortgesetzt wird. Der Alltag ist von intensivem, kaum kontrollierbarem Spieldrang und diesbezüglicher gedanklicher Beschäftigung geprägt.

Das diagnostische Kriterium für DSM-III-R und DSM-IV wurde an die Definition der Kriterien für Abhängigkeit von psychotropen Substanzen angeglichen, wobei dieser Schritt – wie oben diskutiert – als Verlust an diagnostischer Klarheit zu sehen ist (Rosenthal 1989). DSM-IV führt im Vergleich zu ICD-10 als zusätzliche diagnostische Richtlinie Kontrollverlust an, wie auch die Steigerung der Einsätze, reizbare Stimmung, Realitätsflucht als Motiv und dissoziales Verhalten, wie Lügen, Illegalitäten und Gefährdung beruflicher Verhältnisse. Suchtkriterien für pathologisches Spielen, die mit denen für den Gebrauch psychoaktiver Substanzen vergleichbar sind, sind die andauernde gedankliche Beschäftigung, stetige Verschlechterung (Custer 1982; Lesieur, Custer 1984; Walker 1989), der Kontrollverlust und die Unbeeinflussbarkeit durch negative Auswirkungen (Lesieur, Rosenthal 1991).

Hauptaugenmerk standardisierter psychiatrischer Taxonomien liegt auf der Unterscheidungsgenauigkeit zwischen pathologischem und sozialem Spielen, der Klarheit und Objektivität der Diagnoserichtlinien und der Frage nach der diagnostischen Nähe zu Sucht und Abhängigkeit. Empirische Studien (Blaszczynski, McConaghy 1989a) stützen die Annahme eines Kontinuums in der Bevölkerung, das von gelegentlichem, gewohnheitsmäßigem bis zu pathologischem Spielen reicht. Zur Frage nach dem Auftreten von Entzugssymptomen (Rosenthal, Lesieur 1992) und von dissoziativen Begleitsymptomen (Browne 1989; Jacobs 1988; Kuley, Jacobs 1988) gibt es widersprüchliche empirische Studien. Klinisch betrachtet, sind Begleitsymptome von differentialdiagnostischer Wichtigkeit, um pathologisches von sozialem Spielen zu unterscheiden. Allcock und Grace (1988) liefern empirische Daten, dass bezüglich Impulsivität und der Suche nach Aufregung, pathologische Spieler ähnliche Werte wie eine psychiatrisch unauffällige Kontrollgruppe liefern, während sie signifikant niedriger als Heroinsüchtige scoren. Darüberhinaus wurde der Begriff des Problemspielers geprägt (Custer 1982; Abt et al. 1985; Rosenthal 1989), der Spielverhalten bezeichnet, welches negative Auswirkungen auf familiäres, berufliches oder privates Leben hat. Lesieur und Blume (1987) entwarfen einen Fragebogen mit 20 Items, der testtheoretisch hohe Qualität aufweist, gemäß den diagnostischen Richtlinien von DSM-III zur Identifikation von pathologischem Spielen. Taber (1985) stellt ein Erstinterview für pathologische Spieler bei Behandlungseintritt vor, welches die Themen Sucht, Familie, Arbeit, Gesundheit, Co-Abhängigkeit, Einstellung und demographische Daten umfasst.

Als differentialdiagnostisches Merkmal des pathologischen Spielens gemäß ICD-10 ist nicht der Zeit- oder Geldaufwand maßgeblich, sondern der Suchtcharakter des Verhaltens. Trotz der wichtigen Rolle von Geld, sucht der pathologische Spieler hauptsächlich die Euphorie oder den Nervenkitzel möglichst lange und intensiv aufrechtzuerhalten, sodass Essen oder Schlaf manchmal ausbleibt (Anderson, Brown 1987; Blaszczynski et al. 1986; Brown 1987; Dickerson 1979; Lesieur 1984). Manche beschreiben Rauschzustände, die mit physiologischen Begleiterscheinungen, wie Schweißausbrüchen oder gesteigerter Herzfrequenz einhergehen.

Differentialdiagnostisch wird von klinischer Seite (Blaszczynski 1989) die Idee unterstützt, dass pathologisches Spielen eine Stressreaktion auf Verhaltensebene ist, was durch das empirische Ergebnis niedriger Depressionswerte gemäß des Beck Depression Inventars bei 75 pathologischen Spielern untermauert wird. Andere Studien (Blaszczynski AP, McConaghy N 1988) bringen pathologisches Spielverhalten wiederum in Zusammenhang mit erhöhten Depressionswerten und begleitender Psychopathologie. Alkohol- und Drogenmissbrauch ist sowohl in der Patienten- als auch in der Angehörigengruppe pathologischer Spieler weit verbreitet (Ramirez et al. 1983).

Empirische Vergleiche der Persönlichkeitsstruktur pathologischer Spieler mit einer Kontrollgruppe ergeben erhöhte Neurotizismus- und Psychotizismus-Werte (Eysenck Persönlichkeitsfragebogen), wie auch der Bereich der Feindseligkeit höhere Werte aufweist, was auf Disposition seitens der Persönlichkeit für pathologisches Spielverhalten schließen lässt (Roy et al. 1989). Eine Querschnittsuntersuchung (Graham und Lowenfeld 1986) mit Hilfe des MMPI (Minnesota Multiphasic Personality Inventory) ergibt Auffälligkeiten bei pathologischen Spielern in den Bereichen: Selbstzentriertheit, Unsicherheit, Impulsivität, Probleme mit Autoritäten, und Anamneseerhebungen ergeben häufig verführerische oder überfürsorgliche Mütter und verfehlte Identifikationen mit Vaterfiguren. Weiters fällt auf, dass pathologische Spieler abweichendes Verhalten im Konkurrenzverhalten zeigen. Moravec und Munley (1983) postulieren folgende Faktoren als charakteristisch für pathologische Spieler: Depression, psychopathische Tendenzen, Ehrgeiz, exhibitionistische Trends, Autonomie, Dominanz und Heterosexualität. Rosenthal (1986) führt aus, dass viele pathologische Spieler die diagnostischen Kriterien für eine narzisstische Persönlichkeitsstörung erfüllen, wodurch Allmachtsphantasien, Idealisierung von Destruktivität, Lügen und Grenzverletzungen Themen in der Therapie werden.

Pyromanie

Pathologische Brandstiftung oder Pyromanie bezeichnet das Feuer-Legen ohne verständliches Motiv, welches intensive Erregung mit anschließender Entspannung hervorruft. Zusätzlich ist oft ein übermäßiges Interesse an Feuer, Brand oder Löschfahrzeugen charakteristisch für das Störungsbild. Zur Ätiologie dieser Störung des Verhaltens, von der überwiegend Männer betroffen sind, gibt es mannigfache Hypothesen, die schlechte elterliche Beziehungen, individuelles Temperament, mangelhafte soziale Fertigkeit und mögliche neurochemische Prädispositionen (APA 1994; Soltys 1992; Lowenstein 1989) umfassen. Die umfassendste Studie bezüglich pathologischer Brandstiftung wurde vom National Board of Fire Underwriters durchgeführt (Bradford et al. 1996) und kristallisierte den unkontrollierbaren Impuls, Feuer zu legen, als gemeinsamen Nenner einer äußerst heterogenen Population heraus. 1883 wurde Pyromanie als Krankheitsbild erstmals erwähnt. Mancher Kliniker versteht es als Symptom verschiedener psychiatrischer Krankheiten (Amrein 1995). Die erste Ausgabe des DSM klassifiziert Pyromanie als Zwangsstörung. Pathologisches Brandstiften lieferte als potentiell distinkte Diagnoseeinheit in den 50igern und 60igern Stoff für wissenschaftlichen Disput, wurde aber dennoch aus DSM-II ausgeschlossen. In den 70iger Jahren bildeten Kliniker und Forscher die Basis für die Aufnahme von Pyromanie in standardisierte psychiatrische Taxonomien, nämlich in DSM-III, DSM-III-R und DSM-IV. (Bradford et al. 1996)

Bezüglich der Ausschlusskriterien erwies sich die Ausgrenzung aggressiver Motive gemäß rezenter DSM-Kriterien als wenig sinnvoll, wie auch Alkoholisierung oder Alkoholismus, ein Ausschlusskriterium der ICD-10 Richtlinien, häufig Vorläufer von Bränden ist, welche aus Motiven, wie sie in DSM-III-R genannt werden, gelegt werden (Laubichler et al. 1996). In einer Studie von Laubichler et al. (1996), welche sich auf die Daten von 103 Brandstifter stützt, gilt Alkoholmissbrauch als Auslöser in Zusammenhang mit einer infantilen Faszination am Feuer, wobei das Durchschnittsalter knapp über 20 Jahren lag. Aggressive Motive trafen in 50% der Fälle zu, wobei Rache als Beweggrund selten war, sondern ein Drittel der Fälle sich sogar auf das eigene Wohnobjekt bezog. Sexuelle Motive waren vernachlässigbar gering. In Bezug auf die Persönlichkeitsstruktur werden erhöhte Selbstunsicherheit und Narzissmus beschrieben. Kirsch und Lange (1990) unterstreichen im Rahmen ihrer Studie folgende Motivgruppen für vorsätzliche Brandstifter: Erhöhung des Selbstwerterlebens und abnormes Geltungsstreben, Freude am Feuer, sexuelle Motivation und (Para-)Suizid. Lange und Kirsch (1989) stellen das sexuelle Motiv als Endpunkt einer Entwicklung von Auslösefaktoren dar, welche sich vom Motiv der Steigerung des Selbstwerterlebens über Freude zu allgemeiner Lust am Feuer vollzieht.

Pathologisches Stehlen

Das diagnostische Bild des pathologischen Stehlens oder der Kleptomanie wird charakterisiert durch den häufigen, unwiderstehlichen Impuls, Dinge zu stehlen, welche aber nicht der persönlichen Bereicherung dienen. Die Betroffenen werden als überwiegend weiblich und finanziell besser gestellt beschrieben. Es werden eine steigende Spannung vor der Handlung und ein Gefühl der Befriedigung während und sofort nach der Tat berichtet. Der Verlauf bildet sich entweder in einem kurzen, sporadischen Muster ab oder in längeren, periodischen Episoden oder lässt sich als chronisch fluktuierend beschreiben (APA 1994). Bezüglich epidemiologischer Gesichtspunkte reichen die Vermutungen von diagnostisch vernachlässigbarer Häufigkeit bis zu relativer Verbreitung vor allem in hoher Komorbidität mit affektiven Störungen oder Ess-Störungen (Goldman 1992; McElroy et al. 1991; Gerlinghoff, Backmund 1987).

Die Unterscheidung zwischen Ladendiebstahl und Kleptomanie wird in vielen systematischen Studien nur unzureichend vorgenommen und wurde zum Hauptanliegen der Veränderungen von DSM-III-R zu DSM-IV (Bradford et al.1996). Das Auftreten von Ladendiebstahl wird in den USA als häufig genug eingeschätzt, dass bei einem Rückgang aller Ladendiebstähle die Großhandelspreise um 20% gesenkt werden könnten, während Kleptomanie als selten eingestuft wird (Arieff, Bowie 1947; Bradford, Balmaceda 1983; Cameron 1964; Gibbens 1981; Gibbens, Prince 1962; Gibbens et al. 1971; Kahn, Martin 1977; Meyers 1970, Money 1983). Die zweite Neuerung im DSM-IV konzentriert sich auf empirische Studien zur Validierung der differentialdiagnostischen Distinktheit und Fragen zur Komorbidität mit anderen psychiatrischen Störungen, wie affektive, Zwangs- oder Ess-Störungen.

Im therapeutischen Bereich wird neben serotonerg wirksamen Neurotransmittern eine Vielfalt an therapeutischen Methoden diskutiert.

Zur Frage der Ursachenklärung stellt Uhmann (1990) ein Fallbeispiel dar, in dem er ausgehend von der psychoanalytischen Betrachtung der kleptomanen Neigung als unbewusste Gleichsetzung von Geld, Not, Kot, Kind und Penis das Stehlen als Wunsch, die phantasierte Kastration rückgängig zu machen, ausmacht. Kligerman (1974) interpretiert die Stehlhandlung als Ausdruck narzisstischer Rache.

Möller (1977) unterscheidet vier Typen von Stehlhandlungen ohne wesentliche Bereicherungstendenz, nämlich als sexuelle Ersatzhandlung, als emotionale Entladungsreaktion, in Zusammenhang mit Bewusstseinstrübung oder mit psychotischer Erkrankung.

Trichotillomanie

Bei Trichotillomanie handelt es sich um einen extrem schmerzhaften und quälenden Zwang, der die Betroffenen, wobei es sich überwiegend um Frauen handelt, dazu veranlasst, an ihrem Haar, ihren Wimpern und/oder Brauen zu ziehen oder diese sogar auszureissen. Der Impuls wird als Spannung empfunden und die Handlung selbst von Befriedigung und anschließender Entspannung begleitet.

Das Störungsbild geht mit sichtbarem Haarverlust einher, wenn nicht zu kosmetischen Eingriffe oder Perücken gegriffen wird.

Viele Kliniker empfinden die differentialdiagnostische Zuordnung der Trichotillomanie passender als Klassifikation einer zwanghaften Angststörung, wie von Jenike (1990) ausgeführt wird. DSM-IV behandelt die Störung allerdings separat, da begleitende Zwangsgedanken und rigide Regeln ausbleiben.

Trichotillomanie geht oft einher mit anderen psychiatrischen Erkrankungen (Krishnan et al. 1985), wie George et al. (1990) bei 3 von 5 Patienten Trichotillomanie als Vorläufer einer Ess-Störung bei Adoleszenten ausmachten.

Im Rahmen psychoanalytischer Theorie wird Trichotillomanie überwiegend als neurotische Zwangsstörung konzeptualisiert und als Symptom einer Fehlanpassung sexueller Energie verstanden, wobei das deskriptive Erscheinungsbild der zugehörigen Emotionen ein breites Spektrum bildet (Hynes 1982). Trichotillomanie wird in psychoanalytischem Sinne einerseits als masochistische Spielart und andrerseits als gestörtes Verhaltensmuster beschrieben, wobei ausschließliche psychoanalytische Psychotherapie eine schlechte Behandlungsprognose aufweist, vor allem im Vergleich zu Pharmakotherapie oder verhaltenstherapeutischen Interventionsformen.

Überlegungen zur Ätiologie konzentrieren sich auf einen dyadischen Interpretationsrahmen der weiblichen Trichotillomanie, der das Symptom als Ausdruck eines frühkindlichen Milieuschadens bzw. einer gestörten Mutter-Kind-Dyade versteht. Kind (1983) fügt die Bedeutung der ödipalen Entwicklung hinzu, wobei das Symptom neben einer Interpretation als Trieb- bzw. Ich-Regression als Ausdruck einer Regression der Objektbeziehungen verstanden wird. Das Ausreißen der Haare ist die Inszenierung sexueller Verführungskräfte und dient der Rückkehr in die präödipale, von heterosexuell, inzestuösen Wünschen freie Zeit. Im Rahmen einer Fallstudie stellen Sorosky und Sticher (1980) zwei weibliche Adoleszente mit abhängig-hysterischen Zügen dar, die ihre Väter als verführerisch und ablehnend zugleich erlebten und von konflikthafter Distanz gegenüber ihrer Weiblichkeit geprägt waren. Die erfolgreiche Therapie beinhaltete den Übergang zu erwachsenen, heterosexuellen Liebesobjekten.

Sullivan (1989) postuliert aufgrund von klinischer Erfahrung, dass Trichotillomanie oft in Zusammenhang mit sexuellen Konflikten steht.

Reinelt und Breiter (1980) unterstreichen zwei Ziele des Symptoms bei Kindern. Zum einen bestraft sich der Patient wegen aggressiver Wünsche gegenüber seinen Eltern, und zum anderen verhilft das Haare-Reißen zu einem verstärkten Gefühl der eigenen körperlichen Existenz.

Die Behandlung von Trichotillomanie steht auch in engem Zusammenhang zu psychiatrischen Begleiterkrankungen (Krishnan et al. 1985), wobei bei der isolierten Form Verhaltenstherapie oder Hypnose indiziert ist und in kombinierter Form, die Konzentration auf die Hauptdiagnose empfohlen wird.

Im Bereich der Verhaltenstherapie berichtet Crawford (1988) von einer erfolgreichen Behandlung von Trichotillomanie mit Hilfe von Elektroschock-Aversionstherapie. Horne (1977) schlägt auch Entspannungstechniken, Strategien der Selbstüberwachung und Rückmeldung mit Hilfe von Tagebucheintragungen vor.

Rodolfa (1986) wandte auf einen Fall von Trichotillomanie einer 20 Jahre alten Frau eine multimodale Technik an, bei der die Konfrontation mit der Wahrnehmung der eigenen Gefühle und dem negativen Selbstbild im Vordergrund stand und mit hypnotischen Interventionen kombiniert wurde. Friman (1984) schlägt verhaltenstherapeutische Methoden bei der Behandlung von Trichotillomanie vor, wobei Selbstbeobachtung, das Verlernen dysfunktionaler Gewohnheiten und Management-Techniken die Schwerpunkte bilden.

Eine Fallstudie von Stoylen (1983) belegt die Wirksamkeit von negativem verbalem Feedback und mit Hilfe von Videofilmen aufbereiteten Verhaltensrückmeldungen.

Im Rahmen von pharmakologischer Behandlung erwies sich Clomipramin als wirksam, wobei der Zwang sich im Verlauf einer achtwöchigen Therapie um durchschnittlich 40 bis 50 Prozent verringerte (DeVeaugh-Geiss et al. 1992; Greist 1990). In einer Studie von Swedo et al. (1989) erwirkte Clomipramin mindestens eine signifikante Besserung der Symptome in 12 von 13 Fällen. Weller et al. (1989) berichten von einer erfolgreichen Behandlung mit Imipramin. Auch mit Fluoxetin wurden Behandlungserfolge bei Störungen der Impulskontrolle erzielt (Stout 1990). Stone (1990) berichtet über Erfolge mit serotonerg wirksamen Antidepressiva, wie Clomipramin oder Fluoxetin in der Behandlung von Zwangsstörungen im Rahmen impulsgestörter Persönlichkeitsstrukturen. Eine ausschließlich pharmakologische Behandlung als erste Wahl ist wegen der hohen Rückfallsquote allerdings nicht zu empfehlen (Michelson, Marchione 1991).

Intermittierend explosible Störung

Das DSM-IV unterscheidet im Vergleich zu ICD-10 noch eine zusätzliche Störung der Impulskontrolle. Das DSM-IV listet die intermittierend explosible Störung, Kleptomanie, Pyromanie, pathologisches Spielen und Trichotillomanie als Störungen der Impulskontrolle auf. Die intermittierend explosible Störung, von der zumeist Männer betroffen sind (80% in Bradford et al. 1996), bezeichnet periodisch auftretende, aggressive Ausbrüche, welche mit Gewalttätigkeit und destruktivem Verhalten einhergehen. Für die Intensität der Aggressivität ist kein unmittelbarer Auslöser ersichtlich. Als Ausschlusskriterien werden das organische Persönlichkeitssyndrom vom explosiven Typ, antisoziale und Borderline Persönlichkeitsstörung, Verhaltensstörung, Rauschzustände, Delirien und Demenzen angeführt. Das Auftreten von anschließenden Schuldgefühlen ist Teil der Diagnoserichtlinien gemäß der psychiatrischen Taxonomie des ICD-9-CM und wurde bei 63% der Betroffenen empirisch bestätigt (Bradford et al. 1996).

Die intermittierend explosible Störung wird erstmals in ICD-9-CM als distinkte Diagnoseeinheit aufgenommen, um dem klinischen Auftreten von aggressivem und explosiblem Verhalten, welches nicht im Rahmen einer anderen Störung auftritt, Rechnung zu tragen. Letzteres Ausschlusskriterium unterliegt heftigster Diskussionen bezüglich der diagnostischen Validität des separaten Auftretens aggressiver Ausbrüche.

Historisch geht die intermittierend explosible Störung aus der DSM-Diagnose der passiv-aggressiven Persönlichkeit, aggressiver Typ und der ICD-7 Beschreibung der unreifen Persönlichkeit, aggressiver Subtyp, hervor. Menninger (1963) führt im Jahr 1956 den Begriff der ‚Episodic dyscontrol' ein, und erweitert die Diagnoserichtlinien vier Jahre später mit der Beschreibung ‚‚Dyscontrol: chronic, repetitive, episodic, impulsive, disorganized" (Menninger 1963; zitiert nach Bradford et al. 1996, p. 1013). DSM II klassifiziert ein ähnliches Erscheinungsbild als explosible Persönlichkeit.

Außerhalb standardisierter psychiatrischer Taxonomien beschreibt Monroe (1970) die ‚Episodic behavioral disorder' und Mark und Erwin (1970) das ‚Dyscontrol syndrome'. Gemäß ICD-9 (1977) lassen sich ähnliche Gewaltausbrüche im Rahmen einer explosiblen Persönlichkeit diagnostizieren und ICD-9-CM (1979) beschreibt erstmals die intermittierend explosible Störung, wie auch DSM-III, DSM-III-R und DSM-IV, wobei das Auftreten anschließender Schuldgefühle nicht in das DSM-System übernommen wird. ICD-10 schließt die intermittierend explosible Störung als distinkte Einheit wieder aus, während die emotional instabile Persönlichkeitsstörung, impulsiver Typ, Aufnahme findet, und mangelnde Impulskontrolle charakterisiert, wobei Ausbrüche von gewalttätigem und bedrohlichem Verhalten, vor allem bei Kritik durch andere, häufig sind. Die umfassendste Auseinandersetzung mit der intermittierend explosiblen Störung findet sich bei Mattes (1990) und Felthous et al. (1991).

Die intermittierend explosible Störung geht oftmals mit neurologischen Abberationen (Bradford et al. 1996) einher, daher sind neuropsychologische Testverfahren, EEGs und Computertomographien zur diagnostischen Abklärung notwending. DSM-III-R klassifiziert distinkte Aggressionsausbrüche neben der Zuordnung zur intermittierend explosiblen Störung als organisches Persönlichkeitssyndrom, explosibler Typ, wobei letzteres einen organischen Faktor in ätiologischem Zusammenhang mit den Gewaltausbrüchen verlangt. Bei beiden diagnostischen Bildern finden sich CNS Dysfunktionen mit abweichendem EEG (55%) oder gemäß neurologischer Untersuchungen (65%). Neben der neuropsychologischen Auffälligkeiten imponiert hohe Komorbidität mit Störungen der Achse II (23%).

Klinisch-psychologische Behandlung

Allgemeine Überlegungen

Schon bei der Darstellung des Phänomen und seiner Diagnostik fließen immer wieder Behandlungsüberlegungen und die Sichtweisen verschiedener therapeutischer Schulen bei der Erklärung der Zustandsbilder ein und sind von uns in diesem Zusammenhang auch berichtet worden.

Im Prinzip gibt es zwei große therapeutische Handlungsstränge:
- Orientierung an der Aufdeckung von Faktoren, die der Störung zu Grunde liegen.
- Orientierung am beobachtbaren Verhalten und Intervention auf dieser Ebene.

Aus der weiter oben dargestellten Tatsache, dass es sich bei der hier beschriebenen Gruppe von Störungen um eine Art „Konvolut" von – auf der Verhaltensebene – ähnlichen Erscheinungsbildern handelt, für die kein darüber hinausgehender innerer Zusammenhang angenommen wird, lassen sich auch Schlüsse für die therapeutischen Strategien angeben. Neben einigen medikamentösen Ansätzen, auf die hier nicht eingegangen wird, scheint es schlüssig dass bei Zustandsbildern, wo der Verlust von (Verhaltens-)Kontrolle das zentrale Moment der Störung ist, der Einsatz von Techniken der Selbstkontrolle und damit verbundene Trainingsaspekte Bedeutung haben.

Dabei ist es nötig und wichtig darauf hinzuweisen, dass es sich hier nicht um ein mechanistisches Üben handeln kann. Gerade in der Betrachtung psychoanalytischer Therapiemodelle hat Castel (1985) deutlich gemacht, dass es sich bei der nahezu allen therapeutischen Schulen gemeinsamen Methode des Berichtens über sich selber um ein wirksames Agens der Kontrolle und Selbstkontrolle handelt, mit dem langfristigen Ziel, Autonomie zu gewinnen. Selbstthematisierung – *also den Patienten über sich, seine Störung und seine Erfahrungen damit, seine eigene Sichtweise auf das Problem reden lassen* – hat sich als wirksame Methode zur Wiedererlangung der Selbstkontrolle erwiesen und zwar unabhängig davon, ob es im Verlauf einer Behandlung zu Erkenntnissen oder Einsichten kommt. Selbstthematisierung als eine sehr simple Selbstkontrolltechnik kann daher auch bei weniger differenzierten Patienten gut angewendet werden, wenn die Behandlungsmotivation und ein Problembewusstsein gegeben sind. Selbstthematisierung ist daher eine zentrale schulenübergreifende Behandlungstechnik psychologischer Behandlung. Damit sind auch beim therapeutischen Arbeiten in Gruppen gute Ergebnisse zu erzielen.

Natürlich gibt es schulenspezifische Interpretationen dieses Wirkungsmechanismus, entscheidend ist allerdings, dass es den Wirkungsmechanismus gibt und dass seine Wirksamkeit unabhängig davon besteht, ob man die damit verbundenen – zum Teil wissenschaftlich kontroversiellen – theoretischen Überlegungen dazu akzeptiert. Insofern muss die folgende Diskussion unter dem Aspekt gesehen werden, dass es in der psychologischen Behandlung grundlegende Techniken gibt, auf die – je nach Schule – ein theoretischer Überbau aufgesetzt wird. Damit soll natürlich nicht die Tatsache negiert werden, dass aus theoretischen Überlegungen neue Behandlungstechniken gewonnen werden können.

Kombinierte Behandlungsansätze

Die Störung des pathologischen Spielens spricht am besten auf Kombinationsansätze an (Schwarz, Lindner 1992; Lesieur, Blume 1991), und der erste Schritt ist unumgänglich der des Eingestehens, welcher im Rahmen von Gruppen wie den Anonymen Spielern erleichtert wird. Strategien zur Stressreduktion und Ehe- und Familientherapien sind bei pathologischem Spielen ebenfalls viel versprechende Interventionsformen (Ciarrocchi 1987). Allcock (1986) spricht sich für verhaltenstherapeutische Interventionsformen als effektivster Therapieansatz bei pathologischem Spielen aus. Miller (1986) unterstreicht die Funktion des Spielens als positiver Verstärker im Leben des Patienten und die Wichtigkeit, den Verlust der Belohnung durchzuarbeiten und neue zu finden.

Verhaltenstherapeutische Erfolge werden von Entspannung in der Vorstellung und Desensitivierung in der Vorstellung berichtet (McConaghy et al. 1988).

Adkins (1988) stellt einen ganzheitlichen Therapieansatz mit dem Ziel vollständiger Abstinenz dar, der physische, psychologische und soziale Teile beinhaltet. Es werden acht Schwerpunkte für die Therapie angeführt: Wohnen, Arbeit, finanzielles Auskommen, Familie, gesetzliche Regelung, Gesundheit, Nachbetreuung und Selbsthilfegruppen.

Die Rückfallshäufigkeit pathologischer Spieler steht in direktem, negativem Zusammenhang zu beruflicher Zufriedenheit und scheint mäßig abhängig von familiären Faktoren (Hudak et al. 1989), während andere Autoren (Lorenz 1989) wiederum zwischenmenschliche Konflikte im familiären Bereich als Hauptursache für einen Rückfall angeben, wobei die Themen Intimität, Sexualität, Angst vor Zurückweisung, emotionale Abhängigkeit und finanzielle Kontrolle im Mittelpunkt stehen.

Aus den bei der Beschreibung der einzelnen Störungen genannten Behandlungserfahrungen lässt sich erkennen, dass in nahezu allen Varianten übende Interventionstechniken mit guten Erfolg eingesetzt werden können, wobei Üben in diesem Fall nahezu ausschließlich Üben in der Vorstellung, in Verbindung mit Selbstthematisierung und unterstützenden verhaltenstherapeutischen Verfahren (Entspannungstechniken, systematische Desensibilisierung etc.) ist. Entscheidend für der Erfolg so gesetzter Interventionen sind in jedem Fall eine genaue Analyse des Bedingungszusammenhangs, in dem die Störung auftritt, und die Frage, wie weit andere Möglichkeiten zu einer Motivbefriedigung zur Verfügung stehen. Wenn die Grundgegebenheit Impulse sind, auf die ein entsprechendes Reagieren im Rahmen der akzeptierten sozialen Regeln unmöglich ist, so ist es wichtig, mit dem Patienten gemeinsam Überlegungen anzustellen, was eine Alternative wäre. Genauer gesagt geht es darum, wie Befriedigungsmöglichkeiten oder auch wie eventuelle Vermeidungsmöglichkeiten im Alltag aussehen könnten, wenn die Symptome ein Zeichen dafür sind, dass auf ausweglose und unbefriedigende Situationen nur inadäquat reagiert werden kann. Das Einüben adäquaten Reagierens ist ein möglicher „Übungsgewinn" aus der Therapiesituation d.h. das Darüber-reden-Können ist häufig mit Erfahrungen der Entlastung verbunden, Impulse werden weniger drängend erlebt, obwohl oft eine unmittelbare andere Möglichkeit nicht besteht und eventuell erst längerfristig aufgebaut werden muss.

Das ist zugleich auch ein Hinweis auf die Dauer der Behandlung: kurzfristige erfolgreiche Interventionen sind in der Regel nur dann zu erwarten, wenn ein entsprechendes Repertoire von Ressourcen, sozialen Beziehungen und Kompetenzen zur Verfügung steht. Im anderen Fall geht es um langfristiges Üben und langfristigen Verhaltensaufbau bzw. das Bearbeiten der Lebenssituation. Nicht unterschätzt werden darf die Tatsache, dass die hier beschriebenen Störungen sehr selten als abgegrenzte Symptomatik auftreten. Abnorme Gewohnheiten und Störungen der Impulskontrolle treten häufig im Gefolge von anderen Persönlichkeitsstörungen (u.a. Borderline), aber auch bei Alkoholmissbrauch etc. auf.

Schwierig werden die Dinge auch, wenn nicht oder nur sehr eingeschränkt auf einer kognitiven Ebene gearbeitet werden kann. Hier bleiben dann oft nur Trainingsprogramme und der Einsatz von Verstärkungstechniken für erwünschtes Verhalten, aber auch hier wird ein Hauptaugenmerk auf die allgemeinen Lebensbedingungen zu richten sein, in die das zu behandelnde Verhalten eingebettet ist. Auch hier – bei den übenden bzw. indoktrinierenden Ansätzen – ist die Arbeit mit Gruppen von Patienten mit ähnlicher Problemlage zielführend.

Empirische Studien unterstreichen die Häufigkeit von pathologischem Spielen und anderen Störungen der Impulskontrolle im Rahmen von Charakter- und Persönlichkeitsstörungen (Roy et al. 1989; Blaszczynski, McConaghy 1988), speziell narzisstischen Persönlichkeitsstörungen (Rosenthal 1986), sowie den engen Zusammenhang von Trichotillomanie zu psychiatrischen Begleiterkrankungen (Krishnan et al. 1985). Pyromanie kann als Symptom verschiedener psychiatrischer Krankheiten (Amrein 1995) auftreten.

Psychodynamische Ansätze

Stone (1992) empfiehlt die Konfrontation und das Setzen von Grenzen bei Störungen der Impulskontrolle im Rahmen einer psychodynamisch orientierten psychologischen Behandlung.

Eine Störung der Impulskontrolle kann als Konsequenz eines verzerrten oder geschwächten Ichs gemäß psychoanalytischer Vorstellungen behandelt werden. Die Anwendung expressiver, aufdeckender Psychotherapie konzentriert sich auf die Stärkung des durch mangelnde Integration der Identität geschwächten Ichs, die auf das pathologische Überwiegen aggressiv determinierter Selbst- und Objektrepräsentanzen zurückgeht (Kernberg 1980).

Die erforschende Psychotherapie (Gunderson 1984), expressive Psychotherapie (Kernberg 1975) oder psychoanalytische Psychotherapie (Racamier 1973) integriert stützende Interventionen in einen psychoanalytisch ausgerichteten Therapierahmen. Die aufdeckende Psychotherapie versucht gegenüber stützenden Verfahren die Interpretation zentraler Übertragungsbereiche von einem technisch neutralen, empathisch-haltenden, nicht wertenden Blickwinkel aus. Der Begriff der Übertragung bezeichnet verzerrte Aspekte der Reaktion des Patienten auf den Behandelnden als unbewusste Wiederholung von unwirklichen oder wirklichen Gegebenheiten der Vergangenheit und die Abwehr gegen beide.

Abnorme Gewohnheiten und isolierte Störungen der Impulskontrolle werden am Beginn der psychodynamischen Behandlung unmittelbar adressiert. Die Bedeutung des mündlichen Aushandelns von Bedingungsfaktoren bezogen auf die Verhaltensebene des Patienten steht als strukturierende Basis für den psychotherapeutischen Prozess (Kernberg et al. 1989). Für die spezifische Patientengruppe der abnormen Gewohnheiten und isolierten Störungen der Impulskontrolle ergeben sich einerseits allgemeine Verpflichtungen (Teilnahme, Setting, unmittelbare Äußerung von Gedanken und Gefühlen, Motivation, …) und andrerseits spezifische, welche sich auf die individuelle Krankheitsgeschichte und Pathologie beziehen.

Der Umgang mit destruktivem Verhalten bedarf der Verhandlung mit dem Ziel der Verpflichtung, es unmittelbar in der Therapie zur Sprache zu bringen, bis hin zu einem möglichen Verzicht des Patienten auf verschiedene Reaktionsformen. Dringliche Komplikationen, resultierend aus isolierten Störungen der Impulskontrolle, sind in Kombination mit mangelnder Vertragsfähigkeit – in diesem Behandlungsansatz – als Kontraindikation zu werten, was die Grenzen diese Ansatzes bei den hier besprochenen Störungen aufzeigt.

Der interpretative Vorgang verläuft in drei Phasen:
1. Klärung der Vorgänge, die unmittelbar die Gedankengänge des Patienten bestimmen. Der Therapeut fokussiert die verwirrenden Gedanken, Gefühle und Äußerungen des Patienten, die von gegenwärtig zentraler emotionaler Bedeutung in der Beziehung zu ihm oder ihr sind.
2. Verdeutlichen von Widersprüchen: Der Patient wird darauf hingewiesen, dass sich ein bestimmtes Verhalten im Widerspruch zu anderen verbalen oder nonverbalen Äußerungen befindet.
3. Deutung: Ist die emotionale Verbindung zum Patienten bis zu dieser Stufe in Einklang mit seinen eigenen Wahrnehmungsmöglichkeiten gegeben, gilt es für den Behandelnden, ihm die Konstruktion einer hypothetisierten unbewussten Bedeutung des Verhaltens im Hier und Jetzt vorzuschlagen, wodurch das Verständnis des Einflusses der unbewussten Konflikte auf das Verhalten vergrößert wird und positive und negative Objektvorstellungen integriert werden können.

Es geht darum, dominierende sich wiederholende Muster in Form internalisierter Objektbeziehungsrepräsentanzen oder primitiver Abwehrvorgänge zu diagnostizieren (Wer tut wem was?) und die Aufmerksamkeit des Patienten auf diese

Abwehrvorgänge und ihre störende Wirkung für ein erfülltes Leben zu lenken. Weiters gilt es die Funktion, die diese Muster erfüllen zu unterstreichen, wobei die Veränderung im Patienten nicht durch Erkenntnis allein erfolgen kann. Die pathogene Objektbeziehung muss in der Übertragungssituation auf emotionaler Ebene zum Zwecke der Veränderung wiedererlebt werden und während des Wiedererlebens interpretiert werden. Somit wird die intrapsychische Natur der Krankheit des Patienten in eine interpersonelle zwischen Behandelnden und Patienten umgewandelt, wodurch der Möglichkeit Raum gegeben wird, das psychologische Equilibrium des Kindes durch die Sicht des Erwachsenen zu verändern.

Ziel ist es, von Partial-Objektbeziehungen zur Integration in ganzheitliche Objektbeziehungen und damit zu reiferen Übertragungsformen überzugehen (Kernberg 1980). In der Praxis der Behandlungssituation ist es neben der psychodynamischen Arbeit unumgänglich, Grenzen festzusetzen, die das Ausagieren der Übertragung so weit hemmen, dass das äußere Leben des Patienten strukturiert ist, und der Therapeut nicht seine technische Neutralität aufgeben muss, um auf unmittelbar lebensbedrohliche Vorgänge zu reagieren.

Bei den schwer wiegenderen Formen der von uns hier behandelten Störungen ist das allerdings außerhalb eines stationären Settings nicht möglich. Das stationäre Setting bietet hier eine spezielle Form von Arbeitsbündnis, die therapeutische Gemeinschaft (in einer lerntheoretischen Betrachtungsweise schafft die therapeutische Gemeinschaft eine Lern-, Ressourcen- und Bedingungsumfeld, auf dem die Behandlung der Störung aufbauen muss). Außerhalb eines so beschriebenen stationären Settings wird man sich als behandelnder Psychologe auf die Fähigkeiten der Patienten verlassen müssen, ihr Leben, wie kompliziert auch immer, zu organisieren. Hier soll nur darauf hingewiesen werden, dass die Art und Weise, wie Patienten ihr Leben organisieren, gerade bei einigen der hier behandelten Störungsformen mit moralischen und gesellschaftlichen Normen in Konflikt stehen und damit wieder destruktiven Charakter annehmen können.

Das therapeutische Arbeitsbündnis steht im Dienste der Verbindung zwischen dem beobachtenden, aufgabenorientierten Teil des Ichs des Patienten und dem Behandelnden zur Aufrechterhaltung der äußeren Bedingungen der Behandlungssituation. Im Rahmen einer empathischen Haltung liefert ein derartiges Arbeitsbündnis dem Ich des Patienten kognitive Hilfsfunktionen. In der Praxis beinhaltet der Kontrakt neben der Bedingung, regelmäßig zu erscheinen, die Bereitschaft, entweder auf Sucht- oder anders gelagertes destruktives Verhalten zu verzichten oder es offen und unmittelbar in der Therapie zur Sprache bringen und etwaige Hospitalisierungen bei physisch bedrohlichem Verhalten zu akzeptieren. Außerdem ist für expressive Psychotherapie eine mindestens normale Intelligenz erforderlich, um an abstrakt verbaler Kommunikation teilnehmen zu können.

Zusammenfassung

Bei den hier beschriebenen Störungsbildern handelt es sich um eine Ansammlung verschiedener – zum Teil sehr schwer wiegender und existentiell bedrohlicher – Erscheinungsformen des Umgangs mit – offenbar übermächtigen – Impulsen. Eine Gemeinsamkeit beschränkt sich daher auf die wahrgenommenen Impulsdurchbrüche bzw. die Unmöglichkeit sie adäquat zu kontrollieren. Manche dieser Erscheinungsformen erinnern an Suchtverhalten, sind aber vom Suchtverhalten dadurch abgegrenzt, dass es sich dabei nicht um von einer Substanz ausgelöste Zustandsbilder handelt. Sie als „nicht-stoffgebundene Süchte" zu bezeichnen bringt weder für ein Erklärungsmodell noch für Behandlungsüberlegungen einen substantiellen Gewinn.

Behandlungsansätze sind zum einen – lerntheoretisch – an übenden Verfahren und an Bedingungsmodellen orientiert, zum anderen – psychodynamisch – an der Arbeit mit gestörten Objektbeziehungen ausgerichtet. Soziale, familiäre und psychopathologische Aspekte dürfen nicht vernachlässigt werden.

Gemeinsam ist in jedem Fall – unabhängig von einer Theorie und dem wahrgenommenen Wirkungsmechanismus – die Technik der Selbstthematisierung des Patienten in der therapeutischen Zweierbeziehung oder in der Gruppe. Bei schwereren Erscheinungsformen der hier behandelten Störungskategorien ist eine stationäre Therapie angebracht. Zentraler Behandlungskontext ist hierbei die therapeutische Gemeinschaft.

Literatur

Abt V., Smith J.F., Christiansen E.M. (1985) The Business of risk. Lawrence, KS, University of Kansas
Adkins B.J. (1988) Discharge planning with pathological gamblers: an ongoing process. J Gambling Behav 4: 208–218
Allcock C.C. (1986) Pathological gambling. Austral New Zeal J of Psychiatry 20: 259–265
Allcock C.C., Grace D.M. (1988) Pathological gamblers are neither impulsive nor sensation-seekers. Austral New Zeal J Psychiatry 22: 307–311
American Psychiatric Association (1952) Diagnostic and statistical manual of mental disorders. American Psychiatric Association, Washington DC
American Psychiatric Association (1968) Diagnostic and statistical manual of mental disorders second edition. American Psychiatric Association, Washington DC
American Psychiatric Association (1980) Diagnostic and statistical manual of mental disorders, third edition. American Psychiatric Association, Washington DC
American Psychiatric Association (1987) Diagnostic and statistical manual of mental disorders, third revised edition. American Psychiatric Association, Washington DC
American Psychiatric Association (1994) Diagnostic and statistical manual of mental disorders, fourth edition. American Psychiatric Association, Washington DC
Amrein J. (1995) Pyromanie: Die Lust am Feuer. Psycho 21: 603–608
Anderson G., Brown R.I.F. (1987) Some applications of reversal theory to the explanation of gambling and gambling addictions. J Gambl Behav 3: 179–189
Arieff A.J., Bowie C.G. (1947) Some psychiatric aspects of shoplifting. J Clin Pathology 8: 565
Blaszczynski A.P., McConaghy N. (1988) SCL-90 assessed pathology in pathological gamblers. Psychol Rep 62: 547–552
Blaszczynski A.P., McConaghy N. (1989) Anxiety and/or depression in the pathogenesis of addictive gambling. Int J Addict 24: 337–350
Blaszczynski A.P., McConaghy N. (1989a) The medical model of pathological gambling: Current shortcomings. J Gambl Behav 5: 42–52
Blaszczynski A.P., Winter S.W., McConaghy N. (1986) Plasma endorphin levels in pathological gambling. J Gambl Behav 2: 3–14
Bradford J., Balmaceda R. (1983) Shoplifting: is there a specific psychiatric syndrom? Can J Psychiatry 28: 284–254
Bradford J. et al. (1996) Impulse control disorders. In: Widiger T., et al. (eds.) DSM-IV Sourcebook, Vol II. American Psychiatric Association, Washington DC, pp. 1007–1031
Brown R.I.F. (1987) Models of gambling and gambling addiction as perceptual filters. J Gambl Behav 3: 224–236

Cameron M.B. (1964) Department store shoplifting: the booster and the snitch. Free Press, New York
Ciarrocchi J. (1987) Severity of impairment in dually addicted gamblers. J Gambl Behav 3: 16–26
Crawford D.A. (1988) Aversion therapy in the treatment of trichotillomania: a case study. Behav Psychother 16: 57–63
Custer R.L. (1982) An overview of compulsive gambling. Addictive disorders update. In: Carone P.A., Yolles S.F., Kieffer S.N., et al. (eds.) Human Sciences Press, New York, pp. 107–124
DeVeaugh-Geiss J., Maoz G., Biederman J. et al. (1992) Clomipramine hydrochloride in childhood and adolescent obsessive compulsive disorder. A multicenter trial. J Am Acad Chil Adolesc Pschiatry 31: 45–49
Dickerson M.D. (1979) FI schedules and persistence at gambling in the UK betting office. J Appl Behav Anal 12: 315–323
Dilling H., Mombour W., Schmidt M.H. (1991) Internationale Klassifikation psychischer Störungen. ICD-10 Kapitel V (F). Klinisch-diagnostische Leitlinien. Verlag Hans Huber, Bern
Felthous A.R., Bryant S.G., Wingerter C.B., et al. (1991) The diagnosis of intermittent explosive disorder in violent men. Bull Am Acad Psychiatry Law 19: 71–79
Friman P.C., Finney J.W., Christophersen E.R. (1984) Behavioral treatment of trichotillomania: an evaluative review. Behav Ther 15: 249–265
George M.S., Brewerton T.D., Timothy D., Cochrane C. (1990) Trichotillomanie: hair pulling. N Engl J Med 322: 470–471
Gerlinghoff M, Backmund H (1987) Stealing behavior in anorexia nervosa and bulimia nervosa. Fortschritte der Neurologie. Psychiatrie 55: 343–346
Gibbens T.C.N. (1981) Shoplifting. Br J Psychiatry 138: 346–347
Gibbens T.C.N., Prince J. (1962) Shoplifting. The Institute for the Study and Treatment of Delinquency, London
Gibbens T.C.N. et al. (1971) Mental health aspects of shoplifting. BMJ 3: 612–615
Goldman M. (1992) Kleptomania: an overview. Psychiatry Ann 22: 68–71
Graham J.R., Lowenfeld B.H. (1986) Personality dimensions of the pathological gambler. J Gambl Behav 2: 58–66
Greist J.H. (1990) Treatment of obsessive compulsive disorder: psychotherapies, drugs, and other somatic treatment. J Clin Psychol 51 [Suppl] 8: 44–50
Gunderson J.G. (1984) Borderline personality disorder. American Psychiatric Press, Washington DC
Hollander E., Frenkel M., Decania C., Trungold S. et al. (1992) Treatment of pathological gambling with clomipramine. Am J Psychiatry 149: 710–711
Horne D.J. (1977) Behaviour therapy for trichotillomania. Behav Res Ther 15: 192–196
Hudak C.J., Varghese R., Politzer R.M. (1989) Family, marital, and occupational satisfaction fo recovering pathological gamblers. J Gambl Behav 5: 201–210
Hynes J.V. (1982) Hypnotic treatment of five adult cases of trichotillomania. Aust J Clin Exp Hypnosis 10: 109–116
Jenike M.A. (1990) Trichotillomania: hair pulling: comment. N Eng J Med 322: 472
Kahn K., Martin J.C.A. (1977) Kleptomania as a presenting feature of cortical atrophy. Acta Psychiatry Scand 56: 168–172
Kernberg O.F. (1975) Borderline conditions and pathological narcissism. Jason Aronson, New York
Kernberg O.F. (1980) Innere Welt und äußere Realität. Anwendungen der Objektbeziehungstheorie. Verlag Internationale Psychoanalyse, Stuttgart
Kernberg O.F. (1988) Schwere Persönlichkeitsstörungen. Klett Verlag, Stuttgart.
Kernberg O.F., Selzer M.A., Koenigsberg H.W., Carr A.C., Appelbaum A.H. (1989) Psychodynamic psychotherapy of borderline patients. Basic Books, New York
Kligerman C. (1974) A discussion of the paper by Pietro Castelnuovo-Tedesco on Stealing, revenge and the Monte Cristo complex. Int J Psycho Anal 55: 179–181

Kind J. (1983) Beitrag zur Psychodynamik der Trichotillomanie. Prax Kinderpsychol Kinderpsychiatry 32: 53–57
Kirsch M., Lange E. (1990) Zur Motivation der vorsätzlichen Brandstiftung. Kriminalstatistik und forensische Wissenschaften SS. 77–78, 114–117
Krishnan K.R., Davidson J.R., Guajardo C. (1985) Trichotillomania: a review. Compr Psychiatry 26: 123–128
Lange E., Kirsch M. (1989) Brandstifter mit sexueller Motivation. Psychiatry Neurol Med Psychol 41: 361–366
Laubichler W., Kühberger A., Sedlmeier P. (1996) Pyromanie und Brandstiftung. Eine psychiatrische und kriminologische Datenanalyse. Nervenarzt 67: 774–780
Lesieur H.R. (1984) The chase: career of the compulsive gambler. Schenkman Books, Cambridge MA
Lesieur H.R., Blume S.B. (1987) The South Oaks Gambling Screen (SOGS) a new instrument for the identification of pathological gamblers. Am J Psychiatry 144: 1184–1188
Lesieur H.R., Blume S.B. (1991) Evaluation of patients treated for pathological gambling in a combined alcohol, substance abuse and pathological gambling treatment unit using the Addiction Severity Index. Brit J Add 86: 1017–1028
Lesieur H.R., Custer R.L. (1984) Pathological gambling: roots, phases and treatment. Ann Am Acad Pol Soc Sci 474: 146–156
Lesieur H.R., Rosenthal R.J. (1991) Pathological gambling: a review of the literature (prepared for the American Psychiatric Association Task Force on DSM-IV Committee on Disorders of Impulse Control Not Elsewhere Classified). J Gamb Stud 7: 5–40
Lorenz V.C. (1989) Some treatment approaches for family members who jeopardize the compulsive gambler's recovery. Special issue: gambling and the family. J Gamb Behav 5: 303–312
Lowenstein L.F. (1989) The etiology, diagnosis and treatment of the fire-setting behavior of children. Child Psychiatry Human Dev 19: 186–194
Mark V., Erwin F. (1970) Violence and brain. Harper and Row, New York
Mattes J.A. (1990) Comparative effectiveness of carbamazepine and propranolol for rage outbursts. J Neuropsychiatry 2: 159–164
McConaghy N., Armstrong M.S., Blaszczynski A.P., Allcock C.C. (1988) Behavior completion versus stimulus control in compulsive gambling: implications for behavioral assessment. Behav Mod 12: 371–384
McElroy S.L., Hudson J.I., Pope H.G., Keck P.E. (1991) Kleptomania: clinical characteristics and associated psychopathology. Psychol Med 21: 93–108
McElroy S.L., Hudson J.I., Pope H.G., Keck P.E. (1992) The DSM-III-R impulse control disorders not elsewhere classified: clinical characteristics and relationship to other psychiatric disorders. Am J Psychiatry 149: 318–327
Menninger K. (1963) The vital balance. Viking, New York
Meyers T.J. (1970) A contribution to the psychopathology of shoplifting. J Forensic Sci 13: 295–310
Miller W. (1986) Individual outpatient treatment of pathological gambling. J Gamb Behav 2: 95–107
Möller H.J. (1977) Zur Psychopathologie von Stehlhandlungen ohne (wesentliche) Bereicherungstendenz. Arch Psychiatr Nervenkrankh 223: 323–336
Money J. (1983) Medicoscientific nonjudgmentalism incompatible with legal judgementalism: a model case report: kleptomania. Med Law 2: 361–375
Monroe R.R. (1970) Episodic behavioral disorder. Harvard University Press, Cambridge MA
Moravec J.D., Munley P.H. (1983) Psychological test findings on pathological gamblers in treatment. Int J Add 18: 1003–1009
Moreno I., Saiz R.J., Lopez I.J.J. (1991) Serotonin and gambling dependence. Hum Psychopharmacol Clin Exp [Suppl] 6: 9–12
Racamier P.C. (1973) Le psychoanalyste sans Divan. Payot, Paris

Ramirez L.F., McCormick R.A., Russo A.M., Taber J.I. (1983) Patterns of substance abuse in pathological gamblers undergoing treatment. Add Behav 8: 425–428

Reinelt A., Breiter M. (1980) Therapy of a case of trichotillomania. Prax Kinderpsychol Kinderpsychiatr 29: 169–175

Rodolfa E.R. (1986) The use of hypnosis in the multimodal treatment of trichotillomania: a case report. Psychother Priv Prac 4: 51–58

Rosenthal R.J. (1986) The pathological gambler's system for self-deception. J Gamb Behav 2: 108–120

Rosenthal R.J. (1989) Pathological gambling and problem gambling: problems in definition and diagnosis, compulsive gambling: theory, research and practice. Shaffer H., Stein S.A., Gambino B., et al. (eds) Lexington Books, Lexington MA, pp. 101–125

Roy A., Custer R., Lorenz V., Linnoila M. (1989) Personality factors and pathological gambling. Acza Psychiatr Scand 80: 37–39

Schwarz J., Lindner A. (1992) Inpatient treatment of male pathological gamblers in Germany. J Gamb Stud 8: 93–109

Soltys S.M. (1992) Pyromania and firesetting behaviors. Psychiatry Ann 22: 79–83

Sorosky A.D., Sticher M.B. (1980) Trichotillomania in adolescence. Adolesc Psychiatry 8: 437–454

Stone M. (1990) The role of pharmacotherapy in the treatment of patients with borderline personality disorder. Psychopharmacol Bull 25: 564–571

Stone M. (1992) Treatment of severe personality disorders. In: Tasman A., Riba M. (eds.) Review of psychiatry, volume II. American Psychiatric Press Inc, Washington DC, R pp. 98–115

Stout R.J. (1990) Fluoxetine for the treatment of compulsive facial picking. Am J Psychiatry 147: 370

Stoylen I.J. (1983) Treatment of trichotillomania by video-feedback and negative verbal feedback: a case study. Scand J Behav Ther 12: 65–71

Sullivan C. (1989) Trichotillomania. Brit J Psychiatry 155: 869

Swedo S.E., Leonard H.L., Rapaport J.L., Lenane M.C., et al. (1989) A double-blind comparison of clomipramine and desipramine in the treatment of trichotillomania (hair pulling). N Engl J Med 321: 497–501

Taber J.I. (1985) Pathological gambling: the initial screening interview. J Gamb Behav 1: 23–34

Uhmann K. (1990) Ein Fall von Kleptomanie. System Ubw 8: 45–49

US Department of Health and Human Services (1979) The international classification of diseases, 9th revision, clinical modification. US Department of Health and Human Services, Washington DC

Walker M.B. (1989) Some problems with the concept of gambling addiction: should theories of addiction be generalized to include excessive gambling? J Gamb Behav 5: 179–200

Weller E., Weller R., Carr S. (1989) Imipramine treatment of trichotillomanie and coexisting depression in a seven-year-old. J Am Acad of Child Adol Psychiatry 28: 952–953

\<F64\> Störungen der Geschlechtsidentität (Transsexualismus)

Christina Raviola

Allgemeine Darstellung

Historische Entwicklung des Störungsbildes

Westphal hat 1870 erstmals Transvestiten unter dem Begriff „konträre Sexualempfindung" beschrieben. 1910 verfasste Hirschfeld die erste Monographie zu diesem Thema und führte die Bezeichnung „Transvestitismus" ein und spricht bereits 1923 vom „seelischen Transsexualismus". Die phänomenologische Abtrennung der Transsexualität erfolgte durch Benjamin (1953). Die ersten inkompletten genitalanpassenden Operationen wurden bereits in den 20er Jahren durchgeführt. Die weltweit beachtete genitaltransformierende Operation – der Fall Jörgensen – fand Anfang der 50er Jahre in Dänemark statt. Money gründete im John's Hopkins Hospital in Baltimore das erste Gender Identity Programm. Im Februar 1999 tagte in Wien das erste österreichische interdisziplinäre Symposium zum Thema Transsexualität.

Allgemeine Überlegungen zu psychologischen Diagnostik und zur Differentialdiagnose

Erstmals wurde die Diagnose Transsexualität in der ICD-9 (Degwitz et al.) und im DSM-III (1980) als eigenständiges Krankheitsbild aufgenommen. Die Revisionen dieser Standardwerke (ICD-10, DSM-III R, DSM-IV) führten zur Veränderungen der differentialdiagnostischen Abgrenzungen und Leitlinien.

Die klinischen Kennzeichen des Transsexualismus sind durch die diagnostischen Punkte nach ICD-10 klar beschrieben (Dilling et al. 1994). Die Kriterien dienen als Richtlinien für die Abgrenzung anderer psychischer Störungsbilder (u.a. Schizophrenie,...). Transsexuelle leben in dem Bewusstsein, dem anderen Geschlecht anzugehören, obwohl ihr somatisches Erscheinungsbild dazu keinen Anlass bietet. Die Gewissheit im „falschen Körper" gefangen zu sein, führt meist zu dem mit großer Beharrlichkeit verfolgten Wunsch nach einer geschlechtstransformierenden Operation. Das Tragen der Kleidung des Gegengeschlechts (crossdressing) beginnt in den meisten Fällen in der Kindheit. Es ist für die Betroffenen die logische Konsequenz und das äußere Zeichen ihrer inneren Einstellung. Die Ablehnung der typischen Geschlechtsmerkmale führt bei einigen Transsexuellen zu Mutilationen und Suizidalität. Die Inkongruenz zwischen dem tatsächlichen Geschlecht (körperlich-biologisch) und der Geschlechtsidentität (dem Bewusstsein männlich oder weiblich zu sein) verursacht massives Unbehagen und Ablehnung des eigenen Körperbildes. Im englischen Sprachraum wird die Symptomatik treffend als „gender dysphoria" bezeichnet, also die Unstimmigkeit zwischen Anatomie und geschlechtlicher Selbst-Identifikation. Die Ätiologie der Transsexualität ist nach wie vor umstritten. Diskutiert werden unterschiedliche (genetische, endokrinologische, pränatale, psychogene,....) Konzepte, die bestenfalls partielle Erklärungen liefern.

Differentialdiagnostisch ist die Transsexualität von folgenden Störungen abzugrenzen: Homosexualität, Transvestitismus, Borderline-Pathologien, Psychosen, Temporallappenerkrankungen, kongenitaler Hypogonadismus, Klinefelter-Syndrom;

Hinweise und Richtlinien für psychologische Interventionen

Ein Großteil der transsexuellen PatientInnen sucht Klinische Psychologen, Psychotherapeuten und Psychiatern bereits mit dem Wunsch nach dem Gutachten für die operative Freigabe auf. Die meisten Betroffenen lehnen klinisch-psychologische Behandlungen, Psychodiagnostik und Psychotherapie ab, da die PatientInnen sich nicht als „psychisch krank" empfinden und ihre Entscheidung für den operativen Eingriff feststeht. Die interdisziplinäre Zusammenarbeit mit anderen Berufsgruppen (Psychiatern, Psychotherapeuten, Urologen, Gynäkologen, Endokrinologen, Plastischen Chirurgen) wird für die Behandlung von Transsexuellen empfohlen (BM für Arbeit, Gesundheit und Soziales, Wien 1997).

Spezifische Darstellung

Beschreibung des Störungsbildes nach ICD-10 mit Querverweisen zu ICD-9 und zu DSM-IV

In der Internationalen Klassifikation psychischer Störungen, Kapitel V (F), wird die Diagnose Transsexualität folgendermaßen definiert: Es besteht der Wunsch, als Angehöriger des anderen anatomischen Geschlechts zu leben und anerkannt zu werden. Dieser geht meist mit dem Gefühl des Unbehagens oder der Nichtzugehörigkeit zum eigenen Geschlecht einher. Es besteht der Wunsch nach hormoneller und chirurgischer Behandlung, um den eigenen Körper dem bevorzugten Geschlecht soweit wie möglich anzugleichen (Dilling et al., ICD-10, 1993, Seite 241). Im ICD-9 wird Transsexualität als eine sexuelle Verhaltensabweichung beschrieben, die von der Vorstellung geprägt ist, dass die beobachtbare biologische Geschlechtszugehörigkeit falsch ist. In der Kategorie F64 werden Transsexualismus (F64.0), Transvestitismus unter Beibehaltung beider Geschlechtsrollen (F64.1), Störungen der Geschlechtsidentität des Kindesalters (F64.2) und andere Störungen der Geschlechtsidentität (F64.8) und nicht näher bezeichnete Störungen der Geschlechtsidentität (F64.9) aufgeführt. Der Diagnoseschlüssel der Amerikanischen Psychiatrischen Vereinigung (DSM-IV 1994) beschreibt dieses Phänomen in dem Kapitel „Sexuelle und Geschlechtsidentitätsstörungen". Die bisherige enggefasste Definition des Transsexualismus wird zugunsten eines unschärferen, aber phänomenadäquateren Begriffs der Geschlechtsidentitätsstörung aufgeben.

Klinisch-psychologische Diagnostik

Das DSM-IV fordert folgende diagnostischen Kriterien:

A. Tief greifende und dauerhafte gegengeschlechtliche Identifikation
Bei Kindern, wenn mindestens 4 der folgenden Kriterien erfüllt sind:

1. Wiederholt geäußerter Wunsch oder Beharren darauf, dass er oder sie einem anderen Geschlecht angehört.
2. Bei Mädchen das Bestehen darauf, typisch männliche Kleidung zu tragen; bei Jungen die Neigung und Vorliebe für das Anlegen weiblicher Kleidung, Make up usw.
3. Starke und dauerhafte Vorliebe für gegengeschlechtliche Rollen in Phantasiespielen oder beständige Phantasien, dem anderen Geschlecht anzugehören.
4. Intensives Verlangen, an Spielen und Freizeitvergnügungen des anderen Geschlechts teilzuhaben.
5. Starke Bevorzugung für Spielkameraden des anderen Geschlechts.

B. Dauerhaftes Unbehagen am eigenen Geschlecht oder das Gefühl, dass die zugeschriebene Geschlechtsrolle nicht passt.
Bei Kindern manifestiert sich die Störung, wenn eines der folgenden Merkmale zutrifft:
Bei Jungen, wenn sie erklären, das ihr eigenes Genitale abstoßend ist oder verschwindet, oder die Erklärung, dass es besser sei, keinen Penis/Hoden zu haben. Die Abneigung gegen wildes Spielen, das typische Spielzeug und Bubenaktivitäten.
Bei Mädchen die Ablehnung im Sitzen zu urinieren, die Erklärungen einen Penis haben zu wollen oder die Betonung kein Brustwachstum und keine Menstruation haben zu wollen und/oder die anhaltende Aversion weibliche Kleidung zu tragen.
Bei Jugendlichen und Erwachsenen manifestiert sich die Störung, wenn eine dauerhafte Beschäftigung mit dem Loswerden der primären und sekundären Geschlechtsmerkmalen damit verbunden ist und dem Glauben, im falschen Geschlecht geboren zu sein.

C. Das Krankheitsbild kommt nicht zusammen mit einer körperlichen Intersexualität vor.

D. Die Störung führt zum negativen Stress, Beeinträchtigungen im sozialen, beruflichen oder anderen essentiellen Lebensbereichen.
Bei Personen, die die Geschlechtsreife erreicht haben ist die sexuelle Orientierung (zu Frauen, zu Männern, zu beiden, zu keinen von beiden) anzugeben (Pfäfflin,1993).

Die von der WHO herausgegebene und in den meisten europäischen Ländern verwendete ICD (International Classification of Diseases) fordert in der aktuelle Version ICD -10 als diagnostische Leitlinie: „Die transsexuelle Identität muss mindestens 2 Jahre durchgehend bestanden haben und darf nicht ein Symptom einer anderen psychischen Störung, wie z.B. einer Schizophrenie, sein. Ein Zusammenhang mit intersexuellen, genetischen oder geschlechtschromosomalen Anomalien muss ausgeschlossen sein." (Dilling et al. 1993, S. 241)

Differentialdiagnostik

Die Transsexualität muss von vier ähnlichen Störungsbildern bzw. Verhaltensweisen abgegrenzt werden: Transvestitismus (fetischistischen), effeminiertes homosexuelles Verhalten, Geschlechtsidentitätsstörung im Rahmen einer Psychose, Intersexualität (Mayer-Rokitansky-Küster-Hauser Syndrom, Reifenstein-Syndrom,....).

Eine umfangreiche klinisch-psychologische Diagnostik, unter Einbeziehung der o.g. Kriterien und der Durchführung von psychologischen Testverfahren ist der wesentliche Bestandteil, um die fundierte klinisch-psychologische Diagnose „Transsexualität" zu bestimmen. Die Mehrheit der transsexuellen Patienten strebt eine genitalanpassende Operation an, die ein irreversibler Eingriff ist. Die am häufigsten verwendeten Testverfahren sind der MMPI und der Formdeuteversuch nach Rorschach. Beim MMPI handelt es sich zwar um ein weit verbreitetes Verfahren, aufgrund der in den letzten Jahren geäußerten Kritik an den testtheoretischen Voraussetzungen des MMPI sollte dieser jedoch nicht mehr eingesetzt werden (vgl. Angleitner 1997). Oft werden auch GT, FPI, EWL, SVF, BF-S STAI, SDS, BPO, PDQ, BRSI, TAT und die Guilford-Zimmermann-M-F-Scala für die Abklärung der Diagnose eingesetzt. Durch eine umfassende biographische Anamnese sollten das soziale Umfeld, die ersten Empfindungen im falschen Körper zu leben und das Praktizieren des cross-dressing erfasst werden.

Spezifische Interventionstechniken

Klinisch-psychologische Behandlungen, psychiatrische Therapien und Psychotherapien mit dem alleinigen Ziel, dass transsexuelle Menschen von ihrem Wunsch nach Geschlechtsveränderung Abstand nehmen und ihre psychische Geschlechtsidentität der biologischen anpassen, sind mit wenigen Ausnahmen alle gescheitert. Die klinisch-psychologische Behandlung, die fachlich auch die psychotherapeutische Behandlung miteinschließt, wird aufgrund der Empfehlung des BM für Arbeit, Gesundheit und Soziales (1997), die eine Therapie über einen Zeitraum von mindestens einem Jahr bzw. mindestens 50 Stunden vorsieht, als „Muss" für Operationsfreigabe vorgegeben und dadurch von vielen transsexuellen Betroffenen als „Auflage" abgesessen.

Behandlungsstufen

International richten sich die Experten nach den Behandlungsstandards der Harry-Benjamin-International-Gender-Dysphoria-Association.

1. Stufe: Klinisch-psychologische Diagnostik
Wie bereits oben beschrieben, muss eine umfassende Diagnostik durchgeführt werden. Vor allem die Intensität und Kontinuität des Verlangens, in der gewünschten Geschlechtsrolle zu leben, ist abzuklären. In dieser Phase soll mit den Patienten das Ziel der Behandlung besprochen werden und das Realitätsempfinden bzgl. des

Geschlechtswechsel im beruflichen und familiären Bereich sowie im Freundeskreis ist zu hinterfragen. Die realistische Einschätzung der Grenzen der geschlechtskorrigierenden Operation und der endokrinologischen Behandlung stellt spielen bereits in der 1. Stufe der psychologischen Behandlung einen wichtigen Faktor dar. Wie schon angeführt, spielt Motivation für eine Therapie eine entscheidende Rolle. Die Therapieziele (z.B.: bessere Anpassung an die gewünschte Rolle, Verstärkung der psychischen Stabilität,..), die individuell verschieden sind, sollen transparent gemacht werden. Die Weichenstellung für eine interdisziplinäre Zusammenarbeit mit anderen Experten (siehe Kapitel 1.3) muss nach Feststellung der eindeutigen Diagnose, dieser Prozess bedarf oft einige Monate, Transsexualität erfolgen. Bei Festlegung der Diagnose TS ist eine klinisch-psychologische Behandlung, die auch psychotherapeutische Interventionen miteinschließt, aber vor allem eine kontinuierliche Psychotherapie von mindestens 1 Jahr bzw. mit mindestens 50 Sitzungen erforderlich. Nach Abschluss der Mindestanforderungen hat eine Befundung durch den Therapeuten zu erfolgen.

Empfehlung: im Sinne einer Qualitätssicherung der psychotherapeutischen Behandlung ist es ratsam, die Psychotherapie durch Fachpsychologen für klinische Psychologie oder durch Fachärzte für Psychiatrie durchzuführen, da in Österreich die Ausübung des psychotherapeutischen Berufs nicht an eine Hochschulausbildung der Studienrichtung Psychologie oder Medizin gebunden ist.

2. Stufe: Alltagstest und Hormontherapie
Psychiatrische Kontrolle und Indikationsstellung für die weiterführende psychische und somatische Behandlung. Bei Indikationsstellung zur Einleitung somatischer Behandlungsschritte erfolgt die Hormontherapie. Die Psychotherapie ist fortzusetzen und ein „Alltagstest" (=unter den geänderten geschlechtlichen Bedingung leben) durchzuführen. Die begleitende Therapie kann helfen, Konflikte, die im sozialen und psychischen Bereich auftreten, zu verarbeiten. Manchmal sind auch Interventionen mit Familienangehörigen, Partnern, Arbeitskollegen und/oder Vorgesetzten notwendig. Wichtig: Ein erklärendes Attest des Klinischen Psychologen/Psychotherapeuten hilft dem Transsexuellen bei Kontakten mit Behörden und Ausweiskontrollen. Die zweite Behandlungsstufe beträgt weltweit im Durchschnitt 1 Jahr.

3. Stufe: Neuerliche psychiatrische, gynäkologische-urologische Befundung und zusammenfassende Indikationsstellung eines Sachverständigen vom Institut für Gerichtliche Medizin der Universität Wien.
Nach Abschluss der 2. Behandlungsstufe erfolgt eine abschließende psychiatrische, gynäkologische-urologische Befundung. Dabei ist zur Indikation für eine operative Veränderung der geschlechtlichen Morphologie Stellung zu beziehen. Aus der psychiatrischen Stellungnahme muss die Unbeeinflussbarkeit und Kontinuität des transsexuellen Wunsches ersichtlich sein. Hinweis: In vielen Fällen ist auch die Befundung durch den Klinischen Psychologen/Psychotherapeuten erwünscht, da dieser den Patienten am besten beurteilen kann. Abschließend wird vom Sachverständigen des Instituts für gerichtliche Medizin der Universität Wien eine zusammenfassende Indikationsstellung „im Hinblick auf die im Einzelfall durchzuführenden Operationen" gestellt.

4. Stufe: Durchführung der Operation und Erstellung des Operationsbefundes
Nach erfolgtem operativen Eingriff wird das Gutachten für die Personenstands- und Vornamensänderung erstellt.

5. Stufe: Postoperative Nachbetreuung
Die postoperative klinisch-psychologische und/oder psychotherapeutische Nachbetreuung ist dringend zu empfehlen, da trotz guter Abklärung und Vorbereitung die psychosoziale Integration Probleme aufwerfen kann. Dies betrifft besonders Mann-zu-Frau-Transsexuelle, wenn sie Beziehungen/Partnerschaften eingehen möchten.

Indikation/Kontraindikation

Indikation/Kontraindikation sind bereits weiter oben unter dem Aspekt der Differentialdiagnose beschrieben. Hervorzuheben sind folgende Kontraindikationen:

– Passagere Störungen der Geschlechtsidentität, etwa bei Adoleszenzkrisen
– Abhängigkeiten/Süchte
– Hirnorganische Störungen
– Minderbegabungen

Integration von klinisch-psychologischer Behandlung und medizinischen oder anderen Verfahren

Fachlich inkludiert die klinisch-psychologische Behandlung psychotherapeutische Interventionen. In der internationalen Fachliteratur werden vorwiegend die Psychoanalyse und die Verhaltenstherapie, die wie bereits erwähnt in den meisten Ländern von Ärzten und Psychologen praktiziert werden, für die Behandlung bei Transsexuellen als sinnvoll angesehen. Die medizinische Behandlung umfasst bei der Betreuung Transsexueller nur somatische Aspekte (Endokrinologen, Gynäkologen,..).

Empirische Studien

Die empirischen Studien beziehen sich ausschließlich auf aktuelle Untersuchungen der letzten 3 Jahre. In Österreich gibt es kaum wissenschaftliche Studien, die sich mit dem Problemkreis Transsexualität befassen. Über die Häufigkeit der Diagnose Transsexualität und die Geschlechterverteilung gibt es daher keine genauen Daten. Opgenoorth, Stolba und Erblich-Baumhackl (1999) führten in der Zeit von 1986 bis 1998 insgesamt 116 klinisch-psychologische Tests an transsexuellen Patienten durch. Für diesem Zeitraum war die Geschlechterverteilung nahezu 1:1.
Lang (1997) und Vachuda (1997), die von mir außeruniversitär am Institut für Klinische Sexualpsychologie und Verhaltenstherapie betreut wurden, setzten sich im Rahmen ihrer Diplomarbeit ausführlich mit dem Transsexualismus auseinander. Die postoperative Lebenszufriedenheit vom Mann-zu-Frau-Transsexuellen wies zwei Faktoren für eine hohe Lebenszufriedenheit auf: Unterstützung und Akzeptanz durch Familie und Verwandte sowie die Aufrechterhaltung des Arbeitsverhältnisses.
Vachuda untersucht charakteristische Parameter Frau-zu-Mann Transsexueller vor und nach der chirurgischen Behandlung. Die Ergebnisse zeigten, dass die Häufigkeit der Masturbation eher abnimmt und die sexuelle Zufriedenheit sich

postoperativ erhöht. Depressionen, Selbstmordgedanken und Selbstverstümmelungstendenzen verschwanden nach der Operation. Becker et al. (1998) beschreiben die Standards der Behandlung und Begutachtung von Transsexuellen, die hier aus Platzmangel nicht besprochen werden können, aber eine entscheidende Voraussetzung für die Betreuung transsexueller Patienten ist. Umfassende Studien zum Thema TS wurden u.a. von Clement und Senf (1996), Eicher (1992), Dèsirat (1985), Pfäfflin und Junge (1992) und Sigusch (1992), Springer (1981) u.v.a. durchgeführt.

Ausschnitt aus einem Fallbeispiel – bezogen auf die klinisch-psychologische Intervention

Frau L., eine biologische 20-jährige Frau, berichtet, bereits seit dem Kindergartenalter sich als Junge zu fühlen. Bereits in diesem Alter verweigerte sie typische Mädchenkleidung und zog es vor, lieber mit Buben zu spielen. Im Elternhaus nimmt der ältere Bruder für den Vater, aber auch zum Teil für die Mutter, eine bevorzugte Rolle ein. Der Bruder wurde oft gelobt und stand im Mittelpunkt. Ihre Mutter ist eher eine sozial angepasste Frau, wie es auch heute noch im ländlichen Bereich üblich ist. Eine der Kernaussagen der Patientin lautet: „....ja nicht so zu werden, wie meine Mutter", und überhaupt ist für die Patientin die weibliche Rolle in unserer Gesellschaft diskriminierend. Im Jugendalter führt sie bereits Beziehungen zu Frauen, da sie sich als Mann erlebt. Ihr Sexualleben und ihre soziale Akzeptanz in der Gesellschaft bereiten ihr keine Schwierigkeiten, da sowohl ihr männliches Outfit als auch das Verhalten gut sozial angenommen wird. Sie suchte mich mit dem Ziel eines sofortigen psychologische Gutachtens für den operativen Eingriff auf, da sie ohnehin seit frühester Kindheit in ihrer gewünschten Geschlechtsrolle lebt.

Klinisch-psychologische Interventionen:
– Abklärung der Therapiemotivation
– Realistische Therapieziele erarbeiten und Unterstützung bei der Zielumsetzung
– Auswählen der geeigneten Psychotherapiemethode und Psychotherapeuten
– Durchleuchten der Lebbarkeit der gewünschten Geschlechtsrolle bis zum Lebensende
– Erarbeitung realistischer Möglichkeiten und Grenzen der somatischen Behandlung sowie der Grenzen des koitalen Geschlechtsverkehrs sowie des Orgasmuserlebens
– Einstellung zur Sexualität und Körperbild
– Hinterfragen eines möglichen Kinderwunsches
– Besprechung einer eventuellen homosexuellen Orientierung
– Konfrontationen mit der Umwelt (Alltagstest)
– Gruppentherapie (a) mit anderen TS, (b) mit so genannten „normalen" Patienten, die Probleme im Umgang mit der Gesellschaft aufweisen
– Training der Selbstwahrnehmung (auch in der Gruppentherapie)
– umfangreiche verhaltenstherapeutische Interventionen: z.B.. Rollenspiele, kognitive Umstrukturierung, adäquates Verhaltenstraining, Konflikttraining,....
– Prä- und postoperative Begleitung im Sinne der Kontaktpflege im interdisziplinären Team

Zusammenfassung

Dieser Beitrag hat das Ziel, die klinisch-psychologischen Behandlungsmöglichkeiten und klinisch-psychologischen Interventionen aufzuzeigen. Die Ätiologie der Transsexualität ist nicht geklärt. Dies erschwert auch die klinisch-psychologische Behandlung. Die wesentlichen Bereiche unserer Behandlung bei Menschen mit transsexuellen Problemen liegen in der kritischen Spiegelung der Transsexualität und in der Unterstützung bei der Zielsetzung und den möglichen Konflikten.

Literatur

Angleitner, A. (1997) Testrezension zu: Minnesota Multiphasic Personality Inventory (MMPI). Zf f Diff Diagn Psychol, 18
Becker, S. (1998) Psychotherapie bei Transsexualität. In: Strauß, B.(Hrsg.) Psychotherapie der Sexualstörungen. Thieme, Stuttgart
Bundesministerium für Arbeit, Gesundheit und Soziales (Hrsg.) (1997) Empfehlungen für den Behandlungsprozeß von Transsexuellen. Wien
Clement, U., Senf, W. (1996) Transsexualität. Schattauer, Stuttgart
Désirat, K. (1985) Die transsexuelle Frau. Enke, Stuttgart
Eicher, W. (1992) Transsexualismus. Fischer, Stuttgart
Lang, A. (1997) Postoperative Lebenszufriedenheit von Mann- zu Frau Transsexuellen. Diplomarbeit aus dem Fach Psychologie der Universität Wien
Opgenoorth, E., Stolba, K., Erblich-Baumhackl, E. (1999) Gender Dysphoria. Van Trotsenburg M. (Hrsg.) Referateband Transsexualismus. Mödling
Pfäfflin, F., Jung, A. (1992) Geschlechtsumwandlung. Schattauer, Stuttgart
Sigusch, V. (1992) Geschlechtswechsel. Klein, Hamburg
Springer, A (1981) Pathologie der geschlechtlichen Identität. Transsexualismus und Homosexualität. Springer, Wien New York
Vachuda, K. (1997) Charakteristische Parameter Frau-zu-Mann Transsexueller vor und nach der chirurgischen Behandlung. Diplomarbeit aus dem Fach Psychologie, Universität Wien

Katalog klinisch-psychologischer Interventionen

Elisabeth Honemann

Die praktische Tätigkeit von klinischen Psychologen basiert auf der Gesamtheit der wissenschaftlichen psychologischen Modelle und Theorien. Klinisch-psychologisches Know-how bedeutet die Anwendung von Heuristiken und Prozeduren, die den diagnostischen Prozess und die Ziele und Strategien der Behandlung bestimmen. Um dieses strukturelle Wissen jeweils entsprechend dem Fortschritt der wissenschaftlichen Psychologie umsetzen zu können, benötigen wir praktisch tätigen Psychologinnen und Psychologen Hilfsmittel, die einen Überblick über verschiedene Anwendungsbereiche und einen raschen Einstieg in klinisch-psychologische Behandlungsansätzen bei verschiedenen Störungsbildern bieten – und die vor allem Theorie und Praxis verbinden. Das vorliegende Handbuch stellt den hoffentlich gelungenen Versuch dar, das aktuelle psychologische Wissen in konkrete Handlungsanweisungen umzusetzen.

Um auch das Nachschlagen in möglichst effizienter Form gestalten zu können, wurde auf ein Stichwortverzeichnis im üblichen Sinn verzichtet und statt dessen ein Katalog klinisch-psychologischer Interventionen erstellt.

Auf einer Doppelseite finden sich in tabellarischer Form die wichtigsten Informationen pro Störungsbild, die sich an den betreffenden Anführungen in den einzelnen Beiträgen orientieren. Mitunter wurden auch kleinere Ergänzungen gemacht, z.B. in Hinblick auf neue diagnostische Verfahren. Die Seitenangaben beziehen sich auf die Beiträge dieses Handbuches.

Bei dem Störungsbild F45 (somatoforme Störungen) wurden die Informationen aus beiden Beiträgen zusammengefasst. Die speziellen Beiträge zu den psychosomatischen Erkrankungen(F54), denen auch ein allgemeiner Beitrag gewidmet ist, wurden ebenfalls in komprimierter Form dargestellt.

<F0> <F00>, <F01>, <F02>
Organische, einschließlich symptomatischer psychischer Störungen unter besonderer
Berücksichtigung des höheren Lebensalters (Demenz) _____ 35 ff
DSM-IV:290.1;290.2;290.3; 294   ICD-9: 290.x, 294.1

Diagnostische Kriterien _____ 36 f

- Chronische oder fortschreitende Beeinträchtigung vieler höherer kortikaler Funktionen
- Abnahme des Gedächtnisses und des Denkvermögens mit beträchtlicher Beeinträchtigung der Alltagsaktivitäten
- Störung des Gedächtnisses v.a. in Bezug auf Aufnahme, Speichern und Wiedergabe von neuen Information
- Beeinträchtigung der Aufmerksamkeitsfunktionen
- Begleitende Verschlechterung der emotionalen Kontrolle, des Sozialverhaltens und der Motivation

Differentialdiagnose _____ 36 f

Abzugrenzen u.a. von:
- Depressiver Störung (F3)
- Beeinträchtigung durch Alkohol bzw. Medikamente (F1)
- Delir (F05)
- Intelligenzminderung (F7)

Zu unterscheiden sind:
- F00 Demenz vom Alzheimertyp
- F01 Vaskuläre Demenz
- F02 Demenz bei sonstigen andernorts klassifizierten Krankheiten (z.B. bei Parkinson-Krankheit)

Zielsetzung der diagnostischen Abklärung _____ 37 ff

- Erfassen der kognitiven Leistungsfähigkeit, der Befindlichkeit, der Selbständigkeit und der Selbstverantwortung
- Abgrenzung von normalen und pathologischen Alterungsprozessen
- Differentialdiagnostische Abklärung
- Schaffen der Grundlage für die Durchführung von Therapiemaßnahmen und Trainings

Diagnostische Verfahren _____ 39 ff

- Fremdbeurteilungskalen, z.B. Reisbergskalen (Ihl, Fröhlich 1991)
- Screening-Verfahren, z.B. MMSE – Mini-Mental-State-Examination (Folstein et al. 1975) oder c.i. Test – Kurztest für cerebrale Insuffizienz (Lehrl, Fischer 1985)
- Interviewverfahren z.B. SIDAM-Strukturiertes Interview für die Diagnose der Demenz vom Alzheimertypus, der Multi-Infarktdemenz etc (Zaudig, Hiller 1995)
- ADAS Alzheimer's Disease Assessment Scale (Ihl, Weyer 1994)
- NAI Nürnberger Altersinventar (Oswald, Fleischmann 1995)
- SKT Kurztest zur Erfassung von Gedächtnis- und Aufmerksamkeitsstörungen (Erzigkeit 1989)
- AKT Alterskonzentrationstest (Gatterer 1990)

Zielsetzung der klinisch-psychologischen Behandlung _____ 41 ff	Interventionstechniken Behandlungsprogramme _____ 41 ff
– Anpassung der Betreuenden an die Situation – Behandlung der Krankheitssymptome – Wiederherstellung des prämorbiden Funktionsniveaus bei leichten bzw. reversiblen Formen – Berufliche Reintegration jüngerer Personen – Verzögerung des Abbaus von kogn. Fähigkeiten – Kompensationsmöglichkeiten schaffen – Erhalten der Alltagskompetenz	– Gehirnjogging (Lehrl, Fischer 1986) – Hirnleistungstraining (Rigling 1988) – Übungen für Vergessliche (Kasten 1997) – Gedächtnistraining nach Ermini-Fünfschilling (1992) – ROT – Realitäts-Orientierungs-Programm (Gatterer et al. 1995) – SET – Selbst-Erhaltungs-Therapie (Romero, Eder 1992) – Modifiziertes Autogenes Training (Hirsch, Radebold 1994) – Verhaltenstherapeutische Techniken (Kryspin-Exner 1996)

Literatur für Betroffene

Oswald, W.D., Rödel, G. (Hrsg.) (1995) Gedächtnistraining. Hogrefe, Göttingen
Stengel, F. (1989) Gedächtnis spielend trainieren. Klett Verlag, Stuttgart
Mace, N.L., Rabins, P.V. (1988) Der 36-Stunden-Tag. Die Pflege des verwirrten älteren Menschen, speziell des Alzheimer-Kranken. Huber, Bern
Klessmann, E. (1990) Wenn Eltern Kinder werden ...und doch Eltern bleiben. Die Doppelbotschaft der Altersdemenz. Huber, Bern

<F07>
Persönlichkeits- und Verhaltensstörungen aufgrund einer Erkrankung,
Schädigung oder Funktionsstörung des Gehirns _____ 53 ff
DSM-IV: 310.1   ICD-9: 310.x

Diagnostische Kriterien _____ 61

- Veränderungen der Persönlichkeit und des Verhaltens, die in Zusammenhang mit einer Hirnschädigung oder -funktionsstörung stehen

Differentialdiagnose _____ 61 f

Abzugrenzen von:
- Neurotischen Störungen nichtorgan. Genese (F4)
- Persönlichkeitsstörungen nichtorgan. Genese (F6)
- Psychoreaktive Ausfälle – PTS, Anpassungsstörungen (F43)
- Anderen organischen Störungen (F01-F06)
- Störungen durch psychotrope Substanzen (F1)

Zu unterscheiden sind:
- F07.0 Organische Persönlichkeitsstörung
- F07.1 Postenzephalitisches Syndrom
- F07.2 Organ. Psychosyndrom n. Schädelhirntrauma

Zielsetzung der diagnostischen Abklärung _____ 54

- Neuropsychologische Abklärung der Art und des Ausmaßes der Schädigung
- Abklärung funktionaler Defizite im Bereich der Aktivitäten des alltäglichen Lebens
- Abklärung sozialer Handicaps – Orientierung, Mobilität, psychische Unabhängigkeit, ökonomische Eigenständigkeit, Beschäftigung, soziale Integration
- Abklärung des Störungsbewusstseins
- Erfassen von psychoreaktiven Auffälligkeiten

Diagnostische Verfahren _____ 54

- BI Barthel-Index (Wade, Collin 1988, Prossiegel et al. 1996)
- CIQ Community Integration Questionaire (Willer et al. 1993)
- HPP Skalen zur Handlungs-, Planungs- und Problemlösestörungen (Gaugg et al. 1998)
- MKS Marburger- Kompetenzsskala (Gauggel et al. 1997)
- Neuropsychologische Testverfahren, z.B.:
    - TAP Testbatterie zur Aufmerksamkeitsprüfung (Fimm, Zimmermann 1993)
    - BAT Berliner Amnesietest (Metzler et al. 1992)
    - TÜLÜC Tübinger Luria Christensen Neuropsychologische Untersuchungsreihe (dt. Hamster et al. 1988)
- Wiener Testsystem (Schuhfried)

Zielsetzung der klinisch-psychologischen Behandlung _____ 55 ff	Interventionstechniken Behandlungsprogramme _____ 64 ff
– Wiederaufbau der sozialen und beruflichen Lebensordnung – Reintegration – Funktionstraining – Kompensationstraining – Soziales Kompetenztraining	– Computerunterstützte → 64 ff Trainingsprogarmme, z.B.: 　– COGPACK (Marker) 　– REHACOM (Schuhfried) 　– Hirnleistungstraining v. Rigling 　– SUVALINO (Caprez 1992) 　– WDG – Reaktionstraining am Wiener Determinationsgerät (siehe Wurzer 1992) – Training der visuellen Exploration (Münssinger, Kerkhof 1995) – Problemlösetraining (Kaiser, Hahlweg 1995) – Entspannungstrainings – AT, PMR, BT etc – Kompensationsstraining

Literatur für Betroffene

Cramon, D.V. (1988) Neuropsychologische Rehabilitation: Grundlagen – Diagnostik – Behandlungsverfahren. Springer, Berlin Heidelberg New York Tokyo

Gauggel, S., Konrad, K., Wietasch, A.K. (1998) Neuropsychologische Rehabilitation. Ein Kompetenz- und Kompensationsprogramm. Beltz, Weinheim

Helscher, R.J. (1997) Klinische Neuropsychologie. Verlag der Provinz, Wien-Weitra

Pössl, J., Mai, N. (1996) Rehabilitation im Alltag. Gespräche mit Angehörigen hirngeschädigter Patienten. Bergmann Publishing GmbH, Dortmund

Thümler, R. (1994) Schädel-Hirn-Trauma und apallisches Syndrom. Informationen und Ratschläge. Piper, München

Wurzer, W. (1992) Das posttraumatische organische Psychosyndrom. Universitätsverlag, Wien

<F10>

Psychische Verhaltensstörungen durch psychotrope Substanzen
Störungen durch Alkohol _____ 79 ff
DSM-IV: 291.x; 303.x; 305.00   ICD-9: 291.x; 303.x; 305.0

Diagnostische Kriterien _____ 83 f

Abhängigkeitssyndrom F10.2:
- Wunsch oder Zwang psychotrope Substanzen zu konsumieren
- Kontrollverlust
- Körperliches Entzugssyndrom bei Beendigung oder Reduktion des Konsums
- Toleranz d.h. eine deutliche Steigerung der Dosis
- Vernachlässigung anderer Vergnügen oder Interessen
- Anhaltender Substanzkonsum trotz Nachweises eindeutig schädlicher Konsequenzen

Differentialdiagnose _____ 80 ff

Abzugrenzen u.a. von:
- Psychischer Grundstörung, die unabhängig von Alkoholkonsum besteht
- Nicht alkoholbedingtem amnestischen Syndrom (F04)

Zu unterscheiden sind u.a.:
- F10.0 akute Alkoholintoxikation
- F10.1 schädlicher Gebrauch von Alkohol
- F10.2 Alkoholabhängigkeit
- F10.3 Alkoholentzugssyndrom
- F10.4 Alkoholentzugssyndrom mit Delir
- F10.6 amnestisches Syndrom

Zielsetzung der diagnostischen Abklärung _____ 84 ff

- Abklären
- der Suchtkrankung durch „Screeningverfahren"
- der Entstehungsbedingungen
- der hirnorganischen Folgerkrankungen (hirndiffuses organisches Psychosyndrom, Korsakow-Psychose)
- der Grunderkrankung (Angst-, Depressions-, Persönlichkeitsfragebögen, etc.)
- der Veränderungsbereitschaft

Diagnostische Verfahren _____ 84 ff

- ARS Alcohol Responsibility Scale (Worell et al. 1981, dt. Beiglböck et al. 1987)
- AUDIT Alcohol Use Disorders Identification Test (Babor et al. 1992) → 97 f
- FFT Fragebogen zum Funktionalen Trinken (Belitz-Weihmann et al. 1997)
- MALT Münchner-Alkoholismus-Test (Feuerlein et al. 1979)
- SSC Sensation Seeking Scale (dt Fassung Gniech et al. 1992)
- TAI Trierer Alkoholismusinventar (Funke et al. 1987)
- Toronto Alexithymia Scale (Taylor et al. 1985, Greger 1992)
- SOCRATES-Fragebogen nach Miller (in dt. Übersetzung in Wetterling et al. 1997) → 90
- BAT – Berliner Amnesietest (Metzler et al. 1992)
- FAST – Familienstrukturtest (Gehring 1994)

Zielsetzung der klinisch-psychologischen
Behandlung _____ 92 f

- Behandlung der suchtspezifischen
  Anteile bezogen auf die versch.
  psychologischen Faktoren
  der Entstehung einer
  Suchterkrankung:
    - Modellernen
    - Attribution
    - Systemtheorie
    - Alexithymie
    - Sensation Seeking
- Eventuelle Behandlung
  der Grundstörung (siehe dort)
- Abstinenz

Interventionstechniken
Behandlungsprogramme _____ 88 ff

- Motivationsarbeit nach Prochaska,
  Diclemente → 89 ff
- Gruppenprogramm nach
  Monti → 95 ff
- Kognitives Umstrukturieren
- Erarbeiten systemischer Bedingungen
- Erlebnisaktivierende Verfahren,
  Schulung der Gefühlswahrnehmung
- Erlebnispädagogik

Literatur für Betroffene

Braun, St. (1998) Der Alltägliche Kick. Von Alkohol Und Koffein. Birkhäuser Vlg, Basel
Dietze, K., Spicker, M. (1997) Alkohol – Kein Problem? Campus Vlg, Frankfurt
Lindenmeyer, J. (1992) Lieber schlau als blau. PVU, München
Schneider, R. (1996) Die Suchtfibel. Röttger-Schneider Verlag, Baltmannsweiler

<F17>
Psychische und Verhaltensstörungen durch psychotrope Substanzen
Störungen durch Tabak _____ 101 ff
DSM-IV: 305.1; 292.0; 292.9   ICD-9: 305.1

Diagnostische Kriterien _____ 101 f

- Psychische Störungen und Verhaltensstörungen, die auf den Nikotinkonsum zurückzuführen sind
- Diagnostische Kriterien der Abhängigkeit – siehe unter F10
- Häufig mit körperlichen Folgeschäden verbunden

Differentialdiagnose

Abzugrenzen u.a. von:
- Psychischen Symptomen und Störungen, die unabhängig von Nikotinintoxination bzw –entzug bestehen, z.B. depressive Störungen (F3) und Angststörungen (F4)

Zu unterscheiden sind:
- F17.0 akute Nikotinintoxikation
- F17.1 schädlicher Gebrauch von Nikotin
- F17.2 Nikotinabhängigkeit
- F17.3. Nikotinentzugssyndrom

Zielsetzung der diagnostischen Abklärung _____ 103 ff

- Erheben der Lebensumstände
- Erfassen des Tabakkonsums, des Rauchverhaltens
- Bestimmung der Nikotinabhängigkeit
- Unterscheidung zwischen konsonanten und dissonanten Rauchern (NPAS)
- Abklärung bisheriger Entwöhnungsversuche
- Abklärung besonderer Umstände wie NSDNG, Kohlenhydratabhängigkeit oder ineffectiver Stressbewältigung

Diagnostische Verfahren _____ 104 ff

- Persönlichkeitsinventare und Befindlichkeitsskalen – siehe andere Störungsbilder
- SEL Skalen zur Erfassung der Lebensqualität (Averbeck et al. 1997)
- FTND Fagerström-Test for Nicotine Dependence (Heatherton et al. 1991) → 104
- Selbstwirksamkeitsfragebogen zum Rauchen (Miller, Taylor)
- Kohlenmonoxid Messung
- Teerexpositionswert

Zielsetzung der klinisch-psychologischen Behandlung _____ 108 ff

- Ziel ist die Beendigung des Nikotinkonsums mit Hilfe eines individuell abgestimmten Programmes abhängig von Art und Ausmaß der Nikotinabhängigkeit und abgestimmt darauf, ob konsonantes oder dissonantes Rauchen vorliegt

Interventionstechniken Behandlungsprogramme _____ 111 ff

- Verhaltensanalyse (Raucherprotokoll)
- Psychologische Betreuung während einer Nikotinersatztherapie
- Selbstkontrolltechniken
- Situations- und Reaktionskontrolltechniken
- Entspannungstraining
- Stressbewältigungstraining
- Ev. „Schlank ohne Diät". siehe dazu Schmeiser-Rieder et al. (1997), Schoberberger et al. (1993, 1995)

Literatur für Betroffene

Rihs M., Lotti H. (1993) Frei vom Rauchen. Hans Huber, Bern
Özalp. M. (1998) Zwischen Glut und Asche. Wien, Sparkassen Versicherung Aktiengesellschaft (kostenlose Anforderung unter: Die S-Versicherung, 1010 Wien, Wipplinger Straße 36 – 38)
Institut für Sozialmedizin der Universität Wien, Nikotininstitut (1998) Raucherprotokoll – Selbsthilfeleitfaden auf dem Weg zum Nichtraucher. Wien

<F2>

Schizophrenie, schizotypische und wahnhafte Störungen	121 ff
DSM-IV:295.x; 297.1 ICD-9: 295.x; 297.0; 297.1; 297.2	

Diagnostische Kriterien _____ 124 ff

- Grundlegende und charakteristische Störungen von Denken und Wahrnehmung, länger als ein Monat
- Auftreten von mindestens einem Symptom wie
  - Gedankenlautwerden, Gedankeneingebung, etc.
  - Kontroll-, Beeinflussungswahn, Wahnwahrnehmung
  - Kommentierende und dialogische Stimmen
  - Anhaltender kulturell unangemessener, bizarrer Wahn
- Auftreten von mindestens zwei der folgenden Symptome:
  - Anhaltende Halluzinationen, überwertige Ideen
  - Neologismen, Gedankenabreißen, Zerfahrenheit
  - Katatone Symptome
  - „Negative" Symptome wie Apathie, Sprachverarmung, verflachte oder inadäquate Affekte

Differentialdiagnose _____ 125 f

Abzugrenzen u.a. von:
- Persönlichkeitsstörungen (F6)
- Depressionen mit psychotischen Inhalten (F3)
- Organischen (F0)oder substanzbedingten Psychosen (F1)
- Akuter vorübergehender psychotische Episode (F23)

Zu unterscheiden sind:
- F20 Schizophrenie, u.a.
  - F20.0 paranoide Schizophrenie
  - F20.1 hebephrene Schizophrenie
  - F20.2 katatone Schizophrenie
  - F20.5 schizophrenes Residuum
- F21 schizotypische Störung
- F22 anhaltende wahnhafte Störung

Zielsetzung der diagnostischen Abklärung _____ 128

- Erfassen des Krankheitsverlaufes
- Erfassen schizophreniespezifischer Symptome
- Differentialdiagnostik
- Herausarbeiten von behandlungsrelevanten Informationen wie z.B. Rückfallzeichen
- Erfassen aktueller kognitiver Störungen
- Evaluation von kognitiven Trainingsmaßnahmen

Diagnostische Verfahren _____ 128 f

- IDCL Internationalen Diagnose-Checklisten (Hiller et al. 1995)
- IMPS Inpatient Multidimensional Psychiatric Scale (dt. Bearbeitung v. Hiller et al. 1986)
- FBS Frankfurter Befindlichkeitsskala (Süllwold 1987).
- FBF Frankfurter Beschwerdefragebogen.
- BPRS Brief Psychiatric Rating Scale (dt. Bearbeitung in CIPS 1996)
- BSABS Bonner Skala für die Beurteilung von Basissymptomen
- SANS Scale for Assessment of Negative Symptoms
- NSA Negative Symptom Assessment
- PANSS Positive and Negative Syndrome Scale for Schizophrenia
- Leistungstests, z.B. d2, ZVT oder computergestützte Aufmerksamkeitsbatterien (siehe andere Störungsbilder)

Zielsetzung der klinisch-psychologischen Behandlung _____ 131 ff, 139 ff	Interventionstechniken Behandlungsprogramme _____ 132 ff
– Besserung der Symptomatik – Optimierung der Rückfallprävention – Stärkung der Selbsthilfe und Bewältigungsfähigkeiten – Förderung der subjektiven Krankheitsbearbeitung und Identität – Kompensation primärer Störungen – Förderung der Fähigkeiten zur Alltagsbewältigung	– Kontingenzmanagement-Methoden zum Abbau von problematischen Verhaltensweisen bei stationären Patienten – ITP- Integriertes psychologische Therapieprogramm nach Roder u.a. (1995) → 132 ff – Krankheitsbewältigung (Süllwold 1990) – Psychoedukative Ansätze (Libermann 1988) – Arbeit mit Angehörigen – Kognitive Ansätze z. Bewältigung von Wahnsymptomen

Literatur für Betroffene

Bäuml, J. (1994) Psychosen aus dem schizophrenen Formenkreis. ein Ratgeber für Patienten und Angehörige. Springer, Berlin Heidelberg New York Tokyo

Bock, T. et al. (1997) Im Strom der Ideen. Stimmenreiche Mitteilungen über den Wahnsinn. Psychiatrie-Verlag, Bonn

Deger-Erlenmaier, J., Honemann (Hrsg.) (1979) Wenn nichts mehr ist, wie es war... Angehörige psychisch Kranker bewältigen ihr Leben. Psychiatrie-Verlag, Bonn

Finzen, A. (1995) Schizophrenie - die Krankheit verstehen. Psychiatrie-Verlag, Bonn

Knuf, A., Gartelmann, A. (Hrsg.) (1997) Bevor die Stimmen wiederkommen. Vorsorge und Selbsthilfe bei psychotischen Krisen. Psychiatrie-Verlag, Bonn

Stark, F.M., et al. (Hrsg.) (1997) Ich bin doch nicht verrückt. Erste Konfrontation mit psychischer Krise und Erkrankung. Psychiatrie-Verlag, Bonn

Wienberg, G. (1998) Schizophrenie zum Thema machen. Psychiatrie-Verlag, Bonn

<F3>

Affektive Störungen unter besonderer Berücksichtigung der depressiven Störungen _____ 147 ff

DSM-IV: 296.x; 301.13; 300.4   ICD-9: 296.x; 301.1; 300.4

Diagnostische Kriterien _____ 151 f

- Störungen mit Veränderungen der Stimmung oder der Affektivität und des Antriebs
- Episodenhaftes (phasisches) Auftreten

Bei depressiven Störungen:
- Gedrückte traurige Stimmung
- Interessensverlust oder Freudlosigkeit
- Verminderter Antrieb oder gesteigerte Ermüdbarkeit
- Somatisches Syndrom (Morgentief etc)
- Bestehen der depressiven Beschwerden über einen Zeitraum von mindestens 2 Wochen

Differentialdiagnose _____ 148

Abzugrenzen u.a. von:
- Depressiver Symptomatik bei anderen psychischen Störungen
- Organisch bedingter depressiver Symptomatik (F06)
- Substanzbedingter depressiver Symptomatik (F1)
- Persönlichkeitsstörungen (F06)
- Trauerreaktion

Zu unterscheiden sind: → 152
- F30 manische Episode
- F31 bipolare affektive Störung
- F32 depressive Episode
- F33 rezidivierende depressive Störungen
- F34 anhaltende affektive Störungen Zyklothymia, Dysthymia

Zielsetzung der diagnostischen Abklärung _____ 152 f

Drei Schritte der diagnostischen Abklärung:
- Erfassen der intellektuelle Leistungsfähigkeit, der Konzentrationsfähigkeit und der Persönlichkeitsmerkmale
- Abklärung der Schwere der Depression, der Befindlichkeitsstörung, der Ängste und der Stressverarbeitung sowie der Suizidalität
- Differentialdiagnose

Diagnostische Verfahren _____ 153

- ADS Allgemeine Depressionsskala (Hautzinger et al. 1993)
- BDI Beck-Depressions-Inventar (Hautzinger et al. 2.Aufl 1995)
- HAMD Hamilton Depressions Skala (Hamilton 1976)
- PD-S/D-S Paranoid-Depressivitäts-Skala/Depressivitäts-Skala (Zerssen 1976)
- SDS Self Rating Depression Scale (Zung)
- TSD Test zur Erfassung der Schwere einer Depression (Obermair et al. 1983)

Zielsetzung der klinisch-psychologischen Behandlung ___ 153 ff	Interventionstechniken Behandlungsprogramme ___ 155 ff

– Aktivierung
– Entspannung
– Identifikation und Veränderung von Grundüberzeugungen
– Identifikation von automatischen und negativen Gedanken, Überprüfung und Veränderung
– Problemlösung – Konfliktlösung – in drei Schritten:
   – Analyse der bisherigen Strategien und Muster
   – Identifizierung und Konkretisierung von Zielen
   – Erproben von neuen Verhaltensweisen
– Analyse und Verbesserung der sozialen Kompetenz
	– Bewertung von Aktivitäten mit Tagebuch bzw. Wochenplan (Beck et al. 1994)
	– Aktivierung mit Liste angenehmer Gedanken (Hautzinger et al. 1992)
	– Entspannungstechniken (Vail, Petermann 1993)
	– Arbeit mit Bildern und Metaphern (Gilligan 1995)
	– Protokollierung automatischer negativer Grundüberzeugungen (Hautzinger et al. 1992)
	– Sokratischer Dialog
	– Training sozialer Kompetenz (Pfingsten, Hinsch 1991)

Literatur für Betroffene

Depressionen. Eine Information für Patienten und Angehörige. Lundbeck Arzneimittel Ges.m.b.H. (kostenlose Bestellung unter +43/1/331107-0 oder http://www.lundbeck.at)

Depressionen (1998) Konsument-extra Wien

Wittchen, H.-U. et al. (1995) Depression: Wege aus der Krankheit. Karger, Freiburg

<F40.01>

Agoraphobie mit Panikstörung	175 ff
DSM-IV: 300.21	ICD-9: 300.0; 300.2

Diagnostische Kriterien _____ 176 f

Phobie
- Psychische oder vegetative Symptome als primäre Manifestationen der Angst
- Die Angst muss in mindestens zwei der folgenden umschriebenen Situationen auftreten: Menschenmengen, auf öffentlichen Plätzen, bei Reisen mit weiter Entfernung von zu Hause oder bei Reisen alleine
- Vermeiden der phobischen Situation

Panikstörung
- Mehrere schwere vegetative Angstanfällen innerhalb eines Monats
- In Situationen in denen keine objektive Gefahr besteht
- Die nicht auf bekannte oder vorhersagbare Situationen begrenzt sein dürfen und
- zwischen den Attacken müssen weitgehend angstfreie Zeiträume liegen (Erwartungsangst ist jedoch häufig)

Differentialdiagnose _____ 177

Abzugrenzen u.a. von:
- Angst- und Panikzuständen infolge körperlicher Erkrankungen (z.B. Hyperthyreose)
- depressiver Episode (F32)
- Wahngedanken
- Zwangsstörung (F42)

Zu unterscheiden sind:
- F40.0 Agoraphobie ohne Panikstörung
- F40.1 Soziale Phobien
- F40.2 Spezifische Phobien
- F41.0 Panikstörung – episodisch paroxymale Angst
- F41.1 Generalisierte Angststörung

Zielsetzung der diagnostischen Abklärung _____ 181

- Differentialdiagnostische Abklärung
- Erfassen der körperlichen Symptome eines Angstanfalls
- Erfassen der Gedanken und katastrophisierenden Missinterpretationen während eines Angstanfalls
- Erfassen des Ausmaßes des Vermeidungsverhaltens

Diagnostische Verfahren _____ 181

- AKV Fragebogenset zu körperbezogenen Ängsten, Kognitionen und Vermeidung, (Ehlers et al, 1995)
- CIDI Composite International Diagnostic Interview (Wittchen, Semler, 1991, Wittchen et al 1999)
- DIPS Diagnostisches Interview bei psychischen Störungen (Margraf et al. 1991)

Zielsetzung der klinisch-psychologischen Behandlung _____ 183

Angstabbau in drei Schritten
1. Motivierung
2. Vermittlung von Störungs- und Veränderungswissen
3. Training der Umsetzung des Veränderungswissens in Handlung

Interventionstechniken Behandlungsprogramme _____ 183 ff

Kognitiv-verhaltenstherapeutisches Behandlungsprogramm für Panikfälle (nach Margraf und Schneider 1990)
- Vermitteln eines Erklärungsmodells
- Expositionsbehandlung
  - massiert
  - graduiert

Literatur für Betroffene

Angst und Panikstörungen. (1999) Eine Information für Patienten und deren Angehörige. Lundbeck Arzneimittel Ges.m.b.H. (kostenlose Bestellung unter +43/1/331107-0 oder http://www.lundbeck.at)

Mathews, A. et al. (1993) Platzangst, 2. Aufl. Ein Übungsprogramm für Betroffene und Angehörige. Karger-Verlag, Basel/Freiburg

Wittchen, H.-U (1997) Wenn Angst krank macht. Mosaik Verlag, München

Wittchen, H.-U et al (1995) Hexal-Ratgeber: Angst. Karger-Verlag, Basel/Freiburg

<F41.1>

Generalisierte Angststörung	203 ff
DSM-IV: 300.02	ICD-9: 300.0

Diagnostische Kriterien _____ 203

- Symptome der Angst, die mehrere Wochen mehrmals täglich auftreten
- Befürchtungen (Sorge über zukünftiges Unglück, Nervosität, Konzentrationsschwierigkeiten usw.)
- Motorische Spannung (körperliche Unruhe, Spannungskopfschmerz, Zittern, Unfähigkeit, sich zu entspannen)
- Vegetative Übererregbarkeit (Benommenheit, Schwitzen, Tachykardie, etc.)

Differentialdiagnose _____ 204

Abzugrenzen u.a. von:
- Depressiver Episode (F32)
- Phobischer Störung (F40)
- Panikstörung (F41.0)
- Zwangsstörung (F42)

Zielsetzung der diagnostischen Abklärung

- Differentialdiagnostische Abklärung.
- Erfassen des Angstniveaus
- Erfassen der situativen und der überdauernden Aspekte der Angst
- Erfassen des Ausmaßes der Beeinträchtigung

Diagnostische Verfahren _____ 207 f

- CIDI Composite International Diagnostic Interview (Wittchen et al. 1999)
- HAMA Hamilton Anxiety Scale (dt. Bearbeitung von CIPS 1996)
- PSWQ Penn State Worry Questionaaire (Meyer et al. 1990)
- STAI State Trait Anxiety Inventory (dt. Laux 1981)
- SAS Self rating Anxiety Scale (Zung 1971)

Zielsetzung der klinisch-psychologischen Behandlung _____ 208 f

- Kontrolle des hohen Aktivierungsgrades und Vermindern der Übererregtheit
- Angstmanagement
- Stressbewältigung
- Verminderung des katastrophierenden Denkens
- Durchbrechen der automatischen Gedanken
- Verminderung von Ritualisierungen

Interventionstechniken Behandlungsprogramme _____ 208 f

- Angstbewältigungstraining (Suinn, Richardson 1971)
- Stressmanagementtraining
- Sorgenkontrollbehandlung (Turowsky, Balow 1996)

Literatur für Betroffene

Angst und Panikstörungen. (1999) Eine Information für Patienten und deren Angehörige. Lundbeck Arzneimittel Ges.m.b.H. (kostenlose Bestellung unter +43/1/331107-0 oder http://www.lundbeck.at)

Marks, I. (1993)Ängste verstehen und bewältigen. Springer, Berlin Heidelberg New York Tokyo

Wittchen, H.-U. (1997) Wenn Angst krank macht. Mosaik Verlag, München

Wittchen, H.U. et al. (1995) Hexal-Ratgeber: Angst. Karger-Verlag, Basel/Freiburg

<F42>
Zwangsstörung _____ 215
DSM-IV: 300.3   ICD-9: 300.3

Diagnostische Kriterien _____ 219 f

- Wiederkehrende Zwangsgedanken oder Zwangshandlungen
- Mit unangenehmen Charakter
- Werden als eigene Gedanken und Impulse erlebt
- Den Gedanken oder Handlungen wird Widerstand entgegengesetzt

Bei Zwangsgedanken:
- Zwanghafte Ideen, Vorstellungen, gedankliche Impulse
- Für die Person untypisch und quälend
- Z.T. endlose Überlegungen und Unfähigkeit, Entscheidungen zu treffen

Bei Zwangshandlungen:
- Meist auf Ordnung, Kontrolle und Reinlichkeit bezogen
- Oft stundenlange Dauer und starke Beeinträchtigung der Alltagsaktivitäten

Differentialdiagnose _____ 216 ff

Abzugrenzen von:
- Zwangssymptomen im Rahmen einer psychotischen Störung (F2)
- Organischer psychischer Störung (F0)
- Zwangsgedanken im Rahmen einer affektiven Störung (F3)
- Zwanghafter Persönlichkeitsstörung (F60.5)

Zu unterscheiden sind:
- F42.0 vorwiegend Zwangsgedanken oder Grübelzwang
- F42.1 vorwiegend Zwangshandlungen
- F42.2 Zwangsgedanken und Handlungen gemischt

Zielsetzung der diagnostischen Abklärung _____ 223 ff

- Differentialdiagnostische Abklärung
- Art und Ausmaß der Zwangssymptomatik
    - Verhaltensebene
    - Kognitive Ebene
    - Psychophysiologischen Ebene
- Erfassen des Schweregrades und des Verlaufs
- Ausmaß der Einschränkungen von Alltagsaktivitäten

Diagnostische Verfahren _____ 223 ff

- MOCI Maudsley Obsessional Compulsive Inventory (Hodgson, Rachmann 1977)
- HZI-K Hamburger Zwangsinventar-Kurform (Klepsch et al. 1993)
- Y-BOCS Yale-Brown Obsessive Compulsive Scale (Hand, Büttner Westphal 1991)
- Screening-Fragebogen für Zwangserkrankungen (Lenz, Demal 1998 – siehe dazu Seite 217)

Zielsetzung der klinisch-psychologischen Behandlung _____ 225 ff

- Information und Aufklärung der Betroffenen
- Aufbau von Veränderungsmotivation
- Bearbeitung der Zwänge
- Bearbeitung der Ursachen
- Reduktion der Zwangssymptomatik
- Erarbeiten von Strategien für das Alltagsleben

Interventionstechniken Behandlungsprogramme _____ 225 ff

- EMR– Exposition mit Reaktions-Management (Hauke 1998)
- Konfrontationsverfahren, Gedankenstopp-Verfahren (Reinecker 1994)
- Psychoedukative Ansätze im Gruppensetting (Demal et al. 1998)

Literatur für Betroffene

Benkert, O., Lenzen-Schulte, M. (1997) Zwangskrankheiten. Ursachen Symptome Therapien. Beck'sche Reihe, München

Baer, L. (1994) Alles unter Kontrolle – Zwangsgedanken und Zwangshandlungen überwinden. Huber, Göttingen

Hoffmann, N. (1990) Wenn Zwänge das Leben einengen. Zwangsgedanken und Zwangshandlungen. Ursachen, Behandlungsmethoden und Möglichkeiten der Selbsthilfe. Pal, Mannheim

Hoffmann, N. (1994) Seele im Korsett – innere Zwänge verstehen und überwinden. Herder, Freiburg

Hoffmann, N. (1999) Zwangshandlungen erkennen, verstehen und überwinden. Kreuz Verlag, Zürich

Klepsch, R., Wilcken, S. (1998) Zwangshandlungen und Zwangsgedanken: Wie Sie den inneren Teufelskreis durchbrechen. Georg Thieme Verlag, Trias

Lenz, G. et al. (1998) Spektrum der Zwangsstörungen – Forschung und Praxis. Springer, Wien New York

Rapoport, J.L. (1990) Der Junge, der sich immer waschen musste. Wenn Zwänge den Tag beherrschen. Goldmann, München

Ulrike, S. et al. (1996) Der Weg aus der Zwangserkrankung. Vandenhoeck, Ruprecht, Göttingen

Schwartz, JM. (1997) Zwangshandlungen und wie man sich davon befreit. Wolfgang Krüger Verlag, Frankfurt

<F43.1>

Posttraumatische Belastungsstörung	235 ff
DSM-IV:309.81	ICD-9: -

Diagnostische Kriterien _____ 235 ff

- Reaktion auf eine außergewöhnliche Belastung (kurz- oder langanhaltendes Ereignis oder Geschehen von außergewöhnlicher Bedrohung oder mit katastrophalem Ausmaß)
- Anhaltende Erinnerungen oder Wiedererleben des belastenden Ereignisses bzw. der belastenden Erlebnisse
- Vermeidung von Situationen bzw. Umständen, die der Belastung ähneln oder mit ihr in Zusammenhang stehen
- Erhöhte psychophysiologische Erregung (Ein- und Durchschlafstörungen, Reizbarkeit, Konzentrationsschwierigkeiten etc)

Differentialdiagnose

Abzugrenzen u.a. von:
- Länger andauernden Störungen der Erlebnisverarbeitung, z.B. Angststörung (F40, F41) oder depressive Störung (F3)
- Andauernde Persönlichkeitsstörung (F6)
- Anpassungsstörung (F43.2)
- Phobische Störung (F40)

Zielsetzung der diagnostischen Abklärung _____ 241

- Differentialdiagnostische Abklärung
- Schweregrad der Belastung
- Ausmaß der Intrusion des traumatischen Ereignisses
- Ausmaß des Vermeidungsverhaltens

Diagnostische Verfahren _____ 241

- DIPS Diagnostisches Interview für psychische Störungen (Margraf et al. 1991)
- IES Impact of Event Scale (Horowitz et al. 1979, dt. Maercker 1993)
- PSS PTSD-Symptom-Scale (Foa et al. 1993)

Zielsetzung der klinisch-psychologischen Behandlung ___ 241 ff

- Kognitive und emotionale Umstrukturierung der spezifischen Gedächtnisrepräsentation
- Habituation der pathologischen Angst
- Reduzierung der Schreckhaftigkeit
- Abbau dysfunktionaler Kognitionen
- Abbau des Vermeidungsverhaltens

Interventionstechniken Behandlungsprogramme _____ 243 ff

- Emotional-imaginative Umstrukturierung traumatischer Episoden (Zarbock 1994)
- EMDR – Eye Movement Desensitation and Reprocessing (Shapiro 1988)
- Debriefing (Pauli et al. 1996, Mitchell)
- Stressimpfungstraining (Meichenbaum, Genest 1980)

Literatur für Betroffene

Bengel, J. (1997) Psychologie in Notfallmedizin und Rettungsdienst. Springer, Berlin Heidelberg New York Tokyo

<F45>
Somatoforme Störungen _____ 251 ff, 269 ff
DSM-IV: 300.70; 300.81   ICD-9: 306

Diagnostische Kriterien _____ 253 ff
- Vorhandensein körperlicher Symptome, für die bzw. für deren Ausmaß es keine ausreichende medizinische Erklärung gibt → 271
- Beeinträchtigung familiärer und sozialer Funktionen
- Übermäßige Beschäftigung mit körperlichen Beschwerden
- Bei der Somatisierungsstörung – mindestens 6 verschiedene Symptome
- Bei der hypochondrischen Störung – Angst vor Erkrankung im Vordergrund
- Bei der somatoformen Schmerzstörung – v.a. Schmerzsymptome → 271

Differentialdiagnose _____ 252 ff
Abzugrenzen u.a. von:
- Tatsächlichen körperlichen Erkrankungen
- Psychosomatischen Erkrankungen (F54)
- Körperbeschwerden als Folge des Konsums psychotroper Substanzen oder der Nebenwirkungen von Medikamenten
- Depressiven Störungen (F3)
- Angststörungen (F40, F41)
- Hypochondrischem Wahn im Rahmen einer depressiven Störung

Zu unterscheiden sind:
- F45.0 Somatisierungsstörungen.
- F45.1 undifferenzierte Somatisierungsstörung
- F45.2 hypochondrische Störung
- F45.3 somatoforme autonome Funktionsstörung
- F45.4 anhaltende somatoforme Schmerzstörung

Zielsetzung der diagnostischen Abklärung _____ 256 f, 272 f
- Differentialdiagnostische Abklärung.
- Ausmaß der Beeinträchtigung
- Erheben der emotionalen, kognitiven und verhaltensbezogenen Begleiterscheinungen
- Erheben der Krankheitstheorien
- Schmerzdiagnostik → 272 f

Diagnostische Verfahren _____ 256 f
- FBL Freiburger Beschwerdeliste (Fahrenberg et al. 1994)
- FKG Fragebogen zu Körper und Gesundheit (Hiller et al. 1997)
- SOMS Screening für somatoforme Störungen (Rief et al. 1997)
- Whiteley Index (Rief 1994)
- DIPS Diagnostisches Interview für psychische Störungen (2.Aufl. 1994)
- SF-36 Der SF36 Fragebogen zum Gesundheitszustand (Bullinger, Kirchberger 1998)
- Bei der somatoformen Schmerzstörung – Schmerzfragebögen (siehe auch Seite 379)

Zielsetzung der klinisch-psychologischen Behandlung ____ 258 f	Interventionstechniken Behandlungsprogramme ____ 258 ff
– Erklärung von psychophysiologischen Mechanismen und Zusammenhängen – Entwicklung eines individuellen funktionalen Bedingungsmodells – Aufbau eines positiven Körperempfindens – Neubewertung inadäquater Krankheitsüberzeugungen – Kontrollierbarkeit der Schmerzsymptomatik → 274	– Einsatz von Symptomtagebücher – Demonstration psychophysiologischer Zusammenhänge (mit Hilfe von Biofeedback) – Verminderung von Kontrollverhaltensweisen – Behandlungsprogramm bei chronischen Unterbauchschmerzen (siehe Seite 274 f)

Literatur für Betroffene

Lieb, H., von Pein, A. (1990) Der kranke Gesunde. Trias, Stuttgart

Literatur für Betroffene

Johnston, A. (1997) Die Frau, die im Mondlicht aß. Scherz-Verlag, Frankfurt
Gerlinghoff, M., Bakmund, H. (1997) Der heimliche Heisshunger. dtv, München
Grant, S. (1998) Der heilige Hunger. Scherz-Verlag, Frankfurt
Göckel, R. (1996) Endlich frei vom Esszwang. Kreuz-Verlag, Stuttgart
Schimpf, M. (1997) Selbstheilung von Essstörungen für langjährig Betroffene, 4. Auflage. Borgmann, Dortmund
Tamaro, S. (1995) Der kugelrunde Robert. Diogenes, Zürich

<F50>
Ess-Störungen _____ 281 ff
DSM-IV: 307.1; 307.51   ICD-9: 307.1

Diagnostische Kriterien ___ 284 ff, 289 f

- Unangemessene Furcht, zu dick zu sein oder an Gewicht zuzunehmen
- Anstrengungen, Gewicht zu verlieren
- Verleugung von Problemen in Zusammenhang mit dem Gewicht bzw. dem Essverhalten
- Bei Anorexie – gestörte Körperwahrnehmung → 284 f
- Bei Bulimie – Essattacken mit selbstinduziertem Erbrechen → 289 f

Differentialdiagnose _____ 285, 290

Abzugrenzen u.a. von:
- Ess-störungen im Rahmen einer depressiven Symptomatik (F3)
- Ess-Störungen im Rahmen einer Zwangssymptomatik (F40)
- Ess-Störungen im Rahmen einer Persönlichkeitsstörung (F6)
- Körperlich bedingtem Gewichtsverlust

Zu unterscheiden sind:
- F50.0 Anorexia nervosa
- F50.2 Bulimia nervosa
- Ev. auch psychogene Adipositas (siehe Seite 293 ff)

Zielsetzung der diagnostischen Abklärung _____ 282 ff

- Differentialdiagnostische Abklärung
- Erfassen des Essverhaltens
- Erfassen der körperbezogenen Einstellungen
- Krankheitseinsicht
- Einfluss der Familiendynamik
- V.a. bei Bulimie – Erfassen einer Persönlichkeitsstörung als komorbides Geschehen

Diagnostische Verfahren _____ 286, 290

- FEV Fragebogen zum Essverhalten (Pudel et al. 1989)
- FBEK Fragebogen zur Beurteilung des eigenen Körpers (Strauß, Richter-Apelt 1996)
- FKKS Frankfurter Körperkonzeptskalen (Deusinger 1998)
- IEG Inventar zum Essverhalten und Gewichtsproblemen (Diehl, Staufenbiel 1994)
- OPD Operationalisierte Psychodynamische Diagnostik , hrsg. vom Arbeitskreis zur Operationalisierung Psychodynamischer Diagnostik (2.Aufl. 1998)
- DIB Diagnostisches Interview für das Borderlinesyndrom (Gunderson 2. Aufl. 1990)

Zielsetzung der klinisch-psychologischen Behandlung ____ 283 f

- Fördern der Krankheitseinsicht und der Veränderungsbereitschaft
- Entwickeln normalen Essverhaltens
- Veränderung der Körperwahrnehmung
- Erhöhen der Selbstwirksamkeit

Interventionstechniken Behandlungs-programme _____ 286 f, 291, 296 f

- Gestuftes Gruppenprogramm – (siehe Seite 283 f) → 291
- Selbsthilfegruppen
- Ambulante Betreuung
- Gruppenprogramme im Rahmen eines stationären Aufenthaltes

<F51>
Nicht-organische Schlafstörungen _____ 301 ff
DSM-IV: 307.4; 291.8; 292.8   ICD-9: 307.4

Diagnostische Kriterien ___ 301, 303 f

- Allgemeine Beeinträchtigungen der Menge und der Qualität des Schlafes
- Dyssomnien: Störungen der Dauer, Qualität oder des Zeitpunktes des Schlafs aufgrund emotionaler Ursachen
- Parasomnien: Abnorme Episoden, die während des Schlafs auftreten
- Übermäßige Besorgnis über Schlafmangel

Differentialdiagnose ___ 303 f

Abzugrenzen u.a. von :
- Körperlich begründeten Schlafstörungen
- Schlafstörungen als Symptom anderer psychischer Störungen, z.B. im Rahmen einer depressiven Störung (F3)
- Schlafstörungen infolge von Medikamentenmissbrauch

Zu unterscheiden sind:
- Dyssomnien:
  - F51.0: nicht-organische Insomnie
  - F51.1: nicht-organische Hypersomnie
  - F51.2: nicht-organische Störung des Wach-Schlaf-Rhythmus

- Parasomnien:
  - F51.3: Schlafwandeln (Somnambulismus)
  - F51.4: Pavor nocturnus
  - F51.5: Alpträume

Zielsetzung der diagnostischen Abklärung ___ 304 f

- Erfassen der auslösenden bzw. stabilisierenden Faktoren (=Analyse der Schlafhygiene)
- Feststellen der individuellen Variabilität der schlafbezogenen Merkmale
- Erfassen komorbiden Geschehens (Depressivität, Ängstlichkeit)

Diagnostische Verfahren ___ 305 f

- Schlafprotokoll → 306
- FEPS II Fragebogen zur Erfassung spezifischer Persönlichkeitseigenschaften Schlafgestörter (Hoffmann et al. 1997)
- PSQI Pittsburgh Sleep Quality Index (Riemann, Backhaus 1996)
- SF Schlaffragebogen (Görtelmeyer 1981)

Zielsetzung der klinisch-psychologischen Behandlung ___ 305 ff

- Verminderung der psychophysiolog. Anspannung – Vigilanzreduktion
- Wiederherstellen der inneren Ausgeglichenheit auf körperlicher, kognitiver und emotionaler Reaktionsebene
- Veränderung von unangemessenen Kognitionen zum Schlaf
- Schaffen eines regelmäßigen Schlaf- und Wachrhythmus

Interventionstechniken Behandlungsprogramme ___ 306 ff

- Verhaltensorientierte Methoden.
  - Stimuluskontrolle
  - Schlafrestriktionstherapie (Spielmann et al. 1987)
- Entspannungsverfahren (PMR, AT etc)
- Kognitive Verfahren
- Multimodale Therapieansätze zur Veränderung des Schlafverhaltens (Hauri 1991, Morin 1993)

Literatur für Betroffene

Backhaus, J., Riemann, D. (1996) Schlafstörungen bewältigen. Anleitung zur Selbsthilfe. Beltz PVU, Weinheim

Feld, K. (1994) Wieder gut schlafen können. Was Sie gegen Ein- und Durchschlafschwierigkeiten tun können. PA, Mannheim

Friebel, V. (1990) Schlafprobleme aktiv angehen. Thieme, Stuttgart

<F54>

Psychische Faktoren oder Verhaltenseinflüsse bei andernorts klassifizierten Krankheiten	317 ff
DSM-IV: (siehe Seite 321 ff)	ICD-9: 306

Diagnostische Kriterien _____ 318 ff

- Psychische Faktoren oder Verhaltenseinflüsse, die eine wesentliche Rolle in der Ätiologie oder dem Verlauf körperlicher Erkrankungen stehen (sog. psychosomatische Störungen)
- Unspezifische und langanhaltende psychische Störungen, die nicht die Kriterien einer anderen psychischen Störung erfüllen

Differentialdiagnose _____ 321 ff

Abzugrenzen u.a. von:
- Anderen psychischen Störungen, z.B.
  - Affektiven Störungen (F3)
  - Phobischen Störungen (F40)
  - Anpassungsstörungen (F43)
- Somatoformen Störungen (F45)
- Vorgetäuschten Störungen (F68)

Zu unterscheiden:
- Je nach somatischem Störungsbild z.B. bei Hauterkrankungen → 360 f

Zielsetzung der diagnostischen Abklärung _____ 324

- Erfassen der verschiedenen Faktoren d. Risiko- und Krankheitsverhaltens
- Dysfunktionale Ärger- und Stressverarbeitungsstrategien
- Identifikation auslösender und aufrechterhaltender Bedingungsfaktoren
- Kausalattributierungen

Diagnostische Verfahren

- FAPK Fragebogen zur Abschätzung Psychosomatischen Krankheitsgeschehens (2. Aufl 1996)
- FBL Freiburger Beschwerdeliste (Fahrenberg 1994)
- FEG Fragebogen zum Gesundheitsverhalten (Dlugosch, Krieger 1995)
- GGB Gießener Beschwerdebogen (Brähler, Scheer 1995)
- GT Gießentest
- SCL 90-R Die Symptomcheckliste (Franke 1995)
- SEL Skalen zur Erfassung von Lebensqualität (Averbeck et al. 1997)

Zielsetzung der klinisch-psychologischen Behandlung _____ 324 ff

- Anleitung zur systematischen Selbstbeobachtung
- Abbau des dysfunktionalen Krankheits- und Schonverhaltens
- Aufbau positiver Kognitionen
- Aufbau positiver Aktivitäten

Interventionstechniken Behandlungsprogramme _____ 316 ff

- Kombinierte Trainingsprogramme, die
  - Selbstsicherheitstraining
  - Kompetenztraining
  - Problemlösetraining
  - Kommunikationstraining
  umfassen (Kanfeer et al. 1996)
- Körperbezogene Maßnahmen
- Training zum Aufbau von Gesundheitsverhalten
- Psychoedukative Programme

Siehe dazu die speziellen Beiträge

Literatur für Betroffene

Kanfer, F.H., Reinecker, H., Schmelzer. D. (1996) Selbstmanagement-Therapie (2. Aufl.). Springer, Berlin Heidelberg New York Tokyo
Köhler, Th. (1995) Psychosomatische Krankheiten. 3. Aufl. Kohlhammer, Berlin

<F54>	Herz- und Kreislauf-Erkrankungen 329 ff	Krebserkrankungen 345 ff	Hauterkrankungen 359 ff
Zielsetzung der diagnostischen Abklärung	◆ 334 ff – Erfassen von Hostilität – Leistungsverhalten – Kontrollambitionen und Verausgabungsbereitschaft – Erheben belastender Ereignisse – Soziale Integration bzw. Isolation – Ev. Analyse des Rauchverhaltens (siehe auch Seite 101ff)	◆ 351 ff – Abklärung von Psych. Vor- bzw. Begleiterkrankungen – Psych. Folgeerkrankungen – Psychosozialen Beeinträchtigungen – Störungen in der Primärgruppe	◆ 364 – Erfassen situativer symptomverschlechternder Aspekte – Emotionale und körperliche Reaktionen – Stressinduzierende Kognitionen – Ungünstige Bewältigungsmuster und Verhaltensweisen, die den Hautzustand beeinflussen z.B. Kratzen) – Kompetenzdefizite – Ressourcen
Diagnostische Verfahren	◆ 335 f – HDSD Hospital Anxiety and Depression Scale (Hermann et al. 1994) – STAXI Fragebogen zum Ärger-Ausdrucksverhalten (Schwenkmezger et al 1992)	◆ 352 f – Div. Fragebögen zur Abklärung der psychischen Auffälligkeiten (siehe andere Beiträge) – EORTC QLQ-C30 Lebensqualitätsfragebogen (Aaronson et al. 1993) – FACT Skala -Functional Assessment of Cancer Therapy Scale (Cella et al. 1993)	◆ 365 – SCL-90 Symptomchecklsite – FBH Fragebogen zur Bewältigung von Hautkrankheiten (Stangier et al. 1996) bestehend u.a. aus MHF Marburger Hautfragebogen MNF Marburger Neurodermitis-Fragebogen JKF Juckreizkognitionsfragebogen
Zielsetzung der klinisch-psychologischen Behandlung	◆ 336 ff – Krisenintervention – Behandlung von Ängsten und Depressionen – Krankheitsbewältigung – Gesundheitsverhalten – Stressmanagement – Abbau von Feindseligkeit	◆ 355 – Krisenintervention – Symptomreduktion – Krankheitbewältigung – Einüben von Bewältigungsfertigkeiten	◆ 365 – Verändern der psychologischen Faktoren, die den Krankheitsverlauf beeinflussen – Abbau von ungünstigen Verhaltensweisen (Kratzen) – Abbau von sozialen Belastungen

<F54>	Herz- und Kreislauf-Erkrankungen 329 ff	Krebserkrankungen 345 ff	Hauterkrankungen 359 ff
Behandlungs-programme & Interventions-techniken	♦ 336 ff – Gruppenprogramme zur Krankheitsverarbeitung und zum Risikoverhalten (Langosch 1989) – Programme zum Aufbau von kardialem Gesundheitsverhalten (Taylor, Miller 1995) – Stressmanagement – Williiam, Williams 1993 → 338 ff	♦ 354 f – Supportive Gespräche → 352 f – Kognitive Techniken – z.B. Einüben von angstmindernden kogn. Steuerungsmechanismen – Entspannungs- und Imaginationsverfahren	♦ 365 ff – Entspannungsverfahren, z.B. PMR, AT, Biofeedback – Visuelle Vorstellungstechniken (Gray, Grawlis 1998²) – Habit-reversal-Technik (Rosenbaum, Allyon 1981) – Beeinflussung des Juckreizes (Stangier et al. 1996b) – Training der sozialen Kompetenz- und der Kommunikationsfähigkeit – Kombinierte Programme (siehe Stangier 1996b) → 368
Literatur für Betroffene	Friedman, M., Rosenman, R.H. (1985) Rette dein Herz. Rowohlt, Hamburg Halhuber, C., Halhuber, M.J. (1985) Sprechstunde: Herzinfarkt. Gräfe und Unzer, München Ornish, D. (1992) Revolution in der Herztherapie. Kreuz-Verlag, Stuttgart	Verres, R. (1992). Die Kunst zu leben. Krebsrisiko und Psyche. Piper, München Informationsbroschüren der Österreichischen Krebshilfe und der Deutschen Krebshilfe Löser, A., Hoß J. (1990) Krebsbehandlung mit Strahlen- und Chemotherapie,TRIAS. Georg Thieme Verlag, Stuttgart	Stangier, U., Gieler, U., Ehlers, A. (1996b) Neurodermitis bewältigen. Verhaltenstherapie, dermatologische Schulung, Autogenes Training. Springer, Berlin Heidelberg New York Tokyo

<F54>	Schmerz	375 ff	Tinnitus	393 ff	Asthma	405 ff
Zielsetzung der diagnostischen Abklärung	◆ 378 – Persönlichkeitsstruktur – Erhebung der Depressivität und der Angst – Kontrollüberzeugung – Anzeichen für psychosomatische Anteile – Strategien, mit Belastungen umzugehen – Schmerzmessung		◆ 396 f – Aktuelle Symptomatik – Psychische Beeinträchtigungen – Komorbidität – Akute und chronische Belastungen – Verarbeitungsprozesse – Subjektive Krankheitstheorien – Kausal- und Kontrollattributionen – Problemlösefähigkeiten		◆ 405 f – Erfassen der psychischen Auslöser – Erfassen aufrechterhaltender Bedingungen von Asthma – Psychosoziale Folgen	

Diagnostische Verfahren	◆ 378 ff, 291
	– Schmerzfragebögen
	  – SES Schmerzempfindungs-skala (Geissner 1997)
	  – KSI Kieler Schmerzinventar (Hasenbring 1994)
	  – FSR Fragebogen zur Schmerzregulierung (Schermelleh-Engel 1996)
	– Schmerztagebücher
	– Psychophysiologische Messung
			– SF-36 Fragebogen zum Gesundheitszustand (Bullinger, Kirchberger 1998)
			– MDBF Mehrdimensionale Befindlichkeitsfragebogen (Steyer et al. 1997)
			– TF Tinnitusfragebogen (Goebel, Hiller 1998)
			– TQ Tinnitus questionaire (Hallam 1996)
					– FAP Fragebogen für Asthmapatienten (Schandry 1995)
					– PLC Profil der Lebensqualität chronisch Kranker (Siegrist et al. 1996)
					– UBV Fragebogen zum Umgang mit Belastungen im Verlauf (Reichtes, Perrez 1993)	

Zielsetzung der klinisch-psychologischen Behandlung	◆ 380 – Änderung des Krankheitsmodells, Verdeutlichen des. prozesshaften Charakters des chronischen Schmerzes – Eingreifen in den Prozess der Entstehung und Verarbeitung von Schmerzen – Bearbeitung psychischer und sozialer Folgen chronischer Schmerzen		◆ 398 f – Bewältigung der Ohrgeräusche und der damit verbundenen Beeinträchtigungen – Fördern von Selbstwirksamkeits-überzeugungen und Bewältigungskompetenzen – Durchbrechen von Fixierungs- und Chronifizierungsprozessen		◆ 411 f – Optimierung des Krankheitsmanagements – Vermittlung von asthmabezogenem Krankheits- und Behandlungswissen – Complianceförderung – Abbau behandlungsbezogener Ängste	

<F54>	Schmerz	375 ff	Tinnitus	339 ff	Asthma	405 ff
Behandlungs-programme & Interventions-techniken	◆ 380 ff – Operante Schmerz-behandlung (siehe Flor 1991) – Kognitiv-behaviorale Schmerztherapie – Entspannungstraining (PMR, AT) – Klinische Hypnose (Peter 1993) – Biofeedback (Kröner-Herwig 1993)		◆ 398 ff – Kognitives Umstruktu-rierung – Zusammenhang zw. Kognitionen und körperlichen Reaktionen – Aufmerksamkeitsumlenkung – Imaginative Verfahren zur Modulation von Sinneserfahrungen – Entspannungsverfahren – Verbesserung der Selbstkontrolle		◆ 411 ff – Altersgruppenspezifische Patientenschulungsprogramme (vgl. auch Petermann 1997) – Asthma-Management (Petermann 1997; Rothe 1998) – Compliance-Optimierung (Noeker 1997) – Aufbau einer langfristigen Compliance im Rahmen der Cortison-Behandlung (aus Petermann 1999)	
Literatur für Betroffene	Basler, H.-D., Kröner-Herwig, B. (1995) Psychologische Therapie bei Kopf- und Rückenschmerzen. MMV, Medizin Verlag, München Füller, I. (1993) Kopfschmerzen und Migräne, Berlin: Stiftung Warentest (in Österreich erhältlich über: Verein für Konsumenteninformation, Wien) Redtenbacher, H.,, Blasche, G. (1996) Stress – Ursachen, Auswirkungen, Lösungen. Kneipp-Verlag, Leoben Sternbach, R. (1987) Mastering pain, A twelve-step program for coping with chronic pain. New York Svoboda, T. (1986) Schmerzen psychologisch überwinden, ein Selbsthilfebuch. Schönberg, Ulm		Biesinger, E. (1996) Die Behandlung von Ohrgeräuschen. Trias Hallam, R. (1994) Leben mit Tinnitus. Wie Ohrgeräusche erträglicher werden. Quintessenz, Berlin Kellerhals, B., Zogg R. (1996) Tinnitus-Hilfe. Karger Tönnies, S. (1995) Leben mit Ohrgeräuschen. Selbsthilfe bei Tinnitus. Asanger, 7. Auflage		Cegla, U. H. (1992) Atem-Techniken. Physiotherapeutische, psychologische und apparative Hilfen zur Erleichterung von Atemnot. Thieme, Stuttgart Lecheler, J., Biberger, A., Pfannebecker, B. (1997) Asthma und Sport. INA-Verlag, Berchtesgaden Petermann, F. (1999) Asthma bronchiale. Hogrefe, Göttingen Rothe, T. (1998) Modernes Asthma-Management. Huber, Bern	

<F63>

Abnorme Gewohnheiten und Störungen der Impulskontrolle	417 ff
DSM-IV: 312.3	ICD-9: 312

Diagnostische Kriterien _____ 417

- Verhaltensstörungen, die nicht an anderer Stelle klassifizierbar sind
- Wiederholte Handlungen ohne vernünftige Motivation, die den Betroffenen selbst oder andere schädigen
- Impulse werden als nicht kontrollierbar erlebt

Differentialdiagnose _____ 418 ff

Abzugrenzen u. a. von:
- Manischen Episoden (F30)
- Persönlichkeitsstörungen (F60)
- Zwangsstörungen (F42)

Zu unterscheiden sind:
- F63.0 pathologisches Spielen
- F63.1 pathologische Brandstiftung
- F63.2 pathologisches Stehlen
- F63.3 Trichotillomanie
  (nach DSM-IV auch intermittierend explosible Störung)

Zielsetzung der diagnostischen Abklärung

- Persönlichkeitsstruktur
- Erfassen einer (komorbiden) Persönlichkeitsstörung
- Erfassen von Auslösern und verstärkenden Bedingungen

Diagnostische Verfahren

Je nach Symptomatik u.a.
- South Oaks Gambling Screen (Lesieur Blume 1987) → 419
- Initial Screening Interview (Taber 1985)
- Diagnostische Verfahren zum Erfassen von Persönlichkeitsstörungen z.B. IDCL-P – Internationale Diagnose Checklisten für Persönlichkeitsstörungen

Zielsetzung der klinisch-psychologischen Behandlung ___ 424 ff

- Selbstthematisierung
- Erhöhen der Selbstkontrolle
- Verbesserung der Impulskontrolle
- Konfrontation mit Grenzen
- Behandlung psychischer Begleiterkrankungen

Interventionstechniken Behandlungsprogramme _____ 424

- Bei pathologischem Spielen: kombinierter Ansatz von Schwarz, Lindner 1992) → 425 f
- Konfrontation u. Setzen von Grenzen nach Stone (1992) → 426 f
- Programme zur Erzeugung von kognitiver Dissonanz
- Arbeit mit Tagebuch zur Selbstüberwachung
- Verstärkerprogramme
- Selbsthilfegruppen

Literatur für Betroffene

Kanfer, F. et al. (1991) Selbstmanagement-Therapie. Springer, Berlin Heidelberg New York Tokyo

Kryspin- Exner, I. (1994) Einladung zur psychologischen Behandlung. Verhaltensmodifikation, Verhaltenstherapie, Verhaltensmedizin, Gesundheitspsychologie. Quintessenz, Berlin

<F64>
Störungen der Geschlechtsidentität (Transsexualität) _____ 433 ff
DSM-IV: 302.6   ICD-9: 302.5

Diagnostische Kriterien _____ 434 ff	Differentialdiagnose _____ 436 f
Bei Transsexualismus: – Transsexuelle Identität muss mindestens 2 Jahre durchgehend bestanden haben. – Darf nicht ein Symptom einer anderen psychischen Störung, wie z.b. einer Schizophrenie, sein. – Ein Zusammenhang mit intersexuellen, genetischen oder geschlechtschromosomalen Anomalien muss ausgeschlossen sein. – Wunsch nach Geschlechtsumwandlung Bei Transvestitismus: – Tragen der gegengeschlechtlichen Kleidung, um zeitweilig die Zugehörigkeit zu einem anderen Geschlecht zu erleben – Nicht von sexueller Erregung begleitet – Kein Wunsch nach Geschlechtsumwandlung	Abzugrenzen u.a. von: – Fetischistischen Transvestitismus (F65.1) – Emotional instabiler Persönlichkeitsstörungen (F60.3) – Geschlechtsidentitätsstörung im Rahmen einer Psychose – Intersexualität – Störungen der Geschlechtsidentät im Rahmen einer Entwicklungskrise Zu unterscheiden sind: – F64.0 Transsexualismus – F64.1 Transvestitismus unter Beibehaltung beider Geschlechtsrollen – F64.2 Störungen der Geschlechtsidentität des Kindesalters
Zielsetzung der diagnostischen Abklärung _____ 436 f	**Diagnostische Verfahren** _____ 436
– Differentialdiagnostische Abklärung. – Abklären der Kontinuität des Wunsches nach Geschlechtsumwandlung. – Abschätzen des Realitätsempfindens in Hinblick auf den Wunsch nach Geschlechtsumwandlung.	– MMPI. Deutsche Kurzform (Giehring, Blaser 1993) – BPI Borderline-Persönlichkeits-Inventar (Leichsenring 1997). – Formdeuteversuch nach Rorschach. – Guilford-Zimmermann-M-F-Scala.
Zielsetzung der klinisch-psychologischen Behandlung ___ 436 ff	**Interventionstechniken Behandlungsprogramme** _____ 436 ff
– Verarbeitung der Konflikte, die in Zusammenhang mit Wunsch nach Geschlechtsumwandlung auftreten – Erzielen einer realistischen Einschätzung der Folgen einer operativen Geschlechtsumwandlung – Vorbereitung zur Operationsfreigabe – Postoperative Nachbetreuung	Psychologisch/psychotherapeutische Begleitung des Stufenprogramms gemäß der Harry-Benjamin-International-Gender Dysphoria-Association

Literatur für Betroffene

Clement U., Senf,W. (1996) Transsexualität. Schattauer, Stuttgart

SpringerPsychologie

Wolfgang Tunner

Psychologie und Kunst

Vom Sehen zur sinnlichen Erkenntnis

1999. 166 S. 26 Abb.
Broschiert DM 49,–, öS 343,–
ISBN 3-211-83310-2

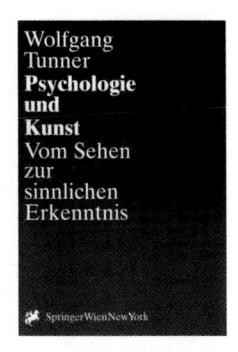

Sowohl beim Betrachten von Kunst als auch in der Praxis der Psychologie haben Deutungen keinen Sinn, wenn sie nicht durch die Empfindungen der Wahrnehmung selbst bekräftigt sind.

Dieser psychologische Beitrag zum Verständnis von Kunst – insbesondere der Malerei, analysiert die psychologische Situation der Bildwahrnehmung anhand konkreter Beispiele alter und moderner Kunst. Besonders die Rolle, die Einstellung, Gefühl, Phantasie und Traum für den Wahrnehmungsprozeß spielen, wird herausgearbeitet.

Stets geht es dabei um eine möglichst weitgehende Annäherung an die sinnliche Wirkung der Erscheinungen und nicht um die Deutung von Zeichen und Symbol. Für das Verstehen von Kunst ist ein traumähnlicher Zustand mit einem sehr realistischen Blick für die sinnlich-erfahrbare Welt nötig.

SpringerWienNewYork

A-1201 Wien, Sachsenplatz 4–6, P.O.Box 89, Fax +43.1.330 24 26, e-mail: books@springer.at, **www.springer.at**
D-69126 Heidelberg, Haberstraße 7, Fax +49.6221.345-229, e-mail: orders@springer.de
USA, Secaucus, NJ 07096-2485, P.O. Box 2485, Fax +1.201.348-4505, e-mail: orders@springer-ny.com
Eastern Book Service, Japan, Tokyo 113, 3–13, Hongo 3-chome, Bunkyo-ku, Fax +81.3.38 18 08 64, e-mail: orders@svt-ebs.co.jp

SpringerPsychotherapie

Anton-R. Laireiter (Hrsg.)
Diagnostik in der Psychotherapie

2000. X, 501 S. 35 Abb.
Gebunden DM 128,–, öS 896,–
ISBN 3-211-83385-4

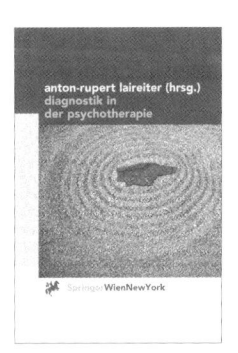

Die Diagnostik ist zentraler Bestandteil jeder psychotherapeutischen Behandlung und hat eine Reihe wichtiger Aufgaben:

- zu Beginn einer Behandlung die Beschreibung und Identifikation der zu behandelnden Probleme, die Konzipierung und Klassifikation der Störung, die Selektion geeigneter Behandlungsstrategien, die Prognose des Behandlungsverlaufs, des Erfolges und der Entwicklung der Symptomatik
- während einer Behandlung die Prozeß- und Verlaufskontrolle und Veränderungsmessung
- am Ende die Abschlußbeurteilung, die Evaluation des Erfolges und die Erfassung der Stabilität

Die einzelnen Beiträge dieses Lehrbuches wurden von international anerkannten Fachleuten geschrieben. Es beinhaltet in dieser Breite die erste systematische Darstellung der Diagnostik in der Psychotherapie und wendet sich insbesondere an Psychotherapeuten, Psychologen, Psychiater sowie an Studenten und Ausbildungskandidaten.

SpringerWienNewYork

A-1201 Wien, Sachsenplatz 4–6, P.O.Box 89, Fax +43.1.330 24 26, e-mail: books@springer.at, www.springer.at
D-69126 Heidelberg, Haberstraße 7, Fax +49.6221.345-229, e-mail: orders@springer.de
USA, Secaucus, NJ 07096-2485, P.O. Box 2485, Fax +1.201.348-4505, e-mail: orders@springer-ny.com
Eastern Book Service, Japan, Tokyo 113, 3–13, Hongo 3-chome, Bunkyo-ku, Fax +81.3.38 18 08 64, e-mail: orders@svt-ebs.co.jp

SpringerPsychotherapie

Hans Morschitzky

Angststörungen

Diagnostik, Erklärungsmodelle, Therapie
und Selbsthilfe bei krankhafter Angst

1998. XVII, 607 S. ISBN 3-211-83072-3
Gebunden DM 98,–, öS 686,–

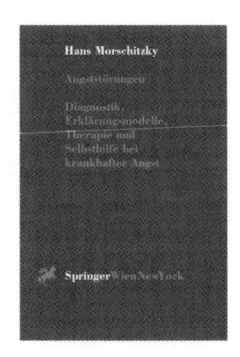

„... Bei der detailreichen Beschreibung der verschiedenen Angststörungen folgt Morschitzky den internationalen Diagnoseschemata der Psychiatrie ... ist der interdisziplinäre Ansatz bewundernswert, mit dem der Autor die umfangreichen Ergebnisse der modernen Angstforschung in Medizin und Psychologie zu verbinden versucht."

Frankfurter Allgemeine Zeitung

„... ein gewichtiges Buch ... Den größten Gewinn wird der fachlich geschulte Leser aus den Kapiteln des Buches ziehen, in denen der Autor ein integriertes Therapiekonzept bei Angststörungen vorstellt, in dem kognitive, gestalttherapeutische, humanistische und körperorientierte Methoden mit einem tiefenpsychologischen Verständnis verschmolzen werden."

psychosozial

„... ein hochkompetent geschriebenes Buch ... [Es] schließt damit u. E. eine bisher noch vorhandene Lücke auf dem deutschsprachigen Markt, ... das durchgehend lesbar bleibt und sehr wohl auch als Nachschlagewerk für Spezialfragestellungen genutzt werden kann. Dem Autor kann für die hinter dem Buch stehende immense gedankliche und schriftstellerische Leistung nicht genug gedankt werden, dem Verlag dafür, daß er dieses Buch in einer so solide gedruckten und gebundenen Form für einen – wie wir meinen – ausgesprochen günstigen Preis anbietet, der den Erwerb auch Betroffenenkreisen ermöglichen sollte."

Psychiatrische Praxis

SpringerWienNewYork

A-1201 Wien, Sachsenplatz 4–6, P.O.Box 89, Fax +43.1.330 24 26, e-mail: books@springer.at, **www.springer.at**
D-69126 Heidelberg, Haberstraße 7, Fax +49.6221.345-229, e-mail: orders@springer.de
USA, Secaucus, NJ 07096-2485, P.O. Box 2485, Fax +1.201.348-4505, e-mail: orders@springer-ny.com
Eastern Book Service, Japan, Tokyo 113, 3–13, Hongo 3-chome, Bunkyo-ku, Fax +81.3.38 18 08 64, e-mail: orders@svt-ebs.co.jp

SpringerPsychotherapie

Gerhard Stumm, Alfred Pritz (Hrsg.)
Wörterbuch der Psychotherapie

Unter Mitarbeit von M. Voracek und P. Gumhalter.
2000. X, 855 S. ISBN 3-211-83248-3
Gebunden DM 158,–, öS 1106,–

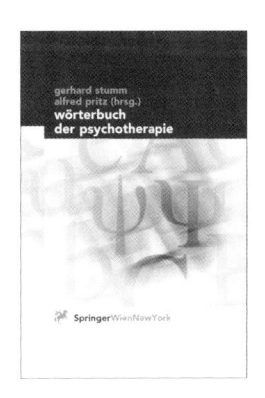

Ein **konkurrenzloses Lexikon,** das alle Gebiete der Psychotherapie in über **1350 Stichworten** beschreibt. Etwa **350 Autoren** aus einem Dutzend Ländern und 50 Fachgebieten haben sich an diesem einzigartigen schulenübergreifenden Werk beteiligt. Die Begriffe (bis zu einer Seite pro Stichwort) werden mit **Querverweisen** vernetzt, unter Bezugnahme auf den jeweiligen Fachbereich herausgearbeitet und nach unterschiedlichen theoretischen Ansätzen ausdifferenziert. Etwa **6000 Quellenangaben** leiten weiter zu einzelnen Stichworten und vertiefender Literatur. Ein wertvolles Nachschlagewerk für alle, die im psychotherapeutischen, psychosozialen und psychiatrischen Bereich tätig bzw. daran interessiert sind.

Unter anderem haben als **KoordinatorInnen** und **AutorInnen** mitgearbeitet Aielló, Atwood, Bahne-Bahnson, Bartosch, Bauriedl, Benedetti, Berliner, Biermann-Ratjen, Boadella, Brandl-Nebehay, Canacakis, Caspar, Ciompi, Clifford, Cöllen, Condrau, Datler, Dornes, Eckert, Fengler, Finke, Fosshage, Frischenschlager, Fuhr, Gastaldo, Geißler, Gheorghiu, Grossmann, Heuft, Hirsch, Hutterer, Hutterer-Krisch, Kast, Keil, Kleber, Kriz, Laireiter, Längle, Lemche, Lieberz, Litaer, G. & U. Lehmkuhl, Lichtenberg, Loewit, Maertens, Mentzos, Morschitzky, B. Nitsch, Ochsmann, Orange, A. & P. Ornstein, Ottomeyer, Peseschkian, Petermann, Petzold, Pfeiffer, Pieringer, Pöldinger, Revenstorf, Ringler, Sachse, Sasaki, Scheffler, R. Schindler, P. Schmid, Schmitz, Senger, Söllner, A. Springer, Springer-Kremser, Sonneck, Stolorow, Swildens, Titze, Tschuschke, van der Hart, Vetter, Walch, Wallnöfer, H.-J. Walter, Willi, Wiltschko, E. Wolf, Wucherer-Huldenfeld, E. Zundel

SpringerWienNewYork

A-1201 Wien, Sachsenplatz 4–6, P.O.Box 89, Fax +43.1.330 24 26, e-mail: books@springer.at, **www.springer.at**
D-69126 Heidelberg, Haberstraße 7, Fax +49.6221.345-229, e-mail: orders@springer.de
USA, Secaucus, NJ 07096-2485, P.O. Box 2485, Fax +1.201.348-4505, e-mail: orders@springer-ny.com
Eastern Book Service, Japan, Tokyo 113, 3–13, Hongo 3-chome, Bunkyo-ku, Fax +81.3.38 18 08 64, e-mail: orders@svt-ebs.co.jp

*Springer-Verlag
und Umwelt*

ALS INTERNATIONALER WISSENSCHAFTLICHER VERLAG sind wir uns unserer besonderen Verpflichtung der Umwelt gegenüber bewußt und beziehen umweltorientierte Grundsätze in Unternehmensentscheidungen mit ein.

VON UNSEREN GESCHÄFTSPARTNERN (DRUCKEREIEN, Papierfabriken, Verpackungsherstellern usw.) verlangen wir, daß sie sowohl beim Herstellungsprozeß selbst als auch beim Einsatz der zur Verwendung kommenden Materialien ökologische Gesichtspunkte berücksichtigen.

DAS FÜR DIESES BUCH VERWENDETE PAPIER IST AUS chlorfrei hergestelltem Zellstoff gefertigt und im pH-Wert neutral.